中国中医药年鉴

周谷城题

2024

·学术卷

主办　国家中医药管理局
承办　上海中医药大学
编审　《中国中医药年鉴（学术卷）》编辑委员会

上海辞书出版社

图书在版编目(CIP)数据

中国中医药年鉴. 学术卷. 2024 /《中国中医药年鉴(学术卷)》编辑委员会编. -- 上海 : 上海辞书出版社, 2025. -- ISBN 978-7-5326-6294-4

Ⅰ. R2-54

中国国家版本馆 CIP 数据核字第 2024P02541 号

中国中医药年鉴(学术卷)2024

《中国中医药年鉴(学术卷)》编辑委员会　编

责任编辑　王　莹
特约编辑　于业礼
装帧设计　姜　明
责任印制　曹洪玲

出版发行　上海世纪出版集团
上海辞书出版社®(www.cishu.com.cn)
地　　址　上海市闵行区号景路 159 弄 B 座(邮政编码: 201101)
印　　刷　上海盛通时代印刷有限公司
开　　本　889 毫米×1194 毫米　1/16
印　　张　42.75
插　　页　8
字　　数　1 140 000
版　　次　2025 年 2 月第 1 版　2025 年 2 月第 1 次印刷
书　　号　ISBN 978-7-5326-6294-4/R·88
定　　价　298.00 元

《中国中医药年鉴(学术卷)》编辑委员会

前　言

前 言

《中国中医药年鉴》由国家中医药管理局主办，原为1983年上海中医学院创办的《中医年鉴》，1989年更名为《中国中医药年鉴》。2003年起《中国中医药年鉴》分为行政卷和学术卷，行政卷由中国中医药出版社承办，学术卷由上海中医药大学承办。《中国中医药年鉴(学术卷)》(以下简称《年鉴》)全面、系统、准确地记述年度中医药重大成果、学术进展、科学研究、重要工作进展等内容，是中医药事业发展的集中体现。

《中国中医药年鉴(学术卷)2024》为第42卷，以2023年度公开发表的中医药学术研究动态为主要依据，分纸质版和网络版。纸质版内容包括特载、专论、校院长论坛、重大学术成果、学术进展、记事、索引、附录和附图等，网络版内容包括新订中医药规范原则标准、中医药科研获奖项目、中医药出版新书目、中医药期刊一览表、中医药学术期刊论文分类目录、中草药中发现的新化合物和新骨架等，资料权威、功能齐备、信息密集。

新时代以来，以习近平同志为核心的党中央把中医药摆在更加突出的位置，以前所未有的力度推进中医药改革发展，引领中医药事业取得历史性成就：中医药顶层设计和战略部署全面加强，中医药服务能力大幅提升，中医药防病治病的独特优势和作用充分彰显，中医药人才队伍量质并进，中医药科技创新取得突破，中医药对外交流合作日益活跃。传承创新发展中医药是新时代中国特色社会主义事业的重要内容，是关系到中华民族伟大复兴的大事，对于坚持中西医并重、打造中医药和西医药相互补充协调发展的中国特色卫生健康发展模式，发挥中医药原创优势、推动我国生命科学实现创新突破，弘扬中华优秀传统文化、增强民族自信和文化自信具有重要意义。

党的二十大报告再次强调“促进中医药传承创新发展”，充分体现了以习近平同志为核心的党中央对中医药工作的亲切关怀，为我们在新时代新征程上继续推进中医药高质量发展进一步指明了前进方向、提供了根本遵循。未来，中医药事业的发展，必将能够在中国式现代化新征程中发挥更大作用。在国家中医药管理局的领导下，在上海中医药大学的支持下，在全体编委、专家及各界朋友的鼎力相助下，《年鉴》全体工作人员将牢记使命，秉承40余年历史积淀形成的学术文化和学术精神，从汲取历史智慧中守正创新，从掌握历史主动中把握发展规律，通过《年鉴》滋润一代代中医人的心灵，充分发挥其存史资政、鉴往知来的作用和价值。

《中国中医药年鉴(学术卷)》编辑部

2024年8月

Preface

Traditional Chinese Medicine Yearbook of China is sponsored by the State Administration of Traditional Chinese Medicine. It used to be *Yearbook of Traditional Chinese Medicine* published by Shanghai College of Traditional Chinese Medicine in 1983 and was renamed *Traditional Chinese Medicine Yearbook of China* in 1989. Starting from the year of 2003, the *Traditional Chinese Medicine Yearbook of China* was divided into *administration volume* and *academic volume*. The *administration volume* is compiled by China Press of Traditional Chinese Medicine, while the *academic volume* is compiled by Shanghai University of Traditional Chinese Medicine. The *Traditional Chinese Medicine Yearbook of China* (*Academic volume*) (hereafter referred to as the *Yearbook*) focuses on comprehensively, systematically and accurately recording key achievements, academic progress, scientific research and important work progress of TCM through the year, it is a concentrated reflection of the development of TCM.

Traditional Chinese Medicine Yearbook of China (*Academic volume*) *2024* is the 42nd volume, mainly based on TCM academic study published in year 2023, with both paper version and web version available. The paper version consists of columns such as Special Reprint, Special Papers, University President Forum, Academic Achievements, Academic Progress, Events, Index, Appendix, Attached Figures, etc. The web version covers the newly published TCM specifications, principles and standards, the project list of TCM awards, the lists of newly published TCM books and TCM journals, classified catalogue of TCM scholarly journal articles, new compounds and novel skeletons found in Chinese Medicinal Herbs, etc. with authoritative data, complete function, and intensive information.

Since the new era, the CPC Central Committee with Comrade XI Jinping as the core has placed TCM in a more prominent position, promoting TCM reform and development with unprecedented efforts, leading TCM to achieve historic achievements, including the comprehensive strengthening of TCM top-level design and strategic deployment, the significant improvement of TCM service capability, fully demonstration unique advantages and role of TCM in disease prevention and treatment, improved quantity and quality of TCM talent team, breakthroughs of TCM technology innovation, and increasingly active foreign exchanges and cooperation in TCM. Inheriting, innovating and developing TCM is an important part of the socialism with Chinese characteristics in the new era and a major event related to the great rejuvenation of the Chinese nation. It is of great significance for adhering to the equal emphasis of TCM and Western medicine, creating a health development model with Chinese characteristics in which TCM and Western medicine complement and coordinate each other, giving full play to the original advantages of TCM, promoting innovation and breakthroughs in China's life sciences, carrying forward the excellent traditional Chinese culture, and enhancing national self-confidence and cultural self-confidence.

The report of the 20th National Congress of the CPC once again emphasizes "promoting the inheritance, innovation and development of TCM", fully reflecting the warm care of CPC Central Committee with Comrade XI Jinping as the core for TCM work, and further pointing out the direction and providing fundamental guidance for us to continue promoting the high-quality development of TCM in the new era and journey. In the future, the development of TCM will certainly play a greater role in the new journey of Chinese path to modernization. Guided by National Administration of Traditional Chinese Medicine, supported by Shanghai University of Traditional Chinese Medicine, assisted by all the editorial members, experts and friends, all staff members of the *Yearbook* will bear in mind their mission, adhere to the academic culture and spirit formed by more than 40 years of historical accumulation, inherit and innovate by drawing on historical wisdom, grasp the development laws by mastering historical initiatives, and nourish the hearts of generations of TCM practitioners through the *Yearbook*, to enable it to play full role in supporting state affairs upon recording history and foreseeing the future by reviewing the past.

Editorial Board of *Traditional Chinese Medicine Yearbook of China* (*Academic volume*)

August 2024

目录

目　录

特　载

专　论

校院长论坛

重大学术成果

学术进展

记　事

三、动态消息 ……………………………………… 634

《中国中医药年鉴(学术卷)2024》网络版目录

四、2023 年中医药出版新书目

五、2023 年中医药期刊一览表

六、2023 年中医药学术期刊论文分类目录

1. 中医基础理论
2. 护理
3. 方剂
4. 中药
5. 老中医学术经验
6. 传染科
7. 肿瘤科
8. 内科
9. 妇科
10. 儿科
11. 外科
12. 骨伤科
13. 五官科
14. 针灸
15. 推拿
16. 气功
17. 养生与康复
18. 医史文献
19. 民族医药
20. 国外中医药
21. 中医教育
22. 科技研究
23. 动态消息
24. 其他

Table of Contents

Special Reprint

Special Papers

University Presidents Forum

Academic Achievements

Academic Process

Events

Index

Appendix

Attached Figures

Web Version Contents of *Traditional Chinese Medicine Yearbook of China* (*Academic volume*) *2024*

1. New Specifications, Principles and Standards on Chinese Medicine in 2023

1) *Diagnosis and Treatment Program of COVID-19* (*10th Trial Version*)
2) *Performance Review Manual for National Level III Public TCM Hospital* (*2023*) manual
3) *Basic Standards for TCM Clinics* (*2023 version*)
4) *Common View on TCM Treatment of Common Symptoms after Nucleic Acid and Antigen Turning Negative in COVID-19 Patients*
5) *Notification on Further Exerting Feature and Advantage of TCM in Treatment of COVID-19*
6) *Notification on Further Enhancing Treatment of COVID-19 by Collaborative Traditional Chinese and Western Medicine in General Hospital and Specialized Hospital*
7) *Implementation Plan for Major Project of TCM Vitalization and Development*
8) *Notification on Comprehensively Strengthening Construction of County-level TCM Hospitals to Basically Achieve Full Coverage of County-level TCM Medical Institutions*
9) Over 20 intervention guidelines on preventive treatment by TCM including *Intervention Guideline on Preventive Treatment of Older People by TCM* was released
10) *Performance Review Manual for National Level II Public TCM Hospital* (*2023*)
11) *Standardization of TCM Health Care Service* (*Trial*)
12) *Key Information Table* (*7 Pediatric Prescriptions including "Yigong Powder"*) *of Ancient Classical Prescriptions*
13) 52 Diagnosis and Treatment Programs of Integrated TCM and Western Medicine
14) *Regulations of Pilot Construction Project on Flag Hospital of Cooperation of TCM and Western Medicine*
15) *Administration on Apprentice Education of TCM Workers*
16) *Service Capacity Enhancement Construction Standards of TCM Office of Community Health Service Center and Township Health Center*
17) *Construction Standards of TCM Office of Community Health Station and Village Clinic*
18) *Key Information Table* (*25 Pediatric Prescriptions including "Zhuye Shigao Decoction"*) *of Ancient Classical Prescriptions*
19) *Directory of Ancient Classical Prescriptions* (*Second Batch*)
20) *Notification on Further Strengthening Construction of Pediatrics in TCM Hospitals by National Administration of Traditional Chinese Medicine*

20) Traditional Chinese Medicine in Foreign Countries
21) Education of Traditional Chinese Medicine
22) Research and Technology
23) Events
24) Others

特载

中医药能在“中国药”创新中有大作为

5 月 11 至 12 日，习近平总书记在河北考察时指出，“要坚持人民至上、生命至上，研发生产更多适合中国人生命基因传承和身体素质特点的‘中国药’，特别是要加强中医药传承创新发展”。

转载自《中国中医药报》2023-5-17(1)

推动中医药传承创新发展 更好增进人民群众健康福祉

2 月 27 日，国务院副总理孙春兰到中国中医科学院广安门医院调研中医药工作，了解中医药参与新冠疫情防治、中医重大疾病诊疗、特色技术推广、中药创新应用等情况，与医务人员深入交流，充分肯定医院坚持中医药传统与现代科技相结合，守正创新、深化改革，深入推进国家中医医学中心和区域医疗中心建设，为服务人民健康、推动中医药发展发挥了重要作用。她指出，近年来，中医药系统深入贯彻习近平总书记关于中医药工作的一系列重要指示精神，落实党中央、国务院决策部署和全国中医药大会精神，加强中医药服务体系、创新能力和人才队伍建设，促进优质中医药资源扩容和区域均衡布局，98％以上的社区卫生服务中心、乡镇卫生院能够提供中医药服务，有力保障了人民群众生命安全和身体健康。中医药独特优势在疫情防控中得到检验，筛选出“三药三方”等中药方药，建立中西医协作机制，形成了覆盖预防、治疗和康复全过程的中医诊疗规范，临床应用广泛、疗效确切，世界卫生组织充分肯定中医药救治的安全性、有效性。

孙春兰强调，当前疫情仍未结束，人民群众健康还面临多种疾病的挑战。要坚定中医药自信，总结中医药参与疫情防控的经验，充分发挥中医药在预防和治疗方面的独特优势，加强中医医院发热门诊哨点监测，进一步落实预防为主方针，普及中医药健康知识，增强群众保健意识和健康素养。要加强中医医院优势专科和特色专科建设，促进优质中医药资源下沉，推广中医适宜技术，提升城乡基层医疗机构中医药服务水平。要加强中医药人才培养，强化中医药科技攻关，以常见病、多发病、慢性病等疾病为突破口，深化中医药基础理论、诊疗规律、作用机理研究，提升中医临床和中药创新能力。各地各部门要关心关爱医务人员，落实薪酬待遇、职业发展等政策，优化人才成长和执业环境，营造尊医重卫的良好氛围。

转载自《中国中医药报》2023-3-1(1)

李强主持召开国务院常务会议审议通过《医药工业高质量发展行动计划（2023—2025 年）》等

8 月 25 日，国务院总理李强主持召开国务院常务会议，审议通过《医药工业高质量发展行动计划（2023—2025 年）》《医疗装备产业高质量发展行动计划（2023—2025 年）》等。

会议强调，医药工业和医疗装备产业是卫生健康事业的重要基础，事关人民群众生命健康和高质量发展全局。要着力提高医药工业和医疗装备产业韧性和现代化水平，增强高端药品、关键技术和原辅料等供给能力，加快补齐我国高端医疗装备短板。要着眼医药研发创新难度大、周期长、投入高的特点，给予全链条支持，鼓励和引导龙头医药企业发展壮大，提高产业集中度和市场竞争力。要充分发挥我国中医药独特优势，加大保护力度，维护中医药发展安全。要高度重视国产医疗装备的推广应用，完善相关支持政策，促进国产医疗装备迭代升级。要加大医工交叉复合型人才培养力度，支持高校与企业联合培养一批医疗装备领域领军人才。

转载自《中国中医药报》2023-8-28(1)

专　论

凝聚起中医药高质量发展的强劲合力

——致中国中医药高质量发展大会的贺信

陈　竺　中国红十字会会长、中国科学院院士

在中国中医药高质量发展大会召开之际，我谨向全国中医药工作者表示热烈祝贺！党的二十大报告强调"高质量发展是全面建设社会主义现代化国家的首要任务"，本次大会聚焦"高质量发展"这一主题，体现了全国中医药系统积极主动作为的精神风貌和责任担当。

健康事业关乎国计民生，中医药作为健康中国战略的重要组成部分，一直受到党和国家的高度重视。去年党的二十大报告、日前国务院办公厅印发的《中医药振兴发展重大工程实施方案》以及今年两会政府工作报告，都强调要传承创新发展中医药。中医药有独特思维优势与简便验廉的实践经验，其与西医药协同互补，在三年抗疫中为护佑人民健康发挥了重要作用；整体观念、辨证施治等中医理念与我国卫生健康事业从以疾病为中心向以人民健康为中心转型的趋势高度契合；作为文化名片，中医药可连接中外，能够有效促进文明互鉴、增进民心相通。在中华民族伟大复兴战略全局和当今世界百年未有之大变局的时代背景下，全面推进中医药高质量发展是人心所向、大势所趋。

中医药传承创新是实现高质量发展的必由之路，传承为水之源、木之根，创新为事物不断进步之动力，数千年来中医药就是在汲取精华、兼收并蓄的传承创新中走向一次次发展高峰。目前中医药振兴发展迎来了天时、地利、人和的大好时机，中国中医药报社、深圳市人民政府、广东省中医药局主办本次大会，为全国各地中医药工作者交流合作共促中医药发展提供了良好平台。希望中医药行业把握机遇、奋发有为，贯彻新发展理念、构建新发展格局，凝聚起中医药高质量发展的强劲合力，为建设健康中国、推动实现中华民族伟大复兴、助力构建人类卫生健康共同体作出新的更大贡献！

转载自《中国中医药报》2023-3-23(1)

制约中医药传承创新发展的内在因素分析与对策

杨金生　林明欣　刘继法　中国中医科学院中医基础理论研究所

中医药作为我国独特的卫生资源、潜力巨大的经济资源、具有原创优势的科技资源、优秀的文化资源和重要的生态资源，是中国特色卫生健康事业不可缺少的重要组成部分。党中央和国务院高度重视中医药传承创新发展，在 2019 年、2020 年、2022 年先后印发《中共中央 国务院关于促进中医药传承创新发展的意见》《"健康中国 2030"规划纲要》《"十四五"中医药发展规划》，中医药发展迎来天时、地利、人和的大好时机，同时也面临巨大挑战。既往的研究多侧重于分析制约中医药发展的外部因素，较少论及自身因素。因此，本文侧重于探讨内在因素及其发展对策。

一、影响中医药发展的内在因素及现状

基于医学科学的要素、目的与逻辑，结合中医药学的自身特色与优势，对制约中医药发展的内在主要因素，集众说初步归纳如下。

1. 中医药创新理论共识度有待提高

中医药博大精深，经典名著浩如烟海。传统中医药理论的描述大多比较宏观、宽泛，不够精准、具体，甚至一些新理论缺乏共识。标准化是中医药推广的前提和基础，共识是实现标准化的第一步，是中医药理论传承创新的阶梯，也是学科本质属性的要求。

（1）术语内涵宽泛，历代解读各异。中医药术语存在标准不统一、术语歧义等问题。术语的单义性是术语规范化的重要原则，而术语的多义性是产生歧义的根源。语言的模糊性、语言的表达形式和语言内含的隐喻思维是中医药术语歧义问题的关键。中医药术语多义的内涵和不同时代、不同专家的不同释义，这对中医药学术交流和传播都带来了一定的负面影响。例如，古今医家对中医药经典的解读各抒己见。中医药经典是中医药理论之渊薮，是经过数千年临床实践检验的经验结晶。经典"其文简，其意博，其理奥，其趣深"，年湮代远，难免导致理解的歧义。各医家对中医药古籍不断解读与校注，其结果导致不同医家对相同经典的阐释见仁见智，尽管逻辑自洽，或为一家之言，或为众说汇集，但终未达成"共识"，令后学莫衷一是。

（2）学术流派众多，地域特色明显。中医药学术流派众多，不同地域因其地理与人文环境不同，学术观点也有所差异；不同地域特色的学术流派，如川派、海派、岭南医派等呈现出鲜明的"三因制宜"，即因时、因地、因人制宜特征。一方面，不同地域学术流派之间的争鸣、渗透、融合，促进了中医药学术的发展，使中医药理论体系得以不断完善，临床疗效不断提高；但另一方面也难免会影响一些观点达成"共识"，这些都会影响中医药基础教材的编撰与知识的传播等。如滋阴学派的朱丹溪与温补学派的张景岳，同为浙江人而地域有别，提出"阳常有余"与"阳非有余"两种截然不同的观点。尽管地域性中医学术流派的研究呈现出百花齐放的繁荣局面，但存在过分强调个性而忽略流派之间的共性，流派成果分散保存，未能实现资源共享和协作，各个地域性中医学术流派缺乏统一的评价标准等问题。

（3）创新理论共识度不高，难以汇入“公共知识库”。任何一个优秀学科，必然拥有一个能够不断自我更新完善的公共知识库，例如现代医学，它的个人研究成果迅速融入公共知识库，公共占有率快速提升，使得学科得以快速发展。而“中医公共知识库”历经数千年衍变，受到时代文化背景的影响以及师徒授受等传承方式的局限，并未见增加，反而越来越萎缩。如命门学说历来争论不休，孙一奎、赵献可、张景岳被称为“命门三大家”，其核心观点分别为“命门动气说”“君主命门说”“水火命门说”，都是自成一体。目前，关于命门的部位、形态、功能等仍未达成共识。再如，当前大部分中医学者原则上会参照某一诊断标准，再加以变通，或糅合多种诊断标准，并有所取舍，或全然不执行各种辨证标准，另起炉灶，推出众多新证，这就造成中医药学界对某一疾病认识多元、治法多样且相互存在的局面。

2. 中医药防治疾病效果有待提升

中医药整体观念、辨证论治，积累了丰富的疾病防治经验。中医药防治疾病的治疗效果，大多停留在“有效”层面，不能准确评价哪个更“优效”。疗效是中医药理论实践价值的集中反映，是中医药传承和发展的动力，也是中医药的立足之本。有学者调查表明，中医药疗效受多方面因素影响，然而当今中医药的临床疗效不仅未能提高，甚至处于下滑状态。中医药治疗重视患者的整体状态，追求“阴平阳秘，精神乃治”，相对于现代医学的精准靶向治疗，中医药疗效的“精准度”有待提高。

（1）诊断依据宏观，治疗路径多元。中医药临床最基本的诊疗特色就是“望闻问切、四诊合参”，尽管强调病证结合、辨证论治，但目前中医药疾病、证候诊断的依据均不够清晰和具有特异性，导致不同的中医药专家对疾病的诊断，各家抓取和关注的指标就略显不同，尤其是客观性指标缺乏，就容易对同一个患者因医家不同而出现“不同诊断”。另外，部分建立了诊断标准的证候应用也并不广泛，大多数中医药工作者仍维持着自身认知基础之上的辨证方式，导致诊断因医生的知识结构和认知角度而变化，疾病治疗的方法也复杂多样。何况古今病证内涵的不同，加上各医家所遵循的经典、教科书、流派又各自不同，临床上往往会将西医的“胃炎”按中医的胃脘痛、痞满、纳呆、呕吐等论治，又会分为不同的证型而使用不同的代表方药。辨证论治虽是中医的优势，但过度强调“同病异治”和“个体化治疗”，也会导致治疗规范难以相互认同，从而导致中医药临床疗效大多停留在“有效”层面，很难出现公认的“高效”“特效”情景。

（2）治疗效果评价，客观指标较少。中医药临床疗效评价多注重患者自觉症状的改善，缺乏客观指标证据。如中医方药因成分复杂，作用靶点繁多，治疗机制难以用现代科学阐明；针灸、推拿、艾灸等中医药适宜技术具有多靶点、多途径、多层次调节的特点，作用路径与机制仍需研究；在长期的医疗实践中，医家往往以患者的临床症状、舌象和脉象等一系列软指标为依据，结合医生个人经验来对疾病的向愈与否作出判断。这种评价虽然在临床实践中取得了一定的效果，但是随着现代医学和科学技术的不断发展，过于主观化的中医药疗效评价方式，在医学界逐渐失去了原有的地位。

3. 中医药传承文化氛围有待加强

中医药是中华文化的重要组成部分，中华文化是中医药的重要载体，二者相互依存。中医药特色理论和文化内涵的系统化挖掘和高质量传播不断深入，才能彰显中医药文化的影响力。在中医药学体系中，中医药文化的重要性尤为突出，它是中医药理论的支撑载体和传承根柢。《中医药文化传播行动实施方案（2021—2025 年）》明确提出“中医药文化供给和群众性活动更加多样，中医药文化更广泛融入群众生产生活”的目标，要求“讲好中医药故事”。对中医药文化底蕴挖掘、整理还不够，质量良莠不齐，传播形式单一，导致了中医药文化价值的社会认同、传承、传播未取得更好的效果。

（1）文化知识博大，科学诠释不够。文化主要是一个民族的文字、语言、风俗和教化。中医药文化在民间传承的历史源远流长，也在民间百姓不断应用中得到了长足发展。“常敲足三里，胜吃老母鸡”

"春捂秋冻，无病无痛""家有三年艾，郎中不用来""若要小儿安，三分饥与寒"等流传已久的民间俗语，成了人们日常养生保健的准则和依据，体现了中医药文化已经与民众的生活紧密相融。中医药传统生活常识多为经验积累，随着生活方式的变化，需要进一步的客观验证，经过现代科学研究证实，取得广泛民众特别是年轻一代的信任。并且这些中医药传统的生活经验多有着明显的地域性、民族性和人文特点。南方和北方的气候有明显差异，东南和西北的饮食习惯也有显著不同，各民族的人文风俗也不尽相同，这些都标志着文化的多样性。从医学科学角度对一些养生理念加以解读，明确其适用范围，对提高中医药的口碑和信誉度都有促进作用。

(2) 人文精神浓厚，现代表述不精。人文精神是医学的价值核心，提倡以人为本，尊重人性、敬畏生命。作为一名中医，不仅要掌握中医药理论知识，做到科学诊断、规范治疗、合理用药，还要掌握自然规律，细查疾病的发生、发展与人、自然、社会的关系，了解患者的思想、情感、意志和生活习惯，做到"三因制宜"，体现大医精诚的人文精神。但这样具有浓厚人文精神的中医药知识，倘能用现代科学语言"说清楚、讲明白"，且与现代科学技术实现有机融合，则厥功至伟。另外，由于中医药理论主要来源于古代经典文献，文义复杂，内容艰涩，并且很多中医药核心理论的概念属于"象思维"范畴，导致一些学者对气、阴阳、五行等概念，秉持着怀疑甚至排斥的态度。因此，面对接受现代教育的当代民众，需要用现代科学语言解读中医药，才能正确地把中医药知识讲清楚、讲精准，让中医药经典不再晦涩难懂，使中医药的人文精神得到弘扬，并提高社会大众对中医药知识的认可度。

(3) 中医药知识普及，系统建设不强。当前，我国中医药知识科普多针对中老年和患者人群，仍然存在传播内容复杂、传播形式传统、传播途径单一、传播范围局限等问题，没有真正从文化知识的角度，贯穿于生命全过程进行宣教。应重视对中小学生的科普，以便他们将中医药知识内植于心，养成良好的生活方式，并对其产生认同与敬畏。传统中医药知识内容深奥，科普宣传主要由中医药工作者推进，往往难以使内容深入浅出、通俗易懂和因材施教，常常是被动性科普，并没有真正基于患者的需求出发，有些内容枯燥乏味，难以引起大众的兴趣。目前，经常会出现同样的中医药知识，不同学者有不同的解读，给民众带来困惑；医疗机构的科普工作，主要是通过医院的宣传栏和宣传小册等形式向患者推行，内容多以文本呈现，传播形式简单，在音频和视频等新媒体运用方面仍有欠缺；传播渠道仍局限在本土社交媒体，对外传播宣传推广力度弱，在国际主流媒体平台的传播也非常有限。

二、推动中医药传承创新发展的对策与措施

近年来，中医药事业取得显著成效。有关中医药的政策不断出台，为中医药高质量发展提供了支撑。基于制约中医药发展的主要内在因素，提出 3 条发展对策：一要凝聚共识，创新发展就是最好的传承；二要科学评价，提升中医药临床治疗效果；三要营造氛围，推进中医药文化与科学人文融合。

1. 遵循规律，凝聚共识，在守正基础上创新发展

中医药发展有赖于学术传承，而最好的传承就是创新发展，守正创新是传承精华的活水源泉。传承创新发展中医药是新时代中国特色社会主义事业的重要内容，是中华民族伟大复兴的大事。

(1) 强化中医药理论研究，提高中医药学术"共识"水平。中医药理论是中医药学数千年临床实践经验和学术思想的结晶，是中医药生存与发展的基石和前提，在中医药传承创新发展中具有基础性、全局性、前瞻性的战略地位。在大数据、大科学、大健康的新时代，中医药理论有其固有的原创优势，要给予优先关注和重点支持，正所谓"基础不牢，地动山摇"。中医药理论研究也要与时俱进，如果中医药理论的科学性没有现代表达，基于理论的教育、科研和创新应用就是空中楼阁，很难形成高水平"共识"。中医药学术高质量发展，提升教材质量，提高中医药学术"共识"水平，实为当务之急。首先，科学、统一

的中医药名词术语标准是编写高质量中医药教材的基础，使中医药的传承创新发展得以顺利进行。因此，我们应加强中医药基础标准化建设以及应用，建设中医药名词术语库，规范中医基础、诊断、治疗、中药、针灸、临床等基本词条。术语的规范化、标准化必然对学科的发展、进步产生重大影响，对学科的交流、提高具有深刻意义。其次，中医药教材是全国顶级专家集体智慧的结晶，是学科最标准、最规范、最正统的科学范本。高等中医药院校所使用的中医药教材，应该在疗效评价的基础上，编入"优效"共识的内容，尽量各个出版社保持一致，投入使用后，应根据中医药形成的最新共识或标准及时修订，动态更新相关内容，有助于教材的持续改进，不断吸收最新的相关研究成果。最后，对于一些具有中国传统文化与中医药特色的概念，可从多学科角度进行现代诠释，揭示其人文内涵与科学原理，丰富生命科学理论。例如，聚焦"气""命门"等开展多学科研究，让中医药学与历史学、现象学、易学、理学、考据学等学科交叉融合，实现协同创新。

(2) 多学科多角度，推进中医药理论现代诠释。当前，中医药亟须打破中医药话语体系与现代科学语言之间的壁垒，打造融通中医药与现代科技的新话语体系，既能说清楚中医药内涵，又能让现代人听得懂、能接受。对生活在自然科学条件下的人们而言，用现代科学语言来诠释中医药学理论，不是把中医药理论西化、简单化，而是便于人们更好地去理解和接受。

中医药学应充分汲取现代多学科的营养，通过文化、历史、地理、社会、经济、哲学、信息、物理等多学科视角，对中医药的理论、方法、成果和文化核心价值进行多维度、深入、系统地阐述，拓宽我们的视野，延伸我们的视域，用通俗易懂的方式进行解读，使人们更加清晰地认识中医药理论体系和诊疗理念；同时，能够进一步促进其他学科在中医药中的应用，为中医药学的发展提供源源不断的动力，也有助于我们进一步凝练出中医药学理论的特点与特色。

2. 突出特色，科学评价，在疗效基础上总结优势

临床疗效是中医药生存和发展的基础。随着中医药学不断发展，国际社会对中医药学的关注也越来越多，学术界对中医药临床疗效进行客观、科学、系统评价的呼声也越来越强烈。

(1) 推进基于"优效"的辨证论治规范化研究。中医药要从"有效"走向"优效"，应首先建构在规范化辨证的基础之上，否则其研究将宛如空中楼阁，没有根基，其结果难以得到认可，也难以达成共识。中医辨证规范化研究主要集中解决两大方面的问题，一是病证所属症状、体征的规范；二是疾病所属各证的规范。前者包括病证所属症状术语规范、症状间逻辑关系规范、症状体征分级规范、症状体征测量方法规范、症状体征诊断规范、体征(舌象和脉象)诊断客观化等研究。后者则需要参考西医具体疾病，开展所属各证基本构成规范、所属各证构成确定、各证临床诊断标准规范、各证基本演变趋势明确，以及西医疾病分期、分类、分型、病情、疾病发展阶段与所属中医各证对应关系的确认等研究。中医药学界应该推进基于"优效"的辨证论治规范化研究，让疗效从粗略的"有效"走向精准的"优效""高效""特效"评价。

(2) 开展基于"病证结合"的疗效评价客观化研究。中医强调辨证论治，具有调整、改善人体脏腑、气血功能活动和整体机能状态、提高人体对社会和自然环境适应能力的特点，在常规的西医"病"的疗效评定标准基础上，建立适用于中医药发展需求，包括中医证候、生存质量评价在内的宏观与微观相结合的疗效系统评价方法、指标体系和标准，提供中医药对重大疾病、疑难病和亚健康状态临床疗效的科学证据，有利于彰显中医药临床疗效的特色和优势。另外，还应建立一套具有科学性、权威性的中医药临床系统评价体系操作规范，并通过相应的计算机软件系统，规范其操作过程，以期为中医药临床疗效系统评价体系服务。中医药学界应该开展基于"病证结合"的疗效评价客观化研究，促进侧重于"证"的定性评价与聚焦于"病"的定量评价有机融合，让中医药"大数据"上升为"大证据"，支撑中医药学术发展。

3. 增强文化自信，营造氛围，在科学的语境中研究医学

坚定中医药文化自信是中医药传承创新发展的本质要求，也是推进中医药事业高质量发展的内在要求。中医药是医学科学，在提升中医药文化自信上要坚持中医药文化与科学相结合，坚持中医药文化与人文相结合。

(1) 走进科学，推动中医药文化与科学融合。近年来，中医药在还原研究、现代表达、真实世界等研究上不断推进。随着大数据、人工智能、云计算等现代科学技术迅猛发展，为中医药事业的高质量发展提供了有力支持。我们应大力推动中医药文化与现代科技的深度融合，创新发展中医药。首先，推进中医药数据处理“信息化”，在数据中寻找“证据”。通过信息技术将个性化、碎片化的中医药典籍和临床经验转换为电子数据形式；利用文献数据挖掘药物配伍规律及核心药物、核心处方等，为临床医师提供诊疗策略；病案信息化，挖掘出深层次的诊疗规律，助力提升中医药临床诊疗水平。其次，加快辨证诊断“规范化”，满足“定性定量”要素。四诊信息的科学性和准确性是影响精准辨证论治和确保临床疗效的关键因素。可使用图像分析、语音识别、传感器、人工智能等先进技术，研发客观、量化的舌诊仪、脉诊仪、面诊仪、问诊仪等，通过精准、严格的临床数据掌控替代以往靠医生主观经验进行诊断，开拓诊断思维，丰富诊断方法。最后，推动临床应用“个体化”，逐步实现“智能化”。基于中医临床应用需求，充分借鉴和利用现代科学技术方法和成果，研发具有科学性、实用性、安全有效、便于临床推广应用的智能化中医治疗设备，如康复机器人、针疗仪、灸疗仪等，助力提高中医药服务水平。

(2) 走进人文，推进中医药文化与时代融合。中医药不仅是自然科学、人文科学，也是中华民族的思维方式、认知智慧和行为规范的结晶。推进文化自信自强，铸就社会主义文化新辉煌，是我们的奋斗目标。中医药是中华优秀传统文化的重要载体，内容涵盖了理法方药、疾病的预防与治疗等多个方面，具有先进性与包容性，增强中医药文化自信势在必行。

在现代信息技术的推动下，依托互联网平台，众多新型的具备现代传播特点的媒介日益兴起，导致中医药文化的传播方式发生了质的转变。中医药行业应充分利用这一历史机遇，借助现代数字多媒体手段，打破以往传统电视、广播、书籍、报纸等传播形式，通过微博、微信、抖音、快手、Facebook、Twitter等国内外现代互联网推广平台，形成集文字、音频、图片、视频、游戏、动画等多种动态传播形式为一体的中医药文化传播体系，生动直观地将中医药文化的思想精髓展现出来，使之更容易被国内外民众所接受，加速中医药文化软实力化。另外，需要强调的是，我们要重视中医药文化传播人才队伍建设，提升综合素质，提高门槛，确保中医药文化得到高质量传播。

综上所述，人民群众日益增长的健康需求，正在让古老的中医药焕发新生机；中医独特的健康观，也正在为人们提供全方位、全周期、全链条的健康保障。我国中医药事业正在进入新的历史发展时期，中医药发展已上升为国家战略。但是中医药发展之路，仍然任重而道远。中医药发展不仅受到“边缘化”“庸俗化”“商业化”等外在因素的影响，还存在“共识不高”“疗效不优”“传播不力”等诸多内在因素的制约。因此，在内外因素的双重夹击下，中医药必须主动破局，与时俱进。通过将中医药科学解读与立体传播结合、中医药疗效彰显与客观评价结合、中医药原创思维与现代科技融合，促进中医药传承创新发展，充分发挥其防病治病的独特优势和作用，为建设健康中国贡献力量，为实现中华民族伟大复兴的中国梦提供健康动力。

转载自《中国中医药报》2023-4-7(4)

从《黄帝内经》看中医学经典在当代的四重价值

王庆其　上海中医药大学

每个学科大多有本学科的经典。所谓经典，就是经过历史的洗礼、能够体现本学科最有学术价值的代表性典籍，对本学科的发展产生重大影响，具有原创性、典范性、权威性、指导性的特点。

中医学经典是中国传统文化和长期临床实践经验的结晶，集中反映了先哲们对生命活动规律的认知和智慧，是防病治病经验的集大成者。笔者认为中医学经典的范畴应该包括《黄帝内经》（中医学基本理论的经典）、《伤寒论》（中医治疗外感疾病的经典）、《金匮要略》（中医治疗内伤杂病的经典）、《神农本草经》（中药学的经典）以及历代各科有代表性的重要典籍。

历史已经推演到21世纪，现代科学发展迅速，今天我们为什么还要读古代经典？我认为，经典告诉我们的不是论断而是智慧，不是观点而是思路，不是知识而是能力。中医学是一门应用性学科，所以结合临床实践是研读经典的最佳途径，把中医经典原理嫁接到临床、活用于科学研究是一种思路、一种智慧、一种能力，最终的目的是促进临床疗效的提高、促进中医学术的发展。

那么，中医学经典的当代价值又在哪里？现以《黄帝内经》为出发点对此作一粗略思考。

《黄帝内经》是一部什么书？《黄帝内经》是中医学经典中的经典，是一部治病的法书、养生保健的宝典，同时还是古代一部哲学著作和百科全书。我们今天学习《黄帝内经》不仅仅是背诵几条警句，为撰写论文、迎合考试、作为晋升职称的需要，我们要拒绝肤浅、拒绝碎片化、拒绝浮光掠影、蜻蜓点水，要“由器悟道”、深入堂奥、领悟精髓。

文化价值：打开中华文明宝库的钥匙

中医学是中华民族的生存方式和生存技术，由生存方式衍生出了中华文化，由生存技术逐渐发展成为医学。前者属于“道”，后者属于“术”（即器）。“道无术不行，术无道不久”，明代赵献可《医贯》说：“有医术，有医道，术可暂行一时，道则流芳千古。”中医学从萌生开始就体现了“道术相合”、“道器结合”、文化与医学不可分割的特点。《黄帝内经》是中国传统文化与医疗实践经验相结合的产物，文化是“根”与“魂”，医学是大厦。没有坚实的根基，大厦就会倒塌；没有丰富的灵魂，独存躯壳，就没有生命的活力。故文化与医学，两者血脉相连，须臾不能分离。

什么是中医药文化？中医药文化的内涵是以中国传统文化为母体，解读中医学对生命、健康、疾病、生死等问题的价值观念、独特的认知思维方式、人文精神和医德伦理等。国医大师裘沛然先生说：“医学是小道，文化是大道，大道通小道易通。”

为什么说中医学是“打开中华文明宝库的钥匙”？中医学是具有哲学理念的学科，中医学不是纯粹的自然科学，它密切联系自然界和社会环境，它常常把医“人”和医“国”相提并论。中国的医学与哲学生息相通，哲学有医学的目标，关怀人、爱护人，中国哲学实际属于“生命哲学”；医学有哲学的原理，从宏观整体的角度看人，中医学的理论脱胎于中国古代哲学，所以处处显现出哲理性，哲学与医学都被称为“人学”。复旦大学上海医学院教授王卫平说：“医学所研究的对象是人类本身;导致人类疾病或影响人类健康的因素不仅涉及自然科学领域,而且也紧密联系到社会和人文科学等领域,通俗地讲,医学是人学。"

我们可以从《黄帝内经》提示的文化内涵,体会其彰显中华文明的闪光点。从中医学的职能讲,"医乃仁术",来自儒家"仁者爱人"的思想;从研究的理念讲,崇尚"人与天地相参(应)",肇始于道家、儒家的"天人合一"思想;从研究的对象讲,体现"以人为本",导源于古代生命哲学思想;从研究的方法讲,遵循"以中和为贵",脱胎于儒家"致中和""中庸之道"思想;从辩证思维方式来讲,以"阴阳天地之道"为纲领,可追溯于《易经》"阴阳者,一分为二也",是自然界物质运动变化的法则和规律。

以上这些理念无不导源于中华文明的核心理念,《黄帝内经》将其渗透于医学领域,作为演绎生命活动规律的圭臬,成为中医学的文化特色。反过来,我们可以透过中医学或中医学经典,了解中华文明宝库的精华,从而成为打开中华文明宝库的钥匙。

医学价值:开启认识生命的另一扇门

人类的生命来自哪里?生命的本质是什么?生命究竟有什么意义?如何实现生命的价值?这是古今中外的哲学家、思想家、生物学家、人类学家及自然科学家苦苦寻觅的重要命题。恩格斯关于生命科学的定义谓:"生命是蛋白体的存在方式。这种存在方式本质上就在于这些蛋白质、核酸和酶三类生命分子的复合体。生命的本质是蛋白体的同化作用和异化作用的对立统一和矛盾运动。生命过程,就是蛋白体不断自我更新、自我复制、自我调节的过程。"

如果说西方医学用逻辑思维与实证方法开启了认识生命的一扇门,那么《黄帝内经》秉承传统中华哲学智慧和丰富的实践经验为世界开启了认识生命的另一扇门。

关于生命的认识,《黄帝内经》继承了中国传统文化"天人合一"的基因,从"天"的研究到"人",从"人"的探讨到"天"。可以认为,中医学是以"天人一体"为理论核心,把认识自然和认识人体相统一的科学。《黄帝内经》告诉我们,人的生命是天地阴阳相互交感作用的产物,是在阴阳和谐状态下孕育生息,人类生命是天地演化的结晶;人体是父母两精和谐结合的结果;生命的基本要素是"形神合一,乃成为人","形者神之体,神者形之用,无神则形不可活,无形则神无以生","形神俱备,乃为全体";轩岐三才天地人,人生三宝精气神;阴平阳秘,精神乃治;人本思想就是"以人为本"的思想,人类是迄今为止宇宙间一切生命现象的最高存在形式。"天地之性人为贵",《黄帝内经》谓"天覆地载,万物悉备,莫贵于人","人者,天地之镇也"。《黄帝内经》以其独特的视角,演绎了生命活动的规律,充分展现了东方文化的色彩和光辉。

临床价值:激活临床,提高疗效

金元医家张子和曾经说过,《黄帝内经》是一部治病的法书。它汇聚了秦汉以前医学家临床经验的结晶。毫无疑问,中医药几千年来为中华民族的生存繁衍、防病治病作出了伟大的贡献,靠的就是临床疗效。没有疗效就没有中医药。当前中医药发展的关键也在于临床疗效,然而临床疗效的提高靠什么?是理论指导。一个没有理论创新的临床,是不可能取得疗效的突破,也是没有发展潜力的临床。

立足临床是研读中医经典的最高境界,古人倡导"知行合一",行是知之基,亦是知之成;知源于行而成于行。读经典、做临床就是借前人的智慧、思维方式来解决现实的难题。离开临床实践就无法解析《黄帝内经》的隐奥和是非曲直,就无法弘扬中医学。

兹举一例,近年来中医药防治新型冠状病毒感染的实践证明,"疫毒损伤肺络"是新型冠状病毒感染危重期的核心病机。我们可以运用《黄帝内经》及后世关于络脉理论的系统阐述,结合提高"瘟疫"理论和经验,剖析疫毒侵犯人体的演化规律:疫毒从口鼻而入(表)→邪毒犯肺(里)→痰瘀阻滞肺络、毒损肺络(呼吸窘迫综合征)→气血两燔、邪入营血、疫毒弥漫血络(血管内弥散性凝血)→肺心功能衰竭(络脉痹阻,不通则死)→或多脏器衰竭(《灵枢·百病始生》谓"邪气淫泆,不可胜论");在继承前人防治疫病经验的基础上,采用辨证论治、辨病论治和中西医联合运用的方法,获得了良好疗效。不仅挽救了许多新冠疫病患者的生命,而且推动了临床医学的发展。

诚然,中医学经典反映了那个时代的临床研究成果,而让这些成果在当今的医疗实践中发挥作用是需要智慧的。裘沛然先生曾经提出的"今时三非说"是很有见地的。首先,"今病非古病",即疾病谱发生了改变,今天中医人面临大量的慢性病、心身疾病和疑难杂症,新的感染性和传染性疾病也时有发生流行。其次,"今人非古人",如今中医的患者大多已迭经西药抗菌素、激素、维生素等治疗,其对药物的依从性发生了很大的变化;随着社会经济的发展,生活水平的不断提高,患者的体质也发生了改变,这给中医药治疗带来了新的问题,也增加了治疗的难度。再者,"今药非古药",随着中医药事业的发展,民众对中药的需求量激增,仅仅靠野生药材显然是不够的,而栽培的药材存在数量和质量的问题,某些药物还存在农药和重金属残留的问题,成为药效发挥的障碍,加工炮制是否"地道"也十分重要。这些问题均是当前临床医学发展的"瓶颈",也是中医学经典应用于医疗实践中必须关注的重点和难点。因此,把中医学经典"古为今用",需要发挥当代中医人的智慧,结合现代科技成果对古代中医经典进行创新演绎,才能真正促进临床疗效的提高和临床医学的发展。

科研价值:开拓思路,推陈致新

中医经典所揭示的生命活动原理及其防病治病的法则反映了人类生命活动某些规律,但有些规律仅仅反映出古人在当时环境和条件下的认识,属于科学研究中"预示""假说"的范畴,今天的科学研究,就是要运用经典理论开掘科研思路,通过现代科研手段论证经典理论中的"预示"和"假说",把"预示"变为"揭示",把"假说"变为"真说",从而拓展经典,推动理论创新。

例如,吴以岭院士对《黄帝内经》络病学说进行了长期研究探索,承担了国家中医药管理局"络脉理论及其应用研究"课题,提出了"三维立体网络系统"理论框架,初步建立了"络病证治"体系,首次形成了系统络病理论,研发了通心络、参松养心胶囊等新药。2019 年"中医脉络学说构建及其指导微血管病变防治"获国家科技进步奖一等奖。吴以岭院士的科研思路是:源于经典→基于临床→创新理论→研发新药→提高疗效。医学科研的根本目的只有两个:推动学术的发展、促进临床疗效的提高。

另外研究发现,《黄帝内经》不仅是中医学理论的奠基之作、秦汉以前临床经验的集大成者,而且还是多学科研究医学的典范。其汇集了中国古代自然科学及哲学人文科学的研究成果,如哲学、人类学、心理学、社会学、教育学、气象学、历法学、象数学、农学等等。有人说"《黄帝内经》是百科全书",说明中医学是一门开放的学科,它从不同角度阐述了中医学与自然科学、人文科学之间的密切关系,在多学科交叉中呈显出多彩的学术特点。由此得到一个启示,中医学术的发展不仅靠"就医学论医学",更需要多学科与医学的融会贯通、互鉴互用,才能促进学术的进步。坊间所谓的"纯中医"之说,在《黄帝内经》就并不存在。在《黄帝内经》作者看来,人是人与自然、人与社会、人与人关系的总和,所以研究生命科学必须"上知天文,下知地理,中知人事",这正是我们今天中医学术发展需要寻求的思路和途径。现代学者马中说:"一切学说,只有到达哲学的高度才能够相互融会贯通。"

通过上述简略的讨论,我们可以窥见中医学经典当代价值之一斑。诚然,面对广大人民群众对医学和健康不断增长的需要,中医学经典所奠定的理论和经验需要不断地在继承中发展,在弘扬中推陈出新,才能彰显其生命活力,以满足人民健康事业的需要。

转载自《中国中医药报》2023-10-9(4)

校院长论坛

对中医药发展规律及特点的传承与创新认识

黄璐琦　国家中医药管理局副局长、中国工程院院士、中国中医科学院院长

“符合中医药特点”“要遵循中医药发展规律”是习近平总书记在不同场合多次对中医药发展提出的指示要求，这是中医药在新时代高质量发展的根本遵循。我们有责任做好中医药守正创新、传承发展工作，建立符合中医药特点的服务体系、服务模式、管理模式和人才培养模式，使传统中医药发扬光大。

什么是中医药发展规律及特点？相关的研究开展较少，目前主要的观点有：

1. 以学术发展为主线，理论与实践相结合，医药不分，开放兼容汲取多学科精华。

2. 阴阳学说、五行学说、精气神学说这三大哲学基础都是遵循“同气相求”与“异气相求”规律的，由这三大哲学基础发展而来的脏腑、经络、病因病机、治则、养生理论也遵循这两大规律，因此中医中“同气相求”与“异气相求”两大规律并存。这两大规律是中医学的基本规律。

3. 中医学理论发端于医疗实践，是实践的产物，又是历代医家在尊重自然规律、生物规律的前提下，从人的生存、健康要求出发，发挥主观能动性，对自然事物进行积极主动的、有目的、有选择的认识的结果，是对实践经验的理性升华；同时，中医理论又在临床实践中不断地验证、丰富和发展，形成了具有鲜明特色的理论体系，是具有强大生命力的科学理论。因此，中医理论中的能动性和实践性是中医理论继承、发展的支撑点。

4. 从大量的临床医疗实践去总结与衡定，才是中医理论核心，也是五千多年来中华医学文化发生、发展的动力所在及其本来面目；它早已超脱出朴素的原始的混沌状态，而升华为唯象辩证学的认识论。中医学不但是中华灿烂文化的重要组成部分，而且是中华文化哲学宝库中的一颗明珠，它的认识论是属于辩证唯物主义科学的。

5. 研究方法是发展理论的前提，中医基础理论的发展属于中医现代化内涵的重要组成部分，固然需要以现代科技为先导，引入现代科学的思维模式和应用方法，但是这种研究只有与中医学传统研究方法相结合，植根于中医学生存发展的土壤中，才能真正发展中医学。

6. 中医学的发展除表现为一定程度知识量的增加外，更主要表现为对原有理论创造性的发挥，从而使原有理论不断深化和完善，而且常常不表现为对原有理论的否定，而表现为与原有理论特别是经典理论的贯通。

7. 以中医的辩证思维为指导，运用中医传统研究方法或现代创新方法，遵循中医独特理论体系并不断取得创新成果，才是中医学自身发展规律。也就是说，其规律应由辩证思维、研究方法和理论体系这三要素组成。

上述观点从不同角度论述了中医药的发展规律及特点，但存在以下两个问题：

一是或多或少以西医药为标准来审视中医药，认为西医代表的是“科学”，“科学”俨然是终极真理，故在揭示规律中寻找科学要素，对与科学“不符”者，或者回避，或者牵强附会地阐释其内涵的科学性。

须知，在西医传入中国之前，中医药有自己的发展轨迹。若要认识其真实面貌，必须摆脱这种以西医为镜像的思维模式，从中医药发展内在的角度来进行“中医药的研究”，而不是“研究中医药”。

二是没有切入到规律层面进行分析。所谓规律是客观事物和现象之间的内在的、本质的联系。根据规律的内容和它所属的领域，我们一般将其分为自然规律、社会规律、认识和思维规律。

因此，探究一个事物的发展规律，应当纵览事物发展历史，从自然、社会和人三个维度来分析，对事物产生和发展中的影响因素进行分析，然后总结和描述出事物发展的基本规律。本文拟立足于自然规律、社会规律、认识和思维规律的内在式“理解”与“传承”，对中医药发展规律及特点进行继承性创新。

一、中医药发展规律及特点的内在式“理解”与“传承”

按照《中国大百科全书·哲学卷》的表述，自然规律与社会规律的区别主要是自然规律可以离开人的实践活动而发生作用，如日食、地震等；社会规律的作用则是通过人的有目的的、有意识的活动表现出来的。自然规律作用的有效时间比较长，社会规律起作用的有效时间一般要短得多。

从根本上讲，没有独立于自然、社会和人的思维认知以外的医疗。医疗既医身，也医心。中医药更是讲究天人合一、心物无二，要本质地把握中医药的规律和特点，特别是要对其进行创造性转化与发展，有必要从自然规律、社会规律、认识和思维规律三个层面入手对传统的中国医药学进行鞭辟入里的解析。

（一）中医药发展的自然规律

遍览世界文明史可见，很多具有古老医药学传统的国家在其文明的最初萌芽和发展阶段都受过哲学本体论问题的影响，也就是说，当哲学家们用水、火、气等要素讨论世界的本源时，从事医术（远古也可以是巫术）的人也往往加入其中，并以此来解释这类要素与人体生命与健康的关系。

气是中华传统文化中的一个基本概念，指构成一切物类的原始材料。以气为本体，其实表明了中国古人对世界物质性的承认，这其实就是朴素的唯物论思想。“气”对医学的渗透是中国古代气学理论的嬗变，是从抽象程度较高的哲学范畴演化为医学理论的具体内容。当医学以气学理论观察生命、健康与疾病，其结果是发现人体内存在着实实在在的、望之可见、触之可及的气。因此，医学从观察到思考，逐步建立起属于自己的气学理论。可见，中医学的气理论与古代哲学的气学说既有一定的联系，又有严格的区别，更多体现的是唯物主义思想。

以单一的“气”来概括整个自然界，毕竟还是笼统。随着人对自然认识的深化，中国古人的自然本体论开始由气本体论发展成木、火、土、金、水为内容的“五行说”。《素问·天元纪大论篇》云：“木、火、土、金、水，地之阴阳也，生、长、化、收、藏下应之。”蕴含着“相生相继”的思想；《素问·宝命全形论》云：“木得金而伐，火得水而灭，土得木而达，金得火而缺，水得土而绝，万物尽然，不可胜竭。”蕴含着“相克相治”的思想。五行是相生相克的关系，这是一种唯物辩证观点。

“相生相克论”与马克思主义哲学所讲的辩证发展观具有内在逻辑的契合性，可以说中国古人所讲的“阴阳说”与马克思主义辩证发展观具有异曲同工之妙。《管子·乘五篇》云：“春秋冬夏，阴阳之推移也，时之长短，阴阳之利用日夜之易，阴阳之化也。然则，阴阳正也。”在此，“正”即对立的统一。四季的春夏与秋冬、一天的日与夜、时间的长与短，都是既对立又统一的，这都是辩证认识论的有力表现。

中医药与我国的传统文化是互为表里的关系。中医药古代典籍对自然规律的探讨说明：一是中医药对自然规律的把握主要是唯物主义，但也蕴含着辩证思维和发展变化的观点；二是自然界不是静止不变、与人无关的抽象存在，而是与人存在着相互感应、一体共生的关系，也就是说，研究自然亦即是研究人自己。

（二）中医药发展的社会规律

马克思主义认为，人是社会历史活动的主体。社会规律是人的实践活动的产物。对于中医药事业而言，这一点同样适用。众所周知，中医药是一门实践性特别强的学科，临床实践是中医药发展的源泉，中医药的社会规律以临床实践活动不断生成、展开和实现。

相传神农氏“教民播种五谷，尝百草之滋味”，司马贞《补史记·三皇本纪》也有“神农……始尝百草，始有医药”的记载。《淮南子·修务训》载“神农……尝百草之滋味，水泉之甘苦，令民知所辟就。当此之时，一日而遇七十毒”。这是有关人们从实践中获取中医药知识的最早记述。明代李时珍“幼多羸疾，长成钝椎，耽嗜典籍，若啖蔗饴。考古证今，奋发编摩，苦志辨疑订误，留心纂述诸书”，其边采药边考证，走遍大江南北，“行年三十，力肆校雠；历岁七旬，功始成就”，终著成被世界称为“东方的百科全书”的中医药巨著《本草纲目》。李时珍在《本草纲目·凡例》中指出：“虽曰医家药品，其考释性理，实吾儒格物之学，可裨《尔雅》《诗疏》之缺。”将格物明理之思想贯穿于《本草纲目》全书之中。格物明理思想的核心精神就是躬身实践，知行合一。中国人研究宇宙人生的大问题，常从自身的生活实践出发得出理论，最后又归于实践，将理论在实践上加以验证。即先对身心经验上切己体察，而得到一种了悟；待了悟已至，又验之以实践。中医药的实践不仅体现了上述规律，而且还呈现出强烈的个体化特征，包括医者学术特点、临床经验的个体化，对就诊患者体质与病症认识的个体化以及对具体患者治疗方案的个体化等。

这些塑造了中医药实践的个体化特征，同时也阻碍了“效率医疗”的发展。“效率医疗”指的是以最大多数民众健康为目的，以社会整体医疗效率为先的医疗模式。实现“效率医疗”的基础条件，即开放的、合作的医疗体系（与一家一户为单位的经济结构是相矛盾的）以及依托市场的医院组织。

中医药的社会性和实践性说明：中医药发展是实践第一，临床实践是中医药发展的源泉；中医药实践以个体化为特征，它的形成与中国传统社会一家一户为单位的经济结构密切相关；中医药实践的个体化特征，导致了行业保密风气的产生，也使中医药知识的传授以师承形式为主；中医药的诊疗模式以门诊为主，这是由中国传统社会的经济基础和组织方式所决定的，缺乏“效率医疗”的基壤。

（三）中医药发展的认识和思维规律

中医的思维方式主要表现为整体思维、象数思维、变易思维、辩证思维、直觉思维和中和思维。中医药所蕴含的认识和思维规律是建立在以传统农耕社会为背景的经验世界中的，其认识和把握生命现象的方式和方法，都是在农耕社会的经验基础上构建而成的，具有鲜明的农耕文化特征。《淮南子·主术训》中就记载有“上因天时，下尽地财，中用人力。是以群生遂长，五谷蕃植”。这些在农业生活中具有举足轻重地位的自然因素发展成为中华传统文化中的“天”，引导并渗透至中医药认识生命的思维活动中，逐渐发展形成了以“天人合一”为主要框架的、对人体生理病理现象的认识。“天人合一”认识框架的最主要体现便是整体思维。在农耕社会中，风调雨顺是最理想的耕种条件，这也决定了其认识和思考周围事物的方式也是将人与自然环境放在整体同一的关系上进行思考。中医药对人体生命活动的认识也据此发展成为“天人相应”的思维方式。天地间所有的生命规律都是整体同一的，这种整体性可以通过“仰观于天文，俯察于地理”被发现和掌握。既然天地人的生命规律相同，那么不同的生命现象也就具有互通性，也就都能体现出宇宙变化的规律。

在“天人合一”的认识框架中，中医药学也受农耕文化对四时、四季循行的密切关注，以及农业生产的播种、生长、收获周而复始的生产方式的影响，强调对生命活动“变化”的把握，注重在两极对立中把握事物的辩证统一，从而形成了“辩证”和“变易”思维。这种对自然规律的顺应也促使中和思维的产生。它要求人们凡事注重事物的均衡性、和谐性，行为的适度性、平正性，强调用缓和、和谐、适度的方法解决矛盾。

在上述认识中，中医学对于医者崇尚“医者，意也”。“医者，意也”是医学史上的名言，支持者以其为中医灵活处方、把握全局、辨证施治的象征，批评者以其为中医缺乏规范、不科学的象征。这使得中医药对合格医人的要求极高，追求的是精品而非规模化产品，从而导致难以大规模培养医师队伍。

中医药蕴含的认识和思维规律说明：中医思维特征主要表现为直观性和主客体的混融；认识的框架是符合客观实在的，与中国传统社会的农耕文化、自然经济结构相适应；认识的形成“重悟性而不重论证”。

二、中医药发展规律及特点的传承与创新认识

马克思认为“全部人类历史的第一个前提无疑是具有生命的个人的存在”，“整个世界历史不过是人通过人的劳动而诞生的过程，是自然界对人来说的生成过程”，正是有了人和人的实践活动才形成了人类社会。人类社会的生存和发展必须以获得一定的物质资料和生活资料为前提，人类向自然界索取物质资料和生活资料的过程，既是人类对自然规律的探索过程，也是人类社会规律形成的历史过程。这个过程是人类自身独特的思维方式和自身实践活动的自觉结合，是人类为自身的生存和发展而开展的有意识、有目的的实践过程。因此，从认识和思维规律入手，才能更好地构建起自然规律和社会规律之间的桥梁，从而把握这三个规律相互之间的联系。

（一）解放思想是把握中医药认识和思维规律的前提

如何正确把握中医药的思维规律、思想方法，是在人的认识和思维规律方面十分重要的问题。思想方法正确，许多问题都一通百通、迎刃而解。

解放思想，正本清源，对于中医药发展也至关重要。如目前医药行业有一个根深蒂固的观念，即“中医治本，西医治标”。亦即说西医有急救之效，用以治标；而中医以追求人体阴阳、气血平衡为目的，可以根除病根，故用以治本。殊不知这又是西医挤压下产生的观念。

所谓标和本原本就是我国古代医学中的概念。如《东垣先生试效方·卷一》云：“夫治病者，当知标本。以身论之，则外为标，内为本，阳为标，阴为本。故六腑属阳为标，五脏属阴为本，此脏腑之标本也。又五脏六腑在内为本，各脏腑之经络在外为标，此脏腑经络之标本也。更人身之脏腑、阴阳、气血、经络，各有标本也。以病论之，先受病为本，后传流病为标。”此处的标与本实际上是有机联系的整体。可以说在无西医进入之前，中医药标本兼治，从未专以治本相标榜。以《儒门事亲》《本草纲目》为代表的很多医书也专门列有“急方”和“缓方”，多数情况下两者分别对应“标”与“本”。故标本之说原本是中医内部的事情，其内部原本就有些医人存在只治标不治本的缺陷。

（二）与辩证法相结合是把握中医药认识和思维规律的方向

我们应该以临床实践为判断标准，运用马克思的实践智慧来分析问题。实践智慧，是以实践观点的思维方式对待人与世界关系的智慧，是实现“合目的性”与“合规律性”相统一的智慧，也就是尊重客观规律与发挥主观能动性相统一的智慧。它不同于理论智慧，也不同于生活智慧，但又与理论智慧、生活智慧密不可分。理论智慧主要是指超然于实践的形上智慧，生活智慧主要是指基于经验的常识智慧。实践智慧是融形上智慧于生活智慧之中，又是把生活智慧提升为理论的形上智慧。

要获得实践智慧，提倡把中医药的原创思维“象思维”与辩证法相结合。辩证法分为主观辩证法和客观辩证法。主观辩证法是基于理性，运用语言与逻辑方式所表达的概念辩证法。黑格尔在《小逻辑》中指出：“正确认识并掌握辩证法是极关重要的。辩证法是现实世界中一切运动、一切生命、一切事业的推动原则。同样，辩证法又是知识范围内一切真正科学认识的灵魂。”“象思维”的基础是生活，而不是概念式的思考方式，因此“象思维”既是经验性的又是超验性的，最终以人及其生活状态为旨归。

在中医药整体思维的基础上，运用"象思维"与辩证法相结合的实践智慧来研究中医药的自然规律，才能把自然科学的一切成果运用于中医药的发展，才能不把CT、核磁、生理、生化指标等转让"西医"。强调重视"概念"的辩证法，客观地了解别人的优点、长处，不把自己的行为建筑在主观的空想情感的反映之上，又要始终坚持自己的内在体验。

（三）与经济社会相适应是中医药发展规律及特点的传承与创新

当今世界已迎来第四次工业革命，我们比历史上任何时期都更接近、更有信心和能力实现中华民族伟大复兴的目标。中国正在大踏步走进新时代，当前时代与传统农业社会相比，在生产力、生产关系等各个方面都发生了翻天覆地的变革。中医药发展的社会规律中，由中国传统社会经济基础所决定的、与现代生产力水平和经济基础不适应的各种因素，都应进行相应的变革，使之适应中国现代经济社会变革与发展以及人民群众对健康的需求。为此，提出以下举措：

1. 深入研究自然规律，运用一切可利用的自然科学的最新成果，探明人体的生命活动与疾病演变规律，把中医药的原理及疗效"说明白""讲清楚"。

2. 基于"天人合一"的认识框架，加强对构建框架的中医药概念的进一步理解和诠释，尤其是概念的演进和更替，为中医药的学术发展注入与时俱进的科学内涵。

3. 通过师徒相承的传授模式，加强对老一辈中医药专家学术思想、知识技能的挖掘、传承与发扬；将师承教育模式与院校教育模式有机结合，培养不同层次的人才，构建出规模化的中医药人才队伍。

4. 在临床实践的基础上，不断验证、升华中医药知识，形成新的理论，将新理论用于指导实践并继续接受实践的检验，进而促进中医药理论的不断发展与完善。

5. 通过吸收借鉴其他学科的科技成果，促进个体化特征的精准医疗和整体效率的辨证论治的有效开展，把"治病的人"与"治人的病"有机统一，把"门诊"与"病房"有机衔接。让辨证论治在新时代继续引领医学的发展，焕发出强大生机与活力。

6. 通过学术争鸣促进各家学说的发展，凝聚学术共识，达成规范标准，促进中医药"效率医疗"的快速发展。

只有在真正全面了解把握规律的基础上进行扬弃，才能真正遵循中医药发展规律及特点，才能使中医药的创新发展不是"无源之水、无本之木"，不是标新立异，不是"剑走偏锋"，才能做好中医药的传承精华、守正创新，才能把中医药这一祖先留给我们的宝贵财富继承好、发展好、利用好。

转载自《中国中医药报》2023-3-2(3)

重大学术成果

2023 年度国家科学技术进步奖

2023 年度国家科学技术奖共评选出 250 个项目。其中,国家自然科学奖 49 项,一等奖 1 项,二等奖 48 项;国家技术发明奖 62 项,一等奖 8 项,二等奖 54 项;国家科技进步奖 139 项,特等奖 3 项,一等奖 16 项,二等奖 120 项。国家最高科学技术奖授予 2 人。中华人民共和国国际科学技术合作奖授予 10 人。

5 项中医药有关项目获 2023 年度国家科学技术进步奖,均为二等奖。具体如下:

【中医药防治新冠病毒感染诊疗技术体系创建与应用】

获奖单位:天津中医药大学、首都医科大学附属北京中医医院、湖北省中西医结合医院、石家庄市人民医院、上海中医药大学附属曙光医院、武汉市中医医院、浙江大学

获奖人员:张伯礼、刘清泉、张俊华、张炜、张晗、夏文广、赵玉斌、宋新波、杨丰文、郑文科

【中药材生态种植理论和技术体系的构建及示范应用】

获奖单位:中国中医科学院中药研究所、中国中医科学院、天津大学、华润三九医药股份有限公司、山东省分析测试中心、皖西学院、贵州中医药大学

获奖人员:郭兰萍、黄璐琦、高文远、刘晖晖、杨野、王晓、韩邦兴、刘大会、周涛、康传志

【经典方剂类方研究模式与中药配伍禁忌规律性发现的关键技术及应用】

获奖单位:南京中医药大学、天津中医药大学、陕西中医药大学、济川药业集团有限公司、山东步长制药股份有限公司、北京中医药大学、中国人民解放军军事科学院军事医学研究院

获奖人员:段金廒、范欣生、张艳军、唐于平、曹龙祥、赵涛、钟赣生、王宇光、宿树兰、郭立玮

【中医体质辨识体系建立及应用】

获奖单位:北京中医药大学、广州中医药大学第二附属医院、浙江中医药大学、山东中医药大学、博奥生物集团有限公司

获奖人员:王济、王琦、杨志敏、朱爱松、徐云生、李玲孺、李英帅、郑燕飞、白明华、黄鹂

【中药质量检测技术集成创新与支撑体系创建及应用】

获奖单位:中国科学院上海药物研究所、上海市食品药品检验所、中国科学院长春应用化学研究所、中国科学院大连化学物理研究所、上海诗丹德标准技术服务有限公司、上海凯宝药业股份有限公司、广州白云山和记黄埔中药有限公司

获奖人员:果德安、季申、刘志强、刘艳芳、吴婉莹、李楚源、穆竟伟、钱勇、宋凤瑞、胡青

2023年度中医药十大学术进展

临床研究类

1. 通心络治疗急性ST段抬高型心肌梗死(STEMI)取得重要突破

STEMI再灌注治疗微血管损伤导致心肌无复流严重影响预后,为“再灌注时代STEMI治疗的国际医学挑战”(*European Heart Journal*, 2008),至今尚无有效治疗方法和药物。既往研究证实通心络可通过心肌微血管保护减少心梗后心肌无复流,但尚缺乏改善心梗患者预后的高质量循证医学证据。在国家重点研发计划支持下,中国医学科学院阜外医院杨跃进联合全国124家临床中心,遵循国际标准开展了3 797例通心络治疗STEMI大样本、多中心、随机双盲、安慰剂对照临床试验,证实在西医标准化治疗基础上加载通心络胶囊可显著改善急性心梗患者预后:使30天主要心脑血管事件发生率降低36%(其中心血管死亡率下降30%),1年主要心脑血管事件风险降低36%(其中心血管死亡率下降27%),因心衰再住院风险下降52%。研究论文2023年发表于《美国医学会杂志》(*JAMA*)。该进展是近十年急性心梗治疗的重大突破,填补了基于微血管保护改善心梗预后的用药空白,为临床指南更新提供了高质量循证医学证据。

2. 针刺治疗慢性自发性荨麻疹、妊娠呕吐等难治性疾病获得疗效证据

慢性自发性荨麻疹是一种难治的过敏性皮肤病,药物治疗存在很大的局限性,临床医生常使用针刺来改善患者症状,但一直缺乏高质量的临床证据证实其疗效。在国家重点研发计划支持下,成都中医药大学李瑛团队开展了针刺治疗慢性自发性荨麻疹的多中心、临床随机对照试验,研究纳入330例慢性荨麻疹患者,结果表明针刺能显著降低UAS7得分,改善患者荨麻疹症状。研究论文2023年发表于《内科学年鉴》(*Annals of Internal Medicine*)。该进展证实了针刺治疗过敏性疾病(非疼痛类疾病)的疗效,拓展了针刺疗法的优势病种范畴。

妊娠恶心呕吐是孕早期高发疾病,可对患者的心理和生理造成严重影响,甚至终止妊娠或者妊娠失败。针刺疗法和多西拉敏-吡哆醇均被应用于妊娠患者的止呕治疗,但相关疗效缺乏高质量证据。在国家重点研发计划支持下,黑龙江中医药大学第一附属医院吴效科组建中西医国际合作团队,开展了针药结合治疗中、重度妊娠呕吐的多中心、临床随机对照试验,结果显示针药结合不但能够增强疗效,且可以减少化学药的用量,达到减轻副作用的目的。研究论文2023年发表于*Annals of Internal Medicine*,为针刺治疗中、重度妊娠呕吐提供了高质量循证医学证据,为相关指南更新奠定了基础。

3. 血塞通软胶囊改善缺血性卒中患者神经功能结局获得证据

卒中是我国成人首位致死致残性疾病,血塞通软胶囊中西医结合治疗方案获中国发明专利并进入相关指南后,在卒中神经保护治疗中已有广泛使用,但患者受益与风险亟须临床研究进行评价。首都医科大学教授、中国工程院院士吉训明团队、中国医学科学院孙晓波团队、北京中医药大学高颖团队联合21个省市67家单位的中西医临床专家开展了“血塞通软胶囊治疗缺血性卒中患者有效性和安全性的随机双盲对照研究”,纳入卒中患者3 072例,证实对于缺血性卒中发病后14天内的患者,在常规药物治疗的基础上,加用血塞通软胶囊可显著改善患者在3个月时的神经功能结局,且未增加不良事件的发生

风险。研究论文 2023 年发表于 *JAMA Network Open* 等，相关疗法同年获得美国专利授权，体现了中西药联合应用治疗缺血性脑卒中的临床价值。

机制研究类

4. 化湿败毒散、片仔癀等中药复方的临床疗效作用机制被揭示

从临床到基础、从宏观到微观、从体内到体外、从药代到药效形成中药方剂有效性完整证据链，展示中药复方“多成分、多靶点、多途径”整体作用特点及独特优势，是“说明白、讲清楚”中药复方治疗疾病作用机理的新研究范式。中国中医科学院黄璐琦院士团队联合中国科学院微生物研究所高福院士团队等以化湿败毒方为研究对象，采用整合药理学策略，围绕抗病毒、抗炎两个关键药效途径，深入解析了源于化湿败毒方的活性成分治疗新冠病毒感染的作用靶点及作用途径，明确了化湿败毒方治疗新型冠状病毒感染的“7 种成分、5 个靶点、2 条途径”的“团队协同”作用机制。研究论文 2023 年发表于 PNAS，是该刊发表的首个中药复方治疗新冠研究成果。

片仔癀临床上常用于治疗肝炎及肝癌，小样本临床试验结果显示其可缓解结直肠癌晚期患者症状，体外实验也发现片仔癀能抑制结直肠癌细胞增殖，然而相关机制尚不明确。香港中文大学于君团队基于肠道微生物群和代谢物探究了片仔癀抑制结直肠癌的作用机制。研究发现，片仔癀可剂量依赖性地抑制致癌物诱导(AOM/DSS)及 Apcmin/＋两种结直肠癌小鼠模型结直肠癌的发展，能够增加肠道菌群多样性、升高益生菌丰度、降低致病菌丰度、促进保护性代谢物生成，进而修复肠黏膜屏障，抑制致癌和炎症通路。研究论文 2023 年发表于 *Gastroenterology*。该进展首次揭示片仔癀通过调控肠道微生物及其代谢抑制结直肠癌发展的新机制，为片仔癀在结直肠癌防治中的应用提供了研究基础。

5. 黄芪甲苷、辣椒素等中药活性成分的部分药效机制被首次解析

心力衰竭是多种心血管疾病的终末阶段，具有极高的发病率和死亡率，严重影响患者的生活质量。黄芪治疗心衰确有疗效，但作用机制有待进一步阐明。中国人民解放军海军军医大学张卫东、刘霞联合西南医科大学段大跃，采用化学生物学技术，首次发现黄芪来源活性分子 HHQ16 特异性结合并降解 lnc4012/9456、拮抗 G3BP2/NF-κB 信号传导治疗心衰的全新机制，为心衰治疗提供了具有自主知识产权的原创候选药物。研究论文 2023 年发表于《信号转导与靶向治疗》(*Signal Transduction and Targeted Therapy*)。该进展发现了国际上首个天然来源直接靶向结合非编码 RNA 治疗心肌肥厚和心衰的新型小分子，对中药新药发现研究具有很好的示范意义。

辣椒素受体 TRPV1 的发现获 2021 年诺贝尔生理学或医学奖，辣椒主要活性成分辣椒素作为天然 TRPV1 受体激动剂，其广泛生物学功能和药理学机制亟待进一步阐明。上海中医药大学附属普陀医院/上海市普陀区中心医院刘成研团队和上海中医药大学附属曙光医院陈红专团队率先解析 TRPV1-SARM1 互作在肝星状细胞活化和肝脏炎性过程及其纤维化形成中发挥关键调控作用。同时陈红专团队和上海交通大学医学院虞志华团队揭示辣椒素通过激活 TRPV1 改善小胶质细胞代谢稳态和炎症调控的新机制。研究论文 2023 年发表于《肝病学杂志》(*Journal of Hepatology*)和《实验与分子医学》(*Experimental and Molecular Medicine*)。该进展为中药化学生物学的研究，以及肝纤维化和阿尔茨海默病等重大慢病的干预新靶标发现提供了新思路。

新技术与新方法类

6. 空间代谢组学等新技术助力中药复杂体系物质基础解析

精准解析中药代谢的组织空间异质性对于阐明中药复杂化学物质体系及其作用模式具有重要意义。中国药科大学李萍和李彬团队突破中药复杂化学成分空间分布成像技术瓶颈，系统构建了基于质谱成像的空间代谢组学新技术，高灵敏、高覆盖、高分辨解析中药复杂化学成分空间分布异质性及其体内外空间代谢规律，揭示了桔梗皂苷等中药活性成分组织分布、代谢累积、合成基因表达的空间特异性，定量可视化阐释小檗碱等中药活性成分在机体组织器官微区中的空间分布特征及代谢规律。研究论文 2023 年发表于 *Angewandte Chemie International Edition*、*Analytical Chemistry* 等。该进展促进了空间代谢组学技术的完善与发展，从空间维度精准揭示中药复杂物质组成与其代谢变化，为诠释中药科学内涵提供了全新视角。

中药通过介导体内间接途径发挥药效作用，其直接作用靶标较难明确，既往关于中药作用靶标的研究多依赖于“单一”靶点识别技术，尚缺乏系统的靶点识别策略。天津中医药大学孙成鹏团队整合亲和色谱、生物素标记、靶向代谢组学等技术，构建复合式靶点“垂钓”研究策略，以中药活性分子为探针，揭示蟛蜞菊内酯、木犀草素、泽泻醇 B 等中药活性成分调控 GSK3 介导 NF-B 和 Nrf2 信号通路缓解炎症介导的急性肺损伤和肾损伤的作用靶标——可溶性环氧化物水解酶(sEH)。研究论文 2023 年发表于 *ACS Central Science*、*Journal of Hazardous Materials*、*International Journal of Biological Sciences* 等。该进展为中药功效科学内涵的诠释提供新研究范式。

7. 网络医学揭示中医辨证论治临床疗效的共性机制

辨证论治是中医临床诊疗疾病的重要方法，但其科学内涵有待揭示。南京信息工程大学甘晓与北京交通大学周雪忠团队联合美国东北大学、湖北中医药大学和中国中医科学院等中美多学科团队，研究建立了基于网络医学理论的中药症状临床疗效预测及机制分析方法。研究发现中药药症关系及其临床疗效可通过中药与症状在蛋白质网络上的拓扑邻近关系进行阐释，并通过真实世界临床数据验证，首次探索建立了解释中药对症治疗科学原理的方法，对揭示辨证论治临床疗效的共性机制具有重要价值。研究论文 2023 年 10 月发表于《科学进展》(*Science Advances*)。截至 2024 年 2 月底，论文下载量达 15 000 余次，美国 *Live Science*、*Medical Xpress* 等媒体进行了专题报道。

8. 中药多维度核酸数据资源平台推动分子生药学研究数据共享

中国中医科学院黄璐琦院士团队与多家单位合作，在已发布当前全球最大的药用植物叶绿体基因组数据库(Plant Biotechnology J, 2022)基础上，整合了来自药用植物的 462 个核基因组以及 2 434 个样本的转录组，构建和发布了中药多维度核酸数据库，以及基因结构、序列、功能注释和相关分析工具，为药用植物核酸数据资源提供了一个标准化的信息平台(https://www.bic.ac.cn/IMP/#/)。该平台的建立打破了原有中药核酸数据资源散落在不同数据库、处理标准不统一，从而无法共享和进一步挖掘利用的局面，研究论文 2023 年发表于《核酸研究》(*Nucleic Acids Research*)。中药多维度核酸数据的整合有效推动分子生药学研究数据共享，对加快药用植物系统发育研究和鉴定方法的开发，解析药用植物分子代谢途径，以及挖掘中药新资源具有重要意义。

9. 多单元传递和信息融合为中药大蜜丸制造数字化提供解决方案

针对中药制造产业数字化、智能化升级过程中“测什么、怎么测、如何控”的难题，北京中医药大学吴志生团队建立了“以性味关键质量属性智能辨识为核心的中药智能制造质控指标体系”“以在线检测传感器-制造过程智能建模为核心的中药智能制造技术体系”和“以信息融合-多元过程能力智能评估为核心的中药智能制造能力评价体系”，为中药智能制造提供人工智能驱动的系统性解决方案。该进展突破中药生产过程多工艺单元传递、多传感器在线控制与信息融合等多项中药智能制造关键技术，在国内外具有独创性。在此基础上，以传统大蜜丸品种为先行示范，创建我国首条大蜜丸智能制造生产线，完成产线智能化升级。相关成果 2023 年发表于《绿色化学》(*Green Chemistry*)、《分析化学的跟踪趋势》(*Trac-Trends in Analytical Chemistry*)、《工业信息集成》(*Journal of Industrial Information Integration*)等期刊,并获得中国科协智能制造学会联合体中国智能制造科技进展 15 强。

监管科学类

10. 中药监管科学体系初步构建及转化应用

国家药品监督管理局中药监管科学研究及监管事务团队为适应新时期中药传承创新使命和监管需求,主动采取创新举措,首次定义并阐述中药监管科学(TCMRS)科学内涵、战略重点和关键路径。TCMRS 作为新兴的中西医药融合科学,聚焦创新研发符合中药特点的新工具、新标准和新方法,用以评估受监管的中药材、中药饮片、中成药等中药产品的安全性、有效性、质量、获益风险等性能,创新构建"政产学研用"跨学科联合的 TCMRS 研究者联盟工作机制与转化机制,发展中药监管科学的创新体系、转化体系、学科体系及国际协调体系,突破中药监管领域的基础性、关键性、前沿性技术问题,为建立具有中国特色、符合中药特点、全球领先的中药监管体系提供科技支撑。研究成果为 2023 年国家药监局制定《关于进一步强化中药科学监管、促进中药传承创新的若干措施》《中药注册管理专门规定》《中药标准管理专门规定》《全面强化药品监管科学体系建设实施方案》等政策文件,审核发布中药新药研制相关技术指导原则,推动中药新药 IND、NDA 受理数量持续增长,中药新药审评审批全程加速并首次实现注册分类全覆盖等提供重要技术支撑。相关成果 2023 年发表于《中国科学:生命科学》《科学通报》《中国药学杂志》等。

转载自《中国中医药报》2024-3-25(3)

2023 年中医药十大新闻

1. 主题教育成果服务人民群众方便看中医、放心用中药

2023 年,国家中医药局扎实开展学习贯彻习近平新时代中国特色社会主义思想主题教育,推出一系列"方便看中医、放心用中药"举措,更好地服务百姓健康。研究制定中医药服务改善提升行动方案,实施一批改善服务、优化流程的措施,将"以病人为中心"贯穿于中医药服务各环节。聚焦"一老一小",印发通知加强中医医院儿科和老年病科建设。推动 60 个试点县(市、区)开展中医适宜技术防控儿童青少年近视试点工作,累计干预 3 万余人。1 390 种中成药和 892 种中药饮片纳入新版国家医保药品目录。各地通过建设"智慧药房""共享药房"等,保障中药材质量,打通中医药服务"最后一公里",不断增强人民群众中医药服务的获得感、幸福感、安全感。

2. 学习贯彻习近平文化思想,中医药文化弘扬取得重要进展

以学习贯彻习近平文化思想为引领,国家中医药局、中央宣传部、教育部、商务部、文化和旅游部、国家卫生健康委、国家广电总局、国家文物局等八部门联合印发并实施中医药文化弘扬工程,中医药文化加快传承发展,成效显著。2023 年 12 月,国家中医药局与中央广播电视总台联合推出大型文化节目《中国中医药大会》。中国国家博物馆首次举办以中医药为主题的大型展览"智慧之光——中医药文化展"。中国科技馆推出"医济苍生——古今中医药学家巡礼展"。《中华医藏》首批图书和《天回医简》出版，赓续中医血脉、传承国家瑰宝。杭州亚运会、成都大运会中医药体验馆掀起“中医热”，中医药文化影响力不断提升。

3. 中医药高质量融入共建“一带一路”，取得丰硕成果

2023 年 10 月 18 日，第三届“一带一路”国际合作高峰论坛在北京举行，多项中医药项目列入“一带一路”高峰论坛务实合作项目清单。中医药高质量融入共建“一带一路”取得丰硕成果。2023 年 10 月 12 日，中国—柬埔寨中医药中心在柬埔寨首都金边揭牌，这是我国建设的 30 个中医药海外中心之一。首批国家援柬中医医疗队队员获得柬埔寨骑士勋章，队长获我国援外医疗工作先进个人荣誉称号，顺利完成第二批医疗队派遣工作。目前，中医药已传播至 196 个国家和地区，建设了一批中医药国际合作基地和 31 个国家中医药服务出口基地，为中医药高质量国际合作打下了坚实基础，推动国际标准化组织成立中医药技术委员会(ISO/TC249)，制定颁布了 102 项中医药国际标准。

4. 新冠疫情防控取得重大决定性胜利，中医药发挥独特优势和重要作用

自 2023 年 1 月 8 日起，我国对新冠病毒感染实施“乙类乙管”，疫情防控取得重大决定性胜利。2023 年 1 月，国务院联防联控机制先后印发《关于在新型冠状病毒感染医疗救治中进一步发挥中医药特色优势的通知》《关于在综合医院、专科医院进一步加强新型冠状病毒感染中西医协同救治工作的通知》，强调应用中医药早期干预、中西医结合加强重症医疗救治，指导全国各地做好中医药救治工作。国家中医药局中医疫病防治专家委员会第一时间发布新冠病毒感染者居家中医药干预指引并推荐 70 种中成药，推广使用中药协定方和中药汤剂，中国中药协会积极做好相关中药材市场行情和供应情况监测等工作，为实现快速平稳过峰、夺取疫情防控决定性胜利贡献了中医药力量。疫情以来，国家中医药局推动中医药在疫情防控中全方位发力，筛选出“三药三方”等疗效确切方药，中西医结合、中西药并用成为我国疫情防控的一大特色和亮点。

5.《中医药振兴发展重大工程实施方案》印发并全面实施，中医药传承创新发展焕发新动能

2023 年 2 月 10 日，国务院办公厅印发《中医药振兴发展重大工程实施方案》，聚焦重点领域、重要环节部署实施 8 项重点工程以及 26 个建设项目，进一步加大“十四五”期间对中医药发展的支持和促进力度。国家中医药局、国家卫生健康委、国家发展改革委、财政部建立跨部门工作机制，2023 年中央财政共投入近 130 亿元，召开推进重大工程实施视频会，16 个省份印发了中医药振兴发展重大工程实施方案，协同推动各项重点措施落地，带动了“十四五”中医药发展规划加快实施。

6. “3 个 100”遴选完成，推动中医药科技创新和产业发展迈上新台阶

2023 年，以加强科技创新平台和评价机制建设为依托，国家中医药局圆满完成“3 个 100”遴选任务，共发布 50 个中医治疗优势病种、52 个中西医结合诊疗方案、100 项适宜技术和 100 个疗效独特的中药品种。国际传统医学临床试验注册平台正式被世界卫生组织临床试验注册平台接受为一级注册机构，成为全球首个以传统医学为主题的临床试验注册平台。通心络、化湿败毒方等多个中药研究新成果在国际顶级医学期刊发表。国家药品监督管理局发布《中药注册管理专门规定》，加快推进完善中医药理论、人用经验和临床试验相结合(“三结合”)的中药审评证据体系，加速中药新药研发和产业发展。

7. 全面加强基层中医药服务能力建设，让百姓在家门口看上好中医

2023 年 4 月 21 日，国家中医药局、国家发展改革委、国家卫生健康委联合印发《关于全面加强县级中医医院建设、基本实现县办中医医疗机构全覆盖的通知》，对基本实现县办中医医疗机构全覆盖作出部署，夯实基层中医药服务主阵地。召开县级中医医院建设推进会，支持 440 个县级中医医院建设“两专科一中心”，推进三级医院对口帮扶 699 个县级中医医院。建成 4 万多个基层中医馆，23 个省份中医馆基本实现全覆盖，出台中医馆服务能力提升建设标准和中医阁建设标准，提升基层中医药服务能力，让群众在家门口享有中医药服务。

8. 首批岐黄学者项目取得重大标志性成果，中医药领军人才队伍建设取得新突破

2023 年，国家中医药局以深入实施中医药特色人才培养工程（岐黄工程）为抓手，持续推动岐黄学者、创新团队、优秀中医临床人才等项目建设，新增确定 321 个高水平中医药重点学科，大力支持中医药领军人才脱颖而出。首批 98 名岐黄学者高质量完成培养任务，产出了一批标志性成果。11 月 22 日，中国工程院 2023 年院士增选结果公布，首批岐黄学者陈士林、朱立国当选为中国工程院院士。至此，岐黄学者中已产生院士 4 名，48 人次入选国家高层次人才特殊支持计划领军人才、长江学者等省部级以上人才项目，12 人入选全国名中医，32 人入选省级名中医。此外，2023 年中医药领域 9 人获得国家杰出青年科学基金、优秀青年科学基金项目支持。

9. 国家中医药综合改革示范区建设成效显著，形成全面发力、多点突破、纵深推进的良好局面

2023 年 7 月，国家中医药局、国家发展改革委、国家卫生健康委、工业和信息化部、国家药监局等五部门共同召开国家中医药综合改革示范区建设经验交流暨推进会，随后在 7 个示范区召开系列发布会，推广改革成果。国家中医药综合改革示范区建设两年来，五部门和试点的七省（市）协调联动、同题共答，着力在完善体制机制上求突破，在中医药管理体系、服务模式、产业发展、医保支付等方面先行先试，取得显著成效。23 个省份出台医保支持中医药发展的有关文件，22 个省份共有 178 个中医优势病种按病种付费，414 项中医项目纳入全国医疗服务项目技术规范（2023 年版）。其中，上海着力把社区打造为中医药服务主阵地，社区卫生服务中心 100%开设了中医科。浙江以“中医处方一件事”数字化改革为切入口，推动中医医院实现临床、科研、服务的系统性重塑和全过程监管。山东、湖南开展中医优势病种“按疗效价值付费”改革，中医医院特色优势不断彰显，次均住院费用明显下降。江西、四川强化标准化体系建设，中医药产业集群效应不断放大。广东推进港澳中医师到内地公立医疗机构执业，简化港澳已上市的传统外用中成药在内地注册审批流程，推进内地院内制剂获批跨境至澳门使用。

10. 中西医协同“旗舰”医院（科室）建设启动，打造中医药防病治病新优势

2023 年 3 月 17 日，国家发展改革委办公厅、国家卫生健康委办公厅、国家中医药局综合司联合印发《中西医协同“旗舰”医院建设试点项目储备库和试点单位名单》，正式启动中西医协同“旗舰”医院建设试点项目，遴选建设 62 个中西医协同“旗舰”医院。5 月 24 日，三部门联合印发《中西医协同“旗舰”医院建设试点项目管理办法》，进一步加强项目建设管理。8 月 22 日，国家中医药局综合司联合国家卫生健康委办公厅启动中西医协同“旗舰”科室遴选和建设工作，遴选建设 500 个左右“旗舰”科室。中西医协同“旗舰”医院、“旗舰”科室通过完善中西医结合硬件支撑条件，组建中西医结合临床研究平台和多学科团队，创新中西医结合医疗模式，促进中医和西医强强联合、优势互补。辐射带动全国中西医结合医疗水平提升，打造中西医协同发展的标杆和示范。新时代西医学习中医优秀人才培养项目启动，2023 年 9 月 5 日，全国西医学习中医优秀人才研修班在北京开班，着力培养和打造一批高层次中西医结合人才，更好地满足人民群众高质量健康服务需求。

转载自《中国中医药报》2024-1-22(1)

学术进展

一、理论研究

(一)中医基础理论

【概述】

近几年"基于'阳化气,阴成形'探讨……病的辨治"类的文章较多,究其观点,大多数持"阳化气不足、阴成形太过"的病机认识。王上等从天、地、人、"三才"角度阐释中医疫病"寒""温"证候的历史演变,开拓了运气学说研究新的视野。在经络、藏象学说研究上,源于对抑郁症、焦虑症原理的探究,在肾脏为人体之根本方面有新的发现。何斌等从4个层次"恬"→"惔"→"虚"→"无"释《素问·上古天真论》的"恬惔虚无,真气从之,精神内守",可谓独出机杼。揭示"膏脂"与抑郁症的关系,论证"阳气不足、阴邪弥漫"是脓毒症的核心病机,阐述支气管哮喘慢性持续期的虚寒证候,总结四妙勇安汤在心血管疾病中的应用等,均是在疾病的因、机、证、治方面有所创新。微炎症、泛血管等概念,促进了证候实质研究的发展。新生儿、儿童、老年人中医体质评价标准的制定初见成效。

阴阳、病因病机研究方面,张诗婳等从"阳化气,阴成形"角度探讨肉芽肿性乳腺炎(GM)的辨治。认为"阳化气"功能不足是发病的内在基础,"阴成形"太过为疾病的外在表现。机体阳气虚衰为发病之本,阳化气不足,其温煦运化功能失常,津液代谢失调,酿生湿邪、痰浊、血瘀等有形之邪。"阴成形"太过,即有形之病理产物不断蓄积,水聚为湿,湿聚为痰,寒凝气血,滞而不通。结聚乳络,日久发病,故可见乳房疼痛、乳房结块等证候。《性命圭旨》记载:"凡属有形者,无非阴邪渣浊之物。"有形包块属性为阴,GM发病可见其"形",乳房肿块为多数患者的首发临床表现。故在治疗时应扶正补虚,以扶助机体阳气为主,益火之源以消阴翳。同时灵活运用化痰散结、祛瘀之法以消阴成之形,使机体达到"阴平阳秘,精神乃治"的状态。亓新庆等基于膏脂理论探讨抑郁症的发病机制。膏脂理论来源于《内经》,《辞源》云:"凝者曰脂,释者曰膏。"可见膏与脂是同一物质的两种存在形式。膏脂化生于饮食五谷,与精血津液同源,正常生理状况下,膏脂作为人体生命活动所需的精微物质可随经脉、血液循行至全身以濡养五脏六腑及四肢百骸。而抑郁症的出现是以膏脂有余、异常为源头。即当运化不及或输布障碍,膏脂异常堆积,壅滞气机,致肝失疏泄,气血运行失调,留滞脉中形成脂凝、脂结,并成痰成瘀,进一步损伤脾胃,脾气不升,布散失常,周身四肢不得滋养,膏脂不足,向精血津液转化失常,长此以往各脏腑功能皆受影响,最终导致抑郁症的发生。王上等通过查阅史料,考察东汉末年张仲景生活的荆州地区和清中前期叶天士、薛雪两位大家生活的江苏吴县,从时代气候、地理位置、饮食劳作三方面对比和分析两时两地民众所处环境和机体状态的差异。从气候因素而言,张仲景时期(184—205)处于接近小冰河时期谷底的下降期,叶天士、薛雪时期(1710—1740)处于小冰河时期谷底的上升期,二者最冷月平均气温接近,但温度变化趋势相反;从地域因素而言,东汉末年南阳盆地与清代吴地均有河流众多的特点;从宿主因素而言,东汉末年南阳盆地民众人均粮食供给量平均约为 633 g,劳作多而热量摄入少。而清中前期吴地民众人均粮食供给量平均为 950 g,劳作少而热量摄入相对较多。基于中医病因整体观,从天、地、人、"三才"的角度分析可知,"寒""温"证候的历史演变,一方面与气候异常变化趋势有关,另一方面也与不同时期民众的体质状态影响的病邪从化密切相关。更多研究可详见"阴阳五行研究""病因病机研究"专条。

经络、藏象学说研究方面,曹灵修等基于痛敏化和红外热成像技术探讨原发性抑郁症(肾阳虚证)的督脉阳性反应腧穴,提出温肾通督法治疗抑郁症肾阳虚证的可行性。受试者分为健康组与观察组(抑郁症肾阳虚证)各 73 例,年龄 25～70 岁。对受试者的督脉腧穴使用穴位按压仪进行压痛诊察、应用红外热成像仪进行温度检测,并进行聚类分析。结果:与健康组比较,观察组中腰俞、腰阳关、命门、脊中、中枢、至阳、灵台、神道、陶道、风府、脑户、百会、印堂穴压痛值增高、温度降低。抑郁症(肾阳虚证)患者的督脉阳性反应腧穴分为主要阳性反应腧穴与次要反应腧穴,前者即百会、印堂、腰阳关、命门,此四穴的关联性最强;后者又分为 4 个聚类群,分别是脑户、腰俞、风府;脊中、陶道、至阳;灵台、神道;中枢。太明蕊等基于"肾在志为恐"及经络理论探讨焦虑症。认为"肾在志为恐"理论是以"肾藏精"理论为基础,对过度恐惧所致疾病的概括。如"恐则精却"(《素问·举痛论》)、"恐惧不解则伤精,精伤则骨酸痿厥,精时自下"(《灵枢·本神》)、"肾藏精,精舍志"(《灵枢·本神》)。如果肾精充沛,则精神内守,志和无恐或恐惧有度。如果肾精亏少,则精亏神少,精不舍志,志乱恐生,正如《灵枢·本神》篇所载:"肾,足少阴也……气不足则善恐。"而过度恐惧恰恰是焦虑症的主要症状与致病因素,焦虑症常表现广泛性和持续性的焦虑或反复发作的惊恐不安,常伴有运动性不安与自主神经功能紊乱。治疗时应用补肾中药及方剂,并与有敛降作用的中药配合使用疗效更佳,且通过调节被阻塞或损伤的经脉,其病候反应自然可以得到改善;除了运用经络脏腑辨证,还要重视"是动病"与"所生病"在经络辨证治疗中的指导作用,再配合循经取穴,效果显著;联合使用心理疏导有助改善患者人格基础。何斌等从"恬→惔→虚→无"4 个层面阐释《素问·上古天真论》的"恬惔虚无,真气从之,精神内守"。何氏等认为,对于"守神"的"恬惔虚无",历代医家多认为是道家的一种"恬惔无为"的修行思想。注解大多显得笼统,均未认识到其 4 个层面:恬→惔→虚→无。①恬、惔、虚、无释义:依据古代各家论述,恬,心境安然、泰然;惔,淡泊之意;虚,指思想意识是自由的,无所羁绊;无,就是没有。②恬→惔→虚→无四个层面的"守神":满足当下,安于现状,才能有恬态,这是守神的第一层;守神的第二层是要"志闲而少欲",即保持"惔"的心态。淡泊并非不作为,而是自然而然,不过分贪求,适可而止;守神的第三层就是虚,心境空虚。可参考《庄子·人间世》的"心斋";守神的第四层就是无,关键要如佛家的"破我执",即要心不住于物,不执着于物。"无"类似于道家的"坐忘"。更多研究可详见"藏象学说研究"专条。

证治研究方面,韩艳萍等探讨脑梗死恢复期患者中医证型与 Essen 卒中风险评估和影响因素的关系。纳入 415 例患者,男 269 例,女 146 例,年龄 39～89 岁。辨为肝阳上亢证、痰瘀互结证、气虚血瘀证、痰湿蒙窍证。运用 Essen 卒中风险预测模型计算再发风险的危险度。结果:肝阳上亢证 212 例(51.08%)。痰瘀互结证 84 例(20.24%),气虚血瘀证 76 例(18.31%),痰湿蒙窍证 43 例(10.36%)。各证型间性别比较差异无统计学意义。与痰瘀互结证组、气虚血瘀证组、痰湿蒙窍证组比较,肝阳上亢证组吸烟患者较多。与肝阳上亢证组、气虚血瘀证组、痰湿蒙窍证组比较,痰瘀互结证组甘油三酯较高。与肝阳上亢证组、痰瘀互结证组、痰湿蒙窍证组比较,气虚血瘀证组高密度脂蛋白较低。与肝阳上亢证组、气虚血瘀证组、痰湿蒙窍证组比较,痰瘀互结证组血红蛋白、红细胞、平均红细胞体积较高。与痰瘀互结证、痰湿蒙窍证比较,肝阳上亢证、气虚血瘀证患者 Essen 再发风险评分较高(均 $P<0.05$)。更多研究可详见“证候规律研究”专条。

诊断学研究方面,金萌等研究了系统性红斑狼疮(SLE)患者的舌质颜色与疾病活动度的相关性。120 例 SLE 患者中女 115 例、男 5 例,年龄 12～80(41.27±14.34)岁,平均病程(113.16±82.76)个月,轻度活动者 49 例、中度者 49 例、重度者 22 例。基于范永升教授的二型九证法进行辨证,使用数码相机采集舌图像,参照 SLEDAI-2000 评估疾病活动度。结果:证候分布从高到低分别为阴虚内热证(31.7%)、热毒炽盛证(17.5%)、脾肾阳虚证(15.0%)、风湿痹痛证(10.0%)、气血亏虚证(10.0%)、痰瘀阻肺证(5.0%)、肝郁血瘀证(5.0%)、饮邪凌心证(4.2%)、风痰内动证(1.7%)。轻度活动组以阴虚内热证为主,中度活动组以阴虚内热证、脾肾阳虚证、热毒炽盛证为主,重度活动组以热毒炽盛证为主。热毒炽盛证舌质最为鲜红,风湿痹痛证舌质最为紫暗,气血亏虚证及脾肾阳虚证偏淡红、淡白,阴虚内热证偏暗红色。轻度活动组患者以舌质偏暗红为主,中度活动组以舌质偏暗红或淡白或红为主,重度活动时以舌质偏红、绛红为主。更多研究可见“诊法研究”专条。

证候实质研究方面,微炎症、泛血管等概念为研究注入新的动力。周洁等探讨了维持性血液透析(MHD)≥3 个月患者 180 例证候与并发肺部感染等的关系。MHD 患者多处于营养不良及微炎症状态,易发肺部感染。结果:证候占比依次是脾肾气虚(26.11%)>脾肾阳虚(23.33%)>肝肾阴虚(20.00%)>气阴两虚(17.78%)>阴阳两虚(12.78%)。MHD 使体内水湿、浊毒被大量清除,因此标实不明显,以虚证为主。年龄上阴阳两虚证和气阴两虚证患者年龄较大,脾肾气虚证较小。透析频率肝肾阴虚证以每周 2 次为主,脾肾气虚证以每周 3 次为主。透析时间阴阳两虚证最长,脾肾气虚证和脾肾阳虚证较肝肾阴虚证短。原发病阴阳两虚证、脾肾气虚证和脾肾阳虚证均以原发性肾小球疾病为主,其次为糖尿病肾病。肝肾阴虚证和气阴两虚证以糖尿病肾病为主,肝肾阴虚证其次为原发性肾小球疾病,气阴两虚证其次为高血压肾病。脾肾阳虚证肺部感染发病率最高(47.22%),其次为气阴两虚证(40.62%),其余三种证型发病率比较无差异。马培等分析了急性冠脉综合征(ACS)患者中医证型分布及与血清同型半胱氨酸(Hcy)、高密度脂蛋白胆固醇(HDL-C)、总胆固醇(TC)、三酰甘油(TAG)的关系。ACS 患者分为实证组[寒凝血瘀($n=12$)、痰结血瘀($n=27$)、热毒瘀滞($n=21$)]、虚证组[气虚血瘀($n=23$)、阴虚血瘀($n=26$)、心阳欲脱($n=11$)]。结果:实证组中男性比例高于虚证组。实证组及虚证组的年龄、冠心病病程比较,差异无统计学意义。虚证组的血清 Hcy、LDL-C、TC、TAG 水平低于实证组,HDL-C 水平高于实证组。实证组中寒凝血瘀证患者的 Hcy、LDL-C 水平低于痰结血瘀证、热毒瘀滞证患者,HDL-C 高于痰结血瘀证患者;痰结血瘀证患者的 Hcy、LDL-C、TC、TAG 水平高于热毒瘀滞证患者,HDL-C 水平低于热毒瘀滞证患者。虚证组中气虚血瘀证患者的 Hcy、LDL-C、TC 水平高于阴虚血瘀证、心阳欲脱证患者,HDL-C 水平低于阴虚血瘀证、心阳欲脱证患者。总之,相比于虚证患者,实证患者的血清 Hcy 及血脂水平较高,6 种证型中痰结血瘀证患者的血清 Hcy 及血脂水平最高。更多研究可见“证候实质研究”专条。

证候动物模型研究方面,闫德祺等采用大鼠睡眠后半期“久坐湿地,强力入水”法建立以早醒为特点的肾不藏志不寐大鼠模型。24 只雄性 SD 大鼠分为正常组和模型组各 12 只。正常组大鼠正常饲养,不给予干预;模型组大鼠于每日 14:00 被放入装有 10 cm 厚的 4 ℃湿沙的笼内,18:00 时放入 15～18 ℃水中后(头部不浸入水中)立即取出放回正常笼中,连续 21 d。结果:与正常组比较,模型组一般情况较差,体质量显著降低。模型大鼠白天各期睡眠时间显著缩短,以非快速眼动睡眠(NREM)(3, 4)期和快速眼动睡眠(REM)减少为主;夜间各期睡眠时间显著增加,以 NREM(1, 2)期和低电压 REM

睡眠增加为主；戊巴比妥钠诱导的睡眠潜伏期显著延长、睡眠时间显著缩短；水迷宫实验提示逃避于平台上的潜伏期显著增加，穿台次数显著减少；血清褪黑素（MT）水平显著降低，除听觉区外的其他受试脑区褪黑素相关受体（GPR50）水平显著升高；肾皮质GPR50显著降低。这些均符合临床上肾不藏志不寐的特征。谢玉春等以高脂致石饲料联合21天"慢性不可预知温和刺激（CUMS）＋孤养"法建立胆石症肝郁证动物模型。雄性ICR小鼠分为对照组12只，致石组21只。致石组喂食2%高脂饲料，致石周期16周。16周后，每组取3只查看造模情况。胆石症模型成功后，致石组随机分为模型组（CS组）、模型肝郁组（CS肝郁组）。CS组和CS肝郁组继续喂食2%高脂饲料。CS肝郁组采用21天"CUMS＋孤养"模式建立肝郁模型。结果：16周后，与对照组相比，致石组胆汁浑浊，透光性变差，胆囊内可见固体沉淀，胆囊胆汁总胆固醇水平升高，总胆汁酸、磷脂含量下降，胆石症造模成功。"CUMS＋孤养"造模期间，CS肝郁组小鼠喜蜷缩于笼子角落，精神欠佳，摄食减少。对照组、CS组小鼠体质量不断增加，而CS肝郁组小鼠体质量不断下降。造模结束后，对照组、CS组间的游泳静止时间及糖水消耗率差异无统计学意义，但对比CS组，CS肝郁组小鼠糖水消耗率显著降低、强迫游泳静止不动时间延长。

体质研究方面，马柯等研究了健康气虚体质人群的尿液代谢特征。用《中医体质疗效与判定量表》判别体质类型。纳入气虚质人群和平和质人群各20例。气虚质组男9例、女11例，年龄（18.85±1.04）岁；平和质组男12例，女8例，年龄（19.25±0.91）岁。采用核磁共振（^{1}H-NMR）的代谢组学方法进行尿液代谢物分析。结果：气虚质人群中肌酐、2′-脱氧腺苷、异柠檬酸、5′-甲硫、*N*-乙酰基-L-酪氨酸、半乳糖酸、鸟苷、尿苷等代谢产物高于平和质人群，影响的代谢通路从大到小排列为半胱氨酸和蛋氨酸代谢、酪氨酸代谢、柠檬酸循环、色氨酸代谢。气虚质人群的尿液中去甲肾上腺素低于平和质人群。梁玉龙等定量分析9种单一中医体质的体积骨密度（vBMD）及骨代谢指标差异。纳入健康体检受试者151例，年龄为（57.3±7.7）岁，女78例，男73例。按中华中医药学会标准判断中医体质。采集vBMD及骨代谢指标检测，包括骨钙素（OC）、全段甲状旁腺激素（iPTH）、25-羟维生素D3［25-（OH）D3］、β-胶原降解产物（β-CTX）、总Ⅰ型胶原氨基端延长肽（Total-P1NP）等；使用倾向性评分匹配控制年龄及性别等混杂因素。结果：特禀质组vBMD高于非特禀质组。平和质组OC、25-（OH）D3、β-CTX、Total-P1NP低于非平和质组，说明与偏颇体质比较，平和质人群处于一种相对健康的低骨转换状态。阴虚质组iPTH低于非阴虚质组，Total-P1NP高于非阴虚质组，说明阴虚质人群处于低吸收、高生成的骨代谢亢进状态。阳虚质组Total-P1NP高于非阳虚质组。血瘀质组OC高于非血瘀质组。特禀质组25-（OH）D3低于非特禀质组，提示维生素D的缺乏会导致儿童罹患特应性疾病及食物过敏可能是特禀质25-（OH）D3偏低的原因。年龄与vBMD呈显著负相关，与25-（OH）D3呈显著正相关。更多研究可见"体质学说研究"专条。

（撰稿：陈小野　审阅：司富春）

【阴阳五行学说研究】

柴琳等论述人体脏腑中阴阳五行运行的方式与特点，以及阴阳五行的生克制化之理与人体病理、治疗与养生的关系。特别对"奇恒之腑"无五行所属进行辨析，认为其阴阳五行属性取决于论述的角度、条件和辩证对比的事物，并非无阴阳五行属性。张曦等基于阴阳五行学说探讨《黄帝内经》中关于中药药性理论的相关内容。对《黄帝内经》中有关四气、五味、升降浮沉、归经等药性理论进行重新发掘和诠释。从阴阳五行学说出发，结合五运六气思想，进一步探讨天人相应用药观，解析并深入挖掘《黄帝内经》药性及用药思想内涵。李超杰等认为，中医“阴阳”包括自然内涵、哲学内涵、医学内涵三重内涵。西周之前，“阴阳”的本义就是以日光向背、昼夜更替、四季轮回为基础的自然内涵，后来这一内涵又包含了五运六气、天干地支的自然“阴阳”；春秋战国时期，百家争鸣，自然“阴阳”向哲学“阴阳”转化，阴阳对立统一、互藏互根、交感转化、自和平衡，这些都是哲学阴阳的内涵；西汉初期，哲学阴阳开始渗透到学术各界，以董仲舒为代表的儒家把“阴阳”伦理化、政治化、神秘化，而以《淮南子》为代表“阴阳”延续着原始朴素的“阴阳”内涵；东汉末期，以《黄帝内经》为代表的医书证明，哲学阴阳完全渗透运用到中医学之中。王占荣等以循证和定性研究方法对“阴阳”起源的证据进行溯源，对既往涉及阴阳起源的文献进行数据采集和编码，依据历史研究对证据的要求评价和提高证据质量，探索阴阳理论的真实演变过程。认为阴阳起源经历了自然天象、辨识阴阳、天文历法和文化内核 4 个阶段，“圭表测影”贯穿其始终。黄俊伟等认为，中国传统哲学中的阴阳观念在早期发展中主要呈两条途径。一方面，与基于对“地道”与“人道”认知的“类”思想相结合，形成了以物类属性二元概念与阴阳相配属的阴阳类分和阴阳相对的地人一体观；另一方面，与基于“天道”认知的“气”思想相结合，形成了以天气变化与阴阳相配属的阴阳二气相持的、具有动态循环性质及神秘性质的天人一体观。后经战国末期以来的思想家整合，形成了中华民族论及天道、地道、人事，以及个体生命的基本思维特征。《黄帝内经》正是在这样的阴阳逻辑基础上形成了中医独特的天人同构生命观。宋梧桐等认为，脾之体即脾脏及其所蕴含精、气、营、血等物质，属性为阴；脾之用即脾脏所附属经络、形体、官窍及所发挥的生命功能活动，属性为阳。体阴居内，善藏营舍意，化生气血以充实经络、肌腠及卫表等；用阳达外，运行气血营卫，形成不同层次屏障以保护内在脏腑。

金镇雄等认为骨髓间充质干细胞(BMSCs)及其主导的促进骨生成具有“阴”的功能，骨骼肌卫星细胞(SMSCs)及其主导的促进骨折愈合具有“阳”的功能，两者在骨折愈合过程中的关系属于中医学“阴阳”范畴。张金枫等从《周易》阴阳理论探讨月经病的周期调治。《周易》阴阳卦爻的有序变化展现时间节律的周期性规律，展现生命演变之理，其中阴阳互根统一、制约平衡的基本原理构建了时间节律的理论核心。女性月经周期呈现圆运动的生物钟节律，阴阳消长变化贯穿于整个月经周期，月经周期变化与昼夜、四时节气相关，与月相的盈亏晦朔一致。倡导在治疗月经周期节律紊乱性月经病时要掌握时相及阴阳变化规律：应昼夜节律，燮理阴阳为法；循月相节律，调和气血为要；据四时节律，补肾贯穿始终。刘魏思等通过辨别人迎、寸口、冲阳、太溪四部脉象变化以诊察疾病及指导针灸临床治疗。认为即“阳化气”与“阴成形”的动态平衡失调可致排卵障碍进而导致不孕。提出基于阴阳平衡理论运用切脉针灸治疗，选取三阴交为调气第一针，之后根据阴阳偏盛偏衰明确针刺顺序，若人迎脉、冲阳脉相对强于寸口脉、太溪脉，治疗宜先补阴、后泻阳，反之则先补阳、后泻阴，以达补肾健脾、调理冲任、调补阴阳以助孕的目的。

方宇茜等从以自然界的事物或现象为论域、以单向生克与节律性为论域、以五行特性为论域三方面，论证了五行学说存在于特定的“论域”。指出五行论争最为关键的原因在于没能明确五行学说的“论域”，无视自然、社会不同领域各自的特殊性，肆意放大五行学说的特定“论域”，不仅无助于中医学理论的发展，反而置中医学于唯心主义泥潭之中，并导致理论的混乱与冲突。尹晓琳等立足“气-阴阳-五行”思维模式，对五行互藏理论作进一步探讨。认为五行五气互藏其间，每一行中五气俱备，每一气于五行俱存，提出五行互藏中五气存在“死”“相”“王”“休”“囚”的消长运动规律，并探讨分析每一行中五气的主次关系及五行互藏时空一体属性。张俐敏等从五行互藏理论入手，探讨中医对于生命的认识，主要体现在体内脏腑精气同频共振运动达到和谐的状态，其物质基础是精气共振的频率。基于共享同一精气运动的频率，决定了人体内在五行的密不可分和无限相关。赵艳等采用文献考据研究方法，依据五行之形重新论述《黄帝内经》五脏平脉之形，论证脉之五形“木直、土方、金圆、火尖、水曲”与“春弦、夏钩、脾代、秋毛、冬石”的关系，从而还原古典中医五脏脉有关脉形的真实内涵，并拓展五行之形在四诊中的应用。吴国良通过对五行的沿革、五行与五方关系、五行的气化递转及病传规律和五行相关临证经验等展开论述，旨在探讨中医五行生克乘侮的核心内涵——区域空间性和能量流动性。指出五行中每一行都是一个相对独立又相互流通的区域空间，并通过表里经络扩展了其空间的外延。某行触冒邪气或内伤七情，都会引起该行的寒、热、虚、实之变，进而导致通过该区域空间的能量流转不利，所以五行的相克、相乘、相侮都有其空间和能量基础。以区域空间来看待五行的层次传递，可以更好地扩大针灸的取穴广度，为临床“就近取穴”提供理论支持。临床取穴就可灵活而多变，可在五行的本行经络取穴、在五脏所在的环状区域就近取穴、在其区域的上下出口取穴，也可在五脏的表里相关区域取穴。

（撰稿：于峥　魏民　审阅：陈小野）

【藏象学说研究】

崔晓宇等基于《黄帝内经》心与咽喉理论，分析了心神统领咽喉之窍、心气推动咽喉之用、心血濡养咽喉之体、经络沟通心与咽喉等理论内容。咽喉是人体重要的门户，上通天气司呼吸，下接地气主纳食，诸经交会，联络脏腑，乃一身之总要，属人身关要之窍。脏腑之病可现于咽喉，咽喉亦是邪气所客之处。马雯琳等以“心部于表”理论研究为论据，追溯其源流，概括其功用及临床研究。“心部于表”出自《素问·刺禁论》篇，是指心之阳气布散于表，抵御外邪，调和营卫，通利血脉，调畅脏腑气机。将此理论可运用于对皮肤病、胸痹以及鼻鼽的治疗。吴止境等认为，“心主神明”理论以藏象学说为基石，社会人文学、古代哲学与中医心理学思想渗透其中。随着研究的不断深入和临床的实践反馈，其内涵愈发深刻，现广泛运用于疾病的预防养生、发病原理、诊断辨证、治疗法则以及预后保健等。结合现代生理病理和循证医学的进展，“心主神明”的科学性得到证实，并形成了心血管科和心理科交叉的新兴学科——“双心医学”。“双心医学”强调精神心理因素对疾病发生、发展的影响，以患者的主观感受为要，旨在跨越临床与人文的藩篱，追求心身健康的和谐统一状态。徐宁阳等认为心系疾病与线粒体功能异常密切相关。心、脾、肾在心系疾病中具有重要作用，基于中医理论、临床试验及动物实验的研究显示，“心肾失交、心脾失调”是心系疾病演变中的关键病机，也是线粒体相关功能紊乱的宏观表达。“心肾相交”理论是对线粒体动力学（融合、裂解）正常的宏观调控，“心脾相生”理论是对线粒体能量代谢的稳态调节。通过益肾补气、益气温阳、温补心肾、健脾养心、益气健脾等方药加减可治疗由线粒体功能异常导致的心系疾病。

张雅坤等考察历代医籍肝脏图像。《难经》最早记载肝的具体形状“独有两叶”“左三叶，右四叶，凡七叶”。在晚清受西医影响之前，脏腑全图中的肝脏形态多绘为简化的二叶，在肝脏图中则以绘为两片，“左三叶，右四叶，凡七叶”为常。古代肝脏图像的基本形制，虽与实际解剖相较有所形变，但多有相通之处，是基于实际解剖观察所得。其整体二叶之形与肝应春气，木之甲坼皆两叶相应，其“左三叶，右四叶”的小叶之数和肝体阴用阳的特性相关，是以象数符号展示肝脏的生理机能和特性。王蓉燕齐等提出，中枢神经-边缘系统、中枢-内分泌-平滑肌以及肠道微生物-免疫-脑轴系统实现的信息传导、外周调节与动态反馈是肝疏泄气机以助心调神、助肺理气、助脾运化、助肾藏精的生理学基础。方证相应研究也揭示神经-内分泌-免疫网络调节是疏肝理气复方的重要药效机制。肝主疏泄是肝脏燮理阴阳、总统气血、斡旋枢机生理功能的核心,是维持机体内稳态整体自主调控的关键。其本质是机体自主神经信息产生、传导以及调控的过程,依赖于神经-内分泌-免疫网络系统,涉及中枢、外周的效应器官,具有多层次、多靶点的特征。张伟等立足于多年临床实践经验,并汲取古代文学及哲学思想精华,在中医整体观指导下构建"肝-血-心-脉"一体观,认为肝应春化生血气而盈脉、肝敷和气血养心而通脉、肝心和合调气血而健脉。陆超然等从经络、气血、相火、六经辨证角度阐述少阳主骨理论的内涵,并窥见西医学中肝-骨轴亦符合肝脏与骨生物学关系的客观判断。肝-骨轴的提出能够丰富和完善少阳主骨理论,并为骨科疾病的研究与临床诊疗提供参考。梁煜等尝试从中医理论、现代医学研究、临证应用等方面论述肝与大肠的密切关系,试图揭示"肝与大肠相通"的理论内涵。"肝与大肠相通"理论首见于《医学入门》,揭示肝与大肠之间存在不同于传统表里、阴阳、相合的脏腑别通关系。两者在水谷精微的运化传导、升清降浊、情志疏泄,甚至胆汁正常降泄等方面存在生理病理的相关性。现代医学"肠肝轴""脑肠轴"学说的提出亦从微观世界印证了"肝与大肠相通"。钟霞等立足于"胆气春升"理论,分别从理论溯源、内涵与外延、生理功能、致病特点 4 个层面探蠡"胆气春升"理论本质。"胆气春升"系李东垣《脾胃论》经典理论,也是中医藏象理论的特色组分。从"胆气春升"角度认识疾病的发生机制及临床指导意义,可为复杂疾病辨治探索从"胆"论治的新思路。

孙一珂等以中医系统论中有序性原理为基础,以熵变化的机制为切入点探讨"脾主运化"的理论内涵。在生理方面,提出"脾主运化"功能是维持机体内外有序稳定的关键环节。一方面,脾通过调节玄府启闭,控制机体从环境摄取高度有序的物质和能量;另一方面,脾可通过消化吸收作用将从环境中摄取的物质和能量转化为满足机体代谢需求的低熵分子,从而增加机体有序度,推动机体从无序走向有序。人体作为典型的耗散结构,受自然环境影响,脾调节机体负熵化水平和速率的能力呈现季节性波动,即"脾应长夏"。在病理方面,从熵交换异常和熵增减失衡两方面阐明了脾失健运致病的内在机制。

朱慧蓉等认为,临床应用"肺藏于右"理论时,应全面掌握"肺藏于右"的各家思想,并结合实际辨证应用。"肺藏于右"出自《黄帝内经》,理论内涵包括:肺为脏腑之长,位置最上,可以抵御外邪;肺应于右,通于秋气,在西为金,易受燥热之邪侵犯;肺行于右,与肺气输布相关,朝百脉,主治节;肺降于右,为水上之源,属兑卦,主肃降。周于捷等基于"金曰审平"理论探析肺脏生理功能。以《黄帝内经》为依据,论述肺与营卫、气血、津液、情志以及其他藏象的关系。"金曰审平"理论源于《黄帝内经》,是对肺重要生理功能的完整诠释和高度总结。后世多认为"肺主肃降"为肺重要生理功能之一,然"肃降"仅言肺通过向下、向内的作用肃降水液、气机,难免略有失宜,不能全面概括肺的生理功能。肺性类金,"金曰审平"即言肺通过肃降、调和功能,使清净平和之气布散适宜,与诸脏腑协同配合转输气血津液于全身,使人体各功能处于相对协调平衡状态,即肺不仅向下、向内肃降气机、水液,更助情志和畅,气血津液顺行,既使五脏之气不盛不衰,无损无益,又保障五脏功能正常运行。于兴娟等认为不论是从阴阳存在的普遍法则,还是肺的生理功能以及长期临床实践考析来看,肺阳在生理与病理上都是客观存在的。分析了历代医家很少直接提及肺阳和肺阳虚的原因,论述了肺阳的生理功能、病因病机、辨证要点以及肺阳虚证的论治,对肺阳和肺阳虚证进行了深入的理论探讨和临床总结。

赵月纯等从原气、三焦、别使的中医概念内涵本质出发,阐释《难经》"三焦者,原气之别使"的理论内涵，提出“以肾为本，取道三焦”的肾-三焦理论模型。其核心内容为：肾藏精、精化气、气游三焦和后天之气亦行三焦、反哺肾精的双向调节机制。基于肾-三焦理论模型，倡导临床上应重视肾与三焦同治，具体治疗手段为补肾以助三焦气化、疏泄三焦通行肾气两个方面。王婧琳等探析“胃肾相关”理论，“胃肾相关”始于《素问·水热穴论》篇，历来胃、肾孰为关门之争本质上都体现了医家对胃、肾关系的不同认识，各具角度，且相互补充。结合医家对该理论的继承与发挥，认为“肾为胃之关”重点强调肾在津液、水谷输布代谢中的作用，肾不仅为胃腑水注之关，同时也是胃气通降之要冲；“胃为肾之关”则突出后天对先天在气与津液两个方面的济困作用，胃为肾气生化之关，同时也是肾水得济之关，肾水充足与否首先反映于胃之关口，肾中枯涸须借胃之关门。袁静云等基于《灵枢·营卫生会》原文，探讨胃络在胃与三焦之间的枢纽作用。胃络一方面将气血供给于胃，为胃受纳腐熟水谷提供能量；另一方面胃中的水谷之气，又经过胃络分三路输布于三焦。当胃络出现病变时，不仅会引起胃病，还可能出现上焦、中焦、下焦的病变。

许睿等从阴阳视角下探讨命门真义，并立足于道家“负阴抱阳”思想，明确提出《难经》“右肾命门”说是对《黄帝内经》“目为命门”说思想内核的承袭，右肾与目虽部位功能有别，但都具有“负阴抱阳”而关乎生命本质的特点，即以阴精为基，以阳气为用，二者交融和合，从而演化出完整的生命活动。阴阳和合，互根互促，则生机不竭，“负阴抱阳”之处即是生命产生之门径、生命彰显之窍道，故皆称之为命门。熊益亮等通过对命门取象的总结，一象坎(☵)中之阳(⚊)；二象生命之门。在象生命之门中又包括“豆子”“枨闑”“走马灯”3种喻象。其中体现了易学“重用轻体”的思想，为命门学说的构建奠定基础。进一步梳理命门的太极之象，体现了命门作为生命本原的观点，但在命门水火的认识上存在差异。又从中医眼科八廓学说中发现古代眼科也有“命门为真阳”的认识。提出命门学说作为《黄帝内经》之后的中医理论创新的代表，能为现代中医理论创新提供范式。

黄燕等认为，脑病诸证是当今临床的重大难题，其发病多有气血运行失度之由。脑是气血精微交会之所，汇聚脏腑精华，沟通经脉气血，调节气血布散。随着脑科学和脑部诊疗技术的发展，对脑部气血运行的研究得以深入，因此有必要系统构建“脑为血海”理论以阐明脑部气血运行和生理病理特点。

魏一苇等基于藏象学说探讨“卵巢为奇恒之娇脏”。认为其为实性器官，形态具备“脏”的特性。其形质功能周期性变化，兼具“藏泄”，且“娇小”柔软而敏感易损。临证应依据不同年龄的生理病理特点分阶段论治，顺应藏泄规律遣方选药，忌峻补强攻。在养护方面，需避免医源性损伤卵巢组织，保持健康生活方式，卵巢功能不良宜早诊断早治疗。陈晓莹等通过分析各医家的观点，论述睾丸的藏象内涵：睾丸包含于精室(男子胞)，可归属于奇恒之腑，具有“似脏非脏，似腑非腑，能藏能泻”的特点；其所藏之精对男性生育力及女性胎孕有着决定性的作用。睾丸位于男子前阴，形如球状，在历代文献中被隐晦地称为“卵”“丸”“阴丸”“垂”等。其生理特性为睾体娇弱、喜凉恶热，易感于外力、温度、湿度、情绪等因素；睾丸体阴用阳，表现为睾丸充阴精为体，在体为阴，以肾气为用，其用为阳。

金钊等利用发生学方法，分析汗孔、腠理、玄府、鬼门等玄府类概念及玄府学说发生发展过程，探析促成各阶段演变的不同动力，认为这一过程可分为玄府类概念提出、玄府与玄府学说概念形成、玄府学说明确化、玄府学说现代化4个阶段。其中，整体恒动的中医学学科哲学形态是促进演化的底层逻辑，气一元论下气升降出入的理论结构完善需要是主要推动因素，官窍物理形态、腧穴的发现及腠理认识是叠加动力，各医家为完善自身学术观点逻辑的追求是重要条件。另有不同阶段的客观环境变动因素、现代科学的实证主义影响等推动力，共同促进了玄府类概念及玄府学说的不断演化。

（撰稿：于峥 魏民 审阅：陈小野）

【病因病机研究】

张逸雯等通过对《黄帝内经》中"水""湿""饮"论述的整理与提炼，认为《黄帝内经》中"水""湿""饮"在医学上的分类属性和概念内涵是不同的。"水"属于"五行"范畴，与肾相对应；"湿"属六气范畴，过多则成为湿邪，人体脾脏最先受湿邪侵犯；"饮"多指饮用之物，包括水、浆、醴、涼、医、酏。在疾病命名方面，水病和伤饮是独立病名，而"湿"无独立病名，归属于病因与病机。这些认识在一定程度上反映了秦汉时期中医学对"水""湿""饮"的主流理解，也为中医学三者概念的分合衍变研究提供了基础。李湛等从火的生成性角度探讨了"六气皆能化火"及其演变。先分析了自然之火生成性的形成过程，古代医家在认知具有相同的 X∧C→Y(表明 X 在条件 C 下转化为 Y)结构的病邪转化与生成过程时，倾向于将隐喻性的病因火邪放在 Y 的位置上，从而构成"化火"结构，体现为火邪的生成性。其次探讨了"化火"病机中极具代表性的"六气皆能化火"的形成与意义，分别揭示了风火兼化、寒湿化火热、燥极化火的具体经验基础，并分析了这些经验对其他"化火"病机提出的促进作用。最后指出"化火"结构广泛存在，"化火"病机在火热病机中占据绝对优势的原因在于火的生成性，反过来说，正是因为火的生成性限制了中医学家对"六气皆从火化"等"火化"病机的进一步发挥。钟霞等探讨玄府理论下的五神脏病因病机，阐述"五脏玄府开阖失常，五脏神失所藏"下的具体病机表现，即心神不藏、肺魄受扰、肝魂妄动、脾意难舍、肾志不平。"玄府郁闭，五脏功能紊乱，五神不足或紊乱"是临床精神心理类疾病发生的重要机制，有助于启发开拓以"五神脏为纲，从玄府论治"中医临床精神心理类疾病的特色思路。

丁鹏等以《素问》论述外感热病为基础、《伤寒论》六经辨证为原则，认为"阳气不足、阴邪弥漫"是脓毒症病情进展的核心病机，同时兼有脏腑阴阳失衡、气机紊乱、内邪滋生，进一步发展可累及肺、心、肾、肝胆、胃肠等脏腑。宋梧桐等认为"心风"的发病过程存在着由浅入深、逐渐进展的层次变化。"心风"病名首载于《黄帝内经》，当代学者对其的认识也不尽统一。有的认为属于神志病范畴，有的认为与病毒性心肌炎、心脑综合征相关，有的认为与心律失常有关。风邪入侵，循经入里是"心风"的病因病机。第一层次，即厥阴心包经，风邪进入，形成经络受邪；第二层次，即少阴心经，中风而少阴受损，经气不利；第三层次，为心包之屏障，风邪侵犯，破坏卫护；第四层次，太阳脏，受邪而发急危重症。风邪侵犯人体，厥阴心包经首先受到侵袭，乃至深入少阴，成为第二重保护屏障，少阴受损，不能抵抗，则深入内脏，损及心包，心包不能卫护则深入心脏，病情危重。王琪格等以伤寒六经传变为例，结合高血压病痰证的临床发病规律，认为其形成过程按照病机阶段性演变可划分为"虚滞期-成痰期-脉胀期"三大阶段，高血压病痰证形成后又可出现痰热动风、痰瘀互结、痰毒入络之三大变化。李公义等从"五志过极"理论出发，认为"五志过极"是诱发功能性胃肠病的重要病因，既可以直接影响五脏功能，又可以通过五神间接影响五脏，"五志过极"化火导致的气郁、血瘀是该病的主要病机。并分析了"五志过极"和现代医学"脑肠互动紊乱"之间的同一性。罗楠等基于"阳道实，阴道虚"理论探析慢性萎缩性胃炎"炎癌转化"的病因病机。认为脾属阴，脾病多虚，脾虚气血生化乏源。因虚生邪，形成病理产物，贯穿胃黏膜病变发生发展整个过程，故"阴道虚"是"炎癌转化"的根本。胃属阳，胃病多实。阳明经多气多血，久则入血入络成瘀。外邪如幽门螺杆菌等犯胃，加之气机郁结等因素，诸邪阻胃，互相搏结，可见邪实的症状。炎症因子浸润发展，胃黏膜发生病理变化，故"阳道实"是

"炎癌转化"的重要因素。陈潇颖等探讨了2型糖尿病合并甲状腺结节的共病现象。从中医学整体观角度探讨了共病疾病发展过程中的病机演变规律，同时运用现代科学语言阐释了该过程中诸多病理因素相互转化、复合为患的演变特点。提出了痰、郁、瘀、热互结的复合病机理论内涵。其病理因素以痰、瘀为核心，与郁、湿、燥、热等因素复合为患；病位主要在肝、肾，与心、脾、肺密切相关；病性以阴虚为本。胰岛素抵抗与痰、湿、瘀的生成相关；糖脂代谢与痰、湿、瘀的形成与转化相关；慢性炎症与虚实相因的复合病理状态相关。肖洋等从"气街-咽喉-肾间动气轴"的角度探讨了消渴肾病的病机。认为该病由毒邪通过"气街-咽喉-肾间动气轴"的相互作用进展而来。毒邪从气街(气冲穴)进入，经足阳明胃经、足少阴肾经及冲脉三条经脉上行，经咽喉入肾，损伤肾络。气街是毒邪经咽入肾的门户，咽喉是关键节点。很多脏腑受损可导致咽喉病变，邪气侵咽又能反作用于诸脏腑。毒邪经"气街-咽喉-肾间动气轴"传变日久，可伤及肾间动气，导致元气虚损、阴阳气血逆乱，削弱机体的抗病能力，形成恶性循环。毒邪通过传变过程，导致冲脉、先天之本及后天之本的虚损，最终形成消渴肾病。毒邪日久不出，盘踞膜原，久治难愈，甚至可导致肾功能衰竭。高维等以"虚气流滞"病机假说为理论框架，提出抑郁症的生物学实质假说体系：抑郁症以突触微环境稳态失衡为核心，"气郁为要"与神经-内分泌-免疫网络失衡有关，"气虚为本"与线粒体能量代谢障碍相关，"流滞为标"与循环障碍和代谢紊乱有关，诠释了"虚-郁-滞"三者互为因果、相互裹挟，推动疾病螺旋式发展的过程。

凌昌全以肝癌为例，对恶性肿瘤"双重病机"的概念进行了初步探讨。提出"癌毒盛衰"是恶性肿瘤的特异病机，贯穿本病的始终。初郁、中热、终虚是重要的常规病机转化过程。"双重病机"围绕着特异病机和常规病机之间的兼夹、复合、转化，系统展现了恶性肿瘤的病机演变规律。杜炎远等基于"郁-虚-癌"理论，结合现代医学的研究成果，探究胃癌的病因病机。不良环境、饮食因素、毒邪内侵等病因化生六郁，郁而致虚，继生病理产物，郁、虚、病理产物搏结成癌。

周燕芳等基于"伏邪阻络，络息成积"探析子宫肌瘤的中医病机。认为子宫肌瘤可由先天伏邪、伏寒、伏热、伏郁、伏痰、伏瘀等伏邪致病，多由伏瘀单一伏邪或合其他伏邪一起引发该病，提出伏邪阻络，络息成积为子宫肌瘤的主要病因病机。

蒲保平等基于"少阳为枢"理论探讨儿童孤独症谱系障碍发病机制。认为少阳为阴阳交会之枢轴，儿童体质属"少阳"，少阳枢机与儿童精神、消化、睡眠等活动关系密切。少阳经脉运行气血，气血虚滞则神识闭锁、腑气失调；少阳肝胆调畅气机，气机紊乱则情志活动失调；少阳三焦运行水火，三焦壅滞则清阳不升，浊阴上泛，蒙蔽清窍。

乡晓岚等从"六郁"理论探讨甲状腺相关性眼病活动期病因病机。其发生与精神状态异常、过度疲劳、不良饮食习惯等相关。认为活动期的发生与肝气郁结、痰阻湿滞、血脉瘀滞、郁久化热等"郁证"密切相关。"六郁"常相互影响，亦可诸郁并见，多以气郁为先，气机瘀滞引发气、血、津液运行失调，继则导致疾病的发生。

(撰稿：柏冬　审阅：陈小野)

【诊法研究】

杨妮等从系统中医学角度出发，基于脉象系统所表现的机体特征探析疾病过程。认为疾病过程作为人体生命系统的一部分，应在系统中医学的指导下根据系统中医学非加和原理、元整体原理、"天生人"原理、有机性原理、功能性原理、有序性原理、自主性原理7条基本原理进行理解与把握。提出疾病是整体意义上人的病变，包含人与自然环境、脏腑组织之间、局部与整体、心理与躯体等多方面因素；其中各要素之间的层次性构成了疾病过程中的纵向网络，各层次及要素的时序性构成了疾病过程中的横向关系。并通过对脉象系统中各个脉象要素、脉象层次之间的因果、演化、并列、时序等关系的梳理，从层次、时间纵横双向可构建疾病发展框架，从而认识整个疾病过程。王超等从《黄帝内经》原文出发，回归《内经》原文语义，从精明五色的概念、精明五色诊法的理论基础、精明五色诊法的内容、精明五色诊法的临床意义四个方面，探索精明的具体位置、五色的具体指代以及精明五色诊法的具体应用方法。精明五色的概念包括精明当指目而言，五色当指目诊之颜色，精明五色诊法确为望目诊法的三个方面；精明五色诊法的理论基础：目为肝之外候，目为心之使，目为肾之外视；精明五色诊法的内容：望精明之色，定精明之位，判精明之态；精明五色诊法的临床意义：定病位——判五脏、辨六经，辨病性——定寒热虚实状态，推病势——判断疾病的预后状态。因此，通过“精明五色”诊法可观察人体的精神状态改变以及身体盛衰变化，熟练掌握应用“精明五色”诊法对于指导现代临床具有深远的意义。

毕伟博等收集146例过敏性鼻炎-哮喘综合征(CARAS)患者，拟定明堂望诊、鱼际望诊中医证型诊法，并对纳入病例进行信息采集和证候辨定，将病例明堂、鱼际望诊辨证结果分别与应用标准中医证候诊法的辨证结果进行对照分析，以观察CARAS证候学特点，评价拟定的CARAS鱼际、鼻部望诊法的可行性，探索明堂、鱼际望诊的应用。结果：对CARAS外风、肺热、内风、阳虚辨证时，明堂望诊法与标准诊法比较具有强一致性。对CARAS内风辨证时，鱼际望诊法与标准诊法比较具有强一致性；对CARAS外风辨证时，鱼际望诊法与标准诊法比较有显著性差异($P<0.05$)。因此，CARAS明堂望诊可行，鱼际望诊系统于内风辨证可行，而于外风辨证尚不可行，明堂望诊法可用于CARAS的证候学诊断。李加才等运用舌面诊仪采集1 178例不同浓度血尿酸人群的面部图像，其中高尿酸血症组849例、正常组329例，年龄分为21～30岁、31～40岁、41～50岁3个年龄段，观察面部九个部位(额头、眉间、鼻尖、下颌、左颧、右颧、左颊、右颊、唇)和整体面部的图像特征指标，分析面部图像特征与高尿酸血症的关系，以探讨不同年龄不同浓度血尿酸人群的面色数字化特征。结果：3个不同年龄层比较，尿酸480.1～540 μmol/L组和540 μmol/L以上组在整体的面色数字化指标L、a、b、c、h上无明显差异(均$P>0.05$)。与正常组比较，高尿酸血症组(480.1～540 μmol/L)面部九个部位的面色数字化指标a、b和h值差异明显(均$P<0.05$)。尿酸结果与鼻尖h、鼻尖L、左颧a、右颧h、左颊b、唇b呈线性相关，面部左颧和右颧部位数字化指标与尿酸相关性较高。研究提示，面色数字化指标对高尿酸血症有一定的敏感性，面部客观化指标应用于高尿酸血症有一定的可行性。杨娜婷等运用道生DS01-B舌面诊测信息采集系统采集329例抑郁症患者及46例健康对照者的面诊图像，提取并分析抑郁症肝郁脾虚证与非肝郁脾虚证面诊客观参数的差异。结果：与健康对照组比较，抑郁症组的总体Lab-L值、Lab-a值和Lab-b值显著降低(均$P<0.01$)；与抑郁症非肝郁脾虚证组比较，肝郁脾虚证组的总体、额头、眼眶、鼻Lab-a值及总体、额头、脸颊-左、脸颊-右和鼻Lab-b值均降低($P<0.05$，$P<0.01$)。研究提示，抑郁症肝郁脾虚证患者面诊特征参数具有差异性，面色在明度上较为暗淡无华，色度上则偏青偏紫。

马新宇等应用图像数字化处理技术，基于专家赋值法的舌质、苔质的量化以及舌象五分区的方法，对舌中凹陷的舌象进行定性定量化认识。采集辽宁中医药大学在读大学生舌象500例，含有舌中凹陷的舌象69例。经体质问卷调查后，气虚质有39例，进而对气虚质的舌中凹陷舌象进行客观化分析，同时采用随机抽样方法，从非舌中凹陷的舌象中抽取100例作为对照组。采用图像数字化处理技术记录两组舌象舌质和舌苔五分区的色度空间特征(色调、饱和度、明度)数据，并由专家对舌质、苔质的指标进行量化赋分，对比舌中凹陷组与对照组舌象特征差异。结果：舌色特征方面：舌中凹陷组与对照组舌色所占比例最高的均为淡红舌，淡紫舌在舌中凹陷组比例明显高于对照组（$P<0.01$）；舌形特征方面：舌中凹陷组齿痕舌、胖大舌、嫩舌比例高于对照组（$P<0.05$）；舌苔特征方面：舌中凹陷组腻苔较对照组相比所占比例较高（$P<0.05$）。津液盈亏方面，滑苔在舌中凹陷组较对照组相比较为多见（$P<0.05$）；舌中凹陷组齿痕舌、胖大舌分值明显高于对照组（$P<0.01$），腻苔在舌中凹陷组分值高于对照组（$P<0.05$）。舌下络脉特征方面：舌下络脉变细者在舌中凹陷组比例明显高于对照组（$P<0.01$），故舌中凹陷组舌色除正常淡红之外，更易转为淡紫舌，舌形更易生齿痕舌、胖大舌、嫩舌，舌苔易生腻苔，易出现滑苔，舌中凹陷的舌象齿痕、胖大、腻苔程度较对照组更重，舌下络脉易变细。张燕等采用调查研究方法，收集 2018 年 12 月至 2021 年 10 月就诊于中日友好医院中医风湿病科的原发性干燥综合征（pSS）患者，根据病程（短病程<5 年、中病程 5～10 年、长病程>10 年）分组，分析 pSS 患者舌象特点及舌象与证候随着病程变化的差异。结果：纳入 193 例 pSS 患者，短病程 85 例，中病程 69 例，长病程 39 例。舌色红绛，舌体裂纹、瘦薄、少津，苔燥是 pSS 常见舌象特点，且不同病程患者间无明显差异。与中病程患者比较，短病程患者更易见淡红舌；与长病程患者比较，短病程患者更易见厚苔、痰湿证，更少见气虚证；与短病程患者比较，中、长病程患者均更易见剥脱苔。随着病程增加，厚腻苔的比例呈下降趋势，剥脱苔的比例呈上升趋势；痰湿证的比例呈下降趋势，气虚证的比例呈上升趋势（均 $P<0.05$）。姜楠等采用中医人工智能健康状态辨识系统提取 301 例初诊胃癌患者的舌象特征，探讨初诊胃癌患者不同肿瘤特征的舌象特点，分析其舌象变化规律。结果：胃癌患者不同 TNM 分期舌色、苔质分布差异明显（均 $P<0.01$），Ⅰ期多见淡红舌，Ⅱ、Ⅲ期多见红绛舌，Ⅳ期多见青紫舌，并随着病情进展，淡红舌逐渐减少，青紫舌逐渐增多；Ⅰ期多见薄苔，Ⅱ、Ⅲ、Ⅳ期多见厚腻苔。肿瘤直径≥5 cm 时厚腻苔增多，<5 cm 时薄苔增多；肿瘤标志物 CA50>25 ng/mL、CA199>37 ng/mL 多见厚腻苔，CA199≤25 ng/mL 多见薄腻苔，CA125>35 ng/mL 时薄苔显著减少，CEA>5 ng/mL 时厚苔显著增多（均 $P<0.05$）。

刘玉良等通过对《伤寒论》有关脉学原文的客观全面探析，总结张仲景以脉判断病位的经验，包括以脉判断表里病位，以脉判断上下病位，以脉进行六经与脏腑定位，以及运用趺阳脉和少阴脉判断病位等。杨磊等系统梳理古籍文献中沉细脉理论条文，对沉细脉相关证候及病证进行深入探讨，以为临证应用提供参考。总结沉细脉所主证候包括阳虚证、寒证、湿证，所见病证多为内积、乳结、痹湿及阴痒等，与现代肿瘤病、小儿乳食不消、风湿病及阴痒有密切联系。临床辨治时，可从沉细脉所主之阳虚、寒与湿等证认识疾病，指导临床精准遣方用药。张莉莉等系统研究了顶焦脉及其临床运用。分析了顶焦脉的脉形、走向、态势及其在甲状腺疾病、头面部病变诊疗中的临床应用，认为顶焦理论与顶焦脉的结合，对于颈部甲状腺疾病、颈椎疾病、颈动脉斑块、脑血管病变等顶焦部位疾病的轻重及转归预后具有重要临床应用价值；并强调病脉诊和态脉诊，既有联系也有区别，当疾病发展到一定程度出现态时，病与态要互参。陆俊红等运用 Smart TCM-Ⅰ型中医生命信息分析系统采集 408 例 2 型糖尿病患者的脉象信息，提取并分析糖尿病气虚证组、阴虚证组、气阴两虚证组、阴阳两虚证组的脉象特征及各主证对应的双手脉图时域参数。结果：各证候组双手重搏前波幅值（h3）、急性射血期时值（t1）明显高于正常组，而重搏波幅值（h5）以及 h5/h1 值明显低于正常组（均 $P<0.05$）。各证候组组间比较，气虚组双手 h3 显著低于阴虚组，t1 显著低于阴虚组、阴阳两虚组；h5 显著高于阴虚组，h5/h1 显著高于阴虚组、气阴两虚组、阴阳两虚组，

气阴两虚组双手 h5 显著高于阴虚组，h5/h1 显著高于阴虚组、阴阳两虚组（均 $P<0.05$）。研究提示，2 型糖尿病患者各主证的脉象特征参数具有差异性，气虚组和阴阳两虚组以细弦脉为主；阴虚组和气阴两虚组以弦脉为主。各证候组均可多见滑脉、细脉。

王若冲等以中医学整体观念为切入点，从手诊分区、色泽、形态、纹路 4 个维度探析掌法七十二格的手诊理论特点与学术思想，并将掌法七十二格中部分社会化描述与人体生理、病理相结合进行诠释，从生物-心理-社会医学模式进行了系统解读。刘谦等运用气色形态手诊对 2020 年 9 月 1 日至 2021 年 9 月 1 日纳入的 407 例受试者进行颈动脉粥样硬化病变诊断，并与颈动脉超声检查结果比较，研究气色形态手诊在颈动脉粥样硬化病变临床诊断中的应用价值。结果：气色形态手诊诊断颈动脉粥样硬化病变的敏感性为 82.2%，特异性为 63.3%，漏诊率为 17.8%，误诊率为 36.7%，准确率为 74.0%。研究提示，气色形态手诊诊断颈动脉粥样硬化病变具有较高的灵敏度和特异度，对其临床诊断有一定的应用价值。

（撰稿：宋雪杰　审阅：司富春）

【证候规律研究】

宋文英等通过回顾性研究 169 例北京中医药大学东直门医院 1990 年 1 月 1 日—2020 年 1 月 1 日以中风为第一诊断、发病 72 h 以内入院且单次住院时间累计超过 30 d 的痰热腑实证患者住院资料，分析中风痰热腑实证的发生及证候演变规律。结果：始发状态为痰热证的患者更易出现痰热腑实证（87.6%），尤其在中脏腑患者里更为突出（95.5%），而未出现痰热腑实证的患者，其始发状态以风痰瘀血痹阻脉络为主（51%）；痰热腑实的演变规律大致为痰热证-痰热腑实证-痰瘀阻络证-气虚证，但是中经络与中脏腑的演变规律存在部分差异；不同的证候发展阶段对于疾病总体存在不同意义。

李潇宁等回顾性收集 161 例慢性阻塞性肺疾病（COPD）患者一般资料、中医四诊信息及证型信息（辨证分为痰热壅肺证、痰浊阻肺证、痰瘀阻肺证、肺脾气虚证、肺肾两虚证）、中医证候积分、改良版英国医学研究委员会呼吸困难问卷（mMRC）调查信息、COPD 患者病情评估信息（包括肺功能、慢性阻塞性肺病全球倡议分级、患者上一年的急性加重情况）、患者自我评估测试（CAT）评分，分析患者中医证型分布情况及急性加重的相关因素。结果：161 例患者中痰热壅肺证 40 例，痰浊阻肺证 26，痰瘀阻肺证 22 例，肺脾气虚证 33 例，肺肾两虚证 40 例。中医证型、中医证候积分、CAT 评分对 COPD 患者成为 E 组（上一年有≥2 次的中度急性加重或 1 次导致入院的急性加重的 COPD 患者）有统计学意义（$P<0.05$）。E 组不同中医证型患者急性加重次数分布情况差异有统计学意义（$P<0.05$），过去一年有 2 次急性加重的患者以痰热壅肺证、肺脾气虚证为主，有 3 次急性加重的以肺脾气虚证、肺肾两虚证为主，超过 3 次加重次数的以肺肾两虚证多见。

侯晓凤等收集 478 例慢性脑缺血患者中医证候学资料，探讨慢性脑缺血患者中医证候分布规律及特征。结果：478 例患者年龄分布主要集中在 51～70 岁之间；头晕、视物模糊、颈部强直、双目干涩、肩背部沉重、失眠、胸闷、憋气（气短）、心慌心悸、颈部疼痛、头痛、记忆力减退等症状最为常见；舌象以舌质红、舌质暗、白苔为主，脉象多为弦脉、滑脉、细脉。通过因子分析得出病性要素主要有肾虚、气虚、痰浊、血瘀、阴虚、火热、阳虚、气滞等，病位要素主要与肾、心、肝、脾有关；K-means 聚类分析显示，气虚血瘀证占 34.3%，肾虚血瘀证占 29.7%，阴虚火旺证占 27.6%，痰浊瘀阻证占 8.4%。刘向哲等制定脑小血管病白质病变认知功能障碍中医证候调查表，采集符合标准的 200 例患者证候信息，分析脑小血管病白质病变认知功能障碍中医证候分布规律。结果：

共筛选出35个主要四诊资料，得出12个公因子，归纳出10个证型。最多为脾肾阳虚证(17.5%)，其余依次为心肝火旺证(13.5%)、肝肾阴虚证(11.5%)、血瘀证(11%)、阴虚湿热证(11%)、阴阳两虚证(9%)、气血亏虚证(8.5%)、痰热扰心证(7.5%)、气虚血瘀证(6.5%)、脾虚痰阻证(4%)。脑白质病变程度与年龄呈正相关，与蒙特利尔认知评估(MoCA)评分呈显著负相关($P<0.05$)。

王阳等收集480例经胃镜及病理组织学确诊的胃黏膜低级别/不确定性异型增生患者主症次症、舌脉等中医四诊信息，明确其中医证候及病理组织分类，建立数据库，研究胃黏膜异型增生中医证候分布规律及其与病理改变的相关性。结果：480例患者中低级别异型增生患者261例，不确定性异型增生患者219例。所有患者单一证候及复合证候频次共计706次，单一证候患者为276例，兼夹两种证候者为182例，兼夹三种证候者为22例。证候分布依次为：肝胃郁热证>脾胃气虚证>胃络瘀阻证>脾胃湿热证>脾胃虚寒证>肝胃气滞证>胃阴不足证。脾胃虚寒证与萎缩范围、萎缩程度之间呈负相关，脾胃气虚证与异型增生、萎缩、肠化生病变范围之间呈正相关(均$P<0.05$)。

丁婉丽等收集2019年10月至2020年12月于北京中医药大学东直门医院和北京中医药大学国医堂门诊部就诊的350例桥本甲状腺炎患者临床资料，并进行中医证素判定，探讨其中医证素分布规律。结果：桥本甲状腺炎病位证素以肝、脾为主，病性证素以气虚、气滞、阴虚、痰湿为主。随年龄增长，脾、痰湿、血瘀、气虚、阴虚、阳虚证素的分布均呈增加趋势；随病程发展，脾、肾、心、气虚、阳虚证素的分布均呈增加趋势($P<0.01$，$P<0.05$)。火热证素表现为甲状腺功能正常>甲状腺功能亢进>甲状腺功能减退，气虚证素表现为甲状腺功能正常>甲状腺功能减退>甲状腺功能亢进($P<0.05$)。肺证素甲状腺腺体血流主要表现为正常>减弱>增多($P<0.01$)，其余各病位证素和病性证素对甲状腺腺体血流无明显影响。

谭丽等采用前瞻性横断面研究，纳入80例经脑深部电刺激术(DBS)治疗的帕金森病(PD)患者，分析DBS治疗前后中医证素与帕金森病评定量表(UPDRS)-Ⅱ、UPDRS-Ⅲ量表评分的相关性。结果：DBS治疗前后气虚、血虚、阴虚、痰浊、血瘀、肝风6个证素分布频率比较差异明显($P<0.05$)。DBS术后患者在药物关期、开期时UPDRS-Ⅱ、UPDRS-Ⅲ量表评分均较术前显著降低($P<0.01$)。DBS术前药物关期时，UPDRS-Ⅱ评分与内热证呈正相关，UPDRS-Ⅲ评分与内热证、肝风证呈正相关；DBS术后药物关期时，UPDRS-Ⅱ评分与阳亢证呈负相关，与肝风证呈正相关，UPDRS-Ⅲ评分与肾虚证、气虚证呈正相关(均$P<0.05$)。

邵珺等调查180例失眠患者的一般情况、中医证型，分析患者多导睡眠图特征，探究失眠患者的中医证型分布规律并比较不同证型失眠患者的多导睡眠图特征与临床特点。结果：中医辨证依次为心脾两虚证89例(49.4%)、肝郁化火证37例(20.6%)、痰热内扰证18例(10.0%)、阴虚火旺证23例(12.8%)、心胆气虚证13例(7.2%)，不同性别的失眠患者均以心脾两虚证为主；不同证型患者的年龄、体重指数、睡眠潜伏期、觉醒次数差异明显(均$P<0.05$)，失眠患者普遍存在焦虑抑郁症状。觉醒次数与心脾两虚型失眠显著相关($P<0.01$)，心脾两虚型失眠患者的觉醒次数增加风险是非心脾两虚型失眠患者的1.08倍。松泉午等收集155例2021年10月至2022年1月就诊于广东省中医院心理睡眠科并确诊青少年混合性焦虑和抑郁障碍(MADD)的青少年患者，收集四诊信息，探讨MADD中医证候分布规律以及抑郁、焦虑情绪与早期应激因素之间的关系。结果：MADD青少年患者舌象最常见舌质红、苔腻、舌胖大、舌边缘齿痕，脉象最常见细脉、弦脉、滑脉，辨证依次为肝郁脾虚证80例(51.6%)、脾胃伏热证26例(16.8%)、脾虚湿盛证22例(14.2%)、肾阳亏虚证17例(11.0%)及阴虚火旺证10例

(6.5%)。部分生活事件及睡眠维度与焦虑抑郁情绪具有显著相关性($P<0.05$, $P<0.01$),白天功能紊乱、睡眠紊乱等睡眠维度,以及生活习惯变化、不喜欢上学等生活事件分别对焦虑、抑郁情绪有一定预测作用(均 $P<0.01$)。

余宋等收集399例胆管癌(CCA)患者中医证候信息,探讨CCA中医证候及其在疾病亚型、TNM分期分布特点。结果:CCA患者中医证型以脾虚痰湿证(23.1%)、脾阳虚衰证(22.8%)、痰毒瘀结证(18.3%)为主。肝内胆管癌(ICC)胆汁瘀滞证占比低于肝外胆管癌(ECC),脾阳虚衰证占比高于ECC($P<0.01$)。TNM分期Ⅲ、Ⅳ期脾虚痰湿证占比低于Ⅰ和Ⅱ期,脾阳虚衰证占比高于Ⅱ期,Ⅳ期胆郁痰扰证占比高于Ⅰ期,胆汁瘀滞证占比低于Ⅰ期(均 $P<0.01$)。

(撰稿:宋雪杰 审阅:司富春)

【证候实质研究】

赵平等探讨了染色体9p21单核苷酸多态性与新疆地区不同民族冠心病及西北燥证的相关性。选取维吾尔族燥证和非燥证冠心病患者各35例,汉族燥证和非燥证冠心病患者各35例。通过调查量表比较冠心病燥证与非燥证患者的病情积分和症状积分,并采用基因测序法检测多态性,对基因突变位点进行精确定位。结果:冠心病燥证组的病情积分和症状积分均高于非燥证组。在rs1333049、rs1333042、rs1333048、rs3217992、rs4977574、rs10757278位点基因型及等位基因的分布上,燥证与非燥证患者无明显差异。但在燥证组中,rs1333040的不同基因型以及rs1333040和rs2383207位点的不同等位基因在维吾尔族组和汉族组中分布存在显著性差异($P<0.05$)。与汉族燥证组相比,rs1333040位点CC基因型、rs1333040位点C等位基因及rs2383207位点A等位基因更易出现在维吾尔族燥证组中。研究提示,西北燥证可能是新疆地区罹患冠心病患者的重要临床伴随证候,燥邪可能是影响冠心病发病及病情加重的重要因素之一。位点rs1333040、rs2383207的多态性与新疆地区维吾尔族人群罹患冠心病伴西北燥证的易感性相关。瞿媛等收集115例冠心病不稳定型心绞痛(UA)患者(气虚血瘀证患者59例、非气虚血瘀证患者56例)和36名健康志愿者的外周血液,提取上清中的外泌体。采用高通量测序方法,检测9例气虚血瘀证、9例非气虚血瘀证UA患者以及6名健康志愿者血清外泌体中miRNA,并进行分析,确定目标miRNA。再采用qRT-PCR检测方法对未作高通量测试的97例UA患者(50例气虚血瘀证、47例非气虚血瘀证)及30名健康志愿者进行验证。结果:与健康志愿者比较,miR-125b($P=0.032$)、miR-10b($P=0.038$)在UA患者血清外泌体中呈高表达;与UA非气虚血瘀证患者比较,miR-125b($P=0.028$)、miR-10b($P=0.043$)在气虚血瘀证患者血清外泌体中呈高表达。miR-125b、miR-10b是本研究的血清外泌体中目标miRNA。UA患者血清外泌体中miR-125b、miR-10b表达量高于健康志愿者,UA气虚血瘀证患者血清外泌体中miR-125b、miR-10b表达量高于非气虚血瘀证患者。研究提示,UA气虚血瘀证与非气虚血瘀证患者血清外泌体中存在差异表达的miRNA,其中,miR-125b、miR-10b在UA气虚血瘀证患者血清外泌体中呈高表达。张蕾等收集充血性心力衰竭(CHF)气虚血瘀证、气阴两虚证、阳虚水泛证患者及健康对照者各30名,应用酶联免疫吸附法测定血清中CaN、NFAT3、GATA4蛋白含量。采用Pearson和Spearman统计学方法进行关联研究。结果:CHF患者CaN、NFAT3、GATA4蛋白表达水平高于健康人群(均 $P<0.01$)。与阳虚水泛证比较,气虚血瘀证、气阴两虚证患者CaN、NFAT3、GATA4蛋白含量降低(均 $P<0.01$)。CaN、NFAT3、GATA4蛋白含量与NYHA心功能分级呈正相关性,与B型脑钠肽(BNP)含量呈正相关性,与左室射血分数(LVEF)水平呈负相关

性。CaN 对 CHF 常见中医证候诊断价值较高。研究提示，CaN-NFAT3 通路关键蛋白含量变化可反映 CHF 病情及常见中医证候程度，可反映 CHF 不同中医证候内在物质基础，而 CaN 可作为辨别 CHF 常见中医证候的潜在标志物。张青等选择 2017 年 1 月—2019 年 12 月储存在广东省中医院生物资源库的中医诊断为湿证的糖尿病肾病(DKD)患者的粪便标本和血清标本，应用 16s RNA 高通量测序和 LC-MS 检测 DKD 不同湿证亚型(湿热证、水湿证、湿浊证)患者之间的差异肠道菌群和血清代谢物，探索与湿证亚型相关的代谢通路。结果：共纳入 41 例(湿热证 21 例、水湿证 13 例、湿浊证 7 例)DKD 患者的粪便和血清标本，水湿证和湿浊证的差异肠道菌群有 7 种，湿浊证和湿热证有 13 种，水湿证和湿热证有 4 种。DKD 湿浊证和湿热证的差异血清代谢物有 8 种，主要富集在苯丙氨酸代谢和泛醌和其他萜类醌生物合成通路($P<0.05$)；水湿证和湿热证有 27 种，主要富集在嘌呤代谢通路和缬氨酸、亮氨酸和异亮氨酸生物合成通路；水湿证和湿浊证有 16 种，主要富集在 α-亚麻酸代谢通路($P<0.05$)。共有 46 种差异血清代谢物与差异肠道菌群相关，主要富集在苯丙氨酸代谢通路。何君婷等探讨 DKD 气阴两虚证易感性及病位、病性证素特征与 APOE、RAGE 多态性的相关性。对 224 例 DKD 患者及 100 名健康人群进行 APOE rs429358、RAGErs3134940 基因分型。结果：①气阴两虚组 APOE rs429358 风险基因型 TT 上的分布比例显著升高，TC、m ALB 在 TT 基因型组较 CC 基因型组、CT 基因型组显著升高(均 $P<0.05$)。病位证素肾在 APOE rs429358 风险基因型 TT 的分布比例显著升高，与非肾组相比较有显著差异($P<0.05$)。②气阴两虚组 RAGE rs3134940 风险基因型 TT 上的分布比例显著升高，LDL-C 在 TT 基因型组中显著升高($P<0.05$)。病性证素痰在 RAGE rs3134940 风险基因型 TT 的分布比例显著升高，与非痰证组相比较有显著差异($P<0.05$)。研究提示，在 DKD 气阴两虚证患者中，APOE rs429358 风险基因型 TT 位点与肾小球病变可能存在相关，APOE rs429358 风险基因型 TT 可能是 DKD 气阴两虚证患者影响肾的遗传学基础之一。携带 RAGE rs3134940 风险基因型 TT 的人群可能更易兼夹病性证素痰并易出现血脂异常。古联等纳入缺血性中风(IS)患者 774 例、健康对照者 793 例，使用 Massarray 技术进行基因分型，采用《中风病辨证诊断标准》进行中医辨证。运用 PLINK 软件进行遗传关联分析。结果：CRNKL1 基因 rs12624987 多态性与缺血性中风痰证发生风险显著相关，且与痰证评分显著相关。并与 IS 痰证患者的活化部分凝血活酶时间、凝血酶原时间活动度明显相关。研究提示，CRNKL1 基因 rs12624987 多态性可能通过影响凝血功能而影响缺血性中风痰证的发生。陈文佳等通过基因集富集分析(GSEA)和加权基因共表达网络分析(WGCNA)研究类风湿关节炎(RA)肝肾亏虚证的候选生物标志物，并进行临床验证，探讨 RA 肝肾亏虚证的生物学基础。研究收集 RA 肝肾亏虚证(3 例)、7 个非肝肾亏虚证(每证各 3 例)及健康志愿者(4 名)的全血样本，开展转录组学测序及对照分析。结果：RA 肝肾亏虚证的差异表达基因富集于“免疫-炎症”相关通路、细胞调控相关通路和代谢相关通路，同时还参与肝肾发育和代谢等生物过程。GSEA 富集结果表明，与非肝肾亏虚证组比较，肝肾亏虚证组的差异表达基因更多地参与肝功能代谢调节、肾功能代谢调节和神经系统调节相关的作用通路。WGCNA 分析将转录组表达谱的 17 010 个基因分为 19 个特征模块，其中 3 个特征模块与肝肾亏虚证显著正相关，主要涉及“免疫-炎症”调节。整合 GSEA 和 WGCNA 分析结果后，选取 3 个关键基因(花生四烯酸 5-脂氧合酶 ALOX5、含 Patatin 样磷脂酶结构域蛋白 PNPLA8 及抗沉默功能 1ASF1A)作为 RA 肝肾亏虚证的候选生物标志物。研究提示，这些标志物均具有较高的辨证敏感度、特异度和准确度。

黄凤媛等观察不同中医证型的膝关节骨关节炎(KOA)患者穴位体表温度的特点和规律。将符合纳入标准的372例KOA患者作为研究对象，辨证分为肝肾亏虚证、阳虚寒凝证、瘀血阻滞证。采用Fotric 226全平台热像仪检测受试者相关穴位皮肤温度，扫描范围为背腰部、膝关节部及踝部相关的19个穴位，运用SPSS26.0软件进行相关分析。结果：此三证在鹤顶、阴陵泉、膝关、足三里、悬钟、内膝眼、犊鼻、丘墟的体表温度有明显差异($P<0.05$，$P<0.01$)。阳虚寒凝证鹤顶、内膝眼、犊鼻、足三里、悬钟、丘墟温度高于其他两证($P<0.05$，$P<0.01$)，肝肾亏虚证膝关温度低于其他两证型($P<0.05$)。研究提示，穴位温度变化可为KOA的中医辨证提供客观参考。

翟盼盼等探讨了儿童特应性皮炎(AD)的中医辨证分型特点及不同证型AD儿童的免疫表型。纳入159名AD儿童和100名正常对照组儿童，结果：在AD儿童中，心火脾虚证占比最高(38.4%)，其次是血虚风燥证(22.0%)、心脾积热证(20.1%)、脾虚蕴湿证(19.5%)。与正常对照组比较，AD各证间血清干扰素-γ(IFN-γ)水平无明显差异，但心火脾虚证的外周血嗜酸性粒细胞(Eo)、血清总免疫球蛋白E(IgE)、Th2细胞因子IL-4及Th17细胞因子IL-17的水平显著升高；血虚风燥证的外周血Eo、Th2细胞因子IL-4、IL-5和Th17细胞因子IL-17的水平显著升高；心脾积热证的血清Th2细胞因子IL-4、IL-5和Th17细胞因子IL-17的水平显著升高；脾虚蕴湿证的外周血Eo和血清Th2细胞因子IL-4的水平显著升高(均$P<0.05$)。研究提示，心火脾虚证是儿童AD最常见的证，但3岁以下儿童以心脾积热证为主。心火脾虚证、血虚风燥证、心脾积热证主要表现为Th2/Th17免疫失衡，而脾虚蕴湿证则主要表现为Th2免疫失衡。

樊利杰等选取2019年12月—2022年5月中国康复研究中心北京博爱医院门诊收治的50例过敏性鼻炎患者为研究组，另选取48例健康体检志愿者为对照组。检测2组IgE、cd4、cd45水平，分析中医辨证与IgE、cd4、cd45的相关性。结果：与对照组比较，研究组IgE、cd45水平较高，cd4水平较低(均$P<0.05$)。肺经伏热证、肾阳不足证、脾气虚弱证的IgE、cd4、cd45水平无显著差异(均$P>0.05$)；与肺经伏热证、肾阳不足证、脾气虚弱证比较，肺气虚寒证IgE、cd45水平较高，cd4水平较低(均$P<0.05$)。研究提示，过敏性鼻炎患者IgE、cd45呈高表达，cd4呈低表达，且肺气虚寒证的IgE、cd45水平最高，cd4水平最低，检测IgE、cd4、cd45可为过敏性鼻炎患者中医辨证提供客观参考。

（撰稿：柏冬　审阅：陈小野）

【中医思维方法研究】

2022—2023年中医思维方法研究呈现出研究数量相对稳定，质量有所提升，思维机制研究受到关注，低水平重复现象依然存在的局面。《中医思维方法·方法体系卷》与《中医思维方法·趣味应用卷》可谓中医思维方法研究的标志性成果，该书系统总结了现代中医思维方法的研究成果，明确了中医思维方法的相关概念，首次提出了中医思维方法体系框架，系统论述了中医思维方法的哲学基础以及方式与方法，全面阐述了中医临床全过程的思维方法以及常见思维技巧等。中医思维的专题性研究，可概括为以下几个方面。

1. 象思维的研究

(1) 象思维方法研究　李衣芗等提出象思维具有两重内涵：一是根据事物相似性进行简单类比的思维方式，二是以象模型为工具的模型化思维方式。中医象思维的运行机制包括从“物象”提炼“意象”、建立象模型、从“意象”反推“物象”。以构建与运用象模型为核心，通过提取不同物象作为具有代表性的意象，并根据其关联性建立不同的象模型，以此作为推演的依据。孙磊涛等从观物取象、取象比类、立象尽意、天地应象与用药法象5个方面论述中医象思维的基本模式，认为中医象思维将形象思维、意象思维、应象思维应用于上述模式。彭超群等提出中医象思维的内涵和原理包括三个方面：同源异构是根本依据，气应相感是内在机理，以小见大、触类旁通是基本模式。张立平等认为"象"思维是以"主客相融""整体关联""意象推理"为特点的一种在现象层面发现和总结规律的认知方式。以阴阳、五行为基础模型，通过"观物取象-立象尽意-取象比类"的思维模式，将"人-物-天地"联系起来，具有在现象层面统摄、分类概括和推理事物的功能特点。陶星星等从图、文、言与数等角度对象思维模式进行解析与研究，认为图、文、言与数是中医象思维的重要组成部分。王卫明等认为中医之"象"作为思维工具有其独特性、指导性、可靠性、启示性。中医之"象"特性为神秘性与杂合性(具体物象、时空之象、感觉之象与情绪的杂合)，并言"象"是头脑中的图像，是对世界真实的、虚幻的、错误的反映。这里将"象"的多维性理解为杂合性，认为象是虚幻的、错误的反映，则否定了"象"作为思维工具的指导性、可靠性、启示性，造成逻辑矛盾。李志勇等系统阐述了"象思维"的哲学基础及其在中医药领域的应用和示例，认为中医"象思维"的历史沿革可概括为"应象""法象"和"辨象"三阶段。郭松伟等提出"气象思维"的概念，认为整体宏观、恒动变化、气象相应是其三大特征，结构表现为"元气-阴阳-四时-五行"的元整体。

郝梦等从认知学角度对取象比类中的"象""比类"等相关要素、内涵进行辨析，使用统一建模语言对取象比类的要素和整体认知框架进行了表达，将中医背景下取象比类的内涵和过程概括为：医者提取宇宙万物与人体的意象，经过比较归类，得出共象，从而建立起宇宙万物与人体之间的联系，以达到解释传播旧知识或启发创造新知识的目的。周荣易等认为取象比类思维源于《周易》并贯穿始终，形成了以爻位分析法、取象分析法与取义分析法为代表的不同的取象比类解卦思维，奠定了取象比类思维的原始范式。取象比类思维具有非定义性的引导式、意与象相似性、基于经验的感悟性、以阴阳为核心的对立发展性等思维特性。

此外，陈靓等从欧几里得的《几何原本》出发，提出点、线、面、体、n维、元、圆(球)的多维气化交动理论假说，探索中医象思维里的哲学与科学，借此完善辨人定体、辨病定位、辨证定性、据性析机、审机立治、组方用药、善后应变的中医诊疗模式。余海洋等从象数思维的创造性、整体性、多向性和预见性4个方面分析了象数思维的特征。

(2) 象思维的理论解释研究　刘亚楠等研究发现《黄帝内经》多采用象思维的模式研究"肠胃"的生理功能，提出"肠胃类土""肠胃似仓廪""肠胃如器""肠胃像海"等观点。付守强等基于取象思维对中医清浊理论进行辨析，认为取象于天地生成意象的清浊观念，以升降属性为核心特征，后世升清降浊治法、谷气清浊体系、宣清导浊学说等分支理论或由此发展而来。取象于水流动静意象的清浊观念，则以动静属性为核心特征，继而演变出营卫清浊、病机清浊等学说。中药药性认知也因受取象比类的清浊理论影响，形成了以质重味厚主降者为浊和以辛香雄烈主动者为浊的两种特色鲜明的药性清浊理论。钟玉梅等从意象思维的角度阐释玄府，以期对玄府内涵有更深入的认识。李强等通过缕析"冰""水""黄""坼""辛"字形意象，旁及坎卦、坤卦等卦象的分析，探析古人对"燥"现象发生之内在机理的认识。于睿智等结合象思维阐述了络的含义、生理功能、病理特点和辛味药、虫类药、藤类药、补虚药通络的作用原理。肖友亮等基于象思维对脉诊各脉象进行梳理，建立以客体之象、工具之象、认知之象为主要内容的单一脉象模型以及相兼脉象模型，同时阐述了脉象模型各象的流动和转化。罗强等从四神兽汤文化渊源及其方剂特点入手，探讨意象思维在四神兽汤中的主导作用，认为其命名以意象思维方式分别体现四神兽汤的功能，且四神兽汤蕴含"四灵守中"意象，体现了顾护中土的内涵。张春辉等基于中医象思维探析六味地黄丸防治糖尿病肾病的机制，认为六味地黄丸全方由湿化成、燥降收类药物构成。饶响书等根据象思维的过程，将方证的演变划分为物象、具象与意象三阶段，分别阐述了各自的特征。苗冲等基于象数思维的独特视角，对五输穴进行深入剖析后发现，五输穴的命名、五行属性及其主治均遵循象数思维理念；应用象数思维可有效阐释《黄帝内经》《难经》关于五输穴主治、作用原理的差异性。彭柳莹等从象思维角度，对背俞指针疗法的藏象理论构建、手法之象、节奏频次之象及四时之象等进行系统的整理分析。

此外，一些学者还试图借助于象思维方法等探讨中医病机的现代生物学机制。如洪鑫森等基于取象比类法，从痰瘀生成的不同时期及血管内皮损伤的不同阶段，分别探讨二者的相关性。肖准等采用取象比类法将肝细胞铁死亡与中医理论结合，提出肝纤维化中医基本病机"正虚血瘀"的现代分子生物学机制可能与铁过载诱导肝细胞铁死亡有关。

2. 中医原创思维研究

中医原创思维的研究，主要集中于王琦院士所提"取象运数，形神一体，气为一元"中医原创思维模式的深化与应用方面。陈龙娇等认为"取象运数，形神一体，气为一元"的中医原创思维模式可概括全部中医健康状态，即健康状态符合"象"的概念、"数"的规则，以"形"与"神"为具体描绘，以"气"的盛衰流动体现健康态势。杨凤等采用半结构式访谈与扎根理论相结合的方法，构建"名老中医原创思维方法的应用体系"理论框架，认为该框架包括名老中医对于中医原创思维的认知情况、名老中医原创思维方法的应用程式、中医人才原创思维的培养方案三个核心类别。其中"名老中医原创思维方法的应用程式"包括中医思维、诊断方法、治疗原则、临床施治、疗效验证思维 5 个亚类别和相应的临证要点。黄兆涵等采用半结构式访谈与扎根理论相结合的方法，探讨中医原创思维"形神一体"观的临床应用。名老中医认为"形神一体"以"五神脏"为中医思维方法，并基于"形神互为因果"的生理病理机制，提出"形神同调"的治疗原则，总结出药食同用、针药结合、心理疏导、音乐运动等临证治疗方法。弓雪峰等讨论了"象数形神气"中医原创思维在肺间质纤维化诊治中的应用，取象运数，分析肺藏象居高清虚之象，推演肺金行河图洛书之数；形神一体，阐释肺间质纤维化早期、慢性迁延期与晚期由"肺痹"向"肺痿"渐进性转化，影像学体现"形"的特点，肺功能反映"神"的功能；气为一元，正虚方面治以益气养阴，邪实方面治以化痰通络、活血消瘀，以改善肺间质纤维化患者的肺功能，提高生活质量。

此外，对中医药原创思维的内涵，王永炎认为是华夏哲理，先秦与宋明统一认定"道、气、理、心、性"是反映宇宙一切生灵万物的本体，中医"务本"就是认知与践行生命信息与临床诊疗的思维模式。

3. 隐喻思维研究

隐喻思维的研究相对较少，但研究水平较高。贾春华等提出从语言入手探讨中医学思维。从象形（自然物隐喻、人造物隐喻、拟人隐喻）、象事（自然事件隐喻、社会事件隐喻）、象意、象声 4 法出发，分类解析中医学中的隐喻。黄雄杰等认为传统中医概念与理论是以天文、地理、人事等为"始源域"，投射到"目标域"人体，而构建起来的基于隐喻认知的理论。隐喻蕴含的类比创新属性和中医学的隐喻认知特点，共同决定了当代中医理论创新仍然需要隐喻作为重要的科学探究模式与解释方法论。戴明等从隐喻认知的角度，通过分析自然界中"风"的特点、形成原因和影响因素，探求鼻鼽的病因病机与辨治。马骏等认为中药隐喻认知并不仅仅是单一模式映射的，更多的是以多模式隐喻映射结构共同存在，它体现了物质和意识两种形态。

李湛等对隐喻与象思维进行比较研究。中医思维范畴下的隐喻与象思维结构十分相似；隐喻研究的规模更大，但中医学界对象思维的接受度更高。中医思维研究应不止于论证中医思维的独特性，隐喻或许是用于中医思维研究的更优选择。胡正旗认为当前对隐喻的研究比较充分，甚至存在过度附魅的情况，但对转喻的研究却不够透彻。隐喻和转喻是人类普遍的认知规律，对中医理论的诠释具有同等重要的作用。但中医隐喻、转喻认知都是有局限性的，由此创立起来的理论往往难以证实或证伪。隐喻、转喻并不能诠释全部的中医理论，中医理论的来源和发展仍然离不开实践的证明。

4. 中医思维的哲学基础研究

中医思维的哲学基础研究受到一定重视。邢玉瑞从天人合一、气一元论、道法自然、恒动变易、中和协调、形神一体、常变相关 7 个方面进行了系统阐述。申俊龙等运用模因论分析传统文化的“天人合一”思维方式转变为中医学中的“天人合一”整体观思维方法的过程，发现传统文化“天人合一”思维方式起到文化基因作用，中医学在模仿中通过相似性原理、转化为整体系统观的“取类比象”方法论，建立起中医学的“天人合一”整体观理论和方法体系。宋梧桐等通过探讨中医学以人为本、整体观念、动态平衡、辨证论治的思维特征，阐述中医思维对人体生命健康维护以及疾病防治的现实意义。刘文平等通过分析体用哲学视域下中医理论的研究现状及存在问题，从研究对象、研究目标、研究内容等方面对中医理论创新发展的研究思路进行了剖析。吴明慧等阐述了“动-定序贯八法”之序贯思维的哲学基础，认为气一元论为序贯思维的哲学基础，通过平衡阴阳及运用五行制衡在动态变化中序贯求和，对人体自身及人与环境相互联系整体有序的把握，将中医临床中的“碎片化”思维进行有序连贯的串联，构建相对完善连续的中医原创思维框架。沈姗怡等认为中医思维具有注重关系与功能性、强调整体与系统化、具备辩证理性精神、蕴含直觉与形象性、重视历史与经验性等特征，但其派生的模糊性、复杂性思维特点造成了“证”的规范化和标准化欠缺的问题。

此外，一些学者探讨了中医思维哲学观的具体运用。如倪家慧等基于中医动态思维，研究外泌体对胃癌前病变(GPL)“虚瘀毒”病机的影响。齐伟等基于中医平衡观指导伤科疾病的诊治，提出“辨构论治”诊疗理念。

5. 临床诊疗思维研究

（1）中医临床诊疗模式研究　王章林提出在中医整体观念指导下的综合多元参数、提取疾病特征、理顺诊断逻辑、动态鉴别排除与复核诊断结果“1＋5”新型中医辨病模式，以建构完整、闭环状的中医病名诊断推理过程。柳红芳针对病证结合模式中“以证统病”和“以病统证”的争鸣，分析了这两种思维模式的应用特点及运用“以病统证”思维模式治疗糖尿病肾病的优势，介绍了“以病统证”思维模式诊疗糖尿病肾病的过程，即首先识病，确立糖尿病肾病精损络痹的病机，其次通过因病识证来判断糖尿病肾病的“证”，最后针对病靶证靶立法施治。王磊等提出中医辨体思维与中风多专业一体化诊疗模式的结合，即由“多专业一体化思维”体系和“辨体质-辨证-辨病”思维体系，二者经过多方面、系统性地结合，形成一个多维度、立体化的诊疗模式。

（2）辨证论治思维研究　主要集中于辨证论治思维的应用方面，但大多缺乏新意。王超等提出古代中医诊断思维为“以形正名”以观物取象，“司外揣内”以把握状态，是决定中医学“由收集现象到把握状态”本质特征的科学思维方式，为实现认识人体的“现象-状态”层面生命规律而采取的重要手段和思维途径。

6. 中医思维认知神经机制研究

相关研究已经获得了国家自然科学基金项目的支持，主要研究成果来自吴彤、贾春华团队。黄慧雯等利用事件相关电位(ERP)和功能性磁共振成像(fMRI)技术揭示阴阳转化思维不对称性及其认知神经机制。结果:阴阳转化在认知加工后期的不对称性,与阴转阳在注意资源分配、工作记忆过程、语义分析与情境整合中存在优势相关。中医学概念受阴阳思维的影响,表现出关系类比的具体和抽象类比映射趋同效应,可能与抽象概念的隐喻具象化信念和具体概念的关系类比抽象化信念双重强化有关。吴彤等应用ERP和fMRI技术,记录并分析被试者进行五行生克关系判断任务的反应时、正确率、所诱发的脑电成分及脑区的激活情况。结果:相生关系判断的反应时小于相克关系判断($P<0.01$);2种条件均诱发200 ms事件相关电位正波(P200)、300 ms事件相关电位正波(P300)和晚期正成分(LPC),平均波幅统计结果均为相生条件大于相克条件($P<0.05$)。相克条件激活右脑顶下小叶区域;相克条件比相生条件额外激活右脑顶上小叶和额叶的中央前回区域;相生条件比相克条件额外激活右脑额叶的额内侧回、中央旁小叶、岛叶和左脑楔叶区域。进一步的感兴趣区(ROI)分析结果显示,楔叶(BA18)处和顶上小叶(BA7/8)处均表现为相生条件激活更为显著。说明五行生克关系的大脑加工过程与分类关系的加工相似。相较于相克关系,相生关系加工占用更多的大脑认知资源。提示五行生克关系判断的策略是基于分类关系加工的认知策略,词对关系是否符合相生关系是分类策略加工的核心。

7. 中医其他传统思维方法研究

马振等以传统"名实观"为契机,结合意、象、身心等文化语境,挖掘中医藏象内隐性的"名-象-实"认知观,总结为三方面内容:具身体验,身心互塑;立象尽意,比类形名;形名检定,名实相生。崔志林等讨论了中医学类比思维形成渊源、类比思维在审因候机、疾病诊断、辨证论治中的应用以及在辨证论治中的新用。孙晨耀等研究五行思维的起源认为,五行思维的底层观念来源于"五方",五行思维的概念基础来源于"五时",具体内涵来源于"五材"。根据"五行-五脏"配属的演变脉络,还原其配属逻辑。从现代视角对五行思维的积极意义与局限性进行反思,兼与西方医学体系比较,提出今后的理论研究和临床实践要注意明确基本概念、建立量化标准、在实践中修正理论模型。

唐文等从控制论的角度探讨中医经验思维的基本原理,包括经验的输入与储存、经验的提取与活化、经验的组合与再造、基于经验的判断与决策、经验的评估与反馈。经验思维的局限性主要表现为个人性、表面性、保守性、重共性而轻个性、思维惯性,并从理性思维与经验思维相结合、强化反馈机制与超验修正、个性化与量质结合、经验思维下隐性知识的管理与传承四个角度探讨临床纠误的策略与方法。

综上所述,近年来中医思维方法的研究取得了较为突出的成果,思维方法的应用研究更为普及,开辟了中医思维实证科学研究的新领域。但基本概念不清,逻辑混乱,夸大象思维价值,低水平重复等固有问题并未得到根本性的解决,由于对中医思维的普遍重视,又呈现出将中医思维泛化、标签化的趋势。

(撰稿:邢玉瑞　审阅:陈小野)

【体质学说研究】

杨云月等探讨了不同体质婴儿湿疹患者脐带血炎性因子的表达差异。健康足月新生儿出生时采集脐带静脉血,并于出生后24—72 h内采用《新生儿中医体质量表》进行体质(平和质、阴盛质、阳盛质)辨识。42 d时随访根据湿疹发病情况分为正常组和湿疹组各45例,并记录湿疹EASI评分,检测脐带血炎性因子水平。两组平和质、阴盛质及阳盛质均各15例。结果:与对照组比较,湿疹组脐带血IL-1β、IL-6、IL-31、IL-33、TNF-α水平均升高,IL-25水平降低(均$P<0.05$)。湿疹阴盛质组脐带血IL-1β、IL-6水平低于湿疹平和质组,脐带血IL-31、TNF-α

水平高于湿疹平和质组；湿疹阳盛质组脐带血 IL-31、TNF-α 水平高于湿疹平和质组，脐带血 IL-1β、IL-6、IL-31 水平高于湿疹阴盛质组。研究提示，新生儿脐带血炎症因子水平与中医体质分型具有密切关系，其中阳盛质患儿处于较高的炎症水平。龙旭蕾等调查北京地区 245 例 3～14 岁哮喘儿童发病前的中医体质。其中男 168 例，女 77 例。3～6 岁学龄前儿童占 70.20%，学龄期儿童不足 30%。选用北京中医医院李敏编制的《3～6 岁儿童中医体质量表》与《7～14 岁儿童中医体质量表》，分为平和质、气虚质、阳虚质、阴虚质、痰湿质、湿热质、血瘀质、气郁质、特禀质、血亏质 10 种体质。根据前期问卷结果，3～6 岁的学龄前儿童血亏质普遍不明显，故《3～6 岁儿童中医体质量表》中删去血亏质的亚量表。结果：245 例哮喘患儿中，有 4 例无法得出体质结果。67.76% 的儿童为兼夹体质。其中特禀质最多占 66.53%，其次是阴虚质占 38.37%、阳热质占 25.71%、气郁质占 11.84%，仅有 10.61% 的儿童为平和质，阳虚质、气虚质、湿热质、痰湿质、血亏质占比均不足 5%。在 166 例兼夹体质患儿中，最常见的 3 种为“特禀质＋阴虚质”(36.1%)、“特禀质＋阳热质”(19.3%)以及“阳热质＋阴虚质”(12.7%)。年龄与体质分布的关系方面，阳虚质在 7～14 岁发生率更高。白倩等依据《中医体质量表——老年版(65 岁以上)》，调查了澳门老年人的体质分布特点，并探究其影响因素。量表分为平和、气虚、阳虚、阴虚、痰湿、湿热、血瘀、气郁及特禀 9 种体质。共纳入 313 名老年人，年龄≥65 岁，以澳门为常居地≥25 年。男 55 例，女 258 例。结果：平和质占 27.5%，偏颇体质占 72.5%。偏颇体质由多到少分别为阴虚质(23.3%)、痰湿质(16.9%)、阳虚质(11.2%)、气郁质(9.0%)、气虚质(5.4%)、血瘀质(3.8%)、特禀质(2.2%)及湿热质(0.6%)。男性中平和质、痰湿质检出率高于女性，女性中阳虚质比例高于男性；75 岁及以上人群平和质占比明显低于 65≤75 岁人群，同时偏颇体质占比(76.5%)高于 65≤75 岁人群(66.7%)；无慢性病老年人中平和质占 44.8%，而患慢性病老年人中仅为 23.5%，且痰湿质占比达 19.6%，明显高于无慢性病人群；食欲不振为气郁质的影响因素，居澳时间为阳虚质的影响因素，高血压病和糖尿病为痰湿质的影响因素，糖尿病为阴虚质的影响因素，居澳时间(40 年及以上)为阳虚质的影响因素。

王丽等比较了典型哮喘和咳嗽变异性哮喘的中医体质分布特点。选取 78 例典型哮喘患者与 33 例咳嗽变异性哮喘患者，年龄 23～65 岁。采用中华中医药学会标准进行体质判定。结果：典型哮喘组的体质分布频次由高到低依次为气虚质＞阳虚质＞痰湿质＞湿热质＞平和质＞气郁质＞阴虚质＞血瘀质＞特禀质；咳嗽变异性哮喘组的分布频次由高到低依次为平和质＞阳虚质＞气虚质＞特禀质＞气郁质＞阴虚质＞痰湿质＞血瘀质＞湿热质；典型哮喘组单一体质占比 39.7%，兼夹体质占比 60.3%；咳嗽变异性哮喘组单一体质占比 36.4%，兼夹体质占比 63.6%。典型哮喘组阳虚质最易与其他体质兼夹，其次为气郁质；咳嗽变异性哮喘组阳虚质最易与其他体质兼夹，其次为特禀质和阴虚质。胡家蕊等调研了肺结节患者的中医体质状态。选取 340 例患者，男 112 例，女 228 例。年龄 25～80 岁，以 50～59 岁 139 例、60～80 岁 103 例占比最高。体质判定根据 2009 年中华中医药学会《中医体质分类与判定》标准。结果：平和质患者 35 例，基本是平和质的患者 20 例；偏颇体质患者 260 例，倾向于偏颇体质患者 25 例；兼夹(偏颇)体质患者 204 例。偏颇体质总计数按高到低排序，分别为阳虚质(144 例)、气虚质(142 例)、痰湿质(139 例)、气郁质(130 例)、湿热质(109 例)、瘀血质(95 例)、阴虚质(94 例)、特禀质(38 例)。兼夹体质患者中取转化分最高的为首要体质，计数从高到低排序，分别为阳虚质、痰湿质、气虚质、气郁质、湿热质、阴虚质、瘀血质、特禀质。相同年龄段，痰湿质、湿热质在男性的占比较高，阳虚质、血瘀质、气郁质在女性的占比较高。实性结节患者偏颇体质以痰湿质、气虚质、阳虚质、湿热质为主，磨玻璃结节、混合磨玻璃结节患者阳虚质占比较高。

张晶芳等研究早发冠心病（发病年龄男性≤55岁，女性≤65岁）的危险因素及其与中医体质的相关性。选取早发冠心病患者（病例组）100例，男59例、女41例；以同时期、同年龄段的非冠心病患者、健康的患者家属及周围社区居民为对照组，对照组100例，男61例、女39例。两组患者年龄25～65岁。按照《中医体质分类与判定表（2009版）》判定体质。结果：吸烟、高脂血症、早发冠心病家族史、睡眠障碍为早发冠心病的独立危险因素。病例组匹兹堡睡眠质量指数量表（PSQI）各维度得分及总分均高于对照组，入睡时间晚于23:00是危险因素，无午休习惯是保护性因素；病例组中体质要素分布频次较高的为气虚质要素57次、痰湿质要素47次、血瘀质要素33次，气虚质为危险体质，平和质为保护性体质。郭泽春等研究急性后循环脑梗死（APCCI）患者椎动脉颅内段（IVA）钙化特征与中医体质分型的相关性。选择100例急性脑血管疾病患者，分成APCCI组（发病在14 d以内）50例、非APCCI组（非脑梗死疾病）50例。APCCI组男34例，女16例；年龄32～78岁，平均（50.10±4.35）岁；吸烟史2—10年，平均（5.82±1.04）年。非APCCI组男32例，女18例；年龄33～75岁，平均（49.87±4.26）岁；吸烟史3—12年，平均（5.94±1.13）年。根据APCCI患者IVA钙化情况又分成钙化组19例和无钙化组31例。钙化组和无钙化组在年龄、性别、吸烟情况、基础病史等方面无差异（$P>0.05$）。依据《中医体质分类与判定表》分析APCCI患者的体质分布规律。结果：APCCI患者IVA钙化率明显高于非APCCI患者；APCCI患者常见的体质为痰湿质、气虚质，分别占比32.0%、28.0%；APCCI患者气虚质、血瘀质、气郁质钙化率明显高于无钙化组。

祁松等探讨了体检人群幽门螺杆菌（Hp）感染与中医体质、糖脂代谢的相关性。选取体检者506例，男304例，年龄20—83（45.92±12.25）岁。女202例，年龄22～79（46.71±11.92）岁。根据呼气试验结果分为Hp阳性组和Hp阴性组，对比分析有关指标，依据2009年《中医体质分类与判定》标准判定体质。结果：Hp阳性组湿热质比例（25.4%）、痰湿质比例（25.0%）显著高于阴性组（分别为16.9%、13.4%）；Hp阴性组的体质类型中平和质比例最高。Hp阳性组FBG、TG、TC、LDL-C水平显著高于阴性组。研究提示，湿热质，痰湿质，FBG、TG、TC、LDL-C水平升高是Hp感染的危险因素。

邹学敏等调研社区老年人早期肾小球滤过率功能减退与中医体质的关系。选取自贡市五个社区546例老年人作为研究对象，年龄≥65岁，平均（67.8±8.9）岁。男213人，女333人。对老年人体质分布、体质指数（BMI）、血清胱抑素C（CysC）水平（水平升高反映早期肾功能损伤）、早期肾小球滤过率减退患者体质分布进行调查研究。采用"舌面脉信息采集体质辨识系统"（上海道生）进行中医体质辨识。结果：546例老年人九种体质分布：阴虚质240人（44.0%），痰湿质132人（24.2%），平和质66人（12.1%），阳虚质54人（9.9%），湿热质18人（3.3%），血瘀质14人（2.6%），气虚质13人（2.4%），特禀质8人（1.5%），气郁质1人（0.2%）。检出早期肾小球滤过率功能减退146例（26.7%），其中阴虚体质62人（42.5%），痰湿体质37人（25.3%），平和体质14人（9.6%），阳虚体质18人（12.3%），湿热体质4人（2.7%），血瘀体质5人（3.4%），气虚体质5人（3.4%），特禀体质1人（0.7%）。

陈姣等分析痤疮在"湿热"质表象下的真实体质。认为痤疮与湿热体质关系密切，中重度痤疮多辨为脾胃湿热证，常以清热利湿为大法。湿热为本病的最主要因素，但临床其他体质皆可产生湿热，进而产生痤疮。在诊断中，在湿热掩盖之下，有些体质仅表现出部分特征，易被忽略。痤疮常见痰湿质与湿热质相兼、阴虚质与湿热质相兼、阳虚质与湿热质相兼、气郁质与湿热质相兼、气虚质与湿热质相兼。痰湿质、阴虚质、阳虚质与湿热质关系最为密切,这三种体质最易被湿热遮盖。痰湿质与湿热质同为湿证,临床最易兼杂;阴虚质舌红、怕热、易汗、大便干、喜喝冷饮等本质症状,加湿热的苔黄腻之表象症状,极易误诊为实热之证;阳虚质痤疮初期常为上热下寒之证,虽有湿热包裹,但下焦肾虚寒象较为明显,极易辨认。随着延绵日久,因阳气不盛,湿浊趋下积于下肢及腹部,郁积日久化热,表现为下热上热之证。对于以上三证应仔细鉴别,切勿过用寒凉之品,伤及本体,造成痤疮延绵不愈和频繁复发。

林雨乔等调查特发性早发性卵巢功能不全(POI)患者的中医体质特点。将150例特发性POI患者作为病例组,年龄18～39岁,平均(33.60±4.69)岁;另将同期在本院体检的145例年龄匹配、月经正常的非POI女性健康人作为对照组。年龄19～39岁,平均(33.57±4.54)岁。采用中华中医药学会的《中医体质分类与判定表》进行体质调查。结果:①与对照组的体质转化分比较,病例组的平和质得分较低,气虚质、湿热质得分较高($P<0.05$)。②病例组的偏颇质共119例(79.3%),对照组共100例(69.0%),$P<0.05$。其中,病例组出现频次较高的偏颇质有气虚质74例、阳虚质70例、血瘀质56例。对照组出现频次较高的偏颇质有阳虚质51例、血瘀质50例。与对照组比较,病例组出现气虚质、阳虚质的频次较多($P<0.05$)。③病例组中兼夹体质患者占75.6%,对照组占72.0%。POI气虚质患者易兼夹气郁质、血瘀质、痰湿质、湿热质,POI阳虚质患者易兼夹气虚质。④POI气虚质患者的症状以疲乏为主,阳虚质患者的症状以怕冷为主。

(撰稿:陈小野　审阅:司富春)

[附]　参考文献

B

白倩,赵永华,卞鹰.澳门老年人中医体质分布及偏颇体质影响因素分析[J].中华中医药杂志,2023,38(1):372

毕伟博,弓雪峰,黄帅阳,等.过敏性鼻炎-哮喘综合征明堂、鱼际望诊可行性评价[J].中华中医药杂志,2023,38(10):4974

C

曹灵修,任路.基于痛敏化和红外热成像技术探讨抑郁症(肾阳虚证)督脉经穴反应[J].中华中医药杂志,2023,38(3):1287

柴琳,李佳嬴.阴阳五行在《黄帝内经》脏腑理论中的应用[J].中华中医药杂志,2023,38(9):4476

陈姣,李建伟,陈绍斐,等.基于体质学说分析“湿热”表象下的痤疮[J].中国中医基础医学杂志,2023,29(8):1272

陈靓,王建康,陈霞波,等.从点、线、面、维、元、圆的气化交动谈中医象思维[J].中华中医药杂志,2022,37(7):4152

陈龙娇,李芳莉,赵晓山,等.从中医原创思维模式谈中医健康状态标准化思路与方法[J].中医学报,2023,38(6):1160

陈文佳,巩勋,刘蔚翔,等.应用“GSEA-WGCNA-验证”整合策略分析类风湿关节炎肝肾亏虚证的生物标志物研究[J].北京中医药大学学报,2023,46(5):599

陈潇颖,周静汶,李天赐,等.2型糖尿病合并甲状腺结节共病现象复合病机转化特点探微[J].南京中医药大学学报,2023,39(4):301

陈晓莹,张晓萌,赵章弟,等.试论睾丸的藏象内涵[J].北京中医药大学学报,2023,46(5):622

崔晓宇,王玉芳.《黄帝内经》心与咽喉相关理论及应用[J].中国中医基础医学杂志,2023,29(4):648

崔志林,张玉昆,李秋实,等.类比思维在中医临床诊疗过程中的应用[J].中医学报,2022,37(10):2051

D

戴明,贾春华.从风的形成原理探析鼻鼽的病机与辨治

[J].中医杂志,2022, 63(6):530

丁鹏,龙坤兰,张楷晨,等.基于“阳气不足、阴邪弥漫”为核心病机的脓毒症理论探讨[J].中华中医药杂志,2023, 38(1):99

丁婉丽,林燕,杜宗毓,等.桥本氏甲状腺炎 350 例中医证素分布规律的临床研究[J].中华中医药杂志,2023, 38(2):915

杜炎远,熊宏泰,于惠博,等.从“郁-虚-癌”立论探究胃癌的病因病机和治法[J].中医肿瘤学杂志,2023, 5(4):6

F

樊利杰,陈静,徐永伟,等.过敏性鼻炎中医辨证分型及其与 IgE、cd4、cd45 的相关性研究[J].长春中医药大学学报,2023, 39(7):759

方宇茜,李如辉.五行学说的“论域”界定[J].中华中医药杂志,2023, 38(4):1503

付守强,冯慧,张莉唯,等.基于取象思维的中医清浊理论辨析[J].安徽中医药大学学报,2022, 41(5):5

G

高维,郭蓉娟,杨丽旋,等.基于“虚气流滞”病机理论探讨抑郁症“虚-郁-滞”生物学实质[J].环球中医药,2023, 16(6):1172

弓雪峰,崔红生,陈秋仪,等.国医大师王琦院士“象数形神气”中医原创思维在肺间质纤维化诊治中的应用[J].中医学报,2023, 38(1):1

古联,杨怡冰,苏莉,等.CRNKL1 基因 rs12624987 多态性与缺血性中风痰证及其凝血指标显著关联[J].中华中医药学刊,2023, 41(9):1

郭松伟,张庆祥,孟庆岩,等.律历时空观与气象思维[J].中华中医药杂志,2023, 38(8):3627

郭泽春,姜燕,郑峰,等.急性后循环脑梗死患者椎动脉颅内段钙化特征与中医体质分型相关性研究[J].陕西中医,2023, 44(9):1212

H

韩艳萍,刘凯.不同中医证型脑梗死恢复期患者 Essen 卒中风险评估及影响因素分析[J].西部中医药,2023, 36(3):5

郝梦,黄玉燕,秦培洁,等.从知识组织与发现视角探析取象比类内涵及应用模式[J].中华中医药杂志,2023, 38(2):504

何斌,李智威,蔡定均.从恬、惔、虚、无认识《黄帝内经》的“守神”[J].中华中医药杂志,2023, 38(9):4070

何君婷,周开,杜含光,等.糖尿病肾病气阴两虚证与 APOE、RAGE 基因的关系[J].中华中医药学刊,2023, 41(9):147

洪鑫森,黄承武,陈奇炜,等.基于取象比类探讨痰瘀与糖尿病大血管病变内皮损伤的相关性[J].福建中医药,2023, 54(8):41

侯晓凤,王岩玲,徐宗佩.慢性脑缺血中医证候分布规律研究[J].中国中医基础医学杂志,2023, 29(1):116

胡家蕊,张晓梅,李梦乾,等.肺结节 340 例患者中医体质状态临床调查分析[J].中华中医药杂志,2023, 38(10):4996

胡正旗.中医隐转喻研究得失及展望[J].浙江中医杂志,2022, 57(4):238

黄燕,王睿弘,乔利军,等.中医脑病发展思考与“脑为血海”学说构想[J].世界科学技术(中医药现代化),2023, 25(1):11

黄凤媛,徐桂兴,黄柳杨,等.膝关节骨关节炎中医证型与穴位体表温度的相关性研究[J].中华中医药杂志,2023, 38(9):4396

黄慧雯,吴彤,窦嘉乐,等.中医阴阳类比映射的具体和抽象认知趋同现象[J].世界中医药,2022, 17(23):3325

黄慧雯,吴彤,窦嘉乐,等.中医阴阳转化思维不对称性的认知神经加工机制[J].世界中医药,2022, 17(23):3318

黄俊伟,孙文奇,曹娜,等.先秦“类”与“气”思想视域下的《黄帝内经》阴阳观探源[J].中医学报,2023, 38(8):1636

黄雄杰,肖卓然,贾春华,等.隐喻与中医理论创新[J].世界中医药,2022, 17(10):1419

黄兆涵,杨风,钱会南,等.基于名老中医访谈与扎根理论的中医原创思维“形神一体”观的临床应用[J].浙江中医药大学学报,2022, 46(12):1354

J

贾春华,李湛,赖敏.隐喻认知视域下的中医思维研究[J].世界中医药,2022, 17(23):3283

姜楠，袁莉，汪莉，等.初诊胃癌患者舌象特征的客观化研究[J].中华中医药杂志，2023，38(1)：427

金萌，李正富，方思佳，等.系统性红斑狼疮患者的舌质颜色与疾病活动度相关性的临床研究[J].中华中医药杂志，2023，38(5)：2004

金钊，江昀峰.发生学视角下的玄府及玄府学说演化动力分析[J].中华中医药杂志，2023，38(2)：500

金镇雄，唐德志，施杞.骨折愈合中骨髓间充质干细胞与骨骼肌卫星细胞的阴阳属性[J].中国中西医结合杂志，2023，43(7)：891

L

李强，白卫国，范逸品.基于象思维以传统小学方法探索“以辛治燥”的深层原理[J].中医杂志，2023，64(11)：1185

李湛，贾春华.从火的生成性谈“六气皆能化火”及其演变[J].北京中医药大学学报，2023，46(5)：617

李湛，贾春华.中医思维范畴下的隐喻与象思维比较研究[J].中华中医药杂志，2023，38(8)：3555

李超杰，张其成.“阴阳”概念的三重内涵及其历史发展逻辑[J].中医学报，2023，38(5)：948

李公义，魏秀楠，梁峻尉，等.基于“五志过极”理论探讨功能性胃肠病的病因病机[J].中国中西医结合消化杂志，2023，31(10)：765

李加才，许家佗，屠立平，等.基于高远面部数字化指标的高尿酸血症人群面色研究[J].中国中医基础医学杂志，2023，29(10)：1696

李潇宁，陈明哲，黄徐睿，等.慢性阻塞性肺疾病E组患者中医证型分布及急性加重相关因素的回顾性分析[J].中医杂志，2023，64(17)：1786

李衣芗，范逸品，白卫国，等.中医象思维内涵及运行机制探析[J].中国中医基础医学杂志，2023，29(11)：1775

李志勇，唐仕欢，杨滨，等.论中医象思维的形成与发展[J].中国中药杂志，2022，47(22)：5991

梁煜，赵远红.“肝与大肠相通”的理论内涵初析[J].中西医结合肝病杂志，2023，33(3)：261

梁玉龙，陈涛，富斌，等.不同中医体质体积骨密度及骨代谢指标的定量分析[J].中医学报，2023，38(8)：1758

林雨乔，刘建，杨洪艳.特发性早发性卵巢功能不全患者中医体质分析[J].广州中医药大学学报，2023，40(10)：2431

凌昌全.关于恶性肿瘤“双重病机”概念的初步探讨[J].北京中医药大学学报，2023，46(7)：1032

刘谦，石雪芹，秦培洁，等.气色形态手诊在颈动脉粥样硬化病变诊断中的临床应用价值分析[J].中华中医药杂志，2023，38(7)：3462

刘魏思，王淑芬，耿红玲，等.基于阴阳平衡理论运用“切脉针灸”辨治排卵障碍性不孕[J].中医杂志，2023，64(1)：83

刘文平，叶桦.体用哲学视域下中医理论创新发展研究思路[J].中华中医药杂志，2023，38(2)：488

刘向哲，刘伟丽，马驰远，等.脑小血管病白质病变认知功能障碍中医证候分布规律[J].中医学报，2023，38(4)：833

刘亚楠，李媛，王亚歌，等.象思维探析“肠胃”功能特征[J].福建中医药，2023，54(4)：26

刘玉良.《伤寒论》以脉定位辨证理论探微[J].中华中医药杂志，2023，38(10)：4620

柳红芳.糖尿病肾病“以病统证”思维模式的构建[J].北京中医药大学学报，2022，45(6)：541

龙旭蕾，陆艾阳子，李敏.北京地区245例哮喘儿童中医体质调查[J].中国中医急症，2023，32(6)：1039

卢雯湉，周惠芳.基于《黄帝内经》术数体系探微古中医养生学象数思维[J].中华中医药杂志，2022，37(8)：4243

陆超然，郭杨，马勇，等.试探“少阳主骨”与肝-骨轴关系[J].北京中医药大学学报，2023，46(7)：943

陆俊红，徐艺峰，王忆勤，等.2型糖尿病患者中医主证脉诊客观参数分析[J].世界科学技术(中医药现代化)，2023，25(2)：813

罗楠，李萌，田志华，等.基于“阳道实，阴道虚”理论探析慢性萎缩性胃炎“炎癌转化”的病因病机与防治思路[J].中医药导报，2023，29(11)：139

罗强，杨晓轶，马骏，等.《辅行诀脏腑用药法要》“四神兽汤”意象思维探微[J].中医杂志，2022，63(24)：2301

M

马骏，杨晓轶，罗强，等.中药隐喻思维探讨[J].中国中医基础医学杂志，2023，29(1)：95

马柯，肖稚，陈洁瑜，等.健康气虚体质人群的尿液代谢特征研究[J].江西中医药，2023，54(7)：32

马培，周燕，李杰.急性冠脉综合征患者中医证型分布及与血清 Hcy、HDL-C、TC 的关系分析[J].中国中医急症，2023 32(4)：704

马振，赵敏，尹笑丹，等.以藏象为例探讨中医学具身性的"名-象-实"认知观[J].中华中医药杂志，2023，38(4)：1727

马雯琳，张茂福，王英明，等.《黄帝内经》"心部于表"浅析[J].实用中医内科杂志，2023，37(6)：106

马新宇，咸楠星，杨珺涵，等.舌中凹陷新舌象特征的认识[J].中华中医药学刊，2023，41(10)：229

苗冲，万健民.象数思维视阈下五输穴主治原理探析[J].中华中医药杂志，2023，38(6)：2791

N

倪家慧，张喜，张丹，等.基于中医动态思维探讨外泌体对胃癌前病变"虚瘀毒"病机的影响[J].中华中医药杂志，2023，38(9)：4096

P

彭超群，黄岩杰，刘福贵，等.象思维在中医儿科学中的应用[J].时珍国医国药，2022，33(8)：1944

彭柳莹，谢胜，张丽敏，等.基于象思维分析背俞指针疗法[J].中医药导报，2022，28(6)：163

蒲保平，肖静，任雪雷，等.基于"少阳为枢"理论探讨儿童孤独症谱系障碍发病机制[J].中国民族民间医药，2023，32(13)：1

Q

亓新庆，亓雪梅，刘甜梦，等.基于《黄帝内经》膏脂理论探讨抑郁症发病机制[J].吉林中医药，2023，43(4)：389

齐伟，刘家邑，钱鑫，等.基于中医平衡观指导的"辨构论治"诊疗理念探析[J].中华中医药杂志，2022，37(3)：1286

祁松，钱洋，潘晋方.体检人群幽门螺杆菌感染与中医体质、糖脂代谢相关性研究[J].安徽中医药大学学报，2024，42(2)：18

瞿媛，顾宁，黄霞，等.不稳定型心绞痛气虚血瘀证患者外泌体 MicroRNA 差异表达[J].中国中西医结合杂志，2023，43(6)：658

R

饶晌书，朱文宇，李欣运，等.以象思维论方证相应[J].中华中医药杂志，2022，37(12)：6984

S

邵珺，张振贤，史佳宁，等.180 例失眠患者中医证型分布及其与多导睡眠图的相关性分析[J].中医杂志，2023，64(4)：377

申俊龙，周胜男，李洁.中医学对传统文化"天人合一"思维方式的医学转化研究[J].中华中医药杂志，2023，38(8)：3558

沈姗怡，甘慧娟，赖新梅，等.基于中医思维特征谈辨证研究的问题与路向[J].中华中医药杂志，2023，38(2)：459

松泉午，周鑫，杨玲玲，等.青少年混合性焦虑和抑郁障碍早期应激因素与中医证候分布的初步分析[J].中华中医药杂志，2023，38(9)：4431

宋连英，张耀圣，付超，等.病毒性肺炎患者不同时期胸部 CT 影像及中医舌象特征分析[J].中医杂志，2023，64(14)：1444

宋文英，古金晓，梁笑笑，等.基于真实世界中风痰热腑实的证候演变规律研究[J].中医药学报，2023，51(7)：46

宋梧桐，曹洪欣.从"体阴用阳"认识脾病病机与证候特征[J].中华中医药杂志，2023，38(10)：4758

宋梧桐，曹洪欣.中医思维对生命健康及疾病防治的作用[J].中医杂志，2022，63(11)：1001

宋梧桐，申力，曹洪欣.从阴阳运动规律解析"心风"病因病机及治则[J].中国中医基础医学杂志，2023，29(4)：543

孙晨耀，张其成.中医五行思维：溯源与扬弃[J].中华中医药杂志，2023，38(11)：5390

孙磊涛，王佩佩，戴新央，等.中医象思维基本模式及现代启示[J].中华中医药杂志，2022，37(6)：2977

孙一珂，胡孙林，张海蓉，等.基于有序性原理探讨"脾主运化"的理论内涵[J].环球中医药，2023，16(8)：1617

T

太明蕊，张松兴.基于"肾在志为恐"及经络理论探讨焦

虑症[J].中医临床研究,2023,15(16):15

谭丽,冯兴中,马羽,等.经脑深部电刺激术治疗前后帕金森病中医证素演变规律及与量表评分相关性研究[J].中华中医药杂志,2023,38(5):2460

唐文,王洋,张磊,等.中医经验思维的原理、局限性及纠误方法探讨[J].中医杂志,2023,64(20):2053

陶星星,王小强,白雪,等.中医象思维模式的图、文、言、数解析研究[J].中华中医药杂志,2023,38(4):1730

W

王超,刘寨华,吴琼,等.论《黄帝内经》"精明五色"诊法[J].中国中医基础医学杂志,2023,29(1):17

王超,吴琼,宋文鑫,等.古代中医诊断思维与方法的科学内涵[J].中医药导报,2022,28(4):35

王磊,徐寅平.中医辨体思维用于中风多专业一体化诊疗模式探讨[J].光明中医,2022,37(5):735

王丽,唐雪春,黄明明,等.典型哮喘和咳嗽变异性哮喘中医体质分布特点的比较研究[J].广州中医药大学学报,2023,40(3):538

王上,徐烨群,陈雨.基于"天地人"三才探讨中医疫病"寒""温"证候的历史演变及启示[J].中华中医药杂志,2023,38(9):4036

王阳,王萍,李中玉,等.480例胃黏膜异型增生患者的中医证候分布规律及其与病理改变的相关性研究[J].中国中西医结合消化杂志,2023,31(5):333

王婧琳,李鸿涛.《黄帝内经》"胃肾相关"理论探析[J].北京中医药大学学报,2023,46(9):936

王琪格,丁思元,隋国媛,等.基于疾病传变模式的高血压病痰证阶段性病机初探[J].中华中医药杂志,2023,38(12):5754

王蓉燕齐,郝闻致,刘玥芸,等.肝主疏泄的现代生物学机制[J].中华中医药杂志,2023,38(10):5018

王若冲,刘雷蕾,高冉,等.掌法七十二格之手诊理论特点研究[J].中华中医药杂志,2023,38(5):1922

王卫明,徐红,刘亮.论中医之"象"[J].中华中医药杂志,2022,37(11):6234

王永炎.中医药学原创思维是华夏哲理,原创优势是辨证论治临床经验重建[J].北京中医药大学学报,2023,46(2):294

王占荣,杨涛,费宇彤,等.基于循证和定性方法的阴阳理论溯源[J].中华中医药杂志,2023,38(10):4984

王章林."1+5"新型中医辨病模式理论探讨与实证分析[D].福建中医药大学,2022

魏一苇,张紫娟,文乐兮.基于藏象学说探讨"卵巢为奇恒之娇脏"[J].湖南中医药大学学报,2023,43(1):164

吴彤,黄慧雯,窦嘉乐,等.五行生克关系判断的事件相关电位和功能性磁共振成像研究[J].世界中医药,2022,17(23):3296

吴国良.从"区域空间性和能量流动性"阐述中医五行的生克乘侮[J].中医临床研究,2023,15(1):21

吴明慧,范冠杰,符宇,等."动-定序贯八法"之序贯思维[J].中华中医药杂志,2022,37(1):100

吴止境,陈晓虎.基于"心主神明"理论探讨现代"双心医学"的应用与外延[J].中医药学报,2023,51(3):1

X

乡晓岚,彭宇婷,关晓莹,等.从中医学"六郁"探讨甲状腺相关性眼病活动期的病因病机和防治[J].中国中医眼科杂志,2023,33(11):1055

肖洋,祝志岳,张琦,等.从"气街-咽喉-肾间动气轴"论消渴肾病病机[J].中华中医药杂志,2023,38(5):2167

肖准,杨芳明,代静慧,等.基于"取象比类"法探讨肝细胞铁代谢紊乱与肝纤维化中医病机的关联[J].世界科学技术(中医药现代化),2022,24(3):1090

肖友亮,商庆新.象思维视域下的脉象模型理论探析[J].中国中医基础医学杂志,2023,29(10):1591

谢玉春,闵莉.高脂致石饲料联合21天"CUMS+孤养"建立胆石症肝郁证动物模型研究[J].亚太传统医药,2023,19(1):23

邢玉瑞.中医思维方法·方法体系卷、趣味应用卷[M].北京:科学出版社,2023

徐宁阳,李国信,梁丽喆,等.从"心肾相交、心脾相生"探讨线粒体功能在心系疾病中的作用[J].北京中医药大学学报,2023,46(3):415

许睿,鲁明源.基于"负阴抱阳"思想探讨命门真义[J].北京中医药大学学报,2023,46(4):491

Y

闫德祺,张星平,邓宁,等.久坐湿地法建立肾不藏志不

瘵大鼠模型的研究[J].中华中医药杂志,2023, 38(3):1254

杨凤,白雪芳,胡佳卉,等.基于半结构式访谈与扎根理论构建名老中医原创思维方法的应用体系[J].中国中医基础医学杂志,2022, 28(5):738

杨磊,迟浩然,杜松,等.基于古籍文献的沉细脉相关病证理论探讨[J].中国中医基础医学杂志,2023, 29(8):1254

杨妮,齐向华.系统中医学视域下基于脉象系统认识疾病过程[J].中医杂志,2023, 64(1):6

杨娜婷,周旋,马庆宇,等.抑郁症肝郁脾虚证患者面诊客观参数分析[J].中华中医药杂志,2023, 38(8):3836

杨云月,王文革,宦绰,等.不同中医体质婴儿湿疹患者脐带血炎性因子表达差异[J].现代中医临床,2023, 30(5):5

尹晓琳,魏凤琴.五行互藏理论探讨[J].北京中医药大学学报,2023, 46(9):1227

于睿智,吕晓东,庞立健,等.运用中医象思维浅谈络病与通络药[J].中华中医药杂志,2022, 37(2):750

于兴娟,祝新亚,宫胜贤.肺阳相关问题的思考[J].中华中医药杂志,2023, 38(10):4667

余宋,郭玉玉,胡佳佳,等.399 例胆管癌患者中医证候分布研究[J].中国中西医结合杂志,2023, 43(5):549

余海洋,周亚东.中医象数思维特征[J].中华中医药杂志,2022, 37(3):1622

袁静云,武晓冬,赵楠琦,等.基于《灵枢·营卫生会》探讨胃络与胃、三焦的关系[J].中医药导报,2023, 29(9):121

Z

翟盼盼,黄岩杰,梅晓峰,等.儿童特应性皮炎中医辨证分型特点及各证型的免疫表型研究[J].世界科学技术(中医药现代化),2023, 25(6):2168

张蕾,李小茜,何建成.基于 CaN-NFTA3 信号通路探讨充血性心力衰竭常见中医证候物质基础[J].中国中西医结合杂志,2023, 43(5):542

张青,陈国伟,苏镜旭,等.基于肠道菌群和代谢组学探索糖尿病肾病中医湿证生物学特征[J].中国中西医结合杂志,2023, 43(7):791

张伟,卢秉久,张艳,等."肝-血-心-脉"一体观探析泛血管疾病临证思路研究[J].辽宁中医药大学学报,2023, 25(4):55

张曦,张万义,石作荣.基于阴阳五行探讨《黄帝内经》中药药性与天人相应用药观[J].中华中医药杂志,2023, 38(9):4116

张燕,杨建英,张丽宁,等.不同病程原发性干燥综合征患者的舌象与证候特点[J].中国实验方剂学杂志,2023, 29(8):52

张春辉,吕静,邹吉宇,等.基于中医象思维探析六味地黄丸防治糖尿病肾脏病的机制[J].中医学报,2022, 37(12):2501

张金枫,胡荣魁,任苏妍,等.从《周易》阴阳理论探讨月经病的周期调治[J].南京中医药大学学报,2023, 39(3):205

张晶芳,曾圆圆,赵静,等.早发冠心病危险因素及中医体质类型的相关性研究[J].中国中医急症,2023, 32(8):1368

张立平,高宴梓,李菲,等.论中医药学术传承的核心要素:"象"思维[J].中华中医药杂志,2023, 38(8):3525

张俐敏,周洁,黄益清,等.基于五行互藏理论的中医生命观探析[J].中华中医药杂志,2023, 38(7):3445

张莉莉,苗润宇,雷烨,等.顶焦脉及其临床应用探析[J].南京中医药大学学报,2023, 39(7):601

张诗婳,曾一.从"阳化气,阴成形"探讨肉芽肿性乳腺炎的中医辨治[J].中医临床研究,2023, 15(18):94

张雅坤,王明强.古代肝脏图像"左三叶,右四叶,凡七叶"考探[J].南京中医药大学学报(社会科学版),2023, 24(3):173

张逸雯,卢红蓉,胡镜清.《黄帝内经》中"水""湿""饮"认知刍议[J].中华中医药杂志,2023, 38(10):4611

赵平,赵明芬.染色体 9p21 单核苷酸多态性与新疆不同民族冠心病及西北燥证的相关性[J].中华中医药杂志,2023, 38(4):1792

赵艳,杨必安.基于五行之形再论五脏之脉[J].医学与哲学,2023, 44(8):77

赵月纯,罗逸祺,张宁馨,等.基于"三焦者,原气之别使"探讨肾-三焦理论[J].中国中医基础医学杂志,2023, 29(3):354

钟霞,康晨,滕晶,等.管窥玄府理论下的五神脏病机[J].天津中医药,2023, 40(1):32

钟霞,滕晶."胆气春升"理论探蠡[J].中华中医药杂志,

2023，38(5)：2193

钟玉梅，曾召，文小敏，等.立足意象思维论玄府[J].中华中医药杂志，2023，38(10)：4579

周洁，李伟，周茹.维持性血液透析患者中医辨证分型与并发肺部感染的关系[J].四川中医，2023，41(6)：82

周荣易，马丙祥，丁樱，等.基于医易同源思想探讨取象比类思维对中医学理论体系及思维模式构建和发展的影响[J].中华中医药杂志，2023，38(8)：3548

周燕芳，王桧，宋艳丽，等.基于“伏邪阻络，络息成积”探析子宫肌瘤的中医病机[J].环球中医药，2023，16(12)：2506

周于捷，李想，张楠，等.基于“金曰审平”理论探析肺脏生理功能[J].中华中医药学刊，2023，41(10)：150

朱慧蓉，刘金涛.《黄帝内经》“肺藏于右”理论探赜[J].中医学报，2023，38(5)：943

邹学敏，魏艳，张真全，等.社区老年人早期肾小球滤过率功能减退与中医体质辨识的现状调查研究[J].四川中医，2023，41(2)：78

（二）中药理论

【概述】

中药理论包括药性（气味、归经、毒性、升降沉浮）、配伍、禁忌、炮制等多个方面。2023 年有关中药理论的研究既有传统的文献整理和理论探讨，也有利用现代方法的分析归纳，内容丰富而广泛。随着近年来毒性本草的研究逐渐成为热点，有关中药毒性理论的研究渐趋增多，尤其在中药减毒理论研究方面，成果较往年有所增加。

1. 药性理论研究

对气味的研究：王可一等基于古代文献进行归纳总结，认为辛味药有能散、能行、能温、能升等多种功效，其与甘味药的配伍被灵活运用于多种治法中，在未病先防、审因论治、瘥后调摄等各环节都可应用。

对毒性的研究：占心佾等通过动物实验证实与传统炮制黑顺片相比，无胆巴炮制蒸附片能有效降低对肝脏的损伤程度。陶兴宝等以 Western blot 法考察甘草汁浸泡对凝集素蛋白含量的影响，发现甘草汁在法半夏炮制过程中解毒机制为甘草汁中甘草酸浸泡凝集素蛋白可使其达到等电点，促进其超分子自组装，改变溶解度而沉淀；甘草汁与石灰水在炮制过程中以协同作用形成超分子自组装复合物而解毒。

对升降沉浮的研究：张贝贝等通过动物实验探究麻黄升浮药性和葶苈子沉降药性的潜在靶点，发现药性升浮的麻黄及生物碱组分和通宣理肺丸可显著促进病位在表的风寒表证和风水水肿模型大鼠 CHRM3 的表达，其可能为麻黄升浮药性的潜在作用靶点之一；药性沉降的葶苈子、黄酮苷、低聚糖和脂肪油可显著促进病位在里的痰饮停聚和肺水模型大鼠 PPAR-γ 的表达，其可能为葶苈子沉降药性的潜在作用靶点之一。刘淑明等以功效作为升降沉浮药性判定标准，选取升浮药 101 种、沉降药 138 种，经处理后分别进行拉曼光谱检测，建立中药升降沉浮辨识模型，选用曲线下面积（AUC）、准确率、精确度、召回率及 F1 值作为模型的评价指标，发现 4 种辨识模型的 AUC 均达 80%以上，其中 XGBoost 模型表现最优，AUC 达 90%以上，准确率、精确度和召回率均优于其他模型，可以实现对升浮中药和沉降中药的准确辨识。

归经理论：曹策等基于中药的“望闻问切”理论讨论中药的归经，认为通过望其形色、闻其气味、“问”其味道和切其质感的“四诊合参法”来学习与理解中药，可有事半功倍的效果。此理论对应中医理论的整体观、辨证观，对于传统中医学理论体系有所完善和补充。

非传统中药的中药化研究：外来药物的中药化研究 2023 年仍在继续，如王子恒等通过分析归纳法，赋予南非叶中药药性，认为南非叶性寒，味苦、甘，归脾、肝、胃、大肠经；清热燥湿、泻火解毒、杀虫截疟；用于湿热泄泻、内热消渴、疟疾、虫积、湿疮等；干品每日 5～10 g 水煎服，鲜品适量外敷于患处。除植物药外，有部分学者开始尝试将中药药性理论推广到更抽象的范围。伍卓珺等根据机体用药反应，通过逻辑推理，探讨安罗替尼（Anlotinib）的中药药性，认为其四气为热，五味属辛、咸，升降浮沉中具有双向性，主要归心、脾二经。因此临床运用安罗替尼时，若中医辨为心脾热盛、血热吐衄等实热证或气阴亏虚等虚热证，应注意配伍养阴生津类药物。傅骞等尝试对放疗所用射线进行“中药化”分析，认为放射线性热，味辛、苦、咸，归肺、脾、胃、大肠、肝、胆、肾、膀胱经，有毒，有破血消癥、攻毒抑癌之效，可用于多种恶性肿瘤的治疗。

2. 配伍理论研究

徐顺洲等观察黄芪-当归的6种活性成分阿魏酸、毛蕊异黄酮苷、芒柄花素、黄芪皂苷Ⅰ、黄芪甲苷、毛蕊异黄酮配伍对血管紧张素Ⅱ诱导的大鼠血管外膜成纤维细胞合成细胞外基质的影响，发现黄芪-当归6种活性成分配伍可抑制VAF合成ECM，其作用可能是通过调节TGF-β1、MMP2、TIMP2发挥的。

3. 禁忌研究

柳海艳等针对十八反能否用于临床的问题，以经典名方海藻玉壶汤、甘遂半夏汤为切入口，研究海藻-甘草、甘遂-甘草的反药组合配伍情况，认为十八反不是绝对配伍禁忌，是有条件的“反”，反药组合能否在临床应用，存在一定使用条件和一定使用范围。葛友涛等认为十八反的内涵在中医药的发展过程中逐渐被绝对化。从历史源流来看，十八反并非配伍的绝对禁忌；从毒理作用来看，十八反的毒副作用多来自配伍中某药毒副作用的加强，而非两药相配产生毒副作用；从药效作用来看，部分反药相配可获常规用药无法获得的疗效，具有临床实践的可行性和合理性。精确的药物配伍、药物的炮制以及煎服方法可减轻药物及其配伍毒性，是十八反配伍应用的可行使用方法。

4. 炮制理论研究

姚婷等运用二重证据法，发现清宫茯苓为完整菌核，并不预先在产地加工切制，而是在清宫炮制加工，另据清宫相关档案文献，清朝宫廷中所用茯苓多由云贵地区官员进贡而来，及至晚清贵州巡抚不再进贡茯苓，主要从云南进贡。杨诗龙等对比古今中药炮制中辅料乳汁的应用，发现古代乳汁常以蒸、煮、炒、拌、浸等方法用于茯苓、人参、蟾酥、白术等数十味中药的炮制，主要发挥增强疗效、缓和药性、洁净和溶解药物等作用。现代应用范围更小，除民族药还有较多使用外，仅少数省份继承使用乳汁制蟾酥、鹿茸。此外，辅料以牛乳和羊乳替代古代常使用的人乳，炮制方法以浸法和煮法使用较多，蒸、炒、拌等古代常见方法今已罕见，现代的炮制目的也以增效减毒为主。孙笑奇等对比研究了生姜、干姜和炮姜中有效成分含量与其提取物抗炎活性的相关性及其抗炎活性物质，发现生姜经不同炮制后，其有效成分的含量发生改变，6-姜酚、8-姜酚、6-姜烯酚和10-姜酚均是生姜、干姜和炮姜中的主要抗炎有效成分。

（撰稿：薛昊　陈仁寿　审阅：司富春）

【中药性味理论研究】

中药性味研究一直是中药研究的重点，2023年对于中药性味理论研究成果颇丰。其中，既有基于梳理中医古籍开展的文献研究，也有运用现代科学方法开展的研究，既有使用传统方法的研究，也有引入新理论、新方法的研究，还有部分学者对新的外来中药进行了探索研究。

1. 药性理论源流研究

曹灿等梳理了中药归经理论的历史沿革，认为归经理论经历了萌芽、奠基起源、形成、发展和完善时期，中药归经的文献研究主要集中在归经理论的梳理考证以及创新理论的形成和阐释，实验研究主要集中在利用多种现代科技手段或借助先进学说探讨归经。建议加强归经理论文献研究的系统性、重脏腑经络功能、基于临床实践探讨归经、在中医药理论指导下进行中药归经的实验研究、重视方剂的归经研究，并应加强多学科与多种先进技术联合探讨归经。

王洋洋等通过对四性及五味的溯本寻源，以中药四性的起源、临床应用和现代研究为主线，对四性的形成过程及其临床应用价值进行归纳和总结，并对《中国药典》(2020年版)(一部)收载的617味中药进行“性”与“味”的统计分析，解析二者的内在关联性，有助于中药性味的应用和理解，为中药药性理论的进一步研究提供思路与借鉴。

2. 药性考证研究

马艳珠等通过对历代本草典籍文献的梳理，从川贝母本草首次收录、本草附图、药性、功效、用药禁忌五个方面，系统研究了历代医家对川贝母性味、功效、用药禁忌等方面的认识，还对川贝母的名称由来及附图进行了辨误，并从形态特征、产地等方面进行了考证，为川贝母基础研究的开展及临床合理用药提供了参考。

邓静等通过系统梳理历代本草典籍与现代文献，从桃仁的性味归经、功效应用、证候禁忌等方面进行古今比较，通过考证发现古籍中提出的味辛与归肺经亦有合理之处。典籍中记载桃仁的杀虫与美容等功效如今逐渐被忽略，桃仁的证候禁忌除了现代标准中注明的孕妇慎用外，古代典籍中所载的血虚、血枯、血燥、血不足、肠滑者禁用及用量问题现今也鲜少提及，这些都有必要进行进一步的探讨。

唐元辰等从中药五味理论角度，探讨了“软坚散结”的内在含义及发展演变，研究发现，“软坚散结药”应包括味咸的软坚药和味辛、苦的散结药。进一步划分，软坚药多为咸味，无须分类；散结药可分为清热、化痰、化瘀、理气、消食和扶正六类，临床应用需辨证选药处方。

3. 药性分析研究

张贝贝等通过中药系统药理学数据库和TCMSP分析平台，筛选出升浮中药(如麻黄、柴胡、升麻、葛根、桔梗、薄荷)和沉降中药(如葶苈子、旋覆花、刀豆、川牛膝、茯苓、苦杏仁、丁香)的靶点。结合病症信息，推测升浮中药可能作用于病位在上在表以及病势下陷的靶点，而沉降中药可能作用于病位在下在里以及病势上逆的靶点。进行动物实验验证这些推测，连续灌胃相应药物14日后，检测大鼠肺组织中多个基因的mRNA和蛋白水平，发现CHRM3、CHRM1和PPAR-γ是典型升浮和沉降中药潜在作用的关键靶点。

程虹等利用拉曼光谱数据结合机器学习算法，建立苦味中药药性分类辨识模型，通过测定110种苦味中药和132种非苦味中药的拉曼谱图，对拉曼数据进行预处理，并结合一维卷积神经网络(1D-CNN)、支持向量机(SVM)、随机森林(Random Forest)、多层感知机(MLP)和逻辑回归(Logistic Regression)多种分类算法建立苦味辨识模型。结果显示，各分类器的准确率均达到90%以上，其中1D-CNN模型表现最佳，准确率高达97.26%。中药拉曼谱图数据信息与苦味药性密切相关，可作为苦味药性的整体表征精准数据。

4. 中药“性-构-效”关系研究

裴莉昕等通过对48味藤类中药的生长习性、生境、入药部位和性味功效的统计研究，发现其性味以寒、苦居多，归经以肝经居多，以根茎、藤茎入药为主，这类中药多分布于中国东南沿海地区，主要功效为通经活络、祛风除湿、活血止痛和清热解毒。藤类来源中药的生长习性、生境、入药部位均与其性味功效之间存在一定的相关性，为藤类来源中药的资源开发和利用提供参考。

贾荣浩等采用K-近邻算法(KNN)进行药性分类模型构建，根据“性-构”关系假说，研究中药化合物的结构决定其药性。为此首先计算分子描述符以提取中药化合物的结构特征，然后利用KNN衡量中药化合物的相似性，构建预测模型，通过五折交叉验证，模型表现良好，准确率和AUC值分别为81.14%和0.910，证明了基于KNN的中药药性分类模型是可行的。

5. 药性研究新方法探索

姜丽等在“单味药药性成因假说”理论指导下，首次创建了“单味药药性形成演变分类范式模块”研究方法。该方法利用现代药效物质基础研究成果，解析淫羊藿四气药性合理性，在中医学理论语境下分析其形成、演变过程及影响因素，并将研究结果纳入模块类别单元分类。这一研究为建立系统、科学合理的中药药性研究方法与手段提供了新思路。罗曦蕾等提出现代中药药性理论研究需要借鉴药母八法的综合评价体系，药母八法通过体、色、气、味、形、性、能、力八个维度解析药品，为理解中药“性-效-用”关系提供了新思路，这有助于建立多元药性理论研究体系，推动中药药性理论的现代化发展。

（撰稿：娄峄航　陈仁寿　审阅：司富春）

【中药配伍理论研究】

药物的配伍应用是中医用药的主要形式，药物按一定法度、一定分量比例加以组合，可增强原有疗效，或减少毒副作用。2023 年，通过经方配伍、对药角药、特定疾病的中药配伍、中药配伍与毒性、基于数据挖掘等方式研究中药配伍效应等方面均有报道。

1. 配伍理论研究

昝树杰等通过对药对理论进行梳理和阐发，总结认为药对配伍理论发端于“气味相求”，核心目的是增效减毒，依据中药药性理论和中医辨治思想，以期达到体现临床应用针对性和灵活性的效果，值得临床医家重视和使用。屈青松等通过对传统发酵中药炮制及功效、现代发酵中药的工艺和“减毒、增效”的研究进展进行总结，在此基础上提出了“发酵配伍”理论，并对其理论内涵、论证方法和未来发展方向进行了讨论，为发酵中药的实验和理论研究提供思路，为现代中医药理论体系研究提供新视角。

2. 经方配伍研究

经方是指汉代以前经典医药著作中记载的方剂，尤以仲景著作中所载方剂为代表。2023 年，经方配伍研究方面的论文数量较多。

张倩芸等运用 UHPLC-LTQ-Orbitrap MS 法分析甘草干姜汤配伍前后化学成分的变化，发现配伍前后有效成分的差异来自新甘草苷、新异甘草苷、桑辛素、光甘草酮等，这四种有效成分的析出对于治疗金葡菌感染、提升抗菌能力、抗流感病毒能力和治疗呼吸道感染有关，体现了甘草、干姜相须为使的合理性。辛文等从七情配伍的角度解读经方中的桂枝配伍，认为桂枝药性柔和，非有毒之品，张仲景在桂枝配伍中尤喜相须相使，其中“桂枝-麻黄”合用，发透营卫；“桂枝-附子”温阳通肢节；“桂枝-石膏”寒热并用，温而不燥；“桂枝-芍药”一收一敛，动静相宜；“桂枝-地黄”阴阳同补；“桂枝-胶饴”润燥并用；“桂枝-知母”“桂枝-阿胶”动静相宜，拓展了运用七情理论解读经方的思路。余远盼等采用 HPLC 考察枳实芍药散中枳实-芍药不同配伍比例对化学成分提取率的影响，以期从化学成分变化角度为解析枳实炮制原理和经方配伍提供依据，为今后从入血成分及代谢情况角度展开研究提供了借鉴。谭小青等使用 HPLC-MS/MS 法测定白头翁汤中 13 种成分含量及其配伍前后变化，发现白头翁汤中生物碱可能与皂苷结合形成其他化合物，导致两者含量都降低。

3. 对药角药研究

在组方配伍中，有的医家注意运用“对药”“角药”，即两味药或三味药一组配伍，针对一定的病因、病机，达到提高临床疗效的目的。

叶红霞等通过研究肉苁蓉总苷和枸杞多糖的配伍对不同月龄小鼠促智作用，发现两者的配伍使用增强了小鼠的学习记忆能力的机制可能与调节脑内胆碱能神经递质合成与降解、抑制脑内氧化应激水平有关。甘力帆等选取双黄连口服液、银翘散、新加香薷饮、薄荷连翘汤、白防活命饮等方剂中的金银花-连翘的比例进行合煎颗粒和单煎颗粒混合后的化学成分比较，分析得出不同配伍比例中化学成分基本一致，部分化学成分含量存在差异，对指导临床合理用药具有一定的指导意义。林思绮等运用 K-B 纸片法、二倍微量稀释法对不同配伍比例的金银花-连翘药对混合物进行实验，发现对革兰阳性菌、革兰阴性菌均有抑制作用，其中以 1∶1 的配伍比例最优，其抗菌机制可能与破坏菌体细胞膜、细胞壁有关。杨锦妮等通过数据挖掘融合人工智能、数据库技术、统计学方法及可视化技术，检索近 10 年半夏炮制品治疗失眠的文献，运用频数分析挖掘其治疗的中医证型及高频配伍中药，继之利用关联规则对高频配伍中药挖掘其核心的配伍药物，聚类分析总结其常用组方，并以因子分析验证，得出：法半夏、姜半夏、清半夏为半夏治疗失眠的常用炮制品，法半夏-茯苓-酸枣仁、姜半夏-大枣-党参、清半夏-黄芩-柴胡为核心药物组合。从中医辨证角度，分析总结了半夏治疗失眠常用炮制品的配伍组方应用规律，为中医药合理安全有效地使用半夏治疗失眠提供了理论依据。

4. 针对特定疾病的中药配伍研究

邢冰琪等深入探究不同配伍比例黄连苦参对心律失常大鼠的治疗作用，证实了黄连与苦参 2∶1 时保护作用最强，可能与激活 Shh/Glil 信号通路有关，为进一步探究黄连、苦参对心律失常治疗作用的分子机制提供了有效参考。李飒等研究秦艽-威灵仙配伍对类风湿关节炎（RA）模型大鼠的作用，发现秦艽、威灵仙可以明显降低大鼠血清中 RF、抗 CCP 抗体、CRP、PGE2 含量，从而控制炎症的发生发展，并且秦艽、威灵仙配伍后使用效果优于单味秦艽组和单味威灵仙组，其作用机制可能是抑制 HIF-1α、VEGF 的表达和分泌，减少关节血管新生和滑膜血管翳形成，从而改善大鼠足趾肿胀情况，起到对 RA 的治疗作用。

5. 中药配伍与毒性相关研究

顾蘅等通过查阅古籍，结合临床经历阐述了昆明市中医医院尤其是院内扶阳学说火神派医师对附子与半夏炮制品配伍的用药经验，指出临床中多将姜半夏、法半夏和制附子（黑顺片）配伍应用，对于云南等高寒地区寒盛阳虚证取得了显著疗效，为指导使用反药配伍提供了临床案例和思路。高一波等用斑马鱼多模态评价杜仲配伍补骨脂对其香豆素糖苷的代谢及毒效影响。结果显示：杜仲提取物（LEEC）配伍补骨脂香豆素提取物（CEPF）及松脂醇二葡萄糖苷（PDG）分别配伍补骨脂苷（PSS）和异补骨脂苷（IPSS），可改善斑马鱼心包、卵黄囊等形态畸变，减少鱼死亡率，提高鱼致畸或致死浓度，为杜仲配伍补骨脂的减毒增效作用研究提供高效的方法与思路。彭伟等利用网络药理学与代谢组学关联分析，构建甘草对附子增效减毒的代谢物-靶点-通路关联网络，并采用 Western blot 方法对网络中的代表性通路进行实验验证，发现附子、甘草药对在生理与病理状态下的核心配伍内涵发生改变，同时其配伍增效与配伍减毒结果是基于不同代谢途径与生物通路得以实现，为科学阐释方药的组方原理，认识配伍内涵提供了参考。杨一博等从神经源性位点缺口同源蛋白（Notch）信号通路入手探讨菟丝子总黄酮配伍雷公藤多苷片对雌性生理小鼠卵巢生殖干细胞的作用，并探讨其作用机制，发现卵巢生殖干细胞是雷公藤多苷片生殖毒性的源头靶点，菟丝子总黄酮可参与调控卵巢生殖干细胞途径缓解雷公藤多苷片所致的生殖损伤，其作用机制可能与 Notch 信号通路相关。

（撰稿：金锴　陈仁寿　审阅：司富春）

【中药毒性理论研究】

近年来中药毒性逐渐成为中药药性理论的研究热点，不仅有中医理论层面的思索，还有对于方法、技术在毒性中药研究方面的探索总结，对于深入理解中药毒性，规范中药使用及推进毒性中药的研究具有重要意义。

1. 毒性中药的特性与应用研究

廖富娟等通过测定半夏中总黄酮、总生物碱、淀粉、草酸钙含量，应用 UPLC-ESI-MS/MS 广泛靶向代谢组学技术对组间差异代谢物进行分析，对差异代谢物进行京都基因与基因百科全书（KEGG）分类与富集分析，采用 MTT 比色法检测半夏对 AML12 肝细胞活力变化；采用兔眼结膜刺激考察不同直径半夏的刺激性毒性等方法，探讨不同直径范围半夏主要成分含量与毒性、刺激性差异，确定半夏适宜的入药直径范围以更好利用资源。结果显示，直径不足 0.4～0.7 cm 的半夏不应作药用，直径 1.6～2.0 cm 的半夏可作为药用，建议将相关标准中规定的直径修改为 0.7～2.0 cm。李阳等基于"有故无殒"思想研究雷公藤制剂对儿童的性腺毒性。研究认为，"有故无殒"思想体现了"以毒攻毒"和"辨证论治"的中医治则和理念，为正确合理地认识雷公藤治疗作用与性腺毒性提供了思路，雷公藤对儿童性腺的影响既要权衡近期影响，也要考虑远期转归。大量临床研究及实验研究表明，雷公藤的性腺损害大多是"可逆"的，临床上通过采取合理的防治措施，雷公藤对儿童性腺的毒副作用是可以预测和预防的。孟驿佳等对《中国药典》（一部）（2020 年版）中"有毒"中药的毒性成分和毒性特点展开研究分析。结果显示，83 味有毒中药中，"大毒"10 味，"有毒"42 味，"小毒"31 味，除去炮制品共计有 38 味"有毒"药材。这些有毒药材的毒性成分多为毒苷、生物碱、毒蛋白和金属元素，范围分布于脑、神经、脏腑等，功效分布广泛，常见为杀虫、泻下和清热。多数有毒药材有效成分与毒性成分相同，在发挥治疗作用的同时会对机体产生毒性。

2. 毒性中药炮制减毒研究

黄聪琳等采用 UV 分光光度法测定总黄酮和总生物碱含量，通过实验评价抗炎活性并测定各项生化指标，观察小鼠肝、肾组织病理学变化，评价不同辅料炮制对镰形棘豆抗炎与毒性作用的影响。结果表明，镰形棘豆经 3 种炮制辅料分别炮制后，均能达到"减毒存效"的目的，效果以奶制品为最优，酒制品次之。黄琦等按照常压煮制、常压蒸制、高压煮制、高压蒸制、切片煮制、切片蒸制 6 种工艺对川乌进行炮制，采用 HPLC 法对《中国药典》（2020 年版）规定的炮制工艺过程中样品 6 种生物碱含量进行检测，探寻川乌不同方法炮制过程中的关键点及对毒性成分的影响，建立感官评价标准。结果：6 种炮制方法中双酯型生物碱总量均符合《中国药典》（2020 年版）规定的不超过 0.04％限量要求，最佳工艺为川乌浸泡 24 h 后常压煮制 2 h；与生物碱含量测定结果对比，炮制过程中质量控制关键点为川乌切片内心暗黄色、麻度等级为 1。张静等通过急性毒性实验，研究苍耳子炮制前后对小鼠的急性毒性及主要毒性成分、药效成分的含量差异。结果：苍耳子经炮制后，水煎剂和水煎剂醇沉上清液中的羧基苍术苷含量均显著降低（均 $P<0.01$）；炒苍耳子中咖啡酸和异绿原酸 C 的含量显著升高（均 $P<0.01$），表明苍耳子炮制后毒性可显著降低，有效成分溶出增加。

3. 毒性中药的毒理研究

丁彦敏等通过综合数据库与分析平台进行预测与筛选，采用网络药理学及分子对接技术研究分析确认栀子导致肾损伤的主要活性成分、关键靶点和作用机制。研究表明，栀子导致肾损伤的主要成分可能是栀子苷，与调控蛋白酶结合、磷酸酶结合以及对细胞外刺激的反应密切相关，涉及多个信号通路。刘佳莉等采用桑树、柳树、漆树、油茶、夹竹桃、苦楝寄主桑寄生水提物对斑马鱼胚胎心脏发育毒性展开研究。结果：除桑树寄主桑寄生外，其他 5 种寄主桑寄生均表现出不同程度的心脏发育毒性，具有明显的寄主相关性；寄主植物不同，毒性机制也不同，一般与氧化应激反应、心脏发育异常、心肌细胞凋亡有关。王曼姝等基于功能代谢组学在中药毒性评价的研究策略，以及在中药肝毒性、心毒性、肾毒性评价等方面的具体应用，总结出一套"毒性成分-内源性代谢物-直接靶标-毒性机制"的新策略，可作为评价中药毒理学和深入阐释毒性机制的潜在工具，可为合理用药及毒性防控提供理论指导，为研究中药功能代谢组学提供了新策略和思路。

4. 毒性中药的多学科交叉研究

潘校琦等基于中药"毒与效"的多维评价体系，围绕有毒中药多成分、多靶点、多效应、毒效相关的特点，提出应在中医药理论指导下，应用整体药代动力学、网络药理学、系统生物学等多学科前沿技术对有毒中药的毒效物质基础、毒效作用机制和毒效关系进行整合分析的研究思路，为中药安全性评价提供新的策略和方法。钱文秀等根据4种主要的计算机虚拟筛选技术的具体应用情况，分析分子对接、机器学习、毒效团和分子相似性方法在中药毒性领域的应用和前景，认为计算机虚拟筛选技术恰当地将多学科融合在一起，极大地减少了使用传统毒性实验方法带来的工作量大、实验周期长、工作效率低及资源浪费等问题，随着未来技术理论的不断升级优化，将会越来越适应中药毒性研究的特点。宋亚刚等基于文献分析提出基于数据挖掘结合毒理研究的赋值评分分级法，该方法基于数据挖掘(毒性中药的古文献毒性记载、临床报道和体内外实验研究)综合现代毒理研究成果，对各项进行赋值加权评分，对该中药毒性等级予以确定。

(撰稿：陈仁寿　吴纪东　叶子　审阅：陈建伟)

【中药减毒理论研究】

近年来，中药毒性逐渐成为中药药性理论的研究热点，2023年更出现相当多有关"减毒"这一中药理论分支领域的研究。其从中医传统的以药制药炮制工艺、药物配伍等角度出发，讨论中药对毒性中药进行减毒增效的作用。另外有部分学者探索了中药的减毒作用对于临床有毒西药的减毒效果和机制。这对于深入理解中药减毒理论、机制，拓展中药的应用范围，减少临床中西医治疗手段的副作用并提高疗效，以及争取中药在毒性相关领域的话语权具有重要意义。

1. 减毒理论研究

俞志超等剖析清络通痹方中减少雷公藤毒性的配伍组方思路，系统地解读了"异类相制"复方配伍减毒理论，认为"异类相制"涵盖了性味相制、异效相制、扶正制毒三种减毒方式，强调有毒中药复方配伍减毒的实现，将是中药减毒理论创新的方向。陈志强等梳理了有关细辛毒性的文献资料，结合现代药理研究，发现细辛的毒性大小与药物基原、用药部位、炮制方式、药物剂型、方药配伍、服药方法及患者体质等因素有密切关系，并从以上方面探析了细辛毒性的有效避减方式，为包含细辛的经典名方的合理开发和安全应用提供了更为充分的依据。孙利辉等归纳基于文献挖掘探讨中药减轻雷公藤雌性生殖毒性的规律分析，共纳入43篇文献，分析了84味减轻雷公藤雌性生殖毒性的中药，对使用频率≥1%的28味中药聚类分析得出7个新处方，发现熟地黄-菟丝子是最常用于制约雷公藤雌性生殖毒性的药对。

2. 减毒方法研究

王硕等对何首乌的肝毒性进行归类分析，并且探讨何首乌古代炮制减毒的意图及现代炮制对何首乌肝毒性的影响和机制。王彦嵋等以雷公藤与金钱草的质量比(因素A)、金钱草煎汤煮制液体积(因素B)和煮制温度(因素C)为考察因素，设立对照试验优选金钱草煎汤煮制雷公藤的最佳炮制减毒工艺。结果显示，雷公藤与金钱草质量比为60∶7.5，取37.5 ml的金钱草煎汤煮制液母液稀释至200 ml，煮制温度为110 ℃时减毒效果最佳，并指出其减毒机制可能与抑制主要毒性靶器官肝NF-κB介导的炎症反应有关。赵明明等总结了部分致肝损伤中药的物质基础和机制及降低中药肝损伤的措施，包括减少给药剂量和疗程、改变给药途径、改变药物剂型、药物配伍和炮制等方法，还总结了防治各种诱导物诱发肝损伤的单体中药、中药复方和中药成分及防治肝损伤的生物效应和作用机制。

3. 减毒机制研究

付小梅等在As_2O_3致大鼠急性肝、肾损伤模型上，取南天竹根70%乙醇提取物及其不同极性溶剂的萃取物灌胃，分析大鼠体征变化并测定各组大鼠组织中肾脏系数、SOD、CAT、MDA、AST、ALT、Ccr、BUN，HE染色检测大鼠肝、肾组织病理变化，研究南天竹根不同萃取部位对 As_2O_3 所致肝、肾毒性的保护作用，采用UPLC-Q-TOF-MS/MS技术探寻其减毒部位的主要化学成分。结果显示，南天竹根不同萃取部位对 As_2O_3 所致肝、肾毒性具有明显保护作用，其拮抗毒性成分可能为生物碱类成分。李晗等采用大鼠体内外实验，基于CYP450系统分别考察诃子、甘草与制草乌及有效成分鞣花酸、甘草苷与乌头碱合用的减毒机制，发现诃子、甘草与制草乌合用减毒机制主要是鞣花酸、甘草苷与乌头碱合用后，上调了CYP2J3表达，促进AA代谢生成EETs，进而降低心脏损伤的作用，且这种作用可能起始于转录环节。赵明洪等采用生物对照试验探究肝脏药物代谢关键酶细胞色素CYP2D6、CYP3A4在甘草水提物对急性肝损伤发挥保护作用的分子机制，发现甘草水提物对雷公藤多苷片所致急性肝损伤的保护作用，可能与降低血清中AST、ALT、γ-GT、ALP、TBIL的水平；抑制肝细胞中MDA升高，增加SOD酶活力；提高肝脏药物代谢关键酶CYP2D6和CYP3A4的活性进而加速毒性物质代谢有关。刘婷婷等基于小鼠原代骨髓巨噬细胞（BMDM），建立补骨脂定诱导的炎症小体活化模型，探索补骨脂定联合刺甘草查尔酮免疫调控的作用效应，发现刺甘草查尔酮可显著抑制补骨脂定介导的过激的免疫炎症反应，从而达到配伍减毒的效应，该研究探索了补骨脂定-刺甘草查尔酮配伍减毒的效应，在一定程度上为临床安全用药提供依据。

（撰稿：金锴　陈仁寿　审阅：司富春）

［附］　参考文献

C

曹灿，董肖，田颐，等.中药归经理论的历史沿革、研究现状与思考[J].中华中医药杂志，2023，38(1)：38

曹策，王玉，朋汤义.基于中药的望闻问切理论探析中药归经特征[J].江西中医药，2023，54(8)：13

陈志强，张意林，陈仁寿.基于古今文献对经典名方中细辛毒性的有效避减探析[J].中国实验方剂学杂志，2023，29(7)：57

程虹，梁浩，李文妍，等.基于拉曼光谱的苦味中药药性辨识方法[J].中华中医药杂志，2023，38(9)：4120

D

邓静，颜丹娜，吴孟华，等.桃仁药性与应用的古今比较[J].中药材，2023，46(4)：1034

丁彦敏，袁颢宸，王宁.基于网络药理学及分子对接技术探讨药食两用中药栀子致肾损伤的毒理机制[J].河南中医，2023，43(7)：1023

F

付小梅，吴志瑰，黄潇，等.南天竹根对抗肿瘤药 As_2O_3 减毒作用物质基础研究[J].中华中医药学刊，2023，41(9)：11

傅骞，王安，陈晓莹，等.放射线“中药化”基础理论探析[J].北京中医药大学学报，2023，46(7)：924

G

甘力帆，王寿富，崔婷，等.不同配伍比例金银花-连翘药对合煎颗粒与单煎颗粒混合的化学成分比较[J].中国现代中药，2023，25(2)：382

高一波，李佳妍，石子琪，等.基于斑马鱼多模态评价杜仲配伍补骨脂对其香豆素成分的代谢及毒效影响[J].中草药，2023，54(5)：1449

葛友涛，肖倩倩，高毅，等.中药“十八反”之反药配伍的可行性思考[J].中医杂志，2023，64(17)：1734

顾蘅，马雁滔，管娟娟，等.制附子与半夏炮制品配伍使用的临床探讨[J].中医临床研究，2023，15(22)：56

H

黄琦，韩秉辰，陈丹丹，等.不同炮制方法对川乌毒性成分的影响及其质量评价[J].中国民族民间医药，2023，32(16)：25

黄聪琳，郭敏，李晓东，等.不同辅料炮制对镰形棘豆抗炎与毒性作用的影响[J].西部中医药，2023，36(6)：1

J

贾荣浩，魏国辉，赵文华，等.基于K-近邻算法的中药化合物寒热平药性预测研究[J].中华中医药杂志，2023，38(4)：1522

姜丽，李成华，薛长松.单味药药性成因假说下的范式方法研究淫羊藿药性[J].中草药，2023，54(17)：5786

L

李晗，宋玲，高云航，等.诃子、甘草与制草乌合用调控心脏代谢酶CYP2J3减毒机制[J].中国实验方剂学杂志，2023，29(17)：88

李飒，葛珊，郑丽霞，等.秦艽-威灵仙配伍对类风湿关节炎模型大鼠血清学指标及HIF-1α、VEGF表达的影响[J].时珍国医国药，2023，34(5)：1044

李阳，韩姗姗，代彦林，等.基于“有故无殒”思想探讨雷公藤制剂对儿童的性腺毒性[J].中国中医基础医学杂志，2023，29(4)：692

廖富娟，刘宇瑶，何晗，等.不同直径半夏的化学成分与刺激性毒性比较研究[J].中药药理与临床，2023，39(5)：88

林思绮，司徒杰.不同配伍比例金银花-连翘药对的体外抗菌作用研究[J].江西中医药，2023，54(9)：67

刘佳莉，夏玉苹，陈柳燕，等.不同寄主植物桑寄生水提物对斑马鱼胚胎心脏发育毒性及机制研究[J].中草药，2023，54(1)：160

刘淑明，梁浩，程虹，等.基于拉曼光谱的中药升降浮沉药性辨识方法研究[J].中国中医药信息杂志，2023，30(10)：134

刘婷婷，梁龙鑫，徐广，等.补骨脂定-刺甘草查尔酮配伍减毒机制[J].中国实验方剂学杂志，2023，29(1)：45

柳海艳，修琳琳，陈绍红，等.基于经典名方探讨“十八反”反药组合应用的宜忌条件[J].北京中医药大学学报，2023，46(6)：752

罗曦蕾，吴沁瑶，彭顺林.药母八法对现代中药药性理论研究的启示[J].南京中医药大学学报，2023，39(5)：401

M

马艳珠，吴海旭，崔治家，等.川贝母历代本草附图辨误及药性考证[J].甘肃中医药大学学报，2023，40(3)：44

孟驿佳，康乐，王媛，等.2020年版《中国药典》(一部)有毒中药毒性成分及毒性特点分析[J].中药药理与临床，2023，39(1)：99

P

潘校琦，彭成.有毒中药“毒与效”复杂互作网络的整合研究方法与思路[J].中华中医药杂志，2023，38(4)：1421

裴莉昕，陈琳，王锴乐，等.基于“习性-生境-入药部位-性味功效”的藤类中药相关性分析[J].中国实验方剂学杂志，2023，29(7)：199

彭伟，王潇，傅舒，等.基于代谢组学和网络药理学探讨附子甘草药对在生理/病理状态下的核心配伍内涵[J].中国中药杂志，2023，48(14)：3793

Q

钱文秀，阎星旭，张文青，等.计算机虚拟筛选技术在中药毒性研究中的探索与思考[J].中草药，2023，54(12)：4036

屈青松，李智勋，周晴，等.发酵中药的研究进展及其“发酵配伍”理论探索[J].中草药，2023，54(7)：2262

S

宋亚刚，田硕，乔靖怡，等.基于文献分析的中药毒性分级方法及思考[J].中国比较医学杂志，2023，33(7)：149

孙利辉，丁樱，韩姗姗，等.基于文献挖掘探讨中药减轻雷公藤雌性生殖毒性的规律分析[J].中草药，2023，54(6)：1886

孙笑奇，李定邦，何倩倩，等.生姜及其不同炮制品中化学成分含量及抗炎作用分析[J].亚太传统医药，2023，19(7)：25

T

谭小青，丘海芯，高红伟，等.HPLC-MS/MS法同时测定白头翁汤中13种成分及其配伍前后含量变化[J].中成

药,2023, 45(9):2832

唐元辰,郝千莹,李平.基于中药五味理论探讨软坚散结药的含义与分类[J].中国中医基础医学杂志,2023, 29(3):450

陶兴宝,曹纬国,吴皓.甘草汁炮制半夏对毒性成分凝集素蛋白的影响[J].中华中医药杂志,2023, 38(5):2245

W

王硕,钟凌云,王卓,等.何首乌的肝毒性分析及炮制减毒研究[J].中华中医药学刊,2023, 41(2):231

王可一,付强,刘宇洲,等.探析辛甘味药在古代肺系疫病中的应用[J].中华中医药杂志,2023, 38(9):4056

王曼姝,孙思彤,袁宇,等.功能代谢组学在中药毒性评价中的研究策略及其应用[J].中草药,2023, 54(2):349

王彦嵋,王君明,关月晨,等.金钱草煎汤煮制雷公藤的炮制减毒工艺优选及其机制[J].中华中医药学刊,2023, 41(3):253

王洋洋,匡海学,苏发智,等.中药四性的临床应用价值及与五味的关系[J].中草药,2023, 54(4):1329

王子恒,赵孝俊,陈巡,等.新外来中药南非叶的文献研究及中药药性探讨[J].中国中药杂志,2023, 48(8):2265

伍卓珺,文枝,王理槐,等.基于性味归经理论浅谈安罗替尼的中药药性[J].中医临床研究,2023, 15(6):105

X

辛文,吴松柏,刘非,等."七情配伍"论桂枝[J].中医临床研究,2023, 15(15):117

邢冰琪,李玥,李娟.不同配伍比例黄连苦参对心律失常模型大鼠心肌组织 Shh/Gli1 信号通路的影响[J].长春中医药大学学报,2023, 39(3):273

徐顺洲,陈凌波,阎卉芳,等.黄芪-当归 6 种活性成分配伍对大鼠血管外膜成纤维细胞合成细胞外基质的影响[J].湖南中医药大学学报,2023, 43(4):579

Y

杨锦妮,陆忠文,滕飞,等.基于数据挖掘的半夏炮制品辨证治疗失眠的用药规律分析[J].中国实验方剂学杂志,2023, 29(18):165

杨诗龙,雷露.辅料乳汁在中药炮制中的古今应用分析[J].中国现代中药,2023, 25(3):616

杨一博,徐颖,王璐,等.基于 Notch 信号通路探索菟丝子总黄酮配伍雷公藤多苷对生理小鼠卵巢生殖干细胞的作用及机制[J].中国实验方剂学杂志,2023, 29(5):9

姚婷,彭华胜,关雪玲,等.清宫茯苓药材性状、产地及其加工:文物史料与文献史料的二重证据分析[J].中国中药杂志,2023, 48(11):3118

叶红霞,齐妍强,贺颖西,等.肉苁蓉总苷与枸杞多糖配伍对不同月龄 C57BL/6J 小鼠促智作用的研究[J].中药材,2023, 46(1):217

余远盼,林桂梅,李医名.枳实-白芍不同配伍比例及枳实生品与炮制品换用的枳实芍药散化学成分研究[J].中国中医药信息杂志,2023, 30(6):135

俞志超,冯哲,周学平.基于"异类相制"理论探讨清络通痹方中雷公藤减毒原理[J].南京中医药大学学报,2023, 39(6):501

Z

昝树杰,王凯,李霖,等.药对配伍理论疏义[J].中医杂志,2023, 64(17):1729

占心佾,罗青,熊文颖,等.不同附子炮制品对肝损伤毒性的作用比较[J].时珍国医国药,2023, 34(3):609

张静,刘倩,范雪梅,等.苍耳子炮制前后急性毒性及毒效成分含量差异研究[J].世界中医药,2023, 18(1):52

张贝贝,曾梦楠,王亚玺,等.典型升浮中药和沉降中药潜在作用靶点网络药理学及大鼠体内验证研究[J].中医杂志,2023, 64(2):174

张贝贝,曾梦楠,王亚玺,等.基于"顺病位逆病势"的麻黄升浮药性和葶苈子沉降药性潜在靶点研究[J].中医杂志,2023, 64(3):303

张倩芸,董文敏,王新宏,等.UPLC-LTQ-Orbitrap-MS 法分析甘草干姜汤配伍前后化学成分变化[J].中成药,2023, 45(1):311

赵明洪,卢天明,刘莉,等.甘草减轻雷公藤多苷片所致肝损伤的作用机制[J].中国实验方剂学杂志,2023, 29(5):24

赵明明,苗明三.致肝损伤中药的减毒措施及肝损伤的中药防治作用[J].中国实验方剂学杂志,2023, 29(15):273

二、临床各科

（一）名医经验

【刘尚义】

刘尚义，国医大师，贵州中医药大学教授、主任医师、博士生导师，中国中医科学院学部委员，全国卫生系统先进工作者，全国中医优秀临床人才导师，全国中医药传承博士后合作导师，第三至七批全国老中医药专家学术经验继承工作指导老师，名老中医传承研究项目专家。贵州省名中医，贵州省“四化建设标兵”，贵州省干部保健专家。荣获全国中医药杰出贡献奖、中华医学会终身成就奖、全国老中医药专家学术经验继承工作优秀指导老师贡献奖、中华中医药学会首届中医药传承特别贡献奖、贵州省医药事业发展特殊贡献奖等荣誉。曾任中国中医药学会理事、国家中药保护审评委员会委员、中国中医药学会临床药物评价专家委员会委员、中国中西医结合疡科专业委员会委员等职务。

刘氏从事中医临床、教学、科研工作50余载，致力于中医临床、中医外伤科理论研究，研制散膏丹如蟾灵膏、固垒膏、龙膏、凤膏、温阳化症膏、化瘀解凝膏等多种制剂，提出“引疡入瘤”诊疗理念，首创“从膜论治”学术思想。擅长肿瘤、肾病、虚劳、不孕症等疑难杂症的诊治，撰写论文30余篇，编写论著20余部。成果获贵州省科学技术进步奖等奖项。

1. 学术思想

（1）立足经典，善于创新　刘氏认为学习中医首先要认真阅读中医经典著作，掌握完整的中医理论体系。刘氏在学术方面上承《黄帝内经》《难经》《伤寒论》《金匮要略》，下及历代医家学术经验，且又多有创新之处。同时在临床中既借鉴现代医学理论和技术以“引西润中”，而且还谨记不被西医诊断束缚。注意排除现代科学理念的干扰，学会“退回去”思考，用中医的思维去诊断、立法、制方，以应对临床复杂多变的病症。

（2）肤膜同治，引疡入瘤　刘氏提出“膜原”不仅仅是“半表半里”之间的结构，亦与在内、在里器官有关，结合现代解剖知识，可以看到“膜原”的位置逐步扩大，完善到膈肌、胸膜、腹膜、腹膜腔等。从功用和位置的角度出发，认为人体在外所覆盖之肌肤，对应在内所覆盖之膜，并根据“邪自口鼻而入”可侵于“膜原”，进一步将内覆之膜，扩展到了与外界相通的器官所覆之膜，如气管、咽喉、胃、膀胱、宫腔等。

其中最具有代表性的是刘氏的“引疡入瘤”学术思想。在肿瘤疾病的临证中，刘氏认为肿瘤疾病常表现出疮疡、溃烂、流脓流水，此同疡科之症，可以把治疡的思路运用于肿瘤的防治中。而对于治疗消化道肿瘤、膀胱肿瘤及妇科肿瘤等空腔脏器肿瘤时，均基于“在内之膜，如在外之肤”来论治，认为生长在体内的一些实体肿瘤，特别是位于空腔脏器部位的，如将其翻转于外，即类似于肌表的疮疡溃破腐烂之症。故刘氏将“疡科理论”与“从膜论治”相结合，提出“引疡入瘤”观点。将疡药应用于治疗肿瘤，选用冬凌草、猫爪草、葎草等清热解毒；莪术、蜈蚣、水蛭等活血化瘀；龟甲、鳖甲、玉竹、石斛等补益；防风、羌活、荆芥、地肤子、白鲜皮等祛风。

(3) 善抓主症,方简药精　刘氏认为中医临床面对的患者往往病情复杂,症状繁多,如果盲目地针对众多的病症去治疗,往往治疗效果不佳。临证药味少而力精,一般方剂多在8至9味药之间。临证喜用药对,配伍力求减毒增效、契合病机。常用"蜜紫菀-炒决明子"药对来通肺气,润肠道,治疗癌性便秘;用"地肤子-白鲜皮"来祛风利湿,治疗肾系"膜"病;用"玉竹-石斛"来生津益胃、清热滋阴;用"冬凌草-葎草"来清热解毒,多用于治疗癌病;"鳖甲-莪术"一阴一阳药物合用,寒温相宜,达到滋阴与破血相兼,散结和行气共奏,从而实现祛邪而不伤正。

2. 临床经验

(1) 恶性肿瘤　"引疡入瘤"是刘氏治疗肿瘤的核心思想经验。刘氏认为,结直肠癌病位在大肠,病性为本虚标实。早期,本虚以脾虚为主;久病及肾,后期可涉及其他脏腑,伤及阴阳,标实则以气滞、血瘀、痰湿、热毒为主。基于"引疡入瘤、从膜论治"的思想,刘氏亦将以疗肌表疮疡之疾的活血化瘀药、清热解毒药、补虚药、祛风药等运用于结直肠癌的治疗当中。①活血化瘀。刘氏常用鳖甲、莪术作为基础药对以祛瘀消癥,血瘀较甚者,配伍蜈蚣、水蛭、川芎、全蝎。②清热解毒。刘氏认为肿瘤性属阳,火热毒邪是肠癌的病因之一,常用冬凌草、猫爪草、葎草以清热解毒,并予白头翁引于大肠,力清大肠热毒。③行气燥湿。肠癌湿毒发于身半以下,刘氏常用厚朴、草豆蔻、苍术燥湿,因湿阻气滞,故时常配伍木香、槟榔等以行气。④补益扶正。刘氏以固护先后天之本脾肾为主,常用黄精、山茱萸、白术、薏苡仁等。而疡科治疗注重平衡阴阳,亦常用附片、肉桂、玉竹、石斛、北沙参、天冬、麦冬等滋阴补阳之品。⑤疏表祛风。风为百病之长,诸邪可生风邪,常见肝阳化风、阴虚风动、热极生风、血虚生风、血燥生风、痰湿生风、血瘀生风等,刘氏常用防风、蝉蜕、地肤子、白鲜皮等疏表祛风之品治疗结直肠癌。

冷福玉等人基于古今医案云平台分析刘氏治疗乳腺癌的用药特点。药物使用频次由高到低排名前10味为莪术、鳖甲、冬凌草、葎草、黄精、白芥子、山萸肉、玉竹、石斛、肉苁蓉等。通过挖掘分析,结果:刘氏治疗乳腺癌多采用养阴清热、滋补肝肾、疏肝解郁之品,兼以化瘀消瘤。此药物分析印证了刘氏经验方风膏以滋阴养血、疏肝解郁、宁心安神为法改善乳腺癌患者气血阴阳不调、肝肾阴虚之证的学术特点。

(2) 肺衰病　李兰等总结刘氏治疗肺衰病经验。刘氏认为肺衰病病位在肺,病性属肺气不利、痰浊(热)内阻,由浅入深,积久骤变,最后形成痰瘀壅肺,气不肃降。急性期多见痰热壅肺,气机不利;后期多见肺胃阴伤,余邪未去,统属正气不足,痰毒瘀互结,气机不利贯穿于肺衰病的整个病程之中。以宣畅肺气、祛湿化痰为总治则,调畅气机是特点,力能恢复肺宣发、肃降功能。早、中期以调理肺气为法,拟定保金立甦汤(海浮石、炙麻黄、葶苈子、桔梗、冬凌草、葎草等)并随证加减;对于晚期,则提出"养阴三法",即"甘寒生津""咸寒育阴""大补元阴"。甘寒生津法,是指用甘寒药治疗肺胃之津液损伤的方法,代表药物有玉竹、石斛、天花粉、芦根、西洋参、沙参、天冬、麦冬、五味子等。咸寒育阴法,是指用咸寒药以顾护肝肾之阴的方法,代表药物有鳖甲、龟甲、牡蛎、石决明、珍珠母、知母、蛤蚧、海参。大补元阴法,是指用大补元阴药物以养阴生津的方法,代表药物大补阴丸(龟甲、黄柏、知母、生地黄,去猪髓、蜂蜜),辨证配以甘寒、咸寒之品。

(3) 失眠　刘氏指出失眠病因虽繁,然神不安舍是其根源,故治疗以祛邪扶正,引神入舍为准则。将失眠区分为五脏不藏神:①心不藏神失眠,以入寐艰难,甚则彻夜不寐为主之失眠。②肝不藏魂失眠,以夜卧魂梦不安为主之失眠。③肺不藏魄失眠,以睡眠轻浅易醒,入睡后频频醒来为主之失眠。④脾不藏意失眠,思虑纷纷、睡眠潜伏期延长为主之失眠。⑤肾不藏志失眠,夜寐早醒、醒后不能再寐之失眠。治疗主以疏肝健脾养心,常用柴胡、当归、酸枣仁、柏子仁、五味子养血安神。若因肺脏内虚,治以生津润燥,常用百合、天冬、麦冬、五味子、玉竹、石斛、黄精等；若因邪气直中脾胃，或脾胃内伤，营卫匮乏或湿邪困脾，治疗上主以健脾和胃，常用黄芪、白术、太子参、山药、猪苓、茯苓等药；若邪气蒸腾，耗伤精血，累及肾精，又见阴虚阳热之证，治以填补肾精，常用龟甲、生地黄、枸杞子、黄柏、山萸肉、覆盆子等药。

(4) 不孕症　李鑫等总结刘氏不孕症诊治经验。刘氏认为不孕是男精女血(卵)不相和合而致。针对男精女血(卵)不足，男子以补肾填精为要，女子以调肝养血为先，临证主张“男药女用”“女药男用”，阴阳同补，并重视肝、肾、脾胃在“天癸-冲任-胞宫”生殖轴中的主导作用。常用龟甲、鹿角胶、阿胶等血肉有情之品，填补精血，充养奇经；以熟地黄、生地黄、山萸肉、麦冬等调和肾中元阴元阳；以佛手、郁金、枳壳、川芎、羌活等疏导气血，通利机关，畅达生殖通道；男女药互用，常以龟甲、熟地黄、生地黄、山萸肉、黄精、当归伍以淫羊藿、巴戟天、菟丝子、韭菜子等阳药，阴药填补精血以促精卵生长，阳药温煦气化以助精卵化生，调和男女阴阳，使精卵“和合”而孕。在调整胞宫与孕卵“和合”上，刘氏善用菟丝子、桑寄生二药滋补肝肾。同时将“膜病理论”引入不孕症的辨治中，重视胞膜调护，改善胞宫内环境与胞膜容受性。“肤膜同治”，重视祛胞膜的风、寒、热、燥、湿、浊、痰、瘀、虫等邪实，以风药治膜病，荆芥、防风、升麻、柴胡、羌活等祛风除湿，升阳散火，透邪利膜；虫药多具灵动、潜伏之性，土鳖虫、水蛭等搜剔膜络中“伏邪”；莪术、川芎、刘寄奴逐在膜之瘀；胆南星、浙贝母、白芥子祛在膜之痰。

(5) 复发性流产　刘晓等介绍刘氏论治复发性流产经验。刘氏认为复发性流产的基本病机为肾虚肝郁，治疗上主张“未孕先治，固肾为本”，即在孕前，着重于调养肾气，固护其生殖之根，并针对女性因情志因素所致的肝气郁结，以疏肝解郁之法调经种子。强调“孕前调理、预培其损”的关键治疗时机是孕前3～6个月，依女性周期调理月经，采取补肾养血、疏肝宁神、活血化瘀等治法，调理脏腑气血，培元固本，待精血充盛和畅调达之后受孕育胎，可显著改善妊娠结局。拟定经验方(续断、菟丝子、当归、皂角刺、佛手、郁金等)，并于卵泡期加熟地黄、山萸肉、鹿角霜各20 g；排卵期加赤芍药、王不留行、五灵脂各20 g；黄体期加巴戟天、紫石英、益母草各20 g。

(6) 肾系疾病　琚皇进等介绍刘氏从“膜”论治肾系疾病。刘氏认为人体内之膜如外之肤，肤膜同位，肤膜同病，异病同治。肾系膜病即包含了所有泌尿生殖系统黏膜相关疾病，如急慢性肾炎、膀胱炎、尿道炎、阴道炎等。肾系膜病主要与外风、内风、湿热及肾虚有关。①对于外风，常选用羌活、防风、荆芥、白芷、蝉蜕、露蜂房等药以祛风解表，调和营卫，天丁以排毒搜风。同时随兼证加减，夹湿热者，加地肤子、白鲜皮以清热利湿；血热者，加牡丹皮、生地黄清热凉血。②对于内风，常以防风、白芷、蜂房、蝉蜕等祛风通络止痒；夹阴虚者，以玉竹、石斛、女贞子、阿胶等养血润燥；若络伤瘀滞，轻者加莪术、刘寄奴、王不留行等活血化瘀，重者以水蛭、蜈蚣等虫类药收剔经络。③对于湿热，重用地肤子、白鲜皮、金钱草、田基黄、萆薢、六月雪等药物以清热利湿止痒，同时以荆芥、防风等药祛风升阳除湿；大便不通者，予紫菀、决明子，从肺和大肠相表里入手，使邪从大便而出。④对于肾阳虚，常选附子温脾肾之阳，选胆南星以化老痰；当归、川芎活血化瘀通络，阳虚日久可见气虚，用黄芪、党参、升麻以补气升阳。⑤对于肾阴虚，常以玉竹、石斛、黄精、桑椹补益肝肾；⑥夹湿热者，以冬凌草调水之上源，地肤子、白鲜皮清膜中湿热，使邪有出路；⑦夹瘀者，常以莪术、川芎、刘寄奴活血通络。

(7) 虚劳　吴文宇基于古今医案云平台，对2015年1月—2020年6月在刘氏门诊以“虚劳”就诊的1 799则医案进行数据挖掘与分析，探讨刘氏治疗虚劳的临床用药特点。结果：虚劳证中医诊断共1 639则，涉及34证，频次从高到低依次为肾阳虚证220则、气虚证218则、肾阴虚证192则、肝肾阴虚证180则、脾气虚证161则等。用药频次大于200次且按从高到低顺序排列依次为：山茱萸、川芎、胆南星、醋龟甲、白附片等。刘氏治疗虚劳常用补肾、养阴之品，如山萸肉、玉竹、石斛、醋龟甲、黄精、醋鳖甲、淫羊藿、羌活、萆薢、六月雪等。

（撰稿：叶明花　审阅：司富春）

【王烈】

王烈，国医大师，中医儿科专家，中国中医科学院学部委员，长春中医药大学附属医院主任医师、教授、博士生导师，国务院政府特殊津贴专家。获评吉林省第一批"名中医"和吉林省第二批"有突出贡献中青年专业技术人才"、长春市"资深名医"等荣誉多项，被誉为"小儿王"。

王氏临证60余载，深谙小儿疾病的诊疗治法，学术上既立足经典，循本守正，又勇于创新，在儿科疾病的诊断和治疗方面多有创见。自创了许多独特的诊断方法和方剂，尤其擅长儿童肺系疾病的诊治，创立了"三期分治""哮喘苗期""哮咳"等新理论，提高临床疗效。先后出版《婴童医论》《婴童肺论》《婴童哮论》《婴童病案》《婴童哮喘防治诠论》等专著共10余部，发表论文200余篇。研制中医儿科新药、制剂30余种，获省级科研成果近20项。

1. 学术思想

（1）承古守正创新　王氏坚持学习经典，于儿科领域，尤其推崇钱乙"师古而不泥古"之主张，在继承的基础上还必须结合时代特点，走创新之路。如"米壳"这一味药，古人有"劫病如神，杀人如剑"之说，被视为儿科禁药。王氏在长期临床实践中，自创了壳苓汤，即以米壳为君药，佐以诃子、白术，助其止泻之功；配伍茯苓、薏苡仁、神曲以利湿、助消化，防止留邪，治疗小儿泄泻效如桴鼓。在对小儿咳嗽进行治疗探讨时，大胆应用米壳止咳之长，并配伍桔梗力消其痰而制成壳梗汤，临床结合病因、症状加味选药，治疗小儿各种类型咳嗽，每获奇效。

（2）擅长分期治疗　王氏擅长分期治疗临床疾病。以治疗哮喘为例，在已有发作期、缓解期基础上，王氏自1988年开始增辟"稳定期"，即将哮喘缓解期后无任何临床症状与体征之时定为稳定期加以治疗，此为哮喘之"三期分治"理论。稳定期之治在于祛除伏痰，痰无所生则其哮难作，可有效防止该病的反复发作，体现了中医治未病"既病防变""既病防复"的思想，更是"治病求本""扶正与祛邪""调整脏腑功能"等中医治则的综合运用。又如治疗儿童抽动障碍，王氏根据其发病时长以及症状将此病分为发作期、稳定期、缓解期三个阶段，根据每个阶段的症状特点辨证论治，同时强调全程应用安脑滋肾法的重要性。

（3）倡导"精治细防"　王氏倡导对小儿应该"精治细防"，即医家精治，病家细防，才能根治疾病。"精治"，指医者应备考先贤理论，附查经验之方，结合患儿实际，拟定先进之法，规范有效之方，遴选灵敏之药，提高医技；"细防"，是对患儿及家长的要求。家长要尽力配合，对患儿慎起居、节饮食、调衣着，注意寻找病因，及时就诊，勿乱用药物。如对于儿童抽动障碍，王氏根据三个阶段的不同病机，分别创立安为散、安脑饮、滋肾散，此为"精治"；同时注重精神调护，尤其重视家庭环境对患儿的影响，要求家属举家尽善，家庭和睦，减轻儿童精神和学业负担，身心放松，以促进患儿康复，此为"细防"。

（4）用药灵活精准　王氏擅长使用特效药，研究发掘了吉林省盛产的"白屈菜"之镇咳祛痰功效，用于治疗小儿肺系疾病。并精通药性，对药量有精准的把控。如使用细辛治疗儿童过敏性鼻炎-哮喘综合征时，他提出3岁以内儿童应慎用细辛，3岁以上儿童单日细辛用量不宜超过3 g，且用药时间以14 d内为宜。若服用细辛后出现胃部疼痛明显，可配伍生地黄或石膏甘寒化阴，增液护胃。还擅长使用药对，提高疗效。如善用"全蝎-蜈蚣""僵蚕-蝉蜕""珍珠母-紫贝齿""石菖蒲-远志"药对治疗小儿抽动障碍，共奏祛风止痉、安神化痰的功效。

2. 临床经验

（1）小儿反复呼吸道感染　朱津璞介绍王氏治疗小儿反复呼吸道感染的经验。王氏认为本病根本在于肺脾肾三脏虚实有差，有先天、后天两个方面共同参与，患儿肺肾多虚，脾胃虚实夹杂，同时提出致病因素“内毒”，其性火热，致病猛烈，常与外邪互结共同引发反复呼吸道感染。将本病分为急性感染期、非急性感染期和巩固治疗期论治。急性感染期，清感解毒，滋阴退热。临证常用清感方（柴胡、黄芩、青蒿、金莲花、野菊花、地龙等）加减。非急性感染期，则结合其症状体征，立足于调理肺脾肾三脏，明辨虚实论治。若患儿出现食积肺热之象，则以清肺消积为法，常用黄芩、莱菔子、枳实、杏仁、佛手等随症加减；若患儿肺脾肾不足，自拟益气强身方（黄芪、白术、龙骨、牡蛎、淫羊藿、苍术等）随症加减；若患儿出现阴液亏虚，拟方补肺散（沙参、紫菀、玉竹、百合、阿胶、太子参）随症加减。巩固治疗期，内服胶囊配合外用香囊以提高瘥后防复。内服胶囊以自创的小儿龙牡胶囊（龙骨、牡蛎、太子参、黄芪、山楂、鸡内金等）与益气固本胶囊（冬虫夏草、黄芪、山药、太子参、牡蛎、五味子等）为主；外用则予防复香囊（苍术、白芷、丁香、山柰、藁本、川芎等）挂于患儿膻中穴处。

（2）小儿哮喘　杨福双总结王氏治疗小儿哮喘经验。对于哮喘的发病，王氏经过多年临床实践，并结合哮喘“夙根”学说，认为某些特殊体质的孩子更容易患上哮喘，由此提出内因“哮喘苗期”理论。“苗期”孩子的体质特点包括：①多以先天肾虚为主，伴有后天脾胃虚弱，此种体质将成为哮喘发病的隐患，应给予早期干预。②肺脾肾三脏功能的失调，以致津液凝聚成痰，伏藏于肺，成为哮喘发生的“夙根”。外因分两方面：①感受外邪，以风邪为主，或夹热或夹寒而为病。②“人味毒”，即人体排出来的一些秽气、怪味，对于哮喘体质的患儿能够诱发哮喘。提出“三期分治”。发作期治疗：①祛风通络，止哮平喘。自拟平哮方（地龙、全蝎、白屈菜、苏子、麻黄、前胡等）治之。②理气活血，宣肺止咳。善用杏仁-桃仁药对，合用川芎、刘寄奴。缓解期的治法有二：一为养阴润肺、化痰止咳，选用天冬、麦冬、北沙参；紫菀、款冬花、旋覆花；二为补脾益肾、清化顽痰，于治痰之时重用芡实。稳定期的治法亦有二：一为补益肾气、增强体质，常选黄芪、灵芝、山药、刺五加等；二为肃清伏痰、祛除夙根，善用佛手辛香行气、祛除伏痰。

任晓婷等介绍其治疗小儿咳嗽变异性哮喘经验。针对咳嗽患儿在应用止咳药物后历时月余不解、久治不愈的情况，王氏认为这种咳嗽与哮喘的病因病机、发病特点等较为相似，但又不同于哮喘的喘促伴咳、哮鸣等症，将此类咳嗽冠以“哮咳”病名，即以哮喘论治慢性咳嗽、过敏性咳嗽、咳嗽变异性哮喘等疾病，开创了以哮论治久咳的先河，形成了“哮咳”理论。在此理论基础上提出小儿咳嗽变异性哮喘三期证治法，发作期清肺止咳，祛风解痉；缓解期肃肺健脾，化痰止咳；稳定期益气固本，截痰防复。

（3）儿童过敏性鼻炎哮喘综合征　高法总结了王氏治疗儿童过敏性鼻炎哮喘综合征的经验。王氏提出“鼻性哮喘”的病名，认为鼻炎和哮喘有密切关系，将该病分为发作期、缓解期、稳定期三期进行治疗。发作期，以风寒犯肺、内热蕴脾为关键病机。此期起病急、病程短，多以邪实为主；宜上下同调、肺鼻同治，临证治以散寒清热、通鼻止哮为法；自拟鼻哮汤（麻黄、细辛、全蝎、紫苏子、地龙、黄芩等）治疗。缓解期，病机多属邪实与正虚并存，伏痰与外邪相合，积于鼻为涕，积于肺为痰，正虚邪恋，迁延难愈；临证以治痰为要，重在调理肺、脾、肾三脏，治以理肺化痰、补肾健脾为法；自拟哮痰汤（芡实、陈皮、清半夏、茯苓、地龙、紫苏子等）治疗。稳定期，患儿症状虽已消失，但并未痊愈，此期以本虚为主，常见肺、脾、肾亏虚，关键病机为正虚不固、伏痰蕴肺；应益气抑痰，固本防哮；自拟固哮方（黄芪、白术、灵芝、佛手、百合、玉竹等）治疗。此外，患儿经治疗好转而停用固哮方后，可予益气固本胶囊继续调护。

（4）小儿肺炎　王雷总结了王氏治疗小儿肺炎的经验。王氏认为该病属于外感热病范畴，强调热因毒而起，无毒不发热，热郁久成毒，提出从“热毒”论治。初期多外感，热因毒而起。治当清热毒，自拟清感方（紫草、重楼、柴胡、黄芩、射干、地龙等）；中期肺热炽盛，毒热内生。治当泻肺降气，解毒化痰，自拟肺炎方（紫草、黄芩、射干、紫苏子、葶苈子、桑白皮等），强调中病即可，不可过用，以防伤及正气；后期肺脏气阴两伤，治当保肺养阴，益气除痰。自拟宝肺方（天冬、麦冬、沙参、太子参、款冬花、旋覆花等），益气滋阴、化痰保肺，以复肺脏正常宣发肃降功能。

（5）小儿湿热泄泻　王佳佳总结王氏应用二白饮论治小儿湿热泻经验。基于脾伤为本，湿热毒蕴为标之病机，创立二白饮（白术、白芍药、黄芩、车前子、苍术、薏苡仁），并随症加减。若乳食减少，食纳差，可加佛手、山楂开胃进食，消食化滞；若体温高，可重用黄芩以增清内热之力或加柴胡疏散邪热以助热解；若恶心、呕吐，可加竹茹、芦根降逆止呕；若腹胀痛，可加枳壳、木香以行气宽中、除胀止痛；若口渴，可加葛根、生地黄以清热生津；腹痛则加重用芍药、延胡索。

（6）儿童抽动障碍　陈慧丹总结王氏治疗儿童抽动障碍的诸多经验。王氏认为，抽动障碍的发病之根源在于肾、脑失充，或由于孕母休息不当、药毒酒毒所伤等致使儿童先天禀赋不充；或由于后天小儿照护不周、不良教育方式或长时间使用电子产品，损伤肾精，肾精不足而神志失守，故而诱发本病。治疗必当滋养肾脑，充益脑髓，调整神志。注重五脏同调，并且根据抽动障碍的发病时长以及症状将此病分为三阶段，根据各阶段的症状特点辨证论治，强调全程应用安脑滋肾法。发作期，平肝熄风、益肾充髓，自拟方剂妄为散（生铁落、白芍药、远志、茯神、龟甲、紫贝齿等）。缓解期，本虚而标实，强调标本同治，滋养心肾以安神，自拟方剂安脑饮（银杏叶、淫羊藿、灵芝、胡荽、白芍药、石菖蒲等）；稳定期，固本培元，以绝后患，自拟方剂滋肾散（枸杞子、胡荽、龙眼肉、女贞子、珍珠母、龙骨等）。

（撰稿：叶明花　审阅：司富春）

【梅国强】

梅国强，国医大师，湖北中医药大学博士生导师，全国第三、四批老中医药专家学术经验继承工作指导老师。中华中医药学会常务理事、湖北省科学技术协会常务理事、湖北省中医药学会顾问、湖北省仲景学术专业委员会委员。湖北省重点学科中医临床基础学科（原伤寒论学科）创始人及学术带头人。长期从事《伤寒论》的临床、教学和科研工作，潜心研究经方。先后主编和协编全国中医院校《伤寒论》教材，21世纪课程教材《伤寒论讲义》。在经方的应用方面有诸多独到的见解。擅长心血管、消化系统疾病及其他疑难病症的诊治。

1. 拓展经方运用

梅氏精研伤寒数十载，学验俱丰。认为《伤寒论》方虽是外感热病立法，而辨证论治，原理互通，故《伤寒论》之方可兼疗杂病，其中杂病之方略加以变化，亦可兼治广义之伤寒。拓展了“突出主证，参以病机”“谨守病机，不拘证候”“根据部位，参以病机”“循其经脉，参以病机”“斟今酌古，灵活变通”“厘定证候，重新认识”“复用经方，便是新法”“但师其法，不泥其方”等八种经方运用之方法，扩大了经方的临床应用途径。

林云崖等介绍梅氏“一方多法”学术观点。“一方多法”是灵活运用经方时方，据证加减变化的用方思想；是指临证运用经方或时方时，谨守疾病主要病机，根据次要病机、病邪不同、部位差异而灵活临证加减，可演化成多种治法，进而用以治疗多种疾病。梅氏本经典原文，注重拓展；分病机主次，合用他方；辨病邪兼夹，灵活加减。如常用的小陷胸汤、二妙汤、胶艾汤三方，可变化为陷胸理气法、活血法、宣肺法，二妙止痛法、止痒法、解毒法，胶艾养血法、益气法、滋阴法、止血法的临证运用。

2. 临证经验

（1）运用合方　张智华等介绍梅氏临证合方经验。合方的原则依据上下病情歧异、脏腑病变不同、兼病兼证明显、表里寒热不一而定。合方的形式有经方合经方：如小柴胡汤合葛根芩连汤治疗少阳、阳明经脉同病证候；小柴胡汤合半夏泻心汤治疗慢性胃炎；四逆散合桂枝茯苓丸治疗妇科癥瘕；小柴胡汤或四逆散合茵陈蒿汤治肝胆疾患；四逆散合五苓散治三焦气道、水道不利病证等。经方合时方：如柴胡温胆汤、柴胡四物汤、柴胡蒿芩清胆汤等；小陷胸汤多用合疏肝理气类方、化痰止咳类方、活血通络类方等。经方合经验方：如常将小柴胡汤、小陷胸汤等与经验方四土汤（土茯苓、土大黄、土贝母、土牛膝）合用，多用于治疗皮肤外科疾病、泌尿生殖系统疾病、代谢疾病等。时方合时方：如治疗心血管疾病常以生脉散或黄芪生脉饮合二陈汤、温胆汤等。时方合经验方：如治疗湿热毒邪痰瘀交阻诸证，若病位在下，湿热明显，多以二妙散、四妙丸合四土汤；若痰湿甚者，可以二陈汤、平胃散、温胆汤等合四土汤；热毒甚者，多以五味消毒饮等合四土汤。合方思路则关注病因病机演变、重视治疗方法相应（同法相须、异法交互、多法杂糅）、把握主方主药关键。

（2）内科病症　苏捷等介绍梅氏运用柴胡陷胸汤辨治肺炎的临证思路。梅氏以《伤寒论》中少阳病误下后仲景所列举的三种病机转归为基础，结合临床实践，合理扩展了少阳病误下后的疾病转归途径。认为痰热互结、病兼少阳是少阳病误下后病机转归途径中应有之义，并且此种转归是现代肺炎发病的重要病机。故以和解少阳与清热化痰散结法合用，常用柴胡陷胸汤（小柴胡汤合小陷胸汤）辨治。

李重等介绍梅氏以经方化裁治疗咳喘病的经验。梅氏认为宣降失常是其关键病机，最易产生的病理产物有气滞、痰浊、水饮和瘀血；临证时，应当首先分清表里，次辨寒热虚实；肺为娇脏，选方多宜轻清。肺失宣降、痰热壅肺者，予麻杏石甘汤合小陷胸汤加减治疗；肺热咳喘兼下利者，拟葛根芩连汤加减治疗；痰热阻滞肺胃、瘀血阻络者，拟柴胡陷胸汤（小柴胡汤合小陷胸汤）加减治疗。赵开政等介绍梅氏辨治胃脘痛经验。梅氏注重治肝调脾；治法上活用八法，首重清法，分别选用小陷胸汤加减化裁（热重者加蒲公英、野菊花、紫花地丁等；湿重者加芦根、淡竹叶、薏苡仁等；湿热并重者加土茯苓、半边莲、白花蛇舌草等）以清脾胃之湿热；选用四逆散合金铃子散、左金丸等加减化裁（肝郁为主者加香附、郁金、预知子等；热甚者加黄芩、栀子、夏枯草等）以清肝胆之热；选用麻黄杏仁石膏甘草汤加味（黄芩、鱼腥草、白英、败酱草、忍冬藤等）以清肺胃之痰热。用方以经方为主，据证与经方、时方以及经验方化裁。经验方疏肝和胃汤（柴胡、枳实、木香、砂仁、焦术、黄连等）常用于胃脘痞满疼痛，伴有情志抑郁等症的肝胃不和证；四土汤（土茯苓、土大黄、土贝母、土牛膝），可用于湿热中阻所致胃脘痛，兼有皮肤瘙痒难忍，渗液脱屑；或关节红肿热痛；或小便黄赤不畅、淋漓涩痛等症者。用药精当，灵活选用白芍药、当归、丹参、赤芍药、三棱、莪术、三七、蒲黄、降香等活血药止疼痛，巧用葛根、防风、紫苏、羌活、白芷、柴胡、薄荷等祛风药升清阳，喜用苍术、厚朴、草果、木香、陈皮、砂仁、石菖蒲等芳香药化湿浊，慎用温燥药畅气机，而以既能调畅气机，又无耗气伤阴之弊的药物如枳实、郁金、绿萼梅、麦芽、莱菔子等代替。

（3）外科病症　曾文明等介绍梅氏运用整体融寒温思想辨治慢性湿疹经验。提出运用“整体融寒温”思想指导临证，以“疏、消、清、运、补”五大治法相结合治疗。疏即疏散风寒、风热等邪气；消即消除瘀滞；清即清热燥湿、清热利湿；运即健运脾胃以除湿；补即调补脾胃，补气养血。并且首重湿邪，重剂除湿，中病即止；活血消瘀与通络散结之法合用。

（4）妇产科病症　黄蓓等分析梅氏对于产后汗出的辨治经验。产后汗出之病机总属营卫不和，包括营卫气血虚弱与营卫运行不畅。以调和营卫、益气固表、清化湿热、分消走泄及收敛止汗为常用治法，常用方剂包括桂枝汤、玉屏风散、温胆汤（加荷叶、竹叶、丝瓜络）、二妙散等。梅氏认为围绝经期血管舒缩症状的发生与女子“七七”阴气自少，枢机易滞，相火偏旺，向上冲击密切相关。相火偏旺，灼伤阴血；枢机不利，湿（痰）热内生，进而加重病情发展。以和解枢机，清泄相火；调理冲任，凉血和血；清化湿热、分消走泄为常用治法。常用方药包括小柴胡汤、四物汤、二至丸、温胆汤、石菖蒲、远志、郁金等。

（5）儿科病症　朱晓云等介绍梅氏治疗小儿疳积的经验。梅氏认为脾常不足是疳积的基本病因，脾胃运化受阻是其基本病机；另强调辨清虚实，重视小儿肝常有余的生理特性，气有余便是火，易致肝郁化火乘脾，愈加伤及脾胃；临证时运用"轻可去实"法，善用轻清之品，以祛浊气、运脾气，攻补兼施；且将小儿"脾不足"与"肝有余"有机结合，着重辨清虚实，针对小儿疳积过程中的火热、肝郁之有余邪气，治疗上应当攻实为先，以清热泻火论治，损其有余，使过盛所致脏腑虚损得以修复，起到补脾之功效。

（撰稿：鲍健欣　审阅：司富春）

［附］　参考文献

C

陈慧丹，孙丽平，王烈.国医大师王烈教授从肾脑论治儿童抽动障碍经验[J].吉林中医药，2023，43(2)：150

G

高法，李静，王烈.王烈"肺鼻同治"分期论治儿童过敏性鼻炎-哮喘综合征经验[J].中医杂志，2023，64(15)：1525

H

黄蓓，胡雅君，曾祥法，等.国医大师梅国强治疗围绝经期血管舒缩症状经验[J].时珍国医国药，2023，34(7)：1764

黄蓓，周健华，曾祥法.国医大师梅国强治疗产后汗出经验撷华[J].湖南中医药大学学报，2022，42(8)：1238

黄雯琪，龙奉玺，罗莉，等.探析国医大师刘尚义"从膜论治"学术思想理论来源及发展轨迹[J].辽宁中医杂志，2019(2)：2

黄雯琪，杨兵，王镜辉，等.国医大师刘尚义运用"从膜论治"理论治疗结直肠癌的临床经验[J].江西中医药大学学报，2023，35(2)：20

J

琚皇进，杨柱，唐东昕，等.刘尚义"从膜论治"肾系疾病经验举隅[J].湖北中医杂志，2021(8)：43

L

冷福玉，杨柱，龙奉玺，等.国医大师刘尚义治疗乳腺癌的用药特点分析[J].中医药导报，2020，26(3)：114

李兰，杨柱.国医大师刘尚义治疗肺衰病经验[J].时珍国医国药，2017，28(5)：1227

李鑫，游志根，李黎，等.国医大师刘尚义不孕症诊治经验[J].中华中医药杂志，2021，36(6)：3329

李重，周建军，彭红星.国医大师梅国强教授经方治疗咳喘病经验举隅[J].中国中医药现代远程教育，2023，20(3)：68

李宏伟，王越.刍议王烈学术思想与实践[C]//全国第26届中医儿科学术会暨王烈教授学术思想研讨会论文集.2009：1

林云崖，周贤，陈雨，等.梅国强"一方多法"学术观点及临证运用举隅[J].中医杂志，2021，62(16)：1391

刘晓，华诏召，张泰魏，等.国医大师刘尚义从"膜"论治复发性流产[J].中华中医药杂志，2023，38(5)：2159

M

梅国强.论扩大《伤寒论》方临床运用途径[J].湖北中医学院学报，1999，1(4)：42

R

任晓婷，王烈，孙丽平.国医大师王烈治疗小儿咳嗽变异性哮喘经验[J].时珍国医国药，2022，33(12)：3001

S

苏捷，杨贤海，阳国彬，等.国医大师梅国强运用柴胡陷胸汤辨治肺炎临证思路撮要[J].四川中医，2023，41(12)：8

W

王雷，杨福双，孙丽平，等.国医大师王烈分期论治小儿肺炎临证经验[J].中华中医药杂志，2023，38(10)：4738

王颖，吴群，欧阳思露，等.国医大师刘尚义教授临证治疗恶性肿瘤常用药对研究[J].中华中医药学刊，2021(12)：39

王佳佳，原晓风，刘彦晶，等.国医大师王烈应用二白饮论治小儿湿热泻经验[J].吉林中医药，2021，41(2)：3

吴文宇，刘尚义.国医大师刘尚义治疗虚劳用药经验数据挖掘[J].贵州中医药大学学报，2021，43(1)：11

Y

杨福双，王烈，孙丽平.国医大师王烈运用十君子汤治疗儿童支气管哮喘慢性持续期经验[J].中华中医药杂志，2023，38(9)：4175

杨福双，王烈，孙丽平.国医大师王烈治疗小儿哮喘学术思想揽撷[J].中华中医药杂志，2021，36(11)：6477

叶瑜，莫志红，莫智旭，等.国医大师刘尚义治学与思辨用药特色探析[J].中华中医药杂志，2016，31(10)：3

Z

曾文明，胡刚明，贺朝雄，等.梅国强运用整体融寒温思想辨治慢性湿疹经验介绍[J].新中医，2022，54(1)，220

张智华，张倩.国医大师梅国强临证合方经验探微[J].中华中医药杂志，2021，36(12)：7117

赵开政，刘松林，岳滢滢，等.国医大师梅国强辨治胃脘痛经验撷菁[J].中华中医药杂志，2022，37(12)：7130

朱晓云，巴元明.梅国强运用“轻可去实”法治疗小儿疳积经验[J].湖北中医药大学学报，2023，25(2)：108

邹鑫，孙丽平，王烈.王烈教授运用对药治疗小儿抽动障碍经验[J].中医儿科杂志，2022(3)：18

（二）传染科

【概述】

2023年，公开发表的中医药治疗传染性疾病的期刊论文主要涉及相关疾病的中医病因病机、中医证候、中医临床研究、中西医结合治疗研究、实验研究及文献研究等方面。有关艾滋病、乙型肝炎、新型冠状病毒感染研究详见专条。

1. 肺结核治疗的临床研究

闫唯韦等将气阴两虚型肺结核患者分为两组各49例，对照组采用常规西医抗结核（2HRZE/4HR）治疗，观察组在此基础上辅以中药百部芩连汤（百部、黄芩、黄连、猫爪草、姜黄、黄芪、当归等）治疗。用药6个月后，观察组治愈率明显高于对照组（$P<0.05$）；两组患者气阴两虚证候主症、次症积分均降低（$P<0.05$），IL-6、TNF-α水平降低（均$P<0.05$），观察组上述变化比对照组更显著（均$P<0.05$）。观察组患者治疗后与治疗前相比CD_8^+水平下降，CD_4^+、CD_4^+/CD_8^+水平增高（$P<0.05$）；组间比较$P<0.05$。

刘星等将复治肺结核患者随机分为两组各53例。对照组给予单纯西药（2HRZE/4HR）抗结核治疗，观察组在此基础上联合加味百合固金汤治疗。治疗8周后，观察组的总有效率为92.5%（49/53），对照组为75.5%（40/53），组间比较$P<0.05$。两组患者血清TNF-α、IL-6水平均较治疗前明显降低（$P<0.05$），且观察组对血清TNF-α、IL-6水平的降低幅度均明显优于对照组（$P<0.01$）。两组血清T细胞CD_3^+、CD_4^+水平均较治疗前明显升高（$P<0.05$），血清T细胞CD_8^+水平均较治疗前明显降低（$P<0.05$），且观察组对血清T细胞CD_3^+、CD_4^+水平的升高幅度及对血清T细胞CD_8^+水平的降低幅度均明显优于对照组（$P<0.01$）。两组血常规和肝肾功能等安全性指标均无异常变化（$\chi^2=0.210$，$P>0.05$）。

2. 手足口病的临床及实验研究

李怒等将手足口病（HFMD）患儿分为两组各78例。对照组给予常规西药治疗，观察组在此基础上另给予清解透表汤（板蓝根、金银花、芦根、连翘、荆芥、葛根等）保留灌肠联合熏洗治疗。连续治疗7 d后，两组主症、次症中医证候评分均降低（$P<0.05$），且观察组主症、次症评分均低于对照组（$P<0.05$）。观察组总有效率为93.6%（73/78），对照组为82.1%（64/78），组间比较$P<0.05$。观察组治疗后退热时间、口腔溃疡消退时间及皮疹消退时间均短于对照组（$P<0.05$）。治疗后两组TNF-α、IL-17及NF-κB均降低（$P<0.05$），观察组TNF-α、IL-17及NF-κB水平均低于对照组（$P<0.05$）。治疗后两组IgA、IgG及IgM水平均升高（$P<0.05$），观察组IgA、IgG及IgM水平均高于对照组（$P<0.05$）。两组总不良事件发生率相近（$P>0.05$）。

郑丽芳等将手足口病肺脾湿热证患者随机分为两组各30例。对照组常规西药治疗，实验组在此基础上实施清热祛湿化浊颗粒（豆蔻、广藿香、茵陈、滑石、黄芩、连翘等）治疗，对治疗结果进行分析。结果：实验组总有效率96.7%（29/30），对照组为76.7%（23/30），组间比较$P<0.05$；实验组发热消失时间、疱疹消失时间、流涎消失时间、口腔溃疡消失时间均短于对照组（$P<0.05$）。

徐英莉等采用3 d龄BALB/c乳鼠腹腔注射

EV71H 株建立 BALB/c 乳鼠手足口病模型，分为模型对照组，利巴韦林对照组，小儿热速清 15.5、31、62 ml/kg 组，另设正常对照组 10 只。进行预防性给药和治疗性给药评价。结果：小儿热速清口服液对肠道病毒 EV71 感染 BALB/c 乳鼠模型具有明显的保护作用，31、62 ml/kg 组可以明显降低感染积分程度、死亡率，延长存活天数（$P<0.05$ 或 $P<0.01$），可以明显降低后肢肌肉组织病毒载量、血清中 IL-6 含量、心肌 AST 活力（$P<0.05$ 或 $P<0.01$）；明显改善后肢肌肉组织病理变化（$P<0.05$ 或 $P<0.01$）。对 EV71H 株致 Vero 细胞病变有一定的抑制作用，TI 值为 3.98，并能明显降低 EV71H 株感染细胞的病毒载量（$P<0.05$）。

3. 流感病毒性肺炎的实验研究

马璐瑶等将 BALB/c 小鼠随机分为正常组、模型组、犀角地黄汤组、达菲组，每组 20～21 只。除正常组外其余小鼠以流感病毒滴鼻感染，1 小时后给药。各组分别以对应的水煎剂或溶液灌胃，1 次/d，连续 6 d。发现犀角地黄汤组和达菲组均可在第 2、4、6 日改善小鼠肺脏充血、红肿和坏死现象，且不同程度的减轻感染小鼠肺组织炎性病理改变。第 6 日，犀角地黄汤组的肺指数显著降低。模型组小鼠肺组织 NLRP3、ASC、Pro-Caspase-1、GSDMDmRNA 表达增多，NLRP3、Caspase-1p20、GSDMD 和 GSDMD-N 蛋白表达亦增多，肺组织 IL-1β、IL-6、TNF-α 水平升高；犀角地黄汤可显著减少上述分子 mRNA、蛋白表达及炎症因子水平。认为，犀角地黄汤通过调控 NLRP3-Caspase1 介导的细胞焦亡抑制流感病毒性肺炎小鼠的炎症反应，是其截断疾病的传变的机制之一。

倪雯婷等将 36 只 Balb/c 雌鼠随机分为正常对照组，模型对照组，磷酸奥司他韦 0.026 g/kg 组，荆防合剂 3.9、7.8、15.6 g/kg 组各 6 只，模型对照组和各给药组滴鼻流感病毒，正常对照组滴鼻等体积的生理盐水。结果造模后，与正常对照组相比，模型对照组肺指数显著增大，肺病毒载量的相对表达量显著升高（$P<0.01$），血清 IFN-γ、IL-2、IL-10 含量显著升高，IL-4 含量显著降低（$P<0.01$），肺组织 p38Mapk、Nfkbp65、IkbamRNA 及蛋白表达显著上调（$P<0.01$）；与模型对照组相比，给药后，HE 染色显示肺组织病理状况得以减轻，荆防合剂可明显降低血清 IFN-γ、IL-2、IL-6 含量（$P<0.05$ 或 $P<0.01$），升高 IL-4 含量（$P<0.01$），Real-timePCR 和 Westernblot 结果显示荆防合剂可通过下调肺组织 p38MAPK/NF-κB 信号通路相关基因或蛋白表达从而发挥抗甲型流感作用。

单中超等将健康 SPF 级 ICR 小鼠分成 5 组，除正常组 10 只外，其余 4 组各 20 只。采用甲型 H1N1 流感病毒滴鼻感染建立小鼠流感病毒性肺炎模型，连续给药 5 d，与正常组比较，模型组小鼠肺指数及肺组织内病毒载量均明显升高（$P<0.05$，$P<0.01$）；与模型组比较，化湿败毒方（生石膏、生麻黄、苦杏仁、甘草、厚朴、苍术等）高剂量组明显延长甲型流感病毒感染小鼠的生存时间（$P<0.05$），明显降低小鼠肺指数值（$P<0.05$），降低肺组织病毒载量，化湿败毒方高、中、低剂量组可明显减轻小鼠肺组织炎症、瘀血、肿胀等病变（$P<0.05$，$P<0.01$）。肺组织转录组学分析显示，化湿败毒方干预后核心基因主要富集在核转录因子-κB(NF-κB)信号通路、白细胞介素-17（IL-17）信号通路、细胞因子-细胞因子受体相互作用等通路，TNF 受体相关因子 6（TRAF6）、核转录因子-κB 抑制因子 α（NFKBIA）、趋化因子配体（CCL）2、CCL7、CXC 趋化因子配体 2（CXCL2）为 combinedscore 值前 5 的节点基因；Real-time PCR 验证显示，化湿败毒方能明显下调 NF-κB 信号通路关键基因 TRAF6、NFKBIA 及趋化因子 CCL2、CCL7、CXCL2mRNA 的表达（$P<0.05$，$P<0.01$）。

Cui X 等研究黄芩素和磷酸奥司他韦单用或联合治疗雄性和雌性 ICR 小鼠流感诱发急性肺炎的疗效。结果显示，黄芩素可提高低剂量奥司他韦的疗效（$P<0.05$，$P<0.01$）。16srDNA 测序结果显示，黄芩素调节肠道菌群，显著富集乳酸菌

的丰度。网络药理学研究结果表明，黄芩素的抗流感机制与 TLRs、MAPK、TNF 等信号转导通路有关。

4. 网络药理学研究

(1) 仙方活命饮治疗猴痘　孙资金等使用中药系统药理学数据库与分析平台(TCMSP)共筛选仙方活命饮 191 种活性成分，296 种相关蛋白，259 个相关基因，利用高通量基因表达数据库获取 321 个猴痘差异基因。二者交集靶点基因共有 9 个。构建蛋白质相互作用网络，通过基因本体论功能富集获得 502 条有意义条目，京都基因和基因组百科全书(KEGG)通路富集分析获得 73 条有意义通路，有 520 组活性成分-靶点对接成功，得出结论：仙方活命饮治疗猴痘的作用机制可能为甘草异黄烷酮、3′-甲氧基光甘草定、shinpterocarpin、4′-甲氧基光甘草定分别与 PTGS1 结合，通过抗炎、抗氧化作用降低猴痘引发的炎症反应，减轻炎症损伤。其中，shinpterocarpin 的结合能最优，可能发挥了主要作用效果。所得结果为猴痘后续的治疗方案与相关治疗药物的开发提供新的研究方向。

(2) 金银花治疗登革热　刘城鑫等运用 TCMSP、UniProt、Genecards、CTD、DisGeNET 数据库，Cytoscape 3.8.2 软件搜索分析，共得到金银花活性成分 12 种，活性成分作用靶点 209 个，登革热疾病相关靶点 3 374 个，共同靶点 124 个。关键活性成分包括槲皮素、木犀草素、山柰酚和 β-胡萝卜素等；核心靶点包括 ALB、AKT1、TP53、IL-6、TNF、VEGFA 等；主要生物学过程包括外源性刺激引发自身免疫、氧化应激反应、细胞凋亡等；关键 KEGG 通路包括 IL-17 信号通路、TNF 信号通路、PI3K-Akt 信号通路、C 型凝集素受体信号通路、MAPK 信号通路和 Toll 样受体信号通路等。金银花治疗登革热具有多成分、多靶点、多通路的特点，主要与干预炎症反应和免疫调控途径相关。

(撰稿：张玮　李莹　审阅：徐列明)

【艾滋病的中医病机和实验研究】

1. 病机研究

巩仪凡等认为，艾滋病是外毒(HIV)入侵，蛰伏体内，与正气交争，阻遏气机运行，扰乱水津液正常代谢输布，内化为湿、痰(饮)及瘀，聚积成内毒(瘀毒)，外毒与内毒叠加，加速脏腑(脾肺肾为主)虚损，正气亏虚与邪实交困相争，此消彼长，临床变症丛生的复杂疾病。

薛露等着眼脏腑病位，发现艾滋病虚证多涉及肺、脾、肾三脏。通过分析汪绮石“治虚三本”的理论内涵，提出了“清金保肺，从肺调治艾滋病”“培土调中，从脾调治艾滋病”“辨别阴阳，从肾调治艾滋病”的学术观点，丰富了中医药治疗艾滋病虚证的理论基础，为中医药辨治艾滋病虚证提供了新的临床思路。

邵灿灿等认为，艾滋病发热的病因、病机、临床表现等具中医湿热病特点，艾滋病患者脾为枢机，脾气本虚，最终导致湿热为标、脾虚为本的病理状态，病机总属本虚标实，正邪相争，虚实夹杂。

2. 实验研究

傅晓霞等通过实验发现经过苦豆碱干预，艾滋病患者外周血单个核细胞(PBMC)的 CD_3^+ T、CD_4^+ T、CD_4^+/CD_8^+ 及 Foxp3 表达均增加，CD_8^+ T 下降，显示在炎症状态下苦豆碱促进了患者外周血总 T 细胞及相关亚群 CD_4^+ 和 Treg 的表达、抑制特异性 T 细胞免疫，进而发挥治疗作用。结合文献检索提出苦豆碱及 PP2A 在艾滋病等免疫失衡疾病治疗中可能存在双向调节作用，推断苦豆碱在抑制艾滋病患者病毒的同时也能有效抑制患者 T 细胞过度活化，且 PP2A 可能是一个非常重要的治疗靶标。

Tang TT 等通过研究发现半枝莲的提取物(SBW、SB30 和 SB60)和 9 种黄酮类化合物抑制 HIV-1PR，IC_{50}范围为 0.006 至 0.83 mg/ml。其中 6 种黄酮类化合物在 0.1 mg/ml 浓度下对 Cat

LPR 的抑制率为 10.0～37.6%。结果表明，5，6，7-三羟基和 5，7，40-三羟基黄酮中 40-羟基和 6-羟基/甲氧基的引入对增强其双重抗 PR 活性至关重要。因此，5，6，7，40-四羟基黄酮黄芩素(HIV-1PR，IC_{50}＝0.068 mg/ml；CatLPR，IC_{50}＝0.43 mg/ml)可作为先导化合物，以开发更有效的双蛋白酶抑制剂。5，7，30，40-四羟基黄酮木犀草素也显示出对 HIV-1PR 的有效和选择性抑制(IC_{50}＝0.039 mg/ml)。

秦明珍等发现，蓝莲方药抗 HIV 病毒的主要活性成分为槲皮素、木犀草素、山柰酚、黄芩素等，核心靶点有 AKT1、TNF 和 CASP3 等，关键生物学通路为 PI3K-Akt 信号通路、TNF 信号通路和 IL-17 信号通路；分子对接结果显示主要成分与核心靶点具有良好的结合活性；细胞实验得出蓝莲方药和对照组唐草片的 CC_{50} 分别为 3.16、2.01 mg/ml；对 HIV 病毒的 IC_{50} 分别为 17.10 μg/ml，94.42 μg/ml；蓝莲方药与唐草片相比具有更好的抗 HIV 作用($P<0.05$)；实时荧光定量 PCR 结果显示蓝莲方药能够显著提高 IL-17 的 mRNA 表达水平；通过体外实验发现蓝莲方药可抑制 HIV 在 TZM-bl 细胞内的增殖，从而推测其发挥主要作用的机制可能是对 IL-17 信号通路的调控。

赵明亮等应用非人灵长类艾滋病动物模型评价益艾康联合 ART 治疗对 SIV 病毒感染猕猴的常规生理指标、抗病毒作用以及免疫功能的影响。结果显示，益艾康联合 LPV/r 治疗 SIVmac239 感染猕猴艾滋病模型对体质量及血常规影响较小，可减缓 CD_4^+ T 细胞计数降低、降低 PD-1＋CD_4^+ T 细胞表达、促进 naïveCD_4^+ T 细胞向 CD_4^+ Tcm 细胞分化调节免疫功能；益艾康联合 FTC＋PMPA＋RAL 治疗对感染猴血液常规参数无显著影响，不会对感染猴血浆病毒载量抑制及反弹产生影响。

李杰等指出，脾是艾滋病发病的关键脏腑，脾虚是基本病机，从脾论治是中医药治疗艾滋病的基本治法之一。肠黏膜免疫屏障损伤贯穿艾滋病整个病程，趋化因子 25(CCL25)/趋化因子受体 9(CCR9)介导的肠淋巴细胞归巢参与肠黏膜免疫屏障修复，中医从脾论治能减轻艾滋病患者肠道症状并对肠黏膜屏障有修复作用。

（撰稿：李莹 李亚莉　审阅：徐列明 张玮）

【中西医结合治疗乙型病毒性肝炎】

1. 临床研究

杨亮等将乙型病毒性肝炎(HBV)肝硬化患者分为两组各 71 例，恩替卡韦组予恩替卡韦，联合用药组予恩替卡韦联合鳖龙软肝片。结果：①联合用药组在观察期内的肝癌(HCC)总发病率低于恩替卡韦组(P＝0.033)，1 年、3 年、5 年的肝癌累积发病率均低于恩替卡韦组(P＝0.001)；②联合用药组鳖龙软肝片的连续服用时间为 1 年、2 年、3 年、4 年、5 年时肝癌发病率为 12.5%(1/8)、11.1%(1/9)、11.1%(1/9)、8.3%(1/12)、6.1%(2/33)，连续用药时间越长，肝癌发病率越低(P＝0.026)。

曹衍志将乙肝肝纤维化患者随机分为两组各 45 例，对照组予以常规治疗，观察组在对照组的基础上辅以参芪益肝汤(黄芪、太子参、板蓝根、丹参、栀子、大黄等)进行治疗，两组均持续治疗 2 个月。结果：观察组治疗后身倦乏力、脘腹胀满、胁痛不舒、纳呆食少证候评分明显低于对照组($P<0.05$)；观察组治疗后 ALT、AST、TBiL 水平明显低于对照组($P<0.05$)；观察组治疗后 IL-6、TNF-α、MMP-2 水平明显低于对照组($P<0.05$)；观察组治疗后 Treg、Th17、Treg/Th17 比率明显低于对照组($P<0.05$)。

宋春荣等将乙肝肝硬化腹水患者随机分为两组，对照组 42 例采用常规治疗，观察组 43 例在对照组基础上加用当归芍药散加味联合甘遂臌胀贴(甘遂、芒硝、槟榔、白术)。治疗 3 个月后，观察组总有效率高于对照组($P<0.05$)。治疗后，观察组 NO、ET-1、LPS、血氨、ALT、AST、TBiL、超声检查指标均低于对照组($P<0.05$)，ALB 更高($P<0.05$)，住院时间更短($P<0.05$)，腹围、24 h 尿量改善程度

更优($P<0.05$)。两组未发现严重不良反应。

施梅姐等将慢性 HBV 免疫耐受期患者分为两组,中药治疗组 80 例给予安络化纤丸或复方鳖甲软肝片治疗,安慰剂组 50 例给予安慰剂治疗。治疗 48 周后,所有患者中有 30.8%(40/130)表现为肝脏炎症分级 G2, 35.4%(46/130)表现为肝脏纤维化分期 S2。中药治疗组的肝脏硬度值(LSM)值在治疗 12 周后较治疗前显著减低($P<0.01$),其后一直到 48 周治疗结束时 LSM 相对稳定,但安慰剂组的 LSM 值从 0 周~48 周未发生明显变化。在病理方面,中药治疗组的肝纤维化改善率明显高于安慰剂组($P<0.05$);并且其肝纤维化进展率低于安慰剂组($P<0.05$);但中药治疗组的肝脏炎症减轻率未明显高于安慰剂组($P>0.05$)。

Xing YF 等进行的多中心随机临床试验,证明中药配方软肝颗粒联合恩替卡韦可减轻慢性乙肝患者晚期肝纤维化/早期肝硬化,并进一步降低 HCC 的风险。

Dai YK 等进行的一项多中心横断面研究,发现对恩替卡韦联合扶正化瘀胶囊治疗应答良好的人群中,肝郁脾虚证最为多见。

2. 药理研究

Zhao J 等发现,五味子可以通过增强 cGAS-STING 通路的激活来调节自身免疫,抑制 HBV 复制。

蒙荫杰等研究发现,白花香莲解毒颗粒联合恩替卡韦治疗能够显著抑制 HBeAg 阳性慢性乙型肝炎患者体内的 HBV DNA 的复制及 HBeAg 分泌,改善肝功能,这一作用机制可能与调节血浆外泌体 miR-122 的表达有关。

丁月平等研究发现,二至和肝方联合恩替卡韦可降低肝郁肾虚型慢性乙型肝炎患者外周血 CD_4^+ T 细胞表面 PD-1/PD-L1 表达水平,打破机体免疫耐受,改善机体免疫机制,增强抗病毒能力。

Cao X 等认为,鸡骨草胶囊良好的抗 HBV 活性可能与直接降低 HBsAg 和 HBx 的表达来调节与炎症相关的通路,增强免疫应答相关。

(撰稿:李莹 侯渌茗　审阅:徐列明)

【新型冠状病毒感染的中医病机及证候研究】

1. 中医病机研究

李德众等发现,辽沈地区新型冠状病毒感染,分为初、中、后、危重、恢复五个阶段,具有一定的传变规律,符合卫气营血传变,具体可总结为初期(发病第 1、2 日)属风寒犯表;中期(一般在发病的第 3、4 日)属卫气同病,表寒肺热;后期(一般发病第 5 日)属营分证,邪热恋肺;若出现危重症当属血分证,可分为三大证型:一者疫毒闭肺,逆传心包;二者内闭外脱;三者大气下陷。恢复期(一般在发病的第 6、7 日)属肺阴不足。

吕召顺等通过问卷形式(线下、线上)收集来自浙江、山东、江西等 21 个省的新冠奥密克戎感染者问卷 3 994 份,发现奥密克戎感染发病症状表现以三阳经证为主,传变多为顺经相传,也可见越经、表里经相传等。年龄、BMI、疫苗接种、合并基础疾病为六经传变的相关影响因素。

孙晓旭等发现,86 例河南儿童新型冠状病毒感染奥密克戎变异株核心病机为风热袭肺,中医证型以风热袭表证为主,经扶正祛邪治疗后,大部分患儿未出现证候传变,证候传变患儿则以卫分顺传气分为主,少数出现卫分证直传阳明;经治疗患儿临床症状消失,核酸全部转阴。

鞠晗等对沪地 100 例轻型奥密克戎感染者的体质、症状及中医证候如舌脉等数据进行采集统计,归纳分析各因素之间的关联性。结果:①性别方面见男性偏阴虚质,女性偏阳虚质。年龄方面 18~40 岁偏阴虚质、41~60 岁偏痰湿质、61~80 岁偏阳虚质。平和质约占 11.0%多见无症状人群。偏颇质约占 89.0%多见有症状感染者,其中以阴虚质的咳痰最常见,各项之间均有明显差异性($P<0.05$)。②嗅觉障碍持续天数最长为(6.20±0.93)d、VAS 分数最

高为 6.05。舌脉以红舌、苔薄，脉数为主。

丁齐又等通过对 25 个省市 571 例轻型患者问卷调查发现，发病初期，感染病邪以寒(84.3%)、湿(72.1%)邪气为主，其次还有风(62.1%)、毒(40.4%)、热(23.2%)等病理因素存在；临床多以散寒化湿为主要治法。

傅骞等分析在恢复期门诊的 300 余例患者，发现恢复期患者心悸高发且普遍伴有气虚症状，其病机因疫疠之毒暴伤人体，正气急性亏虚，三焦元气受损致营气、卫气、宗气化生不及，心、肺气阴耗伤，瘀血内停，胸中大气下陷，气机滞碍，心失所养，瘀阻心络。另外，过汗伤正、阴阳失调也会导致心悸。再者气虚湿阻、余邪未尽也可引发心悸。

聂天旸等分析湖北省 400 例新型冠状病毒感染恢复期患者半年随访的后遗症特征、证候分布规律及中医证素学特点。发现新冠感染恢复期患者半年后，仍普遍存在多种后遗症症状和诸多身心健康问题。其病机可概括为“正虚邪恋”，此时“正虚”以肺、脾、肾三脏亏虚，气阴两虚为主；“邪恋”可表现为肝郁气滞与湿、痰、瘀、热等邪留滞体内。

张艺璇认为，本病寒温可同时出现于一体的同一时期，核心病机在于温邪上受，首先犯肺，肺气受伤，气不摄津，气不流津，成湿成痰，阻遏气机。

陈晶晶等发现，老年患者肺脾气阴不足是发病的内在条件，疫毒夹湿是本病的主要病理因素。

2. 中医证候研究

张佳等通过对不同中医证型患者的淋巴细胞计数及其年龄进行比较分析发现，寒湿阻肺证患者淋巴细胞百分比最高，气营两燔证患者淋巴细胞百分比最低；新型冠状病毒感染普通型患者年龄小于重型；新型冠状病毒感染普通型患者淋巴细胞百分比高于重型。

龚晓红等发现，气阴两虚证与其余证型比较，乳酸脱氢酶、降钙素原水平显著升高，Na^+ 和血红蛋白水平显著降低($P<0.01$)；湿毒郁肺证白蛋白水平高于气阴两虚证($P<0.05$)；湿毒郁肺证、气阴两虚证白细胞介素-6 水平高于湿遏肺卫证($P<0.05$)；湿毒郁肺证、气阴两虚证部分凝血酶原时间高于湿阻肺胃(脾)证($P<0.05$)，湿毒郁肺证部分凝血酶原时间水平高于湿遏肺卫证($P<0.05$)；气阴两虚证、湿阻肺胃(脾)证 D-二聚体水平高于湿遏肺卫证($P<0.05$)。肺部 CT 方面，湿毒郁肺证肺部半定量评分和磨玻璃影患者所占比例均高于湿遏肺卫证($P<0.05$)。Logistic 回归分析结果显示，白蛋白异常是湿毒郁肺证的独立危险因素，白蛋白和血红蛋白异常是气阴两虚证的危险因素。

赵晨希等发现，新冠病毒及其变异株主要病因属性为湿疫毒。感染早期可见恶寒、发热，以低中热为主，部分表现为往来寒热、身热不扬等。一些无症状感染者已有肺部炎症表现。肺部影像学呈现多发小斑片影及肺间质改变，并有外周血白细胞计数降低、淋巴细胞计数降低等实验室指标改变。感染中期以肺系病变和脾胃病变为主，重症期可见呼吸困难、神志异常，严重者可发展为急性呼吸窘迫综合征、急性肾损伤、肝功能损害等。临证中应用解表清里、化湿解毒的治法多有较好疗效。

姜楠等发现，患者核酸转阴后普遍存在气阴两虚，兼夹痰湿郁热核心证候；根据应用中药清金益气颗粒的情况，将感染者分为用药组 178 例和非用药组 252 例，观察到第 7 日时与非用药组相比，用药组的病位证素脾、肺，病性证素热、湿、痰、阴虚、气滞、血虚的频数下降($P<0.05$ 或 $P<0.01$)，第 14 日时与非用药组比较，用药组的病位证素脾、肺，病性证素气虚、热、湿、痰、阴虚的频数下降($P<0.05$ 或 $P<0.01$)。

刘俨熠认为，新型冠状病毒感染脆弱人群符合中医气虚证，主要病机为正气亏虚，疫毒内陷，治疗上当注重扶正祛邪。人参及其组方在新型冠状病毒感染的治疗中疗效显著，具有潜在的多层次、多靶点抑制细胞因子风暴的可能。

张金荣等发现，苏州地区患者发病初期以发热、咳嗽、咯痰等表证多见，较多淡白舌、胖舌，舌苔多薄白、薄白腻，多为风寒湿毒表证。至入院后第 9 日，表证已解，普通型仍有较多患者有咳嗽、咯痰、乏力，少数患者出现便溏、口苦、胸闷、恶心呕吐等表现，普通型患者红舌、瘦舌及厚黄腻苔增多，9 d 后轻型患者大多疾病已愈，其余多转归为肺脾气虚证。

王凯等认为，新型冠状病毒感染恢复期患者中医证候学表现为以气阴两虚证为主，兼有湿(热)、气滞、血瘀诸证。

杨卜瑞等发现，随气温的升高，寒湿郁肺型占比逐渐降低，寒湿阻肺型占比先降低后上升，重型患者发生疫毒闭肺的比例逐渐下降。

方辉等指出，新型冠状病毒感染重症高危人群肺脾气虚证和气阴两虚证为主要证型。

张文等发现，上海市收治的新型冠状病毒感染轻症患者以"湿热夹风"为主，证型以湿热侵袭为多，其次为风热犯肺、湿邪郁肺和肺热阴伤。

段思雨等发现，珠海新型冠状病毒 Omicron 变异株肺炎以风寒束肺、风热犯肺为主，少数为湿热蕴肺、寒湿郁肺。

吕明圣等提出，京冀鲁地区以湿毒夹寒束表、湿热内蕴及脾虚湿困为主。

(撰稿：张祯捷　李莹　审阅：张玮)

【新型冠状病毒感染的临床及实验研究】

1. 临床研究

刘清泉等将患者随机分为两组，对照组 103 例按照诊疗方案进行基础治疗，试验组 89 例在对照组基础上口服苏合香丸，1 丸/次，2 次/d。两组均连续治疗 5 d 后，试验组临床总有效率为 95.5%(85/89)，对照组为 81.6%(84/103)，组间比较 $P<0.05$。治疗后，两组患者头痛、胸痛、四肢酸痛评分均较治疗前显著下降($P<0.05$)，试验组从治疗第 1 日开始头痛评分低于对照组且有统计学差异($P<0.05$)，试验组在治疗第 5 日时胸痛评分低于对照组，且有统计学差异($P<0.05$)，试验组从治疗第 3 日开始四肢酸痛评分低于对照组，且有统计学差异($P<0.05$)。治疗后，两组患者的 CRP、PCT、IL-6 水平均下降，与治疗前相比 $P<0.05$，且试验组患者治疗后的 CRP、IL-6 水平显著低于对照组($P<0.05$)。两组不良事件发生率的差异不显著。

洪美珠等将患者随机分为两组各 39 例，对照组予以相应的中药配方颗粒剂(金银花、连翘、桔梗、薄荷、竹叶、生甘草等)口服治疗，观察组在对照组基础上加用金线莲液喷咽喉部。连续治疗 6 d 后，观察组咽痛消失时间、咳嗽缓解时间、核酸转阴时间较对照组均明显缩短($P<0.05$)，第 10 日、第 14 日核酸转阴率明显提高($P<0.01$)。

Zheng JP 等的一项中国、泰国、菲律宾和越南地区新冠轻度至中度患者多中心双盲随机对照试验发现，连花清瘟胶囊缩短或解决了鼻塞或流鼻涕、喉咙痛、咳嗽、感觉热或发烧、精力不足或疲倦以及肌痛等问题。

聂天旸等用桔杏君子颗粒(党参、麦冬、五味子、茯苓、炒白术、苦杏仁、紫苏子等)治疗新型冠状病毒感染恢复期气阴两虚证患者 121 例，治疗 2 周后的总有效率为 90.2%(101/112)；中医证候积分比较，治疗后积分升高，生活质量量表生理评分比较，治疗后积分升高($P<0.05$)。

黄超群等收集了湖北省 8 家定点医院中采用中医药、中西医结合或西医治疗的普通型、重型患者共 2 132 例的临床资料，分析病死率、临床结局、肺部影像改善、核酸转阴时间、实验室指标，并对比分析中医组、中西医组、西医组疗效。结果：①232 例患者以普通型为主，重型者以老年人(≥60 岁)居多。②普通型患者首发症状前 5 位依次为咳嗽、乏力、发热、咳痰、纳差，重型患者依次为咳嗽、乏力、发热、咳痰、憋闷或喘促。普通型患者头痛、肌肉或关节疼痛、纳差、腹泻、恶心或呕吐、腹痛占比高于重型者($P<0.05$)。③重型患者中接受中西医结合治疗的患者病死率(5.0%，26/523)低于西医组(12.5%，5/40)($P<0.05$)。普通型患者的有效率中医组为 95.2%(118/124)，中西医组为 91.8%(1218/1327)，均显著优于西医组的 73.7%(56/76)($P<0.05$)；重型患者的有效率中医组为 100.0%(42/42)，中西医

组为 92.9%(486/523),均显著优于西医组的 82.5%(33/40)(P<0.05)。中西医组重型患者核酸转阴天数为 10 d 较普通型患者的 12 d 短(P<0.05)。④普通型患者中西医组的淋巴细胞计数增长幅度显著高于西医组(P<0.01);与西医组比较,中西医组、中医组可降低普通型患者中性粒细胞/淋巴细胞比值(P<0.01);与西医组比较,中西医组可显著降低重型患者直接胆红素及谷草转氨酶水平,增加白蛋白水平(P<0.05)。

强晓钰等检索中国知网、万方数据库、中国生物医学文献数据库、维普期刊数据库、PubMed、The Cochrane Library 等数据库中中医药对新型冠状病毒感染恢复期患者康复影响的相关文献并进行 Meta 分析。结果:①针刺、中西医结合康复训练,可有效提升患者第一秒用力呼气容积(FEV1)水平(SMD=1.43, 95%CI[1.10, 1.75], P<0.000 01)。②中西医结合康复训练可提升患者第一秒用力呼气容积占用力肺活量的百分比(FEV1/FVC)(MD=12.12, 95%CI[9.46, 14.79], P<0.000 01)。③中药联合常规康复训练可有效降低患者改良医学研究学会呼吸困难量表(mMRC)评分(MD=-0.16, 95%CI[-0.17, -0.15], P<0.000 01)。④针刺、中药可提升肺部 CT 好转率(RR=1.14, 95%CI[1.06, 1.23], P=0.000 3)。

2. 实验研究

贾佩霖等对 5 首国内常用方进行网络药理学研究,发现藿香正气方、金花清感方、连花清瘟方、疏风解毒方、清肺排毒方具有各自的有效成分及相应靶点通路,主要有槲皮素、柚皮素、山柰酚、黄芩素、黄酮类成分和植物甾醇类成分,涉及调节炎症反应、氧化应激、细胞凋亡、肺纤维化等过程。

Zhang B 等总结并发现,中药复方(连花清瘟胶囊、血必净注射液、清肺排毒汤、化湿败毒方、疏风解毒胶囊、麻杏石甘汤)、单味药(麻黄、黄芩、金银花、鱼腥草)以及活性成分(熊去氧胆酸、甘草酸、甘草甜素、丹酚酸、槲皮素、穿心莲 C)在治疗新型冠状病毒感染中对功能受体 ACE2 表现出高亲和力。

Ju Y 等通过网络药理学及试验验证结合的方法发现清瘟败毒饮中的槲皮素、丙氨酸和山柰酚对 STAT3、c-JUN 和 TNF-α 的亲和力最强,可以有效减轻 LPS 对肺组织的病理损伤,并显著减轻三个关键靶点的表达水平,从而对新冠病毒感染发挥潜在的治疗作用。

吴伟等通过细胞活性测定、NF-κB p65 转录活性测定、ELISA 等方法发现在 SARS-CoV-2S 蛋白刺激下,青蒿素或槲皮素的单独或联合治疗可以通过抑制 NF-κB 的过度激活来显著减轻细胞因子风暴。

王利华等通过奥密克戎 BA.2.2 毒株转染的 Vero 细胞模型研究木犀草苷治疗新型冠状病毒感染机制,发现木犀草苷可较好地结合于靶酶 7BV2 的底物进入通道处从而阻碍正常核苷酸类底物的进入,可对靶酶的核酸复制生物学功能起到抑制作用。

(撰稿:张祯捷 李莹 审阅:徐列明 张玮)

[附] 参考文献

C

Cao X, Zhang N, Chen H, et al. Exploring the mechanism of JiGuCao capsule formula on treating hepatit is B virus infection via network pharmacology analysis and in *vivo/vitro* experiment verification [J/OL]. Frontiers in Pharmacology, 2023 [2024-03-05]. https://doi.org/10.3389/fphar.2023.1159094

Cui X, Liu X, Wang F, et al. Determination of the synergistic anti-influenza effect of Huangqin Su tablet and Oseltamivir and investigation of mechanism of the tablet based on gut microbiota and network pharmacology [J].

BMC Complementary Medicine and Therapies. 2023, 23(1):36

曹衍志.参芪益肝汤加减治疗对乙肝肝纤维化患者炎性相关细胞因子及 Treg/Th17 比率的影响[J].四川中医, 2023, 41(1):137

陈晶晶,薛晓明,吕晓慧,等.上海市 112 例新型冠状病毒奥密克戎变异株感染的老年患者中医证候特征[J].中国中医急症,2023, 32(4):615

D

Dai YK, Fan HN, Zhao ZM, et al. Syndrome of liver depression and spleen deficiency is a primary TCM syndrome of response to entecavir + FuZhengHuaYu in patients with HBV-related liver fibrosis[J/OL]. Heliyon, 2023[2024-03-05]. https://doi.org/10.1016/j.heliyon.2023.e22216

丁齐又,杨映映,田传玺,等.571 例轻型新型冠状病毒感染者临床症状动态变化规律及中医诊疗特征分析[J].吉林中医药,2023, 43(5):53

丁月平,施维群,罗水荣,等.二至和肝方对肝郁肾虚型慢性乙型肝炎患者 PD-1/PD-L1 表达的影响[J].中西医结合肝病杂志,2023, 33(4):307

段思雨,李珂楠,董文晓,等.珠海新型冠状病毒 Omicron 变异株肺炎中医证候特征单中心横断面研究[J].中国中西医结合杂志,2023, 43(6):668

F

方辉,张宁,王玉光,等.新型冠状病毒奥密克戎变异株感染重症高危人群症状及中医证候学特征探析[J].现代中医临床,2023, 30(4):28

傅骞,姜良铎.新型冠状病毒奥密克戎变异株感染恢复期心悸的病机及治疗探讨[J].北京中医药大学学报,2023, 46(7):965

傅晓霞,艾香英,黄继德,等.苦豆碱在艾滋病患者外周血 PBMC 中调控 Wnt/β-catenin 信号通路影响 T 细胞表达机制分析[J].中国中医基础医学杂志,2023, 29(3):438

G

郭凯丽,袁盼盼,薛妙,等.基于网络药理学和分子对接技术探讨宣肺化浊汤防治新冠肺炎德尔塔变异病毒的作用机制[J].现代中医药,2023, 43(1):48

龚晓红,李松伟,崔应麟,等.新冠病毒 Delta 株感染患者中医证型与实验室指标及肺部 CT 表现相关性研究[J].山东中医杂志,2023, 42(6):583

巩仪凡,刘志斌.艾滋病中医基础研究分析与思考[J].中华中医药杂志,2023, 38(8):3878

H

何鹏,程培航,李钦.高效抗逆转录病毒联合康爱保生丸治疗艾滋病的临床研究[J].云南中医中药杂志,2023, 44(7):38

洪美珠,林恢,苏子剑,等.金线莲液(喷雾用)联合中药配方颗粒治疗新型冠状病毒肺炎 39 例[J].福建中医药,2023, 54(1):1

黄超群,吕文亮,李昊,等.湖北省 2 132 例新型冠状病毒感染的真实世界临床研究[J].中华中医药杂志,2023, 38(2):896

J

贾佩霖,田红英,刘晓龙,等.抗新型冠状病毒五种中药方活性成分和作用靶点的网络药理学分析[J].陕西中医药大学学报,2023, 46(3):7

L

Lang B, Wang M, Zhang Z, et al. Inhibitory receptor CD47 binding to plasma TSP1 suppresses NK-cell IFN-γ production via activating the JAK/STAT3 pathway during HIV infection[J]. Journal of Translational Medicine, 2023, 21(1):869

李杰,桑锋,刘真,等.CCL25/CCR9-肠淋巴细胞归巢通路共变化调控肠黏膜免疫屏障损伤与艾滋病从脾论治[J].中华中医药学刊,2023, 41(2):89

李怒,李文莲,黄晓静.清解透表汤保留灌肠联合熏洗治疗手足口病的疗效及对免疫功能的影响[J].中华中医药学刊,2023, 41(8):206

李德众,庞立健,袁佺,等.北方新型冠状病毒感染"因机证治"[J].中华中医药学刊,2023, 41(5):18

刘星,郭遂怀,彭若轩,等.加味百合固金汤辅助西药治疗对复治性肺结核免疫功能及安全性的影响研究[J].广州中医药大学学报,2023, 40(8):1890

刘城鑫，郑文江，蔡贝贝，等.金银花治疗登革热的网络药理学分析[J].中药新药与临床药理，2023，34(2)：207

刘清泉，励国，张杰，等.苏合香丸治疗新型冠状病毒感染患者的临床观察[J].中草药，2023，54(4)：1201

刘俨熠，夏坤，刘师序，等.基于"扶正祛邪"思想探讨人参在新冠肺炎中的应用[J].中国中医急症，2023，32(5)：829

吕明圣，王洪武，班承钧，等.2022年冬季京冀鲁地区196例新型冠状病毒奥密克戎变异株感染者临床表现及中医证候分析[J].北京中医药大学学报，2023，46(5)：644

吕召顺，金巍，徐子童，等.基于3 448例新型冠状病毒奥密克戎株感染者临床特征的六经传变规律及影响因素分析[J].中医学报，2023，38(10)：2247

M

马璐瑶，杨明锐，邓迪，等.基于NLRP3炎性体及细胞焦亡研究犀角地黄汤对流感病毒性肺炎小鼠炎症反应的抑制作用[J].环球中医药，2023，16(4)：627

蒙荫杰，邱华，黄鹏，等.白花香莲解毒颗粒治疗HBeAg阳性慢性乙型肝炎的临床疗效及对血浆外泌体miR-122表达的影响[J].西部中医药，2023，36(6)：110

N

倪雯婷，侯林，马大龙，等.基于p38 MAPK/NF-κB通路探索荆防合剂治疗甲型H1N1流感的作用机制[J].中药药理与临床，2023，39(1)：12

聂天旸，陈卫衡，于会勇，等.桔杏君子颗粒治疗新型冠状病毒感染恢复期患者作用评价与机制探讨[J].辽宁中医药大学学报，2023，25(8)：134

聂天旸，于会勇，张山，等.基于因子分析新型冠状病毒感染恢复期证候与证素学研究[J].辽宁中医药大学学报，2023，25(7)：190

Q

强晓钰，陈哲，季昭臣，等.中医药对新型冠状病毒肺炎(COVID-19)恢复期患者肺功能影响的Meta分析[J].环球中医药，2023，16(2)：226

秦明珍，陈路，刘钰，等.蓝莲清瘟败毒饮方药抗艾滋病病毒作用机制的网络药理学分析及实验验证[J].药学研究，2023，42(12)：969

S

单中超，孙建辉，李建良，等.基于转录组学的化湿败毒方治疗流感病毒性肺炎作用机制[J].中国实验方剂学杂志，2023，29(18)：54

邵灿灿，郭家乐，钟鹏展，等.中医药治疗艾滋病发热之临床体会[J].辽宁中医杂志，2023，50(7)：88

孙晓旭，任献青，闫永彬，等.河南省86例儿童新冠肺炎奥密克戎变异株感染患儿的中医临床特征及证候分布规律[J].中医学报，2023，38(2)：427

孙资金，张风君，吉静，等.基于生物信息学与分子动力学的仙方活命饮治疗猴痘作用机制与分子靶点预测[J].中草药，2023，54(7)：2197

施梅姐，萧焕明，谢玉宝，等.慢性乙型病毒性肝炎免疫耐受期患者应否治疗：一项临床随机对照试验的分层分析结果[J].中药药理与临床，2023，39(1)：62

宋春荣，席奇，刘永刚，等.当归芍药散加味联合甘遂膜胀贴对血瘀水停证乙肝肝硬化腹水患者的临床疗效[J].中成药，2023，45(9)：3155

T

Tang TT，Li SM，Pan BW，et al. Identification of Flavonoids from Scutellariabarbata D. Don as Inhibitors of HIV-1 and Cathepsin L Proteases and Their Structure-Activity Relationships[J]. Molecules，2023，28(11)：4476

W

王凯，姜楠，孙雪，等.天津市746例新型冠状病毒感染患者"长新冠"特征和中医证候学特点分析[J].天津中医药，2023，40(5)：552

王利华，刘军，邸琨，等.木犀草苷抗奥密克戎毒株药理活性的研究[J].中华中医药学刊，2023，41(7)：26

吴伟，吴俊汐，纪旭旭，等.青蒿素和槲皮素抑制新冠病毒刺突蛋白介导的细胞因子风暴[J].云南中医药大学学报，2023，46(4)：16

X

Xin YF，Zhong WC，Peng DT，et al. Chinese herbal formula ruangan granule enhances the efficacy of entecavir to reverse advanced liver fibrosis/early cirrhosis in patients with chronic HBV infection: A multicenter, randomized clinical trial[J/OL]. Pharmacological Research, 2023[2024-03-05]. https://doi.org/10.1016/j.phrs.2023.106737

徐英莉,耿子涵,于春江,等.小儿热速清口服液防治EV71型手足口病的体内外作用研究[J].中药药理与临床,2023, 39(2):18

薛璐,张海燕,王亚楠,等.基于"治虚三本"理论探讨艾滋病虚证的中医治疗思路[J].辽宁中医杂志,2023, 50(3):52

Y

Yang J, Zhang Z, Liu H, et al. Network Pharmacology and Experimental Validation of Qingwen Baidu Decoction Therapeutic Potential in COVID-19-related Lung Injury [J/OL]. Combinatorial Chemistry and High Throughput Screening, 2023 [2024-03-05]. https://doi. org/10. 2174/0113862073236899230919062725

闫唯韦,汪雅锋,余心琦,等.百部芩连汤辅助西药治疗肺结核的疗效观察及对炎性因子和免疫功能的影响[J].中国中医药科技,2023, 30(3):505

杨亮,熊焰,袁维,等.鳖龙软肝片联合恩替卡韦对乙型肝炎肝硬化患者肝癌发病率的影响[J].山东中医杂志,2023, 42(6):558

杨卜瑞,杨丽芳,贺小芳,等.不同气温条件下新型冠状病毒肺炎临床特征回顾性分析[J].西部中医药,2023, 36(1):1

叶苗青,唐颖慧,杨跃青,等.恩替卡韦联合乙转灵治疗乙型肝炎肝纤维化患者LSM值与中医证候积分的相关性研究[J].西部中医药,2023, 36(10):112

岳静宇,李杰,刘真,等.益艾康对HIV-1感染者CD_4^+ T淋巴细胞ICAM-1、LFA-1表达水平的影响[J].中华中医药杂志,2023, 38(8):3986

Z

Zhang B, Qi F. Herbal medicines exhibit a high affinity for ACE2 in treating COVID-19 [J/OL]. Bioscience Trends, 2023 [2024-03-05]. https://doi. org/10. 5582/bst.2022.01534

Zhao J, Xu G, Hou X, et al. Schisandrin C enhances cGAS-STING pathway activation and inhibits HBV replication[J/OL]. Journal of Ethnopharmacology, 2023[2024-03-05]. https://doi.org/10.1016/j.jep.2023.116427

Zheng JP, Ling Y, Jiang LS, et al. Effects of Lianhuaqingwen Capsules in adults with mild-to-moderate coronavirus disease 2019: an international, multicenter, double-blind, randomized controlled trial[J/OL]. Virology Journal, 2023[2024-03-05]. https://doi. org/10. 1186/s12985-023-02144-6

张佳,陆雪琴,童文静,等.新型冠状病毒感染中医证型与淋巴细胞计数及其年龄的相关性研究[J].辽宁中医杂志,2023, 50(8):124

张文,方邦江,孙鼎,等.上海332例轻型新型冠状病毒奥密克戎变异株感染患者中医证候特征分析[J].中国中西医结合杂志,2023, 43(6):664

张金荣,闵翼,刘义安,等.116例奥密克戎新型冠状病毒感染轻型、普通型患者中医证候、病机特点分析[J].中国中医急症,2023, 32(2):217

张艺璇,王兰,李世清,等.新型冠状病毒感染中医病因探讨[J].中华中医药杂志,2023, 38(1):96

赵晨希,卢红蓉.从伏邪理论探讨新型冠状病毒肺炎的发病特点[J].北京中医药大学学报,2023, 46(1):25

赵明亮,王琼,刘本波,等.益艾康联合逆转录病毒疗法治疗SIV感染猕猴艾滋病模型实验研究[J].辽宁中医杂志,2023, 50(3):193

郑丽芳,向欢.清热祛湿化浊颗粒治疗手足口病肺脾湿热证的临床研究[J].内蒙古中医药,2023, 42(1):30

（三）肿瘤科

【概述】

综合 2023 年已发表的中医治疗恶性肿瘤研究文献，与既往文献比较，研究主要体现在以下 5 个方面。

1. 完善中医药治疗恶性肿瘤的临床疗效综合评价体系

综合年度文献，关于中医药治疗恶性肿瘤的临床疗效评价体系较往年有创新，李奕等认为，面对肿瘤带来的严峻挑战，精准医学的出现推动着中医肿瘤研究不断向疾病诊断精确化、证候辨识精细化、方药量效精准化、疗效评价精益化发展，精准医学理念的提出为肿瘤全周期防治以及破解肿瘤病机多样性与证候群复杂性的难题提供了全新思路，基于精准医学理论，提出肿瘤全周期防治管理理念，构建中西医结合防治肿瘤的精准医学模式体系，可以作为评价体系中的精准化的特点之一。

2. 重启中医药治疗肿瘤相关抑郁研究

肿瘤相关抑郁为肿瘤患者在诊疗过程中因心理创伤、治疗方法及各种临床痛苦症状的共同作用引发的一系列心理症状或状态。其核心症状表现为心境或情绪低落、兴趣缺乏与乐趣丧失。鉴于肿瘤相关抑郁通常伴随肿瘤引起的痛苦症状（失眠、乏力和疼痛）交替出现或被痛苦症状所掩盖，因此仅 5%～10%的患者得到早期诊断并接受抗抑郁治疗。文献报道，肿瘤抑郁症的发病率介于 3.7%～58%之间，而国内专业期刊所报道的同类数据则高达 25%～75%。肿瘤相关抑郁症的发病率取决于疾病本身和人口基线特征（如肿瘤部位、临床分期、年龄、性别）和研究方法，总体而言，肿瘤患者群体的抑郁症发病率是一般人群的 3～5 倍。有研究表明，在接受治疗的肿瘤患者中，重度与轻度抑郁症的患病率分别达到 15%和 20%。抑郁可能是导致肿瘤死亡率增加的一个独立危险因素。在成人癌症患者中，抑郁导致死亡率增加 39%，而亚综合征抑郁（一种阈下抑郁）导致 25%的死亡风险增加。恶性肿瘤患者确诊 1 年后的自杀风险，约为普通人群的 2.5 倍。抑郁与恶性肿瘤的发生、发展及其转归共同构成了一个恶性循环。研究者对中医药治疗肿瘤相关性抑郁用药规律进行挖掘并通过网络药理学分析了核心药物作用机制。鉴于恶性肿瘤相关抑郁的高发病率与中医药治疗的独特优势，2023 年由中华中医药学会血液病分会、中国民族医药学会血液病分会、中国中西医结合肿瘤专业委员会、北京中西医结合学会肿瘤专业委员会联合启动并修订了《肿瘤相关抑郁中医诊疗专家共识》，该共识已在全国范围内推广应用，取得显著效果。

3. 加强中医药治疗癌因性疲乏研究

癌因性疲乏定义为与癌症或其治疗相关的生理、情感或认知上的一种持续性的主观性的劳累感。其症状包括但不限于夜间多梦、早醒或易醒、精神萎靡、食欲不振、头晕头痛、性情暴躁。相较于肿瘤的其他并发症或共病，癌因性疲乏被认为是患者经历的最痛苦的症状（共病）。癌因性疲乏不仅是导致患者生活质量下降的主要原因，也是诱发其他症状或共病的关键因素，如肿瘤相关抑郁、癌性疼痛等。临床研究显示，中医药治疗癌因性疲乏展现出显著的疗效优势，包括非药物疗法和食疗在内的多种综合治疗，不仅能够控制疲乏症状，还能够提高患者生活质量。

4. 重点关注肿瘤相关骨髓抑制的中医药治疗研究

肿瘤相关骨髓抑制的原因多样，最常见的原因是药物毒性（包括化疗、靶向、免疫等药物）导致，同时营养不良、免疫功能低下、放射治疗以及肿瘤对骨髓的直接侵犯也是导致该症状的潜在因素。长期的临床实践表明，中医药在治疗肿瘤相关骨髓抑制方面具有明显优势和特色，其核心策略为前移治疗时间点，强调中医的“治未病”理念，主张以防为主，防治结合。临床应用中，采用包括非药物疗法在内的中医综合治疗方法，能够取得满意的疗效，同时，揭示了其潜在的临床和基础研究前景。

5. 中医药抗肿瘤效应机制研究

2023 年，中医药抗肿瘤效应机制的研究较以往取得了更深入的进展，研究重点已从抑制肿瘤细胞生长、诱导肿瘤细胞凋亡及其分化，逐渐转向深入探索效应机制、免疫调控、调控肿瘤相关通路以及肿瘤微环境。目前，该领域已成为中医药研究的重要热点，并已引起广泛关注。

（撰稿：陈信义 陈玥灿　审阅：孟静岩）

【恶性肿瘤中医药维持治疗研究】

在我国，有超过 80%的恶性肿瘤患者在诊疗过程中接受中医药治疗，尤其是中晚期患者。在恶性肿瘤治疗的不同阶段，中医药发挥着促进机体康复、减轻治疗不良反应、改善症状及延长生存等作用。恶性肿瘤中医维持治疗是在中医药理论指导下构建的，集肿瘤治疗、共病治疗、症状治疗三位一体的多维度诊疗体系，内涵远超越西医学肿瘤维持治疗的范畴。

1. 恶性肿瘤中医维持治疗

（1）淋巴瘤的维持治疗　惠逸帆等传承国医大师周仲瑛“癌毒”学术思想，提出恶性淋巴瘤核心病机是“痰毒蕴结、肝肾亏虚”，治法包括化痰解毒、补益肝肾等。白洁等采用数据挖掘方法，探讨癌毒理论指导下的胞淋巴瘤的辨治规律，早期祛邪抗癌，中期扶正抗癌，晚期以扶正为主，佐以祛邪抗癌。通过数据挖掘及症状、病机、药物关联分析，癌毒贯穿老年淋巴瘤的始终，可指导其辨证用药。司叶俊等从卫气津液学说入手，秦晓艳从三焦“阳虚痰凝”入手，白洁从经方“和法”治疗恶性淋巴瘤，均能取得理想疗效。

（2）晚期卵巢癌的维持治疗　雷勇等从“壮火食气”论治晚期卵巢恶性肿瘤，提出了灭壮火、清火郁的局部祛邪治法，以“壮寒”灭“壮火”，兼清解火郁；建立化痰饮、复血运的整体扶正思路。李慧等将 74 例卵巢癌患者随机分为两组，对照组给予 TC（紫杉醇＋卡铂）化疗治疗，观察组在此基础上联合修和方（鹿角胶、阿胶、龟甲胶、人参、黄芪、熟地黄等）加减治疗，疗程为 12 周。结果：观察组总有效率为 78.4%(29/37)，对照组为 54.1%(20/37)，$P<0.05$。研究表明，修和方加减联合 TC 方案可减轻中晚期卵巢癌患者的临床症状，增强抗癌效果。沈淑琴将 60 例卵巢癌患者随机分为两组，TC/TP 组给予 TC（紫杉醇＋铂类方案）化疗治疗，联合组在此基础上联合甘麦大枣汤（当归、炙甘草、陈皮、薄荷、柴胡、浮小麦等）及归脾汤治疗，疗程为 3 周。结果：联合组总缓解率为 83.3%(25/30)，TC/TP 组为 56.7%(17/30)，$P<0.05$；组间内分泌激素水评分比较，联合组 E_2(81.86±13.401)、FSH(6.503±0.292 9)评分，明显优于 TC/TP 组 E_2(44.30±6.898)、FSH(50.15±11.810)评分，均 $P<0.05$。研究表明，甘麦大枣汤及归脾汤联合 TC/TP 方案，能够改善卵巢癌患者的临床症状，并对其内分泌功能起积极改善作用。

（3）胃癌的中医维持治疗　许月梅等基于“癌

浊"理论治疗对胃癌临床治疗探析，认为癌浊与胃癌的发生及演变密切相关，罢黜癌浊，培植本元是胃癌治疗基本原则，中州不利是癌浊形成的关键因素。徐思源等以国医大师周仲瑛"癌毒"学说为基础，从癌毒病机理论论治胃癌。认为胃癌的主要病理因素是"虚、痰、瘀、郁、毒"，核心病机为"痰瘀郁毒、脾胃亏虚"，临证应以"抗癌解毒、扶正祛邪"为基本治则，治疗以抗癌解毒为核心，化痰祛湿、祛瘀散结为关键，理气解郁为要点，健脾益胃为根本。温芳等将70例胃癌Ⅳ期患者随机分为两组，对照组给予常规化疗，治疗组在此基础上联合益气化瘀解毒汤（炙黄芪、丹参、炒白术、当归、木香、三棱等）治疗，疗程为21 d。结果：治疗组总有效率为65.7%(23/35)，对照组为20.0%(7/35)，$P<0.05$；治疗组生活质量改善率为65.7%(23/35)，对照组为31.4%(11/35)，$P<0.05$。研究表明，益气化瘀解毒方辅助化疗能明显改善胃癌Ⅳ期脾胃气虚、瘀毒内阻证患者临床症状，提高生活质量。

2. 共病治疗

由恶性肿瘤导致的症状或共生疾病可随肿瘤治疗效果而发生变化。但某些共生疾病会持续存在，严重影响肿瘤治疗，降低患者生存质量，如癌性发热、癌因性疲乏、放射性肺损伤等，应当积极进行维持治疗。

(1) 癌性发热的临床治疗　方文岩运用"转枢气机"法治疗癌性发热经验，认为癌性发热的关键总属枢机不利，阴阳失调。治疗上以疏利少阳、平调厥阴、透邪外达、顾护中州为主，并佐用滋阴、通腑、凉血等法，临床疗效颇为可观。吴培等基于"肺脾二统"理论及"阴虚之治统于肺"，自拟癌热消方（西洋参、生地黄、鱼腥草、青蒿、白薇、白术等）治疗阴虚型癌性发热。认为癌性发热属阴虚内伤发热、虚劳内热范畴，从清金、养荣、疏邪、润燥等方面治疗，可以改善癌性发热患者的临床症状和生存质量。孙晓静等基于"肺脾相关"理论，从"培土生金"的释义、脾虚致病的不同机制方面分析肺癌癌性发热的病因病机。认为肺癌癌性发热的不同证型均与脾虚密切相关，在治疗上应以"培土生金"为基本大法，根据病性虚实和辨证分型化裁出多种补脾之法，给予肺脾同治、补中培元、健脾化湿、调畅气机等药物。

(2) 癌因性疲乏的临床治疗　谢佳琪认为癌因性疲乏应归属"虚劳"范畴，病机为脾肾亏虚，病位在脾肾。自拟健脾益肾方，治疗以健脾益肾，佐以化痰祛瘀。侯炜认为癌因性疲乏治疗应从"形神一体观"出发，坚持"形气神共治"的原则，通调五脏，补益为主，五神共调、综合干预，补气为要、适时疏泄。王丽等将40例胃癌癌因性疲乏患者随机分为两组，对照组给予常规治疗，观察组在此基础上联合健脾养荣汤（生晒参、黄芪、白术、茯苓、木香、砂仁等）治疗，疗程为2周。结果：观察组疲惫改善情况为90.0%(18/20)，对照组为70.0%(14/20)，$P<0.05$。研究表明，健脾养荣汤治疗胃癌癌因性疲乏患者，用可提高疲乏改善效果。王群等将100例化疗后癌因性疲乏患者随机分为两组，对照组给予金匮肾气丸加减（山药、丹参、肉桂、泽泻、益母草、白花蛇舌草等）治疗，观察组在此基础上联合黄芪建中汤加减（黄芪、桂枝、白芍药、生姜、饴糖、炙甘草等）治疗，疗程为1个月。结果：观察组总有效率为62.0%(31/50)，对照组为30.0%(15/50)，$P<0.05$。研究表明，黄芪建中汤联合金匮肾气丸能有效减轻化疗患者癌因性疲乏，疗程效果较好。

(3) 放射性肺损伤的临床治疗　谢伊等认为放疗毒邪侵犯阴虚、燥热体质或阳腑、表位，易从阳化为"热毒""燥毒""风毒"，若侵犯阳虚、寒湿体质或阴脏、里位，易从阴化为"痰毒""瘀毒"。在治疗放射性损伤时，应分清体质阴阳偏颇、脏腑表里部位、病程缓急阶段，辨明各类毒邪导致的病理状态，谨守病机，辨证施治。张传龙等基于"壮火食气"理论的指导，结合文献研究，从放射性肺炎干咳、呼吸困难等症状入手，总结出放射性肺炎防治策略：处于外来壮火亢盛阶段的放射性肺炎，应清肺解毒以挫外来壮火防更食气；处于津液亏损阶段的放射性肺炎，应养阴润肺以补津液耗损防湿痰聚；处于脾胃气衰而"壮火"内生阶段的放射性肺炎，应培土生金以杜壮火内生致血瘀的防治策略。马秀梅等根据《金匮要略》"干血"治则所提出放射性肺损伤"三期三法"理论，将祛瘀生新灵活运用于疾病治疗的全过程，初期热盛瘀浅，治以清热解毒辅以凉血活血；中期热退瘀盛，治以养阴润肺辅以清化痰瘀；末期瘀久则干，治以祛瘀生新，辅以固本培元。于佳卉等将102例肺癌急性放射性肺损伤患者随机分为两组，对照组给予西医常规治疗，观察组在此基础上联合百合地黄汤(百合、地黄、胆南星、石菖蒲、郁金、茯神等)治疗，疗程为2周。结果：观察组总有效率为94.1%(48/51)，对照组为80.4%(41/51)，$P<0.05$。研究表明，百合地黄汤辅助治疗肺癌急性放射性肺损伤患者临床效果显著。

3. 症状治疗

除积极治疗肿瘤相关症状或共生疾病外，对治疗导致的并发症也需要进行维持治疗，如化疗相关性腹泻、消化道肿瘤术后心下痞及化疗后骨髓抑制等。

钱丽君等通过总结《伤寒论》三阴病篇中有关"下利"的部分条文，从太阴、少阴、厥阴三个层面论治化疗相关性腹泻。苏绍建等基于"一气周流"理论运用黄芪建中汤化裁治疗直肠癌术后腹泻，有效改善临床症状。植俊华等总结李秀云临证时运用《伤寒论》泻心汤治疗术后"心下痞"的临床经验。列举《伤寒论》大黄黄连泻心汤证、附子泻心汤证、半夏泻心汤证、生姜泻心汤证、甘草泻心汤证等条文结合医案，论证泻心汤治疗消化道肿瘤术后胃肠功能麻痹，能有效促进患者术后胃肠功能紊乱恢复。

章玲艳等将61例结直肠癌(CRC)化疗后骨髓抑制患者随机分为对照组31例和中药组30例，对照组给予化疗方案治疗，中药组在此基础上联合参苓白术散(党参、茯苓、炒白术、炒扁豆、炒麦芽、当归等)治疗，疗程为6周。结果：中药组疾病控制评分为93.3%(28/30)，对照组为74.2%(23/31)，$P<0.05$；中药组中医证候积分为(5.42±1.08)，对照组为(8.17±1.21)，$P<0.05$。研究表明，参苓白术散加减辅助CRC化疗效果显著，可有效控制疾病进展，改善中医证候，减少化疗后胃肠道反应和骨髓抑制。李燕等将96例消化道恶性肿瘤化疗后骨髓抑制患者随机分为两组，对照组患者实施化疗治疗+重组人粒细胞集落刺激因子治疗，观察组化疗治疗同时结合重组人粒细胞集落刺激因子及芪胶升白胶囊(大枣、阿胶、血人参、淫羊藿、苦参、黄芪等)治疗，疗程为4周。结果：观察组总有效率为97.9%(47/48)，对照组为85.4%(41/48)，$P<0.05$；观察组白细胞减少继发感染率为4.2%(2/48)，低于对照组的16.7%(8/48)，$P<0.05$。研究表明，消化道恶性肿瘤化疗后骨髓抑制采取芪胶升白胶囊治疗临床效果较好，可降低患者白细胞减少继发感染率。

(撰稿：董青 徐叶涵 审阅：陈信义)

【TKI靶向药导致腹泻的治疗与研究】

TKIs相关性腹泻(Tyrosine kinase inhibitors-induced diarrhea)是TKIs治疗期间最常见的不良反应之一，不仅会给患者日常生活造成困扰，还会影响药物及营养物质的吸收，降低患者生存质量及用药依从性，亦是临床常见导致药物剂量降低、用药时间延迟甚至治疗中断的重要原因之一。基于中医学"未病先防，已病防变"的基本治疗原则，使用中医药诊疗技术干预TKIs相关性腹泻具有较显著临床疗效。推动中医药诊疗措施参与TKI治疗的全程管理，有助于扩大TKIs可能临床获益人群。推广中医药诊疗措施在TKIs相关性腹泻中的应用，能有效改善腹泻相关症状、提高抗肿瘤疗效、改善患者生存质量。

1. 医家经验

杨梅等认为肺癌靶向药物毒副作用可视之为"药毒""邪毒"，易损伤中焦脾土功能，出现脘腹痞满、腹泻、恶心、呕吐等胃肠道症状，基本病机均可概括为脾胃功能失常，中焦气机不利。辨证论治时强调辛开苦降、调和脾胃，临证方用半夏泻心汤随症加减，辛苦同用，寓开于泄，通而有降，收效良好。王冬琴等在临证辨治伊马替尼不良反应时认为，慢性粒细胞白血病(CML)患者为本虚标实，“脾肾阳虚，瘀毒为标”。伊马替尼作用后CML温毒症状明显减轻，而湿毒、瘀毒症状明显加重，由此推其当类苦寒之品，长期服用伤及人体阳气。故治疗应温阳理髓以温阳利水、解毒扶正，在夯实患者本属虚的基础上进一步祛除邪实，临床验效者颇多。

2. 理论探讨

薛琴等基于方证相应理论，探讨《伤寒论》经典名方乌梅丸治疗仑伐替尼药物相关腹泻的运用。仑伐替尼导致的腹泻证候特点为大便次数多甚或水样便、四肢厥冷、郁郁寡欢，其病因病机在于晚期肝癌患者邪气有余，下焦阳气虚羸，不耐靶向药攻伐，初期伤及脾阳，发为泄泻；久病传变在里之三阴经，阴阳两虚，则至厥阴。基于方证相应理论，乌梅丸作为厥阴病主方契合靶向药所致腹泻的病机：①可通阳和阴布精微；②可调和寒热治中州；③可疏肝和脾畅气机。阎佳琪等总结中西医防治抗血管靶向药相关不良反应的研究，论及VEGFR-TKIs治疗过程中腹泻亦是较常见不良反应。认为VEGFR-TKIs相关性腹泻病位在肠，脾为主病之脏，与肝、肾密切相关，脾虚和湿盛是其主要病机。列举了部分现代医家对于VEGFR-TKIs相关性腹泻的认识和临床诊疗措施。刘辉等对靶向药物相关性腹泻的中医治疗进行总结，认为靶向药物相关性腹泻归属于中医学“泄泻”范畴，靶向药物之药毒易致脾肾阳气受损，脾阳虚而累及肾阳，肾阳无法温助脾阳，循环往复，发展为脾肾阳虚，则影响水液、水谷运化，终致泄泻。治疗则多以从脾肾论治靶向药物相关性腹泻，预防重在健脾，治疗重在温肾健脾。

3. 临床试验研究

周珂玮等将68例靶向药物(吉非替尼)相关性腹泻的非小细胞肺癌患者随机分为两组，对照组患者给予西药蒙脱石散治疗，观察组患者在此基础上联合自拟温肾健脾汤(补骨脂、肉豆蔻、吴茱萸、党参、炒白术、茯苓等)治疗，疗程为4周。结果：观察组总有效率为97.1%(33/34)，对照组为79.4%(27/34)，$P<0.05$。研究表明，与单用西药蒙脱石散治疗相比较，联合自拟温肾健脾汤可有效提高肺癌吉非替尼治疗相关性腹泻脾肾两虚证的有效率，改善患者腹泻及相关症状(腹痛、脘腹痞满、食欲不振、倦怠乏力、腰膝酸软、畏寒肢冷)，提高患者生活质量，且其疗效显著优于单用西药蒙脱石散。罗美等将103例肺癌EGFR-TKIs相关腹泻的患者随机分为两组，对照组34例给予香连片(人工牛黄、土木香、盐酸小檗碱、枫香脂)治疗，观察组69例给予肠胃舒胶囊(蜘蛛香、草果、紫地榆、草血竭、木香)治疗，疗程为2周。结果：观察组总有效率为92.8%(64/69)，对照组为73.5%(25/34)，$P<0.05$。研究表明，两组均能有效改善EGFR-TKIs相关腹泻症状群(腹泻、腹胀、食少、恶心、口苦)，但肠胃舒胶囊在腹泻、腹胀、食少等单项症状及腹泻3级症状的改善疗效优于香连片。

韩坤余等将70例非小细胞肺癌EGFR-TKIs相关腹泻脾气亏虚证的患者随机分为两组，对照组给予参苓白术颗粒治疗，治疗组给予调中益气汤(炙黄芪、党参、薏苡仁、茯苓、山药、炒苍术等)治疗，疗程为2周。结果：治疗组总有效率为91.4%(32/35)，对照组为77.1%(27/35)，$P<0.05$。研究表明，调中益气汤治疗EGFR-TKIs相关腹泻脾气亏虚证，能改善患者腹泻症状及其他中医症状(大便泄泻、神疲乏力、食少纳呆、食后腹胀)，提高体力状况，降低腹泻复发率，疗效确切。张艳等将72例晚期非小细胞肺癌靶向药腹泻患者随机分为两组，对照组给予吉非替尼片靶向治疗，治疗组在此基础上联合扶正化积散结汤(太子参、薏苡仁、芦根、杏仁、当归、枳壳等)治疗，疗程为3个月。结果：治疗组总有效率为96.7%(33/36)，对照组为72.2%(26/36)，$P<0.05$。研究表明，扶正化积散结汤联合靶向治疗有助于提高晚期非小细胞肺癌的疗效，改善患者肺功能及免

疫功能，控制病情，降低药物不良反应的发生。

姚嘉麟等将354例肺癌EGFR-TKIs靶向治疗相关腹泻症状群患者随机分为对照组169例和试验组185例，对照组给予EGFR-TKI靶向药＋安慰剂治疗，试验组给予EGFR-TKI靶向药＋益气颗粒（黄芪、党参、白术、茯苓、淫羊藿、葫芦巴等）/养阴颗粒（南沙参、北沙参、天冬、麦冬、百合、女贞子）/解毒颗粒（夏枯草、制南星、蛇六谷、山慈菇、泽漆、石上柏等）加减治疗，疗程为7个月。结果：试验组总有效率1个月为40.1%（63/157）、3个月为65.8%（100/152）、5个月为73.5%（100/136）、7个月为77.8%（91/117），对照组1个月为46.7%（79/169）、3个月为45.8%（66/144）、5个月为48.4%（60/124）、7个月为49.0%（51/104），均 $P<0.05$。研究表明，益气养阴病证结合诊疗方案可改善肺腺癌EGFR-TKI靶向治疗相关症状群，减少EGFR-TKI不良反应的发生。

（撰稿：田劭丹　罗美　审阅：陈信义）

【肿瘤化疗相关性血小板减少症的治疗与研究】

肿瘤化疗相关性血小板减少症（chemotherapy-inducedthrombocytopenia，CIT）是抗肿瘤药物剂量限制性不良反应之一，不仅会降低化疗药物使用剂量，延迟化疗时间，影响抗肿瘤治疗效果；同时可增加出血风险危及生命。临床显示中医药治疗，可缓解CIT的症状及出血风险。

1. 理论研究

连粉红等认为CIT以头晕、乏力、心悸气短为主症时，可将其归为“虚劳”范畴；以出血为主症时，可归为“血证”范畴。“药毒”（化疗药物）是CIT重要病因，其病位在骨髓，脾、肝、肾亏虚贯穿始终，热毒火邪、气耗阴虚、气滞血瘀等治法可加重血小板（PLT）减少趋势。宋璟等认为CIT中医药治疗应防治结合，标本兼治，分阶段、个体化治疗全程管理，并提出“未病先防，顾护正气”“既病防变，扶正祛邪”“病缓防复，调整阴阳”三阶段治疗法则。李烨等基于“壮火食气”理论提出CIT初期“壮火散气”，治则以清火解毒为主，同时注重“少火生气”，佐以活血化瘀解毒。后期以益肾健骨为主，辅以化瘀解毒，另应善用菖蒲、冰片等芳香之品开通玄府，使补益之气血全身畅达。胡伟佳等认为CIT的病机以肝脾肾亏虚为本、火邪旺盛为标、瘀血内停为变，CIT的临床证状，应以健脾益气、调肝补肾、清热化瘀止血为基本治则。

2. 实验研究

黎壮伟等研究发现龟板固本方可提高肺癌骨髓抑制小鼠外周血PLT数量、骨髓中血小板生成素（TPO）含量和巨核系祖细胞（CFU-Meg）细胞集落数改善骨髓抑制。李文畅等研究发现五子衍宗丸可促进骨髓抑制小鼠骨髓造血干细胞向巨核系分化，促进巨核细胞多倍体形成提高内源性血小板的产生。崔寅箫等研究发现龙花胶囊可提升骨髓抑制小鼠的血小板计数及功能，促进骨髓巨核细胞增殖，提高血清IL-1、M-CSF含量，恢复机体造血功能。

3. 临床研究

伍静将61例含铂双药方案化疗所致CIT患者随机分为治疗组31例和对照组30例，对照组给予重组人血小板生成素（TPO）治疗，治疗组在此基础上联合扶正口服液（西洋参、黄芪、何首乌、熟地黄、枸杞子、白术等）治疗，疗程为2周。结果：治疗组血小板减少改善有效率为93.5%（29/31），对照组为83.3%（25/30），$P<0.05$；治疗组中医证候评分（7.77±1.69），对照组为（10.20±2.22），$P<0.05$。研究表明，扶正口服液可缩短rhTPO使用时间、改善生活质量和中医证候。邵敏等将109例化疗骨髓抑制患者随机分为两组，对照组给予重组人促红细胞生成素（EPO）、聚乙二醇化重组人粒细胞刺激因子（PEG-rhG-CSF）、重组人促血小板生成素（TPO）治疗，观察组给予自拟扶正解毒祛瘀方（黄芪、太子

参、姜黄、郁金、蜂房、补骨脂等)加减治疗,疗程为4周。结果:对照组KPS(81.87±5.73)评分,低于观察组KPS(89.19±5.34)评分,$P<0.05$;两组外周血相关指标比较,对照组血红蛋白(105.32±11.69)、白细胞(3.67±0.71)、中性粒细胞(1.89±0.28)、血小板(93.42±14.64)评分,低于观察组血红蛋白(108.79±12.73)、白细胞(3.92±0.47)、中性粒细胞(2.01±0.32)、血小板(97.76±16.24)评分,均$P<0.05$。研究表明,自拟扶正解毒祛瘀方治疗恶性肿瘤化疗后骨髓抑制,可有效改善患者骨髓抑制程度,改善患者中医证候,提高血细胞水平,提高患者生存质量。

张晓萌等将70例CIT患者随机分为两组,对照组给予化疗治疗,治疗组在此基础上联合补肾益髓方(当归、阿胶、补骨脂、花生衣、党参、墨旱莲等)治疗,疗程为3周。结果:治疗组总有效率为88.6%(31/35),对照组为68.6%(24/35),$P<0.05$;两组中医证候积分比较,对照组中医证候评分(9.12±1.14),高于治疗组(8.14±0.90),$P<0.05$。研究表明,中药补肾益髓方对防治接受化疗的CIT患者,能够发挥良好临床效果。祝旭龙等将108例TAC方案化疗三阴性乳腺癌患者随机分为对照组50例和研究组58例,对照组给予TAC(行多西他赛+表柔比星+环磷酰胺)方案治疗,研究组在此基础上联合扶正抑瘤汤(茯苓、薏苡仁、半边莲、黄芪、山楂、旱莲草等)治疗,疗程为4周。结果:研究组总有效率为98.3%(57/58),对照组为92.0%(46/50),$P<0.05$;研究组血小板减少发生率为15.5%(9/58),低于对照组34.0%(17/50);研究组6周期完成率86.2%(50/58),高于对照组64.0%(32/50),$P<0.05$。研究表明,扶正抑瘤汤对三阴性乳腺癌新辅助化疗有较强的增效减毒效果,能够显著提升TAC化疗方案的疗效,减轻化疗对患者的骨髓抑制。

4. Meta分析研究

周锐等评价了参苓白术散预防大肠癌化疗相关不良反应的效果,共纳入随机对照试验(RCT)11篇849例患者,Meta分析结果显示:参苓白术散联合化疗可有效降低化疗所致的呕吐(RR=0.51, 95%CI[0.37, 0.71]; $P<0.000\ 1$)、骨髓抑制(RR=0.51, 95%CI[0.37, 0.72]; $P=0.000\ 1$)、腹泻(RR=0.37, 95%CI[0.25, 0.56]; $P<0.000\ 1$)、肝肾功能损害(RR=0.49, 95%CI[0.27, 0.87]; $P=0.02$)、血小板下降(RR=0.17, 95%CI[0.05, 0.57]; $P=0.004$)。研究表明,参苓白术散联合化疗可有效降低骨髓抑制及血小板下降的发生风险。张华豪等评价八珍汤对于防治肿瘤放化疗所致骨髓抑制的相关疗效。共纳入RCT文献14篇922例患者,Meta分析结果显示:八珍汤组治疗的骨髓抑制发生情况[OR=0.31, 95%CI(0.23, 0.43), $P<0.000\ 1$]、肿瘤近期疗效[OR=2.14, 95%CI(1.33, 3.43), $P=0.002$]、WBC[MD=1.12, 95%CI(0.73, 1.15), $P<0.000\ 1$]、NEU[MD=1.32, 95%CI(0.92, 1.72), $P<0.000\ 1$]、PLT[MD=0.61, 95%CI(0.30, 0.91), $P<0.000\ 1$]、CD3[MD=8.90, 95%CI(4.26, 13.54), $P=0.000\ 2$]、CD4[MD=9.47, 95%CI(3.34, 15.61), $P=0.002$]八珍汤组骨髓抑制发生情况、PLT计数,试验组优于对照组(均$P<0.05$)。研究表明,八珍汤在肿瘤放化疗所致骨髓抑制的防治中可以有效降低患者骨髓抑制的发生与提升肿瘤近期治疗效果。许晶等评价西黄胶囊联合化疗治疗恶性肿瘤的临床疗效和安全性,纳入16项RCT研究1 288例患者,Meta分析结果显示:西黄胶囊联合化疗可提高患者的卡诺夫斯凯计分(KPS)评分,改善CD_3^+、CD_4^+及CD_4^+/CD_8^+等免疫功能指标,可减少血小板和Ⅲ~Ⅳ度白细胞下降及肝肾损害的发生率。研究表明,西黄胶囊联合化疗可提高恶性肿瘤患者的临床疗效,降低肝肾损害和血小板下降的发生率。

5. 针灸治疗研究

王小毛等将198例老年局部晚期胃癌(LAGCC)患者随机分为三组,观察电针联合芪胶升白胶囊对SOX方案毒副反应的影响。将198例老年局部晚期胃癌患者随机分为三组,均SOX方案治疗,联合组给予奥沙利铂、托烷司琼和地塞米松等药物治疗，电针组在此基础上联合针灸(膈俞、中脘、内关、足三里、合谷)治疗+芪胶升白胶囊(大枣、阿胶、血人参、淫羊藿、苦参、黄芪等)治疗，芪胶升白组给予SOX方案联合芪胶升白胶囊治疗，疗程为6周。结果：电针联合芪胶升白组Ⅲ-Ⅳ级PLT下降发生率为6.1%(4/66)，显著低于电针组42.4%(28/66)、芪胶升白组43.9%(29/66)，$P<0.05$；联合组血清NK、CD_4^+、CD_4^+/CD_8^+水平及生活质量改善率显著高于电针组、芪胶升白组，血清CD_8^+、G-17、MMP-9、TK1水平显著低于电针组、芪胶升白组(均$P<0.05$)。研究表明，电针联合芪胶升白辅助SOX方案可减轻老年LAGCC患者毒副反应，增强机体免疫，抑制肿瘤增殖，降低肿瘤标志物水平。王宏君等将100例肺鳞癌化疗后骨髓抑制患者随机分为两组，对照组给予化疗治疗，治疗组在此基础上给予艾灸(大椎、膈俞、脾俞、肾俞、足三里、关元穴)联合升阳益胃汤(黄芪、陈皮、清半夏、人参、茯苓、炒白术、炙甘草等)治疗，疗程为3周。结果：治疗组总生存期(15.42±3.25)、无进展生存期(8.43±3.12)评分，高于对照组总生存期(11.32±4.02)、无进展生存期(6.52±3.07)评分，均$P<0.05$；两组治疗期间均未出现严重的不良反应，治疗组不良反应发生率为8.0%(4/50)，低于对照组24.0%(12/50)，$P<0.05$。研究表明，艾灸联合加味升阳益胃汤能够改善肺鳞癌化疗骨髓抑制情况，提高免疫功能，不良反应较小。

(撰稿：李潇　审阅：陈信义)

【妇科肿瘤的治疗与研究】

在妇科恶性肿瘤治疗领域，中医药以其独特的治疗理念和方法，如调整机体整体平衡、增强免疫力、缓解症状和提高生活质量等方面已成为许多患者的重要治疗选择。研究主要表现在子宫内膜癌、卵巢癌、宫颈癌等妇科恶性肿瘤治疗的作用机制、临床疗效以及与现代医学的结合应用。

1. 子宫内膜癌

孙晓荷等认为子宫内膜癌(EC)的核心病机为湿热瘀毒，肝肾亏虚。故在临证之时多以抗癌解毒为核心，调补肝肾为根本，并灵活选用清热利湿、活血化瘀等法。国医大师周仲瑛子宫内膜癌的临床治疗经验，抗癌解毒多选预知子、川楝子理气解毒，土茯苓、萆薢祛湿解毒，白花蛇草、半边莲清热解毒，石打穿、半枝莲祛瘀解毒，蟾酥、雄黄以毒攻毒；调肝补肾多选丹栀逍遥散、知柏地黄丸、左归丸；清利湿热、活血化瘀多选黄连解毒汤和少腹逐瘀汤。沈小丽将72例EC患者随机分为两组，对照组给予紫杉醇+顺铂化疗方案治疗，观察组在此基础上联合黄芪注射液(黄芪、依地酸二钠、碳酸氢钠、甘油)治疗，疗程为9周。结果：观察组客观缓解率为55.6%(20/36)、疾病控制率为88.9%(32/36)，高于对照组客观缓解率41.7%(15/36)、疾病控制率69.4%(25/36)，均$P<0.05$；观察组CA19-9(7.26±1.43)、CA125(26.90±7.63)评分，低于对照组CA19-9(11.25±3.69)、CA125(30.15±9.58)评分，均$P<0.05$。研究表明，黄芪注射液辅助化疗治疗EC具有良好疗效，可抑制肿瘤生长，增强免疫力。

2. 卵巢癌

康凌等将80例晚期卵巢癌患者随机分为两组，对照组给予TC化疗方案治疗，观察组在此基础上联合复方大七气汤(黄芪、莪术、三棱、姜黄、桃仁、半枝莲等)治疗，疗程为3个月。结果：观察组治疗总有效率为72.5%(29/40)，对照组为50.0%(20/40)，$P<0.05$；观察组血小板降低率为65.0%(26/40)、白细胞降低率为70.0%(28/40)、周围神经毒性30.0%(12/40)、胃肠道反应发生率为27.5%(11/40)，低于对照组的87.5%(35/40)、92.5%(37/40)、62.5%(25/40)、60.0%(24/40)，均$P<0.05$。研究表明，晚期卵巢癌患者在TC化疗方案基础上联合复方大七气汤治疗，有助于提高患者免疫力，抑制血清肿瘤标志物，提高治疗疗效，降低化疗药物不良反应。沈

淑琴将60例卵巢癌患者随机分为两组，TC/TP组给予紫杉醇+铂类方案治疗，联合组在此基础上联合甘麦大枣汤+归脾汤(炙甘草、陈皮、薄荷、柴胡、浮小麦、郁金等)治疗，疗程为3周。结果：联合组总缓解率为83.3%(25/30)，TC/TP组为56.7%(17/30)，$P<0.05$；两组总体生命质量与功能评分均有所改善，症状评分均降低(均$P<0.05$)，以联合组更甚。研究表明，甘麦大枣汤与归脾汤能够明显改善卵巢癌气血两虚证患者的临床症状，并对其内分泌功能起积极改善作用，同时可减轻TC/TP治疗造成的骨髓抑制症状。

3. 宫颈癌

周珏伊等将88例宫颈癌术后化疗患者随机分为两组，对照组给予常规化疗治疗，治疗组在此基础上联合参芪扶正注射液治疗，疗程为8周。结果：治疗组总有效率为84.1%(37/44)，对照组为65.9%(29/44)，$P<0.05$；治疗组中医证候积分(13.85±3.76)，低于对照组(18.72±4.59)，$P<0.05$。研究表明，参芪扶正注射液治疗宫颈癌术后化疗患者可提高临床疗效，减轻对机体免疫功能的损害，减少不良反应。

陈娟等将45例中晚期宫颈癌患者随机分为对照组22例和中药组23例，对照组给予新辅助化疗方案，中药组在此基础上联合抗癌祛毒方(黄芪、党参、山药、当归、枸杞子、生地黄等)治疗，疗程为4周。结果：治疗后，对照组客观缓解率为对照组客观缓解为54.5%(12/22)，低于中药组的82.6%(19/23)，$P<0.05$；中药组肿瘤转移总发生率为13.0%(3/23)，低于对照组40.9%(9/22)，$P<0.05$。研究表明，抗癌祛毒方联合新辅助化疗能够提高中晚期宫颈癌患者的临床疗效，减少转移和抑制复发，其机制与抑制炎症反应和调节免疫功能有关。

4. 妇科恶性肿瘤的网络药理学研究

(1) 网络药理学　冯敏等通过网络药理学和体外实验探索桂枝茯苓丸作用于卵巢癌的分子机制。筛选得到桂枝茯苓丸476个与活性成分关联的靶点，117个与卵巢癌相关基因，其中有20个共同靶点，这些靶标与细胞凋亡、细胞增殖和分化、蛋白质密切相关，并可能通过癌症中的蛋白聚糖、癌症中的碳代谢、黏着斑、PI3K/Akt信号通路、ErbB信号通路等25个相关途径发挥作用。体外细胞实验证实，桂枝茯苓丸能以浓度和时间依赖性地抑制SKOV3细胞增殖，可以抑制PI3K/Akt通路从而促进SKOV3细胞凋亡。研究表明，桂枝茯苓丸可通过多成分、多靶点、多通路治疗卵巢癌，初步验证了桂枝茯苓丸能抑制PI3K/Akt通路促进细胞凋亡，发挥治疗卵巢癌的作用。

胡玉洁等通过网络药理学、分子对接技术和体外细胞实验，探究通关藤治疗卵巢癌的主要活性成分和潜在作用机制。筛选出山柰酚、11α-*O*-苯甲酰-12β-*O*-乙酰通关藤苷元、苦绳苷元Q等39个有效活性成分，涉及AKT1、VEGFA、EGFR等25个核心靶点，靶点蛋白富集的通路主要为PI3K/AKT信号通路。体外实验结果表明，通关藤提取物对卵巢癌细胞增殖有显著的抑制作用，可通过线粒体途径诱导卵巢癌细胞凋亡，下调PI3K/AKT信号通路相关蛋白表达。研究表明，通关藤治疗卵巢癌，具有多成分、多靶点、多途径协同作用的特点。

(2) 分子对接技术　祖玥等认为通过网络药理学结合液质联用、分子对接技术对黄芪、莪术抗卵巢癌的有效成分及作用机制进行探究。方法：通过TCMSP、SWISS、Drugbank、DisGeNET和GeneCards等数据库及文献研究，合并LC-MS定量分析的黄芪-莪术药对代表性成分信息，获得药对潜在活性成分并筛选其抗OC的主要作用靶点。结果：整合网络药理学及LC-MS技术筛选得到黄芪-莪术药对治疗OC核心活性成分主要为黄芪中黄酮类化合物及莪术中姜黄素类化合物，PPI分析发现其潜在关键靶点为TP53、AKT1、VEGFA、MYC、EGFR等，GO、KEGG富集分析结果涉及调节信号通路的蛋白激酶，并与 MAPK、HIF-1 等信号通路密切相关。分子对接结果显示，黄芪-莪术药对治疗 OC 的核心成分与关键靶点具有较强的结合活性。研究表明，采用网络药理学方法联合 LC-MS 及分子对接技术，可快速分析黄芪-莪术药对潜在活性成分，并初步揭示了成分-靶点-通路之间的关系。

5. 妇科恶性肿瘤的细胞实验研究

钟丽君等研究和厚朴酚对子宫内膜癌细胞增殖及凋亡的调控作用及分子机制。方法：培养子宫内膜癌 RL95-2 细胞株并分组处理，将其分为空白对照组（不含药物的培养基）、和厚朴酚（5、10、15 μg/mL）组、溶剂对照组（0.1% 对照溶剂 DMSO）、溶剂（DMSO）＋和厚朴酚（15 μg/mL）组、SC79（20 nmol/L）＋和厚朴酚（15 μg/mL）组，处理 24 h 后 MTS 法检测细胞增殖，TUNEL 法检测细胞凋亡率。结果：与空白对照组比较，不同浓度和厚朴酚组的细胞增殖能力及 CyclinA、CyclinD1、CyclinE、PCNA、Bcl-2 mRNA 及 p-PI3K、p-AKT 蛋白表达显著降低，凋亡率及 Bax、Caspase-3、Fas、FasL mRNA 表达显著升高（$P<0.05$），而 PI3K/AKT 激动剂 SC79 能显著减弱和厚朴酚上述作用（$P<0.05$）。研究表明，和厚朴酚能抑制子宫内膜癌细胞增殖并促进其凋亡，其机制与抑制 PI3K/AKT 通路有关。

郭滢等探讨水蛭素抑制卵巢癌的潜在分子机制。方法：培养卵巢癌 SKOV3 细胞株，将其分为空白组、水蛭素组、顺铂组、水蛭素＋顺铂组，通过 CCK-8 法确定水蛭素的最佳抑制浓度，免疫组化评估各组 PI3K/Akt 通路相关因子的表达情况，流式细胞术检测各组细胞凋亡情况。结果：水蛭素能明显降低卵巢癌 SKOV3 细胞组织中 IL-1 水平，水蛭素组、顺铂组及水蛭素＋顺铂组诱导人卵巢癌 SKOV3 细胞的凋亡（$P<0.05$），下调了 PI3K/Akt 信号通路中 p-PI3K、p-Akt 蛋白的表达水平（$P<0.01$），且水蛭素＋顺铂组的 p-PI3K、p-Akt 蛋白表达下调最为明显。研究表明，水蛭素对卵巢癌有抑制作用，能够影响卵巢癌的侵袭、转移、免疫逃逸和能量代谢等相关因子，与 PI3K/Akt 信号通路的调节关系密切。

孙桂霞等探讨香芹酚是否通过介导 ERK/mTOR 途径抑制宫颈癌细胞增殖并诱导其凋亡。方法：将宫颈癌 HeLa 和 caski 细胞分为空白对照组和香芹酚低（50 μmol/L）、中（150 μmol/L）、高（450 μmol/L）浓度组，培养 24 h，CCK-8 法检测细胞增殖抑制率。结果：与空白对照组比较，香芹酚各浓度组 HeLa 和 caski 细胞增殖抑制率、凋亡率及 cleaved Caspase-3、Bax、Beclin-1 蛋白表达显著升高，细胞集落形成数显著减少，Bcl-2、P62 蛋白表达及 p-ERK1/2/ERK1/2、p-mTOR/mTOR、LC3Ⅰ/LC3Ⅱ水平显著降低（$P<0.05$）。研究表明，香芹酚可抑制宫颈癌细胞增殖并诱导凋亡，其作用机制可能与抑制 ERK/mTOR 途径进而促进癌细胞自噬发生有关。

（撰稿：龚亚斌　姚依勍　审阅：陈信义）

［附］　参考文献

B

白洁，孔祥图，于慧，等.癌毒病机理论指导老年弥漫大B细胞淋巴瘤的辨治规律[J].中医药临床杂志，2023，35(4)：762

C

陈娟，朱凤婷，冯冬婵，等.抗癌祛毒方对中晚期宫颈癌患者肿瘤标志物、免疫功能影响及机制探讨[J].中华中医药学刊，2023，41(8)：89

崔寅箫，乔喜婷，王英英，等.龙花胶囊对提高化疗致血小板减少症小鼠血小板的实验研究[J].陕西中医药大学学报，2023，46(4)：94

F

冯敏，袁烁，黄艳茜，等.基于网络药理学和细胞实验探讨桂枝茯苓丸对卵巢癌的作用[J].中成药，2023，45(9)：3081

G

高水凤，叶玉萍，邢鸿敏，等.从胆论治肿瘤相关性抑郁状态思路探析[J].中医肿瘤学杂志，2023，5(2)：28

郭滢，李奇玮，张成鑫，等.水蛭素通过 PI3K/Akt 信号通路抑制卵巢癌细胞增殖的机制研究[J].中医药学报，2023，51(8)：23

H

韩坤余，刘颖，赵常国.调中益气汤加味治疗非小细胞肺癌表皮生长因子受体-酪氨酸激酶抑制剂相关腹泻脾气亏虚证的临床研究[J].河北中医，2023，45(12)：1955

何丹迪，赵齐，王金环，等.王金环教授"剖源通运促补"理论治疗放化疗后骨髓抑制经验[J].中国医药导报，2023，20(11)：149

胡伟佳，吴玉华，喻心蕾，等.吴玉华基于"虚、火、瘀"治疗化疗相关性血小板减少症经验[J].亚太传统医药，2023，19(5)：102

胡玉洁，魏兰懿，赵娟，等.基于网络药理学及实验验证探究通关藤治疗卵巢癌的作用机制[J].中国中药杂志，2023，48(8)：2222

惠逸帆，倪海雯，程海波.基于癌毒病机理论辨治恶性淋巴瘤探析[J].中国中医药信息杂志，2023，30(3)：142

K

康凌，李小华，宋晓玲.复方大七气汤联合 TC 方案治疗对晚期卵巢癌血清肿瘤标志物及免疫功能的影响[J].中华中医药学刊，2023，41(3)：38

L

雷勇，丁彤晶，王笑民.从"壮火食气"论治晚期卵巢恶性肿瘤经验[J].环球中医药，2023，16(7)：1424

黎壮伟，宋卉.龟板固本方对肺癌骨髓抑制小鼠骨髓造血功能的影响[J].光明中医，2023，38(12)：2300

李惠，陈俊，张娥.修和方加减联合 TC 化疗治疗中晚期卵巢癌临床研究[J].新中医，2023，55(9)：165

李娜，周伶，万子璇，等.中医药治疗肿瘤相关性抑郁用药规律的挖掘及核心药物作用机制的网络药理学分析[J].广州中医药大学学报，2023，40(4)：975

李燕，陈蓉，徐新倩.芪胶升白胶囊治疗消化道恶性肿瘤化疗后骨髓抑制临床效果与安全性观察[J].中华中医药学刊，2023，41(7)：235

李烨，舒鹏，徐媛媛.从"壮火食气"论治肿瘤化疗相关性血小板减少症探析[J].中国中医急诊，2023，32(9)：1564

李奕，申倩，张国庆，等.精准医学视域下肿瘤全周期防治中西医结合实施思路[J].中医杂志，2023，64(11)：1085

李经蕾，侯炜.基于"形神一体观"论治癌症相关性疲乏[J].北京中医药大学学报，2023，46(9)：1313

李文畅，张桂贤，史鹏程，等.五子衍宗丸对化疗引起的骨髓抑制模型造血干细胞向巨核系细胞分化的影响[J].现代药物与临床，2023，38(12)：2938

李文涛，刘阿庆，张冠，等.三焦针灸法对中晚期胃腺癌癌因性疲乏的疗效及对免疫功能的影响[J].实用肿瘤杂志，2023，38(3)：270

郦杭婷，裘益玲，李孝红，等.耳穴疗法治疗癌因性疲乏的选穴规律分析[J].护理与康复，2023，22(11)：38

连粉红，夏小军，郭炳涛，等.中医药防治化疗损伤的思路和方法[J].中医临床研究，2023，15(2)：36

廖娟，叶晓婉，曹栋，等.中国传统音乐疗法对肿瘤相关抑郁状态的影响——系统评价和荟萃分析[J].世界科学技术(中医药现代化)，2023，25(1)：331

刘辉，王筱，李全耀，等.靶向药物相关性腹泻的中医治疗进展[J].湖南中医杂志，2023，39(4)：197

刘家宇，方文岩，王丽娟，等.方文岩教授运用"转枢气机"法治疗癌性发热经验[J].中国民族民间医药，2023，32(4)：77

路洋，韩珊珊，刘寨东."五脏同调"理论在改善大肠癌化疗后癌因性疲乏中的应用[J].中医临床研究，2023，15(28)：16

栾玉玲，周利红，冯煜.肿瘤相关抑郁中医药治疗研究[J].辽宁中医杂志，2023，50(3)：217

罗美，张稚淳，丁皓，等.肠胃舒胶囊控制肺癌表皮生长

因子受体-酪氨酸激酶抑制剂相关腹泻疗效观察[J].世界中医药,2023,18(10):1428

M

马秀梅,胡帅航,王丹丹,等.基于《金匮要略》"干血"治则分期论治放射性肺损伤[J].长春中医药大学学报,2023,39(9):945

马卓群,冯圳蕾,张梦梦,等.贾玫从三焦论治肿瘤相关抑郁经验[J].辽宁中医杂志,2023,50(11):40

Q

钱丽君,金梦洁,吕欣妮,等.基于"六经辨证,治从三阴"论治化疗相关性腹泻[J].亚太传统医药,2023,19(4):215

秦晓艳,曹璐畅,韩莹莹,等.从三焦"阳虚痰凝"论治恶性淋巴瘤[J].吉林中医药,2023,43(6):632

S

邵敏,赵蓉.自拟扶正解毒祛瘀方随症加减治疗恶性肿瘤化疗后骨髓抑制临床观察[J].湖北中医药大学学报,2023,25(2):30

沈淑琴.甘麦大枣汤及归脾汤联合TC/TP对气血两虚证卵巢癌患者临床疗效、内分泌功能及骨髓抑制情况分析[J].时珍国医国药,2023,34(3):627

沈小丽.黄芪注射液辅助化疗治疗子宫内膜癌临床疗效及对血清肿瘤标志物的影响[J].湖北中医药大学学报,2023,25(5):36

司叶俊,季建敏,沈群,等.基于卫气津液学说论治恶性淋巴瘤的中医理论基础及临床实践[J].河北中医,2023,45(5):843

宋璟,程玲,王小璞.肿瘤治疗所致血小板减少症的中医药全程管理及诊疗策略[J].中医杂志,2023,64(21):2184

苏绍建,施丽婕.基于"一气周流"浅析黄芪建中汤治疗直肠癌术后腹泻的临床应用[J].江西中医药,2023,54(6):23

孙桂霞,张冬丽,杨少琴,等.香芹酚调节ERK/mTOR途径抑制宫颈癌细胞增殖及诱导细胞凋亡的作用研究[J].中药材,2023,46(7):1777

孙晓荷,李柳,程海波.基于癌毒病机理论辨治子宫内膜癌探讨[J].现代中医临床,2023,30(5):94

孙晓静,杨婕,张誉华,等."培土生金"法在肺癌癌性发热中的应用[J].浙江中医药大学学报,2023,47(2):212

W

王丽,戴宗扬.健脾养荣汤治疗胃癌癌因性疲乏的临床研究[J].内蒙古中医药,2023,42(4):40

王群,王水英,王燕,等.黄芪建中汤联合金匮肾气丸对化疗后癌因性疲乏的干预价值[J].长春中医药大学学报,2023,39(2):175

王冬琴,陆嘉惠,施艳.陆嘉惠辨治伊马替尼不良反应[J/OL].中医学报,2023[2023-12-19].https://link.cnki.net/urlid/41.1411.R.20231219.1104.002

王宏君,陈玺龙,孙亚男,等.艾灸联合加味升阳益胃汤治疗肺鳞癌化疗后骨髓抑制及对免疫功能的影响[J].辽宁中医杂志,2023,50(9):200

王历刚,杨柳,王珑,等.艾灸治疗癌因性疲乏的系统评价/Meta分析再评价[J].医学信息,2023,36(8):68

王小毛,潘清华,何华生,等.电针联合芪胶升白辅助SOX方案对老年局部晚期胃癌毒副反应、免疫因子、肿瘤标志物的影响[J].中国老年学杂志,2023,43(9):5163

温芳,黄雯洁,李烨,等.益气化瘀解毒方辅助化疗对胃癌Ⅳ期脾胃气虚、瘀毒内阻证患者血清炎症因子及生活质量的影响[J].中医杂志,2023,64(8):812

吴蓓,王昊.从"肺脾二统"探讨癌热消方治疗阴虚型癌性发热[J].中国中医药图书情报杂志,2023,47(1):84

伍静,李为,刘华,等.扶正口服液联合rhTPO治疗含铂双药方案化疗后血小板减少症的临床观察[J].湖南中医药大学学报,2023,43(4):638

X

冼康婷,潘少娜,胡嘉祥,等.培元饮防治化疗后骨髓抑制的回顾性研究[J].广州中医药大学学报,2023,40(10):2480

谢伊,周凯男,王妍,等.基于"从化"理论探讨放射性损伤的中医辨治[J].北京中医药大学学报,2023,46(5):639

谢佳琪,高瞻,孟军,等.从"虚劳"论治前列腺癌DP方案化疗后癌因性疲乏[J].北京中医药,2023,42(1):77

徐珩,曾永蕾,郝皖荣,等.益气活血汤改善恶性肿瘤患者的癌痛及癌因性疲乏[J].中国肿瘤生物治疗杂志,2023,

30(12):1099

徐思源,李柳,程海波.癌毒病机理论辨治胃癌探讨[J].中医药学报,2023, 51(2):6

许晶,侯丽,李冬云,等.西黄胶囊联合化疗治疗恶性肿瘤的系统评价和 Meta 分析[J].世界中医药,2023, 18(5):624

许晶,李冬云,吴洁雅,等.基于数据挖掘及生物信息学探讨中医药治疗晚期胃癌的用药规律和作用机制[J].中医药导报,2023, 29(4):132

许月梅,肖贤,王晓群,等.基于“癌浊”理论治疗胃癌的临证探析[J].天津中医药,2023, 40(2):179

薛琴,方文岩,陆丘,等.乌梅丸治疗仑伐替尼药物相关腹泻的临证探讨[J].天津中医药大学学报,2023, 42(6):701

Y

阎佳琪,倪育淳.中西医防治抗血管靶向药相关不良反应的研究进展[J].中医临床研究,2023, 15(11):138

杨梅,胡陵静.胡陵静教授运用辛开苦降法治疗肺癌靶向治疗后胃肠道反应经验[J].基层中医药,2023, 2(10):14

姚嘉麟,赵艺,焦丽静,等.益气养阴病证结合辨治肺癌表皮生长因子受体酪氨酸激酶抑制剂靶向治疗相关症状群的随机对照双盲临床研究[J].中华中医药杂志,2023, 38(5):2470

于佳卉,张丁丹,田劭丹.百合地黄汤辅助治疗肺癌急性放射性肺损伤的临床观察[J].中国中医急症,2023, 32(5):859

Z

张艳,王澎澎,纪晓辉,等.扶正化积散结汤联合靶向治疗对晚期非小细胞肺癌患者肺功能的保护作用[J].环球中医药,2023, 16(4):781

张传龙,李奕,庞博,等.基于“壮火食气”理论探讨放射性肺炎的病机及防治[J].环球中医药,2023, 16(4):751

张华豪,许银坤,王一凡,等.八珍汤防治肿瘤放化疗所致骨髓抑制疗效的 Meta 分析[J].中国处方药,2023, 21(8):95

张晓萌,冯海英,德艳艳,等.补肾益髓方防治恶性肿瘤化疗后血小板减少症的临床效果[J].河北医药,2023, 45(3):406

章玲艳,吴会晨,汪飞,等.参苓白术散加减对结直肠癌患者化疗后骨髓抑制和免疫功能的影响[J].陕西中医,2023, 44(8):1086

植俊华,戴子晴,李秀云.李秀云用泻心汤治疗消化道肿瘤术后心下痞经验[J].实用中医药杂志,2023, 39(1):162

中华中医药学会血液病分会,中国民族医药学会血液病分会,中国中西医结合肿瘤专业委员会,等.肿瘤相关抑郁中医诊疗专家共识[J].北京中医药大学学报,2023, 46(1):12

钟丽君,唐琳,杨永强,等.和厚朴酚对子宫内膜癌细胞增殖及凋亡的调控作用及分子机制[J].中药材,2023, 46(5):1273

周锐,刘译鸿,马灏川,等.参苓白术散预防大肠癌化疗相关不良反应的 Meta 分析[J].广州中医药大学学报,2023, 40(2):508

周珏伊,冯继红,赵丽萍,等.参芪扶正注射液对宫颈癌术后化疗患者症状、免疫功能的影响[J].新中医,2023, 55(6):136

周珂玮,张渊,邱丽娟,等.温肾健脾汤对非小细胞肺癌靶向药物相关性腹泻的作用观察[J].中国中医药科技,2023, 30(1):145

祝旭龙,程冲,张菲菲,等.扶正类中药对三阴性乳腺癌新辅助化疗增效减毒的研究[J].中华中医药学刊,2023, 41(2):85

祖玥,梁研,孙若岚,等.基于网络药理学结合 LC-MS 与分子对接探讨黄芪-莪术药对治疗卵巢癌的有效成分及作用机制[J].南京中医药大学学报,2023, 39(7):645

（四）内　科

【概述】

2023年公开发表的中医药治疗内科疾病的期刊论文6 600余篇(含基金支持项目论文500余篇)。其中,消化系统约占20.9%、循环系统约占17.3%、呼吸系统约占12.5%、新陈代谢系统约占13.1%、神经系统约占11.1%、精神系统约占9.1%,其余依次为泌尿系统(7.2%)、结缔组织免疫系统(3.4%)、内分泌系统(2.2%)、中医急症(1.6%)、血液系统(1.4%)等,内容涵盖了中医及中西医结合治疗,临床研究、实验研究,专家经验总结等。

1. 中医急症

相关文献100余篇,研究主要集中在脓毒症(约76%),其余依次为急性呼吸窘迫综合征、多器官功能障碍综合征等。各类基金项目论文约10篇。

蒋赟等将84例热毒内盛型脓毒症患者随机分为两组各42例,常规组予常规西药治疗,中药组在此基础上加服温脾汤,均治疗7 d。结果:中药组总有效率为92.9%(39/42),常规组为71.1%(30/42),$P<0.05$。与常规组比较,中药组证候积分下降,血清PCT、CRP、TNF-α水平均降低,血清cTnI、CK-MB水平均降低(均$P<0.05$)。

黄玉符等从“微观辨证”出发,结合现代病理生理机制,提出痰饮是急性呼吸窘迫综合征(ARDS)的核心病机,热、毒、瘀、虚则为关键证候。治疗上应通过一治根源(宣肺、运脾、温肾等方药扫除痰饮)、二治寒热(清瘟败毒饮、宣白承气汤、凉膈散等)、三治虚实(葶苈大枣泻肺汤或十枣汤攻逐痰饮、同时予升陷汤或补中益气汤资生化源)、四治留瘀(丹参、三七、红花、川芎、当归等)4个步骤祛除ARDS之特征性痰饮。

2. 呼吸系统

相关文献800余篇,其中慢性阻塞性肺疾病约占20.4%、哮喘(支气管哮喘、咳嗽变异性哮喘)约占17.5%、肺炎约占13.4%,其余为支气管扩张、肺间质纤维化等疾病。各类基金项目论文80余篇。

刁永恩等将60例AECOPD合并呼吸衰竭及肺性脑病(PE)患者随机分为两组,对照组予常规治疗+双水平无创呼吸机辅助呼吸,观察组此基础上加服续命汤加附子,均治疗2周。结果:观察组总有效率为93.3%(28/30),对照组为70.0%(21/30),$P<0.05$。与对照组比较,观察组HR、MAP、pH、$PaCO_2$水平均降低,PaO_2水平升高,咳痰量、APACHEⅡ评分、S-100β、NSE、TNF-α、1L-8、1L-6水平,以及气管插管率、住院病死率均降低(均$P<0.05$)。

刘俨熠等立足于肺、脾二脏,以“宣发郁热,培土生金”为法,应用麻黄升麻汤治疗支气管扩张症。其属本虚标实、虚实夹杂之证,病以肺脾两虚为本,以痰热为标。正虚贯穿支气管扩张症的始终,与稽留的病邪相互影响、相互制约。予麻黄升麻汤加减进行治疗,并根据患者邪气郁闭的程度调整麻黄的剂量。轻者热郁不深,火热症状较轻,痰色黄白相兼,质稀或稍黏,憋闷感不明显,常用蜜麻黄9～15 g;重者火毒症状明显,痰色黄质黏量多,难以咳出,胸闷憋气,予蜜麻黄30～60 g,以达到发越郁火、升举阳气、宣发肺气的作用。

有关咳嗽变异性哮喘、重症肺炎、肺结节的治疗与研究详见专条。

3. 循环系统

相关文献 1 200 余篇，其中冠心病约占 23.4%、高血压约占 15.5%、心力衰竭约占 23.9%、心绞痛约占 17.7%，其余为动脉粥样硬化、心肌梗死、心律失常、心肌缺血、慢性心力衰竭等。

汪吴娇等将 82 例冠心病 PCI 术后气虚血瘀、瘀热互结证患者随机分为治疗组与对照组各 41 例，均与西医常规治疗，治疗组加服益气凉血生肌方颗粒（黄芪、丹参、牡丹皮、金银花），对照组加服安慰剂颗粒，疗程均为 8 周。结果：PCI 术后 8 周内，治疗组心绞痛复发率为 9.8%(4/41)，对照组为 26.8%(11/41)，$P<0.05$。与对照组比较，治疗组中医证候总积分降低($P<0.05$)。晏君等将 112 例冠心病 PCI 术后患者随机分为治疗组与对照组各 56 例，对照组给予西医常规治疗，治疗组在此基础上予柴胡疏肝散合桃红四物汤加减治疗，疗程均为 6 个月。结果：治疗组退出 2 例，对照组退出 4 例，治疗组心电图总有效率为 90.7%(49/54)，对照组为 75.0%(39/52)；治疗组中医证候总有效率为 94.4%(51/54)。对照组为 80.8%(42/52)，$P<0.05$。与对照组比较，治疗组主要心血管事件发生率、再狭窄率均降低(均 $P<0.05$)，且恼怒多言、胸肋胀闷、胁下痞块、烦躁不安、心悸头痛等中医证候积分及总分均降低，血清 hs-CRP、IL-6、TNF-α 均降低，IL-10 升高，血清 ET-1、TXB2 均降低，NO、6-keto-PGF1α 则升高(均 $P<0.05$)。

曾莉等将 80 例慢性心力衰竭伴贫血患者随机分为两组，对照组予常规治疗，治疗组在此基础上加服坎离煎（生黄芪、附子、白术、白芍药、猪苓、车前子等），疗程均为 4 周。结果：治疗组总有效率为 95.0%(38/40)，对照组为 80.0%(32/40)，$P<0.05$。与对照组比较，治疗组 Hb、RBC、MCH 均升高，HCT 降低(均 $P<0.05$)。

有关急性心肌梗死、高血压病的治疗与研究详见专条。

4. 消化系统

相关文献 1 500 余篇，研究主要集中在消化性溃疡约占 19.4%、胃炎约占 16.4%、肠炎约占 15.6%、便秘约占 10.4%，反流性疾病约占 7.1%，其余为慢性肠易激综合征、脂肪肝、功能性消化不良、肝纤维化、幽门螺杆菌感染等。各类基金项目论文 200 余篇。

段方回等将 100 例胃溃疡患者随机分成两组，均予综合治疗，对照组口服良附丸，观察组口服“武威汉简”百病膏药方颗粒剂（川芎、蜀椒、白芷、附子等），疗程均为 1 个月，结果：观察组总有效率为 96.0%(48/50)，对照组为 78.0%(39/50)，$P<0.05$。与对照组比较，观察组 EGF、TGF-α 水平升高，IL-17 水平降低(均 $P<0.05$)。

李培彩等将 50 只 Wistar 大鼠随机分为对照组，模型组，西药（奥美拉唑、吗丁啉、铝碳酸镁）组，活血通降方（白及、丹参、枳壳、香附、郁金、半夏等）高、低剂量(29.4、14.7 $g \cdot kg^{-1} \cdot d^{-1}$)组，对照组行腹腔开关术，其余各组均采用改良部分贲门肌切开术+外置幽门部分结扎术联合束缚应激建立反流性食管炎(RE)大鼠模型。各组分别给予相应剂量药物或相同体积生理盐水灌胃 14 d。结果：与对照组比较，模型组滴酸刺激时的行为学评分及颈斜方肌肌电图曲线下面积(AUC)比值均明显增高(均 $P<0.01$)，血清 LPS、IL-8 含量、食管黏膜病理评分，TLR4 表达水平、食管组织中 MC 数目及 TPS 表达水平均明显升高(均 $P<0.05$)；结肠组织中 Occludin 与 ZO-1 的表达均显著下降(均 $P<0.01$)。与模型组比较，各给药组行为学评分及肌电图 AUC 比值均明显降低(均 $P<0.01$)，滴酸刺激时的行为学评分及颈斜方肌肌电图 AUC 比值均明显降低(均 $P<0.01$)，血清 LPS、IL-8 含量、食管黏膜病理评分，TLR4 表达水平、食管组织中 MC 数目及 TPS 表达水平均明显降低(均 $P<0.05$)；结肠组织中 Occludin 与 ZO-1 的表达均显著升高(均 $P<0.01$)。其中，与西药组比较，活血通降方高、低剂量组各项

指标变化更甚(均 $P<0.05$)。研究提示,活血通降方可改善 RE 大鼠食管黏膜炎症和内脏高敏感,机制可能与保护肠黏膜屏障功能,降低 LPS 水平,抑制 LPS/TLR4/MC 通路,减少 MC 脱颗粒和 TPS 的释放有关。

钟燕等将 48 只 SD 大鼠随机分为空白组、模型组、秋水仙碱组及扶肝化纤汤(黄芪、白术、鳖甲、黄精、当归、北柴胡等)高、中、低剂量(37.5、18.6、9.4 $g \cdot kg^{-1} \cdot d^{-1}$)组,每组 8 只。除空白组外,其余各组大鼠建立肝纤维化正虚毒蕴血瘀证大鼠病证结合模型,共 6 周。造模成功后各组均相应灌胃 3 周。结果:与空白组比较,模型组肝脏组织肝纤维化增生明显;血清 IL-17、外周血 Th17 表达及 Th17/Treg 值、肝组织 RORγt mRNA 表达升高,IL-10、Treg 表达、FoxP3 mRNA 表达降低($P<0.05$, $P<0.01$)。与模型组比较,各给药组肝纤维化增生减轻,扶肝化纤汤高、中剂量组及秋水仙碱组 IL-17、Th17 表达、Th17/Treg 值、RORγt mRNA 表达降低,IL-10、Treg 表达、FoxP3 mRNA 表达升高,扶肝化纤低剂量组 IL-17、Th17 表达、RORγt mRNA 表达降低,IL-10、FoxP3 mRNA 表达升高,且扶肝化纤汤高剂量组各指标的改善均优于其余各组($P<0.05$, $P<0.01$)。研究提示,扶肝化纤汤可能通过调节特异性转录因子 FoxP3、RORγt 表达,影响 Th17、Treg 细胞分化及 Th17/Treg 平衡,调节 IL-10、IL-17 分泌,进而调节免疫平衡发挥抗肝纤维化的作用。

有关胃癌前病变、非酒精性脂肪肝、肝硬化腹水的治疗与研究等详见专条。

5. 泌尿系统

相关文献 480 余篇,其中肾炎约占 14.7%,肾衰竭约占 14.3%,IgA 肾病约占 7.16%,其余为肾病综合征、尿路感染等。各类基金项目论文 40 余篇。

曹博宁等介绍王耀献从木郁达之论治难治性尿路感染经验。王氏认为其主要病机为肝失疏泄,终致气、血、湿、热壅滞下焦而发。病位以肝为主导,初期多肝实为病,以肝气郁结、肝郁血瘀、肝郁化火、肝郁湿热、血虚肝郁为主。后期多虚实并见,可见肾阴阳亏虚合并湿热肝郁等。强调从“调肝”入手,治以疏肝健脾(四逆散合四君子汤或当归芍药散加减)、疏肝清热(柴芩四逆散或丹栀逍遥散)、养血柔肝(重用当归、白芍药、枸杞子、川芎、熟地黄、酸枣仁等)、疏肝调神(酸枣仁、贯叶金丝桃等)、疏肝化瘀(血府逐瘀汤或桃红四物汤,配伍三七、蒲黄、皂角刺、川牛膝、丹参等)、疏肝利湿(五子衍宗丸、滋肾通关丸合四逆散或逍遥散,酌加黄芩、丹皮、栀子、黄蜀葵花、车前草、土茯苓、白花蛇舌草等)、疏肝益肾(五子衍宗丸、二仙汤、缩泉丸合四逆散或逍遥散,佐五苓散利水渗湿,温阳化气,酌加刺五加补肾气,肉桂、小茴香增强膀胱气化)等法据病情变化及不同时期杂合证治。

刘承玄等将 80 例慢性肾脏病(1~4 期)患者随机分为两组各 40 例,均给予肾病饮食指导,治疗原发疾病及纠正贫血,维持内环境稳定和水、电解质及酸碱平衡等,治疗组在此基础上加用参芪延肾颗粒(红参、黄芪、淫羊藿、生地黄、鳖甲、川芎等),均治疗 1 个月。结果:与对照组比较,治疗组肾主动脉与段动脉 EDV 值升高,肾主动脉 RI 值以及段动脉 PSV、RI 值均降低,平面波超敏感血流显像等级强的人次更多(均 $P<0.05$)。

魏锦慧等将 60 只 SD 大鼠随机分为空白组、造模组,造模组分为阿霉素肾病模型组、萆薢分清颗粒(绵萆薢、茯苓、关黄柏、丹参、车前草、续断等)组、泼尼松组、萆薢分清颗粒+泼尼松干预组(结合组),每组 12 只,观察萆薢分清颗粒(绵萆薢、茯苓、关黄柏、丹参、车前草、续断等)对阿霉素肾病大鼠肾小球滤过屏障相关蛋白 HSPG、α-actinin-4、nephrin 表达的影响。造模成功后各组均灌胃 4 周。结果:与空白组比较,模型组 24 h 尿蛋白定量升高($P<0.05$)。与模型组比较,各给药组 24 h 尿蛋白定量不同程度减少,HSPG 表达均增多;肾组织 α-actinin-4 蛋白表达均有所下降,肾组织 nephrin 蛋白的相对表达量和平均光密度值均升高,均以结合组更甚(均 $P<$

0.05)。研究提示，革薢分清颗粒可通过上调阿霉素肾病大鼠肾组织 HSPG、nephrin 表达水平，下调肾组织 α-actinin-4 蛋白表达，从而修复阿霉素肾病大鼠足细胞损伤，保护肾小球滤过屏障，降低尿蛋白的排泄，改善肾小球滤过功能，减轻肾损伤，尤其在联合泼尼松时效果更明显。

有关慢性肾衰竭的治疗与研究详见专条。

6. 血液系统

相关文献近 100 篇，其中贫血约占 42.5%、血小板减少症约占 29.9%、紫癜约占 12.6%，其余为白细胞减少、骨髓增生异常综合征等。各类基金项目论文 10 余篇。

陆颖佳等介绍吴翰香治疗自身免疫性溶血性贫血(AIHA)的临床经验。吴氏认为 AIHA 患者血不华色、胆色增多，是由内因、外因导致气血败坏而成，根据临床特征分为阳黄证、虚黄证、阴毒证、阳微证、瘀黄证，以补益泄利为基本治法并随证加减，可改善黄疸、血虚之证。常以小建中汤配伍佛耳草治疗。并认为胆色邪气不除，AIHA 亦难缓解，补益、泄利两法不可偏废；主张根据患者血虚、黄疸的临床症状轻重缓急来调整补益泄利的比重。胆色重时清热利湿或温化寒湿为主，佐以扶正；胆色轻或无时以扶正为主。故辨为阳黄证时治以清热解毒、祛邪退黄；辨为虚黄证治以补益气血、利水退黄；阴毒证治以温中散寒、活血宣阳；阳微证治以利水退黄、固表益肾；瘀黄证治以补益气血、养阴制阳，佐以退黄宁络。服用激素日久，可以《千金翼方》黄疸篇宛转丸(生地黄、石斛、白术、牡蛎、川芎、大黄等)加党参、怀山药、白薇、地骨皮等减毒增效。

贾新颜等将 76 例骨髓增生异常综合征(MDS)患者随机分为中药组与对照组各 38 例，均予皮下注射阿扎胞苷及常规支持治疗。中药组加服三子补血汤(黄芪、当归、女贞子、枸杞子、菟丝子、仙鹤草等)，对照组则予常规支持治疗，均治疗 6 个月。结果：与对照组比较，中药组的主症及次症积分均降低，外周血 Treg 细胞及 Th17 细胞比例均降低，骨髓转录因子 Foxp3 及 RORγt 水平降低(均 $P<0.05$)。

关于再生障碍性贫血、原发性免疫性血小板减少症的治疗与研究详见专条。

7. 内分泌系统

相关文献 160 余篇，其中甲状腺相关疾病约占 68.5%、肥胖约 21.2%，其余为特发性水肿等。各类基金项目论文近 10 篇。

赵勇等将 60 例甲状腺功能正常的桥本甲状腺炎(HT)气虚血瘀证患者随机分为两组各 30 例。对照组口服硒酵母片，试验组服用芪箭消瘿方(黄芪、鬼箭羽、穿山龙、白芍药)治疗，疗程均为 12 周。结果：试验组中医证候总有效率为 83.3%(25/30)，对照组为 60.0%(18/30)，$P<0.05$。与对照组比较，试验组血清 TgAb、TPOAb 水平均明显降低，甲状腺左叶体积、右叶体积及峡部厚度均明显缩小，血清 MDA 水平降低，血清 SOD、GSH-Px、TAS 水平均明显升高(均 $P<0.05$)。

张曾等将 60 例腹型肥胖脾虚痰湿证患者随机分为两组各 30 例，均予饮食及运动等基础治疗。治疗组加服益气化聚方(黄芪、蒲黄、黄连、泽泻、茵陈)，对照组加服安慰剂，疗程均为 12 周。结果：治疗组总有效率为 90.0%(27/30)，对照组为 36.7%(11/30)，$P<0.05$。与对照组比较，治疗组体质量、腰围、腰围身高比、BMI 均降低，TG、TC、LDL-C、FINS 及 HOMA-IR 均降低(均 $P<0.05$)。

8. 新陈代谢系统

相关文献近 900 篇，研究主要集中在糖尿病及并发症约占 74.8%、痛风及并发症约占 11.5%，其余为高尿酸血症、高脂血症等。各类基金项目论文 60 余篇。

胡志鹏等介绍岳仁宋运用椒芪连梅汤治疗糖尿病周围神经病变经验。岳氏认为其是糖尿病日久而发病，素体脾肾阳虚，津液输布障碍，浊毒邪气郁积，从而发为麻木、冷痛。核心病机是阳气亏虚，毒损脉络，当以温阳通痹、理糖泄毒为法，温养阳气，宣通闭阻，调节精微输布，驱逐病理浊毒，以椒芪连梅汤（花椒、黄芪、黄连、乌梅）治疗。

马一铭等介绍王新陆基于“血浊”辨治代谢综合征（MS）经验。王氏认为血浊是MS发病之关键，血浊内伏，脏腑失用；血浊日久，痰瘀胶结，病情加剧，变证频发。临证以清化血浊为基本治法，自拟加味化浊行血汤（荷叶、焦山楂、决明子、酒大黄、赤芍药、烫水蛭等）为基本方，并根据疾病不同时期及表现灵活加减。

有关2型糖尿病、糖尿病肾病、痛风性关节炎的治疗与研究详见专条。

9. 神经系统

相关文献720余篇，其中中风约占49.2%、头痛约占8.22%，其余为帕金森病、癫痫、慢性疲劳综合征等。各类基金项目论文50余篇。

王鑫等将114例癫痫患者随机分为两组各57例，对照组选用电子生物反馈技术治疗，联合组在此基础上加服柴胡加龙骨牡蛎汤，均持续治疗3个月。结果：联合组总有效率为94.7%(54/57)，对照组为82.5%(47/57)，$P<0.05$。与对照组比较，联合组血清GFAP、NPY及S100B水平均降低（均$P<0.05$）。陆炜晟等将25只C57BL/6小鼠随机分为模型组、给药组、正常组，评价羚珠散（羚羊角粉、珍珠粉、人工牛黄、僵蚕、朱砂、琥珀、胆南星等）治疗小鼠癫痫发作的预防作用及机制。以腹腔注射戊四氮造模，给药组灌胃羚珠散，每2 d重复一次造模和给药，共进行3次；正常组予同体积0.9%氯化钠注射液灌胃。结果：与正常组比较，模型组Racine评分升高（$P<0.000\,1$）。与模型组比较，给药组Racine评分降低，海马体组织细胞的损伤减少，海马组织中Gabbr1基因表达升高，海马组织Gabbr1及Kcnt1蛋白表达程度升高（均$P<0.05$）。研究提示，羚珠散具有预防和抗小鼠癫痫的作用，其机制可能与钾离子通道Kcnt1介导的抑制作用有关。

陈乃洁等将100只SD大鼠随机分为正常组33只与造模组67只，造模组采用颈背部皮下注射鱼藤酮葵花油乳液建立帕金森病（PD）模型，再随机分为模型组34只与治疗组33只，治疗组予苁蓉舒痉颗粒（肉苁蓉、黄精、丹参、赤芍药、牡丹皮）药液灌胃，正常组、模型组予等量生理盐水灌胃，连续干预14 d。结果：与正常组比较，在灌胃第13、14 d模型组黑质纹状体eIF2α特异性肽段定量明显增高，灌胃14 d后黑质神经细胞肿胀，内质网扩张，黑质纹状体内质网应激蛋白激酶样内质网激酶（PERK）、p-PERK、真核翻译起始因子2α（eIF2α）、p-eIF2α的平均光密度值增高（$P<0.05$，$P<0.01$）。与模型组比较，治疗组在灌胃第5 d黑质纹状体eIF2α特异性肽段定量明显增高（$P<0.01$），灌胃第13、14 d时明显减低（均$P<0.05$），灌胃14 d后黑质神经细胞肿胀、内质网扩张等形态异常有所改善，黑质PERK、pPERK、eIF2α、p-eIF2α的平均光密度值明显降低（$P<0.05$，$P<0.01$）。研究提示，苁蓉舒痉颗粒可能通过动态调节内质网应激PERK-eIF2α通路，起到恢复内质网稳态的作用。

有关急性缺血性中风、中风后遗症的治疗与研究详见专条。

10. 结缔组织免疫系统

相关文献220余篇，其中类风湿关节炎约占61.7%，强直性脊柱炎占18.92%，系统性红斑狼疮约占10.4%，其余为重症肌无力等。各类基金项目论文19篇。

李云飞等将62例红斑狼疮（SLE）心功能受累的患者随机分为两组各31例，对照组口服甲泼尼龙片及硫酸羟氯喹片，观察组在此基础上加服芪黄健脾滋肾颗粒冲剂（黄芪、熟地黄、山药、麸炒白术、覆盆子、盐菟丝子等），疗程均为12周。结果：观察组总有效率为87.1%(27/31)，对照组为67.7%(21/31)，$P<0.05$。与对照组比较，观察组LADd、LVDd、LVPWTd、A峰、BNP指标降低，心悸、胸闷、呼吸困难、水肿等症状积分明显降低，E峰、E/A、SV、LVEF、LVFS指标升高；NO、ET-1、VEGF、Hcy水平明显降低；ESR、Hs-CRP、ds-DNA、SLEDAI

水平均降低(均 $P<0.05$)。

曹晶等介绍金实运用虫类药从络辨治重症肌无力经验。金氏认为，该病虽以补脾益肾为主，但不可拘泥于补益气血之法，强调从络辨证施治，随证化裁。急性、亚急性期以通为补，祛邪流气通络为重点；慢性期以补充络，健脾益肾，补气和络为重点；故攻补兼施，养通并用，流畅气络是治疗关键。临证常用僵蚕、全蝎、蜈蚣、地龙、乌梢蛇、䗪虫、穿山甲、水蛭、蜣螂、蜂房、蚂蚁、壁虎等虫类药。风湿热证选用地龙、僵蚕；风寒湿证选用全蝎、蜈蚣；瘀血阻络痹证则选䗪虫、穿山甲，并配伍白术、陈皮、山药、茯苓等顾护脾胃。对于虫类药可能导致轻度过敏，则常在方中加用防风 10～15 g，白鲜皮 15～30 g。

有关类风湿关节炎、强直性脊柱炎的治疗与研究详见专条。

11. 精神系统

相关文献 590 余篇，其中失眠约占 20.9%，抑郁症约占 15.4%，其余为痴呆、焦虑症、精神分裂症等。各类基金类课题论文近 40 篇。

李一兰等将 100 例躁狂症患者随机分为两组，对照组口服丙戊酸钠缓释片与喹硫平片，观察组在此基础上加服补气温阳定狂汤(黄芪、附子、柏子仁、远志、龙骨、牡蛎等)，疗程均为 4 周。结果：观察组总有效率为 90.0%(45/50)，对照组为 72.0%(36/50)，$P<0.05$。与对照组比较，观察组 BRMS 量表、CGI 及 PSQI 量表评分均降低，即刻记忆、空间结构、注意力、言语功能及延迟记忆评分均升高(均 $P<0.05$)。

白冰等选取 20 只由 5 只正常雌性孕 17 d 的 SD 大鼠所产的雄性子鼠为空白组，将 15 只雌性孕 17 d 的 SD 大鼠单次性腹腔注射醋酸甲基偶氮甲酯(MAM)，所产雄性子鼠模拟神经发育异常建立精神分裂症大鼠模型。选取造模成功的 60 只子鼠随机分为模型组、愈癫汤(清半夏、制天南星、三棱、莪术、槟榔、牵牛子等)组、利培酮组各 20 只。各组予相应药物灌胃 14 d。结果：与空白组比较，模型组海马区及前额叶皮质 GluR 阳性率升高，海马区 GABAARα1 阳性率降低，海马 CA1 区及内侧前额叶皮质中 PV 光密度值均降低，海马区与前额叶皮质中 GAD65、GAD67 蛋白及 mRNA 表达均降低($P<0.05$，$P<0.01$)。与模型组比较，给药组海马区及前额叶皮质中 GluR 阳性率均降低，海马区 GABAARα1 阳性率均升高，海马 CA1 区及内侧前额叶皮质中 PV 光密度值均升高，海马区与前额叶皮质中 GAD65、GAD67 蛋白及 mRNA 表达均升高($P<0.05$，$P<0.01$)，以愈癫汤组更甚($P<0.05$)。研究提示，愈癫汤可能通过调节海马区及前额叶皮质谷氨酸/γ-氨基丁酸(Glu/GABA)代谢平衡的关键调控因子，维持大脑神经元兴奋和抑制之间的平衡状态，从而改善精神分裂症的病理过程。

有关抑郁症、阿尔茨海默病的治疗与研究详见专条。

(撰稿：余小萍 吴欢　审阅：周永明)

【咳嗽变异性哮喘的治疗与研究】

许越淇等介绍国医大师洪广祥辨治咳嗽变异性哮喘(CVA)的经验。洪氏将其归类为慢性干咳的范畴，强调本虚标实是根本病机，气阳虚弱是发病之本，时令气候是发病要素。基于"治肺不远温"思想，提出发作期应着重温宣、温清，缓解期宜坚持温补，将温法贯穿治疗始终。发作期多表现为寒邪客肺证与湿热郁肺证，分别予经验方温肺煎(麻黄、紫菀、款冬花、矮地茶、天浆壳、细辛等)与麻黄连翘赤小豆汤加减；缓解期多表现为气阳虚弱，予经验方益气温阳护卫汤(黄芪、白术、防风、桂枝、白芍药、炙甘草等)加减。张艺等基于伏风理论探讨辨治咳嗽变异性哮喘的思路。伏风的致病特点符合 CVA 的发病特点，从伏风论治 CVA 可解释外感邪气、肝及先天体质在发病过程中的作用。认为风伏肺络，遇感引动，同气相求，伏风妄动导致肺气逆乱、宣肃失司是其主要病机。伏风内藏是关键病机，遇感引动是始发诱因，多种伏风夹杂和风合他邪、深伏肺络是导致病情加重和迁延难愈的重要原因，伏风化燥伤阴是病机转归。根据伏风来源的不同，可分为外来伏风、内生伏风与先天伏风。治疗以透散伏风、祛除外风为基本原则，具体治以透邪兼固表、调肝和调体，并辅以祛湿化痰、活血化瘀、调理肺脾肾等治法。后期伏风久潜于肺，易致风伏阴伤，拟桑梅止咳汤（蜜桑白皮、桑叶、菊花、桔梗、炒苦杏仁、乌梅）加减治疗以疏风透邪、养阴清热、息风止痉。

丁兆辉等将140例湿热郁肺证患者随机分为两组，对照组予沙美特罗替卡松吸入粉雾剂治疗，治疗组服用宣肺化湿止咳汤（生麻黄、连翘、赤小豆、杏仁、桑白皮、白豆蔻等），并随证加减，疗程均为14 d。结果：治疗组与对照组各脱落7例与11例。治疗组总有效率为92.1%(58/63)，对照组为74.6%(44/59)，$P<0.05$。

钟远等将68例风邪恋肺证患者随机分为两组各34例，对照组口服孟鲁司特钠片，观察组服用抗敏镇咳方（矮地茶、苦参、炙麻黄、旋覆花、前胡、苦杏仁等），并随证加减，疗程均为2周。结果：与对照组比较，观察组日间咳嗽积分、夜间咳嗽积分均下降，FEV1、FEV1/FVC及MEF50值、MEF25值均升高，血清SP、肺泡灌洗液SP水平均降低（均$P<0.05$）。李友传将86例肺胃气逆证患者随机分为两组各43例，对照组予沙美特罗替卡松粉吸入剂，观察组服用疏风降胃方（黄芪、旋覆花、炙枇杷叶、白术、炒苦杏仁、炙麻黄等），疗程均为1个月。结果：与对照组比较，治疗组中医证候积分降低，IL-5、EOS、ECP、MUC5AC水平均降低，FEV1、PEF、FEV1/FVC水平均升高（均$P<0.05$）。

肖愉箫等以小鼠通过腹腔注射卵蛋白(OVA)、氢氧化铝[$Al(OH)_3$]致敏，并以吸入OVA激发法造模，将60只雌性BALB/C小鼠随机分为空白组，模型组，孟鲁司特钠组，三拗汤高、中、低剂量（10.8、5.4、2.7 g/kg）组，各组均灌胃14 d。结果：与模型组比较，三拗汤各剂量组小鼠气管、支气管及血管周围炎性细胞浸润量减少，杯状细胞化减轻，上皮下纤维化和平滑肌体积增加现象缓解，F4/80荧光强度减弱；肺组织TGF-β、IL-17A、IL-17F、IL-4、IL-6、IL-13 mRNA表达降低；脾脏Th17细胞比例、Th17/Treg比值降低（均$P<0.05$）。研究提示，三拗汤可改善咳嗽变异性哮喘小鼠气管及肺组织炎性病理变化及气道痉挛状态，其机制与调节Th17/Treg免疫平衡及相关细胞因子有关。关洋洋等将90只SPF级豚鼠随机分为空白组，模型组，地塞米松组及清肺络咳饮（蜜麻黄、杏仁、石膏、天花粉、薄荷、枇杷叶等）高、中、低剂量（4.8、2.4、1.2 g/kg）组。除空白组外，其余各组豚鼠采用OVA致敏和激发，并以$Al(OH)_3$为免疫佐剂造模。各组均灌胃14 d。结果：与空白组比较，模型组咳嗽次数显著增多，BALF中细胞总数、嗜酸性粒细胞数、淋巴细胞数、巨噬细胞数、中性粒细胞数显著增多，BALF及肺组织中IL-5、IL-13、TGF-β1的水平均升高（均$P<0.05$）。与模型组比较，清肺络咳饮各剂量组咳嗽次数明显减少，BALF中细胞总数、嗜酸性粒细胞数、巨噬细胞数、中性粒细胞数、淋巴细胞数均减少，BALF及肺组织中IL-5、IL-13、TGF-β1的水平均降低（均$P<0.05$）。研究提示，清肺络咳饮可改善咳嗽变异性哮喘豚鼠的气道高反应性和气道炎症反应，且该作用可能与调控IL-5、IL-13、TGF-β1的表达有关。杨涵等将32只Hartley豚鼠随机分为正常组、模型组、柴蜕颗粒（柴胡、黄芩、半夏、乌梅、蝉脱、防风等）组、孟鲁司特钠组，除正常组外，其余各组以肌注4% OVA溶液及腹腔注射2% $Al(OH)_3$凝胶致敏，14 d后雾化吸入1% OVA溶液激发咳嗽症状，同时各给药组连续灌胃14 d。结果：与正常组比较，模型组咳嗽次数、气道阻力、病理评分显著增高（$P<0.05$，$P<0.01$），咳嗽潜伏期显著缩短（$P<0.05$）；BALF中WBC总数、EOS、NE、BA总数及比例升高（$P<0.05$，$P<0.01$）；BALF中IgE、IL-4、TNF-α水平显著增高（$P<0.05$），IFN-γ、IL-10水平下降（$P<0.05$，$P<0.01$）；肺组织中ERK、p38 MAPK蛋白表达量降低（$P<0.01$，$P<0.05$），p-ERK、p-p38 MAPK、p-Akt、p65 NF-κB、p-p65 NF-κB水平显著增高（$P<0.05$，$P<0.01$）。与模型

组比较，给药组咳嗽次数、气道阻力、病理评分均降低，咳嗽潜伏期均延长；外周血及BALF中WBC、EOS、NE、BA总数及比例均降低；BALF中IgE、IL-4、TNF-α含量均降低，IFN-γ、IL-10含量均上升；肺组织中ERK蛋白表达量均增高，p-ERK、p-p38 MAPK、p-Akt、p65 NF-κB、p-p65 NF-κB蛋白表达量均下降($P<0.05$, $P<0.01$)。

（撰稿：吴欢　审阅：余小萍）

【重症肺炎的治疗及临床研究】

谢云等将96例老年重症肺炎痰热壅肺证患者随机分为两组，均予常规支持治疗，对照组48例加用注射用胸腺法新治疗1周，治疗组48例在此基础上加千金苇茎汤合麻杏石甘汤加减，治疗2周。结果：治疗组总有效率为87.5%(42/48)，对照组为75.0%(36/48)，$P<0.05$。与对照组比较，治疗组CPIS、APACHEⅡ评分及各项中医证候评分和总分均降低，白细胞计数、CRP、降钙素原水平均降低，PaO_2、氧合指数水平均升高，$PaCO_2$降低，CD_3^+、CD_4^+、CD_4^+/CD_8^+均升高，CD_8^+降低，(均$P<0.05$)。赵远等将67例重症肺炎痰热闭肺证患者随机分为两组，对照组予常规支持治疗，干预组在此基础上加服涤痰开窍中药复方(黄连、瓜蒌皮、制半夏、芦根、冬瓜子、薏苡仁等)，疗程均为14 d。结果：除干预组2例退出、对照组4例退出外，干预组的病死率为3.13%(1/32)，对照组为20.7%(6/29)，$P<0.05$。与对照组比较，干预组3、7、14 d后APACHEⅡ评分、CPIS评分及血清炎症指标水平均下降($P<0.05$, $P<0.01$)；机械通气时间、平均住院时间均缩短(均$P<0.05$)。董丽宏等将106例痰热塞肺证患者随机分为两组，对照组53例予常规对症治疗，研究组53例在此基础上加服清化方(麻黄、杏仁、石膏、生甘草、清半夏、瓜蒌等)，疗程均为1周。结果：除研究组退出2例，对照组退出1例外，研究组总有效率为84.3%(43/51)，对照组为65.4%(34/52)，$P<0.05$。与对照组比较，研究组TGF-β水平升高，IL-1β、IL-13、Lac及APACHEⅡ评分具降低(均$P<0.05$)。龚巧巧等将62例肺热腑实证患者随机分为两组，每组各31例，两组又依据肺炎病情严重程度分为中高危亚组、极高危亚组。对照组予常规西医治疗，试验组在此基础上加用瓜蒌大黄汤(瓜蒌皮、瓜蒌子、生大黄)灌肠，疗程均为14 d。结果：中高危亚组中，与对照组比较，试验组治疗第14 d时，肺表面活性蛋白A(SP-A)、二胺氧化酶(DAO)、WBC、NEUT%、TNF-α、IL-6水平、APACHEⅡ评分均降低；治疗第7、14 d时，MTL水平升高，AGI评分、CPIS评分均降低；便秘、喘息、腹胀评分均降低(均$P<0.05$)。极高危亚组中，除治疗第14 d时试验组便秘评分明显低于对照组外，其余指标两组均无明显差异($P>0.05$)。杨燕等将107例老年重症肺炎患者随机分为两组。均进行常规方案治疗，常规组55例在此基础上予支气管镜下灌洗治疗，千金苇茎汤组52例在此基础上予千金苇茎汤治疗，并随症加味。疗程均为7 d。结果：千金苇茎汤组总有效率为94.2%(49/52)，常规组为80.0%(44/55)，$P<0.05$。与常规组比较，千金苇茎汤组证候总积分及发热、喘息气促、痰黄黏稠、咳嗽、胸痛胸闷、尿黄、口渴、大便不通积分均下降，肺动态顺应性(CLD)、IL-10均升高，vWF、IL-13、ET-1、sFLT-1、气道阻力(RaW)、呼吸做功(WOB)、气道峰压(PIP)均降低，pH值、PaO_2均升高，APACHEⅡ评分、$PaCO_2$均降低(均$P<0.05$)。

（撰稿：吴欢　审阅：余小萍）

【肺结节的治疗及临床研究】

葛杉等认为肺结节属于中医学“肺积”“息贲”“窠囊”等范畴，基本病机为脏腑气机失调，气血津液运行失常。以“调气散结”为治疗法则，辨证、病、体质相结合，常用9组角药：清热软坚散结，玄参-浙贝母-煅牡蛎；祛痰理气散结，瓜蒌-薤白-半夏；豁痰温阳散结，紫苏子-白芥子-莱菔子；燥湿化痰散结，陈皮-半夏-茯苓；疏肝解郁散结，柴胡-香附-枳壳；清热涤痰散结，半夏-黄连-瓜蒌；活血化瘀散结，当归、川芎、白芍；益气固表散结，黄芪-白术-防风；益气养阴散结，太子参-麦冬-五味子。程玲等介绍张念志结合五行生克辨治肺小结节经验。张氏认为，其发生多因肺脏功能虚弱，痰凝、气滞、血瘀阻滞经络所致，治宜补肺益气、行气活血、化痰散结，创立散结方（龙骨、白花蛇舌草、浙贝母、党参、白术、桃仁等）。并随证化裁。若金被木侮，可肝肺同调，酌加佛手、玫瑰花、香橼、柴胡等；合并肝火偏盛者可减少桂枝用量或去除桂枝，加用栀子、丹皮、夏枯草、黄芩等。若土不生金，可健脾补肺，酌加黄芪、茯苓、山药、太子参、灵芝等，或重用党参、白术。若子病及母，可益肾养肺，酌加沙参、麦冬、石斛、黄精、山药、百合、玄参、地黄，或巴戟天、附子、肉桂、肉苁蓉。杨亿然等介绍柏正平论治肺结节经验。柏氏认为其属虚实夹杂而偏于实证，注重整体辨证，临证时可分别运用清热化痰、行气活血、软坚散结之法。常用枇杷叶、桑白皮、桔梗、桑叶、金银花等疏散风热，宣散肺气；紫菀、桔梗、桑白皮、前胡、浙贝母、矮地茶等清肺化痰；鳖甲、蜈蚣、䗪虫等活血化瘀；浙贝母、夏枯草、山慈菇、鳖甲、瓜蒌、蒲公英等化痰散结。张若宣等总结尉敏廷辨治肺结节经验。尉氏认为其发病之本在于肺脾肾虚，围绕虚、痰、瘀、毒四种病因病机，在临证时一注重扶正固本，补益肺脾肾，擅用黄芪、红景天、党参、炒白术、菟丝子、女贞子等以养正除积散结；二重视健脾助运，调补肺气，使气行而津行，擅用党参、炒白术、茯苓、砂仁、白豆蔻等健脾助运，黄芪、西洋参、山药、百合等补肺养阴，清半夏、茯苓、浙贝母、竹茹等清热化痰散结；三强调久病由气及血、入络化瘀，擅用川芎、当归、芍药、路路通、莪术、丹参等化瘀通络散结，佐以全蝎、蜈蚣、水蛭、地龙等虫类药以搜剔通络消癥；四注重治未病，谨防化毒生癌，擅用半枝莲、半边莲、白花蛇舌草、仙鹤草、金银花、连翘等以清热解毒散结。王林枫等认为气机升降失调是引起肺结节发生、发展的基本病理特点，肺失肃降是首要病理环节，肝失疏泄、脾胃枢机不利是重要协同要素，三焦郁闭则为肺结节结癌转化的病态环境。以调气解毒思想为指导，提出以补气、行气、降气为高危肺结节的基本治则，其以补气通阳法补益肺脾之气，以强卫气，助经气，常用补中益气汤加减；行气解郁法调畅情志、疏肝解郁，常用柴胡疏肝散、越鞠丸等加减；降气平逆法以降胃气，常用旋覆代赭汤加减；畅利三焦法宣散三焦郁结，常用升降散、三子养亲汤、丹参饮合用加减。李潇等认为肺结节的病机关键在于“痰、瘀、毒、虚”。就良性结节而言，初期痰气交阻而多为磨玻璃结节，能消易散；而后痰瘀互结形成混合性磨玻璃结节，或可消散；后期痰瘀凝结乃至纤维化而成实性结节，难以消散。治疗肺结节关键思想在于既病防变，以益气扶正固其本，常用黄芪、白术、当归、黄精，且尤其注重应用白术、麦芽、神曲等健脾和胃之品；以化痰活血通络散结消其积，活血类如丹参、当归、川芎以防瘀血内生，病程渐久，结节趋实，应加化瘀通络、破瘀消癥之莪术、郁金、地龙、土鳖虫等药破瘀散结；除常用半夏、夏枯草、浙贝母、地龙化痰散结外，还要以清热解毒抗癌防其变，加入半枝莲、白花蛇舌草、龙葵等具抗癌作用的清热解毒类药物。任晓玲等紧抓肺结节“湿、热、瘀”的核心病机特点，以“清热燥湿、泄浊解毒、活血通经”为核心治法。以四妙丸（苍术、黄柏、川牛膝、薏苡仁）发挥清热燥湿、泄浊解毒、活血利水通经之效，化肺结节湿热瘀血结聚之有形实邪。同时临证灵活化裁，在四妙丸的基础上加用异功散（将党参易为生黄芪），培土生金；或加用半夏泻心汤，辛开苦降；或酌情选用半枝莲、夏枯草、金荞麦、蒲公英、山慈菇、浙贝母、蛇莓、藤梨根等，解毒散结。

李梦乾等将 128 例中危肺实性结节患者随机分为两组，将患者辨为单一的气虚、阴虚、阳虚、气郁、湿热状态，或兼夹态，如均不符合则为一般态。试验组患者依据就诊时的状态口服散结基础方（法半夏、胆南星、桔梗、茯苓、生牡蛎、三七）加味治疗，空白对照组则不予治疗。以 3 个月为 1 个疗程，两组均治疗 1 或 2 个疗程，分别于 3、6 个月后进行肺部 CT 复查。结果：3 个月时共有 115 例患者完成观察，6 个月时共有 86 例患者完成观察。试验组 3、6 个月的总有效率分别为51.9%(40/77)、49.0%(25/51),空白对照组为7.9%(3/38)、8.6%(3/35),$P<0.01$。与空白对照组比较,试验组最大肺结节直径较基线值持续减小(均$P<0.01$)。

张逸等采集临床医案数据,分析中医药治疗肺结节的用药规律。采用关联规则分析法、聚类分析法、改进的互信息法等数据挖掘方法,统计分析用药组成特点,对用药频次、四气五味、归经、药物分类及组方规律、用药组合进行分析。结果:研究共纳入165个病例,涉及药物221味。其中麦冬、陈皮、白花蛇舌草等13味药物应用频次超过50%,陈皮-麦冬等为常用药对;苦、甘、辛为高频性味,肺经、胃经、脾经为高频归经,补虚药、清热药为高频药物类别;中药药对关联规则分析显示白花蛇舌草-石见穿关联度最高;基于聚类分析得到5首新处方和白花蛇舌草、苍术、石见穿等10种药物核心组合。治疗肺结节以在扶正的基础上散浊气,清毒结,化痰积为主。

(撰稿:刘霖 王明 审阅:余小萍)

【急性心肌梗死的治疗与研究】

林丰夏等在“荣气气化”理论指导下提出了心肌梗死“补气荣心,生化有源”“活血荣心,以通为用”“滋阴荣心,充形再生”的治疗三原则,常用补气药物如黄芪、太子参、党参、白术等,以化生荣气,滋养心脉;心阳不振者配以桂枝、薤白等温振心阳,气道涩者则多用三七、丹参、桃仁、红花、赤芍药、沉香、降香等活血通络,行气止痛;滋阴药如麦冬、石斛、当归、熟地黄等,以恢复其“阴成形”功能的正常,阴得补则形得充,心血化生有源,心肌得以修复,血管方能新生,心肌梗死后心功能方能得以改善。

梁春玲等将106例急性心肌梗死(AMI)患者随机分为两组,对照组予经皮冠状动脉介入治疗(PCI)及术后常规药物治疗,观察组在此基础上加服补阳还五汤,并随症加减。疗程均为4周,并随访6个月。结果:除观察组1例患者失访,对照组2例失访外,观察组总有效率为94.2%(49/52),对照组为82.4%(42/51),$P<0.05$。与对照组比较,观察组中医证候评分降低,心功能指标LVEF、SV、CO、E/A均升高,心室重构相关指标LVEDD、LVESD、LVPWT、LMRI均降低,bFGF、VEGF和NO水平均升高,vWF及ET-1水平均降低(均$P<0.05$)。随访期间,观察组AMI后心衰等心血管事件(MACE)发生率低于对照组($P<0.05$)。吕京等将72例患者随机分为两组,均采用阿替普酶溶栓方案治疗,对照组34例加常规对症治疗,观察组38例在此基础上加服归芍保心汤(当归、赤芍药、丹参、党参、黄芪、川芎等),并随证加减。疗程均为2周。结果:与对照组比较,观察组中医证候积分降低,hs-CRP、IL-6及TNF-α含量均降低,VEGF含量升高(均$P<0.05$)。孟宪亮将65例行急诊PCI术患者随机分为两组,对照组32例口服阿司匹林肠溶片、替格瑞洛、阿托伐他汀钙片、泮托拉唑钠肠溶胶囊及琥珀酸美托洛尔缓释片。治疗组33例在此基础上加服益心通胶囊(黄芪、人参、丹参、三七、水蛭、葛根等),疗程均为6个月。结果:与对照组比较,治疗组M1/M2比值显著下降($P<0.01$)。中医证候积分、LVDD、NT-proBNP水平均下降,LVEF水平上升(均$P<0.05$)。

高佳明等采用冠状动脉左前降支高位结扎方法建立AMI模型,以研究补阳还五汤对急性心肌梗死后血小板活化及差异基因表达的影响。将80只SD大鼠随机分为假手术组、模型组、阿司匹林组、补阳还五汤组,均灌胃14 d。结果:与模型组比较,补阳还五汤组射血分数(EF)及每搏输出量增加,心肌梗死面积及炎性浸润减少,血小板聚集率、CD62p表达降低,血清TXB2含量减少,6-keto-PGF1α含量增加。血小板转录组测序结果显示,补阳还五汤还可使mTOR基因表达量上调,FUNDC1、PINK表达量下调,p62基因表达量上调。研究提示,补阳还五汤可调控AMI大鼠血小板活化,改善血液循环,保护缺血心肌受损,其机制与调控血小板mTOR-自噬通路有关。陈浩等以结扎冠状动脉左前降支建立AMI小鼠模型,将60只雄性C57BL/6J小鼠随机分为假手术组(sham 组)、模型组(MI 组)、益心舒(人参、麦冬、五味子、黄芪、丹参、川芎等)预处理组(YXS+MI 组),每组各 20 只。均灌胃 14 d。结果:与 MI 组比较,YXS+MI 组 EF、短轴缩短率(FS)均上升,心肌组织炎症细胞浸润减少,心肌显微结构损伤减轻,凋亡细胞比例显著降低,髓源性炎症细胞浸润减少,Bax 蛋白表达减少,(均 $P<0.05$),Bcl2 蛋白表达增多($P<0.01$)。研究提示,YXS 预处理能够减轻小鼠 AMI 后的心肌损伤,减少心肌细胞凋亡并降低髓源性炎症细胞的浸润。

(撰稿:刘霖 王明　审阅:余小萍)

【高血压病的研究】

环璐瑶等介绍徐凤芹以“病证结合”治疗老年高血压病经验。徐氏认为老年高血压病以肝肾亏虚为发病基础,以肝阳上亢、脾失健运为病机关键,将四种常见临床症状(晨峰现象、昼夜节律异常之反勺型高血压、餐后低血压及体位性低血压)进行分类辨治,并根据不同症的病机特点组方施药。晨峰现象的病机以肝肾阴虚、肝阳上亢为主,治宜滋肝益肾、平肝潜阳,方用清眩降压汤(天麻、钩藤、黄芩、川牛膝、杜仲、首乌藤等)加减;昼夜节律异常之反勺型高血压的病机以痰湿阻滞、清阳不升为主,治宜化痰祛湿、平肝息风,方用半夏白术天麻汤合加味红龙夏海汤(法半夏、茯苓、麸炒白术、川牛膝、怀牛膝、海藻等)加减;餐后低血压和体位性低血压的病机均以脾胃亏虚、清阳不升为主,治宜补中益气、升阳举陷,方用补中益气汤或益气聪明汤加减。马丹等认为,肺在高血压病的发病机制中具有重要作用。基于“肺朝百脉”理论,从中医学及现代医学的角度对高血压病的发病机制进行探讨,归纳高血压病从肺论治的中医防治原则,提出应酌情使用清肺、宣肺、肃肺、润肺、补肺之品。可用佐金平木法,恢复气机升降,酌情选用瓜蒌皮、枇杷叶、菊花、桑叶、牡丹皮、桑白皮、地骨皮、黄芩、麦冬、百合、女贞子、沙苑子等;或用泻肺利水法,调畅津液输布,酌情选用桑白皮、地骨皮、玉米须、地龙、黄连、茯苓、夏枯草等;或用升陷祛瘀法,益气活血通络,酌情选用黄芪、柴胡、升麻、桔梗、三棱、莪术、陈皮、红花、川芎、地龙、茯苓、葛根等。

郭丽娜等通过手术构建两肾一夹(2K1C)型高血压大鼠模型,将 35 只 2K1C 型高血压大鼠随机分为模型组,氯沙坦组,药食同源中药复方(葛根、夏枯草、杜仲叶、菊花、山楂、芹菜)高、中、低剂量(5.0、2.5、0.5 mg/kg)组,各给药组均灌胃 6 周。结果:与模型组比较,各给药组血压明显下降,血清中 TBIL、DBIL 水平均降低(均 $P<0.05$);药食同源中药复方各剂量组拟杆菌门相对丰度升高,厚壁菌门相对丰度降低,酸杆菌属相对丰度明显升高;血清中牛磺胆酸、L-抗坏血酸、焦谷氨酸、苯乙酰甘氨酸水平显著上调,甘氨胆酸水平显著下调,且呈剂量相关性。组织病理切片结果显示,药食同源中药复方干预可修复高血压造模造成的腹主动脉及肾脏结构性损伤,进一步修复腹主动脉及肾脏的功能。研究提示,药食同源中药复方可通过改善 2K1C 型高血压大鼠肠道菌群结构,调节血清代谢产物,从而发挥对高血压的治疗作用。魏柯健等以复方附子汤灌胃建立高血压肝火亢盛证大鼠模型,将随机分为模型组,卡托普利组,复方野菊花提取物(野菊花、杜仲、罗布麻叶提取物)高、中、低剂量(5.3、3.5、1.8 g/kg)组,均灌胃 4 周。结果:与模型组比较,各给药组眩晕恢复时间缩短,面温、耳温、尿液吸光度下降(均 $P<0.01$),尖叫、攻击、打斗、撕咬等攻击性行为有所减少;心率、收缩压、舒张压和平均动脉压均下降($P<0.05$, $P<0.01$);血清 TC、LDL-C 及 ET-1 水平均显著降低,肾素、血管紧张素-Ⅱ(Ang-Ⅱ)及血管紧张素转换酶(ACE)水平均降低,肾脏肾素、Ang-Ⅱ、ACE 及胸主动脉 Ang-Ⅱ的蛋白表达均下调($P<0.05$, $P<0.01$),肾脏 ACE2 蛋白表达上调($P<0.01$)。复方野菊花提取物高剂量组 TG 水平显著降低,NO 水平显著升高(均 $P<0.01$);高、低剂量组血清中醛固酮(ALD)水平降低(均 $P<0.05$)。研究提示,复方野菊花提取物能够缓解高血压模型大鼠肝火亢盛证,改善模型大鼠的内皮状态,其降压机制可能与抑制

RAAS过度激活有关。

雍苏南等观察天麻芎苓止眩片（天麻、钩藤、野菊花、川芎、茯苓、法半夏等）对自发性高血压大鼠（SHR）血管内皮损伤的保护作用。将30只SHR随机分为模型组、阳性对照组（卡托普利片）、实验组，均连续灌胃6周。结果：与模型组比较，实验组大鼠内膜损伤减轻，平滑肌细胞排列较为规则，管壁厚度正常；实验组及阳性对照组收缩压均显著降低；胸主动脉组织ERK1/2、CREB、Beclin1蛋白表达水平均显著降低，且实验组ERK1/2、CREB蛋白表达显著低于阳性对照组；胸主动脉组织中Atg8蛋白表达及LC3Ⅱ/LC3Ⅰ均显著下降（均$P<0.05$）。研究提示，天麻芎苓止眩片可通过抑制ERK1/2-CREB通路调节血管内皮自噬失衡，逆转内皮损伤而降低血压。曾勇等将30只SHR随机分为模型组（M组）、厄贝沙坦片组（Y组）、复方钩藤降压片（钩藤、天麻、川芎、当归、白芍药、野菊花）组（S组），均灌胃6周。另设10只WKY大鼠为正常对照组（C组）。结果：与C组比较，M组肾动脉VSMC增生，并一定程度上往内膜方向变迁，呈现不规则形状，排列紊乱，细胞核存在着明显的固缩凋亡变化，核膜不清晰甚至消失不见，胞质内细胞器增多，粗面内质网出现明显的扩张和水肿；细胞外基质沉积，胶原纤维明显增多；动脉壁弹力膜厚薄不均，出现明显的断裂情况；动脉血管内皮细胞与内膜分离，体积增大，内膜增厚、细胞核水肿凋亡，染色质丰富，有类似肌纤维母细胞，呈高柱状突入血管管腔。肾动脉MMP-2的蛋白表达及与TIMP-2的比值增加；肾动脉MMP-9蛋白表达及MMP-9/TIMP-1比值均明显升高（均$P<0.01$）。与M组比较，Y、S组肾动脉超微结构较为一致，动脉血管中层平滑肌细胞体积有所缩小，形状较为规则，分布较为均匀，核膜偶有皱缩现象，胞质内可见较为完整的线粒体，少量的粗面内质网存在轻微扩张、水肿；细胞外基质及胶原纤维减少；动脉壁弹力膜厚薄较为均匀，无断裂部位；血管内皮细胞体积明显缩小，与内膜连接较为紧密，细胞质中的线粒体未见明显的肿胀，嵴线较为清晰，细胞核减小，未见呈高柱状突入血管管腔的内皮细胞。肾动脉MMP-2的蛋白表达及与TIMP-2的比值均下降（均$P<0.01$）；肾动脉MMP-9的蛋白表达及其与TIMP-1比值均降低（$P<0.05$）。S组TIMP-1的表达增强（$P<0.01$）；Y组肾动脉TIMP-1的蛋白表达变化不大（$P>0.05$）。研究提示，复方钩藤降压片具有改善肾动脉血管重塑作用，其机制与调节肾动脉基质金属蛋白酶及其抑制酶的浓度和比值趋于正常有关。

（撰稿：刘霖　王明　审阅：余小萍）

【胃癌前病变的治疗与研究】

孙志文等介绍谢日晶辨治胃癌前病变（GPL）思路及经验。谢氏认为，该病多表现为本虚标实之象，病机可概括为“虚”“瘀”“毒”三方面，“虚”指气虚、阴虚，“瘀”指气郁、血瘀，“毒”指湿毒、热毒。治疗上，主张四诊互参，防治兼顾，以顾护脾胃为先，以化瘀毒为标，逐秽浊之壅塞通达脉络，同时揆病证之变化随证加减。临证以“甘味药”贯穿整个治疗始末，常以小建中汤为基础方加减，或加入石斛、沙参、太子参等；或酌加柴胡、佛手等。以瘀血为主者，多用当归、丹参、三七等活血养血；或三棱、莪术等破血逐瘀。以毒壅为主者，多用半枝莲、白花蛇舌草、蚤休等清热解毒；或山慈菇、浙贝母、皂角刺等软坚散结；或如全蝎、水蛭破血逐瘀散结。田向上等介绍王彦刚从“核心病机观”八法论治胃癌前病变。王氏认为该病的核心病机为浊毒内蕴，以化浊解毒为大法，针对不同发展阶段运用疏肝解郁（多用柴胡、香附、香橼、佛手、青皮、紫苏梗等）、清热祛湿（茵陈、黄芩、黄连、半夏、陈皮、藿香、佩兰等）、化瘀通络（丹参、檀香、砂仁、蒲黄、五灵脂）、消食化积（枳实、厚朴、焦槟榔、炒莱菔子、炒鸡内金等）、清宣郁热（炒栀子、淡豆豉、僵蚕、蝉蜕、姜黄、蒲公英、石膏等）、清热解毒（知母、石膏、败酱草、半枝莲、半边莲、白花蛇舌草等）、养阴益胃（麦冬、玉竹、北沙参、石斛、熟地黄）、健脾养胃（白术、茯苓、泽泻、山药、白扁豆等）的具体不同治法。

李华东等将110例脾胃虚弱证患者随机分为两组，均口服胃黏膜保护剂瑞巴派特，治疗组加服金鉴胃爱汤（党参、茯苓、麸炒白术、陈皮、莲子、山药等），配合体质调节6个月，两组疗程均为3个月。结果：治疗组胃黏膜改善有效率为83.6%(46/55)，对照组为61.8%(34/55)，$P<0.01$。与对照组比较，治疗组组织黏膜病理学评分下降，气虚质、阳虚质中医体质转化分评分均下降(均$P<0.01$)。

李一桐等通过甲基-N-硝基-N亚硝基胍(MNNG)联合HP感染、雷尼替丁、饥饱失常法建立CAG伴Dys大鼠模型，将90只SD大鼠随机分为正常组，模型组，诱导型一氧化氮合酶(iNOS)抑制剂组，健脾清化化瘀汤（党参、丹参、莪术、白术、茯苓、甘草等）高、中、低剂量(33.4、16.7、8.4 $g\cdot kg^{-1}\cdot d^{-1}$)组，除正常组外，其余各组予幽门螺杆菌(Hp)菌液、甲基-N-硝基-N亚硝基胍(MNNG)溶液灌胃，以及MNNG溶液自由饮用，配合雷尼替丁饲料喂养、饥饱失常法造模。各组分别灌胃10 d。结果：与正常组比较，模型组鼠胃黏膜可见腺体萎缩、肠化、异型增生，胃黏膜miR-21表达显著升高，PTEN mRNA、PTEN蛋白表达显著下调(均$P<0.01$)。与模型组比较，除健脾清化化瘀汤低剂量组外，其余各给药组胃黏膜病理变化均有不同程度的改善，胃黏膜miR-21表达显著下降(均$P<0.01$)，PTEN mRNA、PTEN蛋白表达显著上调($P<0.05$，$P<0.01$)。研究提示，健脾清化化瘀汤可能通过下调胃黏膜miR-21的表达，解除miR-21对PTEN表达的抑制，进一步激活PTEN下游信号通路，从而缓解胃黏膜病变，阻断胃癌前病变向胃癌进展。张效泽等采用复合模型复制法构建大鼠PLGC模型，将40只SD大鼠随机分为模型组，南蛇藤提取物高、中、低剂量(12.5、25、50 $mg\cdot kg^{-1}$)组。均灌胃4周。结果：与模型组比较，南蛇藤提取物各剂量组胃黏膜的病变部分得以缓解。胃黏膜的乳酸含量降低(均$P<0.01$)；HK2、PKM2、GLUT1、LDHA、HIF-1a的蛋白及mRNA表达均降低，FOXO4的蛋白及mRNA表达均提高($P<0.05$，$P<0.01$)。研究提示，南蛇藤提取物可改善胃癌前病变大鼠胃黏膜组织病理性改变，纠正大鼠胃黏膜的酸性微环境，其机制可能与抑制有氧糖酵解、上调FOXO4的表达有关。

（撰稿：伍诗卉　刘芳　审阅：孟静岩）

【非酒精性脂肪肝的研究】

巴明玉等介绍毛德西辨治肥胖合并非酒精性脂肪肝病(NAFLD)经验。毛氏认为该病的病理特点多以虚为本，以湿、郁为标，湿邪往往贯穿整个病理过程。故从虚、湿、郁论治，拟定疏肝理气化湿法、清热利湿法、散寒利湿法、温阳利湿法、散瘀利湿法等五法治疗。肝郁脾虚证以柴胡疏肝散加减，常配伍厚朴花、代代花、佛手花、白扁豆花等花类药物，并联合茯苓、泽泻、薏苡仁、茯苓皮、桑白皮、大腹皮等健脾祛湿；湿热中阻证以黄连温胆汤加减；寒湿困脾证以藿香正气散加减；阳虚湿盛证以五苓散加减，常配伍附子、干姜、肉豆蔻、吴茱萸等补火生土；血瘀水停证以血府瘀汤配合利水渗湿药加减。临证多法联用，随证治之，祛湿贯穿始终。马梦情等介绍周小舟主基于中医整体观提出“肝脾同调、形气并治”治疗该病。认为其病机以脾虚为本，郁、湿、瘀为标；其治疗以调畅气机为要，顾护脾胃为本，可采用塞源（调适饮食）减脂、实脾疏肝等治法，用药以香砂六君子汤加减，气机瘀滞明显者，可加柴胡、枳壳等；痰湿明显者，可加芡实、白豆蔻、茵陈等；瘀滞明显者，可用三七、丹参等；若脾气虚甚，可酌加黄芪、党参等。

刘楠等将100例NAFLD患者随机分为两组，均接受基础治疗，对照组50例加服血脂康胶囊，联合组50例接受血脂康胶囊联合参芍软肝汤（丹参、白芍药、郁金、女贞子、茯苓、柴胡等）治疗，疗程均为6周。结果：两组ALT、TBiL、CHE水平均降低，联合组更甚(均$P<0.05$)。与对照组比较，联合组LDL-C、HDL-C、TG水平均显著下降(均$P<0.01$)；FPG、HbA1c、LDL-C、HOMA-IR及HOMA-β均下降，PTA、HDL-C及HOMA-β均升高（均$P<$

0.05)。Hui D 将 88 例 NAFLD 患者随机分为两组，对照组仅予生活方式调整，治疗组在此基础上服用健脾疏肝方(柴胡、白芍药、北沙参、白术、茯苓、陈皮等)，均持续 12 周。结果：与对照组比较，治疗组在肝功能、可控衰减参数(CAP)和肝硬度测量(LSM)方面均有显著改善，胰岛素抵抗的血脂和稳态模型评估(HOMA-IR)显著降低(均 $P<0.05$)，安全性更好。肠道菌群 16S rRNA 基因测序结果显示，NAFLD 患者的菌群多样性降低，物种丰度发生改变。王红玲等将 101 例患者随机分为两组，均嘱患者改变饮食结构，结合自身情况坚持低强度或中强度的有氧运动。对照组 50 例口服多烯磷脂酰胆碱胶囊，观察组 51 例在此基础上加服肝爽颗粒(柴胡、党参、白术、当归、丹参、虎杖等)，疗程均为 12 周。结果：与对照组比较，观察组 BMI、WC、WHR、ALT、AST、CHOL、TG、MDA 水平均降低，SOD 水平升高(均 $P<0.05$)。

刘颖初等将 40 只 SD 大鼠随机分为对照组，模型组，调肝祛脂方(黄芪、醋柴胡、郁金、炒白术、法半夏、茵陈)高、低(36.0、0.9 g/kg)剂量组。对照组给予正常饲料喂养，其余各组以高脂饲料造模。各组均灌胃 8 周。结果：与对照组比较，模型组 TC、TG、LDL-C、ALT、AST 水平均升高，HDL-C 水平降低(均 $P<0.01$)；miR-34a 表达上调，SIRT1、PPARα 基因表达下调(均 $P<0.05$)。与模型组比较，调肝祛脂方高、低剂量组 TC、TG、LDL-C、ALT、AST 水平均降低，HDL-C 水平高；miR-34a 表达下调，SIRT1、PPARα 基因表达上调，以调肝祛脂方高剂量组更为明显(均 $P<0.05$)。研究提示，调肝祛脂方可能通过降低 miR-34a 表达，提高 SIRT1/PPARα 表达，从而调节血脂及肝功能，减轻 NAFLD 大鼠肝细胞变性。

(撰稿：奚骏　审阅：徐列明)

【肝硬化腹水的治疗及临床研究】

张万成等介绍了常占杰基于水气理论诊治肝硬化腹水的临床经验。常氏以健脾、宣肺、固肾为治疗靶点，体现了"三焦为水道"的水气运行观。以健运中焦脾胃为主，拟定二术培宫汤加减(白术、苍术、桂枝、茯苓、薏苡仁、大腹皮等)，兼顾开肺行水、补肾利水，常用麻黄、桔梗、紫苏、杏仁、葶苈子、桑白皮等宣肺泻肺；桂枝、干姜、淫羊藿、黄精、山药等补益肾阳。黄诚台等介绍康良石之"康氏肝病疫郁理论"，康氏认为乙型肝炎后肝硬化腹水遵从"因疫而致郁，由郁而生病"的病机演变，肝脾肾功能失调，则内生水湿、瘀浊或热毒诸邪内阻不能排泄，清浊相混裹于腹中而成鼓胀之疾。运用加减导水茯苓汤(白茯苓、漂白术、野葡萄藤、麦门冬、生黄芪、桑白皮等)治疗。张桐等介绍苏春芝基于"乙癸同源"论治肝硬化腹水经验。苏氏认为肝硬化始发于肝肾亏虚，治疗时应及早调补肝肾，先证而治。故在治疗上以乙癸同源为辨证核心，以肝肾同治为治则，确立了疏肝调肾、养肾柔肝、暖肝利水三大基本治法，辅以祛痰湿、化瘀血、通经络，顾护肝肾的同时不忘调补脾胃。内外兼治，常联合中药荷叶封包治疗，将自制的消胀方(茯苓、猪苓、炒白术、大腹皮、炒莱菔子、盐泽泻等)制成荷叶封包，利用多头腹带固定于神阙、中脘、气海、关元等穴位，以通经络、调气机、健脾利湿。陈团团等根据《伤寒杂病论》中治水方的特点，结合肝腹水的证候要点辨治，总结为：五苓散通阳利水，猪苓汤滋阴利水，真武汤温阳利水，十枣汤、葶苈大枣泻肺汤攻逐利水，牡蛎泽泻散清热化湿、软坚利水，麻黄升麻汤上热下寒利水。

韩国华等将 60 例肝硬化腹水气滞湿阻证患者随机分为两组，参照组采用基础西医治疗，研究组在此基础上联合理气渗湿汤(莱菔子、白芍药、生白术、黄芪、蝼蛄粉、泽兰等)并随症加减，均治疗 12 周。结果：研究组总有效率为 96.7%(29/30)，参照组为 73.3%(22/30)，$P<0.05$。两组腹水均有所消退，中医证候评分、RAAS 检测指标、肝功能指标(ALT、AST、TBil)均有降低，且研究组更为显著(均 $P<0.05$)。侯亭开将 126 例肝硬化腹水阴虚血瘀证患者随机分为两组，两组均予以常规西药治疗，对照组

加用逐水膏脑穴贴敷，观察组在此基础上加服芪术二根汤(莱菔子、白芍药、生白术、黄芪、蝼蛄粉、泽兰等)，均治疗 30 d。结果：观察组总有效率为 92.1%(58/63)，对照组为 79.4%(50/63)，$P<0.05$。与对照组比较，观察组中医证候积分均降低，ALT、AST 活性均降低，Alb 含量升高；腹围、体质量均减小，24 h 尿量增多(均 $P<0.05$)。王燕等将 120 例肝硬化腹水患者随机分为两组，对照组进行常规西药治疗，观察组在此基础上加服化浊抗纤利水汤(白茅根、丹参、茵陈、茯苓、莱菔子、木通等)，均治疗 12 周。结果：观察组总有效率 95.0%(57/60)，对照组为 81.7%(49/60)，$P<0.05$。与对照组比较，观察组中医证候积分降低的腹胀消失时间、腹腔积液消失时间、腹痛消失时间以及下肢水肿消失时间都明显缩短；腹围明显缩小，24 h 尿量明显升高；AST、ALT、PC-Ⅲ、HA 水平明显降低；MMP-1 水平明显升高，TIMP-1 水平明显降低(均 $P<0.05$)。

(撰稿：奚骏　审阅：徐列明)

【慢性肾衰竭的治疗与研究】

储明月等将 100 例慢性肾衰竭(CRF)脾肾气虚证患者随机分为两组，对照组予血液透析疗法，观察组在此基础上加服中药，以当归补血汤化裁(黄芪、鸡血藤、土茯苓、生大黄、当归)，并随症加减，疗程均为 3 个月。结果：观察组总有效率 92.0%(46/50)，对照组为 74.0%(37/50)，$P<0.05$。与对照组比较，治疗组倦怠乏力、气短懒言、食少纳呆、腰酸膝软、脘腹胀满、大便不实、口淡不渴积分降低；肾功能相关指标 Scr、UA 水平均降低，Ccr 水平升高；血清氧化应激相关指标 ROS、MDA 均降低，SOD 升高(均 $P<0.05$)。张小燕等将 104 例 CRF 血液透析患者随机分为两组，均采用碳酸氢盐透析治疗，同时积极治疗贫血、高血压病或糖尿病等基础疾病，观察组在此基础上加服扶正化浊活血汤(生黄芪、炒白术、熟地黄、茯苓、当归、淫羊藿等)，疗程均为 8 周。结果：观察组总有效率为 90.4%(47/52)，对照组为 75.0%(39/52)，$P<0.05$。两组中医证候积分、Scr、BUN、CysC 水平均降低，观察组更甚(均 $P<0.05$)。与对照组比较，观察组肠道双歧杆菌、乳酸杆菌、拟杆菌属含量均增加，大肠杆菌、肠球菌含量均降低；血清 D-乳酸、降钙素原、二胺氧化酶水平均降低(均 $P<0.05$)。顾鸣佳将 80 例 CRF 患者随机分为两组，对照组口服缬沙坦胶囊、骨化三醇软胶囊、呋塞米片及碳酸氢钠，观察组在此基础上加服益肾泻浊方(生黄芪、党参、炒白术、茯苓、菟丝子、石斛等)，并随症加减，疗程均为 12 周。结果：观察组总有效率为 87.5%(35/40)，对照组为 67.5%(27/40)，$P<0.05$。与对照组比较，观察组畏寒肢冷、食少纳呆、倦怠乏力、腰膝酸软及夜尿清长等中医症状积分均降低，BUN、Scr、UA 水平均降低，Ccr 水平升高，MDA 水平降低，SOD、总抗氧化能力(T-AOC)水平均升高；IL-6、hs-CRP、TNF-α 水平均降低(均 $P<0.05$)。

张园园等采用腺嘌呤灌胃法建立实验性 CRF 大鼠模型，将 50 只 SD 大鼠随机分为正常组，模型组，加味真武汤(黄芪、丹参、生大黄、茯苓、白芍药、生姜等)高、中、低剂量(28.8、14.4、7.2 $g\cdot kg^{-1}\cdot d^{-1}$)组，盐酸贝那普利组，均灌胃 4 周。结果：与模型组比较，加味真武汤各剂量组 24 h-UTP 均明显降低，Cr、BUN 水平显著降低，TP、ALB 水平显著升高；血管紧张素Ⅱ(Ang)含量显著下降；肾脏病理损害减轻；血管紧张素Ⅱ型受体(AT1R)、氧化酶 4(NOX4)、TGF-β1、胶原蛋白 L1A1(COL1A1)、胶原蛋白 3A1(COL3A1)在肾小球、肾小管、肾间质的表达减弱；AT1R、TGF-β1 mRNA 表达显著下降，NOX4 mRNA 表达显著升高；AT1R、NOX4、TGF-β1 蛋白表达显著减弱(均 $P<0.01$)；各剂量组表现出明显的量效趋势。研究提示，加味真武汤可能通过降低 CRF 大鼠血清及肾组织中 AngⅡ、AT1R、NOX4、TGF-β1 的表达，延缓肾间质纤维化进展，从而减轻肾脏病理损害，减少蛋白尿，保护肾功能，达到延缓 CRF 进展的目的。兰欣蓉等以 5/6 肾切除术造模，将 40 只大鼠随机分为假手术组，模型组，肾

衰宁颗粒(太子参、黄连、半夏、陈皮、茯苓、大黄等)高、中、低剂量组(2.7、1.4、0.7 g/kg)。给药组灌胃相应药物,假手术组及模型组大鼠灌胃等体积生理盐水,均连续12周。结果:与假手术组比较,模型组肾脏病理形态学观察显示肾小管扩张,胶原沉积明显,肾间质炎性细胞浸润明显;血清中Scr、BUN、三酰甘油、胆固醇水平,TGF-β、胶原Ⅱ含量,肾脏组织中Sonic刺猬信号通路(Shh)、GLI1蛋白(Gli1)、α-SMA、ColⅠ、FN蛋白的表达水平均明显升高,血清中Alb含量降低(均$P<0.05$)。经肾衰宁颗粒干预后,大鼠血清、肾脏组织中上述指标水平均有不同程度的改善,肾脏组织病理损伤、胶原沉积均有所减轻。研究提示,肾衰宁颗粒可改善肾衰模型大鼠的肾间质纤维化,其作用机制可能与抑制Shh/Gli1信号通路有关。万红波等采用5/6肾切除法造模,将60只SD大鼠随机分为模型组,尿毒清组,当归多糖高、中、低剂量(400、200、100 mg/kg)组,另设置假手术组作对照。均灌胃21 d。结果:与假手术组比较,模型组肾小管管壁薄厚不匀,呈萎缩或空泡样变性,肾小球囊腔扩张变大,系膜细胞明显增生,肾间质出现纤维化变性并伴有大量炎症细胞浸润。各给药组肾组织病理损伤均有改善,且当归多糖高剂量组与尿毒清组大鼠肾组织病理损伤改善程度最为明显。与模型组比较,当归多糖各剂量组血Scr、BUN、24 h尿蛋白含量,肾组织MDA、IL-1β、IL-6水平,肾组织NLRP3、caspase-1、IL-1β蛋白表达均降低,且呈剂量依赖性(均$P<0.05$)。研究提示,当归多糖可下调NLRP3炎症体通路蛋白表达,降低炎症因子释放,抑制炎症发生发展,增强CRF大鼠抗氧化能力,缓解氧化应激反应,减轻肾组织病理损伤,改善肾功能,延缓病情进展。

(撰稿:麻志恒　审阅:徐列明)

【再生障碍性贫血的治疗与研究】

宋宜宁等介绍麻柔基于脾肾同调治疗慢性再生障碍性贫血(CAA)经验。麻氏认为该病的病机特点为脾肾亏虚、瘀血内阻,治宜脾肾同调、祛瘀生新。注重脾肾与血的关系,从健脾补肾入手,以六味地黄汤合四君子汤加减治疗。偏阳虚者可酌加附子、桂枝、巴戟天等;偏阴虚者酌加墨旱莲、白芍药等,极少用阿胶、鹿角胶等滋腻之药;常加生姜、大枣以固护胃气。若舌苔厚腻,纳少便溏者,酌加砂仁、半夏、白豆蔻等燥湿理气;若本虚兼有瘀血者,在补益脾肾的同时加用雄黄可助散结滞,通行气血。在加减用药时,首选"药食同源"之药。伴有肝肾阴虚、津血不足者,可酌加黑桑椹、枸杞子;伴有热象显著者,加蒲公英;伴有表证者,加淡豆豉;伴有痞胀食滞、脾胃不和者,加砂仁。并嘱患者调养将息,顺应一日之中阳气"生长收藏"的规律。

吕妍等将375例AA患者随机分为补肾生血组(184例)与益气养血组(191例),分别予补肾生血方颗粒剂(熟地黄、首乌、黄精、补骨脂、巴戟天、肉苁蓉等)与益气养血方颗粒剂,均联合口服雄激素及环孢素,疗程均为6个月。分三阶段(治疗开始到第1个月末、第4个月末、第6个月末)进行访视。结果:治疗6个月后补肾生血组总有效率为86.4%(159/184),益气养血组为68.6%(131/191),$P<0.01$。补肾生血组治疗后第二、第三阶段HGB和PLT持续增长高于第一阶段,RET增长幅度在第一阶段最为显著(均$P<0.05$)。益气养血组RET在第一、第二阶段均有显著增长。第二阶段补肾生血组HGB增长幅度优于益气养血组;益气养血组PLT和RBC增长幅度更大;第三阶段补肾生血组HGB增长幅度更明显(均$P<0.05$)。

陆海颂等以^{60}Co-γ射线照射加腹腔注射环磷酰胺、氯霉素复合方法建立AA模型,将80只小鼠随机分为正常对照组、模型组、参萸补血方组(党参、山萸肉、牡丹皮、淫羊藿、补骨脂)及泼尼松组,均灌胃4周。结果:与模型组比较,参萸补血方组、泼尼松组小鼠外周血WBC、HGB、PLT水平均升高,骨髓中非造血细胞占比下降(均$P<0.05$),骨髓增生活跃($P<0.01$)。研究提示,参萸补血方可修复AA模型小鼠的骨髓造血功能,促进骨髓增殖,改善外周血液

学参数。杨志勇等采用白消安和环磷酰胺交替腹腔注射给药造模，取 90 只雄性小鼠随机分为正常对照组，模型对照组，补髓生血丸（熟地黄、鹿角胶、黄芪、党参、茯苓、白术等）高、中、低剂量（9、4.5、2.3 g/kg）组，再造生血片组，均灌胃 30 d。结果：与模型对照组比较，各给药组外周血象指标均有不同程度的升高，骨髓造血功能改善明显，骨髓可见增生现象，有核细胞逐渐增多，巨核细胞多见。再造生血片组及补髓生血丸各剂量组骨髓上清中 VCAM-1 含量均显著升高，骨髓 MVD 均显著增加；除补髓生血丸低剂量组外，其余各组骨髓 VEGF 及 Notch-1 蛋白表达均显著上调（均 $P<0.01$）。邓梦云等以相同方法造模及实验。结果：各给药组外周血 RBC、HGB 均升高，补髓生血丸高剂量组小鼠 WBC、PLT 均升高（均 $P<0.05$），各给药组血清及骨髓中 VCAM-1 含量均明显上升（$P<0.05$，$P<0.01$），补髓生血丸高剂量组血清 VEGF 含量明显上升（$P<0.05$）；各给药组骨髓有核细胞数量显著上升（$P<0.01$），骨髓增生活跃，有核细胞密布，脂滴明显减少、变小，补髓生血丸高、中剂量组小鼠的骨髓象损伤评分明显降低；各给药组骨髓可见有核细胞、巨核细胞逐渐增多，淤血、出血减轻，脂肪细胞减少，补髓生血丸高、中剂量组骨髓病理损伤评分明显降低（$P<0.05$，$P<0.01$）。以上研究提示，补髓生血丸可能通过增加骨髓 MVD，上调 VEGF、Notch1 蛋白表达，提高 VCAM-1、VEGF 水平，促进血管新生，改善骨髓造血微环境。

（撰稿：马小淋　周永明　审阅：陈信义）

【原发免疫性血小板减少症的治疗与研究】

卢诗颖等基于风邪理论探讨原发免疫性血小板减少症（ITP）的病因病机及治法。其急性期属风邪侵袭，易动火动血，治疗着重疏风止血，常用蝉蜕、荆芥、地肤子、苍耳子、前胡、板蓝根之类；慢性期属风邪内伏，耗损阴精，治疗强调补虚祛风、化瘀利湿，常用巴戟天、肿节风、防风、乌梅、五味子、甘草之品。若脾虚夹湿者，加白扁豆、茯苓、玉米须等和中健脾、淡渗利湿；风湿相搏者，加徐长卿、地肤子、白鲜皮等祛风利湿；肝阴虚者，加地黄、鳖甲、墨旱莲滋补肝肾；血虚有热者，加黄柏、知母清热养阴。黎诗婷等基于“透热转气”营分证治则治疗血热型 ITP，除清营泄热、凉血止血外，还须结合轻宣畅达、透邪热以出于卫气，方选银翘散败温毒，并以犀角、生地黄清血分之伏热；解郁消瘀、调理气血以致冲和，方选清营汤、犀角地黄汤或凉血解毒汤，配以桃核承气汤、大黄牡丹汤，再予金银花、连翘、薄荷等转气透热之品；养正复元、燮理阴阳以趋于平秘，方选炙甘草汤、小建中汤益气温阳、滋阴养血。帅垠琦等介绍陈绍宏辨治 ITP 经验。陈氏认为其急性期为湿邪蕴表，郁而化热，复感风邪，皮肤肌腠脉络受损导致出血，治以宣肺祛风、透散湿热，方以藿朴夏苓汤合银翘败毒散加减；慢性期则为瘀血阻络，水湿浸淫中焦，脾不统血，木郁土壅，治以解郁消瘀、益气摄血，方以参苓白术散合逍遥散、小柴胡汤加减；后期湿邪下流，伤及肾精，骨髓空虚，肾精枯槁，精不注髓化血，治须通补元气、补肾养髓，方以六味地黄汤合四物汤、桂枝汤、二至丸加减。

李睿嘉等将 74 例风热伤络证患者随机分为两组，对照组口服泼尼松龙片，治疗组在此基础上加服银翘升板方（金银花、连翘、淡竹叶、炒荆芥、防风、陈皮等），两组均治疗 8 周。结果：除对照组脱落 4 例，治疗组脱落 2 例外，治疗组总有效率为 71.4%（25/35），对照组为 45.5%（15/33），$P<0.05$。治疗组中医证候疗效总有效率为 74.3%（26/35），对照组为 30.3%（10/33），$P<0.01$；两组 PLT 均升高，出血症状评分均降低，以治疗组更为显著（均 $P<0.05$）。宋琴等将 97 例重症 ITP 阴虚火旺证患者随机分为两组，均采用糖皮质激素治疗，观察组联合加减滋阴凉血方（茜草、黄精、黄芪、侧柏叶、阿胶、墨旱莲等），并随证加减，疗程均为 12 周。结果：观察组总有效率为 88.6%（39/44），对照组为 56.6%（30/53），$P<0.05$。两组 Th17、Th17/Treg、IL-17、IL-2、IFN-γ、PAIgG、PAlgM、PAlgA 及 $CD19^+$、$CD5^+$

$CD19^+$均降低，Treg、IL-10、TGF-β1 均升高，以观察组更为显著（均 $P<0.05$）。与对照组比较，中医证候积分、出血评分均下降，血小板水平达到有效的时间缩短（均 $P<0.05$）。观察组停药 12 周后复发 6 例，对照组复发 18 例（$P<0.05$）。李晓靖等采集 10 例脾肾亏虚、火伤血络证 ITP 患者及 10 例正常者外周血单个核细胞（PBMC），将细胞分为正常对照组、模型对照组、强的松组、健脾滋肾泻火方（黄芪、女贞子、菟丝子、炒白术、生地黄、牡丹皮等）组，给予相应的含药血清，共培养 48 h。结果：与正常对照组比较，模型对照组 IFN-γ mRNA、Lmp2、Jak1、Statl mRNA 及 JAK1、STAT1 蛋白表达上调，IL4 mRNA 表达下调（$P<0.01$）。与模型对照组比较，强的松组、健脾滋肾泻火方组 IFN-γ、Lmp2、Jak1、Statl mRNA 及 JAK1、STAT1 蛋白表达下调，IL4 mRNA 表达上调（$P<0.05$，$P<0.01$）。

吴洁雅等采用豚鼠抗小鼠血小板血清注射法建立 ITP 小鼠模型，随机将 30 只 SPF 级 BALB/c 小鼠随机分为对照组，ITP 组，泼尼松组健脾益气摄血方（黄芪、党参、茯苓、白术、阿胶、茜草等）高、中剂量（8.2、4.1 mg/g）组，均灌胃 8 d。结果：与 ITP 组比较，除血清小鼠垂体腺苷酸环化酶激活多肽（PACAP）外，泼尼松组 3 种脑肠肽在脑、结肠、血清 3 种组织均升高，血清、脾 IFN-γ 降低，血清、脾 IL-2 和脾 IL-4、IL-10 均升高；健脾益气摄血方高、中剂量组脑血管活性肠肽、结肠食欲刺激素和 3 种组织的 PACAP 水平均升高，血清、脾 IL-2、IL-10 均升高，IL-17A 降低（$P<0.05$，$P<0.01$）。与泼尼松组比较，健脾益气摄血方高、中剂量组血清 PACAP 均降低（$P<0.01$），益气摄血方高剂量组血清 IL-2、脾 TGF-β1 均升高，脾 IL-17A 降低（$P<0.05$）。

（撰稿：李捷凯　周永明　审阅：陈信义）

【2 型糖尿病的治疗及临床研究】

李湛等通过梳理经方古籍与经典文献，结合临床特点，总结了 2 型糖尿病（T2DM）“脾瘅期-黄汗期-消瘅期-消渴期”4 个发展阶段的病因病机及其所对应的“阳明病-太阴病-太阴阳明合病-厥阴病”六经病传规律，并结合经方理论总结出各阶段的常用方药。脾瘅和黄汗期均为本病初期，其中脾瘅期病在阳明，治以黄连类方、栀子豉类方、白虎类方为主；黄汗期病在太阴，治以黄芪类方为主；消瘅期为进展期，病在太阴阳明，治以近效消渴方和黄连知母丸为主；消渴期为典型期，病在厥阴，治以乌梅类方、柴胡类方为主。杨小雪等介绍李惠林从三焦伏邪论治肥胖 T2DM 的学术观点及其治疗经验。李氏认为肥胖 T2DM 属中医“消渴”“消瘅”等范畴，指出其病因病机为痰、湿、瘀等邪气伏匿三焦，影响三焦功能，致水液代谢障碍，亦使气机不利，伏邪更甚，病邪郁久化热伤阴而致。主张治疗上应从三焦伏邪的角度出发，以通调三焦，重在祛邪为主要原则，立“汗、消、下”祛邪三法，寓宣上、畅中、通下之理，临床需结合病邪、病位、病情，辨证施治，通过宣发肺气、调和营卫、化痰散结、活血消肿、攻逐水饮、逐瘀下行等法，使痰、湿、瘀等病理因素邪有出路，从而使三焦得以通畅，水液、气机运化得以恢复。亦可联合应用祛邪三法，随证治之。

郭东义等将 80 例气阴两虚证患者随机分为两组，对照组予皮下注射胰岛素，治疗组在此基础上加服加味古瓦汤（古瓦、葛根、天花粉、乌梅、百合、生鸡内金等），疗程均为 1 个月。结果：治疗组总有效率为 95.0%（38/40），对照组为 82.5%（33/40），$P<0.05$。两组 2hPG、HBA1C 均显著下降（均 $P<0.01$），治疗组更甚（均 $P<0.05$）。与对照组比较，治疗组口渴欲饮、多食易饥、尿量频多等症状改善明显（均 $P<0.05$）。林姿等将 88 例老年阴虚血瘀证患者随机分为两组，对照组予常规西医治疗，治疗组在此基础上加服地红方（山药、山茱萸、熟地黄、泽泻、牡丹皮、天花粉等），疗程均为 3 周。结果：除治疗组有 1 例因指标不全而剔除外，治疗组总有效率为 95.3%（41/43），对照组为 79.5%（35/44），$P<0.05$。与对照组比较，治疗组中医证候积分、FBG、2hPG、GA、MDA、IL-8、ET-1 均明显降低，SOD 均明显

升高(均 $P<0.05$)。金凯等将 66 例肥胖型湿热互结兼瘀证患者随机分为两组,治疗组服用连术消渴方颗粒剂(黄连、炒苍术、炒枳实、升麻、陈皮、姜半夏等),对照组口服盐酸二甲双胍片,疗程均为 8 周。结果:治疗组总有效率为 93.9%(31/33),对照组为 69.7%(23/33),$P<0.05$。两组中医证候积分、体质量指数、腰臀比(WHR)、FPG、2hPG、果糖胺、TC、TG、IL-6、CRP、瘦素(LEP)、细胞因子信号传导抑制蛋白 3(SOCS3)水平均降低,可溶性瘦素受体水平均升高;与对照组比较,治疗组中医证候积分、FPG、TC、TG、IL-6、LEP、SOCS3 水平均显著降低($P<0.05$, $P<0.001$)。刘静等将 120 例 T2DM 患者随机分为两组,对照组予常规治疗,观察组在此基础上予温阳活血通络方(黄芪、丹参、鸡血藤、党参、当归、茯苓等)联合中医特色饮食疗法治疗,疗程均为 8 周。结果:观察组总有效率为 90.0%(54/60),对照组为 75.0%(45/60),$P<0.05$。与对照组比较,观察组各中医证候积分均降低,FPG、2hPG、HbA1c、LDL-C、TG、TC、视黄醇结合蛋白、脂肪型脂肪酸结合蛋白均降低,HDL-C 以及 β 抑制蛋白 2 均升高(均 $P<0.05$)。

李筱辉等将 84 例湿热困脾证患者随机分为两组各 42 例,对照组口服二甲双胍,观察组在此基础上加服清热燥湿健脾汤(苍术、茯苓、泽泻、鸡内金、猪苓、黄芪等),疗程均为 4 周。结果:两组中医证候积分均降低,FBG、血红蛋白、TC、TG、胰岛素水平、胰岛素抵抗指数、IL-6 及 TNF-α 均降低,均以观察组更为明显(均 $P<0.05$)。周海姗等将 80 例肝肾阴虚证患者随机分为两组,均予降压、降糖、调脂常规治疗。观察组 40 例加服灵芝降糖方颗粒(灵芝、黄芪、女贞子、肉苁蓉、太子参、山药等),对照组 40 例加服灵芝降糖方安慰剂颗粒,疗程均为 30 d。结果:两组中医证候积分、腰围身高比值、WHR、收缩压、舒张压及血清 IL-4 均降低,IL-10 均升高,Hcy、RET、LEP 均降低,MT、APN 均升高,T 淋巴细胞亚群 CD_4^+、CD_4^+/CD_8^+ 水平均升高,CD_8^+ 水平均降低($P<0.05$),以上指标均以观察组更为显著(均 $P<0.01$)。党莉将 82 例患者随机分为两组各 41 例,对照组予常规治疗,观察组加服马齿苋颗粒(由马齿苋提取),疗程均为 8 周。结果:两组 FPG、2hPG、HBA1C、TC、TG、LDL、TNF-α 均降低,HDL 升高,IL-6 及 CRP 均降低,均以观察组更为明显(均 $P<0.05$)。

(撰稿:黄陈招　审阅:周永明)

【糖尿病肾病的治疗与研究】

经加吻等总结方朝晖治疗糖尿病肾病(DKD)经验。方氏认为该病多为本虚标实,本虚以气阴两虚为主,标实以瘀血贯穿始终,治疗当以益气养阴,祛瘀通络。倡导分期论治,早期为气阴两虚夹瘀证;中期为肝肾阴虚夹瘀证;后期为阴阳两虚兼瘀证。结合自拟方(黄芪、太子参、生地黄、石斛、黄精、川牛膝等)随证加减治疗。温雅轩等根据 DKD 结构特征、生理功能、病理改变、病程方面的特点,认为其属典型的络病范畴。藤类药功善深入络脉,又可引诸药达病所之性,可在治疗中加以应用。可分为清热解毒通络(络石藤、穿山龙、红藤、忍冬藤、雷公藤等)、祛风胜湿通络(青风藤、海风藤、穿山龙等)、平肝息风通络(钩藤、夜交藤)、活血祛瘀通络(天仙藤、忍冬藤、金刚藤等)、补虚养血荣络(鸡血藤、首乌藤、鸡矢藤)五个方面。艾思南等认为现代人饮食不节,脾实致消,进一步脾实气涩,邪气入络,郁热丛生,最终导致肾络胀满,经气不利,形成癥瘕,促进了 DKD 的发病及进展。治疗当泻其脾实,疏利中焦气机,分别以开郁泻脾、清热泻脾、益气泻脾法治疗。临证可选用槟榔、木香、枳壳、桂枝、升麻、柴胡等调畅脾胃气机;羌活、防风、桔梗、鼠妇、蝉蜕等风药以开脾郁;黄连、黄芩、黄柏、黄蜀葵花、大黄等泻脾清火;或以大剂量黄芪益气泻脾。

李红典等将 217 例 DKD Ⅲ、Ⅳ期患者随机分为两组,对照组采取基础治疗,包括对患者进行相关基础知识宣教,低盐、低脂、糖尿病饮食。试验组在此基础上加服补肾活血组方,包括中成药和汤药。中成药:糖肾康胶囊(黄芪、冬虫夏草、女贞子、墨旱莲、赤芍药、丹参)与肾康宁胶囊(黄芪、冬虫夏草、蒲公英、败酱草、赤芍药、丹参等);汤药:糖肾方1号(生黄芪、白术、补骨脂、丹参、川芎、三棱等)与糖肾方2号(生黄芪、白术、补骨脂、丹参、川芎、三棱等),均治疗3个月。结果:试验组总有效率为63.9%(69/108),对照组为46.8%(51/109),$P<0.05$。与对照组比较,试验组中医症状积分下降,肌酐、尿素氮、尿蛋白及血糖水平均下降($P<0.01$, $P<0.05$)。虞天璇等将63例DKD Ⅲ—Ⅳ期脾肾阳虚、湿热瘀阻证患者随机分为两组,均予对症常规治疗,包括控制血糖,首选口服SGLT2抑制剂,或注射胰岛素;控制血压,首选血管紧张素转化酶抑制剂或血管紧张素Ⅱ受体阻断剂等。对照组加服黄葵胶囊,治疗组加服消白衍生方(黄芪、桂枝、薏苡仁、石韦、鬼箭羽、泽兰等)。均治疗3个月。结果:治疗组总有效率为81.8%(27/33),对照组为63.3%(19/30),$P<0.01$。与对照组比较,治疗组主症、次症、总证候积分均降低,Scr、Bun、UA及24 h UP、尿白蛋白肌酐比值(MA/Cr),尿转铁蛋白(UTRF)、尿免疫球蛋白G(UIgG)、尿液N-乙酰-β-D-氨基葡萄糖苷(UNAG)水平均降低($P<0.05$, $P<0.01$)。

刘岳轩等将70只SD大鼠随机选取8只作为正常组,其余大鼠采用高糖高脂饲料喂养联合链脲佐菌素腹腔注射诱导糖尿病大鼠模型,造模成功后随机分为模型组,雷公藤多苷组,当归芍药散高、中、低剂量组(21、14、7 g/kg)组。均灌胃8周。结果:与正常组比较,模型组E-cadherin蛋白表达降低,Vimentin蛋白表达升高,α-SMA水平升高(均$P<0.05$)。与模型组比较,当归芍药散高、中剂量组及雷公藤多苷组E-cadherin蛋白表达显著升高,Vimentin蛋白表达显著降低;当归芍药散高剂量组及雷公藤多苷组α-SMA水平显著降低($P<0.05$, $P<0.01$)。当归芍药散中剂量组α-SMA蛋白水平显著下调($P<0.01$)。研究提示,当归芍药散可能通过调节肾小管上皮细胞转分化减轻糖尿病肾病大鼠肾损伤。王羲文等将20只db/db小鼠随机分为对照组、模型组、益气祛风方(生黄芪、穿山龙、牛蒡子、蝉蜕、鬼箭羽、水蛭)组,均灌胃8周,另以10只db/m小鼠作为正常对照组。结果:与正常对照组比较,模型组肾小球肥大或萎缩,系膜细胞及系膜基质均增生,间质少量炎细胞浸润。与模型组比较,益气祛风组上述改变均有所减轻。与模型组比较,益气祛风组24小时尿蛋白量减少,血清中IL-6、TNF-α水平均降低($P<0.05$);肾组织TLR4、髓样分化因子(MyD88)蛋白表达程度明显降低,p-AMP活化蛋白激酶(p-AMPK)、过氧化物酶体增殖物激活受体γ-辅激活因子1-α(PGC-1α)蛋白的表达显著升高(均$P<0.01$)。研究提示,益气祛风方能够调控TLR4/MyD88/AMPK信号通路,改善糖尿病肾病炎症状态。崔方强以高脂喂养4周造模,将30只KK-Ay小鼠随机分为模型组、保肾通络方(黄芪、熟地黄、菟丝子、刘寄奴、鬼箭羽、水蛭等)组、缬沙坦组,另外选取C57BL/6J小鼠作为正常对照组。各组相应灌胃处理12周。结果:与模型组比较,各给药组24 h尿蛋白、血肌酐、血尿素氮水平均明显降低;肾小球系膜细胞增多及细胞外基质增生明显减轻;肾小球细胞外基质蛋白CollagenⅣ及FN蛋白和mRNA表达明显下调;肾组织TNF-α和IL-6水平明显下降(均$P<0.05$)。研究提示,保肾通络方可降低DN小鼠蛋白尿,改善肾功能,并且能够抑制肾小球炎症和系膜基质增生,减轻肾脏病理损伤。董奥等以高糖高脂饲料联合STZ建DN大鼠模型,将50只DN大鼠随机分为模型组,五味子合剂(五味子、川芎、煅牡蛎)高、中、低剂量(6、3、1.5 $g\cdot kg^{-1}\cdot d^{-1}$)组、氯沙坦钾组,均灌胃12周。结果:与模型组比较,各给药组肾质量/体质量比、24 h UTP、Scr和BUN水平均不同程度降低;肾组织中Wnt4、β-catenin、Vimentin、α-SMA蛋白表达均不同程度下降,E-cadherin的蛋白表达均不同程度升高($P<0.05$, $P<0.01$)。研究提示,五味子合剂对DN大鼠的肾功能有一定的保护作用,其机制可能与抑制Wnt/β-catenin信号通路,延缓肾脏EMT进程,改善肾脏纤维化有关。

(撰稿:刘霖 王明　审阅:周永明)

【痛风性关节炎的治疗与研究】

杨雷等总结熊辉治疗痛风性关节炎的经验。熊辉将“宏观辨证”与“微观打靶”有机结合，针对痛风性关节炎“脾气亏虚，湿热瘀滞”的“病态”、关节红肿热痛、屈伸困难、身热、口渴、小便黄赤、腹泻、大便干结等的“症靶”，以及高血尿酸、红细胞沉降率加快、炎症因子增高等的“标靶”，选用蠲痹历节清方（苍术、黄柏、黄芩、土茯苓、茵陈、防己等）进行“态靶”同治。

谢志忠等将80例急性痛风性关节炎寒湿痹阻证患者随机分为两组，对照组予常规西药治疗，研究组在此基础上服用加味桂枝附子汤（土茯苓、杜仲、附子、姜黄、桂枝、海风藤等），并随症加减。疗程均为2周。结果：研究组总有效率为95.0%(38/40)，对照组为77.5%(30/40)，$P<0.05$。与对照组比较，治疗组症状及体征评分均降低，ESR、UA、hs-CRP、Cr水平均降低（均$P<0.05$）。刘峻承等将80例急性痛风关节炎瘀热阻滞证患者随机分为两组，对照组口服秋水仙碱片及醋氯芬酸肠溶片，治疗组在此基础上加用痛风八味饮（三七、灯盏细辛、百合、红藤、土茯苓、茯苓等），疗程均为1周。结果：治疗组总有效率为90.0%(36/40)，对照组为67.5%(27/40)，$P<0.05$。与对照组比较，治疗组症状体征积分、BUA、CRP以及血清炎症因子水平均下降（均$P<0.05$）。董金莉等将113例急性痛风性关节炎患者随机分为对照组56例、研究组57例。两组均接受基础治疗，对照组加用三黄止痛散外敷，研究组在对照组的基础上再加服清热祛湿止痛方（苍术、黄柏、牛膝、薏苡仁、土茯苓、决明子等），疗程均为1周。结果：研究组与对照组分别脱落6例与7例，研究组总有效率为96.1%(49/51)，对照组为75.5%(37/49)，$P<0.05$。庞利君等将70例急性痛风性关节炎患者随机分为两组，均予饮食、生活方式非药物指导治疗，并口服非布司他、塞来昔布胶囊，观察组在此基础上加服清热利湿除痹方（大黄、黄柏、六月雪、玉米须、车前草、白茅根等），疗程均为7 d。随访3个月。结果：除对照组脱落1例外，观察组总有效率为85.7%(30/35)，对照组为64.7%(22/34)，$P<0.05$。与对照组比较，观察组中医证候积分、VAS、PINRS评分均降低，BUA降低（均$P<0.05$）；CRP、ESR、TNF-α、IL-1、IL-6指标均降低；24 h UUA、TGF-β、IL-4水平明显升高（均$P<0.01$）。观察组3个月内复发率低于对照组($P<0.05$)。邓宇等将90例痛风性关节炎脾肾阳虚证患者随机分为两组，均口服艾瑞昔布胶囊，对照组加服非布司他片，观察组加服五苓散加减方（茯苓、泽泻、薏苡仁、浮小麦、黄芪、猪苓等），均连续治疗14 d。结果：与对照组比较，治疗组疼痛VAS评分、关节肿胀评分、关节活动评分及实验室指标（血尿酸、血沉、C反应蛋白）水平均降低($P<0.05$)。

姜德友等采用尿酸钠联合氧嗪酸钾诱导大鼠急性痛风性关节炎模型，将84只SD大鼠随机分为空白组，模型组，中药对照组，西药对照组及补肾利湿法方（熟地黄、泽泻、山茱萸、怀牛膝、萆薢、土茯苓等）高、中、低剂量（40、20、10 g/kg）组，除空白组外均采用尿酸钠联合氧嗪酸钾造模，并相应灌胃给药7 d。结果：与空白组比较，模型组细胞排列杂乱，部分坏死脱落，组织水肿，间质疏松；血尿酸水平增高；滑膜组织中URAT1阳性细胞增多；URAT1蛋白表达水平增高（均$P<0.05$）。与模型组比较，补肾利湿方各剂量组血尿酸水平均降低；中、高剂量组滑膜组织中URAT1阳性细胞降低；高剂量组URAT1蛋白表达水平降低（均$P<0.05$）。研究提示，补肾利湿法可能通过下调痛风性关节炎关节腔滑膜组织URAT1的蛋白表达降低血尿酸水平，从而防治痛风性关节炎骨损伤。

（撰稿：徐光耀　审阅：周永明）

【急性缺血性中风的治疗及临床研究】

陈亮等将160例风痰瘀阻证患者随机分为两组，均予常规治疗，观察组在此基础上联合自拟方平肝活血散(天麻、赤芍药、三七、益母草、竹茹)治疗，均连续治疗 2 周。结果:观察组总有效率为 90.0%(72/80),对照组为 78.8%(63/80), $P<0.05$。与对照组比较,观察组中医证候评分降低,Barthel 指数、NIHSS 评分下降,同型半胱氨酸(Hcy)、神经元特异性烯醇化酶(NSE)水平下降,碱性成纤维细胞生长因子(bFGF)、血小板源性生长因子(PDGF)水平上升(均 $P<0.05$)。浦馨颖等将 108 例风火痰瘀证患者随机分为两组,对照组予西医常规治疗,包括吸氧、心脏监护、体温控制、血压控制、血糖控制、抗血小板等。中药组在此基础上加服中风停颗粒(天麻、钩藤、生石决明、生龙骨、生牡蛎、丹皮等),疗程均为 10 d。结果:中药组总有效率为 88.9%(48/54),对照组为 70.4%(38/54), $P<0.05$。与对照组比较,中药组 NFDS 评分、IL-8 水平均降低,SS-QOL 评分升高(均 $P<0.05$)。曹风娇等将 60 例痰热腑实证患者随机分为两组,对照组进行常规治疗,包括抗血小板聚集、调脂稳斑,调控血压、血脂、血糖,防治感染,营养支持,维持水、电解质平衡等。治疗组在此基础上予加减枳实大黄汤(熟大黄、枳实、厚朴、黄芩、木香、甘草),疗程均为 2 周。结果:治疗组总有效率为 76.7%(23/30),对照组为 13.3%(4/30), $P<0.05$。两组 NIHSS 评分、中医证候评分均降低,BI 评分增加,脑肠肽 Ghrelin、Nesfatin-1 均增高,抗炎因子 TGF-β、IL-4 均升高,TGF-β 水平升高,TNF-α、IL-6 均降低,均治疗组更甚(均 $P<0.05$)。龚杰等将 68 例瘀热证患者随机分为两组,对照组口服阿司匹林肠溶片、阿托伐他汀钙片,观察组在此基础上加服瘀热方(水牛角、生地黄、牡丹皮、赤芍药、石菖蒲、郁金),疗程均为 2 周。结果:两组 NIHSS 评分、中医证候积分、D-D 水平、CRP 水平均降低,以观察组更为明显(均 $P<0.05$)。周尊奎等将 80 例痰热腑实证患者随机分为两组,对照组采用常规治疗,研究组在对照组基础上实施中医序贯治疗。第 1 阶段为 72 小时之内服用羚角钩藤汤,第 2 阶段为治疗第 4～第 7 d 服用加味星蒌承气汤(生大黄、胆南星、全瓜蒌、芒硝、天竺黄、远志等),第 3 阶段为治疗第 8～第 14 d 服用天麻钩藤饮合化痰通络汤加减(丹参、石决明、桑寄生、杜仲、怀牛膝、钩藤等)。疗程均为 14 d。结果:研究组总有效率为 92.5%(37/40),对照组为 75.0%(30/40), $P<0.05$。两组 NIHSS 评分均下降,1、2、3 个月生活能力量表(mRS)评分及 BI 均提高,且研究组各时间段 mRS 评分、BI 评分均改善更佳(均 $P<0.05$)。康慧将 92 例缺血性中风急性期患者随机分为两组,对照组予血塞通注射液进行溶栓治疗,并予奥扎格雷等药物进行抗凝治疗,水蛭通络组在此基础上加服水蛭通络散剂(三七、水蛭、鸡内金),疗程均为 3 个月。结果:水蛭通络组总有效率为 95.7%(44/46),对照组为 80.4%(37/46), $P<0.05$。与对照组比较,水蛭通络组 Barthel 指数升高,NIHSS 评分降低(均 $P<0.05$)。

(撰稿:姜丽莉　审阅:余小萍)

【中风后遗症的治疗及临床研究】

朱昱成等介绍吴云虎基于伏毒理论辨治中风后遗症经验。吴氏从"伏毒"学说入手,着眼于中风后遗症"正气虚损,毒伏络脉"的根本病机,审因论治,确立扶正祛邪,调体防复的治疗原则,临证以健脾益气,兼散瘀、祛痰、化湿之法荡涤伏毒。常以黄芪、党参、杜仲、白术、牛膝、当归等培补先后天之本,使气血调达,脑络得养。针对痰毒黏腻复杂的特点,主张以调气为先,用半夏、陈皮、佛手、莪术、苍术等行气散结,祛痰通络;而后以茯苓、薏苡仁、冬瓜子等淡渗之品与厚朴、白蔻仁、郁金等辛温之味,使水液运行畅通;日久则用僵蚕、地龙、全虫、蜈蚣等入络搜剔,逐瘀通络。伏毒匿藏机体,极易因情志失调而引动内毒,注重肝脾同调,以逍遥散、柴胡疏肝散之类配伍归脾汤调节气机枢纽。李顺等总结张志远从调畅气血角度治疗中风后遗症的临证经验。张氏认为中风后遗症的基本病机为气血失调,主张以调畅气血为基本治法。针对中风后遗症之半身不遂、认知功能减退、语言謇涩三大症状总结出有效经验方。半身不遂常用重塑起居汤(黄芪、川芎、葛根、当归、丹参、地龙等)以补中益气、活血通络,方中重用黄芪100 g;认知功能减退常用加味三化汤(枳壳、厚朴、大黄、羌活、川芎、黄芪等),以化痰泻热、调补气血,方中重用黄芪60～150 g;语言謇涩常用资寿解语汤(炮附片、肉桂、防风、羚羊角、酸枣仁、天麻等)以温补阳气、祛风化痰。同时自拟治脑化瘀汤(黄芪、当归、大黄、水蛭、土鳖虫、川芎等)预防中风后遗症的发生,并善用风药或通腑攻下法调畅气血。张同洁等介绍符为民治疗中风后言语、运动障碍伴下肢水肿的经验。符氏以"补益肾元,化痰开窍,泄热育阴,通利水道"为基本治法,方药拟地黄饮子合猪苓汤加减。

马利利等将100例中风后吞咽功能障碍患者随机分为两组,均予常规西医治疗。研究组加服旋覆代赭汤加减。疗程均为2周。结果:研究组总有效率为94.0%(47/50),对照组为78.0%(39/50),$P<0.05$。两组WST评分降低,藤岛一郎吞咽障碍评分、SWAL-QOL评分均升高,研究组更甚(均$P<0.05$)。李磊等将108例中风后痉挛性偏瘫患者随机分为观察组、对照组A、对照组B,每组36例。对照A组予FES治疗仪治疗,对照B组予柴胡加龙骨牡蛎汤加减治疗,观察组予柴胡加龙骨牡蛎汤联合FES治疗仪治疗。疗程均为8周。结果:与对照组A、对照组B比较,观察组NIHSS评分、CSI评分均降低;FMA评分、MBI评分均升高(均$P<0.05$)。孙晓莽等将72例中风后肢体活动不利且侧肢体肌力≤4级的患者随机分为两组,均予如控制血压、血糖的药物等和必要时的二级预防药物治疗,以及康复功能训练。三甲汤组加用增损三甲汤加味(生牡蛎、醋鳖甲、浙贝母、炙龟甲、炮穿山甲、蝉蜕等)治疗,并随证加减,均治疗3个月。结果:与对照组比较,三甲汤组全血高切黏度、全血低切黏度、Hct、FIB、TG、TC、LDL-C水平降低,NIHSS评分降低,FMA、ADL评分升高(均$P<0.05$)。

(撰稿:姜丽莉　审阅:余小萍)

【类风湿关节炎的治疗与研究】

杨永生等介绍阎小萍基于从化理论辨治类风湿关节炎(RA)临证经验。阎氏认为机体感受邪气后,因禀赋阴阳偏盛偏衰,病从寒化或热化,而肾虚为本。治分缓急,发作期驱邪为主,兼顾补肾,缓解期扶正为主,标本兼治。从寒热论治,以羌活、独活、葛根、威灵仙、千年健、桂枝、伸筋草、徐长卿、海风藤等祛寒除湿;桑枝、秦艽、老鹳草、豨莶草、忍冬藤、络石藤等清热除湿。从营卫气血论治以桂枝、白芍药调和营卫。从肝论治,选用山茱萸、枸杞子、熟地黄、五味子等补肝肾,当归、阿胶、鸡血藤、白芍药等养肝血;钩藤、桑叶、蒺藜等散肝风。从脾论治,常酌加砂仁、茯苓、焦白术、山药、焦三仙、陈皮等健脾和胃;莲子肉、炒白扁豆、麸炒薏苡仁益肾健脾。从肾论治,选用补骨脂、骨碎补、杜仲、续断片、狗脊、鹿角、淫羊藿、巴戟天、熟地黄、桑寄生、龟甲等补肾壮骨。从痰论治,常用橘红、法半夏、茯苓、陈皮、天南星、炒芥子、鳖甲等化痰散结。从瘀论治,常用桃仁、红花、川芎、丹参、延胡索、片姜黄、鸡血藤、益母草、泽兰、乳香、没药等活血通络。马姝楠等介绍张春艳治疗RA临证经验。RA活动期多见湿热痹阻证,湿热邪气是其发生的根源,经络闭阻、气血阻滞是病机本质,二者共同组成该病的核心病机。临证常运用吴鞠通《温病条辨》中宣痹汤(防己、杏仁、滑石、连翘、山栀、薏苡仁等)为基础方,常合四妙丸加强清热祛湿,湿重者加茯苓、泽泻、萆薢、通草等利水渗湿,脾虚重者加白术、白扁豆等健脾化湿;热重者加石膏、知母等清解热邪。RA活动期关节疼痛明显,可酌加五灵脂、生蒲黄、延胡索、白芷等。以上肢症状为主者加桑枝、姜黄、羌活,以下肢症状为主者加川牛膝、独活。活动期气血阻滞,瘀血内生,贯穿疾病始终,可酌加赤芍药、生蒲黄、五灵脂等。

李德亮将80例RA急性发作期之痰瘀痹阻证患者随机分为两组,对照组口服甲氨蝶呤、来氟米特,观察组在此基础上加服双合汤(当归、桃仁、生地黄、白芥子、赤芍药、红花等)。疗程均为3个月。观察组总有效率为97.5%(39/40),对照组为77.5%(31/40),$P<0.05$。两组CRP、RF、ESR水平均降低,观察组更甚(均$P<0.05$)。方婷等将96例活动期类风湿关节炎寒湿痹阻证患者随机分为两组,对照组口服塞来昔布胶囊、甲氨蝶呤片,观察组在此基础上加服加味芍药甘草附子汤(白芍药、附子、透骨草、桑寄生、威灵仙、怀牛膝等),疗程均为3个月。结果:观察组总有效率为95.8%(46/48),对照组为81.3%(39/48),$P<0.05$。与对照组比较,观察组关节功能分级明显改善,Ⅰ级例数增多,Ⅳ级例数减少(均$P<0.05$)。梁俊彬等将80例患者随机分为两组,对照组口服甲氨蝶呤、美洛昔康片,研究组在此基础上加服补肾祛寒汤(白芍药、补骨脂、知母、木瓜、海风藤、伸筋草等),疗程均为4周。结果:研究组总有效率为87.5%(35/40),对照组为67.5%(27/40),$P<0.05$。与对照组比较,研究组关节疼痛、关节肿胀、晨僵评分、VAS评分均降低,晨僵时间缩短(均$P<0.05$)。张杏芬等将86例患者随机分为两组,对照组口服双氯芬酸钠缓释胶囊、甲氨蝶呤片,观察组在此基础上加服祛湿止痛丸(独活、秦艽、桑寄生、牛膝、杜仲、熟地黄等)疗程均为3个月。结果:观察组总有效率为93.0%(40/43),对照组为74.4%(32/43),$P<0.05$。与对照组比较,观察组DA28评分、Th17水平、Th17/Treg、PINP、RANKL水平均降低,Treg、OPG、BGP水平均升高(均$P<0.05$)。王萍等将100例RA患者随机分为两组,对照组口服黄藤浸膏片、驱寒通痹片,研究组在此基础上以通络止痛散(雷公藤、伸筋草、透骨草、羌活、防风、独活等)熏洗患处,疗程均为6周。结果:研究组总有效率为94.0%(47/50),对照组为80.0%(40/50),$P<0.05$。与对照组比较,研究组的CRP、VAS评分、DAS28评分均降低(均$P<0.05$)。

(撰稿:伍诗卉 刘芳 审阅:孟静岩)

【强直性脊柱炎的治疗及临床研究】

于盈盈等总结茅建春诊疗强直性脊柱炎(AS)的经验。茅氏认为其基本病机是先天督肾亏虚,风寒湿之邪痹阻督脉。冬应肾而养藏,善用冬令膏方治疗该病。补肾强脊温督以培元固本,以独活寄生汤加减,收膏之品则常用阿胶、鹿角胶、龟甲胶,取龟鹿二仙之意滋阴填精,壮阳温督;活血通络以祛诸邪,常用丹参、鸡血藤、参三七、川芎、赤芍药等养血活血通络;全程顾护脾胃,先后天互滋。膏滋药多属滋腻碍胃之品,久服影响脾胃运化,故一方面慎用滋腻滑肠之品,另一方面常加用陈皮、砂仁、豆蔻、焦山楂、炒麦芽、八月札、佛手等理气健脾药,达到补不留滞的功效。王子华等介绍王宏坤治疗AS的常用药对。王氏认为AS的核心病机不外乎"虚、瘀、郁",具体表现为先天肾虚督空、后天脾胃失养、瘀血互结、肝气郁结。临证可运用药对治以补先天肾气,调后天脾胃,活血通经,畅达情志。狗脊-杜仲相须使用,协同发挥温补固摄、补肾强督之效,可用于治疗肝肾虚损,腰膝酸软、下肢无力等症状,标本兼治肾虚腰痛;当归-熟地黄配伍,既能益精填髓、调经止痛,又能增强自身正气;乳香-没药合用,活血、止痛、消肿、抗炎;全蝎-蜈蚣合用,补气、化瘀、消痰、止痛;薏苡仁-茯苓配伍使用,滋养后天之本,脾胃主肌肉四肢,保护筋骨,脾胃健旺,筋骨得以滋养,故对缓解关节僵硬、疼痛有明显的治疗作用;柴胡-黄芩从肝论治,养肝疏肝,使肝血得以濡养,肝气得以条达,缓解焦虑抑郁。

薛秋倩等将90例湿热痹阻证患者随机分为两组,对照组予安健宁皮下注射,治疗组在此基础上加用强直一方(薏苡仁、川牛膝、黄柏、苍术、忍冬藤、络石藤等),疗程均为4周。结果:治疗组总有效率为95.6%(43/45),对照组为77.8%(35/45),$P<0.05$。与对照组比较,治疗组脊柱痛视觉模拟量表(VAS)评分、患者总体评估(PGA)评分、巴斯强直性脊柱炎疾病活动指数(BASDAI)评分、巴斯强直性脊柱炎功能指数(BASFI)评分均降低(均$P<0.05$)。指地距、枕墙距均缩短,胸廓活动度增大(均$P<0.05$)。秦董怀等将84例肾虚督寒证患者随机分为两组,对照组口服雷公藤多苷片,研究组在此基础上加服温

肾健脾定脊汤(淫羊藿、桑寄生、独活、熟地黄、知母、鸡血藤等),并随症加减,疗程均为3个月。结果:治疗组总有效率为92.9%(39/42),对照组为76.2%(32/42),$P<0.05$。与对照组比较,治疗组关节疼痛评分、BASDAI评分、BASFI评分均降低;ESR、IL-1β、IL-17水平均降低(均$P<0.05$)。尚娟将92例肾虚督寒证患者随机分为两组,对照组口服甲氨蝶呤片,观察组在此基础上口服加味愈痛丸(续断、杜仲、狗脊、山药、川芎、独活等),疗程均为8周。并随访3、6、12个月。结果:观察组失访2例,对照组失访4例,观察组总有效率为97.7%(43/44),对照组为83.3%(35/42),$P<0.05$。与对照组比较,观察组BASDAI、SPARCC、中医证候积分均降低;且随访3、6、12个月观察组各项评分均低于同期对照组。观察组TNF-α、IL-1β、IL-6、MIF水平均降低;IgG1、IgG2、IgA、IgM水平均升高,ET-1、COX-2、PGE2、SP水平均降低,JAK、STAT3水平升高,p-JAK、p-STAT3水平均降低(均$P<0.05$)。吴琪等将60例患者随机分为两组,治疗组30例服用十全育真汤(野台参、生黄芪、生山药、知母、玄参、生龙骨等),对照组口服柳氮磺吡啶肠溶片。疗程均为6周。结果:两组VAS评分、BASDAI评分、BASFI评分、Bath强直性脊柱炎总体指数(BAS-G)、ESR、CRP、TNF-α、IL-6、IL-8、IL-17均降低,TGF-β、IL-10水平均升高;除BASDAI评分外,治疗组上述指标的改善均更为显著($P<0.05$, $P<0.01$)。与对照组比较,治疗组Treg亚群$CD_4^+CD_{25}^+$ FoxP3+细胞百分比明显升高,RORC mRNA表达显著下降,FoxP3 mRNA表达显著升高($P<0.05$, $P<0.01$)。

(撰稿:徐光耀　审阅:孟静岩)

【抑郁症的治疗及临床研究】

任明强等介绍赵杰运用经方治疗抑郁症的经验。赵氏重视阳气在人体生命中的重要作用,秉承"阳虚致郁"之疾病观,临证运用温经汤加减(吴茱萸、桂枝、当归、川芎、芍药、牡丹皮等)治疗寒凝血瘀证抑郁症。重视脉诊,若脉证以寒凝盛为主,可侧重使用吴茱萸、当归、桂枝、附子等温经类药物;若脉证偏重瘀,则可酌情重用当归、川芎、熟大黄、桃仁、水蛭等活血破瘀类药物;若兼有气滞,可予以乌药、小茴香、枳实辅助行气化滞。王晨阳等针对"情绪低落、精神疲倦"的核心症状,提出少阴心肾阳气不足是抑郁症主要病机,将四逆汤合真武汤作为少阴抑郁症的基本方,并随证加减治疗,以温阳驱寒,补少阴心肾之阳,可防止阳气进一步消耗导致抑郁症的发生。郭蓉娟基于抑郁症的"虚气流滞"病机,探析"培元达郁"的治疗原则。指出抑郁症以"虚气"为本,以"瘀滞"为标,"虚气"与"瘀滞"相因积损。治疗宜以培元为本,依据元气多少,以益气为先,或养血,或温阳,或滋阴等,总以元气充足、精神饱满、精力充沛为重;以达郁为要,依据瘀滞程度的不同,以解郁为首,或理气,或化痰,或活血,或清热等,总以精神情志舒畅、气血运行通畅为重。"培元"以补虚、"达郁"以通滞,"培元"与"达郁"相互配合,打破抑郁症因虚致实、因实致虚的虚滞互损的病理状态。

姚雪强等将68例首发轻中度抑郁患者随机分为两组,对照组口服盐酸帕罗西汀片,研究组加服加味调神解郁汤(石菖蒲、枳实、巴戟天、半夏、丹参、胆南星等),并随证加减。疗程均为1个月。结果:研究组总有效率为91.2%(31/34),对照组为64.7%(22/34),$P<0.05$。与对照组比较,研究组临床症状积分、HAMD评分、PSQI评分均显著降低,QOL评分升高;促肾上腺皮质激素、皮质醇水平均降低(均$P<0.05$)。张桂灿等将95例抑郁障碍急性发作患者随机分为观察组46例与对照组49例。对照组口服SSRI抗抑郁类药,观察组在此基础上加服虚汗停颗粒(黄芪、浮小麦、糯稻根、大枣、煅牡蛎),均治疗8周。结果:与对照组比较,观察组患者SDS评分显著降低,BAS及AIMS评分亦显著降低(均$P<0.01$)。

庄红艳等分析矿物药治疗抑郁症的用药规律,收集首都医科大学附属北京安定医院门诊2020年1

月至2022年12月治疗抑郁症的中药饮片处方，归纳处方所用矿物药的名称、功效、性味、归经及其相应使用频次及频率分布情况。结果：共纳入中药饮片处方634首，涉及中药211味，其中矿物药14味。所用矿物药以平肝息风药(647次、54.1%)、清热药(263次、22.0%)、安神药(207次、17.3%)为主，具体功效以平肝潜阳(667次、55.8%)，重镇安神(610次、51.1%)，定惊清肝明目(457次、38.2%)较多。使用频次排名前4的为珍珠母(433次、36.2%)，生石膏(263次、22.0%)，生牡蛎(171次、14.3%)和生龙骨(148次、12.4%)。药性以寒性居多(包括大寒、寒、微寒，977次、81.8%)；药味以咸味居多(716次、43.8%)，归经以肝经(928次、33.2%)、心经(653次、23.4%)、肾经(433次、15.5%)为主。

(撰稿：胡菲　审阅：周永明)

【阿尔茨海默病的治疗与研究】

赵捷等论述《灵枢·本神》篇中“神”及相关概念，并将其分属五脏，认为“心-脾-肾”轴在神志活动中具有主宰作用。基于“心-脾-肾”轴理论，阿尔茨海默病(AD)的发生发展责之于三脏各自功能的失调及其相互影响。从“心-脾-肾”轴论治，可采用益火补土法，方用菖蒲益智丸(附子、桂心、牛膝、茯苓、远志、石菖蒲等)；补益养神法，方用读书丸(人参、远志、石菖蒲、菟丝子、生地黄、地骨皮等)；开窍醒神法，方用开心散(石菖蒲、远志、人参、茯苓)；交通心肾法，方用枕中方(龟甲、龙骨、远志、石菖蒲)或运用黄连-肉桂、沉香-茯神等各类药对进行治疗。此外，从药味选择角度探讨，甘味入脾养心，苦味入心坚肾，辛味润肾调心脾，三味均可通过作用于“心脾-肾”轴对AD发挥调节和治疗作用。

冯耀辉等将70例轻中度AD痰浊证患者随机分为两组，对照组口服盐酸多奈哌齐，治疗组在此基础上加服醒脑延寿汤(生黄芪、川芎、石菖蒲、郁金、法半夏、炒白术等)，疗程均为12周。研究过程中共脱落6例，最终治疗组33例，对照组31例。结果：治疗组总有效率为60.6%(20/33)，对照组有效率为9.7%(3/31)，$P<0.05$。与对照组比较，治疗组ADL评分、认知能力评分均升高(均$P<0.05$)。洪亮等将120例轻中度AD肝肾亏虚兼痰瘀阻络证患者随机分为两组，对照组口服盐酸多奈哌齐片，研究组在此基础上加服复方苁蓉益智胶囊(制首乌、地龙、肉苁蓉、漏芦、荷叶)，疗程均为6个月。结果：研究组总有效率为91.7%(55/60)，对照组为70.0%(42/60)，$P<0.05$。与对照组比较，研究组简易智能状态量表、Barthel指数评定量表评分均升高，E_2升高，HIF1-α降低(均$P<0.05$)。刘丽娟等将104例AD患者随机分为两组，对照组进行常规西药治疗，研究组在此基础上加服自拟益气通阳活血方(黄芪、桂枝、党参、当归、川芎、白术等)，疗程均为4周。结果：研究组总有效率为94.2%(49/52)，对照组为78.8%(41/52)，$P<0.05$。与对照组比较，研究组中医证候积分降低，简易智能精神状态检查量表(MMSE)评分与蒙特利尔认知评估量表(MoCA)评分、barthel指数评分及ADL评分均升高，DA、NE、ChAT、SOD水平均升高，APP、Aβ1-42、MDA水平均降低(均$P<0.05$)。

李雅莉等探讨参芪醒脑浸膏(人参、黄芪、丹参、黄芩)对D-半乳糖诱导脑老化致AD模型小鼠认知功能障碍的改善作用及机制。将110只小鼠随机分为对照组，大剂量(14 g/kg)对照组，模型组，参芪醒脑浸膏大、中、小剂量(14、7、3.5 g/kg)组，多奈哌齐组。各给药组予相应药物灌胃，对照组、模型组予蒸馏水灌胃，均灌胃65 d。结果：与对照组比较，模型组第3～5 d逃避潜伏期延长，辨别指数降低，大脑皮质及海马组织内神经元核抗原(NeuN)、神经生长因子(NGF)表达水平均降低(均$P<0.05$)。与模型组比较，参芪醒脑浸膏各剂量组第3～5 d逃避潜伏期降低，奈哌齐组第3～4 d逃避潜伏期降低；辨别指数升高，各给药组大脑皮质NeuN、NGF表达水平，参芪醒脑浸膏各剂量组海马组织NGF表达水平均升高($P<0.05$，$P<0.01$)。姜辉等为阐明智脑胶囊(党参、黄芪、黄精、石菖蒲、肉苁蓉、郁金等)对AD

小鼠认知功能的影响及可能机制，采用D-半乳糖联合亚硝酸钠复制AD小鼠模型，将48只ICR小鼠随机分为模型组，智脑胶囊（党参、黄芪、黄精、石菖蒲、肉苁蓉、郁金等）高、中、低剂量（4.0、2.0、1.0 g/kg）组，石杉碱甲片组，另设正常组。各给药组予相应剂量药物灌胃，正常、模型组予等体积生理盐水灌胃，连续6周。结果：与正常对照组相比，模型对照组小鼠寻找平台潜伏期明显延长，工作记忆和参考记忆错误次数显著增多，主动逃避有害刺激次数明显降低，海马DG区神经元细胞间隙明显增宽，排列紊乱，Gsk3b mRNA及APP、GSK-3β蛋白表达显著上调，p-PI3K/PI3K、p-AKT/AKT值显著降低（$P<0.05$，$P<0.01$）。与模型组比较，各给药组寻找平台潜伏期缩短，工作记忆和参考记忆错误次数降低，主动逃避有害刺激次数提高，病理组织学损伤程度改善，海马组织中Gsk3b mRNA、APP、GSK-3β蛋白表达均下调，p-PI3K/PI3K和p-AKT/AKT值均升高（$P<0.05$，$P<0.01$）。研究提示，智脑胶囊可改善AD小鼠认知功能，可能与调控PI3K/AKT/GSK-3β信号通路有关。

（撰稿：胡菲　审阅：周永明）

［附］　参考文献

A

艾思南，王耀献，刘玉宁，等.从“脾实”论治早中期糖尿病肾病[J].环球中医药，2023，16(8)：1592

B

巴明玉，禄保平.毛德西辨治肥胖合并非酒精性脂肪肝病五法经验介绍[J].新中医，2023，55(16)：202

白冰，柴剑波，于明，等.愈癫汤对精神分裂症模型大鼠脑组织Glu/GABA代谢平衡的影响[J].中医杂志，2023，64(20)：2125

C

曹晶，杨帆.金实运用虫类药从络辨治重症肌无力经验[J].陕西中医，2023，44(3)：359

曹博宁，王珍，郑慧娟，等.王耀献从木郁达之论治难治性尿路感染经验[J].辽宁中医杂志，2023，50(10)：22

曹凤娇，吕双，颜雨晴，等.枳实大黄汤对急性缺血性脑卒中患者Ghrelin、Nesfatin-1及炎症因子的影响[J].中国中医急症，2023，32(9)：1614

陈浩，吴霏，李振汉，等.益心舒对急性心肌梗死小鼠的保护作用及机制研究[J].中国病理生理杂志，2023，39(8)：1440

陈亮，王晓玲，唐勇，等.自拟方平肝活血散治疗缺血性中风急性期风痰瘀阻证的临床效果[J].临床医学研究与实践，2023，8(28)：103

陈乃洁，林瑶，许茜，等.基于PERK-eIF2α通路探讨苁蓉舒痉颗粒对帕金森病模型大鼠黑质纹状体内质网应激的调节作用[J].福建中医药，2023，54(8)：18

陈团团，黄锦祯，赖剑萍，等.经方治疗肝硬化腹水临证之辨用[J].中西医结合肝病杂志，2023，33(9)：829

程玲，张念志，唐晓敏，等.张念志教授论治肺小结节临床经验[J].云南中医中药杂志，2023，44(10)：1

储明月，邓蓓蓓，孟玲玲，等.当归补血汤辅助治疗慢性肾功能衰竭患者的临床疗效及对肾功能与氧化应激水平的影响[J].世界中西医结合杂志，2023，18(12)：2473

崔方强，王悦芬，蔡朕，等.保肾通络方抑制DN小鼠肾小球炎症和系膜基质增生减轻肾脏损伤机制研究[J].天津中医药，2023，40(11)：1445

D

党莉.马齿苋颗粒对2型糖尿病患者糖脂代谢的影响[J].北方药学，2023，10(20)：191

邓宇，刘建航，高根平，等.加服五苓散加减治疗脾肾阳虚型痛风性关节炎临床观察[J].广西中医药，2023，46(6)：5

邓梦云，杨丽娟，李莉，等.补髓生血丸对再生障碍性贫血小鼠造血功能及骨髓VEGF、TPO、VCAM-1水平的影响[J].中药新药与临床药理，2023，34(1)：42

刁永恩，贾立群，于忠和，等.续命汤加附子辅助治疗慢性阻塞性肺疾病急性加重期合并呼吸衰竭并发肺性脑病的临床疗效观察[J].现代中药研究与实践，2023，37(5)：83

丁兆辉，王磊，叶菁，等.宣肺化湿止咳汤治疗湿热郁肺型咳嗽变异性哮喘临床观察[J].中国中医药现代远程教育，2023，21(13)：56

董奥，李娜，马钰，等.五味子合剂通过 Wnt/β-catenin 通路改善糖尿病肾病大鼠肾小管上皮-间质转分化的机制研究[J].中华中医药杂志，2023，38(12)：5733

董金莉，谭海玲，曾翠青，等.清热祛湿止痛方联合三黄止痛散外敷对急性痛风性关节炎的疗效观察[J].时珍国医国药，2023，34(8)：1909

董丽宏，王怡洁，朱晓琳，等.清化方对重症肺炎临床疗效及血清 IL-1β、IL-13、Lac 的影响[J].中华中医药学刊，2023，41(8)：34

段方回，胡学玲.武威汉简百病膏药方治疗胃溃疡临床观察[J].实用中医内科杂志，2023，37(8)：142

F

方婷，叶芸.芍药甘草附子汤加味治疗活动期类风湿关节炎的疗效观察[J].中国中医药科技，2023，30(6)：1164

冯耀辉，付渊博.醒脑延寿汤治疗痰浊型轻中度阿尔茨海默病临床研究[J].河南中医，2023，43(9)：1357

G

高佳明，郭浩，张业昊，等.补阳还五汤调控急性心肌梗死大鼠血小板自噬保护缺血心肌的作用机制研究[J].中国中药杂志，2023，48(15)：4156

葛杉，许海慧，施展.角药辨治肺结节临床思路探析[J].中华中医药杂志，2023，38(11)：5336

龚杰，林朝亮，成向进，等.瘀热方治疗急性缺血性脑卒中瘀热证临床研究[J].山东中医杂志，2023，42(2)：132

龚巧巧，王田田，吴倩，等.探讨瓜蒌大黄汤对重症肺炎肺热腑实证患者血 SP-A、DAO、炎症因子影响及临床疗效[J].辽宁中医药大学学报，2023，25(10)：178

顾鸣佳，高磊平，邓正泊.益肾泻浊方加减联合西药治疗慢性肾功能衰竭疗效观察[J].四川中医，2023，41(6)：152

关洋洋，马冰宇，成蒂莲，等.清肺络咳饮对咳嗽变异性哮喘豚鼠 IL-5、IL-13、TGF-β1 的影响[J].中医学报，2023，38(4)：794

郭东义，余森豪.加味古瓦汤治疗 2 型糖尿病 40 例疗效观察[J].国医论坛 2023，2(38)：39

郭丽娜，盛雯，何盈犀，等.药食同源中药复方改善肠道菌群结构和调节血清代谢物对高血压大鼠治疗作用[J].中草药，2023，54(20)：6743

郭蓉娟.抑郁症"培元达郁"治则探析[J].北京中医药大学学报，2023，46(12)：1629

H

Hui D，Liu L，Azami NLB，et al. The spleen-strengthening and liver-draining herbal formula treatment of non-alcoholic fatty liver disease by regulation of intestinal flora in clinical trial[J]. Front Endocrinol(Lausanne).2023，13：1107071

韩国华，王晨宇，方康，等.理气渗湿汤治疗肝硬化腹水气滞湿阻证的疗效观察及其对 RAAS 的影响[J].黑龙江中医药，2023，(1)：94

洪亮，孙平，杨言府，等.复方苁蓉益智胶囊治疗肝肾亏虚兼痰瘀阻络型轻中度阿尔茨海默病的效果[J].中国医药导报，2023，20(8)：87

侯亭开.芪术二根汤联合逐水膏脐穴贴敷治疗阴虚血瘀型肝硬化腹水患者的效果[J].中国民康医学，2023，35(18)：136

胡志鹏，杨茂艺，岳仁宋，等.岳仁宋运用椒芪连梅汤治疗糖尿病周围神经病变经验[J].江西中医药，2023，54(10)：26

环璐瑶，翁家俊，盛松，等.徐凤芹"病症结合"治疗老年高血压病经验[J].中医杂志，2023，64(19)：1964

黄诚台，阮清发，吴林芳，等.康良石教授运用加减导水茯苓汤治疗肝硬化腹水经验[J].中西医结合肝病杂志，2023，33(2)：157

黄玉衔，左俊岭，王林.从痰饮辨治急性呼吸窘迫综合征探析[J].中国中医急症，2023，32(7)：1178

J

贾新颜，陈晨，唐剑飞，等.三子补血汤对骨髓增生异常综合征患者 Treg 及 Th17 细胞水平的影响[J].中国当代医药，2023，30(31)：41

姜辉，马艳珍，汪永忠，等.智脑胶囊对阿尔茨海默病小

鼠认知功能的影响及机制初探[J].中药药理与临床,2023,39(2):13

姜德友,刘彤彤,常佳怡,等.补肾利湿法对痛风性关节炎大鼠关节腔滑膜组织 URAT1 的影响[J].上海中医药大学学报,2023,30(6):53

蒋赟,尹金磊,郭磊.温脾汤对热毒内盛型脓毒症病人疗效及对心肌损伤的改善及对炎症的抑制作用[J].安徽医药,2023,27(8):1676

金凯.连术消渴方对肥胖 2 型糖尿病患者糖脂代谢及炎症因子的影响[J].中医学报,2023,5(38):191

经加吻,方朝晖.方朝晖益气养阴祛瘀通络法治疗糖尿病肾病经验[J].中医药临床杂志,2023,35(7):1305

K

康慧.水蛭通络散剂治疗缺血性中风急性期的临床效果[J].智慧健康,2023,(1):77

L

兰欣蓉,卫雅妮,范国荣,等.基于 Shh/Gli1 信号通路探讨肾衰宁颗粒对 5/6 肾切除肾衰竭模型大鼠肾间质纤维化的影响[J].中国中西医结合肾病杂志,2023,24(8):674

黎诗婷,韩滋芸,代喜平.透热转气治法在血热型原发免疫性血小板减少症治疗中的应用[J].中医杂志,2023,64(1):88

李磊,曲晓雪,章鹏,等.柴胡加龙骨牡蛎汤联合功能性电刺激治疗中风后下肢痉挛性偏瘫临床观察[J].河南中医,2023,43(3):335

李顺,罗娟娟,刘桂荣.张志远以调畅气血为主治疗中风后遗症经验[J].中医杂志,2023,64(24):2495

李潇,闫梓乔,田培裕,等.从痰瘀毒虚分类辨病论治肺结节[J].环球中医药,2023,16(8):1620

李湛,王磊,曹灵勇,等.经方"四期六经"辨治 2 型糖尿病[J].中华中医药杂志,2023,1(38):191

李德亮,史成,齐岩,等.双合汤治疗类风湿性关节炎急性发作期的临床效果研究[J].现代诊断与治疗,2023,34(17):2548

李红典,董少宁,刘亚桑,等.补肾活血法治疗糖尿病肾病Ⅲ、Ⅳ期患者临床疗效观察[J].中华中医药杂志,2023,38(10):5105

李华东,唐伟,孙长代,等.金鉴胃爱汤及体质调节治疗脾胃虚弱型胃癌前病变临床研究[J].光明中医,2023,38(17):3287

李梦乾,张晓梅,李宝重,等.从状态论治中危肺实性结节的随机对照临床研究[J].北京中医药大学学报,2023,46(4):551

李培彩,唐艳萍,尹红,等.活血通降方对反流性食管炎大鼠食管内脏高敏感及 LPS/TLR4/MC 通路的影响[J].中国中西医结合消化杂志,2023,31(7):538

李睿嘉,王永敏,李静,等.银翘升板方辅助治疗风热伤络型原发免疫性血小板减少症 35 例随机对照研究[J].中医杂志,2023,64(9):924

李晓靖,朱文伟,缪正炀,等.健脾滋肾泻火方通过 LMP2/JAK/STAT 信号通路改善原发免疫性血小板减少症的机制研究[J].中药药理与临床,2023,39(7):10

李筱晖,梁喜悦,陈科峰.清热燥湿健脾汤对 2 型糖尿病肠道菌群及胰岛素水平的影响[J].河南中医,2023,6(43):890

李雅莉,杨翠翠,张兰.参芪醒脑浸膏对阿尔茨海默病模型小鼠认知功能障碍的改善作用及机制研究[J].中国医药,2023,18(7):1049

李一兰,刘赟,卢林生,等.补气温阳定狂汤治疗虚阳上浮型躁狂症疗效及对认知功能和睡眠质量的影响[J].2023,中国临床研究,36(6):919

李一桐,汪红兵.健脾清化化瘀汤对幽门螺杆菌相关胃癌前病变大鼠胃黏膜 miR-21、PTEN 表达的影响[J].环球中医药,2023,16(11):2153

李友传.疏风降胃方对肺胃气逆型咳嗽变异性哮喘气道炎症因子及肺功能的影响[J].河南中医,2023,43(11):1696

李云飞,庞利君,束龙武,等.芪黄健脾滋肾颗粒干预系统性红斑狼疮心功能受累的临床疗效[J].中国实验方剂学杂志,2023,29(22):104

梁春玲,陈晓杰,黄媛媛,等.基于炎症-氧化应激-血管内皮功能探究补阳还五汤对急性心肌梗死早期心室重构的抑制作用[J].世界中西医结合杂志,2023,18(12):2433

梁俊彬,叶国辉,肖婉媚,等.补肾祛寒汤治疗类风湿关节炎的临床效果[J].中外医学研究,2023,21(28):51

林姿,何卫东,张富,等.地红方治疗阴虚血瘀型老年 2 型糖尿病 43 例[J].福建中医药,2023,4(54):62

林丰夏,宋银枝.基于"荣气气化"理论探析中医药调控

心肌梗死后内皮祖细胞动员、归巢与分化[J].中华中医药杂志，2023，38(3)：964

刘静，王志强.温阳活血通络方联合中医特色饮食疗法治疗2型糖尿病的效果观察[J].罕少疾病杂志，2023，6(30)：917

刘楠，郝丹丹，王飞娟.参芍软肝汤联合血脂康对非酒精性脂肪肝病患者血清ALT、TBiL、CHE、PTA及糖脂代谢水平的影响[J].辽宁中医杂志，2023，50(3)：137

刘承玄，刘可，欧阳晓琴，等.参芪延肾方对慢性肾脏病患者肾脏血流灌注的影响[J].中医临床研究，2023，15(29)：106

刘峻承，梁凯乐，吴慧楠，等.痛风八味饮治疗急性痛风性关节炎瘀热阻滞证临床观察[J].光明中医，2023，38(23)：4591

刘丽娟，任鲜卉，王金香，等.自拟益气通阳活血方治疗阿尔茨海默病的临床研究[J].现代生物医学进展，2023，23(21)：4037

刘伾熠，夏坤，赵鹏飞，等.运用麻黄升麻汤治疗支气管扩张症经验[J].中医杂志，2023，64(20)：2138

刘颖初，汪红兵，王雅欣，等.调肝祛脂方通过miR-34a/SIRT1/PPARα通路对非酒精性脂肪肝大鼠的保护作用研究[J].北京中医药，2023，42(8)：841

刘岳轩，陈文钰，陈言，等.当归芍药散对糖尿病肾损伤大鼠肾小管上皮细胞转分化的影响[J].中国老年学杂志，2023，43(18)：4453

卢诗颖，蒋群，卓秋燕，等.基于风邪致病理论探讨原发免疫性血小板减少症病因病机及治法[J].北京中医药，2023，42(6)：586

陆海颂，雷宇，曾清，等.参萸补血方对再生障碍性贫血小鼠骨髓增殖及血液学参数的影响[J].广西中医药大学学报，2023，26(4)：53

陆炜晟，王成稷，王海杰，等.羚珠散对小鼠癫痫发作的预防作用及机制探讨[J].湖南中医杂志，2023，39(3)：167

陆颖佳，邱仲川，赵琳，等.吴翰香教授治疗自身免疫性溶血性贫血的经验[J].西部中医药，2023，36(1)：33

吕京，李东光，康健.归芍保心汤治疗急性心肌梗死溶栓后疗效观察[J].中国中医急症，2023，32(5)：876

吕妍，李芮，唐旭东.补肾生血法和益气养血法治疗再生障碍性贫血的血常规变化规律比较及分阶段治疗模式[J].中国实验方剂学杂志，2023，29(14)：73

M

马丹，李思铭，高铸烨，等.基于“肺朝百脉”理论探析高血压病发病机制及辨证论治[J].中国中西医结合杂志，2023，43(4)：489

马利利，杨耀峰，梁青，等.旋覆代赭汤加减治疗脑卒中后吞咽功能障碍的临床观察[J].延安大学学报(医学科学版)，2023，21(3)：70

马梦倩，黄琦，韩志毅，等.周小舟基于肝脾同调治疗非酒精性脂肪肝经验[J].广州中医药大学学报，2023，40(3)：732

马姝楠，刘春平，张宏，等.名中医张春艳运用宣痹汤治疗活动期类风湿关节炎临证经验[J].陕西中医，2023，44(9)：1285

马一铭，徐云生，王新陆.王新陆基于“血浊”辨治代谢综合征经验[J].中医杂志，2023，64(22)：2287

孟宪亮.益心通胶囊调节M1/M2平衡对急性心梗PCI术后心功能的影响[J].光明中医，2023，38(22)：4375

P

庞利君，黄传兵，李明，等.清热利湿除痹方治疗急性痛风性关节炎患者的疗效及对炎症因子的影响[J].中国中医急症，2023，32(11)：1932

蒲馨颖，朱文浩，刘宝殊，等.中风停颗粒对急性缺血性脑卒中风火痰瘀证患者炎症因子表达的影响[J].亚太传统医药，2023，19(10)：72

Q

秦董怀，顾振宁，薛益兴.温肾健脾定脊汤治疗强直性脊柱炎的疗效及对脊柱功能的影响[J].吉林中医药，2023，43(6)：698

R

任明强，赵杰.浅析温经汤加减治疗寒凝血瘀型抑郁症[J].中医临床研究，2023，15(10)：143

任晓玲，鲍艳举，刘瑞，等.四妙丸加减治疗肺结节经验[J].中医杂志，2023，64(14)：1504

S

尚娟.加味愈痛丸治疗强直性脊柱炎疗效观察及对血清

JAK/STAT 信号通路的影响[J].新中医,2023, 55(21):77

帅垠琦,陈绍宏,宋玮,等.陈绍宏辨治原发免疫性血小板减少症经验[J].时珍国医国药,2023, 34(3):713

宋琴,周晨晨,何颖颖,等.加减滋阴凉血方联合糖皮质激素治疗阴虚火旺型重症原发免疫性血小板减少症的临床研究[J].中药材,2023, 46(5):1296

宋宜宁,杨秀鹏,麻柔.麻柔基于脾肾同调治疗慢性再生障碍性贫血经验[J].广州中医药大学学报,2023, 40(10):2633

孙晓莽,马锐,常晓,等.增损三甲汤加味对中风后遗症患者神经功能、运动功能及血液流变学的影响[J].临床研究,2023, 31(10):13

孙志文,王婷,李昊天,等.谢晶日辨治胃癌前病变思路及经验探讨[J].辽宁中医杂志,2023, 50(5):27

T

田向上,王彦刚.王彦刚教授从"核心病机观"八法论治胃癌前病变[J].世界中西医结合杂志,2023, 18(3):501

W

万红波,郑永丽,梁燕,等.当归多糖对慢性肾功能衰竭大鼠肾组织 NLRP3 炎症体信号通路的影响[J].河南医学研究,2023, 32(6):1000

汪吴娇,杨志飞,李宇轩,等.益气凉血生肌方对冠心病气虚血瘀兼瘀热互结证患者经皮冠状动脉介入治疗术后心绞痛复发和生活质量的影响——一项随机、三盲、安慰剂平行对照试验[J].中医杂志,2023, 64(22):2322

王萍,周祖山,周艳华,等.通络止痛散外用联合黄藤浸膏片、驱寒通痹片治疗类风湿关节炎疗效及对相关实验室指标的影响[J].临床和实验医学杂志,2023, 22(18):1960

王鑫,张小倩,阎丽媚,等.基于脑肠轴理论探讨柴胡加龙骨牡蛎汤对癫痫患者胶质纤维酸性蛋白、神经肽 Y 及 S100B 的影响[J].辽宁中医杂志,2023, 50(1):1

王燕,孙瑞芳,许双朝,等.化浊抗纤利水汤治疗肝硬化腹水的疗效研究[J].中国中西医结合消化杂志,2023, 31(9):671

王晨阳,张业.真武汤合四逆汤治疗少阴抑郁症的临床体会[J].中国医药现代远程教育,2023, 21(23):123

王红玲,王明理,田艳霞.肝爽颗粒治疗非酒精性脂肪肝临床研究[J].辽宁中医杂志,2023, 50(8):173

王林枫,徐啸男,刘瑞,等.运用气机升降理论治疗高危肺结节探析[J].中医药学报,2023, 51(10):58

王羲文,赵进喜.基于 TLR4/MyD88/AMPK 信号通路探索"从风论治"治法治疗糖尿病肾病的作用机制[J].环球中医药,2023, 16(12):2427

王子华,任博文,傅文,等.王宏坤治疗强直性脊柱炎常用药对[J].中医学报,2023, 38(12):2633

魏锦慧,马雪莉,杨虎强,等.草薢分清颗粒对阿霉素肾病大鼠蛋白尿及肾小球滤过屏障相关蛋白 HSPG、α-Actinin-4、nephrin 的影响[J].中国中西医结合肾病杂志,2023, 24(5):428

魏柯健,俞静静,苏洁,等.复方野菊花提取物对肝火亢盛型高血压模型大鼠的作用研究[J].中草药,2023, 54(14):4573

温雅轩,柳红芳,蒋威,等.基于"络病理论"探讨藤类药在糖尿病肾病中的应用[J].中国医药导报,2023, 20(23):156

吴琪,秦桂福,郑毅,等.十全育真汤对早期活动性强直性脊柱炎患者外周血 Th17/Treg 细胞平衡的影响[J].风湿病与关节炎,2023, 12(7):15

吴洁雅,侯丽,黄子明,等.健脾益气摄血方调控免疫性血小板减少症 T 细胞亚群功能失调研究[J].世界中医药,2023, 18(10):1367

X

肖愉箫,张亚杰,王星.三拗汤对咳嗽变异性哮喘小鼠 Th17/Treg 免疫平衡的影响[J].中成药,2023, 45(4):1300

谢云,高娇,任茂,等.千金苇茎汤合麻杏石甘汤加减联合胸腺法新治疗老年重症肺炎临床观察[J].河北中医,2023, 45(8):1292

谢志忠,洪伟男,刘爱维.加味桂枝附子汤对急性痛风性关节炎寒湿痹阻型患者的临床疗效[J].中国医学创新,2023, 20(28):88

许越淇,莫丽莎,柯诗文,等.国医大师洪广祥"治肺不远温"思想在咳嗽变异性哮喘中的应用[J].中华中医药杂志,2023, 38(11):5293

薛秋倩,熊甚,郑宝林.强直一方联合安健宁治疗湿热痹阻型强直性脊柱炎的临床观察[J].广州中医药大学学报,2023, 40(7):1649

Y

晏君，胡连霞，张云波.行气开郁散结法防治冠心病 PCI 术后再狭窄的临床观察[J].中国中医急症，2023，32(7)：1250

杨涵，闫永煌，朱佩轩，等.柴蜕颗粒通过 MAPK/Akt/NF-κB 信号通路改善气道炎症治疗咳嗽变异性哮喘的药效及机制研究[J].环球中医药，2023，16(9)：1735

杨雷，熊辉，陆小龙，等.基于"态靶辨证"探析熊辉教授运用蠲痹历节清方治疗痛风性关节炎的辨治思路[J].湖南中医药大学学报，2023，43(11)：2002

杨燕，姚冬娟，赵裕沛.千金苇茎汤化裁联合支气管镜下灌洗对老年重症肺炎患者气道通气功能及血清指标的影响[J].中国中医急症，2023，32(6)：1054

杨小雪，王红丽，蔡芳英，等.名中医李惠林从三焦伏邪论治肥胖 2 型糖尿病经验采撷[J].陕西中医 2023，10(44)：1429

杨亿然，刘俊，柏正平.柏正平治疗肺部结节经验介绍[J].贵州中医药大学学报，2023，45(3)：18

杨永生，阎小萍.阎小萍基于从化理论辨治类风湿关节炎临证经验[J].中国中医药信息杂志，2023，30，(12)：178

杨志勇，邓梦云，李莉，等.补髓生血丸对再生障碍性贫血模型小鼠骨髓 VEGF 及 Notch-1 蛋白表达的影响[J].中药药理与临床，2023，39(9)：14

姚雪强，沈仲夏，倪忠根.加味调神解郁汤治疗首发轻中度抑郁症临床疗效[J].辽宁中医杂志，2023，50(12)：143

雍苏南，房赤，李苏，等.天麻芎苓止眩片通过调控 ERK1/2-CREB 通路及自噬标志物对自发性高血压大鼠血管内皮功能的影响[J].中国临床药理学杂志，2023，39(9)：1252

于盈盈，陈晓旭，茅建春.茅建春运用膏方治疗强直性脊柱炎经验[J].吉林中医药，2023，43(12)：1400

虞天璇，王琛.消白衍生方治疗糖尿病肾病Ⅲ—Ⅳ期患者尿蛋白的疗效观察[J].世界中西医结合杂志，2023，18(7)：1396

Z

曾莉，姜升阳，葛俊炜，等.坎离煎通过调节铁稳态治疗慢性心力衰竭伴贫血临床研究[J].河北中医，2023，45(8)：1274

曾勇，王顺民，田争，等.复方钩藤降压片对自发性高血压大鼠肾动脉超微结构及 MMP-2/TIMP-2、MMP-9/TIMP-1 的影响[J].时珍国医国药，2023，34(5)：1068

张桐，苏春芝，张瑜，等.苏春芝教授基于"乙癸同源"论治肝硬化腹水经验[J].世界中西医结合杂志，2023，18(10)：1965

张艺，崔红生，吕明圣，等.基于伏风理论辨治咳嗽变异性哮喘的思路[J].中医杂志，2023，64(13)：1391

张逸，盛钢程，张尊敬.基于数据挖掘分析中医药治疗肺结节的用药规律[J].中国现代医生，2023，61(13)：60

张曾，万雪影，周凤珠，等.益气化聚方治疗脾虚痰湿型腹型肥胖[J].中医学报，2023，38(2)：397

张桂灿，朱麒，张明，等.虚汗停颗粒联合 5-羟色胺选择性重摄取抑制剂治疗抑郁症临床观察[J].世界中医药，2023，18(7)：1023

张若宣，阳优战，胡少朴，等.尉敏廷从"虚、痰、瘀、毒"论治肺结节[J].辽宁中医杂志，2023，50(10)：72

张同洁，陶旭，汪永胜，等.符为民教授用地黄饮子合猪苓汤治疗中风后言语、运动障碍伴下肢水肿的经验总结[J].中国实用医药，2023，18(9)：130

张万成，刘永刚，席奇，等.常占杰教授运用"水气理论"治疗肝硬化腹水经验[J].中西医结合肝病杂志，2023，33(5)：440

张小燕，卢浩，刘小菊.扶正化浊活血汤对慢性肾衰竭血透患者肠道微生态的影响[J].辽宁中医杂志，2023，50(5)：152

张效泽，朱方圆，刘延庆，等.南蛇藤提取物通过抑制有氧糖酵解对大鼠胃癌前病变的影响[J].中药新药与临床药理，2023，34(11)：1487

张杏芬，张俊峰，陈明伟.祛湿止痛丸对类风湿关节炎患者的临床疗效[J].中成药，2023，45(12)：3950

张圆圆，靳培培，边东，等.基于 AngⅡ/AT1R/NOX4 信号通路探讨加味真武汤延缓慢性肾功能衰竭肾间质纤维化机制[J].中国实验方剂学杂志，2023，29(16)：89

赵捷，赵明，裴卉，等.基于《灵枢·本神》探讨从"心-脾-肾"轴认识与治疗阿尔茨海默病[J].云南中医药大学学报，2023，46(3)：1

赵勇，汪晓露，田晓玲，等.芪箭消瘿方治疗桥本甲状腺炎疗效及对氧化应激、炎症小体的影响[J].现代中西医结合杂志，2023，32(19)：2636

赵远，岳宗相，杨松梅，等.涤痰开窍中药复方治疗老年重症肺炎的临床观察[J].中国中医急症，2023，32(2)：301

钟燕，谭芊任，崔峻松，等.扶肝化纤汤对肝纤维化正虚毒蕴血瘀证模型大鼠Th17/Treg平衡及相关转录因子的影响[J].中医杂志，2023，64(19)：2019

钟远，蔡汉炯，曹建标，等.抗敏镇咳方治疗咳嗽变异性哮喘风邪恋肺证临床研究[J].新中医，2023，55(14)：55

周海姗，张曾，袁莎莎，等.灵芝降糖方对2型糖尿病患者炎症及免疫作用机制研究[J].广州中医药大学学报，2023，12(40)：2991

周尊奎，张文娟.中医序贯疗法治疗急性缺血性中风(痰热腑实证)的临床观察[J].中国中医急症，2023，32(10)：1767

朱昱成，吴云虎.吴云虎基于伏毒理论辨治中风后遗症经验[J].按摩与康复医学，2023，14(2)：4

庄红艳，黄正伟，刘杰，等.矿物药治疗抑郁症用药规律初探[J].中国药业，2023，32(20)：65

（五）妇　科

【概述】

2023年是抗击新冠疫情取得重大突破后的第一年，中医妇科学界各项学术活动也逐步恢复。2023年7月，“中华中医药学会妇科分会第二十二次年会暨换届选举会议”在北京召开，中国中医科学院广安门医院赵瑞华当选为妇科分会第七届委员会主任委员。2023年12月，中国中医药研究促进会妇科流派分会在上海举行学术年会暨纪念蔡小荪先生诞辰一百周年学术研讨会。

中医妇科课程建设硕果累累，广州中医药大学罗颂平负责的“中医看妇科——女性一生的康与病”、南京中医药大学谈勇负责的“中医妇科学”获评国家级一流线上本科课程；黑龙江中医药大学冯晓玲和上海中医药大学徐莲薇负责的“中医妇科学”获评国家级一流线上线下混合型本科课程。

在中医药诊治妇科疾病的基础理论研究方面，周航等基于“胎茎系于脾”的理论，以诸家理论争议和“证-方-药”现代化研究进展为经纬，通过整合研究得到赵献可《邯郸遗稿》可能是中医安胎之法由“肾”转“脾”的重要节点，并提出结合多种前沿技术，明确不同诊疗思路下的安胎作用靶点是明确中医药疗效的关键，如此或有望揭示安胎药物药效物质基础的复杂网络机制，开创中医药系统评价的新局面。

孙立新由中医基础中“肾与膀胱相表里”理论出发，分析认为肾之“收涩”与膀胱之“通利”相辅相成，由此在诊治崩漏及漏尿等妇科疑难杂症时，在“补肾固肾”之外，还可酌加利尿药以强化固肾之功，反之亦然。

和翔宇等基于女性生理病理特征，运用五运六气理论，推演癸卯年运气变化有岁火不及，干德符平气；中行令者，其病徐持；太阳胜气，太阴之复；运盛气衰，值年不和等特点。并指出癸卯年气候较多变，当热不热，应寒不寒，六气变化失序，使多生淫邪，易出现血海不足、胞宫失养所致的月经病，肾虚、肝郁、脾虚所致的多囊卵巢综合征等慢性妇科疾病，湿邪所致的带下类疾病等或将增多，故建议贯彻“治未病”理念以减少妇科疾病的发生风险，提高治愈率。

方晶晶等认为腹诊在中医妇科的诊疗中具有独特的临床意义，妇人的胞宫、胞脉等生殖器官位于腹部，与女性生长发育生殖有密切关系的肝、脾、肾等脏腑亦位于腹部，影响女性生理的冲、任、督、带等经脉循行于腹部，做好腹诊的继承和发展可以提高中医妇科临床的辨病辨证和用药治疗的准确性。

孙妍等从网络药理来认识早期生殖衰老及多囊卵巢综合征内分泌平衡紊乱的规律，在女性生命周期中，各时段的生殖内分泌变化均体现着中枢与外周微观分子的协同作用，与中医学“阴阳消长失衡”理论契合。认为运用中西医结合观辨析女性生殖内分泌紊乱的微观分子变化规律，或将为现代中医药精准干预女性相关疾病，提供新的方向和防治靶标。

在妇科流派经验传承的研究方面，罗佳等介绍了昆明姚氏医学流派妇科第六代传人姚克敏的“疏调助冲”学术思想。该思想以枢转气机、疏调肝脾、调助冲任、滋养精气为基本治则，选用药性平淡、药味平和的药物，临床常用于治疗月经病、不孕症等多种妇科疾病。

孙小淳等详述了海派蔡氏妇科针对不孕症的育肾周期疗法。该疗法以“暖益肝肾、调经种子、培育生机”为特色，拟定了育肾通络方（茯苓、生地黄、牛膝、路路通、丁香、黄精等）、育肾培元方（茯苓、生地黄、熟地黄、仙茅、淫羊藿、鹿角霜等)，并注重阳中求阴、阴中求阳，并配合中医外治法，取得了较好的临床疗效。

汪鸽等介绍了龙江韩氏妇科论治妊娠合并宫腔积血的经验。韩氏认为本病主要病机为肾虚血瘀，治疗时应以补肾健脾安胎为主，兼以行血祛瘀，标本同治，补行兼施。临证以加味育阴汤(熟地黄、山萸肉、山药、白芍药、杜仲、桑寄生等)加活血药治疗为主，同时注重情志对本病的影响，结合现代医学检查，中西医共同干预。

王慧锦等介绍了三晋王氏妇科流派王金权治疗痛经病的临证经验。王氏认为痛经病在肝、脾、肾三脏，病机包括"不通则痛"和"不荣则痛"，并将本病分为气滞血瘀、寒湿凝滞伴血瘀、湿热瘀阻、气血亏虚伴血瘀、肾虚夹瘀五个证型。治疗上肝、脾、肾三脏兼顾，顺应周期变化，灵活调周用药。

杨柳青等介绍了何氏妇科流派治疗恶阻的经验。何氏认为恶阻以肝胃不和型多见，创立定呕饮(煅石决明、当归身、炒白芍药、桑叶、黄芩、焦白术等)，其具有清肝和胃、止呕安胎之功。对于病情严重患者，配合直肠滴入疗法，取得较好临床疗效。

梁嘉玲等观察二补助育汤(骨碎补、补骨脂、巴戟天、桑寄生、川续断、川牛膝等)对肾虚血瘀型反复胚胎种植失败(RIF)患者子宫内膜容受性的影响。将32例患者予二补助育汤连续服用1～3个疗程，结果：与治疗前比较，治疗后患者中医证候评分显著降低，黄体中期子宫内膜厚度与容积显著增加，A型、B型子宫内膜例数呈增多趋势，双侧子宫动脉搏动指数、阻力指数、收缩期峰值/舒张期峰值均显著降低，血清中血管内皮生长因子、血管生成素水平均较治疗前显著升高(均 $P<0.01$)。治疗结束后，患者下一周期的胚胎种植率为40.7%(22/54)，临床妊娠率为37.5%(12/32)。故认为二补助育汤可显著改善RIF患者肾虚血瘀症候，改善黄体中期子宫内膜超声学指标，提高黄体中期血管生成相关因子表达水平，从而提高子宫内膜容受性，改善妊娠结局。

(撰稿：曾粤睿　冯颖思　刘紫嫣　曹蕾　审阅：罗颂平)

【国医大师诊治妇科病经验】

胡磊磊等总结了国医大师夏桂成基于"补养阴血"理论治疗妇科疾病的经验。夏氏补阴之法的六种用药思路包括：养心安神，静能生水；孤阴不生，阴阳同补；补阴防滋腻，佐用化湿药；引药下行，直补肝肾；阴血亏虚至极，重用血肉有情之品；分期择时服药，增强药物效果。在补养阴血的同时重视五脏之间的关系，以期阴阳互根，顺应天时，从而达到增强疗效、减少用药弊端的效果。

王梦雨等总结了国医大师肖承悰运用温肾散寒活血法治疗子宫内膜异位性痛经的经验。肖氏认为子宫内膜异位症所致痛经多与肾阳不足、寒凝血瘀有关，主张以温肾散寒活血为基本治法进行分期论治，注重标本同治、辨病与辨证相结合。经前期及经期治以温肾散寒、活血止痛，常用胡芦巴丸合失笑散加减(胡芦巴、巴戟天、吴茱萸、小茴香、川楝子、生蒲黄等)化裁；经后期治以温肾散寒、活血消癥，常用新拟胡芦巴丸(胡芦巴、巴戟天、小茴香、乌药、续断、川牛膝等)治疗。

王艳群等总结了国医大师何成瑶对中医妇科肾虚类疾病治疗的学术思想。何氏重视女性生理病理中"养精""育胞"之治法的作用，认为"三焦气化失司、心肾水火不济"是女性肾虚类疾病的基本病机，"温枢三焦，宁心坚肾"以实现肾之阴阳平衡是此类病症的治疗原则。

黄蓓等介绍了国医大师梅国强运用和解枢机法治疗妇科痛经的经验。梅氏认为"枢机不利"是痛经发生的重要缘由，足少阳胆经与足厥阴肝经在其中发挥主要影响。对于枢机不利、湿热下阻、经脉瘀滞证，应使用柴胡温胆汤加减；对于枢机不利、水饮凝聚经脉证，应使用柴胡桂枝干姜汤加减；肝经气滞血瘀、阳郁而厥证，应使用四逆散、金铃子散加减。另外，临证还需重视舌诊的意义，明辨原发性痛经与继发性痛经病因，针对性用药，从而改善痛经症状。

(撰稿：冯颖思　审阅：罗颂平)

【慢性盆腔痛的治疗】

由师伟等执笔的《中西医结合治疗女性慢性盆腔疼痛专家共识(2023年版)》讨论了女性慢性盆腔疼痛(CPP)的定义、发病机制、中医病因病机及中西医治疗方案等多个方面内容,强调中医在治疗CPP中的作用,提出多种中医治疗方案。治疗分为一般治疗、药物治疗、侵入性治疗、物理治疗、心理治疗及其他治疗,所有治疗方案在文献总结的基础上给出专家共识和推荐等级。

张鑫报道了宫炎平滴丸(两面针、五指毛桃、穿破石、当归、地稔)联合中药灌肠(三棱、丹参、红花、蒲公英、土茯苓、鱼腥草等)治疗盆腔炎所致慢性盆腔痛的疗效观察。研究选取了70例患者,随机分为宫炎平滴丸组和宫炎平滴丸+中药灌肠组各35例,均治疗1个月,对比两组的治疗前后疼痛评分以评估疗效。结果显示,联合治疗组的疼痛评分显著低于单一治疗组($P<0.05$),故认为中药灌肠联合宫炎平滴丸治疗盆腔炎所致的慢性盆腔痛的有效性。

陈思莹等观察自拟升阳除湿汤(黄芪、升麻、白术、炙甘草、柴胡、当归等)联合抗生素治疗寒湿瘀滞型慢性盆腔痛的临床疗效。将60例患者随机分为对照组(常规抗生素方案)和治疗组(抗生素方案配合自拟升阳除湿汤)各30例,治疗14 d,比较2组疗效及治疗前后盆腔疼痛VAS评分、体征评分、中医证候评分及炎症指标的改善情况并随访。结果:两组治疗前后比较VAS评分、中医证候积分、体征评分均改善,且治疗组优于对照组($P<0.05$)。故认为自拟升阳除湿汤联合抗生素治疗寒湿瘀滞型慢性盆腔痛患者具有较好的临床疗效。

姚水玲等观察内服丹鳖胶囊(丹参、三七、三棱、莪术、桃仁、当归等)联合外用四黄散(大黄、黄芩、黄连、黄柏)方案治疗慢性盆腔痛的临床效果。将64例慢性盆腔痛患者随机分成对照组和治疗组各32例。对照组内服丹鳖胶囊,治疗组采用内服丹鳖胶囊(连续用药1个月)联合外用四黄散(连续使用7～10 d)方案进行治疗。对比两组治疗总有效率、药物不良反应发生率、治疗前后疼痛程度、心理状态评分、炎症反应相关指标、盆腔疼痛感消失和治疗总时间。结果:治疗组总有效率为90.6%(29/32),高于对照组的65.6%(21/32);药物不良反应发生率,对照组为21.9%(7/32)例,治疗组为3.1%(1/32)。治疗组治疗后疼痛程度、心理状态评分、炎症反应相关指标改善幅度更大,盆腔疼痛感消失和治疗总时间更短($P<0.05$)。故认为慢性盆腔痛采用内服丹鳖胶囊联合外用四黄散方案进行治疗,能够迅速减轻疼痛,控制炎症反应,减少不良反应,缩短治疗时间。

(撰稿:何雪　审阅:罗颂平)

【子宫内膜异位症的治疗及实验研究】

陆黎娟等尝试从肺与大肠相表里的角度联系肠道微生态探讨从肺论治子宫内膜异位症(EMS)痛经的可行性。提出气滞、血滞是EMS痛经的重要病因,而肺主气,肺与大肠相表里,肺气宣发肃降功能正常,才可调畅下焦气机,通畅胞宫,使子宫藏泻有度,排出瘀血浊液,缓解痛经。治疗上主要采用理气活血、化瘀消癥止痛之法,重视提壶揭盖,理气通腑,从而调畅全身气机,通则不痛。

鲍美如等通过横断面调查对全国19个不同地区的43家医院共计1 895例EMS患者的中医证候分布及特征进行分析。结果显示,EMS中医证候类型分布具有一定规律性,各证候在地域分布、诊疗目标、治疗阶段、疾病类型中的分布存在差异,但气滞血瘀证均占比较大。提出气滞血瘀为EMS的关键环节,临床治疗应以“解郁活血”为首要治则。

陈新悦等观察温阳通络方(制附子、干姜、甘草、桂枝、全蝎、红花等)内服联合中药温阳通络外敷方(桂枝、干姜、花椒、红花、当归、制乳香等)治疗寒凝血瘀型EMS的临床疗效。将90例患者随机分为中药内服组、外敷组、中药内服+外敷组各30例,各组在月经干净后开始用药,经期停药。结果:治疗后中药内服＋外敷组患者中医证候总积分、次症积分、疼痛程度评分、局部体征积分、双侧子宫动脉血流阻力指数、CA125 水平明显低于其他两组($P<0.05$)，主症积分明显低于中药内服组($P<0.05$)，但与外敷组相比差异无统计学意义($P>0.05$)。故认为温阳通络方内服联合外敷治疗寒凝血瘀型 EMS 临床综合疗效明显，能缓解患者痛经程度，改善患者临床症状，提高患者生活质量，改善局部微循环状态。

吉秀家等探讨少腹逐瘀汤对 EMS 纤维化模型小鼠的保护作用。通过异体移植腹腔注射法诱导小鼠 EMS 模型，按高、中、低剂量(9、4.5、2.3 $g \cdot kg^{-1}$)分别予少腹逐瘀汤灌胃，并设置孕三烯酮组对照，共给药 14 d。结果：与模型组相比，中药各剂量治疗后小鼠体质量缓慢增加，热痛潜伏期延长，异位灶总质量减轻，差异具有统计学意义($P<0.05$)；中药高剂量组 Masson 染色胶原沉积面积较模型组减少，异位灶 α-SMA、collagen-Ⅰ mRNA 表达量显著降低，PTEN 蛋白表达增加，而 Akt、mTOR、p-Akt、p-mTOR 等蛋白的表达水平显著下降($P<0.05$)。故认为少腹逐瘀汤可减轻 EMS 模型小鼠病灶纤维化，其作用机制可能与调控 PTEN/Akt/mTOR 信号通路有关。

张悦健等观察琥珀散(醋三棱、醋莪术、赤芍药、当归、牡丹皮、熟地黄等)对 EMS 裸鼠异位病灶的干预作用，并从 LncRNA MALAT1/miR-142-3p 介导自噬研究其作用机制。从寒凝血瘀型 EMS 患者月经血中提取经血源间充质干细胞(MenSCs)制备人 MenSCs 植入式 EMS 裸鼠模型，将雌性免疫缺陷小鼠随机分为模型组、琥珀散组(29 g/kg)与地诺孕素组(0.001 g/kg)各 10 只，连续给药 21 d。结果：与模型组比较，琥珀散组异位病灶体积显著缩小($P<0.01$)，LncRNA MALAT1 和 Beclin 1 的 RNA 水平、Beclin 1 和 LC3 Ⅱ 蛋白水平均显著升高($P<0.01$，$P<0.05$)，miR-142-3p 被显著抑制($P<0.01$)。故认为琥珀散能通过促进 LncRNA MALAT1 诱骗 miR-142-3p 以上调 Beclin1 进而增强异位内膜自噬，缩小 EMT 裸鼠异位病灶体积。

孙新慧等探讨琥珀散干预 PI3K/AKT 信号通路对 EMS 发生发展的影响及机制。通过异体移植腹腔注射法诱导小鼠子宫内膜异位症模型，琥珀散组每日予琥珀散溶液灌胃，西药组予 PI3K 激酶抑制剂腹腔注射，正常组、模型组给予生理盐水灌胃，各组连续给药 4 周。结果：与正常组相比，模型组血清 TP53、AKT1、VEGF-A 和 MAPK3 的含量均显著升高($P<0.01$)，琥珀散组与西药组血清 TP53、AKT1、VEGF-A 和 MAPK3 的含量无明显差异($P>0.05$)；模型组异位内膜组织 PI3K、AKT 的蛋白含量表达均显著升高($P<0.01$)。与模型组相比，琥珀散组与西药组血清 TP53、AKT1、VEGF-A 和 MAPK3 的含量显著降低($P<0.01$)，异位内膜组织 PI3K、AKT 的蛋白含量表达显著降低($P<0.01$)。故认为琥珀散可下调 TP53、AKT1、BVEGFA 和 MAPK3 的表达，抑制 PI3K/AKT 信号通路，而发挥对 EMS 的多靶点调控作用。

张家蔚等探讨乌丹丸(丹参、桃仁、三棱、莪术、水蛭、赤芍药等)对寒凝血瘀型 EMS 大鼠自噬信号轴 PI3K/Akt/mTOR 及相关分子表达的影响。通过水浴联合自体子宫内膜移植法建立寒凝血瘀 EMS 大鼠模型，乌丹丸组分高、中、低剂量组(2.4、1.2、0.6 g/kg)，并与假手术组、散结镇痛胶囊组、地诺孕素组相比较，每组大鼠均持续给药 28 d。结果：与假手术组比较，模型组大鼠异位内膜组织 PI3K/Akt/mTOR 蛋白表达上调，Beclin1、LC3 蛋白表达下调($P<0.01$)。乌丹丸高/中剂量组、散结镇痛胶囊组和地诺孕素组异位内膜上 PI3K/Akt/mTOR 蛋白表达降低，而 Beclin1、LC3 蛋白表达升高，与模型组比较差异有统计学意义($P<0.01$，$P<0.05$)。故提出 PI3K/Akt/mTOR 信号通路参与 EMS 发生，乌丹丸可能通过下调 PI3K/Akt/mTOR 通路蛋白的表达，激活自噬相关蛋白 LC3、Beclin1 表达，促进细胞自噬，治疗 EMS。

(撰稿：龚慧雨　余嫣　审阅：罗颂平)

【补肾安胎方药的研究】

蔺凯丽等采用证素辨证方法研究复发性流产(RSA)的中医病位、病性证素，进行聚类分析探讨复发性流产的中医证型分布特征。研究结果提示，RSA的主要中医证型为肾虚证、湿热瘀阻证、脾肾阳虚证、肝郁气滞证、气血两虚证，不同年龄段RSA的病因不同，随着流产次数增多，血瘀成为各年龄段RSA的主要病因。

张慧敏等对肾虚证早期先兆流产患者与正常早孕女性的阴道分泌物进行收集，采用16S rRNA测序技术对两组阴道菌群群落组成及差异菌进行分析。结果显示，两组研究对象阴道菌群的相似性、分散性、丰度及进化关系存在明显差异，并发现了正常早孕女性和早期先兆流产患者的差异菌种和差异代谢通路，故提出变形菌门、芽单孢菌门、拟杆菌门可能是表征肾虚证早期先兆流产的阴道菌群生物标志物。

周月希等收集自然流产(SA)及人工流产者的绒毛组织，通过验证妊娠特异性糖蛋白1(PSG1)蛋白的表达，构建滋养细胞SA疾病细胞模型，检测不同剂量减味寿胎丸(菟丝子、桑寄生、川续断)对滋养细胞的迁移能力、侵袭能力的影响。结果显示，PSG1在SA绒毛组织中的表达低于人工流产者。低、中剂量(50、100 μg/ml)减味寿胎丸促进细胞增殖($P<0.01$)，而高剂量(200 μg/ml)减味寿胎丸显示出一定的毒性($P<0.01$)。低、中剂量减味寿胎丸细胞的迁移和侵袭能力较模型组改善，以中剂量减味寿胎丸改善作用更为明显，可显著提高模型细胞PSG1、TGF-β1、TRAP1和Smad4蛋白的表达($P<0.01$)。故认为减味寿胎丸可以提高PSG1表达并上调TGF-β/Smad通路蛋白表达，提高滋养细胞的侵袭及迁移能力，发挥抵抗SA的作用。

黄娴等借助超高效液相色谱-四极杆-飞行时间质谱技术分析减味寿胎丸对米非司酮诱导大鼠流产模型尿液代谢物及相关通路的影响，以探究其补肾安胎的作用机制。结果显示，减味寿胎丸组大鼠流产率显著下降($P<0.05$)。在流产大鼠模型尿液中共鉴定76种潜在生物标志物，减味寿胎丸干预后发现43种差异性代谢物。3种差异性代谢物磷酸二氢钾、罗辛丁和对甲酚葡糖苷酸代谢物显著回调($P<0.01$，$P<0.05$)，主要涉及抗坏血酸和醛糖代谢、柠檬酸循环、戊糖和葡糖醛酸转换等代谢通路。故认为减味寿胎丸可能通过调节尿液代谢产物改善糖、氨基酸代谢等生物过程降低流产率，起到补肾安胎的作用。

陈贞月等研究了SA患者血清外泌体对滋养细胞上皮间充质转化(EMT)的影响以及减味寿胎丸含药血清的干预作用。实验将NC和SA血清外泌体与HTR-8/Svneo细胞共培养，分为Ctrl组、NC-Exo组和SA-Exo组；将SA血清外泌体、减味寿胎丸含药血清与HTR-8/Svneo细胞共培养，分为Ctrl组、SA-Exo组和SA-Exo＋JSP组。结果显示：与Ctrl组比较，SA-Exo组的迁移、侵袭能力减弱($P<0.01$)，E-cadherin蛋白表达上调($P<0.01$)，N-cadherin、Vimentin及p-p38蛋白表达下调($P<0.01$，$P<0.05$)；与SA-Exo组比较，SA-Exo＋JSP组红色荧光标记的MOD值降低($P<0.01$)，迁移、侵袭能力增强($P<0.01$)，E-cadherin蛋白表达下调($P<0.01$)，N-cadherin、Vimentin及p-p38蛋白表达上调($P<0.05$)。故认为SA患者血清外泌体可抑制滋养细胞EMT，减味寿胎丸含药血清可抑制滋养细胞对SA患者血清外泌体的摄取，进而逆转其对滋养细胞EMT的抑制作用，其作用机制可能与p38 MAPK信号通路有关。

谢宝珍等探讨了补肾安胎法介导机械敏感性离子通道Piezo1改善肾虚-黄体抑制病证结合大鼠母胎界面血管重铸的作用机制。大鼠分为空白对照组，模型组，地屈孕酮组(地屈孕酮0.31 mg/ml)，减味寿胎丸低、中、高剂量组(82.23、164.46、328.92 mg/ml)。结果显示：与模型组比较，地屈孕酮组及减味寿胎丸各剂量组流产率均下降($P<0.01$)，子宫动脉PI及RI下降($P<0.05$)，低、中剂量减味寿胎丸组血氧饱

和度升高($P<0.01$),地屈孕酮组及减味寿胎丸各剂量组妊娠黄体及胎盘血管丰富度增加,减味寿胎丸各剂量组孕鼠胎盘 Piezo1 及 VEGFA 表达升高($P<0.001$),中剂量减味寿胎丸组孕鼠胎盘 Piezo1 及 VEGFR2 表达增($P<0.01$)。故认为补肾安胎中药复方减味寿胎丸可通过调控 Piezo1 介导 VEGFA 促进母胎界面的血管生成,降低母体子宫动脉血流阻力,增加母胎界面血流灌注,改善母胎界面的血氧物质交换,从而发挥降低流产的作用。

(撰稿:张茹雯　审阅:罗颂平)

[附]　参考文献

B

鲍美如,杨新春,杭天,等.1895 例子宫内膜异位症患者证候分布及特征[J].中国实验方剂学杂志,2023, 29(6):128

C

陈思莹,龚伟鹏,林赐福,等.中西医结合治疗寒湿瘀滞型慢性盆腔痛 30 例[J].福建中医药,2023, 54(6):6615

陈新悦,陈宣伊,许小凤,等.吴门女科温阳通络方口服联合外敷治疗子宫内膜异位症临床研究[J].亚太传统医药,2023, 19(9):119

陈贞月,郜洁,邓高丕.补肾安胎复方对自然流产患者血清外泌体作用下的滋养细胞上皮间充质转化的影响[J].中华中医药杂志,2023, 38(5):2350

F

方晶晶,唐艳艳.腹诊在中医妇科中的临床应用[J].浙江中医杂志,2023, 58(3):199

H

和翔宇,王国华,郭琦.基于运气学说探讨癸卯年妇科疾病诊治规律[J].浙江中医药大学学报,2023, 47(8):926

胡磊磊,张爱民.浅析夏桂成妇科补阴六要[J].江西中医药,2023, 54(7):23

黄蓓,胡雅君,周月希,等.国医大师梅国强运用和解枢机法治疗痛经[J].湖南中医药大学学报,2023, 43(9):1617

黄娴,曾丽华,李婧,等.基于非靶向代谢组学探究减味寿胎丸对流产大鼠尿液的影响[J].中华中医药杂志,2023, 38(5):1943

J

吉秀家,张小花,黄灿灿,等.少腹逐瘀汤调控 PTEN/Akt/mTOR 信号通路减轻子宫内膜异位症纤维化[J].中国中药杂志,2023, 16(10):1967

L

梁嘉玲,刘雁峰,肖承悰,等.二补助育汤治疗肾虚血瘀型反复胚胎种植失败低子宫内膜容受性患者的临床观察[J].中华中医药杂志,2023, 38(1):415

蔺凯丽,郭洁,张崴,等.基于证素分析的复发性流产中医证型分布特征研究[J].天津中医药,2023, 40(6):697

陆黎娟,曾薇薇,张婷婷,等.试用肺-肠轴学说探讨内异症痛经从肺肠论治思路[J].辽宁中医杂志,2023, 50(6):61

罗佳,杨亚楠,刘蓝,等.姚氏医学流派妇科“疏调助冲”学术思想浅析[J].中国民族民间医药,2023, 32(5):9

S

师伟,王丽,张师前.中西医结合治疗女性慢性盆腔疼痛专家共识(2023 年版)[J].山东中医杂志,2023, 42(10):1029

孙妍,王凌.下丘脑神经内分泌调控网络失衡引发女性生殖内分泌紊乱中西医结合辨析[J].中国中西医结合杂志,2023, 43(8):996

孙立新.基于“肾与膀胱相表里”论治妇科疑难病[J].中医药临床杂志,2023, 35(5):858

孙小淳,谭丽,丁楠,等.海派蔡氏妇科育肾周期疗法治疗不孕症的理论与实践[J].北京中医药大学学报,2023, 46(9):1213

孙新慧，郭亚楠，霍超越，等.基于 PI3K/AKT 信号通路探讨琥珀散对子宫内膜异位症小鼠的影响及作用机制研究[J].环球中医药，2023，16(10)：1967

W

汪鸽，韩延华.龙江韩氏妇科治疗妊娠合并宫腔积血经验[J].中华中医药杂志，2023，38(4)：1640

王慧锦，刘雅丽，黄瑶，等.三晋王氏妇科治疗痛经病临证经验[J].中医临床研究，2023，15(17)：120

王梦雨，汤玲，马丽爽，等.肖承悰运用温肾散寒活血法治疗子宫内膜异位性痛经经验[J].中医杂志，2023，64(6)：550

王艳群，刘小古，何成瑶，等.基于养精育胞论构建中医妇科肾虚类疾病治疗新体系——国医大师何成瑶学术思想与临床经验研究[J].湖南中医药大学学报，2023，43(10)：1754

X

谢宝珍，黄煦格，余兆吉，等.补肾安胎法调控 Piezo1 改善肾虚-黄体抑制病证结合流产大鼠母胎界面血管生成的机制[J].中华中医药杂志，2023，38(7)：3065

Y

杨柳青，陈菁双，章勤.何氏妇科流派治疗恶阻经验与特色[J].中华中医药杂志，2023，38(10)：4750

姚水玲，曾翠英，吴仕好.慢性盆腔痛采用口服丹鳖胶囊联合四黄散外用治疗的临床效果[J].内蒙古中医药，2023，42(7)：1154

Z

张鑫.宫炎平滴丸联合中药灌肠治疗盆腔炎所致慢性盆腔痛疗效观察[J].中国民族医药杂志，2023，29(7)：915

张慧敏，陈思，张莹轩，等.基于 16S rRNA 测序分析肾虚证先兆流产的阴道菌群特征[J].中国实验方剂学杂志，2023，29(21)：123

张家蔚，薛晓鸥，严培嘉，等.乌丹丸对寒凝血瘀子宫内膜异位大鼠 PI3K/Akt/m TOR 自噬信号轴及相关分子表达的影响[J].环球中医药，2023，16(2)：183

张悦健，林陶秀，何甜甜，等.琥珀散通过 LncRNA MALAT1/miR-142-3p 促进自噬缩小子宫内膜异位症裸鼠异位病灶的机制[J].中华中医药杂志，2023，38(9)：4142

周航，郑小艳，邓琳雯，等."胎茎系于脾"安胎机理时-空演绎及"证-方-药"体系现代化研究[J].世界科学技术(中医药现代化)，2023，25(6)：1

周月希，杜鑫，吕孝丽，等.减味寿胎丸介导妊娠特异性糖蛋白 1 治疗自然流产的机制[J].中华中医药杂志，2023，38(4)：1844

（六）儿　科

【概述】

2023年度公开发表的儿科及其相关学术论文1 900余篇，内容涉及基础理论、临床治疗、名医经验、实验研究和预防保健等方面。

1. 急重症、传染病及新生儿疾病的治疗

(1) 急重症的中医治疗　继续彰显良好的态势，热性惊厥、重症肺炎、难治性支原体炎、手足口病、川崎病、传染性单核细胞增多症等均有报道。①热性惊厥　陈友鑫以小儿牛黄清心散（天麻、胆南星、黄连、赤芍药、大黄、全蝎等）治疗50例，与对照组均予常规治疗加左乙拉西坦口服溶液，疗程15 d。结果：治疗组总有效率为98.0%(49/50)，高于对照组的84.0%(42/50)，退热、流涕消失、咳嗽消失时间优于对照组，治疗后血清CD_4^+、CD_4^+/CD_8^+、CD_8^+、S-100β、BDNF、NSE水平均优于对照组（均$P<0.05$）。②小儿脓毒血症　杨阳以参附注射液治疗45例，与对照组均低分子肝素治疗，疗程7 d。结果：治疗组总有效率为97.8%(44/45)，优于对照组的84.1%(37/44)；治疗组治疗后凝血指标FIB、APTT、PT-ProBNP、Cys水平及APACHE、SOFA评分均优于对照组（均$P<0.05$）。③小儿肺炎合并严重脓毒症体外膜肺氧合支持并脑部并发症　邢燕等以安宫牛黄丸治疗10例，与对照Ⅱ组均予重症常规干预，另设小儿肺炎合并一般脓毒症常规治疗对照Ⅰ组，Ⅰ组疗程10～14 d，治疗组、Ⅱ组均28 d。结果：与Ⅰ组比较，Ⅱ组和治疗组CRP、PCT、BE、Lac计数和平均住院天数均升高，PF值降低，危重评分降低（均$P<0.01$）；外周血CD_{63}^+单核细胞比例、CD_4^+、CD_8^+ T、CD_8^+ T细胞毒性T细胞(CTL)功能、TNF-α和趋化因子、趋化因子受体比例、IL-10和VEGF蛋白、HMGB1和IL-17蛋白、NSE蛋白表达等均升高（$P<0.01$，$P<0.05$）。与Ⅱ组比较，治疗组危重评分略有好转，BE绝对值、Lac、平均住院天数均降低，PF值升高（$P<0.01$）；相应的外周血单核细胞比例、适应性免疫应答、蛋白表达升高，elastase$^+$等基因表达有一定程度下降（$P<0.01$，$P<0.05$）。④重症肺炎　王振华等拟改良肺炎3号方（太子参、黄芪、炒白术、半夏、陈皮、云茯苓等）治疗50例，与对照组均予阿奇霉素治疗，疗程14 d。结果：治疗组总有效率为92.0%(46/50)，高于对照组的74.0%(37/50)；治疗组治疗后啰音消失、止咳、气促消失、热退、住院时间和MMF、PEF、PImax、PEmax水平及血IL-8、TNF-α、CRP水平均优于对照组（均$P<0.05$）。⑤重症支原体肺炎　侯月等以银黛汤加减（青黛、银杏、苏子、葶苈子、冬瓜子、杏仁等；持续高热加寒水石、炙麻黄、地骨皮，痰盛喘促加竹茹、青礞石、化橘红，热退后加桃仁、莪术、虎杖）治疗毒热闭肺证44例，与对照组均予静脉滴注阿奇霉素、甲强龙。疗程10 d。结果：治疗组症状总积分低于对照组（$P<0.05$）；治疗10 d后，治疗组24例在黏膜糜烂、纵行皱褶、炎性狭窄、分泌物增多、黏液栓阻塞方面明显改善（$P<0.05$），对照组21例仅纵行皱褶、管腔闭塞两方面改善（$P<0.05$），治疗组在炎性狭窄、分泌物增多的发生率低于对照组（$P<0.05$）。⑥急性阑尾炎　梁云溪以大黄牡丹汤保留灌肠治疗40例，与对照组均予腹腔镜手术，疗程3 d。结果：治疗组总有效率为95.0%(38/40)，优于对照组的75.0%(30/40)（$P<0.05$）；治疗组腹痛、呕吐、腹胀、纳差等中医证候评分和血炎症指标hs-CRP、

IL-6、TNF-α 水平均优于对照组($P<0.05$ 或 $P<0.001$),首次胃肠道通气、首次排便、住院时间均优于对照组($P<0.05$)。⑦手足口病　张静等以清热消毒汤(黄连、连翘、当归、知母、生地黄、黄芪等)治疗84例,与对照组均予单纯重组人干扰素 α2b 喷雾剂治疗,疗程 14 d。结果:治疗组总有效率为 97.6%(82/84),高于对照组的 86.9%(73/84);治疗组治疗后血 CR、GOT、CK 水平优于对照组(均 $P<0.05$)。⑧川崎病　房艳艳等分期辨治(发热期方选清瘟败毒饮加减,热退后方选竹叶石膏汤加减,恢复期方选六君子汤加减)治疗不完全本病 1 例,配合静滴丙种球蛋白、口服阿司匹林。10 d 后复查心脏超声未见明显异常。单红霞等根据川崎病之初起,毒邪尚在表,临床表现为不典型川崎病,治以辛凉宣透,宣中寓清,以引邪外出,热去毒解的思路,用葛根解肌汤加减治疗,疗效较好。⑨EB 病毒感染　袁国文等以甘露消毒丹加味治疗 31 例,与对照组 34 例均予阿昔洛韦静脉滴注,疗程 7 d。结果:治疗组总有效率为 93.5%(29/31),高于对照组的 73.5%(25/34)($P<0.05$);两组治疗后发热、咽喉肿痛、肢体困重、胸闷腹胀等中医证候评分和血清 CD_3^+、CD_4^+、CD_8^+ 水平均改善,且治疗组更显著(均 $P<0.05$)。⑩传染性单核细胞增多症　王静等以升降散合小柴胡汤加减治疗 33 例,与对照组均予更昔洛韦治疗。疗程 7 d。结果:治疗组总有效率为 90.9%(30/33),高于对照组的 78.8%(26/33)($P<0.05$);两组治疗后血异型淋巴细胞比例、WBC、淋巴细胞比例和血清 ALT、AST、CK-MB、CK、LDH 等均改善,且治疗组更显著($P<0.05$)。⑪水痘　张小琴以银翘散加减方治疗轻证 51 例,与对照组均予盐酸伐昔洛韦分散片治疗,疗程 7 d。结果:治疗组总有效率为 96.1%(49/51),高于对照组的 82.4%(42/51)($P<0.05$),高热消退、瘙痒消失、水痘结痂时间等均短于对照组($P<0.01$);两组治疗后血清 TNF-α、IL-6、IL-8 等水平均改善,且治疗组更显著($P<0.05$)。

(2) 新生儿疾病更多涉猎　如新生儿高胆红素血症、胆汁淤积性肝病等。①新生儿高胆红素血症　蔡在胜等以健肝乐颗粒(白芍药、甘草)治疗本病湿热内蕴证 95 例,设立常规蓝光治疗对照组 104 例,疗程 3~5 d。结果:治疗组总有效率、不良反应发生率分别为 97.9%(93/95)、2.1%(2/95),优于对照组的 82.7%(86/104)、10.6%(11/104)($P<0.05$);两组治疗后 NBNA 评分、TCB 水平以及血清 TBiL、TBA、IL-6、PCT、CysC 水平均改善,且治疗组更显著($P<0.05$)。②低 γ-谷氨酰转肽酶型胆汁淤积性肝病　张晓辉等自拟方(茵陈、金钱草、茯苓、丹参、泽兰、生麦芽等)治疗 36 例,疗程 4 周。根据治疗 4 周后疗效,将患者分为治疗有效组和治疗不佳组进行比较。结果:治疗不佳组的病例较治疗有效组治疗前 TBiL、DBiL 水平更高、γ-GT 水平较低($P<0.05$),两组转氨酶、碱性磷酸酶等水平差异无统计学意义($P>0.05$);治疗有效组中,以湿热滞络证为主,其次是肝络瘀滞证;治疗不佳组中,肝络瘀阻证为主,两组中医证候构成比差异有统计学意义($P<0.05$)。林筱萱等以通络利胆汤(麦芽、茵陈、金钱草、通草、丹参、泽兰等;发热、苔黄厚腻加黄芩、青黛、琥珀,胁下痞块增大、苔白加北柴胡、郁金;腹部青筋暴露、大便颜色较前更浅加桂枝、干姜)治疗 72 例,与对照组均予口服熊去氧胆酸胶囊、葡醛内酯片及补充脂溶性维生素治疗,疗程 12 周。结果:治疗组总有效率为 79.2%(57/72),胆汁淤积缓解率 31.9%(23/72),高于对照组的 59.7%(43/72)、15.3%(11/72)($P<0.05$);两组治疗后血清 TBiL、DBIL、AST、ALT、ALP 水平和取效时间均改善,且治疗组更显著($P<0.01$ 或 $P<0.05$)。

2. 常见病、多发病的治疗

(1) 肺系疾病的治疗　仍是今年研究总结的重点。小儿反复呼吸道感染、慢性咳嗽已列专条研究。①小儿呼吸道合胞病毒急性支气管炎　徐嘉辉等以银翘清咽颗粒(地黄、麦冬、玄参、菊花、金银花、胖大海等)治疗 43 例,设立西药常规治疗对照,疗程 5 d。结果:治疗组总有效率、显效率分别为 95.4%(41/43)、72.1%(31/43),高于对照组的 79.1%(34/43)、

48.8%(21/43)($P<0.05$);治疗组治疗后中医症候评分和热退、咳嗽消失时间少于对照组,血清 IL-6、MIF 含量及 RSV 转阴率均低于对照组(均 $P<0.05$)。②小儿迁延性细菌性支气管炎 李杰以苇茎汤治疗 43 例,与对照组 42 例均予阿莫西林克拉维酸钾干混悬剂抗感染治疗,疗程 14 d。结果:治疗组总有效率为 90.7%(39/43),高于对照组的 73.8%(31/42)($P<0.05$);两组中医证候评分和 FVC、FEV1、PEF 等肺功能指标及血 IL-6、IL-4、CRP、CD_3^+、CD_4^+、CD_8^+ 水平均改善,且治疗组更显著(均 $P<0.05$)。③急性毛细支气管炎 叶龙等以三拗二陈颗粒(苦杏仁、茯苓、葶苈子、瓜蒌、姜半夏、蜜麻黄等)治疗痰湿闭肺证 50 例,与对照组均予吸入用布地奈德混悬液,疗程 7 d。结果:治疗组总有效率为 94.0%(47/50),高于对照组的 84.0%(42/50),咳嗽缓解、喘促缓解、肺部啰音消失时间和不良反应发生率均短于对照组(均 $P<0.05$);两组治疗后中医证候评分和血清 TNF-α、IL-8、IL-6 水平均改善,且治疗组更显著($P<0.05$)。④闭塞性细支气管炎 范鹏等以健脾化痰益肺汤(黄芪、太子参、熟地黄、瓜蒌、陈皮、法半夏等)治疗 39 例,与对照组均予布地奈德混悬液雾化吸入、阿奇霉素干混悬剂、盐酸氨溴索口服,疗程 6 周。结果:治疗组治疗后咳嗽、喘息、咳痰等评分均低于对照组,FEV1、FEV1/FVC、MMEF 高于对照组,血清 MPO-ANCA、PR3-ANCA 浓度低于对照组(均 $P<0.01$)。⑤咳嗽变异性哮喘 吴珂等以柴防止咳方(北柴胡、黄芩、清半夏、党参、防风、乌梅等;鼻塞、流涕加苍耳子、辛夷花,咳嗽剧烈加百部、款冬花,大便干结加瓜蒌、火麻仁)治疗风邪犯肺证 30 例,设立氯雷他定片联合苏黄止咳胶囊对照,疗程 2 周。结果:两组总有效率均为 93.3%(28/30),但治疗组显效率为 43.3%(13/30),优于对照组的 36.7%(11/30)($P<0.05$);两组治疗后日间、夜间咳嗽症状评分和血 EOS、IgE 水平均改善,且治疗组更显著(均 $P<0.05$)。仇志锴等以麻杏石甘汤合过敏煎加味(防风、银柴胡、乌梅、甘草、蝉蜕、麻黄等;兼感风热加金银花、连翘,干咳无痰加川贝母,积食生痰加焦三仙,大便干结加瓜蒌仁)治疗 59 例,对照组予常规西医治疗,疗程 4 周。结果:治疗组有效率为 86.4%(51/59),高于对照组的 69.5%(41/59)($P<0.05$),治疗组治疗 3 个月内急性复发次数低于对照组($P<0.05$);两组咳嗽症状、伴随症状得分和肺功能指标 FVC、FEV1 及 FEV1/FVC 指标以及血清 IL-10、IL-5、TNF-α、中性粒细胞及嗜酸性粒细胞水平均明显改善,且治疗组更显著(均 $P<0.05$)。范娅荣等自拟二陈桑贝止咳平喘方(陈皮、法半夏、茯苓、桑白皮、浙贝母、醋青皮等)治疗痰邪蕴肺证 30 例,设立孟鲁司特钠咀嚼片对照,疗程 4 周。结果:治疗组总有效率为 96.7%(29/30),高于对照组的 86.7%(26/30)($P<0.05$);两组治疗后 CDS 评分、中医证候积分及肺功能(FEV1%、PEF%)均有改善($P<0.05$),且治疗组更显著($P<0.01$)。邬素珍等采用健脾补肺膏(扁豆、山药、生甘草、僵蚕、地龙、党参等)治疗缓解期 43 例,对照组 43 例口服孟鲁司钠片和地氯雷他定混悬剂,疗程 3 个月。结果:治疗组总有效率为 93.0%(40/43),优于对照组的 76.7%(33/43)($P<0.05$);两组治疗 1、3 个月后,ACT 评分和血清 CD_3^+、CD_4^+、CD_4^+/CD_8^+、IgG、IgA、IgE 水平明显升高,CD_8^+ 水平降低($P<0.05$),且治疗 3 个月后更显著($P<0.05$),治疗组优于同期对照组($P<0.05$)。⑥支气管肺炎 周维维等以麻杏化瘀汤(蜜麻黄、杏仁、水蛭、败酱草、鱼腥草、甘草,发热明显加石膏、牡丹皮、桑白皮等,痰多加葶苈子、紫苏子、莱菔子等,咳嗽频作加蜜百部、紫菀)治疗痰热闭肺证 60 例,与对照组均予西医常规及小儿肺热咳喘口服液治疗,疗程 7 d。结果:治疗组总有效率为 96.7%(58/60),优于对照组的 85.0%(51/60);治疗后两组退热、止咳、气促消失、肺部体征消失、痊愈时间均更短;中医证候积分和血 SAA、WBC、PCT、CRP、IgA、IgG、IgM 等指标均改善,且治疗组更显著($P<0.05$)。⑦支原体肺炎 龙冬冬等以柴芩温胆汤加减(北柴胡、黄芩、甘草、竹茹、苦杏仁、陈皮等)治疗 30 例,与对照组均予阿奇霉素静脉滴注,疗程 5~7 d。结果:治疗组总有效率为 96.7%(29/

30)，高于对照组的 76.7%(23/30)($P<0.05$)，发热、咳嗽及肺部啰音完全消失时间均短于对照组($P<0.05$)；两组治疗后血清 IL-1β、IL-8 水平均改善，且治疗组更显著($P<0.05$)。林忠嗣等以清金化痰饮(柴胡、黄芩、党参、半夏、生姜、甘草等，食欲不振加山楂、神曲，喘息加莱菔子；腹痛加白芍药，咽喉红肿疼痛加桔梗、荆芥，痰黄黏稠加竹茹、川贝母，烦躁易惊加生龙骨、生牡蛎，大便干燥加火麻仁，口周发绀或舌质紫黯者加丹参)联合中药敷胸散(大黄、芒硝)外用治疗 35 例，与对照组均予静脉滴注红霉素和盐酸氨溴索及常规对症治疗，疗程 10 d。结果：治疗组总有效率为 97.1%(34/35)，优于对照组的 74.3%(26/35)($P<0.05$)，治疗组发热、咳嗽、喘息、肺部啰音消失时间显著短于对照组($P<0.05$)；两组治疗后中医证候、体征积分和肺功能 PEF、FVC、FEV1 以及血清炎性因子 IL-6、CRP、SAA 水平均改善，且治疗组更显著(均 $P<0.05$)。丘婧等以五味沙棘散(沙棘膏、栀子、木香、甘草、白葡萄干)治疗本病痰热闭肺证 50 例，与对照组均予阿奇霉素治疗，疗程 10 d。结果：治疗组总有效率为 96.0%(48/50)，优于对照组的 84.0%(42/50)($P<0.05$)，治疗组发热、气喘、咳嗽、痰鸣消失时间均短于对照组($P<0.05$)；两组治疗后中医证候各项评分、总分和肺功能指标 FEV1、FEV1% pred、FEV1/FVC、PEF 及血清 ECP、MDC 水平均改善，且治疗组更显著(均 $P<0.05$)。⑧难治性支原体肺炎　李前前等以肺宁排毒汤(麻黄、苦杏仁、石膏、芦根、桃仁、薏苡仁等)治疗 48 例(脱落 1 例)，与对照组 48 例(脱落 2 例)均予阿奇霉素、甲泼尼龙静滴和对症治疗，疗程 7 d。结果：治疗组总有效率为 95.7%(45/47)，显著高于对照组的 80.4%(37/46)($P<0.01$)；两组治疗后中医证候积分、肺部影像学评分和血 sB7-H3、TNF-α、IL-1β、IL-6、DD、FIB 水平均明显改善，且治疗组更显著($P<0.05$，$P<0.01$)；对照组 TT 指标与治疗前差异无统计学意义，而治疗组则延长($P<0.05$)。潘炜等以豁痰通络汤(甘草、胆南星、炙麻黄、瓜蒌、杏仁、桃仁等)治疗 35 例，与对照组均甲泼尼龙、阿奇霉素治疗，疗程 15 d。结果：治疗组总有效率为 91.4%(32/35)，高于对照组 68.6%(24/35)；两组治疗后中医症状评分、总分和血清 Th1、D-D、CRP、Th1/Th2 水平以及外周血 PLT 水平、FVC、PEF、MMF 均改善，且治疗组更显著(均 $P<0.05$)。李杰以蛤蚧地黄散(熟地黄、酒萸肉、石斛、麦冬、五味子、炮附子等)治疗 56 例，与对照组 48 例均予基础对症、静脉滴注阿奇霉素、甲泼尼龙和阿奇霉素序贯疗法、泼尼松口服，连续用药 7 d；疗程 3 周。结果：治疗组总有效率为 98.2%(55/56)，高于对照组的 87.5%(42/48)；两组治疗后中医证候积分、胸部阴影吸收比例和退热、咳嗽缓解、住院时间以及血清 hs-CRP、LDH、IL-6、TNF-α 均改善，且治疗组更显著($P<0.05$)。⑨病毒性肺炎　卢薇等以消炎宣肺汤(黄芩、桑白皮、前胡、连翘、金银花、荆芥等)治疗 46 例，与对照组均予重组人干扰素治疗，疗程 7 d。结果：两组治疗后发热、头痛、流汗、咳嗽、气喘、鼻塞流涕、咽红肿症状评分和 PEF、VT/kg、RR 等肺功能指标及血清 CD_3^+、CD_4^+、CD_4^+/CD_8^+ 均改善，且治疗组更显著($P<0.05$)。⑩细菌性肺炎　陈银丽以宣肺化痰汤(蜜麻黄、黄芩、苦杏仁、生石膏、葶苈子、紫苏子等，咳嗽甚加款冬花；痰多加矮地茶、白芥子；热盛痰黄加天竺黄、浙贝母)治疗痰热闭肺证 55 例，与对照组均予抗感染等治疗，疗程 7 d。结果：治疗组总有效率为 98.2%(54/55)，高于对照组的 87.3%(48/55)($P<0.05$)，治疗组退热、止咳、肺部湿啰音消失时间均优于对照组($P<0.05$)；两组治疗后中医证候积分和血清炎症因子 CRP、IL-6、IL-8、TNF-α 水平均改善，且治疗组更显著(均 $P<0.05$)。⑪大叶性肺炎　魏明杰等以清肺排毒汤中药足浴(柴胡、大青叶、黄芩、连翘、蒲公英、板蓝根等)联合虎符铜砭刮痧(大椎、大杼、膏肓、神堂、风府、风池等穴位和经络)治疗热毒壅肺证 30 例，与对照组 30 例(最终纳入 27 例)均予西药常规治疗，疗程 7 d。结果：治疗组总有效率为 96.7%(29/30)，高于对照组 81.5%(22/27)($P<0.05$)，治疗组发热、咳嗽、咳痰、肺部听诊、面赤、精神状态、纳食、大便评分均低于对照组，

血 PT、APTT、D-D 水平优于对照组(均 $P<0.05$)。

(2) 脾系疾病的治疗　消化系统疾病的研究颇多突破,脾系急、重症的研究逐步涉猎,较多小儿泄泻、慢性胃炎、肠易激综合征的治疗都很具特色,从辨证、治法、用药、给药途径等各个方面进行突破。肠系膜淋巴炎见专条。①功能性消化不良　张强等自拟健脾消积汤(党参、白术、山药、鸡内金、枳壳、厚朴等)治疗 52 例,与对照组 51 例均予西药枸橼酸莫沙必利片、双歧杆菌三联活菌散治疗,疗程 4 周。结果:治疗组总有效率为 94.2%(49/52),高于对照组的 78.4%(40/51);两组治疗后上腹痛、上腹烧灼感等中医证候评分、缓解时间和大肠杆菌、肠球菌、双歧杆菌、乳杆菌水平均改善,且治疗组更显著(均 $P<0.05$)。②小儿感染后脾虚综合征　张小利等以小小正坤散(香附、九节菖蒲、独活、蒲公英)治疗 60 例,设立双歧杆菌乳杆菌三联活菌对照,疗程 1 个月。结果:治疗组总有效率为 95.0%(57/60),优于对照组的 83.3%(50/60);治疗组复发率为 5.3%(3/57),优于对照组的 20.0%(10/50);两组治疗后主、次症、总积分和血清 IgA、IgM、IgG、C3、C4 水平均改善,且治疗组更显著(均 $P<0.05$)。③厌食　范涛等以醒脾消食汤(太子参、茯苓、枳实、蓑衣子、金剑草、山楂等)治疗 50 例,设立枯草杆菌二联活菌颗粒对照,治疗 8 周。结果:治疗组总有效率为 96.0%(48/50),优于对照组的 76.0%(38/50);两组治疗后铁、钙、锌含量和身高、体质量及血清 GAS、NPY 水平均改善,且治疗组更明显(均 $P<0.05$)。王亦宸以参苓白术散合逍遥散治疗 34 例,与对照组均予口服葡萄糖酸锌,疗程 2 周。结果:治疗组总有效率为 97.1%(33/34),高于对照组的 76.5%(26/34);两组治疗后倦怠乏力、肢体困重、食欲不振评分和神经降压素、瘦素水平均改善,且治疗组更显著(均 $P<0.05$)。李风等以小儿健脾养胃膏(北沙参、麦冬、玉竹、乌梅、炒白芍药、炒麦芽等)治疗脾胃阴虚证 29 例,设立健胃消食片、维生素 B 对照,疗程 2 个月。结果:治疗组总有效率为 96.6%(28/29),高于对照组的 72.4%(21/29);治疗组不良反应发生率为 3.4%(1/29),低于对照组 24.1%(7/29);两组治疗后食欲、食量、饮水量等症状评分均改善,且治疗组更显著(均 $P<0.05$)。④腹泻　孙晓明以加味二陈汤(法半夏、茯苓、白芍药、南豆花、枳壳、布渣叶等)结合中药热罨包(防风、白芍药、陈皮、白术)治疗本病脾虚湿困证 45 例,设立口服益生菌枯草杆菌二联活菌颗粒和蒙脱石散对照,疗程 7 d。结果:治疗组总有效率为 95.6%(43/45),高于对照组的 66.7%(30/45);治疗组治疗后中医证候积分、血清炎症因子 IL-6、IL-10、TNF-α 及中医症状消失时间均优于对照组(均 $P<0.05$)。张莹莹等以小建中汤治疗迁延性腹泻 49 例,与对照组均予酪酸梭菌活菌散治疗,疗程 10 d。结果:治疗组总有效率为 95.9%(47/49),高于对照组的 81.6%(40/49);治疗组大便性状恢复正常、腹泻停止、腹痛消失时间均优于对照组,主症、次症积分和血清 IgA、IgG、IgM 水平均高于对照组(均 $P<0.05$)。⑤细菌性腹泻　张志巧等自拟芩连秦皮汤(生葛根、秦皮、黄芩、黄连、泽泻、砂仁等)治疗 52 例,与对照组均予常规治疗,疗程 5 d。结果:治疗组总有效率、显效率分别为 92.3%(48/52)、76.9%(40/52),高于对照组的 86.5%(45/52)、57.7%(30/52);治疗组治疗后中医证候积分和腹泻、腹痛、发热消失时间及血清 D-乳酸、DAO、内毒素、TNF-α、IL-6、PCT 等水平均低于对照组(均 $P<0.05$)。⑥轮状病毒性肠炎　姚红莲等以清肠化湿方(葛根、黄芩、苍术、茯苓、车前子、地锦草等)治疗 60 例,与对照组均予蒙脱石散、双歧杆菌四联活菌片口服,疗程 3 d。结果:治疗组总有效率为 95.0%(57/60),高于对照组的 80.0%(48/60);两组治疗后大便次数、性状等主要症状评分和血清 LDH、CK-MB、IL-6、IL-8 水平均改善,且治疗组更显著(均 $P<0.05$)。叶青艳等以黄连五倍子散敷脐(五倍子、黄连)治疗湿热证 80 例(完成 68 例),与对照组 80 例(完成 66 例)均予西医基础治疗并联合黄连五倍子散安慰剂贴敷(组成为上方每位药 10% 药量+90%赋形剂组成),治疗 3 d,随访 4 d。结果:治疗组总有效率为 95.6%(65/68),优于对照组的

84.8%(56/66)($P<0.05$);治疗组止泻时间、症状总分均优于对照($P<0.01$)。⑦慢性胃炎　李静等自拟调胃饮加减(白豆蔻、乌药、白芍药、延胡索、佛手、青皮等,胃腹胀严重加木香)治疗56例,对照组54例予常规治疗,疗程2周。结果:治疗组总有效率为94.6%(53/56),高于对照组的81.5%(44/54);两组治疗后食欲减退、胃脘疼痛、胃部灼热等中医症状评分和血IL-6、IL-8、TNF-α、GAS、SS、EGF、CD_3^+、CD_4^+、CD_8^+水平均改善,且治疗组更显著(均$P<0.05$)。⑧幽门螺杆菌相关性胃炎　赵西斌等以清胃和中汤(黄芩、黄连、连翘、蒲公英、党参、金银花等,泛酸明显加吴茱萸,胃脘痛甚加延胡索、川楝子,恶心、呕吐加竹茹、陈皮,纳呆食少加焦三仙,肢体困倦加薏苡仁、佩兰)治疗脾胃湿热证47例,与对照组均予阿莫西林胶囊、奥美拉唑肠溶胶囊、甲硝唑片、克拉霉素序贯疗法治疗,疗程10 d。结果:治疗组有效率为95.7%(45/47),高于对照组的76.6%(36/47),HP根除率83.0%(39/47),高于对照组的66.0%(31/47)($P<0.05$);两组治疗后各项症状积分和均乳酸杆菌、双歧杆菌、肠杆菌、肠球菌均改善($P<0.05$或$P<0.01$),且治疗组更显著($P<0.05$)。李玫霖等以康复新液(美洲大蠊)治疗42例,与对照组34例均予奥美拉唑、阿莫西林、克拉霉素三联药物治疗,疗程2周。结果:治疗组有效率为88.1%(37/42),高于对照组的67.6%(23/34);两组治疗后PGⅠ、PGⅡ、G-17水平均改善,且治疗组更显著(均$P<0.05$)。⑨肠易激综合征　魏金霜等以疏肝和胃汤(白芍药、香附、佛手、郁金、甘草、木香等)联合活菌制剂治疗40例,对照组予解痉药物、止泻药物及饮食调整等基础治疗,疗程2个月。结果:治疗组总有效率为92.5%(37/40),高于对照组的75.0%(30/40);两组治疗后大便性质、腹痛腹泻等胃肠症状评分和抑郁、焦虑、生活质量评分及血FABP、D-乳酸、DAO、CGRP、PYY水平均改善,且治疗组更显著(均$P<0.05$)。

(3) 心系疾病的治疗　今年的研究重点为病毒性心肌炎的治疗。①急性柯萨奇B病毒性心肌炎　曹雪敏以清心抗炎饮(炙甘草、黄芪、阿胶、桂枝、生地黄、麦冬等)治疗邪毒侵心证43例,设立常规西医治疗对照,疗程4周。结果:治疗组总有效率为95.3%(41/43),高于对照组的79.1%(34/43);两组治疗后中医证候积分和血清CK-MB、LDH、CPK、TNF-α、IL-6水平均改善,且治疗组更显著(均$P<0.05$)。②心肌损害　范小颖等以益气涤痰通腑汤(浙贝母、半夏、陈皮、茯苓、黄芩、胆南星等)治疗重症支原体肺炎伴心肌损伤41例,与对照组均常规治疗基础上给予乌司他丁注射液治疗,疗程1周。结果:治疗组总有效率为92.7%(38/41),高于对照组的78.0%(32/41);两组治疗后血清CD_4^+、CD_4^+/CD_8^+和血清炎症介质以及心电图QT离散程度、心肌损伤标志物均改善,且治疗组更显著(均$P<0.05$)。③先天性心脏病患儿术后　刘海燕等以温阳利湿化瘀方(桂枝、制附片、川芎、人参、巴戟天、干姜等)治疗74例,与对照组均予常规西医治疗、术后严格限制能量及水的摄入、普通奶粉进行喂养等。结果:治疗组患儿术后机械通气、PICU治疗、住院时间和不良反应发生率均优于对照组;术后两组PA、ALB、TP均高于术前,且治疗组更显著($P<0.05$)。④夜啼　赵丽娜以温脾汤联合乌药散治疗本病脾虚中寒证62例,与对照组均口服钙剂与维生素D,疗程7 d。结果:治疗组总有效率93.5%(58/62),高于对照组的77.4%(48/62);两组治疗后中医证候评分均改善,且治疗组更显著(均$P<0.05$)。⑤儿童睡眠障碍　陈晓玲等自拟清心如眠方(生地黄、焦栀子、蝉蜕、淡竹叶、酸枣仁、百合等;胃纳欠佳加鸡内金、生山楂,大便干结加柏子仁、决明子,多汗加龙骨、牡蛎)治疗心肝热炽证30例,与对照组30例(脱落2例)无予认知行为治疗和心理疏导,疗程4周。结果:治疗组总有效率为93.3%(28/30),高于对照组的32.1%(9/28);两组治疗后中医主症、次症、证候总积分和儿童睡眠习惯问卷评分均改善,且治疗组更显著(均$P<0.05$)。

(4) 肾系疾病的治疗　过敏性紫癜性肾炎、狼疮性肾炎、遗尿等仍是今年研究的重点。①过敏性

紫癜性肾炎　杨洁等自拟滋阴通络方加减(生黄芪、玉米须、白茅根、党参、白术、杜仲等,气虚加白术、太子参;血尿加藕节炭;浮肿加茯苓皮;伴关节痛加羌活、独活;常伴低热加青蒿、黄柏)治疗本病湿热伤络证 55 例,与对照组均予泼尼松片联合环磷酰胺治疗,疗程 3 个月。结果:治疗组总缓解率为 90.9%(50/55),高于对照组的 76.4%(42/55);随访 1 年,治疗组复发率为 18.2%(10/55),低于对照组的 36.4%(20/55);两组治疗后外周血 Th1、Treg、Th2、Th17 和血清 NF-B、MMP-9 均改善,且治疗组更显著(均 $P<0.05$)。张龙真以健脾清热解毒方(黄芪、茯神、薏苡仁、茯苓、车前草、麸炒僵蚕等)治疗本病湿热瘀毒内阻证 25 例,与对照组均予常规治疗,疗程 3 个月。结果:治疗组总有效率为 96.0%(24/25),高于对照组的 68.0%(17/25);两组治疗后水肿、尿血等中医证候积分和 24 h 尿蛋白含量、尿红细胞、KIM-1、NGAL 指标及血清 IgA、IgG、IgM、APRIL、BAFF 水平均改善,且治疗组更显著(均 $P<0.05$)。杨阳等以五苓散合玉屏风散加减治疗本病肾病型肺脾气虚证 44 例(脱落 3 例),与对照组 44 例(脱落 2 例)均予糖皮质激素联合环磷酰胺等治疗,疗程 12 周。结果:治疗组第 4、8 周尿蛋白有效率分别为 87.8%(36/41)、95.1%(39/41),高于同期对照组的 64.3%(27/42)、81.0%(34/42);治疗组第 8 周尿红细胞有效率 75.6%(31/41),高于对照组的 59.5%(25/42);治疗组第 4、8、12 周中医证候疗效有效率分别为 80.5%(33/41)、92.7%(38/41)、95.1%(39/41),高于同期对照组的 66.7%(28/42)、73.8%(31/42)、83.3%(35/42);两组治疗后 4、8、12 周 24 h 尿蛋白定量、尿红细胞计数、NAG、α1-MG、血白蛋白均改善,且治疗组更显著(均 $P<0.05$)。②狼疮性肾炎　张翼等以白芍总苷胶囊治疗 78 例狼疮性肾炎患儿,与对照组 75 例均予羟氯喹等常规治疗。结果:治疗 3 个月、6 个月、9 个月后,研究组的 24 h 尿蛋白定量、血尿阳性率、发热率、抗 ds-DNA 抗体阳性率、ESR、BUN、Scr 水平低于对照组,血清白蛋白、补体 C3、C4 水平高于对照组(均 $P<0.05$)。③遗尿　费建丽等以止尿饮(制附子、升麻、山药、黄芪、白术、红参等)治疗本病脾肾两虚证 31 例,与对照组均予醋酸去氨加压素片干预,疗程 12 周。结果:治疗组总有效率为 96.8%(30/31),高于对照组的 74.2%(23/31);两组治疗后遗尿频率、脾肾两虚证单项指标评分和膀胱容量、膀胱容量壁厚指数均改善($P<0.05$),且治疗组更显著($P<0.01$)。袁增辉等以益肾醒脑方(补骨脂、乌药、山药、益智仁、石菖蒲、菟丝子等)治疗本病肾气不足证 20 例,与对照组均予去氨加压素治疗,疗程 2 个月。结果:治疗组总有效率为 90.0%(18/20),高于对照组的 70.0%(14/20);治疗组中医证候、睡眠状态评分和膀胱容量均优于对照组(均 $P<0.05$)。

(5) 神经系疾病的治疗　今年的研究更加广泛,小儿多发性抽动症见专条。①小儿颅脑损伤后继发性癫痫　徐会民等以镇痉化痰汤化裁方(蚤休、石菖蒲、钩藤、天麻、制胆南星、僵蚕等;痰多加鲜竹沥;瘀血甚加桃仁;情志不畅加柴胡;风邪甚加防风;抽搐甚加羚羊角)治疗 28 例,与对照组均予丙戊酸钠片口服,治疗 12 周。结果:治疗组总有效率为 92.9%(26/28),高于对照组的 71.4%(20/28);治疗组 NIHSS 评分和 PIQ、VIQ、FIQ 评分及血清中 Hcy、NSE 等含量均优于对照组(均 $P<0.05$)。②脑瘫　邓浩荣基于 ICF 理念下的家庭式手工训练治疗痉挛型偏瘫脑瘫 25 例,与对照组均予常规康复治疗,疗程 3 个月。结果:两组患儿上肢肌张力和精细运动功能较治疗前均改善,且治疗组更显著;治疗组评级进步有效率高于对照组(均 $P<0.05$)。③全面性发育迟缓　项栋良等以中医五音疗法结合感觉统合训练治疗 20 例,疗程 4 周。结果:两组 GDS-C5 个领域发育商均改善,治疗组更显著($P<0.05$)。

(6) 血液系统疾病的治疗　过敏性紫癜、再障治疗是热点。①再生障碍性贫血　张会等以补肾生血汤(生晒参、当归、山药、山萸肉、白术、黄芪等)治疗本病重型 33 例,与对照组均予强化免疫抑制治疗,疗程 24 周。结果:治疗组总有效率为 84.8%(28/33),高于对照组的 63.6%(21/33)($P<0.05$);

两组治疗后血 Hb、WBC、PLT 和骨髓增生程度、非造血细胞百分率及血 Treg 细胞、Treg/Th17 水平均改善(均 $P<0.01$),且治疗组更显著($P<0.05$ 或 $P<0.01$)。②缺铁性贫血　陈阳阳等以健脾益气生血汤(党参、白术、黄芪、鸡血藤、何首乌、茯苓等,食欲不振加山楂、麦芽,夜寐不安加酸枣仁、焦栀子,便溏加炒山药、炒薏苡仁,反复感冒加玉屏风散)治疗本病脾胃虚弱证 38 例,与对照组均予蛋白琥珀酸铁口服溶液,疗程 1 个月。结果:治疗组总有效率为 94.7%(36/38),高于对照组的 79.0%(30/38);两组治疗后中医证候积分和血清 SF、SI、Hb、RBC、MCV、MCHC、TIBC 水平均改善,且治疗组更显著(均 $P<0.05$)。周奇慧以归脾汤加减治疗小儿营养性本病 48 例,与对照组均予口服多糖铁复合物、维生素 C 片,疗程 3 个月。结果:治疗组治愈率为 97.9%(47/48),高于对照组的 77.1%(37/48);治疗组治疗后中医证候积分和血 MCH、MCV、MCHC、HGb 指标水平均优于对照组(均 $P<0.05$)。张银敏等以运脾补血汤(黄芪、太子参、炒山楂、苍术、山药、茯苓等,腹胀便溏加肉桂、肉豆蔻,入睡困难、夜间易醒加酸枣仁、首乌藤,发稀瘦小加黑芝麻、枸杞子)治疗小儿营养性本病脾胃虚弱证 35 例,与对照组均予葡萄糖酸亚铁糖浆,疗程 4 周。结果:治疗组总有效率为 97.1%(34/35),高于对照组的 77.1%(27/35);两组治疗后中医症状积分、总积分和血清 Hb、MCH、MCV、MCHC 水平及血清 SI、SF、TRF 水平和均改善,且治疗组更显著(均 $P<0.05$)。

(7) 耳鼻喉、眼系疾病的治疗　眼耳鼻喉系疾病的研究日益成熟,内治、外用等综合疗法形成规模,更有不少不同治疗法则在慢性鼻、鼻窦、腺样体疾病中的运用。①疱疹性咽峡炎　宋坤蔚等以清咽利膈汤加减(黄连、黄芩、防风、升麻、牛蒡子、桔梗等)治疗 59 例,与对照组均予利巴韦林喷剂,疗程为 7 d。结果:治疗组总有效率为 98.3%(58/59),高于对照组的 81.4%(48/59);体温恢复正常、咽腔疱疹消失、咽痛消失时间优于对照组;两组治疗后血清 IgA、IgG、IgM 水平和血氧指数 PaO_2、SaO_2、PaO_2/FiO_2 水平均改善,且治疗组更显著(均 $P<0.05$)。朱保等以冰青散(冰片、牛黄、珍珠粉、青黛、僵蚕、硼砂等)吹入咽部配合口服甘露消毒丹加减治疗 60 例,设立重组人干扰素 α2b 喷雾剂配合口服小儿豉翘清热颗粒对照,疗程 5 d。结果:治疗组痊愈率、总有效率分别为 41.7%(25/60)、98.3%(59/60),优于对照组的 15.0%(9/60)、88.3%(53/60);治疗组治疗后中医症候积分和体温恢复、纳食恢复、睡眠恢复、疱疹消失、流涎消失、消化道症状消失时间均优于对照组;两组治疗后血 WBC、NEUT、CRP、IL-6、IgA、IgG、CD_4^+、CD_4^+/CD_8^+、IgM、CD_8^+ 水平均改善,且治疗组更显著(均 $P<0.05$)。②疱疹性口腔炎　葛赟等以解毒清心汤(板蓝根、金银花、生地黄、玄参、牡丹皮、牛蒡子等)治疗 47 例,与对照组均予阿昔洛韦片、注射用单磷酸阿糖腺苷和康复新液治疗,疗程 5 d。结果:治疗组总有效率为 95.7%(45/47),高于对照组的 83.0%(39/47),治疗组高热、口腔疼痛、口腔疱疹等症状体征消失、住院时间短于对照组;两组治疗后发热、疱疹分布、口腔疼痛、咽部特征等症状体征评分和血清 CRP 水平均改善,且治疗组更显著(均 $P<0.05$)。③复发性口腔溃疡　吴晶晶等以甘花漱口方(金银花、野菊花、木通、生地黄、丹参、黄连等)治疗 60 例,设立复方氯己定含漱液对照,疗程 5 d。结果:治疗组总有效率为 96.7%(58/60),优于对照组的 86.7%(52/60);治疗组疼痛消失、溃疡愈合时间和总复发均优于对照组;两组治疗后中医症状评分和 VAS 评分、口腔溃疡面积均改善,且治疗组更显著(均 $P<0.05$)。乐芳波等自拟方(石膏、焦栀子、广藿香、茯苓、防风、陈皮等,口腔红肿明显加天冬,口腔疼痛明显加当归、赤小豆,纳差加炒神曲、炒麦芽,尿少甚加滑石、车前子,大便秘结甚加生大黄、玄明粉)治疗本病脾胃积热证 64 例,与对照组 60 例均予常规西药治疗,疗程 7 d。结果:治疗组总有效率为 96.9%(62/64),高于对照组的 85.0%(51/60);治疗组复发率为 6.5%(4/62),低于对照组的 23.5%(12/51);两组治疗后中医证候积分和疼痛消失、溃疡愈合时间

及血清 CD_3^+、CD_4^+、CD_8^+、CD_4^+/CD_8^+ 水平均改善，且治疗组更显著(均 $P<0.05$)。④变应性鼻炎　范巧真等自拟益气固肺祛风方(生地黄、苍耳子、白芷、白术、炙黄芪、防风等)治疗 60 例，设立盐酸左西替利嗪口服液对照，疗程 2 周。结果：治疗组中医证候总有效率为 93.3%(56/60)，高于对照组的 78.3%(47/60)；治疗组复发率为 19.6%(11/56)，低于对照组的 40.4%(19/47)；两组治疗后主症、证候总积分和血 Treg、Th17、Treg/Th17、IL-2、IL-4、IFN-γ 水平均改善，且治疗组更显著(均 $P<0.05$)。杨建莲等以中药鼻宁方(苍耳子、白芷、鹅不食草、辛夷、川芎、细辛等)纱条填塞鼻腔法治疗 80 例，与对照组均予糠酸莫米松鼻喷雾剂喷鼻，治疗 28 d。结果：治疗组总有效率为 97.5%(78/80)，高于对照组的 86.3%(69/80)；不良反应发生率、3 个月复发率均低于对照组；两组治疗后鼻部各症状视觉模拟评分和鼻分泌物中 EOS 计数、IL-4、IL-10、TGF-β1、IL-13 水平及血 IgE、CD_4^+、CD_8^+、CD_4^+/CD_8^+、NK 细胞水平均改善，且治疗组更显著(均 $P<0.05$)。吴超霞等以鼻鼽通窍方鼻喷雾剂(辛夷、苍耳子、白芷、薄荷、防风、苍术等)治疗本病肺经伏热证 30 例，设立糠酸莫米松鼻喷雾剂对照，疗程 4 周。结果：两组治疗后鼻部症状、鼻腔体征、中医次症积分均改善，治疗组在改善咽痒、口干烦热、头痛等中医单项次症要优于对照组(均 $P<0.05$)。⑤慢性鼻窦炎　刘静等以补气通窍方加减(白芷、辛夷、花椒、党参、黄连、甘草等)治疗 36 例，与对照组均予西医常规治疗，疗程 2 周。结果：治疗组总有效率为 94.4%(34/36)，高于对照组的 72.2%(26/36)；两组治疗后 VAS、Lund-Kennedy 评分、腺样体占所在位置的比值 A/N 明显减少($P<0.05$)，且治疗组更显著($P<0.01$)。⑥霰粒肿　徐红以清热消瘀汤(陈皮、清半夏、川贝母、昆布、茯苓、炒栀子等)内服配合中药煎汤中(清半夏、赤芍药、炒桃仁、金银花、生黄芪、皂角刺)中药离子导入治疗小儿霰粒肿痰热阻结证 50 例，疗程 21 d。结果：囊肿消失 37 只眼、囊肿显著缩小 21 只眼、无明显改善 3 例；1～4 岁总有效率 86.7%(13/15)，5～7 岁 95.2%(20/21)，8～10 岁 100%(25/25)，总有效率 95.1%(58/61)。

(8) 其他　①肥胖症　张少鹏等以七味白术散(太子参、茯苓、炒白术、藿香、木香、葛根等)治疗本病脾虚湿困证 36 例，疗程 3 个月。治疗后，中医证候积分、BMI 和血 FBG、FINS、HbA1c、HOMA-IR、TG、LDL、HDL、25(OH)D3 水平均改善($P<0.05$ 或 $P<0.01$)。②女童单纯性乳房早发育　刘栋等以健脾化痰通络方(茯苓、苍术、薏苡仁、白术、夏枯草、白扁豆等)治疗 50 例，与对照组 40 例均予饮食及生活方式干预指导，治疗 3 个月。结果：治疗组愈显率为 36.0%(18/50)，总有效率为 92.0%(46/50)；治疗组发展为中枢性性早熟 8.0%(4/50)，优于对照组的 17.5%(7/40)；治疗组临床症状、体征和卵巢容积及血清 E_2、LH 均改善(均 $P<0.05$)。③性早熟　王玲玲等以滋阴泻火方(北柴胡、玄参、炙龟甲、郁金、焦栀子、延胡索等)治疗 52 例，与对照组均予醋酸亮丙瑞林微球治疗，疗程 6 个月。结果：治疗组总有效率为 96.2%(50/52)，优于对照组的 80.8%(42/52)；两组治疗后血清 LH、E_2、FSH、N-MID、IGFBP-3、P1NP 水平和子宫容积、卵巢容积、卵泡直径均改善，且治疗组更显著(均 $P<0.05$)。韩兴绘等以滋阴泻火方(生地黄、玄参、泽泻、知母、黄柏、炙龟甲粉等)联合甲地孕酮治疗本病快进展型 65 例，设立皮下注射用醋酸亮丙瑞林微球对照，疗程 6 个月。结果：治疗组乳核缩小率与对照组相当($P>0.05$)；两组治疗后乳核直径、卵泡直径和骨龄、身高及体重指数均改善($P<0.05$ 或 $P<0.01$)，治疗组治疗后中医证候积分降低更显著，而子宫、卵巢容积及卵泡直径、生长速率高于对照组(均 $P<0.01$)。④荨麻疹　周利等以丘荨方(荆芥、防风、生地黄、牡丹皮、赤芍药、蒲公英等)治疗丘疹性本病 100 例，设立马来酸氯苯那敏片对照，疗程 5 d。结果：治疗组总有效率为 92.0%(92/100)，复发率为 12.0%(12/100)，高于对照组的 81.0%(81/100)、21.0%(21/100)；两组治疗后皮疹、风团样皮损、糜烂渗出、瘙痒程度评分均较改善，且治疗

组更显著(均 $P<0.05$)。⑤小儿输液外渗　魏学燕等自拟中药清热解毒方(大黄、黄柏、黄芩、黄连、冰片、当归等)外敷治疗 75 例,设立 50%硫酸镁湿敷治疗,疗程 3 d。结果:治疗组总有效率为 97.3%(73/75),优于对照组的 80.0%(60/75);治疗组红肿面积缩小率、局部疼痛评分和红肿消退、疼痛消退、治愈时间均优于对照组;两组治疗后血清 NO、EDHF、ET 水平均改善,且治疗组更显著(均 $P<0.05$)。

回顾过去一年,中医儿科的临床研究仍有较大的突破空间,传统治疗的多样性、中医治疗的临证应用和中医儿科基础理论研究,有待进一步提高。

(撰稿:高修安　审阅:朱锦善)

【儿童慢性咳嗽的治疗】

白涛自拟化痰祛风方(薏苡仁、防风、蝉蜕、藿香、杏仁、茯苓等,咳嗽严重加白前、百部,流涕、鼻塞明显加辛夷花、细辛,痰液黄色、黏稠加象贝母)治疗小儿慢性咳嗽痰湿证 45 例,设立常规西医治疗对照,疗程 2 周。结果:治疗组总有效率为 97.8%(44/45),优于对照组的 84.4%(38/45);治疗组治疗后主症积分、次症积分、总积分和咳嗽症状评分、体征量化以及 IgG、IgM、IgA 水平均优于对照组(均 $P<0.05$)。沈红莲等以加味玉屏风散治疗本病 49 例,与对照组均予氨溴索口服溶液,疗程 2 周。结果:治疗组总有效率为 91.8%(45/49),优于对照组的 69.4%(34/49);两组治疗后咳嗽程度评分、VAS 评分和咳嗽缓解、咳嗽消失时间以及血 CD_4^+、CD_4^+/CD_8^+、CD_8^+ 水平均改善,且治疗组优于对照组(均 $P<0.05$)。田真以益肺化痰汤(白芥子、莱菔子、紫苏子、葶苈子、白术、陈皮等)治疗本病肺脾气虚证 34 例,设立常规西药治疗对照,疗程 2 周。结果:治疗组总有效率为 97.1%(33/34),高于对照组的 76.5%(26/34);两组治疗后 VAS 评分、肺脾气虚证单项症状评分减少,且治疗组更明显(均 $P<0.05$)。李华等以麦芪益肺合剂(麦冬、黄芪、陈皮、茯苓、白术、五味子等)治疗本病 36 例,设立西医常规治疗对照,疗程 4 周。结果:两组治疗后中医主症积分均降低,且治疗组更明显;治疗组治疗后咳嗽症状缓解、咳嗽症状消失时间和血清总 IgE、EOS 水平均优于对照组(均 $P<0.05$)。

王伟等以参冬养阴清金汤(麦冬、玄参、黄芩、百部、杏仁、前胡等)治疗本病阴虚肺热证 36 例,与对照组均予布地奈德联合异丙托溴铵治疗,疗程 14 d。结果:治疗组总有效率为 97.2%(35/36),高于对照组的 86.1%(31/36);治疗组中医证候积分(咳嗽、咽干、舌脉)、血清炎性因子(IL-6、IL-8、CRP、TNF-α)、LCQ 评分(生理、心理、社会功能)均优于对照组(均 $P<0.05$)。周皋理以滋阴止咳方加减(麦冬、玄参、连翘、桑叶、桔梗、苦杏仁等;鼻塞、流涕加荆芥、白芷;大便干燥加瓜蒌仁;过敏体质加蝉蜕、地龙)治疗本病阴虚肺热证 31 例,与对照组均予丙酸氟替卡松吸入气雾剂治疗,疗程 1 个月。结果:治疗组总有效率为 96.8%(30/31),高于对照组的 77.4%(24/31);两组治疗后 IgE 水平、EOS 值、中医证候积分和 FEV1、PEF、FVC、FEV1/FVC 值均改善,且治疗组更显著(均 $P<0.05$)。

(撰稿:刘瑜　高修安　审阅:朱锦善)

【儿童支气管哮喘的治疗】

张娟等以桑菊饮合止嗽散加减治疗儿童哮喘肺热证 47 例,与对照组 46 例均予西医常规治疗,疗程 4 周。结果:治疗组总有效率为 95.7%(45/47),高于对照组的 87.0%(40/46);治疗组中医症状积分以及血 CRP、IgE、EOS、NLR、CD_3^+、CD_4^+、CD_8^+ 水平均优于对照组(均 $P<0.05$)。李洁冰等以消喘汤加减(山药、黄芪、白僵蚕、炙甘草、五味子、炙麻黄等,痰黏色黄加天竺黄,喘甚加白僵蚕、地龙)治疗本病急性发作 82 例,与对照组均予常规西药治疗,疗程 10 d。结果:治疗组总有效率为 96.3%(79/82),高于对照组的 81.7%(67/82);两组治疗后 PEF、FEV1、FVC 水平和中医证候积分均改善,且治疗组更显著(均 $P<0.05$)。王槿以抑咳祛痰平喘汤(百

部、半夏、款冬花、麻黄、枸杞子、桑白皮等)治疗本病40例,与对照组均予孟鲁司特钠治疗,疗程10 d。结果:两组中医证候积分和FEV1、FVC、PEF水平均明显改善,且治疗组更显著;治疗组并发症发病率、复发情况均优于对照组(均 $P<0.05$)。

王继超等以滋阴清嗓汤(北沙参、麦冬、芦根,肺气虚加百合、五味子、茯苓,脾气虚加党参、茯苓、白术,肾气虚加淫羊藿、巴戟天、胡桃肉,痰瘀阻滞法半夏、陈皮、茯苓)治疗本病75例,与对照组75例均予吸入用布地奈德混悬液治疗,疗程1周。结果:治疗组总满意率为97.3%(73/75),优于对照组的89.3%(67/75);两组治疗后咳嗽、哮鸣音、喘息消失时间和FEV1、PEF、FVC等肺功能指标及血清IL-4、IL-6、IL-10、IgM、CD_3^+、CD_4^+/CD_8^+ 水平均明显改善,且治疗组更显著(均 $P<0.05$)。吴洁以润肺健脾益肾汤(橘红、石菖蒲、黄芪、乌梅、防风、五味子等)治疗难治性本病31例,与对照组均予甲泼尼龙治疗,疗程3个月。结果:治疗组总有效率为96.8%(30/31),优于对照组的77.4%(24/31);治疗组的中医症状评分优于对照组;治疗组FVC、FEV1、FEV1/FVC水平和血IgM、IgA、IgG水平均优于对照组(均 $P<0.05$)。郑纯凤等以保儿宁颗粒(炙黄芪、炒白术、防风、芦根、鸡内金、茯苓等)治疗本病缓解期肺脾气虚证52例,与对照组52例均予沙美特罗替卡松吸入粉雾剂,疗程12周。结果:治疗组临床控制率95.9%(47/49),高于对照组的86.0%(43/50)($P<0.05$),12个月内急性发作次数少于对照组($P<0.01$);治疗组ACT、肺脾气虚证评分和FEV1、FEV1%、Th1、Th2、Th1/Th2、Treg、Th17、Treg/Th17、FeNO、PEF日变异率、ILC2、TSLP、IL-25、IL-33均明显改善(均 $P<0.01$)。

张旭等以小儿肺咳颗粒(人参、茯苓、白术、陈皮、鸡内金、酒炙大黄等)治疗本病缓解期70例,与对照组70例均布地奈德混悬液雾化吸入,疗程2周。结果:治疗组总有效率为92.9%(65/70),优于对照组的80.0%(56/70);治疗组治疗期间哮喘发作次数、持续时间均少于对照组;两组治疗后FEV1、FVC、FEV1/FVC水平和血清IL-6、CRP水平均明显改善,且治疗组更显著(均 $P<0.05$)。李亚楠等以升阳益肾法(杜仲、胡桃仁、补骨脂、五味子、升麻、白芷等,便溏纳呆加肉豆蔻)治疗本病合并过敏性鼻炎42例,与对照组42例均予孟鲁司特治疗,疗程2个月。结果:治疗组哮喘(BA)的治疗总有效率为97.6%(41/42),高于对照组的85.7%(36/42);过敏性鼻炎(AR)的治疗总有效率为97.6%(41/42),高于对照组的78.6%(33/42);两组治疗后鼻炎症状评分、鼻炎体征评分、ACQ评分、PEF和血SIgE、SIgG4、IL-5、IL-13水平均明显改善,且治疗组更显著(均 $P<0.05$)。牟昱丹等以益气固本汤(人参、炙甘草、川芎、防风、茯苓、白术等)治疗本病肺肾阳虚证62例,与对照组62例均予常规西药治疗,疗程28 d。结果:两组治疗后日间、晚间哮喘症状积分和FVC、FVE1、FVE1/FVC等肺功能指标及血清MMP-9、TIMP-1、IL-6、IL-8、IgM、IgG、IgA水平均明显降低(均 $P<0.05$),且治疗组更显著(均 $P<0.01$)。陈万越以固本扶正法(黄芪、茯苓、白术、煅牡蛎、白芍药、五味子等)治疗本病缓解期40例,与对照组40例均予以布地奈德吸入,疗程6个月。结果:治疗组总有效率为92.5%(37/40),高于对照组62.5%(25/40);两组治疗后FEV1、FVC、PEF、TA、LA、WA和血清IL-2、IL-8、TNF-α水平均明显改善,且治疗组更显著(均 $P<0.05$)。

(撰稿:高修安　刘瑜　审阅:朱锦善)

【小儿反复呼吸道感染的治疗】

段传皓等以序贯疗法治疗小儿反复呼吸道感染103例,急性期解表清里培土,自拟清肺培土饮加减(柴胡、黄芩、姜半夏、薄荷、南沙参、矮地茶等,寒邪偏重加蜜麻黄,风邪偏重加荆芥、防风,咽干痒痛加青果),恢复期补肺健脾、疏肝利胆,自拟益肺健脾汤(生黄芪、赤芍药、防风、酒黄精、石斛、竹茹等;咳嗽加前胡、杏仁,喘加穿山龙,痰多加桔梗,鼻塞加白芷);与对照组104例均予维生素AD滴剂、脾氨肽口服冻干粉口服，疗程2个月。结果：两组均纳入100例，治疗组总有效率为96.0%(96/100)，高于对照组的84.0%(84/100)($P<0.05$)；两组治疗后中医证候积分及发热、咳嗽咳痰、鼻涕鼻塞、咽喉充血消失时间均改善($P<0.01$)，且治疗组更显著($P<0.05$)。

单卫超等以健脾宣肺方(桑白皮、连翘、茯苓、白术、桔梗、木瓜等)治疗本病40例，与对照组39例均予布拉氏酵母菌，疗程60 d。结果：治疗组的总有效率为95.0%(38/40)，高于对照组的76.9%(30/39)；治疗组治疗后中医证候积分、总积分和咳嗽咯痰、发热、鼻涕鼻塞、咽喉充血、肺部啰音消失时间以及3个月与6个月内发病次数优于对照组；治疗组治疗后FVC、FEV1、PEF水平和血25-OHD_3、IFN-γ、IL-4、MMP-9、TIMP-1、CD_4^+、CD_4^+/CD_8^+水平均优于对照组(均$P<0.05$)。冯佳等以扶元散加减(太子参、麸炒白术、茯苓、黄芪、山药、当归等，喉间痰鸣加姜半夏、浙贝母，咳嗽加杏仁、款冬花，汗多加浮小麦，便溏甚加白蔻仁，胃胀不舒加山楂，咽干甚加麦冬、北沙参)联合维生素D治疗本病肺脾气虚证60例，设立匹多莫德口服液对照组60例，疗程2周。结果：治疗组的有效率为95.0%(57/60)，优于对照组的80.0%(48/60)；治疗组治疗后中医证候(面黄少华、多汗、倦怠乏力、纳呆食少)积分低于对照组；随访1年，治疗组每次发作平均病程、每年发病次数优于对照组；两组治疗后MPS、NEU、EOS、25-OHD_3水平和唾液中sIgA含量均改善，且治疗组优于对照组(均$P<0.05$)。

芦小叶等以唐氏固表方(生黄芪、党参、生白术、防风、姜半夏、茯苓等)治疗本病肺脾气虚证150例，设立玉屏风颗粒治疗的对照组150例，疗程2个月。结果：治疗组完成142例，对照组完成143例；完成第一次随访269例，第二次随访261例，第三次随访257例(包括治疗组127例和对照组130例)；治疗组的总有效率为99.2%(126/127)，优于对照组的87.7%(114/130)($P<0.01$)；治疗组治疗后及治疗后3个月、6个月和12个月随访时，两组中医证候积分均改善($P<0.05$)，治疗组在治疗后3个月、6个月和12个月更显著($P<0.01$)；两组治疗后血清IgA、IgE、IgA、CD_3^+、CD_8^+水平均改善($P<0.05$)，且治疗组更显著($P<0.01$)。蔡振荡等自拟扶正防感汤(黄芪、党参、山药、茯苓、防风、白术等)治疗本病77例，与对照组77例均予泛福舒口服(每个月连续用药10 d)，疗程3个月。结果：治疗组的总有效率为93.5%(72/77)，优于对照组的76.6%(59/77)；两组治疗后中医症状积分和发作频率、持续时间以及微量元素(Mg、Zn、Fe、Ca)含量均改善，且治疗组更显著(均$P<0.05$)。施海亮以黄芪桂枝汤联合玉屏风颗粒治疗本病66例，设立匹多莫德口服液对照，疗程6个月。结果：治疗组的总有效率为97.0%(64/66)，高于对照组的83.3%(55/66)；治疗组治疗后CD_3^+、CD_4^+、CD_4^+/CD_8^+水平优于对照组(均$P<0.05$)。

平明芳等以益气敛肺止咳方(茯苓、乌梅、五味子、款冬花、桑白皮、杏仁等，胃脘不适加砂仁、白蔻仁，痰多加薤白、瓜蒌，咽痒加沙参)治疗本病48例，设立常规西药治疗，疗程2周。结果：治疗组的总有效率为95.8%(46/48)，高于对照组的72.9%(35/48)；治疗组治疗后中医症状积分和肺啰音、咳嗽、咽喉肿痛、发热症状消失时间以及血清EOS、IgE、TNF-α、CD_3^+、CD_4^+、CD_4^+/CD_8^+、CD_8^+水平均优于对照组；治疗组1年内呼吸道感染复发率低于对照组(均$P<0.05$)。董建华等自拟益气养阴膏方(炙黄芪、太子参、补骨脂、枸杞子、五味子、麸炒苍术等)治疗本病气阴两虚证60例，设立泛福舒对照组，疗程3个月。结果：两组复感次数、病程时间均改善，且治疗组更显著($P<0.01$)；治疗组的维生素水平、体液免疫水平均明显提高(均$P<0.05$)。

张俊华等以抗复感方(金银花、连翘、防风、黄芪、党参、黄芩等，咽痛明显加牛蒡子、射干，流清涕加苍耳子、白芷、细辛，流浊涕加辛夷、鹅不食草，咳嗽明显加枇杷叶、百部、桔梗，痰多加瓜蒌、胆南星、半夏，大便干结加芒硝、生大黄、莱菔子，便溏加白扁豆、山药)治疗本病40例，与对照组均予惠菲宁口服，疗程 1～4 周。结果:治疗组的总有效率为 92.5%(37/40),高于对照组的 70.0%(28/40)($P<0.05$);治疗组治疗 1 周后发热、头痛、鼻塞流涕、咳嗽等主要症状评分、症状消退时间和治疗后年发病次数以及血 hs-CRP 水平均优于对照组(均 $P<0.05$)。

(撰稿:刘瑜 高修安 审阅:朱锦善)

【儿童腺样体肥大的治疗】

王明晶等以运脾化痰通窍方(苍术、薏苡仁、辛夷、黄芩、石菖蒲、夏枯草等)治疗儿童腺样体肥大脾虚痰阻证 31 例,设立对照组 31 例,以孟鲁司特钠咀嚼片配合中药安慰剂,疗程 3 个月。结果:治疗组总有效率为 96.8%(30/31),高于对照组的 87.1%(27/31)($P<0.01$);两组治疗后主要症状积分、腺样体肥大程度及生活质量影响(睡眠障碍、情绪不佳、白天功能和 OSA-18 总分)均改善,且治疗组更显著($P<0.05$, $P<0.01$),且主要症状积分改善随治疗时间延长疗效越显著($P<0.01$)。

叶琛琛等自拟方仙方消解饮(黄芪、党参、当归、川芎、红花、皂角刺等,鼻塞喷嚏明显加辛夷、白芷,反复上呼吸道感染、汗出明显加防风、白术、白芍药,倦怠乏力、食欲欠佳、大便稀溏加白术、山楂,痰多色黄加天竺子、黛蛤散,反复咳嗽、痰多色白加法半夏、陈皮)治疗腺样体肥大痰瘀滞络证 50 例,设立糠酸莫米松鼻喷雾剂喷鼻和孟鲁司特钠、地氯雷他定口服对照组,疗程 1 个月。结果:治疗组中医证候总有效率为 92.0%(46/50),高于对照组的 74.0%(37/50);两组治疗后各项主症积分、次症总分、总积分和 A/N 比值、生活质量评估量表、OSA-18 量表评分均改善,且治疗组更显著(均 $P<0.05$)。

梁志忠等以紫正地黄汤合消瘰丸加减(生地黄、赤芍药、牡丹皮、紫荆皮、牡蛎、玄参等,平素易感冒加黄芪、白术,鼻塞、喷嚏加白芷、炒苍耳子,流浓涕加败酱草)治疗儿童腺样体肥大痰热互结证 34 例,设立糠酸莫米松鼻喷雾剂喷鼻对照,疗程 4 周。结果:治疗组总有效率为 88.2%(30/34),高于对照组为 76.5%(26/34);两组治疗后鼻塞、睡眠打鼾及张口呼吸评分和 A/N 值均改善,且治疗组更显著(均 $P<0.05$)。

(撰稿:高修安 刘瑜 审阅:朱锦善)

【小儿便秘的治疗】

缪青芳等以柴枳导滞方(柴胡、清半夏、白芍药、茯苓、陈皮、炒莱菔子等,食积口臭加焦三仙,腹胀痛明显加木香、槟榔)治疗小儿功能性便秘肝郁气滞证 30 例,设立小麦纤维素颗粒对照组,疗程 14 d。结果:治疗组的总有效率为 93.3%(28/30),高于对照组的 70.0%(21/30);治疗组复发率为 13.3%(4/30),优于对照组的 40.0%(12/30)(均 $P<0.05$);治疗组治疗后粪便胆酸、鹅去氧胆酸含量较治疗前明显改善($P<0.05$),对照组均无显著性提高($P>0.05$);两组治疗后粪便性状、排便间隔时间、排便持续时间、排便困难程度等均明显改善(均 $P<0.05$),且治疗组更显著($P<0.01$)。高峰等以消导便通汤(生白术、焦山楂、茯苓、炒白芍药、建曲、薏苡仁等,大便干结且排便困难加火麻仁、酒大黄,舌苔肥厚黄腻加藿香、栀子,食欲不振加鸡内金、炒谷芽)治疗本病 49 例,与对照组 49 例均予枯草杆菌二联活菌颗粒,疗程 2 周。结果:治疗组的总有效率为 93.9%(46/49),高于对照组的 79.6%(39/49);两组治疗后中医症状积分、排便频率、排便时间和血清 TNF-α、IL-8 水平均改善,且治疗组更显著(均 $P<0.05$)。

赵蕾等以润肠通便方(薏苡仁、木香、决明子、苦杏仁、槟榔、火麻仁等,大便干结、排便困难加芒硝、生大黄,腹痛加大腹皮)治疗本病肠道实热证 42 例,设立常规西药治疗对照组 40 例,疗程 2 周。结果:治疗组的总有效率为 95.2%(40/42),高于对照组的 80.0%(32/40);治疗组复发率为 2.5%(1/40),优于对照组的 18.8%(6/32);两组治疗后中医症状评分和血清生长抑素、P 物质水平明显改善,且治疗组更显著(均 $P<0.05$)。李风等以小儿润肠通便口服液

(当归、白术、黄芪、黑芝麻、生地黄、麦冬等)治疗本病25例,设立乳果糖口服溶液对照组,疗程2个月。结果:治疗组有效率为96.0%(24/25),高于对照组的72.0%(18/25);治疗组中医症状积分低于对照组;治疗组复发率为4.0%(1/25),优于对照组的28.0%(7/25)(均 $P<0.05$)。翟春桃等以加味麻子仁丸治疗本病肠腑实热证38例,与对照组38例均予乳果糖和双歧杆菌三联活菌治疗;疗程2个月,随访3个月。结果:治疗组的总有效率为94.7%(36/38),高于对照组的76.3%(29/38);两组治疗后每周排便次数、疼痛程度、排便费力程度、自觉不净程度评分和Wexner便秘评分均优于治疗前,且治疗组更显著(均 $P<0.05$)。李紫烟等以运脾生津通便汤(鸡内金、枳实、白术、玄参、麦冬、生地黄等)治疗本病37例,与对照组37例均予常规西药治疗,疗程4周。结果:治疗组的总有效率为94.6%(35/37),复发率为17.1%(6/35),优于对照组的78.4%(29/37)、41.4%(12/29);两组治疗后血清胃动素、P物质、神经降压素水平和大便间隔时间、大便性状、排便困难程度评分均改善,且治疗组更显著(均 $P<0.05$)。

梁飞等以理气通便方(芒硝、瓜蒌仁、莱菔子、火麻仁、枳实、郁李仁等)治疗本病48例,与对照组48例均予乳果糖口服液,疗程4周。结果:治疗组的总有效率为100%,高于对照组的87.5%(42/48);治疗组不良发生率为4.2%(2/48),低于对照组20.8%(10/48);两组治疗后血清P物质、一氧化氮、生长抑素水平和各项临床症状评分均改善,且治疗组更显著(均 $P<0.05$)。

(撰稿:刘瑜 高修安　审阅:朱锦善)

【小儿肠系膜淋巴结炎的治疗】

林奕岑等以桂枝汤加减治疗学龄前儿童肠系膜淋巴结炎44例,与对照组43例均予抗生素治疗,疗程1周。结果:治疗组的总有效率为95.5%(42/44),高于对照组的79.1%(34/43);治疗组治疗后各中医证候积分和肠系淋巴结长、短径以及血清PCT、CRP水平均优于对照组(均 $P<0.05$)。

符青等以藿砂消食汤(薏苡仁、生麦芽、广藿香、鸡内金、山楂、延胡索等)联合温通贴(吴茱萸、附子、丁香、肉桂、细辛)治疗本病50例,设立西医对症治疗对照组50例,疗程2周。结果:治疗组的总有效率为94.0%(47/50),复发率为6.0%(3/50),优于对照组的78.0%(39/50)、20.0%(10/50);两组治疗后中医症状积分和腹部肠系淋巴结纵、横径均明显缓解,且治疗组更显著;治疗组腹痛、腹胀缓解、食欲恢复及肿大的淋巴结消失时间均优于对照组(均 $P<0.05$)。王熙国以藿香和中汤(藿香、砂仁、羌活、苍术、陈皮、厚朴等)治疗本病27例,设立阿莫西林克拉维酸钾干混悬剂和清热散结胶囊对照组27例,疗程7 d。结果:治疗组的总治愈率为74.1%(20/27),优于对照组的51.9%(14/27)($P<0.05$)。

王灿等以加味芍草平胃汤(苍术、厚朴、陈皮、连翘、姜半夏、延胡索等,伴恶心呕吐加竹茹或旋覆花,伴胃中泛酸加黄连,伴腹胀甚加佛手、大腹皮,伴大便干结加冬瓜子、麻子仁)联合中药热包(盐小茴香、炒芥子、醋延胡索、细辛、胡黄连、败酱草等)外敷治疗本病湿热瘀阻证35例,设立枫蓼肠胃康颗粒对照组35例,疗程2周。结果:治疗组的总有效率为94.3%(33/35),高于对照组的80.0%(28/35);治疗组主症积分及次症积分和淋巴结肿胀的缩小程度均优于对照组(均 $P<0.05$)。张琳琳等以调胃颗粒(党参、茯苓、炒白术、木香、陈皮、砂仁等)联合揿针治疗本病肝郁脾虚证30例(最终纳入28例),设立健康宣教及双歧杆菌三联活菌肠溶胶囊对照组30例(最终纳入29例),疗程15 d。结果:治疗组的总有效率为96.4%(27/28),复发率为7.1%(2/28),优于对照组的79.3%(23/29)、41.4%(12/29)($P<0.05$);两组治疗后中医证候积分和肠系膜淋巴结纵径、横径以及腹痛缓解、腹痛症状完全消失时间均明显改善,且治疗组更显著($P<0.01$, $P<0.05$)。

黄勋等以中药热奄包(丁香、制吴茱萸、三七粉、花椒)治疗本病中寒证42例,与对照组42例均予常规西医治疗，疗程 2 周。结果：治疗组的总有效率为 95.2%(40/42)，高于对照组的 83.3%(35/42)；治疗组(随访 40 例)复发率为 5.0%(2/40)，低于对照组(随访 39 例)的 23.1%(9/39)；两组治疗后主症、次症得分和腹痛消失时间、体温、食欲、大便恢复正常时间以及肠系膜淋巴结长轴直径、短轴直径、纵横比均明显改善，且治疗组更显著(均 $P<0.05$)。

方财林以喜炎平注射液治疗本病 48 例，与对照组 48 例均予常规抗感染治疗，疗程 7 d。结果：治疗组总有效率为 95.8%(46/48)，高于对照组的 83.3%(40/48)；治疗组大便恢复、腹痛消失、淋巴结肿大消退、退热时间和肠系膜淋巴结纵径、横径以及血 WBC、N%、PCT、CD_3^+、CD_4^+、CD_4^+/CD_8^+ 水平均优于对照组(均 $P<0.05$)。

(撰稿：高修安 刘瑜 审阅：朱锦善)

【小儿肾病综合征的治疗】

吕民英等以防己黄芪汤治疗小儿肾病综合征水肿期 49 例，与对照组均予泼尼松片等西医常规治疗，疗程 3 个月。结果：两组治疗后水肿、面色苍白、气短乏力、纳呆、小便短少评分和血 PT、APTT、ALB 水平均改善，且治疗组更显著($P<0.05$，$P<0.01$)；治疗组血 SCr、BUN、UA、ADP、TG、TC 均改善($P<0.05$，$P<0.01$)，对照组 SCr、BUN 和 UA 较治疗前虽降低但差异无统计学意义($P>0.05$)，且治疗组优于对照组($P<0.01$)。刘运军以加味防己黄芪汤治疗本病风水相搏证 40 例，与对照组 40 例均予泼尼松片等西医常规治疗，疗程 12 周。结果：治疗组总有效率为 87.5%(35/40)，优于对照组的 67.5%(27/40)；两组治疗后 24 h UTP 和血 TC、ALB、Scr、BUN、Ccr、PT、APTT 水平明显改善，且治疗组更显著(均 $P<0.05$)。

李佳以健脾补肾活血利水方(生黄芪、丹参、生地黄、熟地黄、茯苓、牡丹皮等；阴虚火旺加知母、女贞子；小便短少、水肿甚加大腹皮、桑白皮、防己；尿血加小蓟、白茅根；恶心、呕吐加紫苏梗、佩兰、半夏曲、炒白术)治疗本病 36 例，与对照组 35 例均予醋酸泼尼松片治疗，疗程 3 个月。结果：治疗组显效率为 91.7%(33/36)，高于对照组的 71.4%(25/35)；治疗组水肿消退、尿蛋白转阴时间优于对照组；两组治疗后血 ALB、IL-13 水平和 24 h UTP、$β_2$-MG、sTREM-1、suPAR 水平均明显改善，且治疗组更显著；治疗组 3 年、5 年复发率分别为 2.9%(1/35)、5.7%(2/35)，均低于对照组的 18.2%(6/33)、24.2%(8/33)(均 $P<0.05$)。王艳等以固元汤(生黄芪、太子参、炒白术、防风、茯苓、炙甘草等。脾虚明显黄芪加量；水肿甚加附子、桂枝；脾肺气虚黄芪、太子参加量，并酌加薏苡仁、山药；气虚血瘀加丹参、川芎、当归、赤芍药)治疗儿童频复发本病 42 例，与对照组 40 例均予激素和(或)免疫抑制剂联合黄芪颗粒，疗程 6 个月。结果：治疗组总有效率为 92.9%(39/42)，高于对照组的 75.0%(30/40)；治疗组中医证候评分、24 h UTP 和血 CD_4^+、CD_4^+/CD_8^+、TNF-α、IL-6、IL-10、IgA、IgG、ALB 优于对照组；治疗组复发率、复发频次、呼吸道感染率、感染事件发生率均低于对照组(均 $P<0.05$)。

倪锦玉等以益气化瘀清热方(黄芪、党参、丹参、水蛭、黄芩、蒲公英，气阴两虚兼虚热加知母、夏枯草、黄柏，气阴两虚加麦冬、当归、茯苓，气阴两虚兼脾肾阳虚加菟丝子、桑寄生、淫羊藿)治疗难治性本病 60 例，与对照组 62 例均予泼尼松、他克莫司治疗，疗程 52 周。结果：两组治疗 4 周、12 周、24 周后 24 h UTP、ALB、TC、TG 均明显改善，且治疗组更显著；两组中医证候积分、中医生存质量量表总积分明显改善，且治疗组更显著($P<0.05$，$P<0.01$)；治疗 52 周后，治疗组激素总累积量、激素副作用优于对照组；治疗组总有效率为 91.7%(55/60)，高于对照组的 79.0%(49/62)；治疗组复发率为 40.0%(24/60)，低于对照组的 59.7%(37/62)(均 $P<0.05$)。

(撰稿：高修安 刘瑜 审阅：朱锦善)

【小儿过敏性紫癜的治疗】

胡晓磊等以银翘散治疗小儿过敏性紫癜风热伤络证20例，设立健康儿童对照，疗程2周。结果：与对照组相比，治疗组治疗前唾液菌群丰富度、多样性和口腔菌群结构下降但无显著性差异($P>0.05$)，治疗后明显缓解($P<0.05$，$P<0.01$)；与对照组比较，治疗组治疗前拟杆菌门、放线菌门、卟啉单胞菌属、二氧化碳嗜纤维菌属、颗粒链球菌属、韦荣球菌属显著升高，治疗后明显改善(均$P<0.05$)。李娜等以犀角地黄汤加味治疗本病49例，与对照组均予西替利嗪等常规西医治疗，疗程4周。结果：治疗组总有效率为87.8%(43/49)，高于对照组的67.3%(33/49)；治疗组治疗后血清IgA、IgM、CD_8^+、IL-10、IgG、CD_4^+、CD_4^+/CD_8^+、IFN-γ明显缓解，且优于对照组；治疗组随访12个月复发率为8.2%(4/49)，低于对照组的24.5%(12/49)(均$P<0.05$)。

栾大丽以伏气消癜汤(白芍药、大蓟、小蓟、水牛角、牡丹皮、茜草等)治疗本病血热妄行证35例，与对照组均予维生素C片、氯雷他定片、碳酸钙D_3颗粒等治疗，疗程2周。结果：治疗组总有效率为97.1%(34/35)，高于对照组的80.0%(28/35)；治疗组皮疹消失、腹痛消失、尿常规恢复正常时间优于对照组；两组治疗后血清CD_3^+、CD_4^+、CD_8^+、CD_4^+/CD_8^+水平和中医证候、紫癜分布、紫癜颜色、紫癜形态积分均明显改善，且治疗组更显著(均$P<0.05$)；治疗组复发率为17.1%(6/35)，优于对照组的5.7%(2/35)($P<0.05$)。郭亚丽等以紫癜康方(党参、白术、茯苓、甘草、当归、生地黄等)治疗本病恢复期79例，设立不予药物对照组39例，疗程4周。结果：两组治疗4周后血清IL-6、IgA、IgE水平均明显改善，且治疗组更显著(均$P<0.05$)，但血清IL-1、IgG、IgM水平相当($P>0.05$)。治疗组在4周、8周、12周、24周时复发率均低于对照组，但仅在24周时差异具有统计学意义($P<0.05$)。治疗组治疗24周后复发率25.3%(20/79)，低于对照组的46.2%(18/39)；治疗组皮疹平均反复次数在4周、8周、12周、24周时均少于对照组，但仅在24周时差异具有统计学意义($P<0.05$)。

张君等以中药熏蒸(苦参、地肤子、白鲜皮、紫草、赤芍药、红花等)治疗本病243例，按照患儿年龄、熏蒸温度两个因素进行三水平析因设计，分为3～6岁、7～12岁、13～14岁三水平，熏蒸温度为39℃、41℃、43℃三水平，随机分9组，每组各27例，疗程1周。结果：两组年龄、温度之间的交互作用差异无统计学意义，两因素方差分析，年龄的单独效应差异无统计学意义($P>0.05$)；治疗组温度的单独效应、临床症状评分优于对照组；而不同温度对不同年龄患儿的温度主观舒适度评分，治疗组年龄、温度的单独效应均优于对照组(均$P<0.05$)。

(撰稿：刘瑜　高修安　审阅：朱锦善)

【小儿多发性抽动症的治疗】

王壮等以菖郁动止方(石菖蒲、郁金、钩藤、石决明、全蝎、蜈蚣等)治疗儿童抽动障碍肝亢风动证50例，设立可乐定透皮贴片贴敷对照组50例，治疗3个月。结果：治疗组总有效率为96.0%(48/50)，优于对照组的84.0%(42/50)；治疗组耶鲁综合抽动严重程度评分(YGTSS)、中医证候评分均优于对照组；治疗组平均病程、症状缓解情况评分均优于对照组(均$P<0.05$)。高原等以祛风止动贴(天麻、钩藤、辛夷等)联合祛风止动方(天麻、钩藤、辛夷等)治疗中度本病70例，设立祛风止动方加贴空白模拟贴，疗程3个月。结果：治疗组(脱落剔除5例)总有效率为95.4%(62/65)，高于对照组(脱落剔除8例)的83.9%(52/62)($P<0.05$)；治疗组疗效总评评分、疗效指数评分、中医证候评分均优于对照组($P<0.05$)；两种YGTSS评分均改善，治疗组更显著($P<0.05$)。许静云等以天麻钩藤饮加减治疗本病54例，设立硫必利对照组54例，治疗8周。结果：治疗组总有效率为92.6%(50/54)，高于对照组的77.8%(42/54)；治疗组不良反应率为5.6%(3/54)，低于对照

组的13.0%(7/54);两组治疗后各项抽动症状评分和中医主症、次症评分均改善,且治疗组更显著(均 $P<0.05$)。林嵘琨等以缓肝理脾汤(山药、白芍药、党参、茯苓、白术、白扁豆等,抽动剧烈加全蝎、蜈蚣,摇头、点头、耸肩等加葛根、天麻、钩藤、蝉蜕,张口、歪嘴、伸舌等加黄连、白附子、连翘、蝉蜕等,清嗓、秽语等加射干、牛蒡子、地龙、蝉蜕、锦灯笼等,吸鼻、搐鼻等加苍耳子、辛夷、白芷等,搓手、踢腿、手足蠕动频繁加用木瓜、伸筋草、桑枝、牛膝等,腹部抽动明显加甘草、枳实、苏梗、木瓜等)联合耳穴压豆(单侧神门、心、脾、肝、交感)、小儿推拿治疗本病脾虚肝亢型32例,设立常规西医治疗对照组33例,疗程2个月。结果:治疗组总有效率为93.8%(30/32),高于对照组的72.7%(24/33);治疗组YGTSS评分和不良反应发生率及血清BDNF、5-HT、DA水平均优于对照组(均 $P<0.05$)。

孙伟伟以归脾汤加减治疗本病心脾两虚证34例,与对照组均予常规西药治疗,疗程12周。结果:治疗组总有效率为94.1%(32/34),高于对照组的70.6%(24/34);治疗组治疗后中医证候积分优于对照组,Conner行为量表学习、冲动、品行、焦虑、心身和多动指数及FAQ、FRCQ评分均优于对照组(均 $P<0.05$)。李振宏等以醒脾养儿颗粒(毛大丁草、山栀茶、一点红、蜘蛛香)治疗本病50例,与对照组均予泰必利。连续服用3个月。结果:治疗组总有效率为94.0%(47/50),高于对照组的76.0%(38/50);治疗组出现2例不良反应,对照组出现15例;两组治疗后四肢抽动等中医症状积分和运动性抽动评分、发声性抽动评分、YGTSS总分均改善,且治疗组更显著(均 $P<0.05$)。

刘璐等以叶氏涤痰止痉汤(陈皮、姜半夏、茯苓、炙甘草、竹茹、石菖蒲等,缩鼻加辛夷,眨眼加菊花、黄连,摇头、肢体抽动剧烈加全蝎,声带抽动加板蓝根,胃纳不佳加神曲、炒谷芽、炒麦芽,便秘加火麻仁,便溏加山药、白扁豆)联合针刺治疗本病脾虚肝旺、风痰扰心证40例,设立单用中药、针刺治疗两组对照各40例,疗程8周。结果:治疗组总有效率为95.0%(38/40),高于对照组的80.0%(32/40)、75.0%(30/40);三组治疗后运动性抽动、发声性抽动、总评分均明显改善,且治疗组更显著(均 $P<0.05$)。

(撰稿:高修安 刘瑜　审阅:朱锦善)

【矮小症的治疗】

刘玉霞等自拟健脾补肾法(太子参、炒白术、茯苓、陈皮、山药、山茱萸等)治疗矮小症50例,与对照组均予重组人生长激素治疗,疗程6个月。结果:两组治疗后身高、体质量和血清GH、IGF-1、IGFBP-3、25(OH)D水平均明显改善,且治疗组更显著(均 $P<0.05$)。曹连富等自拟运脾消积方(苍术、白术、佛手、山楂、炒麦芽、鸡内金等)结合推拿(补肾经、补脾土、运内八卦、足三里按揉)、耳穴压豆(肾、内分泌、皮质下,配穴肾上腺、甲状腺、心、脾)和心理干预疗法治疗本病20例,设立心理干预和rhGH组两组对照,疗程6个月。结果:治疗组、rhGH组治疗6个月后年生长速率和血清IGF-1、IGFBP3明显缓解($P<0.05$),三组骨龄进展差异无统计学意义($P>0.05$)。王伟群以四君子汤治疗本病30例,与对照组均予中药助长贴(丹参、乳香、没药、肉桂、骨碎补、淫羊藿等)治疗,疗程2年。结果:治疗组治疗后身高、生长速率、IGF-1水平均明显改善($P<0.05$),两组骨龄、不良反应发生率相当($P>0.05$)。

宋艳玲等以健儿助长贴(炒白术、陈皮、炒麦芽、肉桂、菟丝子、白芷等)治疗本病脾肾两虚证60例,与对照组均予生活方式干预6个月,每组分为3~6岁、7~11岁各30例。结果:3~6岁治疗组总有效率为73.3%(22/30),高于对照组的26.7%(8/30);治疗2个月、6个月身高增长量均高于对照组(均 $P<0.05$)。7~11岁治疗组的总有效率为63.3%(19/30),高于对照组的20.0%(6/30)($P<0.05$),两组治疗2个月身高增长量比较差异无统计学意义($P>0.05$),治疗组6个月身高增长量高于对照组($P<0.05$)。两组经过6个月的治疗骨龄变化量对比差异均无统计学意义($P>0.05$)。

(撰稿:高修安 刘瑜　审阅:朱锦善)

[附] 参考文献

B

白涛.化痰祛风方治疗小儿痰湿证慢性咳嗽临床观察[J].光明中医,2023, 38(11):2117

C

蔡在胜,蔡保欢.健肝乐颗粒治疗新生儿病理性黄疸湿热内蕴证的临床研究[J].河北中医,2023, 45(4):593

蔡振荡,吴超雄,钟蒙蒙,等.自拟扶正防感汤联合泛福舒治疗小儿反复呼吸道感染 77 例[J].中国中医药科技,2023, 30(3):512

曹连富,杨帆,石众,等.四位一体疗法干预特发性矮小症儿童生长的基础研究[J].长春中医药大学学报,2023, 39(6):643

曹雪敏.清心抗炎饮治疗小儿急性柯萨奇 B 病毒性心肌炎邪毒侵心证临床研究[J].实用中医药杂志,2023, 39(9):1717

陈万越,李君.固本扶正法对支气管哮喘恢复期患儿气道重塑与气道炎症的影响[J].实用中西医结合临床,2023, 23(13):32

陈晓玲,陈玉燕.自拟清心如眠方治疗儿童睡眠障碍心肝热炽证 30 例临床观察[J].中医儿科杂志,2023, 19(3):69

陈阳阳,陈莉,李慧竹.健脾益气生血汤辅助治疗儿童缺铁性贫血脾胃虚弱证 38 例临床观察[J].中医儿科杂志,2023, 19(1):73

陈银丽.宣肺化痰汤辅助治疗小儿细菌性肺炎痰热闭肺证 55 例临床观察[J].中医儿科杂志,2023, 19(5):49

陈友鑫.小儿牛黄清心散治疗热性惊厥患儿的临床疗效观察[J].实用中西医结合临床,2023, 23(4):66

D

邓浩荣,单敏瑜,刘玉双,等.基于 ICF 理念下的家庭式手工训练对痉挛型偏瘫脑瘫患儿手运动功能的影响[J].中华中医药杂志,2023, 38(4):1883

董建华,王萍萍.自拟益气养阴汤治疗气阴两虚型小儿反复呼吸道感染(反复支气管炎)对维生素及免疫功能的影响[J].中医药临床杂志,2023, 35(7):1408

段传皓,季坤,赵海.序贯疗法治疗小儿反复呼吸道感染疗效观察[J].国医论坛,2023, 38(2):36

F

范鹏,吴涛,葛胜男.健脾化痰益肺汤治疗儿童闭塞性细支气管炎疗效及对肺功能、抗中性粒细胞抗体的影响[J].中医临床研究,2023, 15(23):88

范涛,李梦.醒脾消食汤治疗小儿厌食症的疗效及对体内微量元素和血清胃泌素、神经肽 Y 水平的影响[J].河北中医,2023, 45(10):1663

范巧真,齐耿,王立男,等.自拟益气固肺祛风方治疗小儿变应性鼻炎的临床疗效及对 Treg/Th17 平衡的影响[J].四川中医,2023, 41(7):166

范小颖,孙肖,王云茹,等.益气涤痰通腑汤联合乌司他丁治疗儿童重症支原体肺炎伴心肌损伤[J].世界中医药,2023, 18(4):508

范娅荣,张星平,陈旭,等.二陈桑贝止咳平喘方辅助治疗儿童咳嗽变异性哮喘痰邪蕴肺证临床观察[J].中医药学报,2023, 51(7):67

方财林.喜炎平注射液联合常规抗感染治疗对小儿急性肠系膜淋巴结炎的临床研究[J].实用中西医结合临床,2023,23(18):56

房艳艳,王善辉,李慧.中西医结合诊治婴幼儿不完全川崎病 1 例报告[J].湖南中医杂志,2023, 39(7):100

费建丽,孙婷,杨海峰.止尿饮治疗小儿遗尿脾肾两虚证 31 例[J].浙江中医杂志,2023, 58(3):197

冯佳,朱慧霞,王丽亚.扶元散加减联合维生素 D 治疗小儿反复呼吸道感染肺脾气虚证[J].长春中医药大学学报,2023, 39(4):420

符青,符顺丹.藿砂消食汤联合温通贴治疗小儿急性肠系膜淋巴结炎的临床疗效观察[J].四川中医,2023, 41(7):105

G

高峰,李荣荣,陈凤展.消导便通汤联合枯草杆菌二联活菌颗粒治疗儿童便秘临床疗效观察[J].四川中医,2023, 41(4):81

高原，吴敏，姜科宇，等.祛风止动贴治疗中度抽动障碍的随机对照临床研究[J].中国中西医结合儿科学，2023，15(5)：388

葛赟，曾婷婷.解毒清心汤配合常规西药治疗小儿疱疹性口腔炎47例[J].中国中医药科技，2023，30(3)：613

郭亚丽，胡艳，曹童童，等.紫癜康方干预儿童过敏性紫癜复发的前瞻性随机对照研究[J].中国中医急症，2023，32(4)：681

H

韩兴绘，孙艳艳，汪永红，等.滋阴泻火方联合甲地孕酮治疗快进展型性早熟女童61例随机对照研究[J].中医杂志，2023，64(13)：1336

侯月，陈芳，柳静，等.从微观水平观察银黛汤对重症支原体肺炎患儿气道黏膜的改善情况[J].天津中医药，2023，40(5)：564

胡晓磊，熊维霖，王晴雯，等.银翘散治疗儿童风热伤络型过敏性紫癜[J].中医学报，2023，38(5)：905

黄勋，周海燕，陈黎，等.中药热罨包治疗小儿急性肠系膜淋巴结炎中寒型[J].吉林中医药，2023，43(5)：542

L

李风，王克天.小儿健脾养胃膏治疗脾胃阴虚型厌食症的临床效果[J].内蒙古中医药，2023，42(7)：6

李风，王克天.小儿润肠通便口服液在小儿功能性便秘治疗中的分析[J].内蒙古中医药，2023，42(6)：74

李华，李战，崔庆科，等.麦芪益肺合剂治疗儿童慢性咳嗽36例临床观察[J].上海中医药大学学报，2023，37(3)：25

李佳.健脾补肾活血利水方辅助治疗儿童原发性肾病综合征中远期疗效观察[J].河北中医，2023，45(3)：424

李杰.蛤蚧地黄散联合半量激素治疗难治性肺炎支原体肺炎患儿临床观察[J].湖北中医杂志，2023，45(5)：12

李杰.苇茎汤联合常规西药治疗小儿迁延性细菌性支气管炎临床研究[J].新中医，2023，55(7)：62

李静，米延强，武进华.自拟调胃饮加减治疗小儿慢性胃炎的临床研究[J].辽宁中医杂志，2023，50(10)：104

李娜.加味犀角地黄汤联合西替利嗪治疗小儿过敏性紫癜血热夹瘀证疗效观察[J].实用中医药杂志，2023，39(8)：1591

李洁冰，申改青，王有峰，等.消喘汤加减联合西药治疗儿童支气管哮喘急性发作临床研究[J].新中医，2023，55(3)：135

李玫霖，沈栋林，刘立，等.康复新液辅助治疗儿童幽门螺杆菌相关性胃炎血清学指标的变化及不同分型的临床价值研究[J].中国中西医结合消化杂志，2023，31(3)：214

李前前，韩雪，四霄雪，等.肺宁排毒汤治疗儿童难治性肺炎支原体肺炎的临床疗效[J].中国实验方剂学杂志，2023，29(19)：145

李亚楠，徐桂林，翁莉，等.升阳益肾法辅助孟鲁司特钠治疗小儿哮喘合并过敏性鼻炎临床研究[J].湖北中医杂志，2023，45(10)：48

李振宏，刘荣昌，李飞，等.醒脾养儿颗粒联合泰必利治疗儿童多发性抽动症疗效观察[J].实用中医药杂志，2023，39(8)：1612

李紫烟，何春风.运脾生津通便汤联合常规西药治疗儿童功能性便秘临床研究[J].新中医，2023，55(7)：143

梁飞，范晖，刘歌，等.理气通便方联合乳果糖口服液治疗小儿慢性传输性便秘临床研究[J].新中医，2023，55(9)：144

梁云溪.大黄牡丹汤保留灌肠在小儿急性阑尾炎腹腔镜手术患者中的应用[J].黑龙江中医药，2023，52(1)：83

梁志忠.疏风清热、化痰散结法治疗儿童腺样体肥大痰热互结型34例临床观察[J].中医儿科杂志，2023，19(5)：54

林嵘琨，叶璐.综合疗法治疗脾虚肝亢型小儿抽动症的疗效观察及作用机制[J].中医外治杂志，2023，32(1)：74

林筱萱，何强，张晓辉，等.通络利胆汤治疗低γ-谷氨酰转肽酶型婴儿胆汁淤积性肝病肝络瘀滞、湿热内蕴证72例临床观察[J].中医杂志，2023，64(12)：1248

林奕岑，梅金枝，章恒端，等.桂枝汤加减联合抗生素治疗对学龄前肠系膜淋巴结炎患儿疗效的影响观察[J].辽宁中医杂志，2023，50(5)：101

林忠嗣，李春巧，王大伟，等.清金化痰饮联合中药外用治疗小儿支原体肺炎临床观察[J].中华中医药学刊，2023，41(2)：67

刘栋，杨玲玲，马韩铮，等.健脾化痰通络方治疗女童单纯性乳房发育50例临床观察[J].中国中西医结合儿科学，2023，15(1)：52

刘静，周欢，钟水军.补气通窍方加减治疗儿童慢性鼻窦炎临床观察[J].辽宁中医杂志，2023，50(9)：88

刘璐，徐忞，金笛，等.叶氏涤痰止痉汤联合针刺治疗小儿多发性抽动障碍脾虚肝旺、风痰扰心型40例临床观察[J].中医儿科杂志，2023，19(5)：73

刘海燕，刘彩霞，智喜强，等.温阳利湿化瘀方对先天性心脏病患儿术后转归及营养状态的影响[J].中华中医药学刊，2023，41(4)：174

刘玉霞，史健，邓宽国，等.健脾补肾法对矮小症儿童血清生长发育指标水平的影响[J].吉林中医药，2023，43(2)：178

刘运军.加味防己黄芪汤辅助治疗儿童肾病综合征风水相搏证40例临床观察[J].中医儿科杂志，2023，19(2)：56

龙冬冬，毛庆东，陈启锋，等.柴芩温胆汤加减联合注射用阿奇霉素治疗小儿肺炎支原体肺炎的临床观察及对患儿血清白细胞介素1β、白细胞介素8水平的影响[J].河北中医，2023，45(10)：1647

卢薇，杨昆，柏莉娟，等.消炎宣肺汤联合重组人干扰素治疗小儿病毒性肺炎的疗效及对肺功能和机体免疫的影响[J].四川中医，2023，41(5)：113

芦小叶，赵鋆，金莺，等.唐氏固表方治疗肺脾气虚证儿童反复呼吸道感染的临床研究[J].广州中医药大学学报，2023，40(9)：2237

栾大丽.伏气消癜汤治疗儿童过敏性紫癜血热妄行证疗效观察[J].河南中医，2023，43(3)：432

吕民英，张宏，付晓梅，等.防己黄芪汤联合泼尼松片治疗水肿期小儿肾病综合征的疗效及对肾功能的影响[J].中医研究，2023，36(7)：33

M

缪青芳，耿少怡，王轻轻，等.基于“肝-肠轴”观点运用柴枳导滞方治疗小儿功能性便秘的临床观察[J].广州中医药大学学报，2023，40(1)：95

牟昱丹，郭艳辉，李丽，等.益气固本汤联合西药治疗小儿肺肾阳虚型支气管哮喘的疗效及其对血清MMP-9、TIMP-1、IL-6、IL-8和免疫功能的影响[J].广州中医药大学学报，2023，40(6)：1399

N

倪锦玉，张蒙蒙，任相阁，等.中药联合激素非拖尾疗法治疗儿童难治性肾病综合征的临床研究[J].南京中医药大学学报，2023，39(7)：669

P

潘炜，叶姗，王忠敏，等.豁痰通络汤治疗难治性肺炎支原体肺炎患儿的疗效[J].辽宁中医杂志，2023，50(6)：123

平明芳，滕懿群，陈俊国.益气敛肺止咳方对小儿反复呼吸道感染的疗效观察[J].中药材，2023，46(5)：1301

Q

丘婧，查青山，刘书平.五味沙棘散联合阿奇霉素治疗小儿支原体肺炎痰热闭肺证临床疗效及对肺功能、血清嗜酸性细胞阳离子蛋白、巨噬细胞衍生趋化因子的影响[J].河北中医，2023，45(8)：1318

仇志锴，王春莲，尤士军，等.麻杏石甘汤合过敏煎加味对咳嗽变异性哮喘患儿症状改善及诱导痰炎性因子的影响[J].中国实验方剂学杂志，2023，29(8)：214

S

单红霞，郭琼英.葛根解肌汤加减治疗非典型川崎病临床体会[J].实用中医药杂志，2023，39(4)：810

单卫超，王焱，焦建美.健脾宣肺方联合布拉氏酵母菌治疗小儿反复呼吸道感染对中医证候积分及免疫功能的影响[J].辽宁中医杂志，2023，50(3)：107

沈红莲，钱玉凡.加味玉屏风散联合氨溴索口服溶液治疗小儿慢性咳嗽的疗效观察[J].中国中医药科技，2023，30(4)：730

施海亮.黄芪桂枝汤联合玉屏风颗粒治疗小儿反复呼吸道感染的临床效果[J].内蒙古中医药，2023，42(7)：47

宋坤蔚，张胜男，马应祥.清咽利膈汤加减辅治小儿疱疹性咽峡炎临床研究[J].实用中医药杂志，2023，39(1)：64

宋艳玲，况琦，王晓鸣，等.健儿助长贴治疗身材偏矮儿童脾肾两虚证的临床疗效观察[J].中国中西医结合儿科学，2023，15(4)：365

孙伟伟.归脾汤加减辅治小儿多动症心脾两虚型疗效观察[J].实用中医药杂志，2023，39(3)：534

孙晓明.加味二陈汤结合中药热罨包治疗小儿腹泻脾虚湿困型临床观察[J].实用中医药杂志，2023，39(2)：258

T

陶洪，刘慧英，彭昕欣，等.过敏性紫癜患儿临床特点及

中医证候演变规律的研究[J].湖南中医药大学学报，2023，43(5)：935

田真.益肺化痰汤治疗小儿慢性咳嗽肺脾气虚证34例观察[J].浙江中医杂志，2023，58(2)：114

W

王灿，钟振环.加味芍草平胃汤联合中药热包外敷治疗小儿肠系膜淋巴结炎湿热瘀阻证的临床疗效研究[J].河北中医药学报，2023，38(1)：48

王槿.抑咳祛痰平喘汤联合孟鲁司特钠治疗小儿哮喘临床观察[J].内蒙古中医药，2023，42(6)：64

王静，沈红莲.升降散合小柴胡汤加减治疗小儿传染性单核细胞增多症33例[J].中国中医药科技，2023，30(5)：917

王伟，胡平.参冬养阴清金汤辅治小儿慢性咳嗽阴虚肺热型疗效观察[J].实用中医药杂志，2023，39(3)：486

王艳，胡芳，盛丽先，等.基于免疫-炎症调节作用探讨固元汤治疗儿童频复发肾病综合征的疗效及机制[J].中药材，2023，(9)：2330

王壮，王永吉，魏丽娜，等.菖郁动止方治疗儿童抽动障碍的临床疗效研究[J].中国中西医结合儿科学，2023，15(4)：290

王继超，王雷，华山，等.滋阴清嗓汤联合吸入用布地奈德混悬液治疗小儿支气管哮喘临床观察[J].河北中医，2023，45(10)：1605

王玲玲，吕慧慧.滋阴泻火方联合醋酸亮丙瑞林微球治疗对性早熟女童性激素水平、第二性征的影响[J].新中医，2023，55(19)：125

王明晶，姜之炎，肖臻.运脾化痰通窍方治疗脾虚痰阻型儿童腺样体肥大的疗效评价及对生活质量的影响[J].中华中医药杂志，2023，38(9)：4502

王伟群，孙红，章首苑.四君子汤联合中药助长贴对矮身材儿童生长发育及骨龄的影响分析[J].中华中医药学刊，2023，41(8)：63

王熙国.藿香和中汤治疗小儿急性肠系膜淋巴结炎临床观察[J].中国中医药现代远程教育，2023，21(2)：123

王亦宸.参苓白术散合逍遥散对小儿厌食症的治疗效果[J].内蒙古中医药，2023，42(5)：26

王振华，王燕飞，闫静.改良肺炎3号方治疗儿童重症肺炎[J].长春中医药大学学报，2023，39(4)：416

魏金霜，芦秦梅，王立丽，等.疏肝和胃汤联合活菌制剂治疗儿童肠易激综合征效果观察[J].北京中医药，2023，42(7)：728

魏明杰，彭明浩，韩会，等.中药足浴联合虎符铜砭刮痧佐治儿童大叶性肺炎的临床疗效观察[J].中国中西医结合儿科学，2023，15(2)：173

魏学燕，底盼盼，贾红岩，等.自拟中药清热解毒方外敷治疗小儿输液外渗的临床效果及其对血管内皮功能的影响[J].中医药导报，2023，29(2)：106

邬素珍，莫珊，陆柳丹，等.健脾补肺膏对咳嗽变异性哮喘缓解期儿童的影响[J].中国中西医结合杂志，2023，43(1)：113

吴洁.润肺健脾益肾汤联合甲泼尼龙治疗小儿难治性哮喘的疗效[J].新疆中医药，2023，41(1)：11

吴珂，石聪，陈雪明，等.柴防止咳方治疗小儿风邪犯肺型变应性咳嗽的临床观察[J].广州中医药大学学报，2023，40(10)：2531

吴超霞，薛贝贝，李建保，等.鼻鼽通窍方鼻喷雾剂治疗儿童变应性鼻炎肺经伏热证的临床观察[J].中医外治杂志，2023，32(1)：43

吴晶晶，余珍婷.甘花漱口方治疗儿童复发型口腔溃疡的临床观察[J].中国中医药科技，2023，30(5)：1010

X

项栋良，王艳，赵明月，等.中医五音疗法结合感觉统合训练在全面性发育迟缓儿童中的临床研究[J].中华中医药杂志，2023，38(8)：3940

邢燕，程东良，史长松.安宫牛黄丸对小儿严重脓毒症体外膜肺氧合脑损伤的脑保护作用[J].中国中西医结合杂志，2023，43(1)：45

徐红，杨亚男，孙青山，等.中药内服外用治疗小儿霰粒肿痰热阻结型50例[J].实用中医药杂志，2023，39(8)：1550

徐会民，王品.镇痉化痰汤化裁方联合丙戊酸钠治疗小儿颅脑损伤后继发性癫痫临床观察[J].实用中医药杂志，2023，39(2)：277

徐嘉辉，韦泓娟，李亮华，等.银翘清咽颗粒治疗小儿呼吸道合胞病毒急性支气管炎的疗效观察[J].时珍国医国药，2023，34(6)：1421

许静云，王喜聪，朱保.天麻钩藤饮加减治疗小儿抽动

障碍疗效观察[J].实用中医药杂志,2023, 39(3):440

Y

杨洁,吴春青,王薛平.自拟滋阴通络方加减治疗湿热伤络型急性期儿童过敏性紫癜肾炎临床评估[J].湖北中医药大学学报,2023, 25(5):71

杨阳,陈芳,刘畅,等.五苓散合玉屏风散加减治疗儿童过敏性紫癜肾炎肾病型随机对照研究[J].中国中西医结合杂志,2023, 43(4):435

杨阳.参附注射液联合低分子肝素治疗小儿脓毒血症的临床效果[J].内蒙古中医药,2023, 42(7):105

杨建莲,张晨,李慧佳,等.中药鼻宁方纱条填塞鼻腔法治疗变应性鼻炎患儿临床研究[J].新中医,2023, 55(5):191

杨留映,陈塑宇,高天蕾,等.基于中西医融合的小儿脑瘫6F康复模式探索与实践[J].云南中医药大学学报,2023, 46(5):7

姚红莲,郭琴,姬娜,等.清肠化湿方治疗小儿轮状病毒性肠炎的疗效观察及对血清炎性因子的影响[J].中国中医药科技,2023, 30(2):346

叶龙,方芳.三拗二陈颗粒辅助治疗儿童毛细支气管炎痰湿闭肺型50例临床观察[J].中医儿科杂志,2023, 19(1):64

叶琛琛,任现志,吴佳妮,等."仙方消解饮"治疗痰瘀滞络证儿童腺样体肥大50例临床研究[J].江苏中医药,2023, 55(5):34

叶青艳,沈健,杨巧芝,等.中药敷脐治疗儿童轮状病毒腹泻湿热证多中心临床对照研究[J].中华中医药杂志,2023, 38(9):4492

袁国文,金旌.甘露消毒丹加味治疗小儿EB病毒感染疗效观察及对T淋巴细胞亚群水平的影响[J].新中医,2023, 55(16):52

袁增辉,李岩.益肾醒脑方治疗小儿肾气不足型遗尿的临床观察[J].内蒙古中医药,2023, 42(2):12

乐芳波,张丹萍,郑凤蕾.中药汤剂联合西药治疗儿童复发性口腔溃疡脾胃积热证临床研究[J].新中医,2023, 55(7):138

Z

翟春桃,刘利明.中西药合用治疗小儿功能性便秘肠腑实热型疗效观察[J].实用中医药杂志,2023, 39(6):1143

张会,吴铭辉,任红玲,等.补肾生血汤联合强化免疫抑制治疗儿童重型再生障碍性贫血的疗效及对外周血Treg/Th17变化的影响[J].中医研究,2023, 36(2):15

张静,许静云,张汶娟,等.清热消毒汤联合重组人干扰素α2b喷雾剂治疗小儿手足口病的疗效研究[J].湖北中医杂志,2023, 45(9):15

张娟,石海莎.中西医结合治疗儿童哮喘肺热证临床观察[J].实用中医药杂志,2023, 39(3):490

张君,胡桂丽,王娅如,等.中药熏蒸治疗儿童过敏性紫癜适宜温度研究[J].中国中西医结合儿科学,2023, 15(2):99

张强,王英英,景昕哲.健脾消积汤联合莫沙必利、双歧杆菌三联活菌散治疗小儿功能性消化不良52例[J].中国中医药科技,2023, 30(2):382

张旭,章梦岚.小儿肺咳颗粒联合布地奈德混悬液雾化吸入治疗小儿支气管哮喘缓解期临床研究[J].新中医,2023, 55(8):143

张翼,李志辉,寻劢,等.白芍总苷胶囊联合羟氯喹治疗儿童狼疮性肾炎的疗效及作用机制[J].中国中西医结合肾病杂志,2023, 24(1):57

张俊华,沈初,王燕霞.抗复感方联合惠菲宁治疗小儿反复上呼吸道感染40例[J].中国中医药科技,2023, 30(1):96

张琳琳,崔文卓,刘婷婷,等.调胃颗粒联合揿针治疗肝郁脾虚型小儿肠系膜淋巴结炎的临床观察[J].广州中医药大学学报,2023, 40(1):124

张龙真.健脾清热解毒方联合常规疗法治疗湿热瘀毒内阻型小儿紫癜性肾炎临床研究[J].新中医,2023, 55(1):120

张少鹏,崔荣新,卢万可.七味白术散治疗小儿单纯性肥胖脾虚湿困证36例疗效观察[J].中医儿科杂志,2023, 19(1):78

张小利,冯春辉,王学翠,等.基于空间医学理论应用小小正坤散治疗小儿感染后脾虚综合征60例临床观察[J].中医儿科杂志,2023, 19(3):50

张小琴.银翘散加减方辅治小儿水痘轻证临床观察[J].实用中医药杂志,2023, 39(3):496

张晓辉,何强,张艳菊,等.基于肝络病理论探讨中药干预低γ-GT型婴儿肝内胆汁淤积性肝病疗效特点及预后不

良因素[J].中西医结合肝病杂志，2023，33(7)：582

张银敏，徐浩岑，钱雄.运脾补血汤辅助治疗小儿营养性缺铁性贫血脾胃虚弱证 35 例临床观察[J].中医儿科杂志，2023，19(3)：45

张莹莹，翟春桃，卫应霞.小建中汤联合酪酸梭菌活菌散治疗迁延性腹泻患儿的效果[J].实用中西医结合临床，2023，23(16)：43

张志巧，夏以琳.自拟芩连秦皮汤对小儿细菌性腹泻的疗效及肠道屏障功能、血清炎症因子的影响[J].四川中医，2023，41(4)：84

赵蕾，蔡颖畅，汪洋，等.润肠通便方治疗小儿功能性便秘肠道实热证 42 例临床观察[J].中医儿科杂志，2023，19(1)：60

赵丽娜，韩雪，葛国岚，等.温脾汤联合乌药散治疗小儿夜啼脾虚中寒证疗效观察[J].辽宁中医杂志，2023，50(4)：118

赵西斌，吴山永.清胃和中汤辅助治疗小儿幽门螺杆菌感染脾胃湿热证 47 例临床观察[J].中医儿科杂志，2023，19(1)：51

郑纯凤，朱颖，曲铁，等.保儿宁颗粒治疗临床缓解期儿童哮喘对先天/获得性免疫的调节作用[J].中药材，2023，(6)：1542

周利，汤波平，彭懿.丘荨方治疗儿童丘疹性荨麻疹的临床疗效观察[J].内蒙古中医药，2023，42(1)：1

周皋理.滋阴止咳方联合丙酸氟替卡松吸入气雾剂治疗小儿慢性咳嗽临床研究[J].新中医，2023，55(6)：93

周奇慧.归脾汤加减联合铁制剂治疗小儿营养性缺铁性贫血效果观察[J].实用中医药杂志，2023，39(7)：1390

周维维，李冬梅，任耀全，等.基于痰瘀同治探讨麻杏化瘀汤对痰热闭肺型支气管肺炎患儿血清淀粉样蛋白含量的影响[J].中华中医药学刊，2023，41(3)：227

朱保，王喜聪，李静，等.咽部吹药疗法配合甘露消毒丹加减治疗儿童疱疹性咽峡炎临床研究[J].新中医，2023，55(15)：110

（七）外　科

【概述】

2023年有关外科的文献约1 500篇，内容广泛，以临床报道及专家经验为主，实验研究主要集中在慢性皮肤溃疡、糖尿病足、肛瘘、银屑病、男性不育症、肠梗阻、甲状腺炎、胰腺炎等。除了中药内服、外用和手术疗法，也有部分运用针灸推拿等技术治疗外科疾病的报道。

1. 乳腺病

以乳腺癌、乳腺增生病、肉芽肿性乳腺炎、哺乳期乳腺炎、浆细胞性乳腺炎为主，也可见乳腺癌癌因性疲乏、乳腺癌术后淋巴水肿等临床治疗报道。

胡永春等将1 160例肉芽肿性乳腺炎患者随机分为两组各580例，对照组采用常规手术疗法及激素对症治疗，治疗组采用调气和营法（川芎、全当归、熟地黄、赤芍药、白芷、防风等，打成药粉，用开水与蜜糖以9∶1的比例将药粉调制成糊状，将药糊敷满整个病变部位后用油纸外包，2次/d，每次6～8 h）联合火针拔罐（肿块期患者针刺范围即肿块范围，留罐5～10 min；脓肿期针刺脓肿被动感最明显处，使脓液彻底引出，局部消毒后，放置七星丹，药线引流；窦瘘期者针刺局部，加用拔罐治疗，局部留罐10 min，窦道及瘘管挂线。每星期治疗1次，治疗结束后患处外敷金黄散）治疗。治疗8周后，两组总有效率无明显差异（$P>0.05$）。治疗组CD_3^+T细胞、CD_4^+T细胞、CD_8^+T细胞水平均明显高于对照组；CD_{56}^+、CD_{16}^+、NK细胞、IgM、C3、C4水平均明显低于对照组（均$P<0.05$）。治疗组不良反应及并发症总发生率明显低于对照组（$P<0.05$）。乔楠等将41例浆细胞性乳腺炎急性肿块期肝郁胃热证患者随机分为两组，对照组20例予蓝丁格尔乳腺治疗仪治疗4周（1次/d，持续2周，后每1次/2 d，持续2周。具体操作方法：先以E型医用冷敷贴敷于肿块位置，再将A型医用冷敷贴敷于双侧乳房；将红外治疗探头放于肿块位置，固定贴身电极片，注意避开乳头乳晕。选用强光，60 min，以患者耐受为度），联合哌拉西林钠他唑巴坦和吗啉硝唑注射液静滴，均2次/d，2周后停药，改阿莫西林克拉维酸钾口服2周。治疗组21例在对照组基础上予以疏肝散结汤（柴胡、黄芩、香附、蒲公英、连翘、瓜蒌等）口服4周。结果：治疗组患者症状体征指标、中医临床疗效、中医症状和体征积分及焦虑抑郁评分均较治疗前明显改善，且较对照组改善显著（均$P<0.05$）。姜颖等将132例初期乳痈患者随机分为两组各66例，在生活起居、饮食指导及情志护理等常规护理基础上，对照组予传统揉抓法排乳，1次/d，每次20 min；观察组在传统揉抓法基础上予循经排乳法排乳（按“先主穴后配穴”的原则，指揉法按摩穴位，1～2 min/穴，以局部热胀为宜，主穴为足阳明胃经上的足三里、乳根穴、乳中穴；足厥阴肝经上的太冲穴；配穴为任脉上的膻中穴，手太阳小肠经上的少泽穴和足少阳胆经上的肩井穴），1次/d，每次20 min。治疗3 d后，观察组总有效率为97.0%（64/66），明显高于对照组87.9%（58/66）（$P<0.01$）。两组乳房疼痛评分、乳房肿块大小评分、乳汁排泄评分及乳房皮色评分均较治疗前降低（$P<0.01$），且观察组均优于对照组（$P<0.05$）。

乳腺增生病的临床及实验研究详见专条。有关中医药治疗乳腺癌的临床和实验研究见“肿瘤科”。

2. 疮疡

临床治疗的文献以慢性皮肤溃疡居多，其次为坏死性筋膜炎、感染性疮面、褥疮、骨髓炎等，实验研究集中在慢性皮肤溃疡。

张何欣等将86例下肢静脉溃疡患者随机分为两组各43例，对照组予常规清创及生肌玉红膏外敷治疗，观察组在对照组的基础上给予芪红通络方（金银花、黄芪、鸡血藤、桃仁、红花、当归等）加减治疗。疗程4周。结果：观察组总有效率为95.4%(41/43)，优于对照组的81.4%(35/43)；两组肉芽色淡、创面苍白、疼痛、周围肤色黑、肢体沉重、怠惰乏力评分、血清TNF-α、ICAM-1、IL-6水平均较治疗前降低，且观察组各项评分和指标水平均低于对照组；观察组创面愈合、肉芽组织新生时间早于对照组，溃疡面积缩小率大于对照组，创面肉芽生长情况优于对照组（均$P<0.05$）。温丽珍等将126例压疮患者随机分为两组各63例。对照组患者行常规消毒及清创治疗，试验组患者在常规治疗基础上应用阳和汤合佛手散（熟地黄、川芎、肉桂、炮姜、麻黄、鹿角胶等）湿敷联合按摩铺灸治疗（湿敷前先以手指指腹轻拍创面周围皮肤3～5 min，再沿创面周围皮肤以大拇指进行点按揉摩2～3 min，每次按摩操作循环反复2～3遍，湿敷时确保药液保持36～42 ℃，每次20～30 min，每日2次。湿敷时在纱布上方铺姜绒2～3 cm，于姜绒上方铺艾绒3～4 cm，再喷洒95%乙醇适量，将艾绒点燃，每日2壮）。治疗21 d后，观察组压疮面积(1.02 ± 0.16) cm^{2}小于对照组的(3.26 ± 0.45) cm^2（$P<0.05$）；治疗30 d后，观察组Braden压疮风险评估表评分及生理职能、生理机能、情感职能、精神健康、躯体疼痛、社会功能、精力和总体健康评分均高于对照组，总有效率高于对照组（均$P<0.05$）。郑胜等随机将创伤性皮肤软组织溃疡患者169例随机分为两组，对照组82例患者溃疡面隔日清创并换药1次，治疗组87例患者清创换药完成后，在溃疡面涂抹清热化腐生肌膏（紫草、全当归、红花、大黄、黄柏、黄连等）。治疗17 d后，治疗组的创面愈合率(71.45 ± 8.91)%，优于对照组的(55.73 ± 5.94)%（$P<0.01$）；两组血清PCT、IL-6均较治疗前下降，且治疗组低于对照组（$P<0.05$）。

3. 皮肤病

主要是痤疮、带状疱疹、湿疹、黄褐斑、皮肤瘙痒症、特应性皮炎、荨麻疹、白癜风、银屑病等的临床治疗和经验，也有结节性痒疹、扁平疣、手足癣、掌跖角化性皮肤病、瘢痕等报道。

徐光耀等将105例玫瑰痤疮女性患者随机分为强脉冲光组、中药组和联合组各35例。强脉冲光组治疗第0、2、4、6、8周进行双波长强脉冲光照射治疗（双波长530～650 nm和900～1 200 nm血管滤波片，脉宽：4.0～7.0 ms，脉冲延迟时间：30～40 ms，脉冲数：2～3个子脉冲，能量：6～8 J/cm^2）。中药组服用清肺凉血方（丹参、赤芍药、牡丹皮、生地黄、金银花、黄芩等）。联合组采用强脉冲光照射治疗联合清肺凉血方。治疗8周后，联合组总有效率为88.6%(31/35)，高于强脉冲光组的71.4%(25/35)和清肺凉血方组的74.3%(26/35)（$P<0.05$）。联合组红斑及毛细血管扩张评分低于中药组，灼热及干燥评分低于强脉冲光组；联合组血清IL-17和IL-37水平较治疗前下降，且低于强脉冲光组（均$P<0.05$）。孙一平等将82例带状疱疹急性期肝经郁热证患者随机分为两组各41例，对照组予阿昔洛韦片，治疗组在此基础上加服柴胡牡蛎汤加味（柴胡、玄参、龙胆草、牡蛎、黄柏、白鲜皮等）。治疗10 d，治疗组总有效率为92.7%(38/41)，优于对照组73.2%(30/41)；两组疼痛视觉模拟量表(VAS)评分明显减少，并且治疗组VAS评分减少更加显著；治疗组患者的止疱、疼痛缓解、结痂、脱痂的消退时间较对照组均显著缩短；两组患者血清IL-6与IL-8水平显著下调，且治疗组下调更明显（均$P<0.05$）。

陈王蔚等在临床中发现，黄褐斑患者多舌象水滑或边有齿痕，脉象弦或滑，并且五色辨证中，色黑与痰饮密切相关，因此推测痰饮亦是黄褐斑的重要病因，痰饮停渍于脏腑，导致气血不和，颜面失于经血荣养而发为黄褐斑，临证从痰饮论治黄褐斑取得了满意的疗效。

4. 肛肠病

集中在对痔疮、肛瘘、肛裂、肛周脓肿和肛门瘙痒、脱肛、大肠息肉等的临床报道。

韩涛涛等将 60 例低位单纯性肛瘘切除术后患者随机分为两组各 30 例，两组术后 3 d 均予常规予抗生素预防感染，研究组采用托里消毒散(黄芪、党参、当归、川芎、白术、白芍药等)联合康复新液浸泡药条换药；对照组予康复新液浸泡药条换药。结果：研究组术后 3、7、14 d 创面愈合率(2.74±0.17%、17.86±1.44%、43.22±6.23%)均高于对照组(1.93±0.12%、13.21±1.25%、36.02±5.48%)；研究组术后 3、7、10 d 创面渗出均低于对照组；研究组术后并发症(创缘水肿、出血、感染)的发生率均低于对照组(均 $P<0.05$)。李海军等将 70 例肛周坏死性筋膜炎患者随机分为两组各 35 例，对照组术后第 2 d 起用过氧化氢冲洗创面，并以过氧化氢纱布外敷，观察组在对照组基础上加用中药坐浴(马齿苋、鸭跖草、制大黄、蒲公英、黄柏、赤芍药等)联合康复新液外敷治疗。治疗 14 d 后，观察组治疗总有效率为 97.1%(34/35)，显著高于对照组的 74.3%(26/35)；两组治疗后临床症状评分、坏死性筋膜炎实验室风险指数、白细胞计数、C 反应蛋白及 IL-6 水平均显著低于治疗前，且观察组低于对照组(均 $P<0.05$)。

叶玲教授认为完全性直肠脱垂的病性多属本虚标实，整体气虚为本，局部湿热为标，在治疗上坚持内外治并举，内治以补中益气汤加味，外治肛门熏洗常用固脱苦参洗剂(炙黄芪、党参、升麻、柴胡、苦参、黄芩等)，旨在益气固脱的同时，清解局部湿热。此外，单靠口服中药和中药肛门熏洗使脱出肛门之直肠回位所需时间长，且回位后复发率高，故加以直肠脱垂注射术治疗后再选用后续手术治疗方法，如 PPH 术、肛门紧缩术等相结合，疗效更佳，复发率更低。

混合痔的治疗详见专条。

5. 男性泌尿性疾病

以前列腺炎、前列腺增生和男性不育症的文献为多，也可见勃起功能障碍、精索静脉曲张等的临床报道。

郭俊等将中度良性前列腺增生肾虚血瘀证患者 72 例随机分为两组各 36 例，试验组予桂益通癃方(肉桂、益母草、锁阳、姜黄、茯苓、黄芪等)，对照组予盐酸坦索罗辛缓释胶囊。最终试验组完成 31 例，对照组完成 30 例，治疗 6 周后，两组各时间 IPSS、中医证候总分、腰膝酸软、排尿困难、夜尿频数、神疲乏力、盆腔疼痛及 QoL 评分降低，Qmax 增加($P<0.05$)；与对照组同期比较，试验组在治疗 4、6 周以及随访第 2 周，IPSS、中医证候总分、盆腔疼痛评分降低，治疗 4、6 周 QoL 降低，治疗 2、4 周 Qmax 降低，治疗 2、4、6 周及随访 2 周腰膝酸软评分降低，治疗 6 周及随访 2 周神疲乏力评分降低($P<0.05$)。

姚增民等将 81 例男性不育患者随机分为两组，治疗组 43 例予加味金匮肾气丸，对照组 38 例予麒麟丸。治疗 3 个月后，治疗组总有效率为 88.4%(38/43)，与对照组的 76.3%(29/38)差异无统计学意义($P>0.05$)。治疗后，两组精液各项参数及血清睾酮水平均较治疗前有所改善；治疗组精子形态特征、活力、果糖浓度及血清睾酮水平较对照组均有明显改善(均 $P<0.05$)。

郑靓怡等将人前列腺增生细胞(BPH-1)分为对照组(高糖 DMEM 培养基)，升降通癃方(熟地黄、山药、山茱萸、肉苁蓉、益母草、三棱等)低、中、高浓度组(300、600、900 μg/ml)，阳性组(非那雄胺片 50 μg/ml)五组，各组需要的药物处理 24 h。结果表明，升降通癃方使 BPH-1 的迁移能力明显受到抑制，且高、中、低浓度组比较差异有统计学意义(均 $P<0.05$)；FCM 检测结果显示，升降通癃方组低、中、高浓度组的细胞凋亡率明显高于对照组，且 CasPase-3 和 Bax 在 BPH-1 细胞中表达较高，Bcl-2、PI3K、AKT、Cryab 在 BPH-1 细胞中表达较低(均

$P<0.05$)。

前列腺炎的治疗及实验研究详见专条。

6. 周围血管疾病

以糖尿病足、下肢深静脉血栓、下肢动脉粥样硬化为主,也有臁疮、静脉炎、动脉炎、白塞病等的治疗报道。

陈巧露等将75例浅静脉炎患者随机分为两组,对照组37例予常规西药治疗(局部采用50%硫酸镁溶液湿敷、口服阿司匹林肠溶片、皮下注射低分子肝素钙注射液);观察组38例在对照组基础上联合凉血泻火消肿方(生大黄、黄芩、黄连、黄柏、栀子,按1∶1∶1∶1∶1比例研粉混匀,加0.9%氯化钠溶液适量泡开制成药膏外涂,每次4~6 h,每日1次)。连续治疗7 d后,观察组总有效率为92.1%(35/38),高于对照组的73.0%(27/37)($P<0.05$);两组中医证候积分、全血高切黏度、血浆黏度、红细胞聚集指数、纤维蛋白原及TNF-α均较治疗前降低,IL-10升高,且观察组治疗后中医证候积分、血液流变学指标及TNF-α低于对照组,IL-10高于对照组(均$P<0.05$)。李文龙等分析了符合单侧全髋关节置换术指征的67例患者的资料,32例予低分子肝素钙皮下注射作为对照组,35例试验组予1/2标准剂量低分子肝素钙皮下注射,并给予八珍汤口服(术前1 d及术后第1~14 d口服)。结果:与术前相比,试验组延长了患者术后APTT、PT及TT,缩短FIB、D-dimer,降低PV、WBHV、R值、K值,升高α角、MA;术后14 d时,试验组延长APTT、PT、TT,降低PV,改善R值、K值、α角、MA的疗效均优于对照组;与对照组相比,试验组能减轻患肢最大肿胀率(均$P<0.05$)。两组的并发症发生率比较,试验组发生腹泻1例,未出现患肢青紫瘀斑;对照组出现药物过敏1例,大腿青紫6例,差异具有统计学意义($P<0.05$)。

钟霞媛等总结国医大师卢芳运用加味泻黄散治疗心脾积热型白塞病的临床经验。卢氏认为该病的病因病机为荣卫失和,湿热壅滞心脾,毒邪蕴于肌肤则发溃疡蚀烂。以清胃泻火、解毒疗疮为治则,并运用加味泻黄散(石膏、栀子、防风、藿香、牡丹皮、甘草等)治疗此病,临证时又可根据溃疡部位选取不同药物,并举验案辨为心脾积热证,予加味泻黄散合三物黄芩汤治疗,患者症状得到显著改善。郑宇航等总结张嗣兰治疗下肢动脉硬化闭塞症的经验。张氏认为痰瘀相互结滞贯穿脱疽的整个发病过程,痰瘀之邪相互黏滞于脉络,气血运行失畅,不能濡养肢体,不荣不通则痛,疼痛是其最主要的症状。根据多年临床诊治经验结合古代医家思想,将脱疽分为气血两虚、寒湿阻络、热毒内蕴、痰瘀互结四型。在治疗过程中贯彻活血化瘀祛痰,兼顾补气以通脉络,气行则津液布散正常,痰瘀难生,脉道难阻。

糖尿病足的治疗及实验研究详见专条。

7. 其他外科疾病

有关甲状腺炎、甲状腺结节、肠梗阻、阑尾炎、胆囊炎、胆管炎、胆结石、胰腺炎的临床报道较多,也可见烧伤、手外伤、犬咬伤、蛇咬伤等报道。

范佳莹等将68例亚急性甲状腺炎患者随机分为两组各34例,对照组予醋酸泼尼松片,观察组予醋酸泼尼松联合夏枯草颗粒剂治疗,疗程8周。结果:观察组总有效率为97.1%(33/34),高于对照组的73.5%(25/34);观察组症状和体征评分、FT3、FT4、红细胞沉降率均低于治疗前,TSH升高,且上述指标改善较对照组显著(均$P<0.05$)。郑迪锋等将100例腹部手术后早期炎性肠梗阻患者随机分为两组各50例,对照组予常规奥曲肽皮下注射,观察组在常规治疗基础上加用厚朴排气汤(厚朴、木香、炒枳实、生大黄等)。疗程7 d。结果:观察组总有效率为92.0%(46/50),高于对照组的80.0%(40/50);观察组腹痛减轻、腹胀缓解、肠鸣音恢复、首次通气及首次排便时间、胃管留置、进食、体温恢复、白细胞恢复时间及住院时间均短于对照组;两组血清MCP-1、IL-6、IL-8、TNF-α、VIP、PCT、NO水平均较治疗前下降,且观察组低于对照组;观察组不良反应发生率为6.0%(3/50),低于对照组的12.0%(6/50)

(均 $P<0.05$)。

居燕飞等将 50 只 SD 大鼠随机分为空白组、模型组、大黄灵仙组、大黄灵仙＋空白抑制剂组、大黄灵仙＋抑制剂组各 10 只。除空白组外,其余各组均采用脂多糖诱导构建大鼠胆道炎症动物模型。大黄灵仙组、大黄灵仙＋空白抑制剂组、大黄灵仙＋抑制剂组三组大鼠制备胆道炎症模型前 3 d 开始中药灌胃,给药剂量为 320 mg·kg·d^{-1},空白组、模型组大鼠给予 2 ml/100 g 蒸馏水灌胃,2 次/d,连续干预 6 d。结果:与空白组比较,模型组大鼠胆管结构异常,汇管区内可见大量淋巴细胞、浆细胞浸润以及胆小管扩张,NF-κB 蛋白阳性表达增加,出现核浸润,血清炎症因子 IL-1β、TNF-α 表达明显升高,胆管组织中 TGF-β1、NLRP3、BMP2 mRNA 以及蛋白表达量显著增加,miRNA-30b 表达水平均明显下降(均 $P<0.01$)。与模型组比较,大黄灵仙组和大黄灵仙＋空白抑制剂组胆管病理形态均改善,炎性细胞浸润减少,NF-κB 阳性表达降低,同时核浸润减轻,血清炎症因子 IL-1β、TNF-α 表达水平下降,胆管组织中 TGF-β1、NLRP3、BMP2 mRNA 以及蛋白表达量均降低,miRNA-30b 表达水平均明显升高(均 $P<0.05$)。

程琳等总结朱培庭治疗胆石症药对运用经验。朱氏倡导“胆病从肝论治”,认为胆石症有虚实之分,实证病在肝胆,多因肝经湿热,疏泄失职,胆汁化生及排泄异常,导致胆石形成。胆石阻滞经络血脉,不通则痛,此时病程尚短,正气未虚,当以清热利湿、通腑泻下、散瘀止痛为治则。虚证乃久病由肝胆累及脾肾,表现为胁痛隐隐,面色萎黄,由正气不足,肝肾阴虚,或肝气犯脾而致,当以养阴柔肝、健脾益气为治则。常用药对“茵陈-虎杖”“大黄-黄芩”“黄芪-太子参”“生地-枸杞子”在应用上灵活,不容易犯虚虚实实之错。赵亮等总结白长川论治急性重症胆管炎的经验。白氏提出从“毒”“热”“瘀”立法论治,初期宜外透伏邪、内清毒热,兼以凉血散瘀;重在畅达气机,使一身气机升降出入顺畅;重用解毒之品,兼顾透营转气,用方首选小柴胡汤合升降散。后期内外合治、消托并用,清热托毒透脓,临证常用黄连解毒汤、五味消毒饮加减合用凉血散瘀之品,如犀角地黄汤、清营汤等。外治使用经内镜胰胆管造影、胆胰子镜、胆道镜等多镜联合微创技术解除梗阻并通畅引流;内治宜消、托并用,托法重在配合引流,使毒随脓泄。

胰腺炎、甲状腺结节的治疗及实验研究详见专条。

(撰稿:吴晶晶 屠思远　审阅:李斌)

【痤疮的治疗及实验研究】

谢明峰等将 108 例符合气郁质＋痰瘀结聚证的寻常型痤疮患者随机分为两组各 54 例,对照组予海藻玉壶汤,治疗组予四逆散加减,疗程 1 个月。结果:治疗组中医证候疗效总有效率为 94.4%(51/54),皮损疗效总有效率为 92.6%(50/54),优于对照组的 79.6%(43/54)和 77.8%(42/54)($P<0.05$)。两组患者的中医证候积分、皮损评分均较治疗前降低($P<0.01$),且治疗组低于对照组($P<0.05$);两组患者治疗后、随访后抑郁评分、焦虑评分均低于治疗前,且治疗组下降幅度显著高于对照组($P<0.05$)。治疗组的复发率为 4.0%(2/50),明显低于对照组的 19.1%(8/42)($P<0.05$)。徐敏等将 72 例中重度痤疮(痰瘀凝结证)患者随机分为两组各 36 例,对照组予丹参酮胶囊,治疗组予服二花消痤饮(金银花、紫花地丁、三棱、莪术、浙贝母、蒲公英等),疗程 8 周。结果:治疗组皮损评分疗效总有效率为 88.2%(30/34),中医证候评分疗效总有效率为 94.1%(32/34),高于对照组的 66.7%(20/30)和 70.0%(21/30)(均 $P<0.05$)。孙玥等将 72 例痤疮患者随机分为两组各 36 例,对照组予丹参酮胶囊,治疗组予解毒温胆汤(清半夏、竹茹、炒枳实、陈皮、茯苓、枇杷叶等),疗程 4 周。结果:治疗组总有效率为 88.6%(31/35),优于对照组的 68.6%(24/35)($P<0.05$)。刘哲等将 86 例寻常型痤疮患者随机分为两组各 43 例,对照组予盐酸米诺环素胶囊,治疗组予服银花汤

(生槐花、金银花、夏枯草、白术、丹参、牡丹皮等),疗程6个月。结果:治疗组总有效率为97.7%(42/43),明显高于对照组的81.4%(35/43);随访6个月后,试验组总皮损分值明显低于对照组(均 $P<0.05$)。

王用峰等观察银黄消痤胶囊(金银花、黄芩、枇杷叶、板蓝根、连翘、薏苡仁等)对痤疮家兔模型皮脂腺及P物质(SP)的影响。将70只雄性家兔随机分为空白组,模型组,银黄消痤胶囊高、中、低剂量组(1.2、0.6、0.3 g/kg),清热暗疮丸组,盐酸米诺环素组7组。除空白组外,其余60只以2%煤焦油溶液涂抹家兔左耳2周建立痤疮模型。造模成功后,在给药前及给药3周后,分别在兔耳动脉抽血用酶联免疫吸附法测血清SP含量及取左耳组织行病理检查。结果:各组实验性粉刺组织学分级比较,治疗后各组与模型组比较,均具有统计学意义($P<0.01$)。血清SP检测:治疗后银黄消痤胶囊高、中、低剂量组(1.2、0.6、0.3 g/kg),清热暗疮丸组,米诺环素组与模型组比较有极显著降低($P<0.01$);消痤胶囊高剂量组比较中剂量、米诺环素组有显著降低($P<0.05$),高剂量组与低剂量组、清热暗疮丸组比较有极显著降低($P<0.01$);中剂量组与清热暗疮丸组比较有显著降低($P<0.05$)。结论:银黄消痤胶囊可降低家兔痤疮模型血清SP含量,银黄消痤胶囊可明显抑制毛囊皮脂腺导管角化异常,表明银黄消痤胶囊可通过降低SP含量及抑制毛囊皮脂腺导管角化异常来治疗痤疮。何雨聪通过建立兔耳痤疮模型,观察痤疮合剂(夏枯草、枇杷叶、地黄、牡丹皮、黄连、桑白皮等)对Th17/Treg细胞数量/比例的调节,探讨痤疮合剂在维持机体稳态中的调节机制;其次观察痤疮合剂对Hippo信号通路的调控作用,探讨该药治疗痤疮的可能作用机制,寻求药物治疗的新靶点。结果发现,痤疮合剂能减小毛囊扩张面积以及炎性因子的浸润,改善毛囊皮脂腺导管过度角化,降低患处表皮层厚度,减少炎症反应;能调节Th17/Treg细胞平衡,使机体恢复免疫稳态;能调控Hippo通路进而阻止炎症浸润;能通过干预Hippo通路进而干预Th17/Treg细胞平衡控制炎症。李志鸿建立了"痰瘀互结型"痤疮大鼠模型,从皮损和中医证候学角度对该模型进行了系统评价,为构建"痰瘀互结型"痤疮大鼠模型提供了科学、合理的依据。在网络药理学基础上,发现了"痰瘀互结型"痤疮核心方对"痰瘀互结型"痤疮大鼠模型的干预机制靶点。其可能是通过抑制血清及皮损组织中mTOR/HIF-1α/VEGF信号通路传导与Th17细胞表达,来改善皮脂腺环境,抑制炎症反应,影响血管新生等,最终达到治疗痤疮的目的。

吴祎然对不同等级痤疮中医证素特征及相关因素进行研究,发现痤疮的主要病位是肝、脾、肾、肌肤、胞宫,痤疮的主要病性证素是热、湿、痰;Ⅰ级、Ⅱ级痤疮病位主要分布在肝、脾、胞宫,Ⅲ级痤疮病位主要分布在肝、肾、脾,Ⅳ级痤疮主要病位分布在肌肤、肝;Ⅰ级痤疮病性以热、湿、痰、阴虚为主,Ⅱ级、Ⅲ级痤病性主要以热、湿、阴虚、气滞为主,Ⅳ级痤疮病性主要以热、痰、湿、毒为主。范琳对女性寻常痤疮发病及中医证型与体质进行相关研究。结果发现,大部分女性无痤疮遗传史,多数有熬夜习惯,遗传史及睡眠情况不具有统计学意义。性格和饮食喜好分布基本均衡,其性格急躁和偏爱辛辣食物多为成年患者。中医体质分析中湿热质比例最大,余依序为阴虚质、痰湿质、气虚质、阳虚质、气郁质、血瘀质、特禀质、平和质。赵小越研究发现,女性痤疮患者高发年龄段为22~28岁,好发于未婚未育高学历人群,且多为油性皮肤;中医辨证分型以冲任失调居多,故临床上治疗应多注重补肾阴调达肝气之法;中医辨证分型与年龄、病程、皮损类型、皮损程度、主要发生部位存在相关性;血瘀痰凝证皮损表现相对较重。王宇欣对不同时期痤疮患者皮疹特点及辨证分型进行调查研究,总结了不同时期痤疮患者临床特点:①青春期前痤疮患者皮疹主要分布于"心区";皮疹轻重分级主要为Ⅰ级;皮疹类型主要为粉刺;中医辨证分型主要为肺经风热证;中医体质以湿热质最多见。②青春期痤疮患者中皮疹主要分布于"肺区";皮疹轻重分级主要为Ⅰ级、Ⅱ级;皮疹类型主要为丘疹；中医辨证分型中肺经风热证最多；中医体质以湿热质最多见。③青春期后痤疮患者中皮疹主要分布于“肝区”；皮疹轻重分级主要为Ⅰ级、Ⅱ级；皮疹类型主要为丘疹；中医辨证分型主要为脾胃湿热证、冲任不调证；中医体质以气郁质最多见。张佳玉对痤疮认知调查及青春期后痤疮影响因素与中医辨证分型的相关性进行研究，总结中医辨证分型与各因素之间的关系：①肠胃湿热型，与混合性皮肤、每日排便2～3次、常食甜味、辛辣食物有相关性；②冲任不调型，与女性、Ⅱ级皮损、混合性皮肤、使用化妆品、月经周期异常、痛经有相关性；③肺经风热型，与Ⅰ级皮损、油性皮肤有相关性；④肝郁化火型，与偶尔饮酒、2～5 d排便一次、经行伴情志异常因素有相关性；⑤血瘀痰凝型，与男性、Ⅲ～Ⅳ级皮损、油性皮肤、经常饮酒、常饮碳酸饮料、牛羊肉、油炸膨化食、月经后期有相关性。

（撰稿：张淼　周蜜　审阅：陈红风）

【带状疱疹的治疗与研究】

刘志勇等将56例带状疱疹肝经郁热证患者随机分为两组，治疗组29例予清热除湿汤（龙胆草、黄芩、白茅根、生地黄、板蓝根、车前草等），对照组27例（最终脱落3例）予盐酸伐昔洛韦片、甲钴胺片、维生素B_1，疗程7 d。结果：治疗组总有效率为82.8%(24/29)，高于对照组的54.2%(13/24)；治疗组患者疼痛减轻时间、疼痛消失时间短于对照组；VAS评分优于对照组；30 d随访时，治疗组后遗神经痛发生率为0，低于对照组的20.8%(5/24)（均$P<0.05$）。曾洁等将116例患者随机分为两组各58例，对照组外用阿昔洛韦软膏，观察组在此基础上外用玉枢散（人工麝香、冰片、朱砂、雄黄、千金子霜、红大戟等），疗程7 d。结果：观察组总有效率为93.1%(54/58)，优于对照组的77.6%(45/58)($P<0.05$)；治疗后，观察组VAS评分、睡眠质量评分、血清IL-6水平以及带状疱疹症状改善时间（包括止疱时间、结痂时间、脱痂时间）较对照组显著降低；观察组血清IL-2水平较对照组显著升高；治疗后3个月随访，观察组发生带状疱疹后神经痛的患者数量显著少于对照组（均$P<0.05$）。谷倩芸等将80例肝经郁热型大面积带状疱疹患者随机分成两组各40例，治疗组采用中西医结合四联疗法（口服龙胆泻肝汤、患部散刺放血、穴位注射并配合静脉滴注阿昔洛韦）治疗，对照组采用西医常规抗病毒方案（阿昔洛韦静脉滴注、双氯芬酸钠缓释片口服）治疗，疗程10 d。结果：治疗组总有效率为92.5%(37/40)，显著优于对照组77.5%(31/40)($P<0.05$)；治疗组VAS评分、临床症状评分低于对照组($P<0.01$)；治疗结束后2个月随访，后遗神经痛发生率治疗组为12.5%(5/40)，低于对照组的32.5%(13/40)($P<0.01$)。王丽华等将60例气虚毒滞型带状疱疹患者随机分为两组各30例，对照组予西药盐酸伐昔洛韦分散片＋甲钴胺片治疗，治疗组在此基础上加服益气排毒汤（黄芪、防风、桑白皮、牡丹皮、马齿苋、夏枯草等），疗程30 d。结果：治疗组的水疱停止增加时间、病灶结痂时间、脱痂时间均短于对照组；治疗组在治疗后10 d的症状量化评分、VAS评分低于对照组；治疗组在治疗过程中的不良反应发生率为6.7%(2/30)，低于对照组的26.7%(8/30)；治疗后10 d，治疗组的显效14例，有效16例，无效0，优于对照组的8、20、2例；治疗组患者治疗后6个月的带状疱疹后神经痛发生率为0(0/30)，低于对照组的20.0%(6/30)（均$P<0.05$）。胡晗峰等将80例老年带状疱疹急性期患者随机分为两组各40例，对照组予伐昔洛韦，研究组予清热祛疱汤（牡丹皮、黄芪、五味子、大青叶、龙胆草、麦冬等）配合伐昔洛韦，治疗10 d。结果：研究组止疱时间、结痂时间、脱痂时间及止痛时间均短于对照组；VAS评分低于对照组，睡眠质量(QS)评分高于对照组；研究组总有效率为100%(40/40)，治愈率为85.0%(34/40)，高于对照组的45.0%(18/40)、80.0%(32/40)（均$P<0.05$）。

李非铭等将104例带状疱疹后神经痛患者随机分为两组各52例，基础治疗组予基础药物（加巴喷丁胶囊、甲钴胺片）联合神经根脉冲射频(PRF)治疗，联合治疗组加用青黛雄黄散外敷，疗程 1 个月。结果：联合治疗组总有效率为 90.4%(47/52)，高于基础治疗组的 73.1%(38/52)($P<0.01$)；联合治疗组 VAS 评分、PSQI 评分、血清炎性因子水平均低于基础治疗组，神经痛、皮疹、水疱等中医症状积分改善均优于基础治疗组(均 $P<0.05$)。孙有为将 60 例带状疱疹后神经痛随机分为两组各 30 例，对照组予营养神经类和镇痛类药物(甲钴胺片、洛芬待因缓释片)治疗，观察组予补气活血法(黄芪、川芎、党参、当归、延胡索、醋香附等)治疗，疗程 28 d。结果：观察组总有效率为 90.0%(27/30)，高于对照组的 83.3%(25/30)；治疗组 VAS 评分较对照组下降更明显(均 $P<0.05$)。李琳等将 86 例带状疱疹神经痛患者随机分为两组各 43 例，对照组予常规西医(加巴喷丁胶囊)治疗，观察组在此基础上予扎冲十三味丸(诃子、制草乌、石菖蒲、木香、人工麝香、珊瑚等)辅助治疗，疗程 1 个月。结果：观察组总有效率为 93.0%(40/43)，高于对照组的 74.4%(32/43)($P<0.05$)；观察组中医证候积分、VAS 评分、采用皮肤病生活质量指数(DLQI 评分)优于对照组，TNF-α、IL-6、缓激肽、PGE2 低于对照组，IL-2 水平高于对照组(均 $P<0.05$)。

凌洁等运用系统评价中药复方治疗带状疱疹后遗神经痛的有效性及安全性。纳入 43 篇文献，共 3 493 例受试对象。Meta 分析显示，中药复方组在总有效率、VAS 评分、匹兹堡睡眠质量量表评分、P 物质(SP)水平和 IL-6 水平方面均优于单纯西药组($P<0.000\ 01$)，且不受疗程限制。中药复方组的不良反应发生率优于单纯西药组($P<0.000\ 01$)，但亚组分析中疗程短于 4 周和超过 4 周，差异无统计学意义。薛纯纯等总结带状疱疹后神经痛从络论治。络损不复为带状疱疹后神经痛病机关键，治疗采用三期辨证、从络论治的方法。初期予清毒舒络方(羌活、防风、大青叶、栀子、泽兰、酒大黄等)以清热解毒、舒络止痛；中期予活血通络方(桃仁、红花、川芎、当归、白芍药、生地黄等)以活血化瘀、通络止痛；晚期予补虚护络方(黄芪、党参、川芎、当归、熟地黄、白芍药等)以益气养阴、护络止痛。同时根据疼痛不同部位及性质选用相应的止痛药对及引经药；局部疼痛迁延难愈时，采用刺络放血以祛瘀生新、畅达络脉，提高疗效。

郭芹等总结孙虹运用柴胡加龙骨牡蛎汤治疗带状疱疹后遗神经痛的临证经验。从肝胆郁热为切入点应用柴胡加龙骨牡蛎汤治疗带状疱疹后遗神经痛。在辨治本病时不拘泥于局部皮损的形态，重视外在皮损与脏腑功能失调的紧密关系，审度疾病的病机，重视主症，抓住兼证，即少阳枢机不利的基本病机及心神不宁、情志不畅的主症，谨守病机，疗效较佳。张艳红等总结杨素清治疗带状疱疹的经验。初期以火热证多见，投以龙胆泻肝汤清热泻火；中期常见于湿毒证，以胃苓汤以利水化湿；后期以毒瘀证为主，以桃红四物汤以解毒散瘀。将治痛贯穿整个治疗过程。重视安神怡情，辅以中药实现疏肝理气、镇静安神作用。并配合火针、中药外涂等外治法，使内外结合，双管齐下，收效颇佳。黄雨寒等总结傅元谋基于六经辨证治疗带状疱疹的用药经验。按六经辨证将带状疱疹分为太阳湿热郁表、少阳肝胆湿热、少阴阳虚寒湿、太阴脾虚湿滞 4 种证型。遣方用药特点主要包括：重视经络病位；重视邪之出路；以方代药，以君臣药代方；重视自然无为的调养方式。黄登霞等基于中医传承辅助平台总结带状疱疹后遗神经痛用药规律。频次较高的药物有当归、甘草、红花、川芎、延胡索、白芍药等；药性以温、寒、平为主；药味以苦、辛、甘为主；归经以肝经为主，然后依次为心、脾、肺、胃经等；常用药对有“甘草-当归”“延胡索-当归”“红花-甘草”“红花-桃仁”“红花-当归”等；通过聚类分析得到 12 个核心组合、4 个治疗 PHN 潜在新方。核心组合主要包括“全蝎-蜈蚣-延胡索”“黄芩-龙胆草-栀子”“桃仁-赤芍药-丁香”等。潜在新方主要为“全蝎-蜈蚣-延胡索-僵蚕”“黄芩-龙胆草-栀子-川芎-大青叶”“生地黄-乳香-茯苓-没药”“黄芪-柴胡-地龙-泽泻”。林燕飞等通过带状疱疹患者治疗药方分析，总结治疗中药配伍规律。治疗药物性味以寒、苦为主，归经主要为心、肝、脾、胃；常用药物主要为清热药、解表药、活血化瘀药及补虚药，实现活血化瘀、清热解毒、补气之功，另结合体质、年龄、性别、疾病特征等，选择适合的炮制品、剂量、时间及与西药配合使用等。

（撰稿：薛婷婷 周蜜 审阅：陈红风）

【湿疹的治疗及实验研究】

陈敏等将120例脾虚湿蕴证急性湿疹患者随机分为两组各60例，对照组予氯雷他定，研究组在此基础上联用泄热解毒汤（土茯苓、白鲜皮、牡丹皮、紫草、连翘、生地黄等）。治疗2周。结果：研究组总有效率为93.3%（56/60），高于对照组的80.0%（48/60）。两组治疗后瘙痒、皮损形态、皮损面积评分均较治疗前降低，且研究组皮损情况评分均优于对照组；两组TNF-α、IL-6、IL-4水平较治疗前降低，且研究组各指标低于对照组；两组CD_4^+、CD_4^+/CD_8^+水平较治疗前升高，CD_8^+低于治疗前，且研究组T细胞亚群各项指标均优于对照组；两组治疗后血清CCL27、TSLP水平较治疗前降低，且研究组均低于对照组（均$P<0.05$）。田菲等将82例慢性湿疹患者随机分为两组各41例，对照组予青鹏软膏和丁酸氢化可的松乳膏1∶1混合涂于患处，研究组在此基础上联用小柴胡汤合五苓散，治疗4周。结果：小柴胡汤合五苓散联合常规治疗慢性湿疹可缓解患者焦虑情绪，改善临床症状及生活质量，且总有效率为95.1%（39/41），高于对照组80.5%（33/41）（$P<0.05$）。王凯等将60例湿热浸淫型湿疹患者随机分为两组各30例，对照组口服盐酸西替利嗪片，观察组在此基础上加用犀角地黄汤合止痒合剂加味（水牛角、赤芍药、生地黄、牡丹皮、防风、当归等）治疗。疗程4周。结果：犀角地黄汤合止痒合剂加味能更好地改善患者皮损面积及严重程度，减轻患者的瘙痒症状，且总有效率为90.0%（27/30），高于对照组的63.3%（19/30）（$P<0.05$）。

张尚华等将102例亚急性期肛周湿疹患者随机分为两组各51例，治疗组予祛风除痒汤（白鲜皮、皂角刺、九里光、石菖蒲、百部、黄柏等）坐浴，对照组予高锰酸钾坐浴，疗程2周。结果：治疗组总有效率为92.2%（47/51），高于对照组的82.4%（42/51）；两组治疗后中医证候积分、瘙痒程度评分、EASI评分、DLQI评分均较治疗前降低，且治疗组上述指标均低于对照组（均$P<0.05$）。甘会平等将131例湿热下注型肛周湿疹患者随机分为两组，均予3%硼酸洗液湿敷皮损，对照组59例另予外敷金黄膏，联用组72例在对照组的基础上内服三仁汤，治疗2周。结果：三仁汤联合金黄膏治疗湿热下注型肛周湿疹可改善湿热症状，降低湿疹严重程度，减轻炎症反应，总有效率为97.2%（70/72），高于对照组的86.4%（51/59）。且皮损严重程度评分、瘙痒程度评分、血清IL-4、IL-10水平对比对照组均有降低（均$P<0.05$）。张晓雪等将60例肛周湿疹患者随机分为两组各30例，对照组予炉甘石洗剂外涂治疗，观察组在此基础上联合菊卒痒膏（黄柏、苦参、蛇床子、白鲜皮、茯苓、蒲公英等）外涂。治疗2周。结果：菊卒痒膏联合炉甘石洗剂可有效缓解湿热型肛周湿疹患者瘙痒，减少局部渗出及皮损，总有效率为93.3%（28/30），高于对照组的80.0%（24/30），且瘙痒程度评分、渗液评分、皮损面积均优于对照组（均$P<0.05$）。

邹瑾等观察文氏马齿苋汤（马齿苋、黄芩、金银花、连翘、生地黄、川射干）对急性湿疹模型小鼠血清IgE、IL-2和IL-5水平的影响。将36只Balb/c雄性小鼠随机分为空白组，模型组，龙胆泻肝丸组和文氏马齿苋汤高、中、低剂量（105.298、52.649、26.325 g/kg）组，采用2，4-二硝基氯苯（DNCB）丙酮-橄榄油液激发小鼠急性湿疹，然后给予各组小鼠相应药物治疗7 d。结果：与空白组比较，文氏马齿苋汤各剂量组急性湿疹小鼠皮损均有所好转，表现在仅肉眼可见少量红斑、痂壳、鳞屑，其中文氏马齿苋汤高、中剂量组最为明显，且能不同程度降低血清IgE、IL-2和IL-5水平（$P<0.05$，$P<0.01$）。与龙胆泻肝丸组比较，文氏马齿苋汤中剂量组IgE表达更低（$P<0.05$），文氏马齿苋汤高剂量组IL-2水平

明显降低($P<0.05$),文氏马齿苋汤中、低剂量组 IL-5 表达水平显著降低($P<0.01$, $P<0.05$)。结论:文氏马齿苋汤能显著降低急性湿疹模型小鼠血清IgE、IL-2、IL-5 水平,同时减轻皮损红斑、水肿、渗出等症状。葛一漫等将 24 只 SD 大鼠随机分为正常组、模型组和马齿苋组,每组 8 只。模型组和马齿苋组采用 2,4-硝基氯苯(DNCB)建立急性湿疹动物模型。分别给予模型组无菌蒸馏水和马齿苋组予马齿苋液。然后给予各组小鼠相应药物治疗 9 d。结果:相比模型组,马齿苋可通过减少大鼠皮肤组织 IL-17、IL-31 的含量达到治疗急性湿疹的作用($P<0.05$)。

(撰稿:王春晓 周蜜 审阅:陈红风)

【黄褐斑的治疗及实验研究】

陈辉等总结黄莺治疗黄褐斑的经验。认为黄褐斑发病有虚有实,常以肝肾亏虚为本,络脉瘀滞为标,治疗需标本层次分明,以"补-养-通"立法,即培补肝肾、养血益气以治本,通脉化瘀、消痰化滞以治标,结合中医外治技法,中药石膏倒模、微针、面部刮痧等,内服外治,补通结合,常有奏效。陈新一等基于中医传承辅助瓶体探析刘爱民辨治黄褐斑组方及用药规律。纳入处方 89 首,涉及药味 79 种,四气分布以温药为主,五味多为甘、辛、苦味,获取常用组合 10 组,挖掘新方 5 首。结论:刘氏辨治黄褐斑时注重补气养血、疏肝清热、健脾除湿、疏经通络类药物的应用,认为黄褐斑的主要病机为气血亏虚、肝气郁结导致局部气血阻滞、经络阻隔,病位涉及肝、脾、肾三脏。

魏云等将 75 例黄褐斑患者随机分为 3 组:对照 1 组 24 例,采用单一氨甲环酸微针导入治疗;对照 2 组 23 例,口服消斑换颜颗粒(桑叶、白芷、白蒺藜、茯苓、生山楂、僵蚕);试验组 28 例,采用氨甲环酸微针导入联合口服消斑换颜颗粒。治疗 12 周后,试验组总有效率为 85.7%(24/28),高于对照 1 组的 58.3%(14/24)、对照 2 组的 60.9%(14/23);试验组、对照 1 组和对照 2 组治疗后棕色斑绝对分值均低于各组治疗前(均 $P<0.05$)。应佳璇等将 90 例女性黄褐斑患者随机分为两组各 45 例,对照组采用氨甲环酸治疗,观察组加服理气调血祛斑汤(柴胡、郁金、丹参、川芎、当归、白芍药等),治疗 12 周。结果:观察组总有效率为 93.3%(42/45),明显高于对照组的 77.8%(35/45);治疗后,两组患者皮损积分、气滞血瘀证候积分、生活质量 DLQI 评分均较治疗前明显下降;观察组复发率为 13.3%(2/15),低于对照组 54.5%(6/11)(均 $P<0.05$)。张文峰将 84 例女性肝郁气滞型黄褐斑患者随机分为两组各 42 例,对照组予逍遥散加减治疗,研究组在此基础上外用七白散(白芷、白蔹、白茯苓、白及、生白附子、白丁香等)厚敷皮损处治疗。疗程 3 个月。结果:治疗 4、8、12 周后,两组患者 MASI 评分均较本组治疗前明显降低,且研究组患者的 MASI 评分显著低于对照组(均 $P<0.05$)。研究组总有效率为 95.2%(40/42),高于对照组的 81.0%(34/42)($P<0.05$);复发率为 0,低于对照组的 9.5%(4/42)($P<0.05$)。

杜晓霜等应用 100 mJ/cm^2 UVB 照射联合 15 mg/kg 黄体酮诱导的黄褐斑模型小鼠,将 36 只 BALB/c 小鼠随机分为空白组,模型组,甘草锌低、中、高剂量组(0.65、1.3、2.6 g/kg)和氨甲环酸组(0.065 g/kg),连续治疗 14 d。研究发现,与模型组相比较,高剂量甘草锌组黑色素细胞形成、胶原细胞坏死与炎性浸润减少,MDA、IL-6、IL-1β 与 TNF-α 表达和浆蛋白 Nrf-2 表达降低,GSP-Px、SOD 表达和核蛋白 Nrf-2、HO-1 表达增加(均 $P<0.01$)。表明甘草锌激活 Nrf-2/HO-1 通路启动 HO-1、SOD 和 GSP-Px 高表达抗氧化应激,从而减少黑色素形成。陆敏等研究枸杞复方颗粒制剂防治紫外线诱导的黄褐斑小鼠皮肤损伤的效果。将 40 只 ICR 雌性小鼠随机分为正常组、模型组、阳性组及中药组,每组 10 只小鼠,正常组和模型组灌胃等体积 0.9% 氯化钠溶液,阳性组灌胃 100 mg/kg 维生素 C 水溶液,中药组灌胃 9.3 g/kg 枸杞复方颗粒制剂水溶液(枸杞子、芝麻、核桃、碧螺春、红枣、龙眼等),连续干预

15 d,除正常组外,其余各组小鼠连续 14 d 照射紫外线诱导小鼠形成黄褐斑。结果:与正常组比较,模型组小鼠皮肤表现出皱纹和暗沉,表皮上皮细胞、炎症细胞及皮脂腺出现增生,皮肤组织中黑色素、酪氨酸酶和丙二醛水平增加($P<0.05$),但总抗氧化能力、总超氧化物歧化酶、过氧化氢酶水平有降低趋势,但差异无统计学意义($P>0.05$)。与模型组比较,阳性组和中药组小鼠皮肤损伤有所缓解,皮肤组织中黑色素、酪氨酸酶水平降低($P<0.05$),两组皮肤组织中总抗氧化能力、总超氧化物歧化酶水平升高($P<0.05$, $P<0.01$),中药组小鼠皮肤组织丙二醛水平下降,差异有统计学意义($P<0.05$)。实验结果表明,枸杞复方颗粒制剂能够有效缓解紫外线诱导的黄褐斑小鼠皮肤损伤,其机制与降低皮肤组织酪氨酸酶和丙二醛水平有关。

潘素跃等通过 BATMAB-TCM、GeneCards、CTD、GEO 等数据库查找逍遥丸的有效活性成分及其靶点蛋白和人类黄褐斑相关的作用靶点,构建了有效活性成分-疾病靶点的网络图,并通过使用 STRING 数据库构建蛋白互作网络,再进行基因本体和基因组百科全书富集分析,最后通过分子对接的方法验证到有效活性成分和共同靶点。生息分析发现,逍遥丸中含有当归素、1-甲基-2-十二烷基-4-喹诺酮、麦角胺、棕榈酸、山嵛酸、壬二酸、视黄醇等多个关键活性成分,可能通过作用在 AKT1、INS、TNF、TP53、IL1β、KCNA1、PPARG、JUN 等核心基因表达的蛋白上参与黄褐斑的治疗。KEGG 富集分析所涉及的通路包括神经活性配体-受体相互作用、逆行内源性大麻素信号通路、多巴胺能突触、CAMP 信号通路、非酒精性脂肪性肝病、促性腺激素释放激素分泌等。分子对接显示 TNF-麦角胺、IL1B-麦角胺、PPARG-麦角胺、JUN-麦角胺结合能均<-9 Kcal/mol。逍遥丸主要通过抑制核转录因子,降低 IL-1β 和 TNF-α 的炎性级联反应,发挥抗炎和抗氧化的作用,同时通过清除自由基、抑制黑色素合成和抗衰老等,对黄褐斑起到治疗作用。

(撰稿:蔡昀希 周蜜 审阅:陈红风)

【银屑病的治疗及实验研究】

方宜梅等总结李元文以"疏通玄府、分期论治"来修复银屑病皮肤屏障的学术经验。认为银屑病早期邪气尚浅,宜汗、宜清;中期邪气入里,宜和、宜消;后期玄府空虚,宜补、宜温。从玄府角度论治银屑病提供科学依据,拓宽了银屑病的诊疗思路。宋凯艳等基于"治肝三十法"从肝论治银屑病。银屑病患者整体心理状态较差,易呈现抑郁焦虑等异常情绪,而"肝体阴而用阳""故凡十二经之气,皆必籍肝胆之气以鼓舞之",故从肝论治银屑病利于调节肝血改善病情。可予疏肝健脾、清肝泻火、舒肝润肺等治疗。宋玮基于膜府系统论治脓疱型银屑病。其认为脓疱型银屑病以玄府闭阻、膜腠挛闭、三焦失畅为发病基础。治疗上需既重视开通玄府、透达外邪,又疏通筋膜、缓解膜腠挛闭。同时三焦兼顾治疗,根据病程各有侧重,注意祛除痰湿、瘀血等病理产物,紧抓病机辨证。张宁等基于"皮-肺-肠"轴理论探讨银屑病与肠道菌群的关系。认为"皮""肺""肠"三者在生理、病理上联系密切,互相影响。"肺主皮毛"即肺与皮肤在病理上相互传变,皮毛病变易及于肺,肺之病变可累及皮毛,在治疗上可"司外揣内"。"肺与大肠相表里",故肺既主皮毛,又与大肠相表里,是为连接皮毛与大肠两者的主体。因此从"皮-肺-肠"轴论治银屑病可取得良好疗效。

高玥璇等将 72 例银屑病患者随机分为两组各 36 例,治疗组予消银安神饮(水牛角、生地黄、赤芍药、大青叶、丹参、黄连等),对照组予复方青黛胶囊;两组均外用白凡士林软膏并进行睡眠卫生健康教育,治疗 8 周。结果:治疗组脱落 2 例,对照组脱落 3 例;治疗组总有效率为 91.2%(31/34),高于对照组的 75.8%(25/33)($P<0.01$)。治疗组 PASI 评分、中医证候积分、PSQI 评分、ISI 评分、血清 IL-17A 水平均明显低于对照组,而 MLT 水平及 SOD、GSH-Px 活性高于对照组($P<0.05$ 或 $P<0.01$)。消银安神饮可明显改善寻常型银屑病血热证合并轻中度睡

眠障碍患者皮损，提高生活和睡眠质量，其机制可能与减轻炎症、调节免疫平衡及提高机体抗氧化能力有关。龚坚等将 60 例寻常型银屑病血热证患者随机分为两组各 30 例，均予常规治疗，对照组加服复方青黛胶囊，治疗组加服清血毒颗粒（羚羊角粉、土茯苓、紫草、生地黄、蜈蚣、全蝎等），治疗 8 周。结果：治疗组总有效率为 93.3%（28/30），高于对照组的 83.3%（25/30）；治疗组不良反应发生率为 6.7%（2/30），明显低于对照组的 13.3%（4/30）（均 $P<0.05$）。治疗后两组 PASI 评分及血清 IL-17、IL-22、IL-23 水平均较治疗前明显降低（$P<0.05$ 或 $P<0.01$），且治疗组降低更明显（$P<0.05$）。胡凯舒等将 64 例寻常型银屑病患者随机分为两组各 32 例，中药组予泻肝凉血解毒方（水牛角、生地黄、赤芍药、牡丹皮、白茅根、丹参等），对照组予迪银片口服，两组均外涂青黛膏，治疗 8 周。结果：中药组 PASI 评分（2.93±1.36），低于对照组（4.05±1.78）；愈显率 81.3%（26/32），高于对照组 40.6%（13/32）（均 $P<0.05$）。刘燕婷等将 168 例寻常血热型银屑病患者随机分为两组各 84 例，对照组采用 NB-UVB 治疗，观察组运用凉血消疕汤加减（紫草、荆芥、牡丹皮、防风、白茅根、生地黄等）联合 NB-UVB 治疗，治疗 8 周。结果：观察组总有效率为 95.2%（80/84），明显高于对照组的 84.5%（71/84）（$P<0.05$）；治疗后观察组中医证候积分、PASI 评分和外周血 Th17、Th17/Treg 及血清 TNF-α、IL-6、IL-17 水平明显降低，Treg 细胞百分比明显升高（均 $P<0.05$）。吴盘红等将 59 例银屑病患者按照性别分为男性 30 例、女性 29 例，均予山荷薏苡饮（山楂、荷叶、薏苡仁、陈皮），泡水代茶饮，同时予凉血消银丸。共治疗 12 周，比较两组患者临床疗效及各代谢指标的变化。结果：患者腹围、体质量、BMI、PASI 均较治疗前明显降低（$P<0.05$）；三酰甘油值较治疗前男性组差异有统计学意义（$P<0.05$），而女性组差异无统计学差异（$P>0.05$）。张硕等从表观遗传学角度研究决银方（石决明、金银花、生地黄、牡丹皮、郁金、白花蛇舌草等）治疗寻常型银屑病血热证的机制，分为非银屑病受试者组、寻常型银屑病非血热证组、寻常型银屑病血热证组、决银方治疗愈显组和决银方治疗无效组进行研究。结果显示，决银方可通过降低 WIF-1 基因启动子区甲基化水平，提高其基因表达水平来实现（$P<0.05$）。

董臣庆等研究四妙丸对咪喹莫特（IMQ）诱导的银屑病样小鼠治疗作用。将 30 只 BALB/C 雄性小鼠随机分为正常组，模型组，阳性药组（甲氨蝶呤），四妙丸高、低剂量组（4、2 g/kg）。第 5 d 取材，检测 IL-17A、IL-17RA、IL-17RB、IL-25、IL-23 和 IL-36 水平。结果显示，四妙丸可显著改善小鼠背部皮肤发红、增厚、皮屑增多等银屑病特征性表现。模型组 IL-17A、IL-17RA、IL-17RB、IL-25、IL-23 及 IL-36 水平较对照组明显上升（$P<0.001$）；各治疗组 IL-17A、IL-17RA、IL-17RB、IL-25、IL-23 及 IL-36 水平较模型组均明显降低（$P<0.05$）。结论：四妙丸可调节 IL-25-IL-17RA/IL-17RB 轴治疗银屑病样炎症。黄港等从肠-免疫-皮肤轴的角度研究犀角地黄汤对银屑病小鼠肠道 Th17/Treg 失衡的影响。将 30 只 BALB/c 小鼠在造模成功后随机分为模型组、犀角地黄汤低浓度组、犀角地黄汤中浓度组、犀角地黄汤高浓度组、空白对照组，IMQ 造模后连续给药 2 周，观察炎症因子及粪便中菌群的改变。结果显示：中药组小鼠 PASI 评分降低（$P<0.05$），IL-23、IL-17 及 TNF-α 的水平降低（$P<0.05$）；模型组小鼠相对于空白组乳酸杆菌、双歧杆菌数目减少，肠球菌及肠杆菌数增多；犀角地黄各剂量组乳酸杆菌、双歧杆菌数明显少于模型组（$P<0.05$），肠球菌、肠杆菌数明显多于模型组（$P<0.05$）。秦祉剑等从芍药甘草汤（SGD）中分离出自组装纳米粒（SAN），对其进行表征及含量测定，并进一步探究其（SGD-SAN）对 IMQ 诱导的银屑病样小鼠的治疗作用。结果显示，芍药甘草汤对 IMQ 诱导的银屑病小鼠具有良好的治疗作用（$P<0.05$），且 SAN 组与 SGD 全溶液组基本等效，并呈剂量依赖性。张娜等研究木香烃内酯治疗 IMQ 诱导的银屑病样小鼠的作用。结果显示，木香烃内酯显著降低 NLRP3、caspase-1、ASCmRNA 和 NLRP3 蛋白表达及 TNF-α、IL-17、IL-1β 含量($P<0.05$)。结论：木香烃内酯通过抑制 NLRP3 炎性小体减轻 IMQ 诱导的小鼠银屑皮肤病。

(撰稿：刘柳 周蜜 审阅：陈红凤)

【甲状腺结节的治疗与研究】

王麒又等将 80 例良性甲状腺结节患者随机分为两组各 40 例，对照组甲状腺功能减退者予左甲状腺素片，甲状腺功能亢进者予甲巯咪唑片；观察组在对照组基础上予夏枯草汤合海藻玉壶汤加减(夏枯草、浙贝母、醋北柴胡、香附、炒白术、茯苓等)口服。治疗 3 个月后，两组各项中医证候评分均较治疗前降低，且观察组各项评分均低于对照组(均 $P<0.05$)；观察组总有效率为 92.5%(37/40)，优于对照组的 70.0%(28/40)($P<0.05$)。随访 3 个月，观察组复发率为 5.4%(2/37)，对照组为 28.6%(8/28)($P<0.05$)。左艳敏等将 120 例肝郁痰凝血瘀型甲状腺结节患者随机分为中药疏肝消瘿方组(柴胡、白芍药、茯苓、石菖蒲、路路通、皂角刺等)、贴敷组(皂角刺、路路通、三棱、莪术、荔枝核、橘核)及联合组(服用疏肝消瘿方+贴敷药剂)各 40 例。治疗 3 个月后，联合组总有效率为 87.5%(35/40)，高于中药组的 67.5%(27/40)、贴敷组的 62.5%(25/40)($P<0.05$)；联合组甲状腺结节数量、峡部厚度、最大径、甲状腺体积低于中药组、贴敷组；联合组症状评分低于中药组、贴敷组；联合组 TGF-β1 水平高于中药组、贴敷组，联合组 IGF-1 水平低于中药组、贴敷组(均 $P<0.05$)。郅扶旻等选取 68 例患者随机将其分为两组各 34 例，对照组口服小金胶囊，观察组在对照组治疗的基础上予玄夏消瘿汤口服(玄参、夏枯草、柴胡、陈皮、当归、川芎等)。治疗 3 个月后，观察组中医证候积分、甲状腺超声指标评分、TSH、IGF-1 水平更低，TGF-β1 水平更高(均 $P<0.05$)。贲梅杰等将 103 例气郁痰阻型甲状腺结节患者随机分为两组，对照组 53 例予调整情志、饮食、作息等干预措施，不使用任何药物，治疗组 50 例在对照组干预的基础上加用化痰散结膏(法半夏、浙贝母、醋青皮、陈皮、茯苓、瓜蒌皮等)。治疗 3 个月后，治疗组中医证候总有效率为 74.0%(37/50)，明显高于对照组的 11.3%(6/53)($P<0.05$)。治疗组中医证候总分明显低于治疗前($P<0.05$)，治疗组明显低于同期对照组($P<0.01$)。治疗组患者甲状腺结节最大直径明显小于治疗前，甲状腺结节最大直径缩小率明显高于对照组(均 $P<0.05$)。张苗等将 100 例痰结血瘀型甲状腺结节患者随机分为两组各 50 例，对照组予左甲状腺素钠片，治疗组在对照组的基础上予消瘿散结方(丹参、柴胡、制香附、青皮、陈皮、制半夏等)治疗。治疗 3 个月后，最大结节最大直径(治疗组：4.22±1.23 mm，对照组：5.37±1.67 mm)均较本组治疗前减小，且治疗组治疗前后差值(5.15±0.72) mm 大于对照组(3.32±0.69)mm。治疗组治疗后中医证候评分(7.22±3.69)较本组治疗前(12.64±5.98)降低，且治疗组治疗前后差值高于对照组。治疗组总有效率 76.0%(38/50)，优于对照组的 56.0%(28/50)(均 $P<0.05$)。韩松林等将 86 例气郁痰阻型良性甲状腺结节患者随机分为两组各 43 例，均予日常生活健康指导，观察组加用理气化痰消瘿汤(牡蛎、茯苓、浙贝母、当归、白芍药、炒白术等)联合如意金黄散外敷。4 周为 1 个疗程，治疗 3 个疗程后，观察组中医证候疗效总有效率为 93.0%(40/43)，高于对照组的 76.7%(33/43)($P<0.05$)；两组颈前瘿肿、颈部觉胀、胸胁窜痛、咽喉不利评分均较治疗前下降，观察组 4 项症状评分均低于对照组；两组最大结节的直径均较治疗前缩小(均 $P<0.05$)。观察组最大结节的直径小于对照组($P<0.05$)。周鑫鑫等将 80 例甲状腺功能正常的桥本甲状腺炎合并甲状腺结节患者随机分为两组各 40 例，对照组予硒酵母片，治疗组在对照组的基础上口服小金胶囊。治疗 12 周后，治疗组比对照组甲状腺过氧化物酶抗体(TPOAb)、甲状腺球蛋白抗体(TGAb)降低幅度更大，甲状腺最大结节的最长直径缩小程度更大(均 $P<0.05$)；观察组总有效率为 80.0%(32/40)，显著

高于对照组的 52.5%(21/40)(P<0.05)。

刘明月等对甲状腺结节疗效观察指标进行 Meta 分析。纳入 20 篇中药汤剂联合左甲状腺素钠片治疗甲状腺结节的随机对照试验研究的文献,共有患者 2 136 例,包括对照组 1 052 例、试验组 1 084 例。结果显示,中药汤剂联合左甲状腺素钠片治疗甲状腺结节在提高临床有效率、降低促甲状腺激素水平、提高血清游离甲状腺素水平、缩小结节直径、降低不良反应发生率方面优于单用左甲状腺素钠片,差异有统计学意义(P<0.05)。刘昊等认为甲状腺结节病位主要涉及肝、脾、肺,以气滞、痰凝、血瘀为主要病理因素,气机瘀滞为其关键病机。而风药能够升发、宣通、散行,可疏通气血之瘀滞积结,与甲状腺结节病机相契合。临床在辨证论治的基础上运用柴胡、薄荷、桔梗、陈皮等风药协助调畅气机、疏通瘀滞,防风、葛根、白芷、秦艽等具有温燥除湿特性的风药协助透散化痰湿,川芎、莪术、延胡索、香附、穿山龙等风药化瘀通络,共助积结散。

(撰稿:仲芫沅 丛汇 审阅:李斌)

【乳腺增生病的治疗及实验研究】

刘丽芳认为乳腺增生病经前、经后病机虚实不同,经前以肝郁气滞,痰凝血瘀为主,是实,实则泻之,予乳癖经前方(柴胡、枳实、白芍药、香附、郁金、延胡索等);经后为肝肾不足,冲任失调,是虚,虚则补之,宜乳癖经后方(淫羊藿、熟地黄、补骨脂、仙茅、菟丝子、山茱萸等)。郭诚杰认为乳腺增生病病位在乳,与肝、脾密切相关,病机关键在于肝郁脾虚,主张肝脾为本,以疏肝理气、活血化瘀为核心治疗思路,香附-当归为治疗乳腺增生病核心药对,香附善疏肝行气,当归功长补血活血止痛,二药合用,则气载血行,结散瘀消。

营在道等将 76 例肝郁气滞证乳腺增生结节患者随机分为两组各 38 例,对照组予西医常规治疗(枸橼酸他莫昔芬、维生素 E 软胶囊、谷维素片),治疗组在此基础上加服疏肝解郁方(夏枯草、香附、瓜蒌、柴胡、川芎、莪术等),连续治疗 3 个月经周期。结果:治疗组完成 36 例,总有效率为 91.7%(33/36),高于对照组的 73.5%(25/34)(P<0.05)。与治疗前比较,两组中医证候积分,5-HT、DA、NE 水平,血清 P、FSH、E_2、PRL、LH 水平均改善,且治疗组改善更明显(均 P<0.05)。费瑛将 60 例肝郁气滞型乳腺增生病患者随机分为两组各 30 例,对照组予枸橼酸他莫昔芬片,观察组在此基础上加服蒌贝逍遥散(半夏、当归、白芍药、柴胡、茯苓、白术等),连续治疗 3 个月经周期。结果:两组乳痛 VAS 评分、乳房肿块大小及血清 LH、P、E_2、PRL 水平均较治疗前改善,且观察组改善更明显(均 P<0.05)。厉志莲等将 120 例肝郁气滞型乳腺增生患者随机分为两组各 60 例,对照组予乳块消颗粒,观察组在此基础上加服逍遥散加味(白芍药、炒白术、茯苓、柴胡、当归、夏枯草等),连续治疗 3 个月经周期。结果:观察组总有效率为 96.7%(58/60),高于对照组的 85.0%(51/60)(P<0.05)。两组中医证候积分,乳房肿块分级及乳痛评分,血清 E_2、PRL、P 水平均较治疗前改善,且观察组改善更明显(均 P<0.05)。舒国发等将 100 例肝郁气滞型乳腺增生病患者随机分为两组各 50 例,对照组采用安慰剂治疗(在患者双侧乳房上外敷荞麦面粉糊后表面覆盖煅石膏糊),治疗组予乳痛愈药膜疗法(檀香、陈皮、丹参、吴茱萸、香附、紫苏等,研末过筛),约 40 ℃温水调成糊状,均匀外敷于患者乳房,药膜厚度≥5 mm,外敷煅石膏糊厚约 1 cm, 20 min/次,隔日 1 次,每月经周期≥10 次,连续治疗 3 个月经周期,经期暂停。结果:共完成 89 例,治疗组总有效率为 76.7%(33/43),高于对照组的 32.6%(15/46);两组乳痛 VAS 评分,乳腺肿块大小、质地评分,中医证候综合疗效总积分均较治疗前改善,且治疗组改善更明显(均 P<0.05)。

郑君等将 60 只 12 周龄 SPF 级 SD 大鼠随机分为空白组、模型组、对照组和低、中、高剂量实验组各 10 只。空白组每日肌注 0.9% NaCl;余各组前 20 d 肌注苯甲酸雌二醇 0.5 mg·kg·d^{-1},后 5 d 肌注黄体酮注射液 5 mg·kg·d^{-1}，并予夹尾刺激 30 min/次，2 次/d。单日给食，双日禁食，持续 25 d。造模后低、中、高剂量实验组分别按 4.3、8.6、17.2 g·kg·d^{-1}灌胃归芍运脾汤（党参、白术、茯苓、当归、白芍、佛手等），对照组灌胃他莫昔芬，空白组和模型组灌胃等量蒸馏水。持续 30 d 后，实验组大鼠的乳腺组织损伤减轻，组织中 E_2 及 P 含量和 ERα、ERK1/2、CREB 蛋白表达水平降低，以高剂量实验组最为显著；模型组大鼠则反之（均 $P<0.05$）。

（撰稿：周悦　谭旻劼　审阅：李斌）

【胰腺炎的治疗及实验研究】

杰辉等介绍了葛惠男从三焦腑的角度论治早期急性胰腺炎（AP）的临床经验。其认为从三焦腑功能异常的角度可解释 AP 的早期系列表现。立足三焦腑，将治疗早期 AP 的要点总结为：首在破中焦气结，准确把握病情顺逆，重视宣上畅下，治里不忽弃表，苦寒不可过用。项红基于脂浊理论探讨了高脂血症胰腺炎（HTGP）的治疗。HTGP 作为一种脂代谢紊乱疾病，其形成是由饮食不节、情志失调、脏腑功能失调等导致脾失健运，水谷精微输布障碍，水湿痰饮停留体内，日久形成“脂浊”。治疗以脾胃升降为核心，以升清降浊法为主，辅以调理他脏。应用“脂浊”理论治疗 HTGP，在改善患者临床症状、降低三酰甘油水平以及改善胰腺微循环状态等方面具有重要作用。

张笑颖将 86 例慢性胰腺炎患者随机分为两组各 43 例，对照组予常规对症治疗，试验组加用柴胡桂枝汤加减治疗。疗程 1 个月。结果：试验组总有效率为 88.4%（38/43），高于对照组的 67.4%（29/43）；与对照组比较，试验组治疗后腹痛、腹泻、恶心、腹胀评分较低，血清淀粉酶（AMY）、脂肪酶（LPS）水平较低，对氧磷酶-1（PON-1）水平较高（均 $P<0.05$）。张倩选取 112 例急性胰腺炎（AP）（湿热壅滞证）患者随机分为两组各 56 例，对照组采用西医常规治疗，观察组在此基础上加用柴芩承气汤（厚朴、黄芩、青皮、芒硝、柴胡、生大黄等）。连续治疗 1 周后，观察组总有效率为 96.4%（54/56），高于对照组的 83.9%（47/56）（$P<0.05$）。孙笑非将 100 例 AP 病例随机分成两组各 50 例，对照组每日予生长抑素 3 mg，治疗组在此基础上加用疏肝利胆汤加味（柴胡、黄芩、海金沙、金钱草、鸡内金、郁金等）。治疗 1 周。结果：治疗组腹胀、腹痛缓解时间较对照组明显缩短，WBC、AMY、CRP 恢复正常时间明显缩短，肝胆湿热证证候评分、急性生理与慢性健康评分（APACHEⅡ）评分减少更显著（均 $P<0.01$）；治疗组总有效率为 94.0%（47/50），高于对照组的 78.0%（39/50）（$P<0.05$）。曹佳艳将轻症 AP 患者 106 例随机分为两组各 53 例，对照组予左氧氟沙星，观察组在此基础上加用灌肠方（枳实、甘草、地榆、大黄）灌肠。治疗 1 周后，两组改良 CT 严重指数评分、MCTSI 评分与胃肠道症状分级 GSRS 评分、生化指标、炎性因子水平均下降，且观察组下降更明显；观察组总有效率为 96.2%（51/53），高于对照组的 81.1%（43/53）（均 $P<0.05$）。张晨将 98 例 AP（腑实热结证）胃肠功能障碍患者随机分为两组各 49 例，对照组进行常规对症治疗，治疗组在此基础上加用调胃承气汤加味灌肠。治疗 1 周后，治疗组腹胀痛减轻时间、肠鸣音恢复时间、首次排气排便时间均显著缩短；两组胃肠功能评分、腑实热结证症状评分均显著下降，且治疗组下降更明显（$P<0.01$）；治疗组的总有效率为 93.9%（46/49），明显高于对照组的 77.6%（38/49）（$P<0.01$）。吴静怡将 64 例慢性胰腺炎患者随机分组两组各 32 例，对照组接受经内镜逆行胰胆管造影（ERCP）及内科基础治疗，试验组加用柴胡舒胰颗粒（柴胡、人参、大黄、麸炒枳实、黄芩、炒白芍药等）。治疗 12 周后，两组 M-ANNHEIM 评分均显著下降；试验组临床总有效率为 90.6%（29/32），高于对照组的 53.1%（17/32）（均 $P<0.05$）。孔德生将 102 例急性胆源性胰腺炎患者随机分为两组各 51 例，均行急性胆源性胰腺炎胆囊切除术治疗，对照组在术后给予常规西药治疗，观察组加用清胆行

气汤(柴胡、桃仁、延胡索、枳壳、赤芍药、郁金等)加减联合针刺(取双侧带脉穴及足三里穴,以舒张法垂直进针带脉穴,行平补平泻法,指切进针足三里,行捻转补法)治疗。疗程 2 周。结果:观察组总有效率为 98.0%(纳入 50 例,49/50),高于对照组的 85.1%(纳入 47 例,40/47);观察组不良反应发生率 4.0%(2/50),低于对照组的 17.0%(8/47)(均 $P<0.05$)。

刘锟荣等探讨清解化攻汤(柴胡、黄芩、大黄、枳实、厚朴等)对急性胰腺炎大鼠肠黏膜屏障及血清炎症因子的干预作用。将 24 只 SD 大鼠随机分成假造模组、模型组、西药组及中药组,每组各 6 例。成模后按分组给予相应药物干预。干预后,与假造模组比较,模型组回肠组织病理损伤明显;与模型组比较,西药组和中药组病理改变明显减轻,AMY、TNF-α、IL-1β、D-乳酸及内毒素水平均明显下降,血清 IL-10 及回肠 Occludin 蛋白相对表达量均明显增高(均 $P<0.01$);与西药组比较,中药组 AMY、D-乳酸及内毒素水平降幅更明显($P<0.05$)。江勇将 75 只 SD 大鼠分为假手术组、模型对照组、乌司他丁组和人参皂苷 Rg1 低、高剂量组(10、40 mg/kg),每组 15 只。结果:与假手术组比较,模型对照组 AMY 及 LPS 活性、胰腺组织和肺组织病理学评分,BALF 中炎症细胞因子 IL-1β、IL-6、IL-18 和 TNF-α 的水平、肺组织 W/D 值、动脉血中 OI 值以及肺组织中炎症小体 NLRP3、ASC 和 Caspase-1mRNA 和蛋白表达水平均显著升高;与模型对照组比较,人参皂苷 Rg1 高剂量组和乌司他丁组的上述检测指标水平均明显下降(均 $P<0.05$)。

(撰稿:殷玉莲 袁丹仪 审阅:李斌)

【前列腺炎的治疗及实验研究】

缪展康等总结邱云桥运用柔肝法治疗慢性前列腺炎临床经验。临证注重整体审查,在辨证基础上运用"柔肝"法的同时,还辅以清热、利湿、理气、活血、健脾、补肾等法,还根据患者个体情况,采用针灸、中药外治、物理治疗、心理疏导等方法。张李博等总结鞠宝兆治疗慢性前列腺炎的经验。认为该病的实质是肝阳虚导致阴阳气不相顺接而出现的寒热错杂证,临床上多以乌梅丸进行施治,并随着病机的演变及症状加减适当调整酸苦辛甘的用药比例。

李斌等将湿热瘀阻型前列腺炎(CNP)患者随机分为两组各 46 例,对照组予坦索罗辛缓释胶囊,观察组予泌尿清丸(桂枝、茯苓、泽兰、金钱草、黄柏、猪殃殃等),连续用药 4 周。结果:观察组总有效率为 93.5%(43/46),优于对照组的 71.7%(33/46);两组患者中医证候积分、NIH-CPSI 评分、前列腺液中 WBC 数量较治疗前均降低,SPL 积分较治疗前升高,且以上 3 项观察组均优于对照组(均 $P<0.05$)。李林锦等将 120 例不育症伴有ⅢA 型前列腺炎诊断为肾阳虚型患者,随机分为两组各 60 例,均予常规西医治疗,对照组在此基础上联合精胶囊,治疗组联合颐和春口服液。治疗 12 周后,治疗组总有效率为 96.7%(58/60),高于对照组的 86.7%(52/60);治疗组 NIH-CPSI 评分、中医症状评分、WBC、CRP、IL-2 水平均低于对照组(均 $P<0.05$)。卢洪浩等采用体外射频治疗机联合药物治疗慢性细菌性前列腺炎(CBP)患者,对照组 60 例联合盐酸安妥沙星片,治疗组 60 例联合前列欣胶囊。治疗 2 个月后,治疗组总有效率为 96.7%(58/60),明显高于对照组的 83.3%(50/60)($P<0.05$)。欧阳静雯等将 90 例慢性前列腺炎(湿热瘀滞证)患者随机分为两组各 45 例,对照组予盐酸坦索罗辛缓释胶囊,治疗组在对照组基础上加用消癥煎(丹参、赤芍药、牡丹皮、桂枝、茯苓、川芎等)。治疗 6 周后,治疗组的综合疗效为 88.9%(40/45),高于对照组的 66.7%(30/45);治疗组前列腺液中炎性细胞因子(IL-1β、IL-6、IL-8、TNF-α)、免疫球蛋白(IgA、IgG、IgM)的表达水平及尿流动力学指标优于对照组(均 $P<0.05$)。陈飞将慢性前列腺炎(湿热瘀滞证)患者随机分为两组各 30 例,对照组口服左氧氟沙星片和坦索罗辛缓释胶囊,观察组在对照组基础上加服柏归通淋化瘀汤(黄柏、苦参、金钱草、车前子、土茯苓、蒲黄等)。治疗 28 d 后,观察组 NIH-CPSI 总分、中医症状评分、前列腺

液镜检卵磷脂小体和白细胞计数均优于对照组（均$P<0.05$）。

陆尚等选取雄性C57BL/6J小鼠通过前列腺左叶注射完全弗氏佐剂建立慢性前列腺炎疼痛小鼠模型，随机分为模型组，宁泌泰（NMT）（仙鹤草、头花蓼、白茅根、三叶球茎、三可真、芙蓉叶等）低、中、高剂量组，每组各10只。造模成功后，NMT低、中、高剂量组分别灌胃NMT胶囊溶液6、12、18 g/kg，连续12 d。结果：与模型组比较，NMT胶囊能有效改善慢性前列腺炎疼痛模型小鼠的热板疼痛阈值、甩尾疼痛阈值，抑制JNK/p38MAPK信号通路的活化，降低前列腺组织中GFAP、BTNF-α、IL-1β、IL-6表达水平（均$P<0.05$）。李波等采用1%无菌角叉菜胶溶液刺激诱导建立慢性非细菌性前列腺炎大鼠模型，造模成功后将SD大鼠随机分为模型组，普乐安片，前列舒通胶囊（黄柏、赤芍药、泽泻、土茯苓、川芎、三棱等）低、中、高剂量组（32.4、64.8、129.6 g/kg），每组10只，连续给药28 d。结果：与模型组比较，前列舒通胶囊中、高剂量及普乐安片组大鼠体质量升高，高剂量组前列腺指数降低；前列舒通胶囊各剂量组和普乐安片组大鼠血清、前列腺组织IL-6、IL-1β、TNF-α水平均降低；前列舒通胶囊各剂量组和普乐安片组前列腺组织p-PI3K/PI3K、p-Akt/Akt、p-NF-κB/NF-κB蛋白表达降低（$P<0.05$或$P<0.01$）。

刘桂敏等基于网络药理学和药效实验探究当归贝母苦参丸加味治疗慢性前列腺炎的作用机制。采用摘取双侧睾丸联合背部皮下注射苯甲酸雌二醇方式建立CNP大鼠模型，造模成功后随机分为模型对照组，当归贝母苦参丸加味（当归、浙贝母、苦参、蒲黄、滑石、萆薢等）4.0、8.1、16.2 g/kg组，宁泌泰0.39 g/kg组，每组8只。连续给药30 d后，与模型对照组比较，当归贝母苦参丸加味16.2 g/kg、宁泌泰0.39 g/kg组大鼠体质量以及前列腺湿质量显著增加；当归贝母苦参丸加味16.2 g/kg组、宁泌泰0.39 g/kg组炎症等级较低；当归贝母苦参丸加味16.2 g/kg组、宁泌泰0.39 g/kg组卵磷脂小体视野面积占比显著升高，白细胞计数显著降低；当归贝母苦参丸加味8.1、16.2 g/kg，宁泌泰0.39 g/kg组大鼠血清中IL-1β、IL-6、TNF-α含量显著降低；当归贝母苦参丸加味8.1、16.2 g/kg，宁泌泰0.39 g/kg组p-P38MAPK、p-JNK、p-NF-κB蛋白表达明显下调（均$P<0.05$或$P<0.01$）。

（撰稿：吴晶晶　马丽娜　审阅：李斌）

【混合痔的治疗及实验研究】

高玲认为混合痔的主要病机为湿热下注，湿性趋下、湿热相结迫于大肠，治疗以清热祛湿为原则，中药内服、熏洗联合手术治疗混合痔。术后患者脏腑本虚，润肠通便的同时顾护正气，顺气、滋阴、养血，采用由麻子仁丸、小承气汤等经方化裁而来的润肠通便方，益阴增液以腑气通、津液行，润肠通便的同时又缓解攻下之力。同时术后熏洗多用清热祛湿、行气和血之品，清除病因病机的同时又祛湿热调气血，共奏清热祛湿、消肿止痛、敛疮生肌之效。

周昊等将102例混合痔术后患者随机分为两组各51例，对照组常规专科换药，并予头孢唑林钠或甲硝唑口服，治疗3 d；治疗组在此基础上加用促愈汤口服（生黄芪、太子参、炒白术、黄柏、炙甘草）治疗，疗程2周。结果：治疗组总有效率为94.1%(48/51)，高于对照组的78.4%(40/51)($P<0.05$)。宋杰等将混合痔术后患者100例随机分为两组各50例，对照组予洛芬待因缓释片口服治疗，治疗组予止痛如神汤口服（桃仁、当归、槟榔、秦艽、苍术、防风等），治疗6 d。结果：治疗组总有效率为96.0%(48/50)，高于对照组的88.0%(44/50)；治疗组VAS、McGill评分均较治疗前降低，且低于对照组（均$P<0.05$）。李晨梅等选取90例混合痔术后患者随机分为两组各45例，对照组予常规治疗，治疗组此基础上予按揉法（足三里、中极、关元、气海、天枢）联合热奄包（吴茱萸、肉桂、花椒、干姜、盐小茴香、大青盐）贴敷（中极、气海、神阙穴），治疗7 d。结果：治疗组腹胀总发生率为4.4%(2/45)，尿潴留总

发生率为 0，均低于对照组的 28.9%(13/45)、17.8%(8/45)(均 $P<0.05$)。王正等将 60 例混合痔术后患者随机分为两组各 30 例，对照组行常规换药，治疗组在此基础上自术后第 2 d 起用舒筋活血方(马齿苋、醋延胡索、鸡血藤、伸筋草、当归、独活等)，打粉溻渍骶尾部，治疗 7 d。结果：治疗组总有效率为 93.3%(28/30)，优于对照组的 80.0%(24/30)；治疗组术后肛门疼痛持续时间、分泌物持续时间及伤口完全愈合时间均低于对照组(均 $P<0.05$)。付肖冰等将 100 例混合痔 MMH 术后肛周疼痛患者随机分为两组各 50 例。对照组用高锰酸钾坐浴治疗，观察组用复方芩柏颗粒(黄芩、黄柏、大黄、生地黄、当归、延胡索等)坐浴联合九华膏(滑石、龙骨、硼砂、川贝母、朱砂、冰片)外敷。治疗 2 周。结果：观察组总有效率为 98.0%(49/50)，高于对照组的 86.0%(43/50)($P<0.05$)。宋网篩等将 80 例混合痔术后患者随机分为两组各 40 例，对照组术后常规创面消毒、换药，盖以凡士林条纱并包扎。研究组在此基础上口服萆薢渗湿汤(滑石、薏苡仁、赤茯苓、萆薢、黄柏、通草等)联合中药熏洗(黄芪、地榆炭、白及、黄柏、徐长卿、延胡索等)治疗。疗程 3 周。结果：研究组总有效率为 95.0%，高于对照组的 80.0%；研究组肛门肿痛、便血、大便不畅中医证候积分均明显低于对照组；研究组治疗第 3、7 d 疼痛 VAS 评分及创面愈合时间均明显低于对照组(均 $P<0.05$)。

郑惠心等将 60 只 SPF 级 SD 大鼠，雌雄各半，随机分为荆芥方组、抑制剂组、生理盐水组、模型组、空白组，每组 12 只。建立大鼠痔术后切口痛模型，荆芥方组给予荆芥方坐浴(荆芥、防风、透骨草、苦参、川乌、草乌等)，生理盐水组予等量 0.9%氯化钠溶液坐浴，抑制剂组予普乐沙福外用，治疗 3 d。结果：与空白组相比，生理盐水组、模型组样本 TNF-α、IL-6 及信号通路 CXCL12/CXCR4 表达增高；荆芥方组中 TNF-α、IL-6 及信号通路 CXCL12/CXCR4 的表达减少(均 $P<0.05$)。康希杰等将 40 只 SD 大鼠随机分为参榆洗液组、金玄痔科熏洗散组、模型组、空白组，每组各 10 只。建立外痔切除术后模型，参榆洗液组予参榆洗液(苦参、黄柏、黄芩、地榆、栀子、白芍药等)；金玄痔科熏洗散组用金玄痔科熏洗散同法熏蒸、浸泡治疗，连续 7 d。结果：参榆洗液组、金玄痔科熏洗散组痔术后大鼠疼痛导致的扭体反应次数较模型组少，首次舔舐肛周创面的潜伏时间较模型组长，舔舐肛周总时间较模型组短，肛周创面组织中 P 物质、NK-1 受体的阳性表达较模型组少；与对照组比较，实验组对以上各项指标的改善效果更优(均 $P<0.05$)。

(撰稿：孟畑　何斌俊　审阅：李斌)

【糖尿病足的治疗及实验研究】

曹烨民认为糖尿病足的发生是由患者消渴日久，素体亏虚，感受湿热之邪，或皮肤破损，邪毒乘隙而入，湿热邪毒蕴结，不得内泄，郁于体内，外发为病，治宜清热凉血、利湿解毒，方用茵陈蒿汤、犀角地黄汤等加减治疗。急性发作期运用“清法”，清热利湿、凉血解毒；缓解期“温清并用”，以清热解毒，扶阳益气；恢复期以“养法”为治则，温补气血兼滋阴促进创面愈合。

叶林将 98 例糖尿病足溃疡气血两虚证患者随机分为两组各 49 例，对照组予负压封闭引流治疗，治疗组在此基础上联合补阳还五汤加味治疗，疗程 6 周。结果：治疗组总有效率为 95.9%(47/49)，明显高于对照组的 81.6%(40/49)($P<0.05$)。阴兆辉将 240 例糖尿病足患者随机分为两组各 120 例，对照组进行抗感染、控制血压和降糖等，联合高压氧舱治疗，观察组在此基础上加服中药方(鸡血藤、桂枝、地龙、黄柏、薏苡仁、鹿角胶等)，治疗 3 周。结果：观察组中医证候总有效率为 83.3%(100/120)、治疗总有效率为 96.7%(116/120)，明显优于对照组的 50.8%(61/120)、82.5%(99/120)；观察组溃疡面积为 $(1.23\pm1.03)cm^2$，明显小于对照组 $(2.29\pm1.67)cm^2$ (均 $P<0.05$)。刘宇彪等将 116 例糖尿病足溃疡患者随机分为两组各 58 例，对照组予中药外治方熏洗治疗(苦参、红花、木鳖子、黄连、黄柏、乳香等)，联合

组在对照组的基础上服祛瘀通络解毒方(野菊花、车前子、赤芍药、三七粉冲服、水蛭粉冲服等),疗程4周。结果:联合组总有效率为96.6%(56/58),高于对照组的77.6%(45/58);联合组肉芽组织形成时间、创面愈合时间及住院时间均少于对照组($P<0.05$)。沙丽君将120例湿热型糖尿病足患者随机分为两组各60例,对照组采用基础治疗加生肌玉红膏外敷,研究组在此基础上联合中药解毒洗剂(蒲公英、苦参、土鳖虫、黄柏、牡丹皮、白芷等)灌洗负压技术治疗。疗程1个月。结果:研究组总有效率为95.0%(57/60),高于对照组的81.7%(49/60),研究组创面面积及IL-13、TNF-α、IL-6水平均较对照组下降;创面愈合程度优于对照组;肉芽颜色和形态、气味、创周红肿、分泌物、疼痛评分低于对照组(均$P<0.05$)。

鲍亚玲将48只雄性SD大鼠随机分为模型组,黄芪阳和汤(熟地、肉桂、麻黄、鹿角胶、白芥子、姜炭等)低、高(8.5、17 g/kg)剂量组,黄芪阳和汤高剂量(17 g/kg)+LY294002(PI3K/AKT通路抑制剂,0.3 mg/kg)组,每组12只;另取12只大鼠为对照组。各组连续给药4周。结果:第14、28 d,与模型组相比,黄芪阳和汤低、高剂量组大鼠状态逐渐改善;黄芪阳和汤高剂量组第14 d创面愈合率为(34.28±5.84)%,第28 d为(51.28±8.05)%,高于同节点模型组的(5.46±0.91)%和(9.64±2.06)%、黄芪阳和汤低剂量组(12.49±2.62)%和(26.24±4.59)%、联合组的(14.42±2.91)%、(29.49±4.65)%;黄芪阳和汤高剂量组第28 d创面组织p-NF-κBp65蛋白表达低于黄芪阳和汤低剂量组、联合组、模型组(均$P<0.05$)。结论:黄芪阳和汤能调控PI3K/AKT/NF-κB信号通路,抑制DFU大鼠炎症反应,促进血管新生,从而促进创面愈合。

(撰稿:吴晶晶 张雁 审阅:李斌)

[附] 参考文献

B

鲍亚玲,雷慧,马君,等.黄芪阳和汤调控PI3K/AKT/NF-κB信号通路促进糖尿病足溃疡大鼠创面愈合[J].天津医药,2024,52(3):266

贲梅杰,余江毅,王丽娟."化痰散结膏"治疗气郁痰阻型甲状腺结节50例临床研究[J].江苏中医药,2023,55(10):36

C

曹佳艳,尤利芬.中药灌肠联合左氧氟沙星治疗轻症急性胰腺炎的疗效观察及对炎性因子的影响[J].中国中医药科技,2023,30(3):493

陈飞.柏归通淋化瘀汤联合西药治疗慢性前列腺炎湿热瘀滞证36例[J].中国中医药科技,2023,30(1):103

陈辉,赵攀枚,黄莺.基于"补-养-通"法探析黄褐斑治疗[J].内蒙古中医药,2023,42(1):71

陈敏,丁建国,唐毅,等.泄热解毒汤联合氯雷他定治疗急性湿疹疗效及对CCL27、TSLP表达的影响[J].中国中医急症,2023,32(7):1209

陈巧露,邬丹丹,许吉凤.凉血泻火消肿方联合西药治疗浅静脉炎临床研究[J].新中医,2023,55(5):126

陈王蔚,鲁娜,王璇,等.基于痰饮浅析黄褐斑[J].中国中西医结合皮肤性病学杂志,2023,22(1):75

陈新一,刘爱民.基于中医传承辅助平台探析刘爱民教授辨治黄褐斑组方及用药规律[J].中医临床研究,2023,15(1):60

程琳,顾宏刚,蔡滨,等.朱培庭治疗胆石症药对运用经验[J].中医文献杂志,2023,41(1):50

D

董臣庆,高杰,马方琪,等.四妙丸调控IL-25-IL-17RA/IL-17RB对咪喹莫特诱导银屑病样小鼠模型的保护作用[J].时珍国医国药,2023,34(5):1029

董秋艳，程哲，吕良晨，等.基于数据挖掘和网络药理学分析国医大师郭诚杰治疗乳腺增生病处方用药规律[J].世界中西医结合杂志，2023，18(10)：1942

杜晓霜，刘萍，邓映，等.基于 Nrf-2/HO-1 探究甘草锌对黄褐斑小鼠的治疗作用[J].中国比较医学杂志，2024，34(1)：80

F

范琳.女性寻常痤疮发病及中医证型与体质的相关研究[D].沈阳：辽宁中医药大学，2023

范佳莹，周开，龚文波.夏枯草、泼尼松联合治疗亚急性甲状腺炎的效果观察[J].中国中医药科技，2023，30(3)：498

方剑姗，高献明，吴才贤，等.叶玲教授内外合治完全性直肠脱垂经验浅析[J].福建中医药，2023，54(5)：52

方宜梅，邓宇童，蔡玲玲，等.李元文基于"玄府理论"从修复皮肤屏障角度治疗银屑病经验[J].北京中医药，2023，42(8)：859

费瑛.萎贝逍遥散治疗肝郁气滞型乳腺增生病患者的疗效观察[J].当代临床医刊，2023，36(6)：104

付肖冰，胡响当，杨宗亮，等.复方芩柏颗粒坐浴联合九华膏治疗混合痔外剥内扎术后疗效观察[J].湖北中医药大学学报，2023，25(5)：83

G

甘会平，石鹏，姜华，等.三仁汤联合金黄膏治疗湿热下注型肛周湿疹的临床疗效分析[J].广州中医药大学学报，2023，40(10)：2497

高玥璇，段行武，吴治民，等.消银安神饮治疗寻常型银屑病血热证合并轻中度睡眠障碍患者 34 例随机对照研究[J].中医杂志，2023，64(9)：909

葛一漫，张礼，雍江堰，等.基于 IL-17、IL-31/STAT3 信号通路探讨马齿苋对急性湿疹大鼠炎症和瘙痒反应的影响[J].时珍国医国药，2023，34(5)：1025

龚坚，胡凤鸣，徐晓蓉，等.清血毒颗粒辅助治疗寻常型银屑病血热证 30 例临床观察[J].甘肃中医药大学学报，2023，40(1)：56

谷倩芸，段宏霓，申科文，等.中西医结合四联疗法治疗肝经郁热型大面积带状疱疹 40 例[J].湖南中医杂志，2023，39(8)：18

郭俊，王福，杨九天，等.桂益通癃方治疗中度良性前列腺增生肾虚血瘀证随机对照试验[J].中国中西医结合杂志，2023，43(4)：429

郭芹，杨瑾，徐敏，等.柴胡加龙骨牡蛎汤治疗带状疱疹后遗神经痛临证经验[J].中国民族民间医药，2023，32(19)：71

H

韩松林，李世云，李俊飞，等.理气化痰消瘿汤内服联合如意金黄散外敷治疗气郁痰阻型良性甲状腺结节临床研究[J].新中医，2023，55(20)：70

韩涛涛，曾娟妮.托里消毒散联合康复新液对肛瘘术后创面愈合的临床疗效观察[J].山西中医药大学学报，2023，24(2)：176

何雨聪.痤疮合剂通过 Hippo 通路调节 Th17/Treg 细胞在痤疮中的表达[D].沈阳：辽宁中医药大学，2023

胡晗峰，曾贵顺，张美玲，等.清热祛疱汤配合伐昔洛韦治疗老年带状疱疹急性期临床研究[J].新中医，2023，55(1)：133

胡凯舒，杨波，黄琼，等.泻肝凉血解毒方治疗银屑病血热证随机对照观察[J].中国中西医结合杂志，2023，43(3)：361

胡永春，雷秋模，欧阳倩雯.调气和营法联合火针拔罐治疗肉芽肿性乳腺炎的效果观察[J].中国医学创新，2023，20(35)：115

黄港，袁弦，胡初向，等.基于肠-免疫-皮肤轴研究犀角地黄汤对银屑病小鼠肠道 Th17/Treg 失衡的影响[J].中医药临床杂志，2023，35(8)：1569

黄登霞，张春和，温瞿华，等.基于中医传承辅助平台探讨带状疱疹后遗神经痛用药的规律研究[J].中国民族民间医药，2023，32(6)：85

黄雨寒，陈科，何沛聪，等.傅元谋基于六经辨证治疗带状疱疹的用药经验[J].四川中医，2023，41(9)：13

J

江勇，朱大侠，刘礼剑，等.人参皂苷 Rg1 对重症急性胰腺炎模型大鼠肺损伤的治疗作用及其机制[J].世界科学技术-中医药现代化，2023，25(5)：1766

姜颖，石奥利，冉真榕，等.循经手法排乳治疗哺乳期急性乳腺炎初期患者的疗效观察[J].中国中医急症，2023，32

(3):495

杰辉,朱慧,葛惠男,等.早期急性胰腺炎从三焦腑论治的理论与实践探索[J].中国中西医结合消化杂志,2023, 31(10):80

居燕飞,陈雅璐,蒙健林,等.大黄灵仙方对胆道炎症模型大鼠胆管组织 miRNA30b 表达及炎症纤维化相关因子的影响[J].中医杂志,2023, 64(18):1908

K

康希杰,严建.通过 SP/NK-1R 信号通路探讨参榆洗液对痔术后大鼠的止痛机制[J].湖南中医杂志,2023, 39(7):149

孔德生,刘巧英,李振国,等.清胆行气汤加减联合针刺治疗急性胆源性胰腺炎胆囊切除术后临床研究[J].新中医,2023, 55(9):108

L

李斌,黄德亮,郑慧澜,等.泌尿清丸治疗湿热瘀阻型慢性非细菌性前列腺炎临床观察[J].国医论坛,2023, 38(1):39

李波,黄壮壮,许刚,等.基于 PI3K/Akt/NF-κB 通路探讨前列舒通胶囊对慢性非细菌性前列腺炎大鼠的影响[J].中成药,2023, 45(7):2174

李琳,郑颖芳.扎冲十三味丸辅助治疗带状疱疹神经痛86例[J].辽宁中医杂志,2023, 50(5):156

李晨梅,戢敏,王芳,等.按揉法联合热奄包对混合痔术后患者腹胀及尿潴留的预防作用研究[J].河北中医,2023, 45(6):977

李非铭,舒雅.神经根脉冲射频联合青黛雄黄散外敷治疗带状疱疹后神经痛的临床观察[J].中国中医急症,2023, 32(6):1058

李海军,罗明丽,邓兵,等.中药坐浴联合康复新液外敷治疗肛周坏死性筋膜炎疗效探讨[J].中医外治杂志,2023, 32(2):22

李林锦,陈大可,李成朋,等.颐和春口服液联合西医常规治疗ⅢA 型前列腺炎合并不育症的临床研究[J].中草药,2023, 54(18):6001

李文龙,刘威,丁娟,等.八珍汤联合低剂量低分子肝素钙预防全髋关节置换术后深静脉血栓形成临床研究[J].辽宁中医药大学学报,2023, 25(9):202

李志鸿.基于数据挖掘与网络药理学探究杨素清教授治疗痤疮核心方及其机制[D].哈尔滨:黑龙江中医药大学,2023

厉志莲,张毅.逍遥散加味治疗肝郁痰凝型乳腺增生的疗效观察及对性激素水平的影响[J].中国中医药科技,2023, 30(6):1161

林燕飞,谭苑芬,李迎春.80 例带状疱疹患者中药饮片配伍规律分析及药学监护服务策略探讨[J].中国民族医药杂志,2023, 29(5):52

凌洁,王慧,凌晓雅,等.中药复方治疗带状疱疹后遗神经痛的疗效及安全性的 Meta 分析[J].浙江中医药大学学报,2023, 47(5):569

刘昊,王旭.运用风药治疗甲状腺结节体会[J].中医杂志,2023, 64(10):1072

刘哲.银花汤治疗寻常型痤疮临床观察[J].中国中医药现代远程教育,2023, 21(8):114

刘桂敏,汤铁波,于淑俊,等.基于网络药理学和药效实验探究当归贝母苦参丸加味治疗慢性前列腺炎作用机理[J].中药药理与临床,2023, 39(5):22

刘锟荣,卢洁,秦百君,等.解化攻汤对急性胰腺炎大鼠肠黏膜屏障和血清炎症因子的影响[J].陕西中医,2023, 44(2):149

刘明月,王素美.中药汤剂联合左甲状腺素钠片治疗甲状腺结节的 Meta 分析[J].中医临床研究,2023, 15(8):99

刘燕婷,李晓强,陈乐,等.凉血消疕汤加减联合窄谱中波紫外线治疗寻常血热型银屑病临床疗效观察[J].四川中医,2023, 41(7):155

刘宇彪,周花玩,鞠上.祛瘀通络解毒方联合中药外治方对糖尿病足溃疡面局部组织活化素Ⅰ型受体和人矮小同源盒基因 2 表达的影响[J].河北中医,2022, 44(5):732

刘志勇,秦万里,孙丽蕴,等.清热除湿汤治疗带状疱疹肝经郁热证的随机对照试验[J].中医杂志,2023, 64(11):1124

卢洪浩,王炜.体外射频联合中西药物治疗慢性细菌性前列腺炎临床观察[J].中国中西医结合皮肤性病学杂志,2023, 22(1):59

鲁春爱,高玲.中医药联合手术治疗湿热下注型混合痔经验撷英[J].中国民族民间医药,2023, 32(1):77

陆敏,魏炜,常晓婕,等.枸杞复方颗粒制剂对紫外线诱导的黄褐斑小鼠皮肤损伤的防治效果研究[J].新中医,

2023，55(3)：1

陆尚，王倩，吕志刚.宁泌泰胶囊改善慢性前列腺炎引发疼痛的研究[J].南京中医药大学学报，2023，39(4)：359

M

缪展康，吴达如，邱云桥.邱云桥采用柔肝法治疗慢性前列腺炎经验[J].广州中医药大学学报，2023，40(9)：2353

O

欧阳静雯，门波，张迪，等.消癥煎联合坦索罗辛对慢性前列腺炎患者炎性细胞因子、免疫球蛋白及尿流动力学的影响[J].时珍国医国药，2023，34(7)：1663

P

潘素跃，胡敏，王朴，等.逍遥丸治疗黄褐斑的分子机制：基于整合网络药理学和生物信息学方法[J].皮肤性病诊疗学杂志，2023，30(3)：211

Q

乔楠，丁晓雯，方勇，等.中西医结合治疗浆细胞性乳腺炎肿块期肝郁胃热证的临床效果研究[J].中国中西医结合外科杂志，2023，29(1)：67

秦祉剑，闫巧，杭凌宇，等.芍药甘草汤自组装纳米粒的分离、表征及抗小鼠银屑病的研究[J].中国中药杂志，2023，48(8)：2116

S

沙丽君，马立人，马书平.中药灌洗负压技术联合生肌玉红膏外敷对湿热型糖尿病足疗效及炎症因子水平的影响[J].新中医，2022，54(7)：208

盛平卫，顾敏婕，何巧飞，等.中药外治法在带状疱疹中的临证应用[J].河北中医，2023，45(9)：1553

舒国发，祝东升，赵立娜，等.乳痛愈药膜治疗肝郁气滞型乳腺增生病患者的疗效观察[J].世界中西医结合杂志，2023，18(1)：132

宋杰，李通通，张高竭，等.止痛如神汤治疗混合痔术后疼痛疗效观察[J].山西中医，2023，39(3)：28

宋玮.基于膜府系统论治脓疱型银屑病[J].中华中医药杂志，2023，38(8)：3683

宋凯艳，郑伟伟，李少华，等.基于"治肝三十法"从肝论治银屑病的思路探析[J].四川中医，2023，41(6)：48

宋网箢，孟倩.萆薢渗湿汤配合中药熏洗治疗对混合痔术后疼痛和创面愈合的影响[J].四川中医，2023，41(7)：108

孙玥.解毒温胆汤治疗青少年痤疮(肺经风热证)的临床观察[D].哈尔滨：黑龙江中医药大学，2023

孙笑非，许保海.疏肝利胆汤加味治疗急性胰腺炎(肝胆湿热证)的疗效分析[J].中国中医急症，2023，32(1)：127

孙一平，杨素清，安月鹏，等.柴胡牡蛎汤加味治疗带状疱疹急性期肝经郁热证疗效观察[J].陕西中医，2023，44(9)：1220

孙有为.补气活血法治疗带状疱疹后神经痛疗效观察[J].实用中医药杂志，2023，39(5)：856

T

田非，张晓杰，苗春澍，等.小柴胡汤合五苓散治疗慢性湿疹疗效及对患者中医证候积分和焦虑、抑郁状态的影响[J].陕西中医，2023，44(6)：738

W

王凯，王学军.犀角地黄汤合止痒合剂加味治疗湿疹的临床观察[J].中国中医药科技，2023，30(1)：196

王正，贾栋承，韩红伟，等.舒筋活血方骶尾部溻渍疗法对混合痔术后并发症的影响研究[J].中医临床研究，2023，15(19)：100

王丽华，宋丽璇，刘嘉，等.益气排毒汤治疗气虚毒滞型带状疱疹疗效观察[J].中华中医药学刊，2023，41(2)：185

王麒又，王国华，阮丽丽，等.夏枯草汤合海藻玉壶汤加减治疗良性甲状腺结节临床研究[J].新中医，2023，55(16)：47

王用峰，王小莉，屈煦，等.银黄消痤胶囊对痤疮家兔模型皮脂腺及P物质的影响[J].现代中医药，2023，43(2)：96

王宇欣.不同时期痤疮患者皮疹特点及辨证分型的调查研究[D].沈阳：辽宁中医药大学，2023

魏云，丁高中，朱燕萍，等.氨甲环酸微针导入联合口服中药治疗黄褐斑的临床研究[J].中国中西医结合皮肤性病学杂志，2023，22(3)：274

温丽珍，赖美秀，陈曦，等.阳和汤合佛手散湿敷联合按摩铺灸治疗压疮的效果观察[J].中国医学创新，2023，20(35)：155

吴静怡，吕婵，陈萌，等.柴胡舒胰颗粒联合经内镜逆行胰胆管造影治疗慢性胰腺炎的临床疗效及对患者生活质量的影响研究[J].中国中西医结合消化杂志，2023，31(8)：589

吴盘红，刘勇辉，陈霜，等.山荷薏仁饮干预轻中度银屑病患者各代谢指标的临床疗效观察[J].中国中西医结合皮肤性病学杂志，2023，22(1)：53

吴祎然.不同等级痤疮中医证素特征及相关因素研究[D].福州：福建中医药大学，2023

X

项红，崔钰莹，朱禹潼，等.基于脂浊理论探讨高脂血症胰腺炎的治疗[J].中医杂志，2023，64(15)：1612

谢明峰，曾洁，邓羿駃.四逆散加减治疗寻常型痤疮的临床研究[J].中医药导报，2023，29(7)：101

徐敏.二花消痤饮联合过氧苯甲酰凝胶治疗中重度痤疮(痰瘀凝结型)的临床研究[D].昆明：云南中医药大学，2023

徐光耀，李雅婷，李萍，等.清肺凉血方联合双波长强脉冲光治疗女性肺经风热型玫瑰痤疮的临床疗效及其作用机制的初步研究[J].中国中医药科技，2023，30(4)：635

徐洪涛，曹烨民.曹烨民教授分期辨证治疗糖尿病足筋疽经验[J].西部中医药，2021，34(5)：61

薛纯纯，谢磊，李晓锋，等.带状疱疹后神经痛从络论治体会[J].上海中医药杂志，2023，57(7)：30

Y

姚增民，赵玉，张建，等.加味金匮肾气丸对弱精子症患者精子质量及精浆果糖浓度的影响[J].中国中西医结合外科杂志，2023，29(4)：493

叶林.补阳还五汤加味联合负压封闭引流治疗糖尿病足溃疡气血两虚证 49 例临床观察[J].甘肃中医药大学学报，2023，40(6)：70

阴兆辉，樊家乙，富颖超，等.中药组方联合高压氧对糖尿病足肝肾阴虚、痰瘀互阻证患者下肢血管功能及踝肱指数的影响[J].中国老年学杂志，2023，43(22)：5517

应佳璇，王春宇.理气调血祛斑汤联合氨甲环酸治疗女性黄褐斑 45 例[J].中国中医药科技，2023，30(1)：192

营在道，张娜，付鹏，等.疏肝解郁方对肝郁气滞证乳腺增生结节患者血清神经递质及性激素的影响[J].河北中医，2023，45(9)：1459

Z

曾洁，王伟.玉枢散联合阿昔洛韦软膏治疗带状疱疹临床疗效观察[J].内蒙古中医药，2023，42(4)：109

张晨，舒庆.调胃承气汤加味保留灌肠辅助治疗急性胰腺炎临床观察[J].中国中医急症，2023，32(4)：688

张苗，王国玉，庄菊花，等.消瘿散结方联合左甲状腺素治疗痰结血瘀型甲状腺结节的临床疗效与安全性分析[J].河北中医，2023，45(2)：212

张娜，孙冲，钟涛.木香烃内酯通过抑制 NLRP3 缓解咪喹莫特诱导小鼠银屑病模型中炎性因子的表达[J].中国中西医结合皮肤性病学杂志，2023，22(3)：251

张宁，杨素清，张琼，等.基于中医学“皮-肺-肠”轴理论探讨银屑病与肠道菌群的关系[J].环球中医药，2023，16(10)：2059

张倩，郝晓英，张慧芳.柴芩承气汤治疗急性胰腺炎(湿热壅滞证)患者的疗效观察[J].中国中医急症，2023，32(6)：104

张硕，刘柳，李洪锦，等.决银方通过降低 WIF-1 基因甲基化改善寻常型银屑病血热证[J].中国中西医结合皮肤性病学杂志，2023，22(1)：8

张何欣，赖青青，朱楚琪.芪红通络方内服联合生肌玉红膏外敷治疗下肢静脉性溃疡临床研究[J].新中医，2023，55(20)：171

张佳玉.痤疮认知调查及青春期后痤疮影响因素与中医辨证分型的相关性研究[D].沈阳：辽宁中医药大学，2023

张李博，鞠宝兆.鞠宝兆教授治疗慢性前列腺炎经验[J].时珍国医国药，2023，34(7)：1774

张尚华，杨张琪，彭艳梅，等.祛风除痒汤坐浴治疗亚急性期肛周湿疹临床研究[J].新中医，2023，55(23)：163

张文峰.逍遥散加减联合七白散治疗女性肝郁气滞型黄褐斑的疗效及对复发率、安全性的影响分析[J].中国实用医药，2023，18(9)：136

张晓雪，王海，张晓晓，等.菊卒痒膏联合炉甘石洗剂治疗湿热型肛周湿疹疗效观察[J].广西中医药大学学报，2023，26(3)：29

张笑颖.柴胡桂枝汤治疗慢性胰腺炎临床观察[J].中国中医药现代远程教育，2023，21(13)：79

张艳红，薛慧，安月鹏，等.杨素清运用中医药治疗带状

疱疹经验介绍[J].新中医，2023，55(5)：207

赵丹，邓显光，周瑶，等.刘丽芳使用月经周期疗法治疗乳腺增生病经验[J].陕西中医，2023，44(1)：100

赵亮，尚东，张桂信，等.白长川从"毒""热""痈"论治急性重症胆管炎[J].中国中医急症，2023，32(4)：719

赵小越.育龄期女性痤疮患者证型与月经及中医体质类型的相关性研究[D].沈阳：辽宁中医药大学，2023

郑君，王煜，屈红，等.归芍运脾汤对肝郁脾虚型乳腺增生大鼠的干预作用[J].中国临床药理学杂志，2023，39(21)：3149

郑胜，李越，别海文，等.自制清热化腐生肌膏治疗创伤性软组织溃疡的临床研究[J].辽宁中医杂志，2023，50(12)：132

郑迪锋，王焕根.厚朴排气汤治疗术后早期炎性肠梗阻临床研究[J].新中医，2023，55(1)：84

郑惠心，白克运，谷超，等.荆芥方对痔术后疼痛大鼠背根神经节 CXCL12/CXCR4 表达的影响[J].中医临床研究，2023，15(5)：35

郑靓怡，胡黄金，杨妮，等.基于 PI3K/AKT 通路研究升降通癃方对前列腺增生细胞的影响[J].陕西中医，2023，44(5)：566

郑宇航，周小莉.张嗣兰治疗下肢动脉硬化闭塞症经验[J].实用中医药杂志，2023，39(9)：1879

郅扶旻，孙士博，徐洪涛，等.玄夏消瘿汤治疗痰结血瘀型甲状腺结节疗效及对患者甲状腺超声指标及评分的影响[J].陕西中医，2023，44(5)：604

钟霞媛，朴勇洙，卢天蛟，等.国医大师卢芳运用加味泻黄散治疗心脾积热型白塞病[J].浙江中医药大学学报，2023，47(3)：260

周昊，董青军，潘一滨，等.促愈汤对混合痔术后患者疼痛程度的影响及血清细胞因子变化研究[J].吉林中医药，2023，43(6)：669

周鑫鑫，朱梦燕，尹祥祥，等.小金胶囊联合硒酵母片治疗桥本甲状腺炎合并甲状腺结节临床观察[J].中医药临床杂志，2023，35(7)：1390

邹瑾，景明夷，朱宝华，等.文氏马齿苋汤对急性湿疹小鼠血清 IgE、IL-2 和 IL-5 的影响[J].中医药信息，2023，40(12)：14

左艳敏，韩娟，张立文，等.疏肝解郁、软坚散结法治疗肝郁痰凝血瘀型甲状腺结节疗效研究[J].湖北中医药大学学报，2023，25(3)：57

（八）骨伤科

【概述】

2023年，中医骨伤学科的研究继续保持活跃，发表了近1 300篇学术论文。研究内容广泛，包括机制研究、临床诊疗、名医经验以及理论研究等多个方面。研究热点聚焦于骨伤科常见疾病，如膝骨关节炎、颈椎病、骨质疏松症、腰椎间盘突出症、股骨头坏死以及肩周炎等。这些成果进一步展现了中医骨伤学在中西医结合治疗基础与临床研究以及专家经验传承等方面的进展，将分别介绍。

1. 基础研究

中医药在骨质疏松症治疗方面具有极佳潜力。黄晨等探讨肾阳方（肉苁蓉、淫羊藿、骨碎补）治疗骨质疏松症（OP）肾阳虚证的作用机制。通过对30只雌性SD大鼠完成双侧卵巢摘除及氢化可的松注射建立肾阳虚模型，并分为对照组、模型组和肾阳方治疗组。肾阳方治疗后，通过血清学指标、Micro-CT骨密度及微结构分析，以及血清代谢组学分析评估其效果。结果显示，肾阳方显著改善了肾阳虚的生理症状，提高了血清中雌二醇、cAMP等指标，改善了骨密度和骨组织微结构。代谢组学分析揭示，肾阳方调整了氨基酸和脂质的代谢紊乱。结论：OP肾阳虚证的发生可能与氨基酸、脂质代谢紊乱有关，肾阳方治疗可以纠正部分氨基酸、脂质代谢紊乱，从而治疗OP肾阳虚证。

因脊髓损伤（SCI）是常见的临床损伤。申科律等研讨人参促进SCI修复的中药药理，探索人参皂苷Rg1通过长链非编码RNA MALAT1通路对脊髓损伤大鼠神经再生的促进作用。通过建立脊髓损伤模型，30只大鼠分为Rg1治疗组、假手术组和对照组，Rg1组通过腹腔注射Rg1（100 mg/kg）治疗，而对照组和假手术组接受等量生理盐水。治疗28 d后，使用Basso-Beattie-Bresnahan（BBB）评分评估运动功能恢复，Western blot和实时PCR技术检测神经营养因子（如GDNF、NGF）和细胞黏附分子（如Laminin、Fibronectin）的表达，以及LncRNA MALAT1和LAMC1的水平。结果表明，Rg1治疗组的BBB评分显著高于假手术组和脊髓损伤对照组，且Rg1能显著提升LN、FN、GDNF、NGF及LAMC1的表达，从而表明人参皂苷Rg1通过上调LncRNA MALAT1并调控LAMC1的表达，促进了脊髓损伤大鼠的神经再生和修复，为脊髓损伤的治疗提供了新的机制和潜在治疗策略。

骨关节炎（OA）的发病机制目前仍不明确，有研究指出OA与TGF-β1关系紧密。王一方等探究了筋骨痛消丸（地黄、丹参、白芍药、川牛膝、鸡血藤、桂枝等）对OA大鼠模型中关节软骨及巨噬细胞炎症模型TGF-β1表达的影响。通过木瓜蛋白酶注射法建立OA模型，60只SD大鼠被分为对照组，模型组，塞来昔布及筋骨痛消丸低、中、高剂量（0.9、1.2、1.5 g/kg）治疗组，持续灌胃给药4周。研究末尾，免疫组化检测关节软骨中TGF-β1表达，并通过LPS诱导的RAW264.7细胞模型评估筋骨痛消丸的干预效果。结果显示，与对照组相比，模型组TGF-β1表达显著增加，筋骨痛消丸能显著降低OA大鼠关节软骨和巨噬细胞炎症模型中TGF-β1的表达，呈现剂量依赖性效果。该研究表明筋骨痛消丸可能通过降低TGF-β1表达发挥治疗OA的作用，为其临床应用提供了实验基础。

中药有效组分在股骨头坏死治疗方面具有显著

潜力。武瑞臣等探索牛膝有效组分牛膝甾酮对激素性股骨头坏死(SONFH)大鼠骨髓间充质干细胞(BMSC)自噬和成骨分化的影响及其机制,特别是miRNA-98-5p的调控作用。通过建立SONFH大鼠模型,研究了牛膝甾酮对BMSC中miR-98-5p、CKIP-1蛋白表达及自噬相关蛋白Beclin1、LC3Ⅱ的影响。实验分为对照组、牛膝甾酮组、miR-98-5p过表达(转染)组及牛膝甾酮与miR-98-5p联合作用组。结果:牛膝甾酮能显著降低miR-98-5p和CKIP-1的表达,提高自噬相关蛋白的表达和BMSC的成骨分化能力。相反,miR-98-5p过表达抑制了自噬和成骨分化。牛膝甾酮与miR-98-5p联合作用进一步验证了牛膝甾酮通过降低miR-98-5p表达促进BMSC自噬和成骨分化的效果,且双荧光素酶报告基因实验确认CKIP-1是miR-98-5p的靶基因。这表明牛膝甾酮通过抑制miR-98-5p从而下调CKIP-1表达,促进SONFH大鼠BMSC的自噬和成骨分化,揭示了其潜在的治疗机制。

2. 临床研究

中医药在治疗膝关节骨性关节炎(KOA)方面取得重大效果。李润民等评估防己黄芪汤加五苓散联合治疗KOA的疗效。将100例患者随机分为两组各50例,对照组接受常规治疗,观察组在此基础上加用防己黄芪汤合五苓散,治疗12周。研究比较了两组治疗前后的临床疗效、炎症标志物(TNF-α、IL-17、IL-1β)水平、膝关节功能(Lysholm评分和JOA评分)以及中医症候积分的变化,并记录了不良反应情况。结果:观察组总有效率为96.0%(48/50),优于对照组的72.0%(36/50)($P<0.05$);治疗后两组炎症介质水平、中医症候积分均降低,且观察组低于对照组;两组Lysholm膝关节评分、JOA评分均升高,且观察组高于对照组($P<0.05$);两组治疗期间均未发生严重不良反应。结论:防己黄芪汤加五苓散联合治疗能显著改善KOA患者的炎症状态和膝关节功能,减轻疼痛,提高治疗效果,具有较高的安全性。

随着临床影像学技术的发展,不同影像手段对临床诊断颈椎病更为全面,以手法为主的中医保守治疗颈椎病具独特优势。陈焯贤等回顾性分析了通过旋提手法治疗的500例颈椎病患者的影像学特点及疗效。患者年龄分布在17至82岁,平均年龄为52.17岁,包括颈型、神经根型、椎动脉型及混合型颈椎病,其影像学表现主要为颈椎曲度异常、颈椎间盘突出、颈椎管狭窄及后纵韧带骨化。旋提手法治疗后,各型颈椎病的有效率均超过96.0%,治愈率在15.0%~17.9%,平均疗程为13.55 d,且未观察到任何不良反应。结果表明,旋提手法对于颈椎曲度异常和颈椎间盘突出的颈椎病患者具有确切的疗效和高安全性,特别是对颈型与椎动脉型颈椎病患者效果较为显著。该手法适用于无脊髓型颈椎病的患者,因此在实施前需详细询问病史和进行体格检查,以排除手法的禁忌证。

临床针对腰椎间盘突出的治疗采用手术或非手术的方案,多数患者经保守治疗,症状即可得到有效缓解。王国宾等通过独活寄生汤加减法与腰椎松动术观察腰椎间盘突出症的治疗效果。研究纳入80例患者,随机分为两组各40例,研究组采用独活寄生汤加减法联合常规治疗,对照组接受腰椎松动术加常规治疗,疗程14 d。结果:研究组总有效率为95.0%(38/40),显著高于对照组的80.0%(32/40);治疗后两组中医证候积分、VAS评分均降低,JOA评分均升高,TNF-α、IL-6水平均降低,β-EP、SOD水平均升高,且研究组各指标均优于对照组(均$P<0.05$),说明独活寄生汤加减法更有利于改善患者症状和腰椎功能。同时,研究组在降低炎症因子水平和改善氧化应激状态方面也表现更佳($P<0.05$)。研究组不良反应发生率5.0%(2/40)与对照组10.0%(4/40)相比,差异无统计学意义($P>0.05$),显示独活寄生汤加减法的安全性良好。综上所述,独活寄生汤加减法在治疗腰椎间盘突出症中具有较高的临床应用价值,能有效减轻疼痛,改善功能,且安全性高。

股骨头坏死致病因素复杂,干预措施如果针对合适的致病因素，可以起到良好的效果。葛飞等开展相关研究探究中药早期干预有效降低炎症反应，促进骨组织修复作用。通过评估化瘀止痛方（党参、白术、桃仁、红花、当归、茯苓）对气滞血瘀证股骨头坏死患者的疗效及其对血清炎症因子、TGF-β、BMP-2水平的影响。将90例股骨头坏死患者随机分为两组各45例，治疗组采用化瘀止痛方，对照组予多巴丝肼片，疗程4周。结果：治疗组有效率为95.6%(43/45)，优于对照组的80.0%(36/45)($P<0.05$)；治疗组在西医症状积分、骨坏死区体积、中医证候积分改善及髋关节功能方面均显著优于对照组，在降低IL-1、IL-6、IL-10、TNF-α等炎症因子水平及提高TGF-β、BMP-2水平方面均优于对照组($P<0.01$)。研究表明，化瘀止痛方能有效改善气滞血瘀证股骨头坏死患者临床症状及髋关节功能，提供了一种有效的治疗方案。

3. 专家经验总结

赵长伟等总结赵文海论治颈性眩晕的经验。赵氏传承天池伤科流派“治肾亦治骨”的学术思想，认为本病多由于肾阳不振，外邪入侵、劳损等导致经络不通、痰、瘀之邪痹阻经络而发病。根据《景岳全书》的理论，阳气虚弱会影响气血津液的正常运行，进而导致痰湿内生和瘀血阻滞，最终上扰清窍造成眩晕。提倡通过补肾阳、祛痰逐瘀的方法治疗，尤其重视“命门”学说，并根据患者的具体症状进行辨证施治。其认为痰瘀是颈性眩晕的关键诱因，提出痰邪是由于阳气不足导致津液运行不畅而形成的，这与《丹溪心法》中“无痰不作眩”的观点相呼应。临床治疗不仅强调补肾，而且根据病情的阴阳、虚实、痰湿瘀血等不同情况进行个性化治疗，形成了一套具有特色的诊疗理念和临床经验。

温海宝等总结高景华运用备化汤加减治疗退变性腰椎管狭窄症经验。高氏认为寒湿侵袭和脾肾阳虚是病症发作和加重的主要原因。在临床表现上，患者常呈现腰腿疼痛、麻木、间歇性跛行，伴有腰部困重、下肢发凉、抽筋、浮肿、畏寒等症状，舌质暗红、苔薄白滑，脉沉细或沉缓，显示了“脾肾阳虚，寒湿痹阻”证的典型症候群。提出治疗应着重于补充阳气，特别是肾阳，同时注意温肾暖脾，散寒祛湿，化瘀行痰，以恢复阴阳平衡。借鉴《三因极一病症方论》中的备化汤加减应用，强调在补肾阳的同时，需要考虑脾阳虚弱的情况，通过调整白术的使用以适应患者大便的变化，达到燥湿健脾或运脾生津的目的。此外，还强调补阴以益阳的重要性，通过药物的精心配伍，旨在为退变性腰椎管狭窄症的中医药治疗提供有效的参考方案。

（撰稿：施杞　梁倩倩　审阅：王拥军）

【颈椎病的治疗与研究】

陈成等将60例肝肾阴虚型椎动脉型颈椎病患者随机分为两组各30例，对照组予甲磺酸倍他司汀片口服，治疗组在对照组基础上加服桂龙止眩汤（肉桂、川芎、白芍药、羌活、防风、姜黄等），治疗14 d。结果：治疗组总有效率为93.3%(28/30)，高于对照组的83.3%(25/30)；治疗后，两组ESCV评分相较治疗前均升高，且治疗组升高的幅度大于对照组($P<0.05$)。

熊巍将60例神经根型颈椎病(CSR)患者随机分为两组各30例，联合组予黄芪桂枝五物加减汤（黄芪、桂枝、白芍药、赤芍药、桑枝、姜黄等）联合硬膜外注射治疗，注射组予硬膜外注射治疗，疗程7 d。结果：联合组总有效率为93.3%(28/30)，高于注射组的73.3%(22/30)；治疗后两组VAS评分、IL-6、TNF-α水平均较治疗前显著降低，且联合组显著低于注射组；联合组APTT、PT、TT较注射组显著延长，FIB较注射组显著降低（均$P<0.05$）。

易毅雄等将76例患者随机分为两组各38例，治疗组采用常规理筋手法（拿捏法、点按法、捋顺法）配合整脊治疗（手法注意三点三轴的定位，三点包括2个固定点和1个动点，三轴包括垂直轴、矢状轴、冠状轴），对照组单采用常规理筋手法。每周治疗3次，共持续治疗4周。结果：治疗组愈显率为63.2%

(24/38)，高于对照组的 39.5%(15/38)；治疗组患者的 VAS 评分、NDI 评分均低于对照组，颈椎活动度高于对照组(均 $P<0.05$)。

王旭等观察整脊手法联合塞来昔布在急性期 CSR 治疗中的临床效果。将 80 例患者随机分为两组各 40 例，均接受常规牵引治疗，对照组予塞来昔布治疗，研究组予塞来昔布联合整脊手法治疗。整脊手法治疗每周 5 次，连续治疗 2 周。结果：两组中医证候积分均下降($P<0.05$)，且研究组治疗后各证候积分均低于对照组($P<0.01$)；研究组临床总有效率为 92.5%(37/40)，高于对照组的 75.0%(30/40)($P<0.05$)；治疗后两组的 NDI 评分均呈下降趋势，且治疗第 1 周、治疗结束及结束后 1 周研究组 NDI 评分均低于对照组($P<0.01$)；治疗结束两组双侧椎动脉血流速度及血流量均增大($P<0.05$)，且研究组明显高于对照组($P<0.01$)。

任清华等将 92 例 CSR 患者随机分为两组各 46 例，对照组予颈椎牵引治疗，治疗组在对照组治疗基础上予骨筋丸胶囊(没药、三七、红花、木香、延胡索、郁金等)，治疗 14 d。结果：治疗组总有效率为 95.7%(44/46)，优于对照组的 91.3%(42/46)($P<0.05$)。两组治疗后，VAS 评分、NDI 评分、PGE2 和 SP 均较治疗前下降，且治疗组低于对照组($P<0.05$ 或 $P<0.01$)；前屈、后伸、左屈、右屈、左旋、右旋均较治疗前提高($P<0.01$)，且治疗组优于对照组($P<0.05$ 或 $P<0.01$)；左侧椎动脉血流速度、右侧椎动脉血流速度、左侧椎动脉血流量和右侧椎动脉血流量均较治疗前升高($P<0.01$)，且治疗组高于对照组($P<0.05$)。

司富春等总结中医药治疗 CSR 的用药规律。纳入文献 140 篇，包含 28 种证型，其中气滞血瘀、风寒湿痹、肝肾不足、风寒阻络等为常见证型。涉及中药 188 味，主要归肝、脾、肾经，使用频次较高的药物为当归、白芍药、川芎、桂枝、葛根。关联规则分析得到核心药对 24 个，以具有活血化瘀、祛风寒湿、补益肝肾等作用的药物为主。对使用频率较高的 53 味中药进行聚类分析，得到五首方，即 C1 方(生姜、大枣、麻黄、白芍药、桂枝、葛根、甘草片)，C2 方(骨碎补、淫羊藿、天麻、鸡血藤、伸筋草、木瓜、乳香、没药、威灵仙、姜黄、蜈蚣、全蝎、丹参、熟地黄)，C3 方(防风、独活、羌活、桑枝、木香、秦艽、党参、柴胡、杜仲、桑寄生、怀牛膝、细辛)，C4 方(地龙、川牛膝、当归、川芎、生地黄、桃仁、红花、香附、延胡索、三七、赤芍药)，C5 方(苍术、薏苡仁、半夏、陈皮、茯苓、泽泻、白术、黄芪、附子)。认为神经根型颈椎病在治疗上重视扶正祛邪，扶正以益气养血药、补益肝肾药为主，祛邪以活血化瘀、解表、祛风湿药为主。

杜小磊等分析气滞血瘀型颈型颈椎病患者的脉图参数特征及其与患者疼痛程度的相关性，为传统脉诊理论和现代临床应用提供实验依据。纳入相应患者 80 例作为观察组，健康志愿者 76 例作为健康组。应用 ZM-300 型脉诊仪采集所有受试者的脉图，提取时域参数 h1、h3、h4、h5、h3/h1、h4/h1、h5/h1、w、w/t、t1、t4、t5、t、Ad 和 As 值，分析组间差异。采用视觉模拟量表(VAS)评分评估患者的颈椎疼痛程度，分析脉图参数与疼痛 VAS 评分的相关性。结果：健康组中 2 例受试者被剔除，最终纳入统计分析者健康组 74 例、观察组 80 例。观察组受试者的 h1、h3、h4、t5、t、As 值明显低于健康组($P<0.05$，$P<0.01$)，h3/h1、w/t 值明显高于健康组($P<0.05$)；观察组受试者的脉图参数 h1、As 值与 VAS 评分呈负相关($P<0.05$，$P<0.01$)，w、w/t、h3/h1、h4/h1 值与 VAS 评分呈正相关($P<0.05$)。结果显示，气滞血瘀型颈型颈椎病患者的脉图参数有一定程度的改变，体现出脉力减弱、紧张度增加的脉象特征，符合弦细脉的特点，提示此类患者的心脏射血功能减弱和输出量减少、血管顺应性下降、血管外周阻力增加，且患者脉图参数变化与疼痛程度具有一定的相关性。

冯元蓝等运用数据挖掘方法分析全国名老中医黄枫治疗颈椎病处方用药的规律。共纳入 260 首处方，涉及 95 味中药。其中出现频次>30 次的高频药物共有 22 味，分别为甘草、延胡索、桑枝、石斛、丹参、地黄、两面针、薏苡仁、葛根、玉竹、白扁豆、白芍药、布渣叶、钩藤、黄芪、白术、宽筋藤、牛膝、远志、茯苓、天麻、桂枝；治疗颈椎病处方药物的药味以甘、苦、辛为主，药性较平和，用药多入肝、胃、脾经。关联规则分析结果得到35条药物关联规则，聚类分析得到5个核心聚类药物组合。黄氏认为，颈椎病为本虚标实之病，病机乃因气血阴液亏虚在内，风寒湿热之邪侵袭在外，导致局部气血凝滞；治疗时重在活血行气、健脾益气、养阴柔筋，强调三因制宜，针对患者症状调整用药，且常选用岭南道地药材，并适当结合外治法及功能锻炼。

刘凯等基于文献数据探讨中药治疗神经根型颈椎病的用药规律。筛选出符合条件的方剂共74篇，涉及124味中药(多为活血化瘀药、祛风湿药和补虚药)。其中药物使用频次前五位的分别是甘草、桂枝、川芎、白芍药、葛根，药性以偏温为主，五味以辛、苦、甘为主，归经以肝、胆、脾为主。对高频药物进行聚类分析可将25味中药分为3类；关联规则分析共得到14种药物组合，涉及7味核心药物。中药治疗神经根型颈椎病多用以性偏温，味偏辛、甘、苦，归肝、胆、脾经为主的药物；功效以活血化瘀通络、补肾强骨为主；多以独活寄生汤为核心组方进行加减治疗。

韩念荣等查询筛选骨质增生丸(熟地黄、鹿衔草、杜仲、肉苁蓉、海桐皮、鸡血藤等)治疗颈椎病的靶点基因、信号通路，以了解骨质增生丸的药理学作用。检索TCMSP中药系统药理学数据库与分析平台，设置生物利用度(OB)≥30%，类药性(DL)≥0.18，获得骨质增生丸的主要有效成分，使用UniProt数据库获得靶点基因，然后查询GeneCards数据库，查找颈椎病相关的靶点基因。用韦恩图取两者靶点基因的交集，再运用STRING数据库和Cytoscape软件，对靶点基因进行GO和KEGG的数据分析，再绘制中药-成分-靶基因-疾病的网络作用图。结果显示，骨质增生丸的有效化学成分共520个，筛选后获得最终83个，靶点基因545个，确定CM靶点573个，二者共同靶点基因86个，PPI网络分析发现蛋白激酶B(AKT1)、IL-6、TNF、IL-1β、肿瘤抑制蛋白(TP53)、激活蛋白1(JUN)、血管内皮生长因子(VEGFA)、基质金属蛋白酶9(MMP9)、低氧诱导因子-1(HIF1A)、原癌基因蛋白(FOS)可能是骨质增生丸治疗CM的关键靶点。GO富集分析共有563数据($P<0.05$)，其中生物过程主要包括RNA聚合酶Ⅱ启动子转录的正调控、药物作用、细胞增殖的正调控等；KEGG通路富集分析数据明确了166条信号通路，其中信号通路主要是磷脂酰肌醇3-激酶信号通路、肿瘤坏死因子信号通路、细胞因子-细胞因子受体结合等通路。骨质增生丸可能是通过多靶点、多通路治疗CM，主要起到抗炎、调控免疫及抗氧化的作用，但后期需要通过分子对接与生物实验验证靶点的有效性，证实骨质增生丸的作用机制，为后期临床用药提供新思路。

(撰稿：崔学军　审阅：王拥军)

【脊髓损伤的治疗及实验研究】

王小钢等总结赵子义治疗脊髓损伤的经验。赵氏认为脊髓损伤为瘀血阻滞督脉，影响脏腑机能、营卫气血的正常运行。而三焦别使元气，俱摠五脏六腑营卫气血，临床治疗中要详察脊髓损伤病变全程，细审三焦合病并病。辨证方面要从脏腑定位定性的角度分辨疾病之轻重缓急，论治宜根据三焦病变位置决定选方用药层次，取得了良好疗效。这种独特的辨证思路拓展了临床治疗脊髓损伤的方法。

刘绪涛等将82例不完全性颈段脊髓损伤患者随机分为两组各41例，对照组予经颅直流电刺激，观察组在对照组基础上加用芪桂活血汤(党参、黄芪、桂枝、川芎、鸡血藤、络石藤等)，疗程8周。结果：观察组总有效率为90.2%(37/41)，高于对照组的73.2%(30/41)；治疗后，两组中医证候评分、MASS评分降低，MMT评分、LEMS评分、FAC评分、BBS评分、BI评分、神经功能相关因子升高，且观察组更明显(均$P<0.05$)。程业等将64例创伤后继发性脊髓损伤患者随机分为两组各32例，均行手术治疗，对照组采用单纯运动疗法，观察组在此基

础上加用独活寄生汤，治疗 8 周。结果：观察组 JOA、感觉功能、运动功能评分较对照组明显提高，SEP、MEP 潜伏期较对照组明显缩短(均 $P<0.05$)。

倪力力等基于 BDNF/TrκB 信号通路探讨补阳还五汤治疗脊髓损伤的作用机制。将 40 只大鼠随机分为模型组、中药组、抑制剂组、假手术组 4 组。研究发现，补阳还五汤可以促进大鼠损伤区脊髓组织内 BDNF 和 TrκB 以及 p-TrκB 含量增多，从而达到对脊髓神经元的保护作用。BDNF/TrκB 信号通路在补阳还五汤抑制脊髓神经元凋亡、促进脊髓神经元再生的过程中起到了关键作用。李旭等研究发现，补阳还五汤降低脊髓损伤后的炎症反应，促进脊髓损伤大鼠运动功能的恢复，可能与抑制脊髓损伤区域 gp130、IL-6 蛋白的表达有关。

石磊等探讨温肾通督方(黄芪、丹参、川芎、赤芍药、当归、水蛭等)对脊髓损伤的影响及可能机制。将 36 只雌性小鼠随机分为假手术组、模型组、温肾通督方组，每组 12 只。模型组、温肾通督方组小鼠采用改良 Allen's 法建立小鼠脊髓损伤模型，假手术组仅进行脊髓暴露。温肾通督方组从术后第 1 d 按 $50\ g\cdot kg\cdot d^{-1}$ 给予温肾通督方溶液灌胃，假手术组及模型组给予生理盐水灌胃，各组均连续灌胃 14 d。研究发现：温肾通督方可能通过调节免疫功能促进脊髓损伤修复，其机制可能与抑制脾脏 B 细胞焦亡等相关。

蔺海生等观察杜仲腰痛丸(盐杜仲、川芎、赤芍药、川牛膝、土鳖虫等)对大鼠脊髓损伤后炎症反应及神经元细胞形态变化的影响，探讨杜仲腰痛丸对脊髓损伤的保护作用及可能机制。将 50 只成年 SD 大鼠随机分为 A 组、B 组、C 组，其中 C 组(药物干预)根据给药剂量不同依次分为 C1 组、C2 组、C3 组，共 5 组，每组各 10 只。A 组行椎板切除术(不损伤脊髓)，B 组和 C 组均建立脊髓钳夹压迫损伤模型。造模成功后，A 组和 B 组给予 0.9%氯化钠溶液灌胃，C 组给予不同剂量杜仲腰痛丸药液灌胃。结果：BBB 肢体运动功能评分比较，术后第 3 d 起 C 组显著优于同期 B 组及 A 组($P<0.05$)。尼氏染色观察比较，C 组根据给药剂量由低到高瘀血面积依次减小，神经细胞水肿程度依次减轻。ELISA 检测分析，与 A 组及 B 组相比较，C 组血清中肿瘤坏死因子-β 和白细胞介素-1 含量明显减低($P<0.05$)。结论：杜仲腰痛丸能够有效抑制脊髓损伤后炎症反应，对神经元细胞具有保护作用，促进损伤神经细胞的修复。

李丰等探究迷迭香酸(RA)对大鼠急性脊髓损伤(ASCI)的神经保护作用及其机制。将 50 只 SD 大鼠随机分为 5 组，即假手术组(Sham 组)，急性脊髓损伤组，迷迭香酸低、中、高剂量组，除 Sham 组外均建立大鼠急性脊髓损伤模型，造模成功后，Sham 组和急性脊髓损伤组灌胃等量生理盐水，而迷迭香组灌胃 5、20、40 mg/kg 剂量迷迭香酸。研究发现，迷迭香酸可能通过抑制 NF-κB、p38MAPK 信号通路减轻大鼠急性脊髓损伤组织氧化应激反应及炎症反应，对大鼠急性脊髓损伤的神经有保护作用。

陶经纬等探讨川芎嗪对脊髓损伤大鼠铁死亡的调控作用及机制。将 36 只雌性 SD 大鼠随机分为假手术组、模型组及川芎嗪组，每组 12 只。模型组、川芎嗪组大鼠采用改良 Allen's 法建立脊髓损伤模型，造模后分别腹腔注射生理盐水、川芎嗪注射液，1 次/d，连续治疗 28 d；假手术组不建模也不进行治疗。结果表明，川芎嗪可通过调控铁死亡改善脊髓损伤大鼠的运动功能并起到神经保护作用。

刘港等基于网络药理学，预测川芎-丹参配伍治疗脊髓损伤的作用机制。采用改良 Allen 重物打击法构建脊髓损伤模型，采用 ELISA 测定各组大鼠 ROS、MDA 水平；采用蛋白质印迹法检测各组大鼠脊髓组织中 PI3K、p-PI3K、蛋白激酶 B(AKT)、p-AKT 蛋白表达。结果：化合物-靶点网络包含 154 个化合物和 484 个相应靶点；基因本体(GO)功能富集分析得 447 个条目；京都基因和基因组百科全书(KEGG)通路富集分析得到 126 条信号通路。动物实验结果表明，与假手术组比较，模型组 ROS、MDA 水平显著增高($P<0.01$)；p-PI3K、p-AKT 蛋白表达显著下降($P<0.01$)；与模型组比较，中药高

剂量组 ROS、MDA 水平显著下降($P<0.01$);p-PI3K、p-AKT 蛋白表达显著增高($P<0.01$)。结论:川芎-丹参联合治疗脊髓损伤具有多成分、多靶点、多通路的优势,其作用机制可能与调控 PI3K/AKT 信号通路有关。

黄璐等基于聚类分析的颈部脊髓损伤后低氧血症六经证候分部规律研究。研究发现,110 例患者中六经症状出现频率较高的依次为:汗出、项痛、口苦、身疼痛、水饮舌象、口渴、大便难、发热、少神欲寐、胸胁满;结合聚类分析结果,颈部脊髓损伤后低氧血症患者的主要六经证候类型为:太阴、少阴合病夹饮,厥阴病,太阳、阳明合病夹瘀,少阳、阳明合病夹瘀。结论:应用聚类分析方法研究颈部脊髓损伤后低氧血症患者的六经证候及分布规律,可为六经辨治过程提供相对标准的数据支撑,也为此病的中医药辨治提供了新的思路。

(撰稿:姚敏 张梦杰 审阅:王拥军)

【骨关节炎的治疗及实验研究】

贾惠军等将 88 例早期膝骨性关节炎患者随机分为两组各 44 例,治疗组采用骨刺消膏(生川乌、生草乌、骨碎补、桑寄生、鸡血藤、红花等)外敷治疗,对照组采用青鹏软膏治疗。7 d 为 1 个疗程,共治疗 4 个疗程。结果:治疗组愈显率为 88.6%(39/44),总有效率为 100%(44/44),对照组分别为 70.5%(31/44)和 90.9%(40/44),治疗组愈显率优于对照组;治疗后两组 VAS 评分均低于治疗前,Lysholm 评分均高于治疗前,且治疗组均优于对照组(均 $P<0.05$)。

朱苗玲等将 76 例风寒湿阻型膝关节骨性关节炎患者随机分为两组各 38 例,对照组予基础药物治疗,对照组在此基础上接受中药蜡疗(每千克石蜡加制马钱子、白芷、羌活、威灵仙、红花、紫草、制草乌、制川乌、雪上一枝蒿各 15 g,研细后,将中药粉剂按一定比例与微波加热后的石蜡水混匀,制成蜡饼,待温度降至 40～50 ℃时,将蜡饼敷在患处,每次 40 min,1 次/d)结合体外冲击波治疗。疗程 14 d。结果:两组治疗后各中医证候评分均较治疗前降低,且治疗组明显低于对照组;观察组疼痛、僵硬、活动能力、WOMAC 总评分、Lequesne MG 指数以及血清 MMP-1、IL-1、TNF-α、IL-6 水平均明显低于对照组(均 $P<0.05$)。

程越生等将 225 例膝关节炎患者随机分为阴性对照组、阳性对照组、研究组各 75 例,阴性对照组接受常规治疗,阳性对照组接受常规+正清风痛宁注射液+中医定向透药治疗,研究组接受常规+骨痛灵酊(雪上一枝蒿、干姜、龙血竭、乳香、没药、冰片)+中医定向透药治疗,治疗 4 周。结果:研究组总有效率为 93.3%(70/75),优于阴性对照组的 74.7%(56/75)、阳性对照组的 80.0%(60/75);治疗组治疗后中医证候积分、疼痛情况均优于其他 2 组(均 $P<0.05$)。

孙博蕊将 90 例肝肾亏虚型膝骨性关节炎患者随机分为两组各 45 例,对照组予美洛昔康口服联合玻璃酸钠关节注射治疗,试验组在对照组基础上联合独活寄生汤治疗,均连续治疗 4 周。结果:试验组总有效率为 97.8%(44/45),高于对照组的 73.3%(33/45);与对照组比较,试验组治疗后 Lysholm 评分较高,关节液 TNF-α、IL-6 水平较低(均 $P<0.05$)。

贾爱娜将 120 例老年膝骨性关节炎患者随机分为两组各 60 例,对照组予常规治疗,观察组在此基础上加用益气消肿汤(黄芪、党参、延胡索、徐长卿、鸡矢藤、土茯苓等)治疗。连续治疗 8 周。治疗期间,2 组患者均接受膝关节主动康复训练和被动康复训练,每周 3 次。结果:观察组总有效率为 93.3%(56/60),显著高于对照组的 83.3%(50/60);治疗组 Lysholm 量表中闭锁感、肿胀度、楼梯攀爬、蹲姿评分显著高于对照组,WOMAC 指数中疼痛感、关节僵硬感、活动度、总积分显著低于对照组(均 $P<0.05$)。

陶雪莹等在骨关节炎模型大鼠的研究中发现,祛风骨痛巴布膏(川芎、红花、白芷、乳香、天南星、泽兰等)不仅显著降低寒痹骨关节炎大鼠机械痛敏反应,缓解骨关节炎的临床症状,改善软骨损伤和关节组织的病理改变程度,而且能够明显抑制炎症反应以及IL-1β、IL-8、TNF-α等炎症因子的高表达,阻止骨破坏进程中NFATc1骨破坏相关信号通路的激活,最终延缓骨破坏进程。进一步的机制探索发现,祛风骨痛巴布膏对PI3K/Akt信号通路发挥了重要作用,通过抑制PI3K/Akt信号通路过度激活进而抑制炎性因子及骨破坏。

李蕊等探究黄芪多糖通过调控Wnt信号通路对关节炎大鼠软骨细胞凋亡及CHRNA7/基质金属蛋白酶(MMP)水平的影响。研究发现,黄芪多糖可能是通过调控靶基因的表达及影响细胞因子的生成,来激活Wnt信号通路,从而抑制DKK1的转录及合成、促进β-catenin在细胞内的逐渐堆积、抑制相关免疫炎症因子的分泌,进而激活MMP等下游靶基因转录与表达、促进软骨细胞增殖及软骨基质合成,抑制免疫炎症反应,最终到达治疗疾病的目的。证明黄芪多糖可显著抑制关节炎大鼠软骨细胞凋亡,降低CHRNA7/MMP水平,其机制可能与激活Wnt信号通路有关。

胶原降解导致软骨丢失是骨关节炎患者常见的发病机制。张阳利等观察清热养阴除湿汤(QYCD)对Ⅱ型胶原诱导性关节炎大鼠的保护作用。研究发现,清热养阴除湿汤(白花蛇舌草、金银花、连翘、半枝莲、虎杖、生地黄等)低剂量(17 g/kg)和高剂量(34 g/kg),均可降低Ⅱ型胶原诱导性关节炎(CIA)模型大鼠血清促炎因子IFN-γ和IL-17A水平,提高抗炎因子IL-4和TGF-β水平。对炎症细胞因子的调节可能成为类风湿性关节炎(RA)治疗的重要靶点。清热养阴除湿汤治疗RA的可能机制之一是通过调节炎症细胞因子对RA发挥保护作用。QYCD低剂量和高剂量处理对CIA大鼠脾脏T-bet mRNA、RORγt mRNA、Foxp3 mRNA表达下降均有不同程度的缓解。

刘吉斌等研究发现,正骨紫金丸(丁香、莲子、熟大黄、儿茶、白芍药、血竭等)可以减轻骨关节炎大鼠关节软骨的病理性损伤,减轻骨关节炎大鼠关节软骨的炎症和氧化应激损伤,同时能够促进软骨细胞的自噬,减轻软骨组织损伤,其可能是通过抑制PI3K/AKT/mTOR信号通路,对关节炎大鼠的软骨组织发挥保护作用。

(撰稿:徐浩 孙大卫 审阅:王拥军)

【骨质疏松症的治疗及实验研究】

李东玲等将60例脾肾两虚型2型糖尿病合并骨质疏松症患者随机分为两组各30例,对照组予口服碳酸钙D_3,观察组在对照组的基础上予补肾健脾方(制大黄、淫羊藿、黄精、鹿角胶、沙苑子、制何首乌等),治疗12周。结果:观察组总有效率为90.0%(27/30),优于对照组的55.2%(16/29);两组患者VAS评分、血清FPG、2hPG、HbA1c、β-CTX、PINP、ALP水平均较治疗前明显下降,血清OC、GH、IGF-1水平均较治疗前明显升高,且观察组各指标明显优于对照组(均$P<0.05$)。

周嘉琪等将90例原发性骨质疏松症患者随机分为两组各45例,对照组予维D钙咀嚼片联合利塞膦酸钠片治疗,治疗组予通阳化气法(黄芪、党参、补骨脂、淫羊藿、桂枝、白芍药等)联合督脉灸治疗,疗程3个月。结果:治疗组VAS、ODI评分及中医症状评分(腰膝酸软、下肢痿弱、畏寒、小便频数)优于对照组,股骨颈骨密度改善优于对照组,PINP水平低于对照组;治疗组不良反应发生率为4.4%(2/45),低于对照组的17.8%(8/45)(均$P<0.05$)。

杨洪杰等将60例肾虚血瘀型原发性骨质疏松患者随机分为两组各30例,对照组予碳酸钙D_3片口服,治疗组应用牛膝醇提物经皮透入加碳酸钙D_3片口服,治疗10周。结果:治疗6、12个月后,治疗组的BMD、腰椎T值、髋部T值、PINP、BGP、BLAP与治疗前差异有统计学意义($P<0.01$),对照组上述指标与治疗前差异无统计学意义($P>0.05$),治疗组与对照组的上述指标差异有统计学意义($P<0.01$)。

严一峰等将60例肾虚血瘀证患者随机分为两组各30例，对照组口服碳酸钙D_3片、骨化三醇胶囊，治疗组在对照组基础上加用骨痿Ⅰ号方（女贞子、墨旱莲、杜仲、巴戟天、淫羊藿、覆盆子等），连续治疗3个月。结果：治疗组总有效率为93.3%（28/30），优于对照组的80.0%（24/30）；治疗组VAS评分低于对照组，中医证候评分主症、次症、舌脉评分及总分均低于对照组（$P<0.05$）；两组均能有效提高患者L1～L4骨密度，且治疗组L1～4骨密度高于对照组（$P<0.01$）。两组均能有效降低TRACP-5b、β-CTX、IL-6、TNF-α水平，并提高血清BGP、IL-10水平，治疗组上述指标改善均优于对照组（$P<0.05$，$P<0.01$）。

杨涛等将150例脑卒中后偏瘫合并骨质疏松症患者随机分为两组各75例，对照组于常规治疗及康复训练，观察组在对照组基础上加用四物汤加减，治疗3个月。结果：观察组总有效率为96.0%（72/75），优于对照组的86.7%（65/75）；治疗后两组患者VAS评分、NIHSS评分及血清P1NP、β-CTX水平均较治疗前降低，且观察组低于对照组；SF-36评分、Fugl-Meyer运动功能评分及血清25-OH-VD、OC水平均较治疗前升高，且观察组高于对照组；治疗3～6个月两组患者BMD水平呈逐渐升高趋势，且观察组高于对照组；治疗期间，观察组不良反应总发生率为2.7%（2/75），低于对照组的12.0%（9/75）（均$P<0.05$）。

方圣杰等将雄性快速老化型小鼠（SAMP6）随机分为模型组，补骨生髓方（骨碎补、生牡蛎、砂仁等）高、中、低剂量组（40.64、20.32、10.16 $g\cdot kg\cdot d^{-1}$）以及阿仑膦酸钠组，以SAMR1小鼠作为空白对照。对3.5月龄的SAMP6小鼠进行灌胃治疗，持续3个月后处死，取小鼠的胫骨和股骨进行骨密度检测和HE染色，以确定补骨生髓方的最佳给药剂量。后续通过免疫组化和蛋白免疫印迹方法检测SAMR1组、SAMP6组以及补骨生髓方最佳剂量组小鼠骨组织中RUNX2和VEGF蛋白的表达，根据骨密度和HE染色结果，确定补骨生髓方的高剂量为治疗老年性OP的最佳给药剂量。结果：与SAMR1组相比，SAMP6组小鼠的RUNX2和VEGF蛋白表达均显著降低。但与SAMP6组相比，补骨生髓方高剂量组小鼠的RUNX2和VEGF蛋白表达显著升高（$P<0.05$）。发现补骨生髓方能够通过提高SAMP6小鼠骨组织中RUNX2和VEGF蛋白的表达，有效改善小鼠的骨密度水平，从而治疗老年性骨质疏松症，为补骨生髓方在老年性骨质疏松症治疗中的应用提供了理论依据。

范志梁等用维甲酸诱导的C57BL/6J小鼠骨质疏松，并以黄芪进行干预。用HE染色小鼠股骨的，检测小鼠血清中的Ca^{2+}含量，利用ELISA法检测小鼠血清中的骨钙素（BGP）和25-羟维生素D_3（25(OH)D_3）含量；通过RT-PCR和Western-Blot法进行检测。结果：与模型组相比，黄芪高、中、低剂量组（8、4、2 $g\cdot kg\cdot d^{-1}$）小鼠的股骨骨小梁变细和数量减少的程度均有明显减轻。经过黄芪治疗后，特别是高剂量组，小鼠血清中的Ca^{2+}、25(OH)D_3和BGP含量显著升高（$P<0.01$）。此外，黄芪高剂量组小鼠股骨中的VDR和OPG的mRNA及蛋白表达量也显著升高，而SOST、RANKL和RANK的mRNA及蛋白表达量则显著降低（$P<0.01$）。结论：黄芪可防治维甲酸诱导的C57BL/6J小鼠骨质疏松，其机制可能与调节维生素D介导分泌SOST调控OPG/RANKL/RANK通路有关。

焦颖华等向雄性SD大鼠左下腹腔注射链脲佐菌素建立糖尿病大鼠模型，并用仙灵骨葆胶囊（淫羊藿、补骨脂等）进行干预，观察其对糖尿病大鼠骨代谢的影响。结果：仙灵骨葆组能有效降低FBG、ALP、BALP、PINP、OPG水平，升高BC、BP、BMD、OCN含量，改善糖尿病骨质疏松大鼠股骨生物力学性能，升高β-catenin、Runx2、LRP5mRNA的表达（均$P<0.05$）。结论：仙灵骨葆胶囊可以改善糖尿病大鼠骨代谢，主要与调节Wnt/β-catenin信号转导通路有关，其中β-catenin、Runx2、LRP5mRNA表达的增加对骨代谢有积极意义，在骨细胞分化方面有促进作用，具体表现在骨组织形

态的改善及骨破坏减少，为仙灵骨葆胶囊治疗糖尿病骨质疏松提供了基础。

叶梓轩等通过从OP患者的髌下脂肪垫(IPFP)中分离和培养出了脂肪干细胞(ADSCs)并通过流式细胞术进行表面标志物鉴定，确认其为ADSCs。使用茜素红染色法和油红O染色法分别观察了ADSCs的成骨分化和成脂分化趋势。将第3代的ADSCs分为三组：空白对照组、成骨诱导培养基组和成骨诱导培养基+100 μmol/L淫羊藿苷组。培养21 d后，使用实时定量聚合酶链反应(RT-qPCR)法和Western-Blot法分别检测了碱性磷酸酶(ALP)、Runt相关转录因子2(Runx2)、过氧化物酶体增殖物激活受体γ(PPARγ)的mRNA和蛋白表达水平。结果：OP环境下的IPFP-ADSCs可以正常分化为成骨细胞和成脂细胞。加入淫羊藿苷后，ADSCs的Runx2和ALP的mRNA及蛋白表达水平升高，而PPARγ的mRNA及蛋白表达水平降低，表明淫羊藿苷可能通过促进Runx2和ALP的表达，抑制PPARγ的表达，从而抑制ADSCs向成脂细胞分化的趋势，促进其向成骨细胞方向分化。

（撰稿：唐德志　审阅：王拥军）

【腰椎间盘突出症的治疗与研究】

针对腰椎间盘突出症的临床研究，主要围绕常见的炎症因子机制展开。李晨旭等探讨Pfirrmann分级与腰椎间盘突出症患者血清NF-κB蛋白水平及相关炎性因子含量的相关性。选取60例腰椎间盘突出症患者(观察组)及15例健康自愿者(正常对照组)。正常对照组为Ⅰ级组，观察组(Ⅱ～Ⅴ组)分为4组各15例。检测患者Pfirrmann分级和血清NF-κB蛋白及炎性因子IL-6、MMP-3含量的关系，发现NF-κB蛋白及炎性因子IL-6、MMP-3与椎间盘的退行性改变有关，其含量越高椎间盘退变越严重。

中药复方根据这一主要作用机制，发挥其消炎止痛作用。安娟等证明了在大鼠椎间盘突出模型中，铁包金巴布膏可能通过抑制NF-κB信号通路，下调p65、MyD88的mRNA表达，减少炎症因子IL-1β、TNF-α的释放，起到消炎镇痛缓解LDH症状的作用。另一方面，药物对血清水平对影响，也是治疗腰椎间盘突出症的途径之一，尹晨东等探讨补肝健腰方(当归、川芎、白芍药、熟地黄、炒酸枣仁、杜仲等)对腰椎间盘突出大鼠模型血清代谢组学的影响。通过自体尾椎椎间盘移植法成功造出腰椎间盘突出模型，血清中共筛选出多种代谢差异物，对筛选出的谷氨酸、乳酸进行分析，发现腰椎间盘突出大鼠模型血清中谷氨酸、乳酸发生了动态变化。发现补肝健腰方通过对大鼠血清中谷氨酸、乳酸的影响，对腰椎间盘突出具有干预作用，可能是补肝健腰方治疗腰椎间盘突出症的机制之一。

除药物治疗外，一些中医适宜技术也通过这一机制发挥作用。王雷观察正骨推拿治疗单纯腰椎间盘突出症的临床疗效及对血清IL-1β、hs-CRP水平的影响。将166例单纯腰椎间盘突出症患者随机分为两组各83例，对照组行常规腰椎牵引治疗，观察组予正骨推拿治疗。比较两组JOA评分、VAS评分以及血清IL-1β、hs-CRP水平、临床疗效。结果发现，正骨推拿治疗单纯腰椎间盘突出症疗效显著，能减轻机体炎症反应，有效改善患者腰椎功能，缓解腰痛症状。

在现有的基础研究之上，网络药理学研究也发挥了一定指导作用。赵家更等基于网络药理学探讨川芎-延胡索药对防治腰椎间盘突出症的作用机制。结果：川芎、延胡索共获得55个有效成分，对应靶点858个，腰椎间盘突出症相关靶点共396个，交集靶点共46个。其中，槲皮素、二氢血根碱、荷包牡丹碱等可能是川芎-延胡索药对防治腰椎间盘突出症的重要成分，其主要作用于PTGS2、AR、ESR1、NOS2、ACHE等核心靶点上。KEGG富集分析结果表明，这些靶位的重要通道为癌症通道、TNF信号通道、Toll样受体信息通道等。结论：川芎-延胡索药对中槲皮素、二氢血根碱、荷包牡丹碱等各种有效化学成分，在防治腰椎间盘突出症时的效果靶点并非单一、作用途径多样化，这为进一步研究相关药物成分提供了依据，为本药在临床的应用提供了相关理论基础。

谷金玉等基于网络药理学和分子对接探讨独活续断汤治疗腰椎间盘突出症作用机制。结果：通过筛选共获得116个潜在治疗靶点。独活续断汤中槲皮素、山柰酚、β谷甾醇等成分对AKT1、IL6、STAT3、TP53、MAPK1、VEGFA等相关靶点通过IL-17、TNF等信号通路以下调炎症因子、调控成骨细胞及破骨细胞分化和生长、下调细胞中自噬水平、抑制脂肪生成及氧化应激等功能治疗腰椎间盘突出症。分子对接验证显示活性化合物与相应关键靶点具有较好的结合能力。结论：总体上预测了独活续断汤治疗LDH的活性成分、作用靶点和通路，为独活续断汤治疗LDH实验研究和临床应用提供了科学参考和方向。

中医药在腰椎间盘突出症的研究内容以临床为主，主要围绕几大常见方展开研究，且多为联合中医适宜技术治疗，或在术后恢复辅助治疗。从腰部论治，独活寄生汤研究较多。杨磊等证明了独活寄生汤辅治LDH肝肾亏虚型可提高疗效，李富东等探讨在寒湿痹阻型腰椎间盘突出症患者中应用独活寄生汤联合中药热奄包治疗的效果，在临床对照实验中证实在寒湿痹阻型腰椎间盘突出症病例中，独活寄生汤联合中药热奄包治疗可提高临床疗效，减轻疼痛，改善腰椎功能，使生活质量得到提升。

从血瘀的机制论治，各逐瘀汤在临床的应用也较为普遍。戎志等通过比较两组疗效、腰椎疼痛程度、腰椎功能、生活质量以及不良反应。发现观察组治疗总有效率高于对照组。两组治疗后ODI指数、VAS评分较治疗前降低，屈曲度、伸展度、侧屈度、SF-36评分均较治疗前增加。观察组治疗后ODI指数、VAS评分低于对照组，屈曲度、伸展度、侧屈度、SF-36评分高于对照组。证明了身痛逐瘀汤联合理任调督手法可更有效改善腰椎功能，缓解疼痛程度，提高生活质量和临床疗效。袁卫方通过JOA评分、VAS评分、中医证候积分，以及SP、β-EP的水平评定益气通瘀汤（黄芪、防己、当归、白术、地龙、水蛭）联合肌力定制训练治疗腰椎间盘突出症的疗效，发现益气通瘀汤联合肌力定制训练治疗腰椎间盘突出症有较好疗效，治疗组优47例、良12例、差5例、无效3例，有效率为88.1%(59/67)；对照组优28例、良20例、差10例、无效9例，有效率为71.6%(48/67)。与同组治疗前对比，两组治疗30 d、60 d的JOA评分、VAS评分、中医证候积分均明显改善；与对照组同期对比，治疗组的上述指标改善明显。与同组治疗前对比，两组治疗60 d的血清SP降低，β-EP增高；与对照组同期对比，治疗组治疗60 d血清SP、β-EP改善更为明显。

除了直接论治血瘀，活血相关复方同样可以起到较好的疗效。傅娟等以观察补气活血方（黄芪、白术、川牛膝、茯苓、当归、丹参等）联合火龙罐治疗寒湿痹阻证腰椎间盘突出症(LDH)45例（最终完成42例），对照组45例（最终完成43例）予塞来昔布胶囊治疗。疗程4周。结果：观察组总有效率为95.2%(40/42)，优于对照组的79.1%(34/43)；治疗后，两组VAS、ODI评分、PSQI评分均较治疗前降低，JOA评分、SF-36评分均较治疗前增高，且观察组优于对照组；治疗后，两组血清β-EP水平较治疗前升高，PGE2水平较治疗前降低，且观察组优于对照组；观察组不良反应发生率为4.8%(2/42)，低于对照组的27.9%(12/43)（均$P<0.05$）。杨贵尊等将64例将气滞血瘀型LDH患者随机分为两组各32例，最终完成61例，其中研究组31例，对照组30例。对照组予腰痹通胶囊，研究组予复元活血汤（酒浸大黄、柴胡、当归、桃仁、天花粉、红花等）治疗。疗程4周。结果：研究组有效率为93.5%(29/31)，优于对照组的80.0%(24/30)；两组治疗后VAS评分低于本组治疗前，JOA评分高于本组治疗前，且研究组各评分均优于对照组；两组治疗后血清炎症因子水平低于本组治疗前，且研究组低于对照组（均$P<0.05$）。韩京辰等将80例腰痛肾虚血瘀证患者随机分为两组各40例，对照组采用西医常规治疗，治疗组在对照组基础上加用补肾活血汤（熟地黄、补骨脂、杜仲、菟丝子、枸杞子、当归尾等）口服及足浴，持

续治疗 14 d。结果：两组治疗后 VAS、ODI、HAMA 评分，以及腰痛、腿痛、烦躁易怒证候评分均较治疗前明显降低，JOA、CD-RICS 评分均升高，另治疗组治疗后的 PSQI 评分以及倦怠乏力、失眠易醒、五心烦热证候评分均较治疗前明显降低，其中治疗组的 JOA、ODI、PSQI、HAMA、CD-RICS 评分以及烦躁易怒、倦怠乏力、失眠易醒、五心烦热证候评分较对照组改善程度更明显($P<0.05$ 或 $P<0.01$)。

除方药外，临床上也普遍应用各种中医适宜技术以活血止痛，缓解症状。徐锋等将 110 例患者随机分为两组各 55 例，对照组予低温等离子射频消融术治疗，研究组在对照组基础上予牵引、推拿治疗，12 d 为 1 个疗程，连续治疗 2 个疗程。结果：研究组总有效率为 96.4%(53/55)，高于对照组的 81.8%(45/55)；研究组复发率为 7.5%(4/53)，低于对照组的 28.9%(13/45)($P<0.05$)。治疗后，两组 ODI、VAS 评分以及 IL-17、INF-γ、IL-1β 水平较治疗前降低，且研究组低于对照组；两组 SF-36 评分较治疗前升高，研究组高于对照组(均 $P<0.05$)。高新等将 60 例患者随机分成两组各 30 例，治疗组采用刃针疗法结合 Mulligan 手法治疗，对照组采用普通针刺结合 Mulligan 手法治疗，应用感觉神经定量检测仪对疗效进行评估。结果：治疗前 L5、S1 神经根电流感觉阈值(CPT)治疗组与对照组差异无统计学意义，患侧与健侧相比差异有统计学意义，说明患侧存在感觉神经损伤。两组患者治疗后患侧 L5、S1 神经根 CPT 值与治疗前相比差异有统计学意义，说明两组疗法均能改善感觉神经的损伤，其中治疗组优于对照组，说明治疗组的疗效更好。

(撰稿：李诗翩　审阅：王拥军)

[附]　参考文献

A

安娟，李振宇，常裕绅，等.基于核转录因子-κB 信号通路探讨铁包金巴布膏治疗腰椎间盘突出症的作用机制[J].环球中医药，2023，16(6)：1091

C

陈成，张建华.桂龙止眩汤联合西药治疗肝肾阴虚型椎动脉型颈椎病临床观察[J].山西中医，2023，39(10)：36

陈焯贤，冯敏山，朱立国，等.500 例旋提手法治疗颈椎病的影像学特点与疗效研究[J].世界中医药，2023，18(4)：528

程业，秦建华，汪天宇.独活寄生汤加减联合运动疗法治疗继发性脊髓损伤 32 例[J].浙江中医杂志，2023，58(2)：112

程越生，曹晓琴，周祝建，等.骨痛灵酊联合定向透药治疗膝关节炎临床观察[J].光明中医，2023，38(20)：3907

D

杜小磊，陈跃来，明树人，等.80 例气滞血瘀型颈型颈椎病患者脉图参数特征研究[J].上海中医药大学学报，2023，37(5)：67

F

范志梁，田兴中，顾春松，等.黄芪调节维生素 D 介导 OPG/RANKL/RANK 信号通路对维甲酸诱导骨质疏松 C57BL/6J 小鼠股骨的影响[J].时珍国医国药，2023，34(4)：831

方圣杰，李秋月，刘宁，等.基于 RUNX2、VEGF 蛋白研究补骨生髓方治疗老年性骨质疏松症的作用机制[J].中国中医基础医学杂志，2023，29(4)：561

冯元蓝，严泓松，胡珉华，等.黄枫治疗颈椎病用药规律的数据挖掘[J].广州中医药大学学报，2023，40(9)：2336

傅娟，陈秋婉，王凌燕，等.补气活血方联合火龙罐治疗寒湿痹阻证腰椎间盘突出症临床研究[J].新中医，2023，55

(18):77

G

高新,粟胜勇.基于感觉神经定量检测仪评估刃针疗法结合 Mulligan 手法治疗腰椎间盘突出症的临床疗效[J].辽宁中医杂志,2023, 50(9):184

葛飞,阎晓霞,韩崇涛.化瘀止痛方治疗气滞血瘀证股骨头坏死的疗效及对血清炎症因子、TGF-β、BMP-2 水平的影响[J].中医研究,2023, 36(2):30

谷金玉,万田豪,李法杰,等.基于网络药理学和分子对接探讨独活续断汤治疗腰椎间盘突出症作用机制[J].辽宁中医药大学学报,2023, 25(1):66

H

韩京辰,吴官保,冯帅华,等.补肾活血汤对腰椎间盘突出症术后患者临床疗效及心理状态的影响[J].湖南中医杂志,2023, 39(1):62

韩念荣,胡炜.基于网络药理学的骨质增生丸治疗颈椎病作用机制研究[J].新疆中医药,2023, 41(2):139

黄晨,施杞,王拥军,等.基于代谢组学技术探讨肾阳方治疗骨质疏松症肾阳虚证的作用机制[J].中医正骨,2023, 35(9):1

黄璐,王凤英,李朋辉.基于聚类分析的颈部脊髓损伤后低氧血症六经证候分部规律研究[J].光明中医,2023, 38(22):4318

J

贾爱娜.自拟益气消肿汤联合常规方法治疗老年膝骨关节炎临床观察[J].中国中医药现代远程教育,2023, 21(1):45

贾惠军,胡平,杜宽平.骨刺消膏外敷治疗早期膝骨性关节炎临床观察[J].中国中医药现代远程教育,2023, 21(5):92

焦颖华,郭倩,包凯然,等.仙灵骨葆胶囊对糖尿病骨质疏松大鼠 β-catenin、Runx2、LRP5 的影响[J].中药新药与临床药理,2023, 34(2):156

L

李丰,周文华,陈大勇,等.迷迭香酸对大鼠急性脊髓损伤的神经保护作用及其机制[J].中国中医骨伤科杂志,2023, 31(2):1

李蕊,马辉,史胜奇.黄芪多糖通过调控 Wnt 信号通路对关节炎大鼠软骨细胞凋亡及 CHRNA7/MMP 水平的影响[J].辽宁中医杂志,2023, 50(3):188

李旭,杨阳.补阳还五汤对脊髓损伤大鼠脊髓功能修复及 gp130、IL-6 的影响[J].时珍国医国药,2023, 34(10):2350

李晨旭,王想福,张晶博,等.腰椎间盘突出症 Pfirrmann 分级与 NF-κB 信号转导通路相关性研究[J].山西中医,2023, 39(9):58

李东玲,潘凯瑶,潘梓珊,等.补肾健脾方治疗 2 型糖尿病合并骨质疏松症的临床观察[J].广州中医药大学学报,2023, 40(10):2465

李富东.寒湿痹阻型腰椎间盘突出症应用独活寄生汤联合中药热奄包治疗的临床效果[J].内蒙古中医药,2023, 42(8):91

李润民,程程,蒋科卫,等.防己黄芪汤联合五苓散治疗膝关节骨性关节炎的临床观察[J].世界中医药,2023, 18(14):2008

蔺海生,李兴勇,方鹏飞,等.杜仲腰痛丸对大鼠脊髓损伤后炎症反应抑制的影响[J].中医临床研究,2023, 15(31):98

刘港,裴珍珍,邓博文,等.川芎-丹参配伍治疗脊髓损伤的网络药理学研究与验证[J].世界中医药,2023, 18(21):3053

刘凯,李宁,杨浩东.基于数据挖掘探讨中药治疗神经根型颈椎病的用药组方规律[J].云南中医中药杂志,2023, 44(7):29

刘吉斌,周宇,于庆瑞.正骨紫金丸对骨关节炎大鼠软骨组织的保护作用及其机制[J].中国中医骨伤科杂志,2023, 31(8):7

刘绪涛,王耀臣,谢豪娜,等.芪桂活血汤联合经颅直流电刺激对不完全性颈段脊髓损伤患者的临床疗效[J].中成药,2023, 45(11):3855

N

倪力力,欧阳建,李为,等.基于 BDNF/TrκB 信号通路探讨补阳还五汤治疗脊髓损伤的作用机制[J].山西中医,2023, 39(12):52

R

任清华，梁淑红，陈成群，等.骨筋丸胶囊联合颈椎牵引治疗神经根型颈椎病的疗效及对疼痛、血流动力学、颈椎功能的影响[J].中医研究，2023，36(1)：29

戎志，段应飞，占茂林.身痛逐瘀汤加减联合理任调督手法治疗腰椎间盘突出症急性发作(气滞血瘀证)的临床观察[J].中国中医急症，2023，32(5)：893

S

申科律，郭维潇，徐龙，等.人参皂苷 Rg1 通过 LncRNA MALAT1 相关通路对脊髓损伤后神经再生修复的影响[J].中华中医药学刊，2023，41(4)：184

石磊，吴承杰，陈思娴，等.温肾通督方对脊髓损伤模型小鼠脾脏 B 细胞影响的蛋白组学研究[J].中医杂志，2023，64(22)：2329

司富春，高振东.中医治疗神经根型颈椎病的用药规律研究[J].中医研究，2023，36(5)：75

孙博蕊.独活寄生汤治疗肝肾亏虚型膝骨性关节炎临床观察[J].中国中医药现代远程教育，2023，21(7)：97

T

陶经纬，周婧雅，赵毅，等.川芎嗪对脊髓损伤大鼠铁死亡的调控作用及机制[J].中国组织工程研究，2023，28(26)：4158

陶雪莹，王超，黄凤玉，等.基于 PI3K/Akt 信号通路探讨祛风骨痛巴布膏对寒湿痹阻型骨关节炎模型大鼠的干预作用[J].中国实验方剂学杂志，2023，29(9)：156

W

王雷.正骨推拿治疗单纯腰椎间盘突出症疗效观察及对血清 IL-1β、hs-CRP 水平的影响[J].新中医，2023，55(18)：169

王旭，高群兴，李冠彦.整脊手法联合塞来昔布在急性期神经根型颈椎病治疗中的应用[J].中国中医急症，2023，32(10)：1778

王国宾，眭承志，甘卫冬，等.独活寄生汤加减与腰椎松动术对腰椎间盘突出症的差异性研究[J].实用中西医结合临床，2023，23(9)：56

王小钢，贺丰，李日达，等.赵子义基于“三焦辨证”论治脊髓损伤经验[J].河北中医药学报，2023，38(3)：46

王一方，孙实，王昭，等.筋骨痛消丸对骨关节炎大鼠关节软骨和巨噬细胞炎症模型中 TGF-β1 表达的影响[J].亚太传统医药，2023，19(1)：8

温海宝，李建国，李路广，等.高景华教授运用备化汤加减治疗退变性腰椎管狭窄症经验[J].中国中医骨伤科杂志，2023，31(6)：80

武瑞臣，崔书伟，李双庆.牛膝甾酮抑制 miR-98-5p 促进激素性股骨头坏死大鼠 BMSC 自噬及成骨分化[J].中医学报，2023，38(6)：1139

X

熊巍.黄芪桂枝五物汤加减方联合硬膜外注射治疗神经根型颈椎病的临床观察[J].湖北中医杂志，2023，45(8)：17

徐锋，刘清华，杨天红.牵引、推拿联合低温等离子射频消融术治疗腰椎间盘突出症临床研究[J].新中医，2023，55(1)：174

Y

严一峰，丁惠宇，钱冬晨，等.骨痿Ⅰ号方治疗原发性骨质疏松症肾虚血瘀证疗效及对骨代谢和炎症指标的影响[J].中国中医药信息杂志，2023，30(7)：157

杨磊，欧阳攀.独活寄生汤辅治腰椎间盘突出症肝肾亏虚型临床观察[J].实用中医药杂志，2023，39(8)：1631

杨涛，王静，陈艳妮，等.四物汤加减对脑卒中后偏瘫合并骨质疏松症患者疼痛及骨代谢影响[J].辽宁中医药大学学报，2023，25(4)：176

杨贵尊，周勇忠，袁志强，等.复元活血汤治疗腰椎间盘突出症临床研究[J].河南中医，2023，43(5)：721

杨洪杰，陈晓东，彭力平，等.牛膝醇提物经皮透入治疗骨质疏松症的临床研究[J].中国中西医结合外科杂志，2023，29(5)：607

叶梓轩，秦佳佳，刘海全.骨质疏松症环境下髌下脂肪垫源间充质干细胞成骨成脂分化及淫羊藿苷的干预机制[J].广州中医药大学学报，2023，40(9)：2321

易毅雄，连晓文.理筋手法配合整脊手法治疗颈型颈椎病临床观察[J].中国中医药现代远程教育，2023，21(13)：116

尹晨东，仇湘中.补肝健腰方对腰椎间盘突出大鼠血清

代谢组学的影响研究[J].中国中医骨伤科杂志，2023，31(9)：7

袁卫方.益气通瘀汤联合肌力定制训练治疗腰椎间盘突出症 67 例[J].中医研究，2023，36(6)：51

Z

张阳利，张净，王北，等.清热养阴除湿汤对Ⅱ型胶原诱导性关节炎大鼠炎症因子的调节作用[J].中医药导报，2023，29(8)：1

赵长伟，尹志达，王国臣，等.全国名中医赵文海教授论治颈性眩晕的经验[J].中国中医骨伤科杂志，2023，31(5)：81

赵家更，曾庆云，祝木星.基于网络药理学探讨川芎-延胡索药对治疗腰椎间盘突出症的作用机制[J].按摩与康复医学，2023，14(1)：72

周嘉琪，马文虎，邵文全，等.通阳化气法联合督脉灸治疗原发性骨质疏松症临床观察[J].山西中医，2023，39(3)：22

朱苗玲，曹慧娜，何文全.蜡疗结合体外冲击波治疗风寒湿阻型膝关节骨性关节炎的临床观察[J].湖北中医杂志，2023，45(6)：55

（九）五官科

【视网膜静脉阻塞的治疗及临床研究】

王丹等认为视网膜静脉阻塞(RVO)的发病常与气滞血瘀、痰瘀阻络、血热灼络等密切相关，且患者多伴有不同程度的焦虑、抑郁倾向，与“郁证”相关。以“六郁”理论为指导，提出从郁论治RVO。气郁者应配伍柴胡、枳壳、香附、砂仁、郁金、木香、青皮、陈皮、杏仁、厚朴，以及太子参、党参、黄芪、白术等；血郁者出血早期应配伍菊花、栀子、赤芍药、牡丹皮、生地黄、生蒲黄、玄参等；出血后期应配伍桃仁、红花、川芎、当归、三七粉、丹参、地龙、全蝎等；火郁者应用导赤散或龙胆泻肝汤合生蒲黄汤加减，或者天麻钩藤饮合血府逐瘀汤加减。湿、食、痰郁者应用参苓白术散、祛积通络方(红花、桃仁、当归、地龙、三七粉、茯苓等)等。马若楠等认为热毒与血瘀是RVO发病的关键，血不利则为水，进一步发展为RVO-ME，故治疗上当以通下活血为法，通则热毒自除，活则血瘀自散。选用大黄牡丹汤为基础方治疗。早期重在泻热解毒，通下活血时应尤重通下，以助泻热，可酌加黄连、栀子、赤芍药等；随着病情的发展，热邪导致瘀血的产生，积血不去，新血不生，眼底出血变为暗红色，且继发ME较为多见，应通下与活血并用，可酌加红花、川芎、茯苓、泽泻等；病情后期，出血及瘀血症状不再明显，表现为邪去正虚，眼底及黄斑部颜色黯黑，或有黄斑前膜，应轻通下活血而佐以扶正，可加黄芪、人参、白术等。若肝火旺盛者可加川楝子、柴胡、黄芩等；阴虚火旺者加生地黄、玄参等。张孟姣等从伏邪理论探讨视网膜静脉阻塞继发黄斑水肿(RVO-ME)的治疗。认为其反复发作、迁延不愈的发病特点与伏邪伏于体内，遇外邪引动而发或正虚而发且难以根治的特点相符，治疗当以扶正祛邪为原则，可从健脾祛湿、疏肝养肝、益气活血、温补肾阳等方面进行治疗。那爽等结合气机升降及肺肠相合理论分析RVO-ME与肺的关系，探讨其从肺论治。治疗上可选取入肺经的药物如前胡、杏仁、浙贝母、枇杷叶、麻黄、升麻、防风、荆芥、羌活等宣通肺气，促使眼底湿邪由表而散；或泽泻、瞿麦、车前子、大腹皮、防己等引水下行，有效排出上部蓄积水液；或黄芪、茯苓、白术、淫羊藿等培土生金以助运化水湿。

钱小佳等将78例(均单眼发病)视网膜分支静脉阻塞黄斑水肿(BRVO-ME)肝肾不足、气滞血瘀证患者随机分为两组，对照组采用532 nm绿激光治疗，观察组在此基础上加服补肝肾行气化瘀方(黄芪、丹参、车前子、泽泻、菟丝子、茺蔚子等)，并随症治疗，均治疗3个月。结果：观察组视力提高率为59.0%(23/39)，对照组为28.2%(11/39)，$P<0.05$。与对照组比较，观察组黄斑水肿减轻，红细胞聚集指数及血浆黏度均降低(均$P<0.05$)。

（撰稿：谢立科　审阅：熊大经）

【糖尿病视网膜病变的治疗及临床研究】

蔡文静等介绍接传红治疗糖尿病性视网膜病变经验药对，接氏从虚实两端立论，认为其病机总属本虚标实，痰瘀为患，虚实夹杂，治疗上应辨明虚实轻重，常在密蒙花方、生蒲黄汤、知柏地黄汤、补阳还五汤等基础方上加减治疗，并配伍特色经验药对。常用特色药对有祛瘀生新之大黄-丹参、活血通络之石菖蒲-路路通-鸡血藤、祛湿化痰之陈皮-法半夏-车前子、解郁散结之香附-郁金、养血柔肝之柴胡-白芍药、滋补肾精之黄精-熟地黄、培土制水之茯苓-薏苡仁-益母草、养阴生津之麦冬-五味子-石斛、温补阳气之益智仁-肉桂。怀宝赓等介绍刘德山从“血浊”论治糖尿病视网膜病变经验。刘氏提出其“阴虚始动，瘀痹终局，血浊贯通枢垣”的病机演化特点，归纳出滋阴、清浊、化瘀、滋肝肾四法。具体用药上，滋阴分缓急，急时救阴，以石膏、知母类为重，缓时育阴，以生地黄、麦冬、石斛为主；清化血浊多用桑叶、葛根；化瘀药分期用之，非增殖期病变选丹参、川芎、水蛭、地龙等配伍，增殖期病变时以三七、蒲黄、仙鹤草为主；滋肝肾多选药性平和者，并喜加少量山茱萸以求阴阳共济。

杜蕊等将89例糖尿病视网膜病变血热瘀阻证随机分为两组，均予常规治疗，对照组口服羟苯磺酸钙胶囊，观察组在此基础上加服凉血化瘀汤(夏枯草、天花粉、赤芍药、玄参、丹参、天冬等)，均治疗3个月。结果：观察组总有效率为93.3%(42/45)，对照组为77.3%(34/44)，$P<0.05$。与对照组比较，观察组视野灰度值、黄斑厚度、出血斑面积以及血管瘤体积均降低(均$P<0.05$)。陈彦乐等将60例非增殖性2型糖尿病视网膜病变肝肾阴虚证患者随机分为两组，均口服羟苯磺酸钙胶囊，治疗组30例加服九子地黄汤(熟地黄、山药、茯苓、沙苑子、青葙子、茺蔚子等)，均治疗3个月。结果：与对照组比较，治疗组中医症状积分下降，空腹血糖、餐后血糖、糖化血红蛋白、三酰甘油水平均降低，视力水平提高(均$P<0.05$)。丁玎等将66例重度糖尿病性黄斑水肿气阴两虚证或肝肾阴虚证患者随机分为两组，西药组予阿柏西普球内注射，联合组在此基础上加服和营健脾方(生地黄、当归、玄参、金银花、蒲公英、葛根等)，均治疗3个月，随访3个月。结果：最终脱落3例(联合组1例，西药组2例)，总观察病例数63例(联合组32眼，西药组31眼)与对照组比较，联合组最佳矫正视力水平、视敏度水平均显著提高，黄斑中心凹厚度、D-二聚体、IL-6、TNF-α水平及糖化血红蛋白含量均不同程度降低($P<0.05$，$P<0.01$)。王建伟等将216例(216眼)糖尿病黄斑水肿(DME)脾肾阳虚兼瘀阻目络证患者随机分为两组，均向玻璃体腔注射康柏西普眼用注射液。对照组口服安慰剂，治疗组口服消肿颗粒(黄芪、桂枝、白术、茯苓、车前子、淫羊藿等)，均治疗3个月。结果：治疗组脱失15例(15只眼)，剩余93例(93只眼)；对照组脱失18例(18只眼)，剩余90例(90只眼)。与对照组比较，治疗组中医证候积分下降，最佳矫正视力(BCVA)提高幅度增大，视网膜中央厚度(CRT)下降幅度增大(均$P<0.05$)。史强等将320例(415眼)糖尿病视网膜病变合并黄斑水肿患者随机分为两组，均予常规治疗。对照组(203眼)口服芪明颗粒，观察组(212眼)在对照组基础上加服七叶皂苷钠片，疗程均为3个月。结果：观察组总有效率为92.0%(195/212)，对照组为82.8%(168/203)，$P<0.05$。与对照组比较，观察组黄斑区渗漏减轻，眼压、BCVA、logMAR、CMT、IL-1β、IL-6、sICAM-1、TGF-β2水平均降低，PEDF、DCP血流密度、CVLQOL评分升高(均$P<0.05$)。

(撰稿：谢立科　审阅：熊大经)

【甲状腺相关眼病的治疗及临床研究】

王梦洁等介绍冯建华从“痰瘀”论治甲状腺相关眼病经验。冯氏将其病变特点概括为先天禀赋异常为本、气机瘀滞为始、痰瘀胶着为形、窠囊渐成为终，提出治疗初期应以疏肝理气为基本大法，方药选用柴胡、制香附、陈皮、枳壳、川芎、青皮、川楝子等。且应注意：避免劫耗肝阴，常伍用白芍药、当归、鳖甲等；此类药物常醋制使用，以加强入肝之效；视病情可选用如香橼、佛手、绿萼梅、玫瑰花等轻疏肝气；常用栀子、决明子、菊花等清泻肝火，白术、山药、黄芪等顾护脾胃。非活动期多与“痰瘀互结”相关，注重活血化瘀、化痰利水法，常选用清半夏、白芥子、玄参、苍术、牡丹皮、土贝母、乳香、没药、桃仁等；日久渐成窠囊，辨证施治时可酌加破瘀消癥，散结解毒法，常用生牡蛎、皂角刺、莪术等破血祛瘀消癥，再加木贼草、密蒙花、决明子专入眼府。高明雪等介绍高健生治疗甲状腺相关眼病经验。高氏认为情志为诱发甲状腺相关眼病的首要因素，多为肝郁脾虚、痰瘀互结证与脾肾阳虚、痰瘀毒结证，根据病症特点，提出应集温阳、通络、清热以及引经上行药物以“温阳通络开郁”原则治疗，并将化痰活血散结贯穿全程。选用逍遥散化裁，将方中白芍药易为赤芍药，加用浙贝母、牡蛎、连翘、牡丹皮、知母、玄参、连翘，常配炙麻黄、细辛温通阳气；或者选用乌梅丸或麻黄附子细辛汤为基础方加减，常加用玄参、夏枯草、皂角刺、僵蚕、生牡蛎、山慈菇、牡丹皮、赤芍药、三棱、莪术。并且重视对药如三棱-莪术、赤芍药-牡丹皮、蝉蜕-僵蚕等的配伍使用。李会敏等基于“玄府郁闭-眼部微循环障碍”理论，认为玄府郁闭为甲状腺相关眼病基本病机，五脏玄府功能失调是发病基础，痰湿、瘀血为重要的致病及病理因素。以开通玄府为主要治则，根据不同时期的临床表现以及病机特点来选用理气开玄（柴胡、佛手、陈皮、木香、香附等）、泄热开玄（龙胆草、栀子、黄芩、夏枯草、决明子、谷精草、生地黄、金银花、连翘、蒲公英等）、利水祛湿（茯苓、薏苡仁、桑白皮、茯苓皮、猪苓、通草、滑石、三棱、莪术、鸡血藤等）、活血祛瘀（川芎、当归、红花、桃仁、赤芍药、牡丹皮等）、搜剔通络（蜈蚣、地龙、全蝎、僵蚕、穿山龙、水蛭、蜣螂虫等）、发散开玄（麻黄、苏叶、防风、荆芥）等方法。樊蓉等介绍马国庆治疗甲亢突眼经验。马氏认为“气、痰、瘀互结”为其基本病机，以“养阴清热，解郁化痰”为基本原则，以化痰舒郁汤（夏枯草、黄芩、栀子、天冬、麦冬、龙骨等）化裁进行辨证施治。肝火旺盛证可加决明子、密蒙花以益精明目；痰气热结证可加郁金、柴胡以解郁理气，咽部不适者可加牛蒡子、桔梗以利咽消肿；气阴两虚证可加菊花以清肝明目；若汗出甚多可加五味子以固涩养阴。

吴文君等将110例甲状腺相关眼病肝郁脾虚证患者随机分为两组各55例。两组均予甲基强的松龙治疗，研究组加服疏肝健脾方（党参、茯苓、白术、当归、郁金、柴胡等），均治疗12周。结果：研究组总有效率为94.5%(52/55)，对照组为81.8%(45/55)，$P<0.05$。与对照组比较，研究组视力水平升高，突眼度、临床活动性(CAS)评分、甲状腺眼病分级标准(NOSPECS)评分均降低；促甲状腺素受体抗体(TRAb)、抗甲状腺球蛋白抗体(TGAb)水平，TNF-α、IL-6、IGF-1水平均降低(均 $P<0.05$)。

（撰稿：谢立科　审阅：熊大经）

【青光眼的治疗与研究】

彭麟景等通过古今医案云平台研究中医药治疗青光眼的用药规律，利用数据挖掘模块对四气、五味、归经及高频中药使用频次、聚类分析及关联规则等进行分析。结果：治疗急性青光眼共纳入103首方剂，包括206味中药，共1 128频次。四气以寒性最多，五味以甘味药最多，归经以肝经用药最多；高频用药前5位分别是茯苓、车前子、甘草、防风、菊花；高频中药聚类分析组方功效分别为疏肝养血、清热利湿化痰、清平肝；高频中药关联规则分别为清热利湿类、祛风利水消肿类、清热平肝类。治疗慢性青光眼共纳入103首方剂，包括203味中药，共1 157频次。四气以寒性最多，五味以甘味药最多，归经以肝经用药最多；高频用药前5位分别是茯苓、当归、白术、车前子、甘草；高频中药聚类分析组方功效分别为疏肝健脾、益气凉血、清热利湿；高频中药关联规则分别为健脾利湿类、清热利湿类、疏肝养血类。得出急性青光眼多属实证，用药以祛邪为主；慢性青光眼多为虚实夹杂，治疗应以扶正祛邪为法。

马凯等将96例单侧青光眼并行青光眼小梁切除术患者随机分为两组，均予典必舒滴眼液滴眼，研究组加服阿胶鸡子黄汤加减方（石决明、生地黄、牡蛎、茯神、白芍药、络石藤等），均治疗3个月。结果：研究组总有效率为91.7%(44/48)，对照组为75.0%(36/48)，$P<0.05$。与对照组比较，研究组眼压降低，视力提高；MS升高，MD、PSD均下降；PSV、EDV均升高，R1下降(均 $P<0.05$)。王俊等人将60例行小梁切除术的青光眼患者随机分为两组，均常规治疗及护理，胶囊组在此基础上加服复方血栓通胶囊（黄芪、三七、玄参、丹参等），均治疗30 d。

结果：胶囊组视力改善总有效率为96.7%(29/30)，对照组为73.3%(22/30)，$P<0.05$。与对照组比较，胶囊组电脑视野指数MD及PSD值均下降，视盘鼻侧、鼻上下、颞上下及颞侧毛细血管血流密度水平升高(均$P<0.05$)。张亿等将72例(144眼)原发性青光眼肝郁阴虚证患者随机分为两组，试验组(72眼)口服明目逍遥颗粒(柴胡、当归、石菖蒲、茯苓、白术、白芍药等)，对照组(72眼)口服安慰剂；治疗6个月。结果：与对照组比较，试验组视野平均缺损(MD)减少，晚期青光眼干预研究(AGIS)计分减少，视野检查中敏感度下降有临床意义的点(P点)的总个数减少，中医证候积分减少(均$P<0.05$)。罗忠等将80例青光眼患者随机分为观察组40例(67眼)与对照组40例(70眼)，均予美开朗滴眼液滴眼，观察组在此基础上予三仁汤加减(白芷、茯苓、白蔻仁、杏仁、陈皮、薏苡仁等)，均治疗3个月。结果：与对照组比较，观察组视力提高，眼压、中医症状积分、LV、MD、LP100潜伏期均降低，MS、AP100振幅均升高(均$P<0.05$)。

蒋鹏飞等将50只SD大鼠随机分为空白组，模型组，益脉康组，青光安Ⅱ号方(枸杞子、女贞子、川芎、黄芪、灯盏细辛、牛膝)最大剂量(19 g/kg)组、正常剂量(0.36 g/kg)组，每组10只。除空白组与最大剂量组外，其余大鼠的右眼采用灼烧巩膜静脉的方法建立慢性高眼压模型。分别灌胃35 d。结果：与空白组比较，模型组视网膜IL-18、IL-1β、NOD样受体蛋白结构域相关蛋白3(NLRP3)、Caspase-1、Caspase-8、瞬时受体电位香草酸4(TRPV4)蛋白表达量均增多(均$P<0.05$)。空白组与最大剂量组在各个时间段体质量比较，无明显差异($P>0.05$)；重要脏器均无明显实质性病理改变，视网膜各层结构清晰。正常剂量组视网膜IL-18、IL-1β、NLRP3、Caspase-1、Caspase-8、TRPV4蛋白表达量均减少(均$P<0.05$)。研究提示，临床最大剂量青光安Ⅱ号方对大鼠重要脏器及视网膜无明显影响，青光安Ⅱ号方能下调慢性高眼压大鼠模型视网膜中TRPV4的表达量，进而抑制炎症因子与凋亡因子IL-18、IL-1β、NLRP3、Caspase-1、Caspase-8的表达，这可能是其保护视神经的主要机制之一。

（撰稿：谢立科　审阅：熊大经）

【干眼症的治疗与研究】

孙宇洋等介绍霍勤基于"一气周流"理论辨治干眼症的经验。霍氏认为脾胃枢机不利是干眼症发病的重要机制，运用"一气周流，土枢四象"理论调理脾胃指导临床辨治。采用培己土达乙木而养肝血以润达于目、行戊土生金水而敛肺阴以泽溉于目、运中气温癸水而理清浊以复升降之枢等治则，在黄元御治方的基础上辨证用药。分别选用桂枝丹皮首乌汤加减(桂枝、茯苓、牡丹皮、半夏、何首乌、龙眼肉等)；柴胡芍药丹皮汤合百合五味汤加减(柴胡、芍药、黄芩、牡丹皮、玄参、麦冬等)；天魂汤加减(人参、干姜、茯苓、桂枝、附子、升麻等)治疗。高辉等介绍刘怀栋基于"庞氏眼科"学术思想治疗干眼临床经验。刘氏认为干眼的发生与目睛玄府瘀滞，气液不通关系密切，治疗上善于应用风药宣通玄府，酸甘化阴法以养阴液，同时结合中医外治法，内外合治。阴虚挟风者，多见于青少年，予养阴清热汤(生地黄、生石膏、金银花、知母、芦根、天花粉等)随症加减；肝肾虚损者，多见于老年人，予滋阴养血和解汤(生地黄、枸杞子、麦冬、半夏、黄芩、沙参等)随症加减；肝脾不调者，多见于更年期妇女，予舒肝解郁生津汤(当归、赤芍药、茯苓、麸炒白术、丹参、白芍药等)随症加减。

林忠嗣将120例干眼症肝肾阴虚证患者随机分为两组，对照组予玻璃酸钠滴眼液滴眼，观察组在此基础上加用杞菊地黄汤加减联合中药熏蒸(黄精、桑叶、菊花、决明子、金银花、薄荷，比例：6∶4∶3∶3∶3∶2)治疗，疗程均为30 d。结果：观察组总有效率为90.0%(54/60)，对照组为75.0%(45/60)，$P<0.05$；与对照组比较，观察组OSDI评分及中医证候评分均明显下降，泪液分泌量(SIT)、泪膜破裂时间(BUT)均明显升高，眼表荧光素染色(FL)评分明显降低，IL-6、MMP-9水平均明显下降，泪液中各项炎

性指标均降低(均 $P<0.05$)。李成武等将 90 例肝经郁热证患者随机分为中药熏眼组(A 组)、温热熏蒸组(B 组)、对照组(C 组)。A 组予自拟菊荷方(菊花、蔓荆子、密蒙花、桑叶、薄荷)眼部熏蒸治疗,B 组予注射用水加入熏眼器加热后眼部熏蒸治疗,C 组予 0.1%玻璃酸钠滴眼液治疗,均治疗 30 d。结果:A 组总有效率为 83.3%(25/30),B 组为 60.0%(18/30),C 组为 56.7%(17/30),$P<0.05$。各组 OSDI 积分均降低,SIT、BUT 均增加,以上指标的变化均以 A 组更甚(均 $P<0.05$)。屈林等将 102 例白内障超声乳化术后干眼症肝肾阴虚证患者随机分为两组,对照组予玻璃酸钠滴眼液+睑板腺按摩治疗,中药组在此基础予养阴益气汤(枸杞子、熟地黄、生地黄、当归、陈皮、甘草等),均治疗 1 个月。结果:中药组总有效率为 90.4%(47/52),对照组为 72.0%(36/50),$P<0.05$。与对照组比较,中药组中医证候积分降低,BUT、SIT、最佳矫正视力均升高,FL、OSDI 评分均下降(均 $P<0.05$)。

陈立浩等通过观察四味大发散加减方(麻黄、藁本、蔓荆子、细辛、生姜、玄参等)对寒燥证干眼大鼠 SIT、BUT、FL 的影响评估其疗效及作用机制。将 24 只 SD 大鼠随机分为空白组、模型组、中药治疗组、灸法对照组。除空白组外其余 3 组造寒燥模型,干预 28 d。结果:与空白组比较,其余 3 组泪液分泌量显著减少。与模型组比较,中药治疗组与灸法对照组泪液分泌量显著增多,眼表损伤可见恢复,舌苔由燥转润;泪腺组织中 Bax、Caspase-9 蛋白表达明显下调(均 $P<0.05$),Caspase-3 有下调趋势。江丹等将健康成年雌性新西兰大白兔随机分为对照组(CG)、模型组(MG)和秦皮组(QP),CG、MG 组兔予磷酸盐缓冲液滴眼,QP 组兔予秦皮滴眼液滴眼,连续给药 6 周。结果:与 CG 组比较,MG 组 SIT、BUT 降低,FL 评分升高,泪腺重量降低,角膜增厚、细胞形态及排列不规则,结膜上皮细胞破坏,杯状细胞数降低。Akt、ROR-γt 的 mRNA 和蛋白表达水平升高,Foxp3 的 mRNA 和蛋白表达水平降低(均 $P<0.05$)。与 MG 组比较,QP 组 SIT、BUT 升高,FL 评分降低,泪腺重量升高,结膜上皮细胞排列整齐、杯状细胞数升高。Akt、ROR-γt 的 mRNA 和蛋白表达水平降低,Foxp3 的 mRNA 和蛋白表达水平升高(均 $P<0.05$)。研究提示,秦皮滴眼液可通过抑制 PI3K/Akt/mTOR 信号通路缓解兔自身免疫性干眼。

(撰稿:谢立科　审阅:熊大经)

【耳鸣的治疗及临床研究】

马昊等从心论治耳鸣。心主神明,接受外界客观事物和各类刺激并进行反应。耳将收集的信息反馈与心,心由此进行意识、思维、情志等精神活动。由此体现了内在脏腑与外界信息通过官窍相互联系,相互沟通。"心寄窍于耳"的官窍理论是耳鸣从心论治的诊疗思路和理论依据。临床上可以清心泻火通窍、养心补血通窍、交通心肾通窍、清心疏肝通窍、补益心脾通窍、活血通脉祛瘀通窍为治则。方药可分别选用黄连泻心汤、四物汤、天王补心丹、栀子清肝汤、归脾汤、通窍活血汤加减治疗。胡界晴等阐述扶土抑木法治疗耳鸣证治体会。针对土虚木旺的基本病机,可应用土抑木法。但需要注意鉴别虚实的轻重缓急,虚证明显当以"扶土"补益脾胃为主,实证突出则以"抑木"调肝为基础治法,多两者兼顾。治疗虚证时,"扶土"并非单纯的补益脾胃,尚需结合运脾、和胃等法,以免过于壅滞阻塞气机反而碍脾。故在健脾之中常配伍砂仁、防风、木香等理气运脾,鸡内金、焦三仙等消食和胃;或在健脾之中佐用降逆开窍之药以降浊醒耳,如生赭石、磁石、石菖蒲、郁金、薄荷、蔓荆子等;在"扶土"之中兼顾"抑木",用柴胡、升麻、薄荷等疏肝理气,生赭石、磁石等平肝息风。治疗实证时,需要鉴别肝火、肝郁、肝风的不同侧重用药。分别选用龙胆草、黄芩、栀子、牡丹皮等;或丹栀逍遥散、四逆散等;生磁石、生赭石、珍珠母、生龙骨、生牡蛎等。邓卿等立足于"百病皆生于气"理论,指出神经性耳鸣的病因以情志之郁为先,关键病机是气机瘀滞。"郁"既是耳鸣发病过程中的重要致病因素，又是耳鸣发生发展的关键环节。治疗以解"郁"畅情为主，辅以合理认知。需"身心同治""形神并调"，改善情志、行气解郁有助于消除耳鸣症状。除药物治疗外，可引入中医心理低阻抗意念导入疗法，该疗法适用于和情志心理因素相关的各类疾病。在神经性耳鸣治疗过程中，主要包含基础放松治疗、耳鸣病史追溯治疗、耳鸣情志疏导治疗、耳鸣认知导入治疗、耳鸣脱敏治疗、耳鸣想象体验治疗等 6 大部分，在不同治疗阶段治疗各有侧重，根据治疗进程合理运用以上方法。

鲁婷婷等介绍张志远从肝、脾、肾论治耳鸣经验。张氏认为其病机为肝、脾、肾三脏功能失调导致耳窍失养，多与肝郁、肝火、肝阳上亢、肝胆湿热、脾虚痰凝、肾精亏损等因素有关。治宜调肝、健脾、滋肾。肝气郁结证运用仙女饮(北柴胡、白芍药、砂仁、代赭石)疏肝行气、开郁散结；肝火炽盛证运用通玄泻青汤(龙胆草、栀子、羌活、防风、当归、川芎等)清肝泻火、通玄散郁；肝胆湿热证运用泻肝除湿汤(龙胆草、黄芩、炒栀子、泽泻、北柴胡、连翘等)清利肝胆、除湿通窍；肝阳上亢证运用熄风潜阳饮(天麻、钩藤、石决明、黄芩、夏枯草、龙骨等)平肝潜阳、清肝息风；脾虚痰阻证运用定眩除鸣汤(茯苓、桂枝、白术、泽泻、生姜、姜半夏等)健脾利湿、化痰定眩；肾精亏损证运用滋肾清火汤(熟地黄、山萸肉、牡丹皮、茯苓、泽泻、丹参等)滋肾益精、清热开窍；肝肾亏虚证运用补水制木防风汤(生地黄、白芍药、何首乌、枸杞子、女贞子、菊花等)滋补肝肾、平肝息风。王雯雯等介绍张喜奎基于气机升降理论辨治耳鸣的临证经验。张氏认为其病机或为脾胃虚弱，致气机升降失常，清阳不升、浊阴不降而致耳鸣；或为肝升太过，肺降不及，肝阳上亢，或肝火上炎而致耳鸣；或为肾水不足，心火上炎，心肾失交而致鸣。治疗强调一身之气需升中有降、降中有升，具体组方从调和脾胃或平肝降肺或交通心肾入手，基于调节脾胃、肝肺、心肾的整体气机达到周身气机升降平衡以治疗耳鸣的目的。方药可选用补中益气汤调和脾胃、平衡升降；或逍遥散、小柴胡汤平肝降肺，调和气血；或地黄丸合逍遥散养肝肾清心火、交通心肾。黄创惠等介绍刘大新巧用对药、角药治疗特发性耳鸣经验。以健脾疏肝为基本法则，兼以他法。具体应用为健运脾胃以固后天之本，疏肝解郁以安定心神，在此基础上重视交通心肾助睡眠、化瘀通络开耳窍。擅长对药、角药进行治疗，如：生黄芪-炒白术-茯苓健脾升阳；木香-砂仁醒脾理气；柴胡-香附-川芎疏肝活血；合欢皮-合欢花-玫瑰花解郁安神；生龙骨-生牡蛎敛肝调神；栀子-淡豆豉-莲子心清心降火；盐知母-盐黄柏-川牛膝滋阴降火；女贞子-墨旱莲-黄精滋阴补肾；石菖蒲-路路通化湿通窍；丹参-葛根活血开窍。

杨烨等将 90 例耳鸣脾虚血瘀证患者随机分为两组，均进行健康教育宣教，分别从睡眠、饮食、情绪、运动方面调整生活方式。对照组口服盐酸氟桂利嗪胶囊，治疗组加服菖龙开玄醒窍散(石菖蒲、地龙、泽泻、白术、粉葛、人参等)免煎颗粒，疗程均为 28 d。结果：治疗组总有效率为 88.9%(40/45)，对照组为 68.9%(31/45)，$P<0.05$。与对照组比较，治疗组 TEQ 评分、THI 评分、VAS 评分均降低，中医证候积分降低(均 $P<0.05$)。李淑芳等将 220 例神经性耳鸣患者随机分为两组，对照组使用甲钴胺治疗，观察组加用四藤龙牡汤(鸡血藤，络石藤，首乌藤，钩藤，龙骨等)辨证加减治疗。肝气郁结证加柴胡、川楝子、丹皮等；痰湿困结证加竹茹、胆南星、茯苓等；脾胃虚弱证加党参、黄芪、白术等；肾元亏损证加熟地黄、山萸肉、泽泻等，心神不宁证加茯神、远志、酸枣仁等。疗程均为 4 周。结果：观察组总有效率为 85.5%(94/110)，对照组为 72.7%(80/110)，$P<0.05$。观察组中肝气郁结证、痰湿困结证的疗效更为显著，有效率分别为 94.1%(48/51)，93.3%(14/15)，$P<0.05$。与对照组比较，观察组治疗 2 个周期、4 个周期耳鸣严重程度各项评分逐渐降低，基底动脉 Vd、Vs 水平逐渐升高，血清 5-HT 水平逐渐降低，GABA 水平逐渐升高(均 $P<0.05$)。

(撰稿：薛明　审阅：熊大经)

【变应性鼻炎的研究】

张健萱等基于“形寒寒饮则伤肺”理论探讨变应性鼻炎病机证治。“形寒”指感受寒邪的外感性病因；“寒饮”包括过食生冷及长期使用寒凉药物，可导致脾胃阳气郁遏，阴寒内生。寒性收引凝滞，束缚肺气，影响肺的生理功能。鼻鼽的病理因素多为寒饮，与肺、脾、肾三脏虚损密切相关。治法上当采用益气温阳化饮之法，临床上须以温药扶阳而驱寒，同时择选健脾温肾益气之品。小青龙汤、麻黄细辛附子汤、玉屏风散三方合用，既有温阳化饮之功，又有益气固表之效，标本兼顾。小青龙汤解表散寒，温肺化饮，兼以宣通鼻窍；麻黄细辛附子汤解表兼可温经扶阳；玉屏风散则主要起到健脾益气，固表止涕之效。蒋萃等基于郭子光“人-症-病-证”辨证论治体系，初步提出过敏性鼻炎临床辨治路径。以病为纲，抓住过敏性鼻炎肺脾气虚，风寒湿瘀阻清窍为核心的共性病机，兼顾个性病机，拟定通窍愈敏方（辛夷、白芷、全蝎、浙贝母、川贝母、陈皮等），分型分期加减治疗。急性期以通窍散结、祛风散寒除湿为主，兼以补益肺脾；缓解期以益肺健脾为主，兼以通窍散结化瘀、祛风散寒祛湿。可根据不同分期灵活调整相应药物药量及剂型。袁卫玲等从《黄帝内经》“时藏相应”理论出发，认为中医肺功能与秋季时令节气阴阳变化同步协同，即“肺应秋”。肺开窍于鼻，秋季燥金当令，肺易受邪侵犯，出现鼻塞、流涕等症。秋气应凉而反热，应燥而反湿，应降而不收，应凉而太过，气立失常，此为鼻鼽时令发病之外因。肺之功能应时而变，神机失调，症状应起，此为鼻鼽应时发病之内因。基于“气交变”思想，通过对秋时六个节气阴阳之气的变化分析，辨时施治。三之气，余暑不退，肺热内盛，可选辛夷清肺饮（黄芩、栀子、桑白皮、石膏、知母、辛夷等）、清肺脱敏汤（黄芩、桑白皮、紫草、墨旱莲、茜草、枇杷叶等）或神芎丸等；湿蕴黏滞，肺气困阻，可选茯苓、泽泻、苍术、车前子、通草、滑石或藿香正气散等；燥邪当令，肺失濡润，可选清燥救肺汤、杏苏散等；寒藏气沉，肺失宣降，可选温肺止流丹、真武汤合苓甘姜味辛夏汤加减等。曹方等介绍张文风临证经验。张氏提出肺脾肾三阴失温乃过敏性鼻炎的根本病因。三阴脏阳气不足，湿浊内生，阳气不通而易生病变。阳气在内温养脏腑诸窍、可助气血津液运行，在外抵御外邪入侵，其具有运动、上升、兴奋的属性，阳气内通外达则人不病。在治疗中以通阳利湿为原则，“散、运、温”三法合用，以麻黄、苍术、附子为主药，清利湿邪，三阴同治，助阳气复通。又常配伍桂枝、白芍药调和营卫；或配伍桑叶、知母、地骨皮、生地黄等，以防辛燥伤及营阴，又可清泄郁热。

刘子锋等基于真实世界临床数据探讨熊大经治疗鼻鼽的组方规律。检索熊大经 2021 年 6 月—2022 年 6 月于成都中医药大学附属医院治疗鼻鼽所开处方，运用频次分析、关联规则分析、拓扑分析、聚类分析等方法对符合纳入标准的处方进行系统挖掘。结果：根据纳入有效处方 298 首，常用的前 10 味药物为黄芪、地龙、南沙参、桔梗、山药、柴胡、大枣、枳壳、黄芩、白芷。关联规则分析，关联性最强的药对为黄芪-地龙，关联性最强的角药组合为黄芪-地龙-南沙参。6 个药物聚类组合为：黄芪、地龙；南沙参、山药、茯苓；桔梗、浙贝母；柴胡、枳壳、黄芩、白芷、川芎；大枣、桂枝、白芍药、五味子、细辛；建曲、砂仁、鸡内金。研究提示，熊氏在治疗鼻鼽时，时刻不忘固护脾胃，多佐用入脾胃经之固护正气；重视通利玄府，多使用入肺经药物开宣肺气；重视气机的调畅，多用柴胡、黄芩之类和解少阳。

滕磊等研究附子理中汤对变应性鼻炎大鼠骨髓间充质干细胞（MSCs）及内皮祖细胞（EPCs）归巢的影响。复制变应性鼻炎的疾病模型，将 12 只模型大鼠随机分为治疗组（附子理中汤干预）与空白组。在模型建立后的 7 d 分别评价两组的症状积分及鼻腔黏膜取材免疫荧光检测鼻腔黏膜 MSCs 与 EPCs 的阳性率。结果：空白组 0、7 d 的积分比较无明显差异（$P>0.05$）。与空白组比较，治疗组第 7 d 积分减少；鼻腔黏膜的 MSCs 与 EPCs 阳性率提高（均 $P<0.05$）。研究提示，附子理中能有效改善变应性鼻炎

大鼠的症状，且能促进变应性鼻炎大鼠的骨髓 MSCs 与 EPCs 向鼻腔归巢。

（撰稿：赵梦迪 薛明 审阅：熊大经）

【慢性鼻-鼻窦炎的治疗及临床研究】

孙唯嘉等基于"久病入络"理论，认为鼻窦炎嗅觉障碍初期多因外邪袭络，痰浊内生；中期多因痰结肺络，凝涩血运；末期多由痰瘀互结，浊毒伤络所致。治疗分别以清浊化痰、活血化瘀、祛邪解毒为原则。初期方药可选用藿香、佩兰、泽泻等，配伍《世医得效方》辛夷散加减；中期方药可选用虻虫、水蛭、鸡血藤、络石藤、青风藤、石菖蒲、辛夷、丁香等；末期方药可选用苍术、川芎、水蛭等，或金银花、黄柏、黄芩等。刘子锋等以数据挖掘熊大经治疗慢性鼻窦炎组方规律。纳入 2021 年 6 月—2022 年 6 月熊氏在门诊治疗的慢性鼻窦炎患者的有效首诊处方。对中药处方进行药物、功效、四气五味以及归经的频数统计。运用 SPSS26.0 软件对常用药物进行聚类分析，采取 Kaiser-Meyer-Olkin 检验及巴特利球体检验方法对常用药物进行因子分析，运用 SPSSModeler18.0 对常用药物进行关联规则分析，运用 Cytoscape3.9.1 软件对关联药物进行复杂网络分析。结果：处方 260 首，使用中药共计 86 味，用药总频次为 2 622 次。常用药物 22 种，分为清胆泻热、排脓通窍与养阴生津、健脾消食两大类。二项关联中支持度最高的是黄芪-桔梗，三项关联中支持度最高的是黄芪-地龙-白芷，四项关联中支持度最高的是柴胡-黄芪-地龙-白芷。熊氏治疗鼻窦炎核心方及常用剂量为山药 30 g，桔梗 20 g，地龙 20 g，黄芪 30 g，南沙参 30 g，天花粉 20 g，北沙参 20 g，柴胡 10 g，茯苓 20 g，枳壳 10 g，白芷 10 g，砂仁 10 g，麦冬 20 g，黄芩 10 g，藁本 15 g，鸡内金 20 g，瓜蒌 10 g。向红介绍彭斌治疗变态反应性鼻-鼻窦炎的临床经验。彭氏认为其常见肺肾虚寒证，表现为冬季多发，气候骤变及受凉后加重，流清涕明显，且反复发作，治疗上须从肺肾论治，治宜补益肺肾，温阳散寒，兼以补脾。多选用经验方温阳祛风汤（淫羊藿、锁阳、蛇床子、白蒺藜、白芷、乌梅等）加减配合穴位贴敷（炮附子、黄芪、细辛、桂枝、延胡索、白芥子等）温补肺脾，祛风散寒。若伴咳嗽，可加桔梗、紫菀止咳化痰，降逆肺气；若睡眠不佳，可加酸枣仁、茯神安神助眠；若头痛头晕，可加磁石、龙骨、天麻平肝抑阳；若自汗出，加黄芪、白术补气固表止汗。高雪娇等介绍周凌基于益气通窍排脓法从肺脾论治儿童慢性鼻窦炎经验。周氏认为儿童慢性鼻窦炎多因患儿饮食不节或久病体虚，复感邪毒，肺卫不固，清阳不升致浊涕积聚。以益气通窍排脓为治法，内服汤药侧重补益肺脾之气，予益气通窍饮（党参、蜜炙黄芪、麸炒白术、防风、辛夷、川芎等）；外治法侧重通窍排脓，以鱼腥草注射液行鼻腔负压置换，及时排脓，并以面部揿针为辅（取穴印堂穴、双侧鼻通穴、双侧迎香穴），通经活络开鼻窍。内外兼施，标本兼治。

王体委等将 102 例慢性鼻-鼻窦炎脾气虚弱证患者随机分为两组，对照组以丙酸倍氯米松鼻喷雾剂喷鼻，联合组在此基础上加服逐渊汤（黄芪、皂角刺、川芎、鱼腥草、藿香、陈皮等），并随症加减，均治疗 3 个月。结果：联合组总有效率为 94.1%（48/51），对照组为 80.4%（41/51），$P<0.05$。与对照组比较，联合组 CD_3^+、CD_4^+ 及 CD_4^+/CD_8^+ 水平均升高；血清 TNF-α、IL-4、IL-8、IFN-γ、IL-12、CRP 水平均下降（均 $P<0.05$）。鞠晗等将 72 例肺经风热证患者随机分为两组，均口服舍雷肽肠溶片及糠酸莫米松鼻喷雾剂喷鼻，治疗组在此基础上加以辛前软膏（武当玉兰花蕾、防风、前胡、薏苡仁、生甘草、桔梗等）介导毫米波疗法，疗程均为 4 周。结果：治疗组与对照组的总有效率分别为 94.4%（34/36）、76.5%（26/34），$P<0.05$。与对照组比较，治疗组症状持续天数缩短、各项目评分指标分数均下降（均 $P<0.05$）。四霄雪等将 70 例胆腑郁热证患儿随机分为两组，对照组予糠酸莫米松鼻喷雾剂喷鼻及口服阿奇霉素干混悬剂，治疗组服用《四圣心源》黄芩贝母汤并随症加减。疗程均为 2 周。结果：治疗组与对照组的总有效率分别为 88.6%（31/35）、71.4%

(25/35)，$P<0.05$。与对照组比较，治疗组 VAS 评分、中医主证鼻塞及流涕评分、体征评分均显著降低(均 $P<0.05$)。张世杰将 81 例接受内镜鼻窦手术治疗慢性鼻窦炎患者随机分为两组，对照组口服头孢丙烯片及丙酸氟替卡松鼻喷雾剂喷鼻，研究组服用化痰祛瘀开窍汤(丹参、白术、橘红、茯苓、郁金、生半夏等)，均治疗 4 周。结果：研究组总有效率为 95.3%(41/43)，对照组为 81.6%(31/38)，$P<0.05$。与对照组比较，研究组出现黏浓涕、血痂及黏膜水肿肥厚的比率降低，术后窦腔黏膜上皮化所需时间缩短(均 $P<0.05$)。6 个月内研究组无复发病例，对照组复发 4 例。

(撰稿：赵梦迪　薛明　审阅：熊大经)

【慢性咽炎的治疗】

陆跃等介绍陈仁寿清燥合用辨治慢性咽炎经验。陈氏以古籍文献为基础，通过多年的临床实践，提出慢性咽炎的病因病机以痰气交阻、虚火灼阴为主，当以行气化痰、养阴利咽为治则，拟定经验方厚朴紫苏汤(厚朴、紫苏、茯苓、生姜、青果、桔梗等)治疗。白坤英介绍王林辨治小儿慢性咽炎经验。王氏认为小儿慢性咽炎的病位在咽，与肺、脾、肾三脏关系密切，主要病因为禀赋不足、外邪侵袭、情志不畅和饮食失节，病机以肺胃热盛、痰瘀互结、肺肾阴虚为主，治以清泄肺胃、化痰祛瘀、补肺益肾为法。主张动态证治，依据患儿病情变化，运用基础方银翘慢咽汤(射干、板蓝根、麸炒枳壳、姜厚朴、胖大海、夏枯草等)加减治之。若肺胃热盛证，加浙贝母、陈皮、天花粉；痰瘀互结证，去薄荷、牛蒡子，加桃仁、红花、当归、赤芍药、川芎，或加白术、茯苓、陈皮、清半夏、浙贝母等；肺肾阴虚证，去薄荷、牛蒡子、夏枯草，或加生地黄、石斛、百合、麦冬、玉竹、玄参。黄创惠等基于数据挖掘探讨刘大新治疗慢性咽炎用药规律。收集 2019 年 10 月—2021 年 2 月刘大新临床处方，基于 PageRank 算法，应用 FangNet 名医传承平台进行多维度的数据挖掘。结果：纳入病案 82 例，处方 82 首，涉及药物 97 味。药性以温为主，五味以苦味为主，归经以肺脾胃居多。药物权重等级分析显示：茯苓、甘草、桔梗、白术、半夏、白芍药、陈皮、党参、赤芍药、柴胡为其治疗慢性咽炎的核心处方。药物-药物共现性显示：关联性最大药物组合是佛手-香橼。

孙茹等将 120 例阴虚证患者随机分为两组，对照组口服清喉利咽颗粒，研究组口服天参利咽颗粒(天花粉、南沙参、北沙参、白芍药、生甘草)，均治疗 4 周。结果：除两组各脱落 2 例外，治疗组总有效率为 93.1%(54/58)，对照组为 75.9%(44/58)，$P<0.05$。与对照组比较，治疗组血清 IL-1β、VCAM-1 水平降低(均 $P<0.05$)。余鹏远等将 60 例肾阳不足证患者随机分为两组，均服用蒲地蓝消炎口服液，观察组加服潜阳封髓丹并随症加减治疗，疗程均为 2 周。结果：观察组总有效率为 93.3%(28/30)，对照组为 53.3%(16/30)，$P<0.05$。与对照组比较，观察组咽异感、咽痛、咽干、咽痒、干咳有痰、咽黏膜变化评分均降低(均 $P<0.05$)。胡伟将慢性咽炎患者 86 例随机数表法分为观察组和对照组，各 43 例。对照组口服阿奇霉素片，以及地塞米松的 α 糜蛋白酶入生理盐水中进行超雾化治疗。观察组在此基础上加服补脾化痰汤(桔梗、玄参、麦冬、茯苓、僵蚕、枳实等)，均治疗 20 d。结果：观察组总有效率为 95.3%(41/43)，对照组为 76.7%(33/43)，$P<0.05$。与对照组比较，治疗组言多咽痛、咽部黏膜充血、咽干少津、干咳症状积分均降低，IL-6、TNF-α、CRP 水平降低，CD_3^+、CD_4^+、CD_4^+/CD_8^+ 占比均升高，CD_8^+ 占比均降低(均 $P<0.05$)。

黄棋等通过对治疗慢性咽炎国家专利中药复方的挖掘，分析总结其用药及配伍规律。进入国家知识产权局官网，选择“专利检索及分析”界面，以检索式“发明名称＝(慢性咽炎 or 喉痹)AND 摘要＝(中药 or 中成药 or 草药 or 方剂 or 汤剂)”进行高级检索，并限定专利申请时间为 2012 年 1 月 1 日—2022 年 1 月 1 日，共检索得到专利数据 590 条。经过筛选，所得目标中药复方 287 首。结果：纳入的中药复方专利数据 287 条，涉及中药 623 味；最常用药物有甘草、麦门冬、桔梗等，以清热药及补虚药为主；药性以寒、平、凉为先，五味则偏苦、甘、辛味，多从肺、肝经论治；常用对药为生地黄、玄参等，常用角药有桔梗、麦门冬、甘草等；系统聚类分析获得玄参、生地黄、麦门冬、牡丹皮等5个聚类新方。

（撰稿：刘思敏　薛明　审阅：熊大经）

【复发性口腔溃疡的治疗及临床研究】

严航等基于朱丹溪"六郁"论治复发性口腔溃疡(RAU)。认为其发病机制与朱丹溪"六郁"病机理论密切相关，提出气郁是RAU形成期的病机特征，痰郁、湿郁、食郁、血郁是RAU稳定期的潜伏病机，火郁上扰是RAU发作期的直接病机。治法上发作期以解郁清火为主，重在解郁，次在清火。一方面要根据火郁之因，因势利导，祛邪外出。气郁化火，予丹栀逍遥散、越鞠丸等加减；痰郁化火，予黄连温胆汤、小陷胸汤等加减；食郁化火，予保和丸、楂曲平胃散等加减；湿郁化火，予三仁汤、藿朴夏苓汤等加减；血郁化火，予桃红四物汤、血府逐瘀汤等加减。另一方面既要上向外透发郁热之火邪，也要向下向内清泻郁火，导热下行，可选用泻黄散、清胃散、升降散等。缓解期以理气解郁为主，重在理气，次在解郁。一方面予以患者心理疏导，消减不良情绪；另一方面应选用柴胡疏肝散、四逆散、逍遥散等，使气机得畅，诸郁得解。此外，发作期以实证、热证为主，若因过用寒凉，损耗中气，缓解期则可转为脾胃虚弱、气血不足等虚证，需选用补中益气汤、参苓白术散等加减，以达到长期、巩固、稳定的疗效。李政红等介绍李晶治疗RAU经验。李氏认为病机其本在脾胃，可为脾胃气虚、脾胃阳虚、脾胃气阴两虚，兼见有情绪不畅、饮食不节、工作压力大等诱因。故以四君子汤为基础方化裁。并灵活选择常用药对：补骨脂-黄连、黄芪-酒女贞子、防风-陈皮加以配伍。

章蕾等将144例脾胃虚寒证患者随机分为两组，对照组口服复合维生素B片，实验组在此基础上加服甘草干姜汤，并随症加味。疗程均为1周，随访1年。以疼痛视觉模拟评分法(VAS)对比患者治疗前后溃疡疼痛程度。结果：实验组总有效率为95.8%(69/72)，对照组为84.7%(61/72)，$P<0.05$。两组VAS评分均下降，试验组更甚($P<0.05$)。1年内实验组复发率为16.7%(12/72)，对照组为38.9%(28/72)，$P<0.05$。金钊等将138例胆热脾虚证患者随机分为两组，对照组予复合维生素结合胸腺肽治疗，观察组在此基础上加服加味封髓汤(牛膝、苍术、黄柏、炙甘草、制附片、醋龟甲等)并随症加减。疗程均为10 d，随访3个月。结果：观察组总有效率为88.4%(61/69)，对照组为73.9%(51/69)，$P<0.05$。3个月内未复发者观察组为26例，对照组为12例。与对照组比较，观察组口腔内链球菌、韦荣菌定量明显升高(均$P<0.05$)，口腔奈瑟菌定量则无明显差异($P>0.05$)。观察组CD_3^+、CD_4^+、CD_{56}^+水平均明显升高(均$P<0.05$)。吴飞虎等将60例阴虚火旺证患者随机分为两组，对照组口服维生素B_2及含漱复方氯已定含漱液，观察组在此基础上加服养阴清热中药配方颗粒(黄芩、黄连、生地黄、天花粉、石斛、麦冬等)。疗程均为4周，随访时间不少于6个月。结果：观察组总有效率为93.3%(28/30)，对照组为76.7%(23/30)，$P<0.05$。与对照组比较，观察组溃疡消失时间缩短，CD_3^+、CD_4^+、CD_{56}^+水平均明显升高，CD_8^+水平明显下降(均$P<0.05$)。随访6个月，观察组复发率为20.0%(6/30)，对照组为33.3%(10/30)，$P<0.05$。穆雅将64例患者随机分为两组，对照组予西药常规治疗，包括予银离子抗菌液或西地碘等点涂溃疡面，含漱复方氯已定，阶段性补充维生素C等。急性发作期予西瓜霜喷剂适量喷于患处，严重者口服泼尼松片。实验组在此基础上加服中药膏方(熟地黄、生地黄、白芍药、黄芩、山药、桔梗等)。疗程均为1个月，随访6个月。结果：实验组总有效率为96.9%(31/32)，对照组为75.0%(24/32)，$P<0.05$。6个月内实验组复发者11例，对照组23例。

（撰稿：鲍健欣　审阅：熊大经）

【慢性牙周炎的治疗与研究】

项志强等将116例中老年慢性牙周炎肾虚火旺证患者随机分为两组，对照组口服阿莫西林胶囊、甲硝唑片1周，研究组在此基础上口服补肾固齿丸(骨碎补、紫河车、枸杞子、牛膝、漏芦、茯苓等)3个月。结果：研究组总有效率为89.7%(52/58)，对照组为77.6%(45/58)，$P<0.05$。两组探诊深度、菌斑指数、附着丧失水平均下降，IgG水平升高，后龈沟液IL-6、IL-1β、TNF-α、CRP水平均下降，IL-10水平上升。以上指标均以研究组更甚(均$P<0.05$)。迟林园将75例患者随机分为两组，对照组采用碘甘油治疗，观察组含漱清热消炎固齿汤(椒目、田七、薄荷碎粉、黄连、黄柏、黄芩等)，疗程均为4周。结果：观察组总有效率为93.3%(42/45)，对照组为76.7%(23/30)，$P<0.05$。司亚静等将80例牙列缺损伴慢性牙周炎患者随机分为两组，对照组常规给予牙周基础治疗与义齿修复治疗，观察组在此基础上加服清火炎消汤(生石膏、鳖甲、黄芩、黄连、生地黄、丹皮等)。疗程均为4周。结果：观察组总有效率为92.5%(37/40)，对照组为75.0%(30/40)，$P<0.05$。两组龈沟液hs-CRP、TNF-α、IL-6、CX3CL1水平均下降，观察组更甚(均$P<0.05$)。卢仲仁等将70例患者随机分为两组，观察组予自制中药漱口水(地骨皮、白术、白茅根、黄芪、蒲公英、苍术等)，对照组予康复新液，分别早中晚含漱，疗程均为2周。结果：两组牙龈炎症均有所缓解。用药的第3 d开始，两组牙龈指数(GI)、龈沟出血指数(SBI)、菌斑指数(PLI)均下降；2周后，与对照组比较，观察组GL下降更甚(均$P<0.05$)。

俞梅等以细菌感染造模，观察扶脾益肾汤(生黄芪、骨碎补、生牡蛎、海螵蛸、当归、玄参等)通过调节Wnt/β-catenin信号通路减轻牙周炎大鼠牙周组织损伤的作用机制。将72只SD大鼠随机分为对照组，模型组，扶脾益肾汤高、中、低(40、20、10 g/kg)剂量组，扶脾益肾汤高剂量＋通路抑制剂Wnt-C59组(高＋Wnt-C59组)。各给药组分别予相应药物灌胃，对照组、模型组予生理盐水灌胃，均干预28 d。结果：与对照组比较，模型组牙槽骨吸收、牙周结构破坏严重，PLI、牙周探诊深度(PD)、龈沟出血指数(SBI)，TNF-α、IL-6、IL-1水平、破骨细胞数目表达显著升高，Wnt、β-catenin蛋白表达显著下降(均$P<0.05$)。与模型组比较，扶脾益肾汤各剂量组牙周结构均改善，PLI、PD、SBI、TNF-α、IL-6、IL-1水平、破骨细胞数目表达显著下降，Wnt、β-catenin蛋白表达显著上升(均$P<0.05$)；高＋Wnt-C59组以上指标则无明显差异($P>0.05$)。研究提示，扶脾益肾汤可能通过激活Wnt/β-catenin信号通路，促进OPG/RANKL系统平衡，减少破骨细胞数目及牙槽骨吸收，减轻牙周炎大鼠炎症反应。杨梦华等探讨补肾活血固齿方(淫羊藿、补骨脂、熟地黄、当归、丹参、知母等)治疗牙周炎的作用机制。以牙周结扎联合喂食黏软食物及高糖水造模，将24只SD大鼠随机分为空白组、牙周炎组、补肾活血固齿方组，分别灌胃4周。结果：与空白组比，牙周炎组牙龈上皮内炎症细胞增多，毛细血管扩张，牙龈结合上皮向根方移位，形成牙周袋，破骨细胞增多，牙槽骨有吸收。与牙周炎组比较，补肾活血固齿方组炎症细胞浸润减少，牙龈结合上皮部分恢复，牙周袋变浅，牙槽骨边缘破骨细胞数减少，有成骨细胞产生。与牙周炎组比较，补肾活血固齿方组牙周膜骨保护素(OPG)平均光密度值明显升高，核因子κB受体活化因子配体(RANKL)平均光密度值下降(均$P<0.05$)。研究提示，补肾活血固齿方可上调牙周炎大鼠牙周膜中OPG的表达，下调牙周膜中RANKL的表达，从而抑制旧骨吸收，促进新骨形成，有利于牙槽骨的重建。

(撰稿：鲍健欣　审阅：熊大经)

［附］ 参考文献

B

白坤英.王林主任医师辨治小儿慢性咽炎经验[J].中医儿科杂志,2023, 19(5):19

C

蔡文静,接传红,张玮琼,等.接传红从虚实两端立论治疗糖尿病性视网膜病变经验药对[J].中国中医眼科杂志,2023, 33(5):446

曹方,杨福双,李剑,等.基于"散、运、温"三法探讨过敏性鼻炎用药思路[J].中华中医药杂志,2023, 38(5):2185

陈立浩,陈仪,时健,等.四味大发散加减方调控泪腺组织 Bax/Caspase-9/Caspase-3 信号通路对寒燥证干眼大鼠的作用机制[J].中华中医药杂志,2023, 38(10):4700

陈彦乐,许娟,张会峰,等.加用九子地黄汤治疗非增殖性糖尿病视网膜病变临床观察[J].广西中医药,2023, 46(3):16

迟林园.清热消炎固齿汤治疗慢性牙周炎的效果[J].名医,2023, 7(17):12

D

邓卿,李桂侠,汪卫东.基于"百病皆生于气"理论从气郁论治神经性耳鸣[J].云南中医药大学学报,2023, 46(4):1

丁玎,张殷建,牟林,等.和营健脾方联合阿柏西普治疗重度糖尿病性黄斑水肿患者的临床疗效观察[J].中华中医药杂志,2023, 38(8):3976

杜蕊,邢敏艳.凉血化瘀方佐治糖尿病视网膜病变血热瘀阻证临床疗效及相关机制探讨[J].天津中医药,2023, 40(11):1388

F

樊蓉,周爽,郑爽,等.马国庆教授治疗甲亢突眼的临床经验[J].云南中医中药杂志,2023, 44(4):7

G

高辉,赵晓东,李焕丽,等.刘怀栋基于"庞氏眼科"学术思想治疗干眼临床经验[J].中国中医眼科杂志,2023, 33(1):41

高明雪,马若楠,严京,等.高健生治疗甲状腺相关眼病临床经验[J].中国中医眼科杂志,2023, 33(5):451

高雪娇,刘刚刚,周凌.周凌基于益气通窍排脓法从肺脾论治儿童慢性鼻窦炎经验[J].中医药导报,2023, 29(9):220

H

胡伟.补脾化痰汤治疗慢性咽炎临床研究[J].四川中医,2023, 41(6):188

胡界睛,李要远.扶土抑木法治疗耳鸣证治体会[J].实用中医药杂志,2023, 39(9):1895

怀宝赓,姚鹏宇,梁景乾,等.刘德山从"血浊"论治糖尿病视网膜病变经验[J].山东中医杂志,2023, 42(10):1100

黄棋,李纯根,钟志玲,等.基于国家专利中药复方治疗慢性咽炎用药规律研究[J].亚太传统医药,2023, 19(4):168

黄创惠,魏然,王嘉玺,等.基于数据挖掘探讨刘大新治疗慢性咽炎用药规律[J].辽宁中医杂志,2023, 50(10):178

黄创惠,魏然,王嘉玺.刘大新教授巧用对药角药治疗特发性耳鸣经验[J].环球中医药,2023, 16(5):957

J

江丹,王逸之,柯淑青,等.秦皮滴眼液抑制 PI3K/Akt/mTOR 信号通路缓解兔自身免疫性干眼的实验研究[J].中国中医眼科杂志,2023, 33(3):206

蒋萃,田茸,彭杨芷,等.基于郭子光"人-症-病-证"体系探析过敏性鼻炎临床辨治路径[J].中国中医基础医学杂志,2023, 29(6):1018

蒋鹏飞,曾志成,刘冬华,等.青光安Ⅱ号方安全性及对慢性高眼压大鼠视神经的保护机制[J].中华中医药杂志,2023, 38(5):2010

金钊,艾黄萍,李凌峰,等.加味封髓汤对胆热脾虚型复发性口腔溃疡口腔微生态菌群和细胞免疫功能的影响[J].中华中医药学刊,2023, 41(8):78

鞠晗,张治军,张弢,等.中药膏剂介导毫米波干预慢性非息肉型鼻-鼻窦炎的临床研究[J].时珍国医国药,2023,

34(6):1400

L

李成武,周尚昆,刘静,等.菊荷方熏眼法治疗干眼之肝经郁热证的临床研究[J].中国中医眼科杂志,2023, 33(8):727

李会敏,魏军平,韦茂英,等.基于“玄府郁闭-眼部微循环障碍”探讨甲状腺相关眼病[J].中华中医药学刊,2023,41(5):107

李淑芳,曾俊峰,符国庆,等.四藤龙牡汤辨证加减联合甲钴胺治疗神经性耳鸣及对中枢神经递质表达的影响[J].中华中医药学刊,2023, 41(9):111

李政红,张婧谊,宣晓红,等.李晶教授治疗复发性口腔溃疡的经验[J].中医临床研究,2023, 15(16):113

林忠嗣,于晓斌,张正,等.杞菊地黄汤加减联合中药熏蒸治疗干眼症及对泪液 IL-6、MMP-9 水平的影响[J].中国实验方剂学杂志,2023, 29(7):133

刘子锋,郭萄,谢慧,等.数据挖掘熊大经教授治疗慢性鼻窦炎组方规律[J].成都中医药大学学报,2023, 46(5):9

刘子锋,谢慧,熊大经.基于真实世界数据挖掘熊大经教授治疗鼻鼽组方规律[J].中医眼耳鼻喉杂志,2023, 13(2):97

卢仲仁,杨雪侠,王小娟,等.自制中药漱口水应用于牙龈炎和牙周炎的临床疗效观察[J].福建医药杂志,2023, 45(4):59

鲁婷婷,田径,刘朴霖,等.张志远从肝、脾、肾论治耳鸣经验[J].中医杂志,2023, 64(13):1308

陆跃,陈仁寿.陈仁寿清燥合用辨治慢性咽炎经验[J].中医药临床杂志,2023, 35(6):1110

罗忠,陈龙,周鹤,等.三仁汤加减治疗对青光眼术后眼压控制的影响[J].辽宁中医杂志,2023, 50(8):146

M

马昊,梁俊薇,韩秀丽.从心论治耳鸣[J].中医学报,2023, 38(7):1455

马凯,储海,郑纯.阿胶鸡子黄汤加减联合典必舒对青光眼患者术后视力及视神经功能的影响[J].辽宁中医杂志,2023, 50(9):123

马若楠,吴正正,高明雪,等.基于通下活血法治疗视网膜静脉阻塞性黄斑水肿[J].浙江中医药大学学报,2023, 47(6):643

穆雅.中药膏方治疗复发性口腔溃疡的临床效果观察[J].内蒙古中医药,2023, 42(3):65

N

那爽,吴正正,刘思言,等.从肺论治视网膜静脉阻塞性黄斑水肿[J].中国中医眼科杂志,2023, 33(11):1052

P

彭麟景,袁安琪,杜红彦.基于古今医案云平台探讨中医药治疗青光眼的用药规律[J].中国中医眼科杂志,2023, 33(10):910

Q

钱小佳,戚建锋,叶玉玲,等.补肝肾行气化瘀方联合 532 nm 绿激光治疗视网膜分支静脉阻塞黄斑水肿 39 例[J].浙江中医杂志,2023, 58(4):287

屈林,肖燕,朱俊英.养阴益气汤治疗白内障术后干眼的疗效观察[J].辽宁中医杂志,2023, 50(2):116

S

史强,王顺彩.七叶皂苷钠片对糖尿病视网膜病变合并黄斑水肿患者的临床疗效[J].中成药,2023, 45(7):2197

司亚静,池爱群,唐颜颜.清火炎消汤联合牙周治疗与义齿修复对牙列缺损伴慢性牙周炎患者龈沟液炎症指标、牙齿功能影响[J].辽宁中医杂志,2023, 50(11):103

四霄雪,韩雪,赵闪闪.黄芩贝母汤治疗儿童慢性鼻-鼻窦炎的临床疗效[J].中国实验方剂学杂志,2023, 29(10):160

孙茹,滕磊,张治军,等.天参利咽颗粒治疗阴虚型慢性咽炎的疗效及对血清 IL-1β、VCAM-1 水平的影响[J].标记免疫分析与临床,2023, 30(11):1863

孙唯嘉,张路,秦玲利,等.基于“久病入络”理论探讨瘀对鼻窦炎嗅觉障碍的影响[J].北京中医药大学学报,2023, 46(8):1100

孙宇洋,霍勤.霍勤基于“一气周流”理论辨治干眼症[J].中医学报,2023, 38(6):1268

T

滕磊,董雪林,张弢等.附子理中汤对变应性鼻炎大鼠

骨髓干细胞鼻腔归巢的影响[J].中华中医药学刊,2023,41(3):30

W

王丹,郝晓凤,谢立科,等.基于"六郁"理论辨治视网膜静脉阻塞[J].中国中医眼科杂志,2023,33(8):755

王俊,黄桦,甘孟欣.复方血栓通胶囊用于青光眼患者术后对视功能及光学相干断层扫描血流成像的影响[J].辽宁中医杂志,2023,50(8):83

王建伟,接传红,陶永健,等.消肿颗粒联合康柏西普治疗 DME 的疗效观察[J].中国中医眼科杂志,2023,33(5):412

王梦洁,徐灿坤,曾少婕.冯建华从"痰瘀"论治甲状腺相关眼病经验[J].中国中医眼科杂志,2023,33(2):136

王体委,廖延昱,陶麒,等.逐渊汤加减联合西药治疗脾气虚弱型慢性鼻-鼻窦炎对细胞免疫功能及血清炎症因子的影响[J].四川中医,2023,41(7):162

王雯雯,张喜奎.张喜奎从气机升降论治耳鸣经验[J].中医药临床杂志,2023,35(10):1961

吴飞虎,张婷婷,陈卓泓,等.新安医学养阴清热法治疗复发性口腔溃疡的疗效及对血清 T 淋巴细胞亚群的影响[J].江西中医药大学学报,2023,35(5):46

吴文君,王炜,胡珊,等.疏肝健脾方联合甲基强的松龙对 Graves 眼病肝郁脾虚证患者眼部症状及炎症反应的影响[J].湖北中医药大学学报,2023,25(5):65

X

向红,彭斌.彭斌内外合治肺肾虚寒型变态反应性鼻-鼻窦炎经验[J].河南中医,2023,43(2):211

项志强,黄菲菲,郑海燕,等.补肾固齿丸对中老年慢性牙周炎临床疗效及血清免疫球蛋白、炎症因子水平影响研究[J].中华中医药学刊,2023,41(3):32

Y

严航,左渝陵,陈永灿.基于朱丹溪"六郁"论治复发性口腔溃疡研究[J].中华中医药杂志,2023,38(7):3169

杨烨,孙永东,刘强,等.菖龙开玄醒窍散治疗脾虚血瘀型耳鸣的临床研究[J].现代医药卫生,2023,39(19):3289

杨梦华,何源,都广艳,等.补肾活血固齿方对牙周炎大鼠牙周膜 OPG 和 RANKL 影响的研究[J].现代中西医结合杂志,2023,32(22):3104

余鹏远,刘钢,金龙,等.扶阳法治疗肾阳不足型慢性咽炎临床疗效观察[J].云南中医中药杂志,2023,44(9):60

俞梅,刘思佳,喻锦娴.扶脾益肾汤调节 Wnt/β-catenin 信号通路对牙周炎大鼠牙周组织损伤的影响[J].湖北中医药大学学报,2023,25(2):15

袁卫玲,李晓虎,梁丽金.基于"气交变"思想探讨"肺应秋"理论与鼻鼽发病的相关性[J].中华中医药杂志,2023,38(10):4650

Z

张亿,桑子瑾,胡佩,等.明目逍遥颗粒防治原发性青光眼视神经损害的临床研究[J].中国中医眼科杂志,2023,33(4):317

张健萱,王树鹏.基于"形寒寒饮则伤肺"理论探讨变应性鼻炎因机证治[J].辽宁中医药大学学报,2023,25(6):145

张孟姣,郝晓凤,谢立科,等.从伏邪理论探讨视网膜静脉阻塞继发黄斑水肿的治疗[J].辽宁中医杂志,2023,50(9):74

张世杰.化痰祛瘀开窍汤加减对慢性鼻窦炎术后治疗效果及鼻黏膜恢复的影响[J].中医眼耳鼻喉杂志,2023,13(1):26

章蕾,陈春晖,王珏,等.加味甘草干姜汤对脾胃虚寒型复发性口腔溃疡的临床运用分析[J].中华中医药学刊,2023,41(1):63

（十）针　灸

【概述】

2023年度在公开学术刊物上共发表与针灸有关的学术论文近4 000篇，主要涉及经络腧穴、刺灸法、针灸临床、数据挖掘、转化医学等内容。

1. 经络研究

赵旭斌等基于红外热像技术，比较针刺后溪、大椎对面部腧穴温度的影响，验证"后溪通督脉"理论。杨骏等将经筋病病因病机分为3个阶段：初期久劳成瘀，筋肉挛急，压痛为征；中期因瘀致寒，瘀寒相济，筋结渐生；晚期久延失治，筋肉挛缩，关节失用。提出治疗经筋病以"以通为用，强温并举"为治疗原则，温通以温阳化瘀、祛寒散结，强通以祛瘀生新，针对病变各阶段分期论治。张峰等从辨病位、辨病因、辨病性、辨病势4个方面阐述经筋病的辨证框架，并提出构建以整体观念为核心思想、证素研究为共性方法、循证医学为理论依据的经筋辨证体系。

2. 腧穴研究

关于腧穴基本理论，陈犇璐等通过古今医籍进行考证后发现"吕细"穴存在四种争议，通过深入挖掘分析穴位名称的演变、归经、主治，最终考定"吕细"穴为"太溪"穴之别名，定位在"在足内踝后，跟骨上动脉陷中"。于超等认为，"巨阳者，诸阳之属也"内涵体现在络郄、会阳、神堂、承筋阳气充盛；睛明、委阳、殷门、至阴、眉冲、飞扬阳气流通态势强盛；承山、通天-仆参、三焦俞构成多维立体空间通路。从腧穴命名含义角度系统挖掘，可明晰膀胱经从头走足之脉气流注状态，还可理解"巨阳者，诸阳之属也"之意。蒋亚楠等认为，浮针进针点具备腧穴的基本属性，不仅是操作部位，也是病症反应部位，更是有着显著疗效的治疗部位；浮针进针点与传统腧穴将进一步交集、整合，部分传统腧穴将成为浮针进针点。高晓岚等探析1949年10月前文献中复溜的主治优势病症及配伍规律，并分析三间穴的优势病证、主治特色及其优势病证与高频配伍腧穴的对应关系。曾小芮等指出，心经原穴和心包经原穴在临床运用中的异同有利于指导临床两经原穴的使用。黄龙祥等讨论和分析经俞与奇俞的关系、经俞不同状态的意义及俞穴研究的路径选择等问题，并提出了未来俞穴研究急需解决的关键问题及解题思路。

关于腧穴功效研究，汪红娟等认为，位于四肢末端根部的井穴涌泉穴具有较强的治疗胸腹部脏腑疾病和清热、开郁退黄、导热下行的功用，这一治疗体现了疏通经络、调和阴阳、扶正祛邪的治病原理，以及循经选穴、上下配穴的选穴规律。牟东晓等认为，古代风市穴主治表述中未见与"风"直接相关的内容，"风市治风"也尚未成为普遍共知的表述，其在近代穴性理论和现代针灸辨证论治体系影响下才逐渐成为约定俗成的认识被普遍接受，风市穴所治之风也出现泛化倾向。风市穴实际上主要治疗的是该穴局部及邻近的各种不适症状。王艺文等认为，针刺后溪穴及其配穴可用于治疗头面、颈项、上肢、胸胁、腰背部疾病、肝胆脾胃病等，其主治范围涉及临床内外诸科。张春光等总结会阴穴具有补阴、养血、疏肝、降逆、调冲任的功效。

关于腧穴效应机制研究，张永太等发现，脐部给药提高了药物在局部皮肤组织中的吸收分布。皮肤微透析技术适合中药复方经皮给药评价。李旭豪等基于"药群"理论，提出"四剂"组方思路。张军花等认为，艾灸“命门”“关元”改善健康大鼠免疫功能，其机制与调节肠道菌群相对丰度有关。苗芙蕊等发现，艾灸“足三里”延缓衰老的作用机制可能与激活血管内皮 SIRT1，抑制 p53 的表达，从而影响 SIRT1/p53 信号通路，降低细胞中活性氧的含量和增强对氧化损伤的保护作用有关。刘俊等通过红外热成像技术，观察到针刺气虚者太溪穴能降低局部温度，有望调节气虚体质。宋瑶等认为，内脏脂肪面积(VFA)是穴位埋线后减重效果的关键预测指标，VFA 大于 91.35 cm^2 时，穴位埋线减重效果更好。刘兵等提出，不同类别病症的腧穴配伍呈现一定的身形分布规律；特殊腧穴配伍，其彼此之间也显示出身形部位的一致或对应关系。韩雨淇基于古代文献从胃脘下俞和八椎下的位置、功效入手，结合古人对于经穴的认识和归经的依据，溯源背部两条经脉的循行、腧穴及经脉所属病症的演变，探讨胃脘下俞和八椎下的归经。齐诗仪等提出，基于经穴电学特征的电敏研究应表征体表刺激的远端响应抑或疾病状态的体表反应，并提出采用阵列式电极联合非线性动力学的方法研究腧穴电敏体表分布规律。张幻真等展开对推拿五脏背俞穴干预疼痛的痛感觉、痛情绪和痛认知三个不同维度的阐述。张全怡等发现，临床中结合患者体质、耐受度等因素应用不同学说拓展腧穴配伍；选用具备多重功能的腧穴等均有助于精简针灸处方。何在杰等发现，家兔前肢少阴经五输穴与臂动脉及分支、臂静脉及属支、头静脉及属支、前臂内侧皮神经、正中神经和尺神经有密切关系。杨元祯等在肯定井穴刺络醒神护脑的疗效的同时，提出穴区局部可能机制，并通过穴区特异性解剖结构分析井穴穴位启动相关机制，推测井穴穴区丰富的神经-血管-肥大细胞-血管球体耦合互作可能是井穴针效向脑传递实现醒神护脑效应启动的解剖学基础，为井穴刺络治疗脑病的临床和基础研究提供科学依据和思路。

关于阿是穴，管洪艺等认为，阿是穴的局部按压反应除了压痛之外，还包含了疼痛减轻、舒适感、热感等表现。阿是穴的局部特征还包括局部伴随特异性的改变，如凹陷、隆起、丘疹等特异性表现。樊迪等提出通过感觉定量测试测定阿是穴温度阈值及压痛阈值，辨别阿是穴“寒、热、虚、实”病理特性，从阿是穴疗法选择的精准化、阿是穴镇痛疗效评估的客观化及阿是穴镇痛机制研究的差异化 3 个方面，探讨阿是穴客观化诊疗方案的可行性。

关于取穴规律，李茜等基于《中华医典》条文分析，发现古代医家针灸治疗水肿使用频数前 5 的腧穴分别为水分、足三里、三阴交、陷谷、合谷。核心处方为“三阴交-足三里-合谷-行间-内庭-曲池”。围绕“培土制水”“通阳利水”“气行水行”“血行水行”4 个基本思路，重视合穴等特定穴的灵活配合，以核心腧穴为中心，搭配病变局部腧穴进行系统治疗。张珍珍等发现，《中华医典》中阴陵泉穴主治范围涉及内科、妇科、儿科、外科及咽喉科，单穴主治常见病证 36 种，配伍主治病证 36 种。在治疗方法方面，针刺深度以五分为宜，灸法以三壮为佳。许磊等运用数据挖掘技术分析针灸治疗失语症的选穴规律。凌发样等运用数据挖掘技术分析整理少泽穴主治病症，单穴应用，配伍应用及与他穴配伍规律。王子辰等探析解溪穴现代主治优势病症和配伍规律。张涛等探析内庭穴的现代主治优势病症和腧穴配伍规律。陈晓静等总结归纳天突穴在古代临床中的应用规律。钟美玲等探析阳陵泉穴现代主治优势病症和配伍规律。李格等分析阴陵泉穴的优势病症与配伍处方，总结其主治特点与配伍规律。于洋等探析鱼际穴的单穴优势病症、多穴配伍规律及刺灸法。宁文华等指出，醒脑开窍针刺法为现代针灸促醒的典型代表组穴，取穴以人中、内关、三阴交为主，强调醒脑开窍，同时兼顾养髓益神、滋补肝肾、调理气血、疏通经络；多选取督脉、手厥阴心包经腧穴，着重四肢部、头面及颈项部腧穴的应用，体现出局部取穴及辨证取穴相结合的特点及形神兼治的重要思想，注重特定穴的应用，以交会穴及井穴的应用为多。

3. 刺法灸法

刺法临床应用方面，申霖来等运用疾刺祛邪的针刺手法，结合百笑灸装置改良温针灸，在临床实践燔针劫刺操作，治疗经筋病等寒性病症。沈琳博等从针灸临床随机对照试验实施的局限性、单组目标值法的原理及其在针灸临床试验中的设计要点、关键统计学步骤及实例举证入手，分析单组目标值法在针灸临床研究中应用的可行性。林煜芬等运用肌骨超声技术探索针刺足阳明胃经部分腧穴得气过程中的解剖特征及得气感评价，研究针刺得气的机理及规律。

刺法理论研究方面，黄龙祥梳理筋病刺法的源流，发掘其兴衰背后的根源。庞立健等提出，五轮八廓学说是彭氏眼针疗法形成的理论基础，观眼识病(证)是辨病(证)关键，八区十三穴是理论体系核心，眼针带针康复疗法是现代创新模式。史维霞等通过整理文献，以时间为轴梳理平补平泻的源流及其概念、术式的演变，剖析古今之异同。陈碧玮等探讨了针刺作用量-效关系的基本概念、基本内容及其与针灸精准治疗方案的关系。

灸法临床应用方面，王小霞等认为，艾灸治疗量的增加对治疗艾灸优势病种疗效显著，以灸量大为艾灸特色开展临床诊疗工作将是艾灸发展的新趋势。莫等闲等认为，艾灸补泻源于《内经》，是"少火生气、壮火散气"理论在灸法领域的应用，体现了中医补虚泻实的原则；补法与泻法均有其适宜病种。盛亚文等改良传统隔姜灸疗法。高兵等发现，灸法演变的总体趋势是在增强疗效的同时，减少壮数以及"疮伤"。余婷等提出，热敏灸可有效降低术后并发症的发生率和促进术后康复，特别是在缓解疼痛及胃肠道不适、促进伤口愈合、预防尿潴留、促进手术之关节活动功能恢复、提高妇科术后的自然妊娠率等方面优势明显，从而为热敏灸在加速康复外科中的应用提供依据。刁亚炜等基于"一种医用接触式皮肤温度测量仪"监测分析中药火灸疗法的温度变化规律，进而评价中药火灸疗法的安全性，为中药火灸疗法的安全运用提供借鉴。

其他疗法临床总结方面，袁宇红等制定了平衡火罐操作流程、配穴原则。官宏等研究中华人民共和国成立以来部分齐鲁针灸医家的特色针法和学术思想。任晓艳等总结了任氏针灸埋线创新与发展。在埋线理论方面，埋线存在先泻后补的治疗效果，埋线部位的选择不局限于传统腧穴，可以根据不同针法的取穴原则，选择"区域穴"，进而扩大埋线取穴范畴。在埋线器具方面，发明了针、线一体型埋线针，实现了一针一穴，提高了埋线效率及安全性，并根据不同治法发明了药物羊肠线和纳米银丝线，初步实现埋线的辨证论治。

4. 临床治疗

2023 年发表针灸临床治疗文献近 4 000 篇，与 2022 年文献相比，针灸治疗消化、泌尿系统、妇科疾病相关研究文献数量大幅增加。骨伤、神经系统疾病相关文献数量大幅减少。

表　2022 年、2023 年文章发表数量统计与所占当年百分比

疾　病	文献(篇)		占比(%)		较 2022 年，2023 年增减(篇)
	2022	2023	2022	2023	
骨伤科疾病	830	555	21.75	13.02	↓−275
神经中枢系统疾病	685	458	17.95	10.75	↓−227
消化系统疾病	316	502	8.28	11.78	↑+186
外科疾病	194	235	5.08	5.51	↑+41
妇科疾病	314	194	8.22	4.55	↑+120
五官科疾病	188	214	4.92	5.02	↑+26
泌尿生殖系统疾病	52	182	1.36	4.27	↑+130

续表

疾病	文献(篇)		占比(%)		较2022年，2023年增减(篇)
	2022	2023	2022	2023	
循环系统疾病	107	122	2.80	2.86	↑+15
内分泌系统疾病	163	120	4.27	2.82	↓−43
针灸儿科	130	130	3.40	3.40	
呼吸系统疾病	125	167	3.27	3.92	↑+42
肿瘤	124	125	3.24	2.93	↑+1
急症	25	114	0.65	2.67	↓−74
临床经验	22	22	0.57	0.49	
传染病	10	8	0.26	0.19	↓−2
戒除酒毒	8	2	0.02	0.05	↓−6

针灸治疗疾病谱分布及比例与往年相比有所不同。骨伤科疾病文献仍占比最大为13.0%(555篇)，涉及病种有骨折、腰椎间盘突出、颈椎病、关节炎、肩周炎等。消化系统疾病所占比例为第二，占11.8%(502篇)，主要涉及病种有便秘、肠易激综合征、腹泻、溃疡性结肠炎、胃炎、消化不良等。其次神经系统疾病，占比10.8%(458篇)，较去年减少227篇，其他涵盖的病种主要还包括偏瘫、脊髓损伤、颅脑损伤、脑梗、脑缺血和头痛等。外科疾病相关文献占比5.6%(235篇)，主要涉及病种有术后、损伤、荨麻疹、带状疱疹、痤疮、银屑病等。妇科疾病占4.6%(194篇)，主要涉及病种有月经病、带下病、妊娠病、产后病、杂病等。五官科疾病相关报道数量(214篇)较2022年增加，主要涉及病种有干眼、咽喉病、耳鸣、耳聋等。泌尿生殖系统疾病占比4.3%(182篇)，较去年也有所下降，涉及病种有尿失禁、肾绞痛等。精神神志疾病占1.9%(98篇)，涉及失眠、抑郁等疾病。循环系统占2.9%(122篇)，较去年增加了15篇。内分泌系统疾病占比2.8%(120篇)，其中糖尿病相关文献量最多有90余篇，其次肥胖有40余篇，痛风20余篇。呼吸系统疾病占3.9%(167篇)，主要涉及慢性阻塞性肺炎、哮喘等。针灸治疗新冠及其后遗症临床疗效评价文献有所增加。针灸儿科占3.4%(174篇)，涉及病种有脑瘫、哮喘等。肿瘤相关文献占比2.9%(125篇)，以胃癌、肺癌居多。针灸治疗急症较去年有所减少，占比0.7%(25篇)。针灸临床经验22篇，和去年接近。针刺治疗传染病和针刺戒酒戒毒分别为8篇和2篇。

5. 机制研究

李孟媛等发现，针刺主要通过激活糖尿病认知功能障碍患者额叶、颞叶、脑岛、边缘系统、前额叶皮质等几个脑区的功能活动及调节脑区间的功能连接，从而对DCI患者的认知功能产生影响。祝叶等认为，电针能够有效促进肥胖大鼠WAT褐色化，其内在机制可能与激活NTS中的GLP-1神经元，进而促进VMH中AMPK磷酸化，上调皮下脂肪中UCP1的表达有关。

6. 针刺镇痛

罗迪等基于疼痛的3个维度(痛感觉、痛情绪和痛认知)探讨针刺治神对疼痛的调节作用。沈海月等发现RPV1作为一种新型离子通道，在疼痛调节方面具有重要作用。

7. 针灸文献、历史研究

有关经络理论文献研究方面，吴昊晟等提出，《黄帝内经》“七次脉”穴是“根溜注入”中的“上入穴”,与“离入出合”的“出合”部位相应,并包含气海、髓海的输注穴。提出“气阻于颈关,可取之七次脉”的新观点。

有关刺灸法文献方面,李启福等分析孙思邈代表作《千金方》中艾灸治疗妇科病的应用规律。汪恒等分析《针灸大成》刺血法特色。

有关针灸治疗文献方面,董浩等分析总结《针灸大成》治疗神志病的特点及方法。廉洁等探讨《针灸甲乙经》中有关便秘治疗的学术内容对后世医家的影响,理清其学术源流。曹小丽等分析《针灸甲乙经》治疗咽喉部病症的选穴规律。徐璐等总结澄江针灸学派传人陈应龙灸法学术经验特点:针灸并举,阳复补泻随;精取要穴,独灸起沉疴;胃肠三募,温中土自旺;中消施灸,针泻灸调气;明灸古法,病瘥溯灸源。汪雯等分析《备急灸法》灸法应用的病种分类、选穴用穴、灸疗方式、潜在机制。赵祎然等分析古代针灸治疗瘰疬的选穴规律。张诗敏等重点介绍《四部医典·秘诀续》火灸法之烙灸、霍尔灸,放血中分离汤、油治法的应用以及交替疗法。并以水鼓痼疾、头部创伤所用外治法为例,说明《四部医典》中藏医针灸疗法思路。张涛等结合汉字研究、考古成果、文献记载,分析“医”“药”“针”三字以及其异体字的甲骨文、金文等早期形态,探讨其中所承载、蕴含的中医文化。

8. 器械研究

关于针灸机器人研究方面,杨雯尹等分析穿刺机器人技术中对针刺机器人的研发有价值的部分,并指出其技术迁移的主要方向:整合力学反馈和医学影像技术,多模态感知实现安全针刺;重点集成胸部穿刺机器人的既有方案,实现伴随呼吸吐纳的针刺操作;针对针刺机器人围绕非麻醉状态下患者展开治疗的实际场景,重点开发自动起针的相关技术。王绥卓等介绍热敏灸技术的创立、热敏灸机器人的研制、热敏灸机器人的优势及应用前景。谢丁一等探讨热敏灸机器人雀啄灸得气效应的优势。

关于针灸装置研制,李娜等研究设计了一种多功能灸疗机。该机可实现热敏灸腧穴探查、施灸手法的自动化控制;可自动调节艾灸装置与施灸部位的距离以控制温度。何梦如等研发了一种新型数字化电动火针。其呈枪式结构,由枪体、设于枪体上的电源接口、显示单元以及设于枪体内的驱动单元、加热单元、冷却单元、定位单元和进针单元构成。可调控火针进针温度、深度及速度等参数。朱墨豪等设计了一种适用于身体任意部位的温针灸防烫保护装置。张雪涛等设计一款可自动除灰的热敏灸治疗装置——自动除灰热敏灸装置,可保持有效温度相对恒定,能自动点火和自动除灰。

9. 针灸教学、其他

关于针灸教学理论方面,崔帅等提出,“新医科”视角下实验针灸学实验课程的教学设计、学习方式及人才培养,思考以学生培养为中心,以学科交叉为目标,以创新实践为导向,以探索性实验设计为全过程的实验课程教学方案,并将创新思维应用到实验教学中,着力培养针灸复合型人才,为全面推行中医药现代化建设作出贡献。曹江鹏等提出以“解构与重构针灸理论为主体,针灸研究现代化和优化针灸医疗服务模式为侧翼,提升针灸学科期刊的质量和影响力为尾翼”的“一体三翼”发展模式。章思佳等探讨眼电信号采集与分析技术在针灸临床治神中的应用。张树剑等提出传统的针灸学理论知识、临床知识、技术知识在现代性转化过程中分别演化为针灸现代知识结构中针灸人文、针灸临床、针灸工程等知识板块,附以实验室生成的针灸科学知识板块,形成了现代针灸学科知识体系。针灸学科可以分化为人文针灸学、临床针灸学、工程针灸学、科学针灸学四个分支学科。

关于针灸教学方面,李少雄等发明设计一套腧穴配穴规律可视分析教学软件。周爽等探讨微案例教学法在刺法灸法学课程混合式教学中的应用效果。张义等采用 CIPP 评价模式对虚拟现实技术结合 BOPPPS 教学模式用于针刀实训课程的效果进行分析。

关于针灸临床患者方面，詹影等探究晕针起效的要素和临床特征。夏万颖等从患者角度探索针刺期望的理论内涵，明确患者针刺期望的构成要素，并建立患者针刺期望构成要素间的关系模型。

关于针灸转化医学方面，景向红等提出适于针灸学科的转化医学研究的方法学模式——针灸转化医学研究谱。陈子雯等主要从基础研究内容、循证医学与临床试验、科研项目结题评价标准及转化模式等方面对针灸的转化现状进行初步探讨，思考针灸转化过程中存在的问题，并进一步针对问题提出相应的对策。潘卫星呼吁开展针灸转化医学研究。

（撰稿：陈婷婷　王宇　杨永清　审阅：黄龙祥）

【针灸治疗哮喘】

1. 临床研究

陶继恩等将支气管哮喘冷哮证患者随机分为两组各 38 例。对照组采用布地奈德、福莫特罗粉吸入剂吸入等基础治疗，观察组在此基础上加用拔罐发泡疗法联合雷火灸进行治疗，穴取大椎穴、膻中穴及双侧肺俞穴、膏肓穴、中府穴。拔罐发泡疗法 1 次/d，雷火灸 2 次/d，两组均以 7 d 为 1 个疗程。共治疗 2 个疗程后，两组患者血清基质金属蛋白酶 9、基质金属蛋白酶组织抑制剂-1、转化生长因子-β1（TGF-β1）、IL-1β、IL-25 含量，呼气高峰流量及中医症状评分、哮喘生存质量问卷评分均较治疗前降低（$P<0.05$），观察组均低于对照组（$P<0.05$）。治疗后，两组患者第 1 秒用力呼气容积（FEV1）、呼气峰值流速（PEF）较治疗前升高（$P<0.05$），观察组均高于对照组（$P<0.05$）。

刘悦等将缓解期患者随机分为两组各 30 例，均采用布地奈德吸入治疗。治疗组结合二十四节气穴位贴敷治疗，药方组成：白芥子、延胡索、细辛、半夏、甘遂、肉桂等，在 24 节气当日进行贴敷。选定喘、肾俞、肺俞、脾俞、天突、膻中、气海等穴；对照组结合二十四节气空白贴敷治疗。治疗后，观察组有效率为 96.7%（29/30），对照组有效率为 80.0%（24/30），组间比较 $P<0.05$；观察组的咳嗽、喘息以及喘鸣音评分均显著优于对照组（$P<0.05$）。随访期间，观察组的哮喘发作次数及上呼吸道感染次数少于对照组（$P<0.05$）。

蒋可等将慢性持续期患者随机分为两组各 31 例。对照组给予沙美特罗替卡松粉吸入剂联合温阳利气配穴针刺，选取双侧足三里、肺俞、太溪、定喘、支沟、间使等穴，行提插捻转平补平泻手法，每隔 10 min 行针 1 次，共行针 3 次，留针 30 min。1 次/d，5 次/周，3 周为 1 个疗程，治疗 3 个疗程。治疗组在对照组基础上联合麦粒灸，选双侧肾俞、脾俞、肺俞及大椎穴，2 次/周，间隔 3 d。两组均以 3 周为 1 个疗程。治疗 3 个疗程后，治疗组总有效率为 93.5%（29/31），对照组为 74.2%（23/31），组间比较 $P<0.05$。两组治疗后中医证候积分、哮喘控制测试（ACT）评分均较治疗前明显降低，IgM、IgG、FVC 和 FEV1 水平均较治疗前升高，且治疗组治疗后改善情况均优于对照组（$P<0.01$ 或 $P<0.05$）。

冯嘉欣等将咳嗽变异性哮喘患者随机分为两组各 35 例。对照组给予布地奈德福莫特罗吸入粉雾剂治疗，治疗组给予培元养心温针灸治疗，针刺肺俞、心俞、膏肓俞、脾俞、肾俞、肝俞，行平补平泻手法，关元、足三里穴行温针灸，烧一壮，2 次/周，每次间隔 2～3 d。疗程为 8 周并随访 3 个月。治疗 8 周后，治疗组的临床控制率和总有效率分别为 22.7%（8/35）、97.1%（34/35），对照组分别为 2.9%（1/35）、88.6%（31/35），两组临床控制率比较 $P<0.05$，总有效率比较 $P>0.05$；治疗后和随访时，两组患者的改良简易咳嗽评价量表（CET）评分及治疗组的焦虑自评量表（SAS）评分均较治疗前明显降低（$P<0.01$），且治疗组在治疗后和随访时对改良 CET 评分及 SAS 评分的降低作用均明显优于对照组（$P<0.01$）；治疗后 3 个月随访时，治疗组的复发率为 5.9%（2/34），对照组为 29.0%（9/31），组间比较 $P<0.05$；治疗过程中，无不良反应发生率组间比较 $P>0.05$。

王亚丽等将患者随机分为两组各 30 例。均予布地奈德粉吸入剂，治疗组在此基础上加用穴位埋线治疗，第1周选天突、膻中、肺俞（双侧）、定喘（双侧）穴；第2周选风门（双侧）、膏肓（双侧）、膈俞（双侧）；第3周选脾俞（双侧）、肾俞（双侧）、足三里（双侧）。1次/周，连续3次，两组均治疗3个月。结果：治疗1个月，两组肺功能（FEV1、FVC）、ACT评分均较治疗前提高（$P<0.05$），组间比较$P<0.05$；治疗组总有效率93.3%（28/30）优于对照组的73.3%（22/30），组间比较$P<0.05$。治疗3个月，两组肺功能（FEV1、FVC）、ACT评分均较治疗前提高（$P<0.05$），治疗组优于对照组（$P<0.05$）；治疗组总有效率为96.7%（29/30），对照组为76.7%（23/30），组间比较$P<0.05$。

符琼方等将风痰闭阻型患者随机分为两组各54例。对照组给予穴位埋针法，选穴肺俞、厥阴俞、定喘、中府、膻中，并定时按压刺激，30 s/穴，2次/d，治疗组在对照组基础上给予俞募配穴针法，两组患者数据观察：对比治疗后临床疗效、ACT量表评分、FEV1、PEF、用力肺活量（FVC）、临床症状评分及IgE、IFN-γ、SP-A水平、临床治疗安全性及患者满意度。结果显示：经过治疗后治疗组临床疗效显著较高（$P<0.05$）；两组治疗前ACT评分比较$P>0.05$；治疗后两组ACT评分明显升高（$P<0.05$）；且治疗组升高较明显（$P<0.05$）；治疗后两组FEV1、PEF、FVC值明显升高（$P<0.05$）；且治疗组升高较明显（$P<0.05$）；两组治疗前临床症状评分比较$P>0.05$；两组治疗后咳嗽、呼吸困难、喘息等症状评分显著降低（$P<0.05$）；且治疗组降低较明显（$P<0.05$）；两组治疗前血清IgE、IFN-γ、SP-A水平无差异（$P>0.05$）；两组治疗后血清IgE显著降低，血清IFN-γ、SP-A水平显著升高（$P<0.05$）；且治疗组改善较明显（$P<0.05$）；治疗组未见治疗不良反应，对照组患者出现1例不良反应，症状为恶心（$P>0.05$）；治疗组治疗满意率高达98.1%（53/54），显著高于对照组的83.3%（45/54）（$P<0.05$）。

邱丽燕等急性重度发作患者随机分为两组各40例。对照组在维持常规中西药方案基础上给予注射用甲泼尼龙琥珀酸钠静脉注射，试验组在常规中西药方案基础上给予注射用甲泼尼龙琥珀酸钠穴位注射治疗（注射穴位：第1次双侧肾俞，第2次双侧曲池，第3次双定喘），40 mg/次，隔日1次，共治疗3次。治疗后，试验组总有效率95.0%（38/40），高于对照组的80.0%（32/40），组间比较$P<0.05$。治疗后，PEF、FEV1和第1秒用力呼气容积占用力肺活量百分比（FEV1/FVC）均升高（$P<0.05$），且试验组高于对照组（$P<0.05$）。治疗后，两组SGRQ评分下降（$P<0.05$），ACT评分升高（$P<0.05$），且试验组SGRQ评分低于对照组（$P<0.05$），ACT评分高于对照组（$P<0.05$）。试验组哮喘持续时间和住院时间均短于对照组（$P<0.05$）。两组不良反应发生率比较$P>0.05$。

2. 实验研究

来奕恬等将SD大鼠随机分为4组各12只。采用卵清白蛋白（OVA）致敏和雾化激发法制备哮喘大鼠模型。从肺论治组艾灸大鼠双侧“肺俞”穴30 min；肺肠同治组艾灸大鼠双侧“肺俞”“天枢”穴各30 min。模型组、从肺论治组、肺肠同治组大鼠上述干预结束1 h后，分别予以1%OVA溶液雾化20 min，均每日1次，连续14 d。结果：与正常组相比，模型组大鼠肺组织结构重度异常，肺泡壁增厚，支气管周围可见大量炎性细胞浸润；外周血中性粒细胞、淋巴细胞、嗜酸性粒细胞百分比，肺泡灌洗液（BALF）中嗜酸性粒细胞、中性粒细胞百分比，肺组织中IL-4、IL-5、IL-13、IL-17、IL-33、前列腺素D2（PGD2）、胸腺基质淋巴细胞生成素（TSLP）、白三烯（LT）的mRNA表达均显著升高（$P<0.01$，$P<0.05$）；粪便中乙酸、丙酸、异丁酸、丁酸、戊酸的含量均显著降低（$P<0.05$，$P<0.01$）。与模型组相比，从肺论治组和肺肠同治组大鼠肺组织病理形态学损伤均显著改善；外周血中性粒细胞和淋巴细胞百分比，BALF中嗜酸性粒细胞百分比，肺组织中IL-4、IL-17、IL-33、PGD2、TSLP、LT的mRNA表达均显著降低（$P<0.01$，$P<0.05$）；粪便中乙酸、丙酸、

戊酸的含量均显著升高($P<0.05$, $P<0.01$)。除此之外,与模型组相比,肺肠同治组大鼠 BALF 中中性粒细胞百分比,肺组织中 IL-5、IL-13 的 mRNA 表达也均显著降低($P<0.05$, $P<0.01$),粪便中异丁酸、丁酸含量也均显著升高($P<0.05$, $P<0.01$)。与从肺论治组相比,肺肠同治组大鼠肺组织中 IL-5、LT 的 mRNA 表达均显著降低($P<0.01$, $P<0.05$),粪便中丙酸含量显著升高($P<0.05$)。

胡晓京等将 SD 大鼠随机分为 4 组各 10 只。采用 OVA 法制备模型,针刺组、艾灸组均取“肺俞”“大椎”“风门”“足三里”,治疗后激发哮喘;空白组和模型组仅行抓握刺激。末次治疗后,与空白组比较,模型组大鼠肺组织中 SP 蛋白表达显著增加,肠组织中 SP 蛋白表达显著减少($P<0.01$);与模型组比较,针刺组、艾灸组大鼠肺组织中 VIP 蛋白表达显著减少,肠组织中 VIP 蛋白表达显著增加($P<0.01$)。

李雨鹏等将 SPF 大鼠随机法分为空白组、模型组、西药对照组和中医治疗组,每组 10 只大鼠。采用 OVA 联合 $Al(OH)_3$ 制备模型。造模成功后空白组、模型组给予生理盐水灌胃,西药阳性组给予地塞米松灌胃,中医治疗组用扶正固本汤(党参、茯苓、山茱萸、佛手、炙甘草、白芥子等)灌胃。2 次/d,共 14 d。除空白组以外,模型组、西药阳性组及中医治疗组灌胃 30 min 后给予 1%OVA 溶液雾化攻击,隔日 1 次,共 7 次。另外,空白组、模型组及西药阳性组用生理盐水浸纱布敷贴于双侧“大椎”、双侧“肺腧”、双侧“膏肓”“檀中”穴;中医治疗组予伏九贴药膏(延胡索、细辛、白芥子、姜汁等)贴于相应穴位处(与其他组同),1 次/d, 1.5 h/次,持续 14 d。结果:中医治疗组支气管周围的炎症细胞浸润较模型组减轻最明显。大鼠外周血中 Th2%及 Th2/Tregs 的比值中医治疗组下降最明显,大鼠外周血中 Tregs%中医治疗组最接近于空白组(均 $P<0.05$)。大鼠肺组织中 Foxp3 蛋白表达中医治疗组最高;大鼠肺组织中 GATA-3 蛋白表达中医治疗组最接近于空白组(均 $P<0.05$)。相关性分析:Foxp3 与 GATA-3 呈负相关。

张倩将 SD 大鼠随机分为空白组 10 只、造模组 30 只。造模组大鼠采用 OVA 致敏法复制哮喘模型,造模成功后将大鼠随机分为模型组、针刺肺“俞穴”“定喘”(AAF)组、针刺“孔最”“鱼际”(AAK)组各 10 只。实验第 15 d 起,AAF 组、AAK 组每日于激发后 5 min 分别针刺双侧“肺俞”“定喘”穴及双侧“孔最”“鱼际”穴,30 min/次,1 次/d,连续 3 周。结果:与空白组比较,模型组大鼠气道阻力(RL)升高、肺顺应性(Cdyn)降低($P<0.01$);与模型组比较,AAF 组和 AAK 组 RL 降低、Cdyn 升高($P<0.01$, $P<0.05$)。与空白组比较,模型组大鼠肺组织出现支气管管腔狭窄、炎性细胞浸润、胶原纤维增生、平滑肌增厚;与模型组比较,AAF 组和 AAK 组支气管管腔狭窄、炎性细胞浸润、胶原纤维增生及平滑肌增厚减轻;与 AAK 组比较,AAF 组以上肺组织形态改变均减轻。与空白组比较,模型组肺组织 TGF-β1、Smad3 mRNA 和蛋白表达升高($P<0.01$);与模型组比较,AAF 组和 AAK 组肺组织 TGF-β1、Smad3 mRNA 和蛋白表达降低($P<0.05$, $P<0.01$);与 AAK 组比较,AAF 组大鼠 TGF-β1、Smad3mRNA 表达降低($P<0.05$)。

鲁宗民等将 BALB/c 小鼠分为 5 组各 15 只,采用屋尘螨滴鼻方法制备小鼠哮喘模型,穴位贴敷组小鼠选取双侧“肺俞”“心俞”“膈俞”穴进行穴位贴敷,假贴敷组小鼠以凡士林代替中药贴敷相同穴位,地塞米松组小鼠给予地塞米松灌胃。14 d 后,与空白组比较,模型组、假贴敷组小鼠气道阻力明显升高,胶原纤维异常增生、肺组织炎性浸润明显,肺组织 TRPV1 表达明显增加($P<0.05$),皮肤组织 TRPV1表达与空白组比较差异无统计学意义。与模型组比较,穴位贴敷组和地塞米松组小鼠气道阻力降低,胶原纤维异常增生及炎性浸润情况明显改善,肺组织 TRPV1 表达显著降低($P<0.05$);穴位贴敷组小鼠皮肤组织 TRPV1 表达明显升高($P<0.05$);地塞米松组小鼠皮肤组织 TRPV1 表达与模型组比较差异无统计学意义。

唐徐韵将 Wistar 雄性大鼠随机分为 4 组各 10 只，采用 OVA 和 $Al(OH)_3$ 混悬液制备模型，西药组连续 2 周给予地塞米松腹腔注射，穴位埋线组于“肺俞”“肾俞”“脾俞”“定喘”“膻中”穴处行埋线治疗。结果：模型组大鼠支气管形态结构异常，大鼠肺组织 EOS 处于活化状态，西药组和穴位埋线组支气管变形程度减轻，大鼠肺组织 EOS 出现细胞自噬样结构的变化。与正常组比较，模型组大鼠引喘潜伏期明显缩短（$P<0.01$），大鼠 BALF 中 EOS 的相对含量、肺组织中 p-p38 MAPK 和 IL-4 蛋白的表达量明显升高（$P<0.01$），而 IFN-γ 蛋白的表达量明显降低（$P<0.01$）；与模型组比较，西药组和穴位埋线组大鼠的引喘潜伏期明显延长（$P<0.01$），大鼠 BALF 中 EOS 的相对含量、肺组织中 p-p38 MAPK 和 IL-4 蛋白的表达量明显降低（$P<0.01$），而 IFN-γ 蛋白的表达量明显升高（$P<0.01$）。

赵海东等将雌性 BALB/c 小鼠随机选取 12 只设为正常对照组，58 只作为造模组。造模组小鼠采用 OVA 构建哮喘模型。将造模成功的 48 只小鼠随机分为模型对照组、凡士林穴位贴敷组、引痰方（明矾、皂荚、牵牛子）穴位贴敷组和布地奈德雾化组各 12 只，选穴双侧“涌泉”。连续治疗 2 周后，与正常对照组比较，模型对照组和凡士林穴位贴敷组小鼠 BALF 中炎症细胞总数和嗜酸性粒细胞数量显著增加（$P<0.01$），肺组织匀浆液中 IL-17、IL-11、IL-13、TNF-α 含量显著升高（$P<0.05$），肺组织可见明显炎症损伤；与模型对照组和凡士林穴位贴敷组比较，引痰方穴位贴敷组和布地奈德雾化组小鼠 BALF 中炎症细胞总数和嗜酸性粒细胞数量显著下降（$P<0.01$），肺组织匀浆液中 IL-17、IL-11、IL-13、TNF-α 含量显著降低（$P<0.05$ 或 $P<0.01$），肺组织病理改变明显减轻。引痰方穴位贴敷组上述各指标与布地奈德雾化组比较 $P>0.05$。

时宜蓉等将雄性 SD 大鼠随机分为正常组、模型组、药物组及针刺组各 10 只。除正常组外，其余 3 组均采用 OVA 建立哮喘模型。药物组予沙丁胺醇雾化，针刺组针刺双侧“孔最”“鱼际”，1 次/d，共 14 d。结果：与正常组比较，模型组引喘潜伏期缩短（$P<0.01$），RL 升高、Cdyn 降低（$P<0.01$，$P<0.05$）；血清及 BALF 中 ET-1 及 TNF-α 含量升高（$P<0.01$）；支气管周围可见胶原纤维及胶原沉积，气道平滑肌增厚；细胞损伤较重，线粒体肿胀；ET-1 mRNA 及蛋白表达升高、MT-2 mRNA 及蛋白表达降低（$P<0.01$）。与模型组比较，针刺组引喘潜伏期延长（$P<0.05$），RL 降低、Cdyn 升高（$P<0.01$，$P<0.05$）。与模型组比较，针刺组、药物组血清及 BALF 中 ET-1、TNF-α 含量降低（$P<0.01$，$P<0.05$）；支气管周围胶原纤维及胶原沉积减少，气道平滑肌增厚程度减轻，细胞损伤较轻；ET-1 mRNA 及蛋白表达降低、MT-2 mRNA 及蛋白表达升高（$P<0.01$）。与药物组比较，针刺组 MT-2 mRNA 表达升高（$P<0.05$）。

周竞颖等将 SD 大鼠随机分为 4 组各 12 只。采用 OVA 制备哮喘大鼠模型。造模成功后，针刺组和艾灸组大鼠分别给予双侧肺俞穴针刺与艾灸干预 30 min，1 次/d，连续 14 d。结果：与正常组比较，模型组 PEF、Cdyn、呼出 25%肺活量时最大呼气流量（FEF25%）、FEV/FVC、最大呼气中期流量（MMEF）下降，RL、胶原纤维沉积、肺组织中 LT、IL-17、IL-4、IL-13、TSLP、IL-33、PGD2、IL-5 表达增加（$P<0.05$，$P<0.01$）。与模型组比较，针刺组大鼠 FEF 25%、FEV/FVC 增加，胶原纤维沉积及肺组织 LT、IL-17、IL-4、IL-13、TSLP、IL-33、PGD2、IL-5 表达降低（$P<0.05$，$P<0.01$）；艾灸组大鼠 Cdyn、FEF 25%、MMEF 增加，胶原纤维沉积及肺组织 IL-17、IL-4、IL-13、TSLP、IL-33、IL-5 表达降低（$P<0.05$，$P<0.01$）。与艾灸组比较，针刺组大鼠肺组织中 LT、IL-13、PGD2、IL-5 表达降低（$P<0.05$，$P<0.01$）。

喻华梅等将 Wistar 大鼠随机分为 4 组 10 只。采用 OVA 和 $Al(OH)_3$ 混悬液制备模型。穴位埋线组予“肺俞”“定喘”和“膻中”穴埋线治疗 1 次。地塞米松组予地塞米松磷酸钠腹腔注射治疗，1 次/d，治疗 2 周。空白组和模型组不处理。结果：模型组大鼠支气管变形明显，AEC内出现大量自噬泡结构，线粒体减少；地塞米松组和穴位埋线组大鼠支气管变形缓解，AEC内空泡结构减少，线粒体数量增加。与空白组比较，模型组大鼠每分钟打喷嚏次数、支气管壁厚度、支气管平滑肌厚度明显增加（$P<0.01$），肺组织中p-p38 MAPK和IL-4表达水平明显升高（$P<0.01$），IFN-γ的表达水平明显降低（$P<0.01$）。与模型组比较，地塞米松组和穴位埋线组大鼠治疗后打喷嚏次数、支气管壁厚度、支气管平滑肌厚度明显减少（$P<0.01$），肺组织中p-p38 MAPK和IL-4的表达水平明显降低（$P<0.01$），IFN-γ的表达水平明显升高（$P<0.01$）。

Yu YY等将大鼠随机分为空白对照组、模型对照组和针刺组各10只，使用OVA建立哮喘模型。刺激穴位"大椎"、双侧"风门"、双侧"肺俞"穴，从哮喘大鼠中分离出的ASMC在含有从针灸治疗的哮喘大鼠中获得的血清的培养基中培养。结果：ASMCs成功分离培养。20%针刺治疗哮喘大鼠血清对哮喘ASMCs增殖能力影响最小。针刺治疗哮喘大鼠血清可降低哮喘大鼠ASMCs中p-p38 MAPK的表达。

Gong RS等开展电针治疗哮喘机制研究。实验1中，将小鼠随机分为四组：对照组(Control)、电针治疗对照组(EA)、哮喘组(OVA)、电针治疗哮喘组(OVA+EA)。使用Western blot和组织学染色评估TLR4/MyD88/NF-κB信号通路中γ-氨基丁酸(GABA)的水平和γ-氨基丁酸A型受体(GABAAR)的表达。实验2中，将小鼠随机分为四组：Control组、OVA组、OVA+EA组、OVA+EA+拮抗剂组。穴位选取肺俞穴和天突穴。采用GABAAR拮抗剂进一步探讨GABA能系统在介导电针治疗哮喘中的作用。每组均由5只小鼠组成。结果：与未治疗的哮喘小鼠相比，电针治疗的哮喘小鼠GABA的释放和GABAAR的表达显著增加（$P<0.01$），且TLR4/MyD88/NF-κB信号通路下调。此外，抑制GABAAR减弱了EA对哮喘的有益作用，包括调节气道阻力和炎症，以及对TLR4/MyD88/NF-κB信号通路的抑制作用。

Wang GX等将豚鼠分为假手术组、模型组、电针+模型组、H89+模型组和Go6983+模型组。电针取双侧"太渊""列通"穴。结果显示针刺可显著降低豚鼠肺部术后慢性咳嗽的咳嗽频率并延长咳嗽潜伏期。此外，针灸减少了对肺组织的损伤。针刺治疗后各治疗组炎性细胞因子水平均降低，p-PKA、p-PKC、p-TRPV1表达水平显著抑制，TRPV1、SP、CGRP、NK1R mRNA水平显著降低。

（撰稿：李祎辰　王宇　审阅：黄龙祥）

【针灸治疗过敏性鼻炎的临床及实验研究】

1. 临床研究

余紫薇等将患者随机分为两组各30例，均予常规针刺，主穴取印堂、迎香、风池、足三里、合谷穴，平补平泻，每10 min行针1 min，留针30 min；观察组在此基础上予颧髎穴透刺迎香穴治疗，由颧髎穴向迎香穴透刺，进针约1～1.5寸，每10 min行针1 min，留针30 min。两组均治疗6次/周，休息1 d，连续治疗2周。结果：观察组总有效率为93.3%(28/30)，对照组为70.0%(21/30)，组间比较$P<0.05$。两组治疗后鼻症状总分(TNSS)、鼻炎伴随症状总分(TNNSS)、体征评分、生活质量问卷(RQLQ)评分及血清IgE水平较治疗前均有明显下降（$P<0.05$），且观察组均低于对照组（$P<0.05$）。随访时，观察组TNSS、TNNSS、体征评分和RQLQ评分均低于对照组（$P<0.05$）。

王岩飞用针刺联合穴位埋线治疗过敏性鼻炎(AR)患者31例。针刺取印堂、迎香、上迎香、风池、曲池、列缺等穴。印堂向下平刺15 mm。迎香、上迎香均向鼻根方向以30°角斜刺15 mm；风池向对侧太阳穴方向斜刺15 mm；三阴交、曲池、列缺、合谷均直刺25 mm，以上各穴均行捻转平补平泻法，以得气为度。太溪、太冲、太渊直刺15 mm，行捻转泻法，以得气为度。针刺蝶腭神经节时，于颧弓下缘弓形凹陷处进针，可取下颌角—目外眦连线与外耳道口-四白穴连线的交点，向对侧太阳穴方向斜刺 55 mm，以出现酥麻感、电击感或鼻腔中有流涕感为度，随即出针，棉棒按压针孔 1 min。除蝶腭神经节外，诸穴留针 30 min。隔日针刺 1 次，3 次/周，治疗 6 周。穴位埋线取血海、百虫窝、曲泉、风市、足三里穴。将长 2 cm 的可吸收胶原蛋白线放入针芯内，均直刺约 25 mm，局部产生针感后边推进针芯边退针身，退出针后，贴上埋线术后贴并按压 1 min，每两周 1 次，连续治疗 6 周。在治疗 2、4 周后，患者中医症状积分、VAS 评分与治疗前比较 $P>0.05$；治疗 6 周后、结束后 1 年随访时，患者中医症状积分、VAS 评分均较治疗前降低（$P<0.05$）。治疗 6 周后，总有效率为 96.8%(30/31)。

宋婷婷等将中重度季节变异性鼻炎患者随机分为两组，均在发作期予西替利嗪和布地奈德鼻喷雾剂等应急药物。对照组 52 例（脱落 4 例）发作期前不予任何干预。观察组 53 例（脱落 3 例）于发作期前 4 周予针刺预防治疗，取印堂、迎香、合谷、足三里、风池、大椎等穴。先取俯卧位，风池向鼻尖方向斜刺 25～35 mm，得气后施捻转平补平泻法 30 s；大椎向上呈 45°角斜刺 20～30 mm，肺俞、脾俞向脊柱方向呈 45°角斜刺 20～30 mm，肾俞直刺 20～35 mm，得气后均予捻转补法 30 s，留针 20 min；再取仰卧位，印堂向鼻根部平刺 12～20 mm，迎香沿鼻唇沟向上斜刺或平刺 12～20 mm，合谷直刺 15～20 mm，诸穴得气后均予捻转平补平泻法 30 s；足三里直刺 25～35 mm，得气后施捻转补法 30 s，留针 20 min。隔日 1 次，3 次/周。连续治疗 4 周后，观察组发作率为 84.0%(42/50)，对照组为 100.0%(48/48)，组间比较 $P<0.05$；观察组发作期各时间点鼻结膜炎患者 RQLQ、TNSS 评分均较治疗前降低（$P<0.01$），且均低于对照组（$P<0.01$）；观察组发作期各时间点两组应急药物评分均低于对照组（$P<0.05$，$P<0.01$）。

鲍佳迎等将患者随机分为两组各 40 例。观察组采用改良针刺蝶腭神经节治疗，取进针点：P1（位于脸颊部，目外眦与下颌角连线平迎香穴处，为蝶腭神经节体表投影点）、P2（根据傍刺法选取，位于 P1 前下方 1 寸处，P2 与迎香穴的连线同 P1 与迎香穴的连线呈 30°角）。单侧有病变者取患侧，双侧有病变者取双侧，右手单手进针，破皮后均沿皮下向迎香穴方向刺 35～45 mm，留针 30 min，其间行针 2 次，每次行针间隔 15 min。2 次/周，每次间隔 3～4 d，连续治疗 4 周。对照组给予布地奈德鼻喷雾剂，每次每鼻孔各 1 喷，每日早晚各 1 次，连续治疗 4 周。第 1 次治疗后、末次治疗后和疗程结束后 4 周，两组患者 TNSS 总分及各分项评分、TNNSS 评分均较治疗前降低（$P<0.01$，$P<0.05$）。第 1 次治疗后和疗程结束后 4 周，观察组患者 TNSS 总分及鼻塞、鼻痒评分，TNNSS 评分低于对照组（$P<0.01$，$P<0.05$）；末次治疗后，观察组患者 TNSS 总分及鼻塞、鼻痒评分低于对照组（$P<0.01$）；末次治疗后和疗程结束后 4 周，两组患者 VAS、RQLQ 评分均较治疗前降低（$P<0.01$），且观察组低于对照组（$P<0.01$）；观察组复发率为 13.5%(5/37)，低于对照组的 44.8%(13/29)，组间比较 $P<0.01$；观察组总有效率为 92.5%(37/40)，对照组为 72.5%(29/40)，组间比较 $P<0.05$。

吴飞虎等将患者随机分为两组各 30 例，均予以丙酸氟替卡松鼻喷雾剂，连续 6 周；针药组配合扶阳固本针灸法治疗，针刺上星、印堂及双侧迎香、上迎香、四白、合谷、尺泽，合谷直刺 15～25 mm，迎香向鼻根部平刺或斜刺 8～15 mm，上迎香向鼻翼斜刺 8～15 mm，上星平刺 15～20 mm，尺泽直刺 20～30 mm，四白向鼻侧斜刺 8～15 mm，印堂向鼻根部平刺 8～15 mm；大椎采用温针灸，向下斜刺进针，得气后针尖向身柱方向透刺 25～30 mm，将长约 1 cm 艾炷点燃，点燃面朝向大椎，插在针柄上，距离皮肤约 1～1.5 cm。每次留针均为 30 min，前 4 周 3 次/周，后 2 周 2 次/周。治疗 6 周后，两组患者 rTNSS、TNNSS、TOSS、RQLQ 评分均较治疗前降低（$P<0.05$）；随访第 10、18、30 周两组患者 rTNSS、TNNSS、TOSS、RQLQ 评分均较治疗前降低（$P<0.05$），针药组明显低于西药组（$P<0.05$）；

针药组患者血清总 IgE、IL-4 含量较治疗前明显减少($P<0.05$)，针药组血清总 IgE、IL-4 含量低于西药组($P<0.05$)。

唐勇等将阳气虚证患者随机分为两组各 30 例，均予温鼻通窍饮加减(黄芪、桂枝、白术、麻黄、防风、粉葛等)，5 周为 1 个疗程；试验组在此基础上加用针三联外治法(拔罐、针刺夹脊穴、TDP 照射联合疗法)，操作方法分三步：①对膀胱经、肺区运用普通塑料真空抽气罐 A3 号、B4 号拔罐，患者俯卧，根据患者耐受程度选择尽可能大的吸拔力，同时 TDP 距离约 30 cm 照射 10 min；②对督脉、肺区拔罐，同时 TDP 照射 10 min，具体操作方法同上；③针刺夹脊穴 17 对，选用 0.25 mm×25 mm 一次性无菌毫针，体型胖者选用 0.25 mm×40 mm 毫针；采用骨度定位法，以第一胸椎到第五腰椎棘突下作为 17 对夹脊穴、督脉定位参照，旁开 0.5 寸；膀胱经用体表标志结合同身寸定位；下针深度为 12～25 mm，偏离后背正中线不能超过 1 寸范围，针刺方向略斜向正中线，同时 TDP 照射 20 min。10 次为 1 个疗程，2 次/周。治疗 5 周后，治疗后组间临床症状积分试验组低于对照组($P<0.05$)；组内比较中两组患者的症状积分均较治疗前下降($P<0.05$)。对照组治疗后总有效率为 80.0%(24/30)，试验组为 96.7%(29/30)，组间比较 $P<0.05$；治疗后试验组组间血清炎症因子水平低于对照组($P<0.05$)；两组患者的血清炎症因子水平均较治疗前下降($P<0.05$)；对照组总复发率为 53.3%(16/30)，试验组为 33.3%(10/30)，组间比较 $P<0.05$。

刘嘉咏等将患者随机分为两组各 35 例，对照组(脱落 1 例)口服氯雷他定片和外用布地奈德鼻喷雾剂，连续 4 周。观察组(脱落 3 例)在对照组基础上接受少阳枢机针法治疗，取穴：风府、风池、脑户、完骨、天柱、翳风与天牖，以快速进针手法针刺，风池向鼻尖方向斜刺 10～23 mm，风府向下颌方向直刺 10～23 mm，脑户向下斜刺 23 mm，天柱、完骨、翳风和天牖均直刺 23 mm，针刺后行通痹开结手法 2 次/周，疗程 4 周。治疗后及随访 3 个月，两组 TNSS 评分均有明显改善($P<0.05$)，其中观察组评分改善更明显($P<0.05$)；两组 RQLQ 评分均显著降低($P<0.05$)，随访 3 个月，观察组评分显著低于对照组($P<0.05$)；治疗后及随访 3 个月，两组总有效率比较 $P>0.05$，显效率比较 $P<0.05$。

2. 实验研究

周芋伶等将 SD 大鼠随机分为 4 组 8 只。用卵清蛋白致敏法制备 AR 大鼠模型。穴位注射组给予地塞米松和 1%利多卡因等比混合液 0.05 ml 注射双侧“迎香”和“印堂”，每 4 d 治疗 1 次，共 4 次。非经非穴组取大鼠双侧“后海”与“环跳”连线中点及左(或右)前肢腋窝直下 5 cm 处进行注射，给药剂量与治疗频次与穴位注射组相同。正常组与模型组只固定，不做治疗处理。治疗 4 次后，与正常组比较，模型组症状积分显著升高($P<0.01$)，血清 IgE、IL-4 含量及鼻黏膜 TLR4、MyD88、AP-1 表达均显著升高($P<0.01$)，血清 IFN-γ 含量显著降低($P<0.01$)。与模型组和非经非穴组比较，穴位注射组症状积分显著降低($P<0.01$)，血清 IgE、IL-4 含量及鼻黏膜 TLR4、MyD88、AP-1 表达均显著降低($P<0.01$，$P<0.05$)，血清 IFN-γ 含量显著升高($P<0.01$)。模型组和非经非穴组可见鼻黏膜上皮大部分脱落，固有层血管扩张，腺体增生，伴有嗜酸性粒细胞和淋巴细胞浸润；穴位注射组上皮病变、腺体增生和炎性反应明显减轻。

黄河银等将雌性 SD 大鼠随机分为埋线组(A 组)、模型组(B 组)、空白组(C 组)各 15 只。先用“硫黄艾条烟熏法”在 A、B 两组制备肺虚模型，再用“卵清蛋白致敏法”在 A、B 两组动物进一步建立变应性鼻炎模型。然后，“百会”“肺腧”“脾腧”埋线 3 周，比较观察期间 3 组大鼠的行为学变化。结果：造模后 A、B 两组动物均出现典型症状表现。造模动物呼吸频率增幅 $P_{AB}=0.084$，$P_{AC}<0.001$，$P_{BC}<0.001$，体重质量增幅 $P_{AB}=0.205$，$P_{AC}<0.001$，$P_{BC}<0.001$。行为学评分阶段性显示，除基础致敏结束后 $P_{AB}=0.544$ 和强化致敏结束后 $P_{AB}=0.442$

以外，其余各阶段两两比较为 PAB<0.001，PAC<0.001，PBC<0.001；行为学评分(终点因子)，喷嚏、流涕、抓鼻三因子的两两比较分别为 PAB<0.001，PAC<0.001，PBC<0.001。

（撰稿：吴文婕 刘堂义　审阅：黄龙祥）

【针灸治疗癌因性疲劳】

1. 临床研究

徐丽伟等将脾肾阳虚型癌因性疲劳(CRF)患者随机分为两组各 30 例。对照组单纯应用温阳灸治疗。取中脘、神阙、关元穴，取清艾炷每壮以 2 cm 为度上戳孔，凡士林少许置于炮附子饼上。艾灸到 3 壮时，药饼较为干燥可采用滴管或者注射器滴黄酒数滴于药饼上部凹陷，待微吸收后再次施灸，艾灸行 6～9 之数，以皮肤潮红为度。治疗组在对照组治疗基础上联合五脏俞(心俞、肝俞、脾俞、肺俞、肾俞)穴位敷贴。药饼由制附子、干姜、炙甘草、土茯苓组成。两组均 1 次/d，1 小时/次，10 d 为 1 个疗程，2 个疗程之间休息 2 d。2 个疗程后，治疗组疲劳评分为(3.63±1.87)分，低于对照组的(4.77±1.89)分($P<0.05$)；治疗组脾肾阳虚症状改善总有效率 93.3%(28/30)，对照组为 70.0%(21/30)，组间比较 $P<0.05$；治疗组脾肾阳虚证候积分为(4.30±4.11)分，对照组为(8.23±5.00)分，组间比较 $P<0.05$；治疗组卡氏评分为(86.67±7.11)分，对照组为(83.00±7.02)分，组间比较 $P<0.05$。

季尹霞等将胃肠道肿瘤 CRF 患者随机分为两组各 60 例。对照组患者行常规化疗及对症治疗，观察组在此基础上结合原络配穴揿针埋针疗法及温和灸治疗，取穴合谷、列缺、冲阳、公孙进行揿针埋针，留针 48 h，2～3 次/周。温和灸取穴大椎及双侧涌泉、足三里，2 次/d，30 min/次，2～3 次/周。治疗 4 周后，观察组总有效率为 96.7%(58/60)，对照组为 85.0%(51/60)，组间比较 $P<0.05$；两组患者治疗前，简易疲乏量表(BFI)评分与癌因性疲乏量表(CFS)评分、中医症状总积分等指标比较 $P>0.05$，治疗后各组患者 BFI 评分及 CFS 评分、中医症状总积分等指标均改善，观察组治疗后 BFI 评分及 CFS 评分、中医症状总积分等指标优于对照组($P<0.05$)，KPS 提升率 88.3%(53/60)高于对照组 71.7%(43/60)，组间比较 $P<0.05$；两组均无严重不良反应发生。

孙波等将肠癌 CRF 患者随机分为两组各 39 例，均予以胸腺五肽治疗及常规干预。观察组在此基础上联合揿针原穴、温和灸治疗，揿针埋针取神门、太渊、冲阳、大陵、太冲、太溪等穴。温和灸取中脘、关元、气海、天枢、足三里、涌泉穴，按压 3～4 次/d，30 min/穴，留针 48 h 后进行更换。30 min/次，1 次/d。治疗两组均治疗 14 d 后，观察组总有效率为 94.9%(37/39)，对照组为 79.5%(31/39)，组间比较 $P<0.05$；治疗后各组患者 CFS 评分、中医证候积分(面足虚浮、肢冷畏寒、五心烦热、口燥咽干、颜面肢体浮肿等)、KPS 评分、SAS 及 SDS 评分、NK、CD_4^+、CD_8^+ 等指标均改善，组间比较 $P<0.05$。

杨秀芳等将鼻咽癌放化疗后 CRF 患者随机为两组各 45 例，均予常规运动疗法进行辅助治疗，治疗组在此基础上联合艾灸治疗，选神阙、关元、气海、中脘穴，得气后留灸 10～20 min，以患者自觉温热舒适、皮肤潮红为度，1 次/周。两组治疗 6 个月后，与本组治疗前比较，两组治疗 3、6 个月 BFI 评分均降低($P<0.05$)，焦虑自评量表(SAS)评分及抑郁自评量表(SDS)评分均降低($P<0.05$)，且治疗组治疗 3、6 个月简短疲乏量表(BFI)评分，SAS 及 SDS 评分均低于对照组同期($P<0.05$)。与本组治疗前比较，两组治疗 6 个月 QOL-35 躯体、心理、社会、总体感觉评分及总分均升高($P<0.05$)，血清促肾上腺皮质激素(ACTH)水平均降低($P<0.05$)，皮质醇(Cor)水平均升高($P<0.05$)，且治疗组治疗 6 个月 QOL-35 躯体、心理、社会、总体感觉评分及总分均高于对照组($P<0.05$)，ACTH 水平低于对照组($P<0.05$)，Cor 水平高于对照组($P<0.05$)。

严素华等将胃癌化疗后 CRF 患者随机分为两组各 48 例，均予常规治疗。治疗组在此基础上加雷火灸，取气海、足三里（双侧）、脾俞（双侧）、胃俞（双侧）、中脘穴。穴位消毒后，点燃雷火灸加热灶（陈年艾绒、穿山甲、麝香、沉香），1 次/d。两组均治疗 6 周。结果：治疗组总有效率 95.8%（46/48），对照组为 79.2%（38/48），组间比较 $P<0.05$。两组治疗后 Pipr 疲乏修订量表（PFS-R）各项评分及总评分均较本组治疗前降低（$P<0.05$），且治疗组降低更明显（$P<0.05$）。两组治疗后胃窦收缩频率、运动指数、胃动素、胃泌素水平均较本组治疗前升高（$P<0.05$），血管活性肠肽水平较本组治疗前降低（$P<0.05$）；治疗后治疗组胃窦收缩频率、运动指数、胃动素、胃泌素水平均高于对照组（$P<0.05$），血管活性肠肽水平低于对照组（$P<0.05$）。两组治疗后癌症治疗功能评价量表（FACT-G）各项评分及总评分均较本组治疗前升高（$P<0.05$），且治疗组升高更明显（$P<0.05$）。

赵云彦等将乳腺癌化疗后 CRF 患者随机分为两组。对照组 58 例予常规对症治疗。观察组 59 例予解郁除乏汤（柴胡、黄芩、清半夏、仙鹤草、陈皮、香附等）联合针灸治疗，即取中脘、气海、肝俞（双侧）、太冲（双侧）、合谷（双侧）和足三里（双侧），针刺手法以提插和捻转相结合，采用平补平泻法，留针 30 min，1 次/d。两组均治疗 3 周后，观察组临床总有效率为 94.9%（56/59），对照组为 65.5%（38/58），组间比较 $P<0.05$。治疗后，观察组患者健忘、精神疲惫、失眠多梦和精力不足等中医症状积分低于对照组（$P<0.05$），CRP、IL-6 和 sTNF-R1 表达水平低于对照组，SAS、SDS 和 FACT-F 评分低于对照组（$P<0.05$）。对照组、观察组患者的不良反应发生率分别为 5.2%（3/58）、8.5%（5/59），组间比较 $P>0.05$。

方文娟等将患者随机分为两组各 59 例，均予人血清白蛋白注射液、脂肪乳氨基酸（17）葡萄糖注射液静脉滴注等西医常规疗法，1 次/周。观察组在此基础上予以麦粒灸联合益气健脾方（黄芪、党参、山药、葛根、薏苡仁、白术等）治疗，选取足三里、气海、肾俞、关元、合谷穴，10 壮/穴，1 次/周。两组均治疗 3 个月后，观察组总有效率为 91.5%（54/59），明显高于对照组的 78.0%（46/59），组间比较 $P<0.05$。治疗后观察组癌性疲乏调查量表评分包括的情感、感觉、行为、认知评分低于对照组（$P<0.05$），CD_3^+、CD_4^+、CD_4^+/CD_8^+ 高于对照组，CD_8^+ 低于对照组（$P<0.05$）。治疗后观察组睡眠潜伏期、快速眼动睡眠时间、匹兹堡睡眠质量指数量表评分低于对照组，睡眠总时间高于对照组（$P<0.05$）。观察组、对照组不良反应发生率分别为 15.3%（9/59）、11.9%（7/59），组间比较 $P>0.05$。

王瑞鑫等将乳腺癌放疗后 CRF 患者分为两组。对照组 51 例进行常规护理干预，研究组 54 例在对照组的基础上予以穴位针刺联合王不留行籽穴位贴敷干预，取穴三阴交、足三里、风池和气海，按压力度由轻及重直至患者出现热胀感，每穴位分别顺时针、逆时针按摩 3 min，然后改为揉捏拍打各穴 5 min。补虚穴位按摩结束后，在患者耳穴取神门、交感、胃、脾、肝穴敷于王不留行籽并按压，3～5 min/穴，5 次/d，每 3 d 更换一次王不留行籽。两组均持续干预 20 d 后，研究组患者 BFI 评分显著低于对照组（$P<0.05$）；与对照组相比，研究组患者匹兹堡睡眠质量指数（PSQI）评分更低，入睡时间更短，睡眠时间更长（$P<0.05$），患者健康感受、日常生活、活动能力、家庭支持、总体情况 5 个部分评分均显著高于对照组（$P<0.05$），恶心呕吐发生率较对照组低，严重程度较对照组轻（$P<0.05$）。

薛慧莹等将乳腺癌术后化疗 CRF 患者随机分为两组各 43 例，均采取常规乳腺癌化疗护理。观察组在此基础上予以中医热熨联合雷火灸，热熨吴茱萸和粗盐制备，热敷于足三里穴位与沿足阳明胃经推行热敷交替进行。雷火灸选中脘、气海、神阙、关元、足三里及三阴交穴，1 次/d。两组均干预 1 周后，观察组情感、躯体及认知疲乏明显低于对照组，SDS 及 SAS 评分均低于对照组；PSQI 评分低于对照组，生活质量各项评分高于对照组（均 $P<0.01$）。

Li X 等研究 160 名癌症幸存者，其中有 109 例患者有中度或重度疲劳，将其随机分为针刺组和认知行为疗法（CBT-1）组，针刺组 54 名，CBT-1 组 55

名。针灸选穴包括有：神门（双侧）、三阴交（双侧）、百会穴、神庭穴等。在基线、第 8 周和第 20 周使用多维疲劳症状量表-简表（MFSI-SF）评价疲劳。结果表示与基线相比，CBT-I 和针灸在第 8 周时均显著降低 MFSI-SF 总分（－17.1 分；95％置信区间［CI］：分别为－21.1 至－13.1 和－13.2 分；95％ CI：－17.2 至－9.2，均 $p<0.001$）和第 20 周（－14.6 分；95％ CI：－18.6 至－10.6 和－14.2 点；95％ CI：－18.1 至－10.3。均 $P<0.001$），组间无显著差异。第 8 周 MFSI-SF 总分与 CBT-I 和针灸组的睡眠改善显著相关（分别为 $P<0.001$ 和 $P=0.011$）。在 CBT-I 组中，与无应答者相比，失眠应答者的平均 MFSI-SF 总评分显著改善（$P=0.016$），但在针灸组中没有改善。

Ren Z 等将妇科恶性肿瘤患者分为两组各 42 例，均予盐酸昂丹司琼注射液及紫杉醇脂质体＋卡铂/顺铂化疗方案。观察组在此基础上加用情志护理及穴位压针埋线，选关元、大椎、双侧膈俞、足三里、肾俞穴。共治疗 4 周后，结果显示干预后观察组 CINV 程度明显优于对照组，功能性生活指数-呕吐量表各纬度得分及总分均显著高于对照组（$P<0.05$），各维度得分以及 Piper 疲惫量表总分显著低于对照组（$P<0.05$），回避和屈服纬度得分明显低于对照组，对抗纬度显著高于对照组（$P<0.05$），睡眠质量评分明显低于对照组，以及卡氏功能状态量表评分明显高于对照组（$P<0.05$）。

Li J 等将乳腺癌术后 CRF 患者随机分为两组各 68 例。对照组根据情况给予心理、健康、运动指导，并提供营养支持，此外还给予参芪扶正静脉注射，调神针刺组在对照组基础上给予针刺，取穴有百会、印堂、太冲、合谷、足三里、三阴交和神门。最后两组各有 57 例完成研究。结果显示调神针刺组和对照组治疗后血清胃饥饿素、抑胃肽、瘦蛋白和胰岛素水平较治疗前显著降低，20 项多维度疲劳症状量表、匹兹堡睡眠质量指数、汉密尔顿抑郁评分较治疗前显著降低，卡氏功能状态评分较治疗前显著升高，调神针刺组变化更明显。调神针刺组 20 项多维度疲劳症状量表、匹兹堡睡眠质量指数、汉密尔顿抑郁评分显著低于对照组，而卡氏功能状态评分显著高于对照组。

Li J 等将乳腺癌术后化疗 CRF 患者随机分组，均予传统对症治疗。假针刺组 70 例配合假针刺治疗，针刺组 68 例针刺关元、三阴交、气海、血海、内关。两组均治疗 2 周后，选取 10 例乳腺癌术后化疗患者的外周血样本进行转录组测序，筛选乳腺癌患者化疗后疲劳相关的关键分子通路。结果显示针刺治疗能有效改善乳腺癌患者化疗后的疲劳和免疫状态，抑制 Leptin/AMPK 信号通路相关因子的表达和白细胞计数，显著降低外周血白细胞线粒体 DNA 突变率。转录组生物信息学分析筛选出 147 个上调 mRNA 和 160 个下调 mRNA，其中瘦素蛋白被证实是关键因素。化疗后出现疲乏的乳腺癌患者外周血中瘦素水平明显升高。

Li H 等将 80 名 CRF 患者按 1∶1 的比例随机分配到实验组或对照组，实验组 40 例患者，对照组 40 例患者。在为期 3 周的治疗期间，两组患者均接受专业护士提供的常规癌因性疲乏护理。实验组接受额外的督脉灸治疗（每周 3 次，共 9 次），治疗区域包括有大椎穴至腰俞穴，并延伸至脊柱两侧各 3 cm 的区域。主要结局是使用中文版 Piper 疲劳量表评估疲劳总分从基线到治疗结束的平均变化。结果显示在基线时，实验组和对照组的疲劳总分分别为 6.20 ± 0.12 和 6.16 ± 0.14。治疗结束时，实验组疲劳总分下降 2.03 分（较基线下降 32.7％），对照组下降 0.99 分（较基线下降 15.6％）。实验组总疲劳总分的绝对降低比对照组高 1.04 分（95％ CI，0.93～1.15；$P<0.001$），对应的相对差异为 17.1％（95％ CI，15.2％～18.9％；$P<0.001$）。在治疗结束时，与对照组相比，实验组白细胞介素-6（IL-6）和肿瘤坏死因子-α（TNF-α）水平明显降低。实验过程中未观察到与督脉灸治疗相关的严重不良事件。

2. 实验研究

李丹等将 BALB/c 小鼠随机分为空白组 10 只、

对照组15只、艾灸组15只、红外组15只。空白组无任何处理，对照组选择4T1乳腺癌细胞系皮下移植联合顺铂构建CRF模型，艾灸组及红外组分别予以艾灸、红外照射小鼠"关元"穴4周。干预治疗后，与空白组比较，对照组小鼠疲劳跑台时间及距离，以及IL-10表达水平减少，跑台电击次数及悬尾时间，及IL-1β、IL-6血清含量，脾脏IL-6荧光表达增加；与对照组比较，干预组小鼠跑台时间及距离，以及IL-10表达水平增加，跑台电击次数和悬尾不动时间，IL-1β、IL-6含量及脾脏IL-6荧光表达，IL-6mRNA、核因子κB(NF-κB)p65mRNA、人磷酸化AKT蛋白(p-AKT)与磷酸化核转录因子p65(p-NF-κBp65)减少；与红外组比较，艾灸组小鼠悬尾不动时间、血清IL-6、p-NF-κBp65表达减少。李氏等发现，与空白组比较，模型组小鼠疲劳奔跑时间及距离显著缩短($P<0.01$)，CORT、IL-10含量显著减少($P<0.01$)，跑台电击次数及悬尾不动时间显著增加($P<0.01$)，CRH、ACTH、IL-1β、IL-6含量显著升高($P<0.01$)，下丘脑促肾上腺皮质激素释放激素(CRH)及脾脏IL-6荧光表达显著增加($P<0.01$)。与模型组比较，各干预组小鼠奔跑时间及距离显著增加($P<0.01$, $P<0.05$)，IL-10含量显著升高($P<0.01$)，跑台电击次数和悬尾不动时间显著减少($P<0.05$, $P<0.01$)，CRH、ACTH、IL-6含量显著降低($P<0.01$, $P<0.05$)，下丘脑CRH及脾脏IL-6荧光表达显著减少($P<0.05$)，p-AKT/AKT、p-NF-κB p65/NF-κB p65蛋白表达显著减少($P<0.05$, $P<0.01$)。与红外组比较，艾灸组悬尾不动时间缩短($P<0.05$)，ACTH、IL-6含量显著降低($P<0.01$, $P<0.05$)，p-NF-κB p65/NF-κB p65蛋白表达显著减少($P<0.01$)。

3. 文献研究

李沛瑾等检索中国知识资源总库(CNKI)、中国生物医学文献数据库(CBM)、万方数据知识服务平台(万方数据)、中文科技期刊数据库(维普网)、PubMed、Web of Science、CINAHL、Scopus、OVID、Embase、PEDro、Cochrane Library、PROSPERO建库至2022年7月1日穴位刺激治疗成人癌因性疲乏系统评价/Meta分析相关文献。使用AMSTAR-2工具评价纳入系统评价的方法学质量，ROBIS工具评价偏倚风险，PRISMA清单评价报告完整度，GRADE系统评价证据可信度。结果显示最终纳入9项系统评价/Meta分析，干预措施包括针灸、艾灸、指压和耳穴。8项系统评价为极低质量，另1项为低质量。4项系统评价为高偏倚风险，另外5项为低偏倚风险。没有系统评价报告了所有条目，只有4项报告了70%以上的条目。34个汇总结果中，有高质量证据2个、中等质量证据12个。大部分研究结果显示，穴位刺激干预能够显著改善成人癌因性疲乏及生活质量，针灸还能改善癌因性疲乏患者的焦虑和睡眠质量。

Wang XQ等检索了3个英文电子医学数据库(PubMed、Embase和科克伦图书馆)和2个中文数据库(CNKI和万方)。本系统评价仅纳入艾灸对CRF影响的随机对照试验(RCT)。研究选择、数据提取和验证均由两位评审员独立进行。使用修订后的科克伦偏倚风险工具评估RCT的质量(RoB 2.0)。采用推荐分级评估、开发和评价(GRADE)系统评估单个RCT的效应量和荟萃分析的汇总效应量。使用Stata(版本14.0)对数据进行分析。在一项对24项RCT1894名参与者进行的随机效应分析中，汇总的标准化均值差(SMD)显示艾灸与缓解癌症相关疲劳之间存在统计学显著相关性(SMD＝−1.66, 95% CI＝−2.05, −1.28, $P=0.000$)。然而，汇总的结果显示出显著的异质性(I2＝92.5%)，并且证据不足以确定这种关联是否因测量工具和艾灸方式而系统地变化。此外，非常低的证据表明，艾灸对CRF患者有积极作用。

Li PJ等检索了13个数据库从建库到2022年9月的数据。仅纳入RCT的系统综述。使用AMSTAR-2工具评估纳入系统综述的质量，使用GRADE系统评估证据强度，使用ROBIS工具评估偏倚风险，使用PRISMA检查表评估系统综述的完整性。结果纳入了30例合格的系统综述(27份meta分析)。根据AMSTAR-2工具分析结果显示,29份系统综述被评为“极低”质量,只有一份被评为“低”质量。使用ROBIS工具分析结果显示,19份系统综述显示偏倚风险较低。根据PRISMA清单结果显示,没有系统综述报告了所有项目,10份系统综述充分报告了70%以上。基于GRADE系统分析结果显示,7个结局被评估为高质量证据。该研究表明补充和替代医学干预治疗成人癌因性疲劳具有潜在的有效性。气功、音乐、耳穴疗法和膳食补充剂在癌因性疲劳中的作用有待进一步评价。建议在医生的指导下选择适当的补充和替代医学来管理癌症相关的疲劳。需要进行更多的研究,采用严格的方法设计和足够的样本量。

Tian H等检索了PubMed、Embase、Web of Science、科克伦图书馆、中国生物医学国家知识基础设施、中国科技期刊数据库和万方数据库,从建库到2022年11月的相关RCT,比较针灸治疗与假干预、等待名单(WL)或常规护理(UC)治疗CRF。分析结果包括癌症疲劳量表和匹兹堡睡眠质量指数(PSQI),使用STATA v17.0进行成对和贝叶斯网络meta分析。结果显示总共纳入了34项RCT,共有2 632名受试者。在网络meta分析中,使用癌症疲劳量表的初步分析表明,穴位按压(PA)+UC(标准化均值差[SMD]=-1.33, 95%CI=-2.02, -0.63)改善癌症疲劳量表的可能性最高,其次是手针(MA)+PA(SMD=-1.21, 95%CI=-2.05, -0.38)和MA+UC(SMD=-0.80, 95%CI=-1.50, -0.09)。此外,这些干预措施的不良事件是可接受的。

(撰稿:王晨 陈艳焦 审阅:黄龙祥)

【针灸治疗慢性心衰】

1. 针刺治疗

杨燕等将心肾阳虚型慢性心力衰竭患者分为两组,对照组33例给予常规护理和血管紧张素转化酶抑制剂/血管紧张素Ⅱ受体拮抗剂/血管紧张素受体脑啡肽酶抑制剂、β受体阻滞剂、利尿剂等药物治疗。观察组36例在此基础上给予扶阳针刺疗法治疗,穴位选取双侧内关、郄门、神门、阴郄、关元、气海等穴。得气后留针30 min,留针期间行针2次,30 s/次。1次/d,每周治疗6次,休息1 d,1周为1个疗程,连续治疗2周。8周后,观察组总有效率优于对照组($P<0.05$),观察组左室射血分数(LVEF)、每搏输出量(SV)、N-末端脑利钠肽前体(NT-pro BNP)、T细胞CD_4^+、CD_8^+、CD_4^+/CD_8^+、中医证候积分、lee心衰积分、6 min步行距离水平(6MWT)和明尼苏达生活质量评分表总分均明显优于对照组($P<0.05$)。

吴频霞等选取53例对照组口服螺内酯联合美托洛尔治疗,51例试验组在对照组基础上予温针灸背俞穴治疗,穴位选择双侧肺俞、厥阴俞和心俞穴,每次20分钟,每周5次,2组均治疗1个月。治疗后试验组总有效率明显高于对照组($P<0.05$),试验组NT-proBNP、CRP及心率变异性指标均优于对照组($P<0.05$)。

2. 针药结合

林浩等将气虚血瘀证患者分为强心汤组49例、脐针组48例、联合(强心汤+脐针)组50例、对照组49例,均使用抗血小板聚集药物、醛固酮受体拮抗剂、他汀类药物、血管紧张素转换酶抑制剂/ACE受体拮抗剂、硝酸酯类、利尿剂、β受体阻滞剂等。脐针取离位为主卦,4组共治疗30 d。脐针组加用脐针疗法,选卦主旨应偏重温通,结合病位(心病)取离位为主卦,并兼顾病人兼证调整脏腑用针,如病人多有肢体水肿、小便异常,多见于卦位下移,主肾气亏虚无以代谢水液,此时可先扎坎再扎离,意于交通心肾,通调水道;如兼见气短、乏力明显可加生阳三针,女性选卦位为坎加震再加离(男性取阴木,选巽位代替震位),形成水生木,木生火,相生格局。以脐中央为中心,距离脐轮0.5 cm向外呈10°角放射状平刺在吸气的同时进针。平补平泻,进针深度为15~20 mm,切忌过深,以免发生意外。进针后直接留针

30 min，禁止提插捻转等手法，1 次/d，治疗 4 周。强心汤组加用强心汤（黄芪、党参、柏子仁、炙甘草、桂枝、熟附子等），联合组加用强心汤和脐针疗法。治疗后联合组 LVEF，左室舒张末期内径（LVEDD），NT-proBNP、6MWT 及症状积分均优于其他 3 组（$P<0.05$）。

岑琦等将心肾阳虚型患者分为两组各 44 例。对照组给予常规治疗，即首先去除引发心衰的危险因素，进行吸氧等处理，并进行卧床休息等生活方式指导；口服贝那普利、呋塞米、美托洛尔、阿司匹林。观察组加用加味参芪益心方（太子参、黄芪、丹参、赤芍、麦门冬、五味子等）联合针刺治疗，针刺血海、关元、郄门、中脘、三阴交、神门等穴，得气后留针 30 min，治疗后中医证候评分、LVEDD 和 NT-proBNP水平观察组低于对照组（$P<0.05$），LVEF、SV 和心输出量（CO）水平观察组高于对照组（$P<0.05$），总有效率观察组高于对照组（$P<0.05$）。

刘茜茜等将患者分为两组各 56 例，对照组患者实施穴位贴敷（茯苓、葶苈子、人参、泽泻、麦冬、桂枝等）治疗，取心俞（双）、膈俞（双）、鸠尾及膻中穴。贴敷于上述穴位，6～8 h 取下，1 次/d。观察组患者在对照组治疗基础上结合揿针疗法治疗，选取内关、神门、郄门穴，埋针后稍稍按压针体，并嘱咐患者按压 3～5 次/d，按压力度以自觉微痛为度。根据以上步骤埋针各穴位后，每次留针 1 d，每日更换。治疗 1 个月后，观察组治疗后生活质量各维度评分及总分均低于对照组，且 LVEF、SV 水平明显提高，LVESD、LVEDD、LVMI 水平明显降低，且均优于对照组（$P<0.05$）。

3. 灸药结合

王祝等将患者分为两组各 30 例，均口服呋塞米片、沙库巴曲缬沙坦钠片、琥珀酸美托洛尔缓释片。观察组加用艾灸心俞和肺俞治疗，1 次/d，20 min/次。治疗 30 d 后，观察组 LVEF 较对照组显著上升，HR 及 MPO、CRP 水平显著下降（$P<0.05$）。观察组治疗后临床总有效率及中医证候总有效率明显高于对照组（$P<0.05$）。

夏梅华等将患者分为两组，对照组 46 例予益气温阳活血利水方（黄芪、茯苓、丹参、党参、葶苈子、制附子等）治疗，治疗组 48 例在此基础上联合督脉灸治疗，取大椎至腰俞穴位，然后沿施灸部位涂抹姜汁、撒督灸粉（制附子、吴茱萸），覆盖桑皮纸或纱布，铺上姜泥（下宽上窄呈梯状），姜泥上放置橄榄形艾炷（首尾相连），点燃，连续灸 3 壮（约 10～15 min），10～15 min/次，1 次/d，5 次/周，并嘱患者灸后 24 h 内避免凉水沐浴。两组均连续治疗 8 周。治疗组总有效率高于对照组（$P<0.05$）。治疗组中医症状评分、IL-6、TNF-α、BNP 及 NT-proBNP 均优于对照组（$P<0.05$）。

刘珊珊等将患者分为两组各 25 例，均采用西医治疗，口服呋塞米、螺内酯、马来酸依那普利片、酒石酸美托洛尔、地高辛片。观察组加用热敏灸，在下腹部神阙穴—会阴穴及其周围区域施灸 40～50 min，1 次 d，14 d 为 1 个疗程。2 组疗程均为 14 d。治疗后两组 24 h 尿量、6 min 步行距离、中医症状积分、利尿剂减量情况较治疗前均有改善（$P<0.05$），且观察组优于对照组（$P<0.05$）。观察组患者未监测到肾功能损害和电解质紊乱情况。

4. 耳穴疗法

周淑平等将患者分为两组各 36 例，对照组口服强心康颗粒（黄芪、人参、葶苈子、水红花子、车前子、丹参等）、琥珀酸美托洛尔缓释片、福辛普利钠片、呋塞米片、螺内酯片，观察组增加耳穴疗法治疗，穴位选择：交感、神门、内分泌穴，30 min/次，3 次/d，两组均治疗 4 周。治疗后，2 组中医证候、心功能分级、6MWT、睡眠时间、NT-proBNP 等指标均明显改善，且观察组优于对照组（$P<0.05$）。

5. 其他疗法

李双妍等将患者分为两组各 36 例，均予西医治疗，36 例试验组加用经-穴体外反搏治疗，将电极片固定于血海穴、足三里穴，外束体外反搏袖套气囊行体外反搏治疗，30 min/次，1 次/d，5 次/周，两组共治疗 4 周。治疗后，两组中医证候积分、NT-proBNP、心肌收缩指数、CO、心脏指数水平均改善（$P<0.05$），试验组优于对照组（$P<0.05$）。

（撰稿：胡寅杰　赵玲　审阅：马铁明）

【针灸治疗中风后吞咽障碍】

张世强等将脑卒中后吞咽障碍患者分为两组，均予基础治疗。试验组 33 例联合项针疗法治疗，试验组加以项针治疗，参照《高氏针刺十绝》取风池（双侧）、供血（双侧）、吞咽 2、提咽、廉泉、外金津等穴。风池、供血、吞咽 2、提咽穴留针 30 min，留针时患者出现头晕、恶心等不适症状立即停止针刺；廉泉、外金津、外玉液、治呛、吞咽 1、发音、治反流，刺入后捻转 10 s，后出针。1 次/d，6 d/周。对照组 32 例给予吞咽康复训练，1 次/d，6 次/周。共治疗 3 周后，两组患者的标准吞咽功能评估（SSA）量表评分均较治疗前明显降低（P 均<0.05），且试验组低于对照组（$P<0.05$）；两组患者的吞咽生命质量（SWAL-QOL）评分均较治疗前升高（P 均<0.05），且试验组高于对照组（$P<0.05$）；两组患者在进食 3 种不同性状食物时的吞咽造影（VFSS）评分均较治疗前提高（P 均<0.05），且试验组高于对照组（P 均<0.05）；两组患者吞咽时的咽侧壁运动幅度、运动速度均提高，运动时间均明显缩短，且试验组患者咽侧壁的运动幅度、运动速度提高更显著，运动时间缩短更明显（P 均<0.05）。

王志杰等将患者随机分为两组各 40 例，均予营养神经、改善脑循环、控制血压、调理血脂、对症支持治疗和吞咽训练。对照组针刺完骨（双）、廉泉、合谷（双）、三阴交（双），其中完骨、廉泉施以小幅度捻转手法，合谷施以提插捻转泻法，三阴交施以提插捻转补法，得气后留针 30 min，其间行针 2 次。1 次/d，6 d/周。观察组在对照组治疗基础上联合朱氏手针治疗，取穴：咽喉点（掌面，拇指掌指关节横纹中点）、口点（手背，小指掌指关节骨尖中央），均为双侧取穴。咽喉点采用直刺进针 0.3 寸，口点直刺进针 0.1 寸；针刺得气后留针 30 min，留针期间嘱患者进行嘴唇运动、舌体运动及吞咽动作。1 次/d，每周治疗 6 d，休息 1 d。共治疗 4 周后，两组患者的洼田饮水试验评级均较治疗前明显改善（$P<0.05$），且观察组在改善洼田饮水试验评级方面优于对照组（$P<0.05$）。两组功能性经口摄食量表（FOIS）评分均较治疗前提高（$P<0.05$），且观察组优于对照组（$P<0.05$）。两组前后表面肌电图最大波幅、吞咽时程均较治疗前改善（$P<0.05$），且观察组优于对照组（$P<0.05$）。观察组总有效率为 87.5%（35/40），对照组为 75.0%（30/40），组间比较 $P<0.05$。

祁佩娟等将患者随机分为两组，对照组 48 例予常规对症治疗结合包括舌运动训练、喉活动训练、软腭上抬训练、进食训练、冷刺激疗法等在内的康复训练，1 次/d，训练 4 周。治疗组 49 例在对照组治疗基础上结合利咽启闭方（红花、炒桃仁、赤芍、桔梗、当归、法半夏等）和通关利窍针刺法治疗，通关利窍针刺法取翳风、风池、水沟、完骨、廉泉、内关等穴，并随证配穴。其中双侧内关穴采取太插捻转泻法，施针 1 min；水沟穴用雀啄泻法；三阴交用提插补法；风池穴及完骨穴、翳风穴用捻转补法，施针 1 min；廉泉采取提插泻法；三棱针点刺金津穴与玉液穴。每周治疗 2～4 次，为 1 个疗程。治疗 4 周后，治疗组患者治疗后吞咽障碍恢复有效率高于对照组（$P<0.05$）；治疗前，各组患者中医证候（面色萎黄、饮水呛咳、头晕目眩、语言謇涩等）积分、KWST 评分及 VFSS 评分、SWAL-QOL 评分比较，无统计学差异（$P>0.05$），治疗后各组患者相应评分均明显改善，且治疗组治疗后优于对照组（$P<0.05$）；治疗组出现 1 例皮下瘀血，对照组无不良反应。

王晓林等将患者分为两组各 53 例。对照组给予常规药物配合吞咽功能训练治疗，观察组在对照组治疗基础上给予舌三针联合中药冰棒咽部冷刺激。舌三针操作如下：患者取仰卧位，身体放松，取患者上廉泉穴及其左右各 2.5 cm 的地方进行针刺，

20 min/次，5次/周。中药(菖蒲、茯苓、红花、枳实、半夏、橘红等)冰棉棒咽部冷刺激在患者空腹或餐后2 h时进行，在患者软腭、悬雍垂、舌后跟、双侧腭咽弓处这5个部位进行涂擦刺激，依次涂擦刺激这5个部位为1组，1组结束后更换另1组冰棉棒，共10组，15 min/次，2次/d。两组均治疗1个月后，两组中医证候积分均显著低于治疗前($P<0.05$)；观察组患者的中医证候积分显著低于对照组($P<0.05$)；吞咽功能分级分布情况较治疗前改善($Z=-5.165$、-7.463，$P<0.05$)，且观察组优于对照组($Z=-3.167$，$P<0.05$)；两组舌骨喉复合体动度显著大于治疗前($P<0.05$)，且观察组大于对照组($P<0.05$)；两组SWAL-QOL评分显著高于治疗前($P<0.05$)，观察组高于对照组($P<0.05$)。对照组和观察组总有效率分别为73.6%(39/53)、92.5%(49/53)，观察组高于对照组($\chi^2=6.692$，$P<0.05$)。对照组与观察组患者并发症总发生率分别为20.8%(11/53)、5.7%(3/53)，观察组患者并发症总发生率显著低于对照组($\chi^2=5.267$，$P<0.05$)。

宋琦等将患者随机分为两组各45例，对照组给予吞咽康复训练联合表面肌电生物反馈治疗，观察组在此基础上，联合电针颈夹脊穴治疗，即患者暴露颈背部针刺区域后，选择颈C2-6双侧夹脊穴局部消毒后，自上而下针刺。得气后连接电针治疗仪，选择密波波形，留针25 min。1次/d，每治疗3 d休息1 d。治疗2个月后，观察组患者的吞咽障碍分级低于对照组($P<0.05$)；两组舌骨喉复合体运动度明显改善($P<0.05$)，且观察组优于对照组($P<0.05$)；观察组食管上括约肌(UES)开放状态的完全开放率为66.7%(30/45)，对照组为88.9%(40/45)，组间比较$P<0.05$；两组SSA、FOIS评分明显改善($P<0.05$)，且观察组优于对照组($P<0.05$)。

李源等将患者随机分为两组各48例，均予吞咽障碍理疗仪治疗。治疗组此基础上加头穴丛刺疗法治疗，即针刺项前区(囟会透前顶及其两侧1、2 cm平行线)、顶区(前顶透百会及其两侧1、2 cm平行线)5针(中间直刺1针，四周斜向中心横透4针，其角度在25°～45°)，进针深度10 mm，以200/min转进行捻转，得气后留针8 h，每个头穴区取1个穴位捻转，每间隔2 h，轮流针刺其他穴位；项区(风池穴及其两侧1～1.5 cm处各区一穴)针刺风池穴及其两侧穴位，得气后，使用电子针灸治疗仪连接双侧风池穴，频率2 Hz，持续30 min。1次/d，6次/周。均治疗4周后，治疗组总有效率93.8%(45/48)，对照组为77.1%(37/48)，组间比较$P<0.05$；两组饮水呛咳、言语謇涩、吞咽困难、进食缓慢评分均较本组治疗前降低($P<0.05$)，且治疗组低于对照组($P<0.05$)；两组神经生长因子(NGF)、脑源性神经营养因子(BDNF)、胰岛素样生长因子-1(IGF-1)水平均较本组治疗前升高($P<0.05$)，且治疗组优于对照组($P<0.05$)；两组TNF-α、IL-6水平均较本组治疗前降低($P<0.05$)，且治疗组低于对照组($P<0.05$)。治疗组不良反应总发生率8.3%(4/48)，对照组不良反应总发生率10.4%(5/48)，组间比较$P<0.05$。

包安安等将患者随机分为两组。对照组41例接受常规治疗，观察组36例在对照组基础上采用舌针联合会厌通络汤(生地黄、党参、石菖蒲、黄芪、当归、玄参等)治疗。舌针取双侧廉泉、地仓、颊车、金津、玉液、风池等穴，得气后留针20 min。1次/d，5次/周。连续治疗4周后，饮水试验结果显示，观察组吞咽功能优于对照组；治疗后两组SSA评分均较前下降，且观察组低于对照组($P<0.05$)；治疗后两组藤岛一郎吞咽疗效评分均较前上升，且观察组高于对照组($P<0.05$)；治疗后，观察组总有效率91.7%(33/36)、显效率69.4%(25/36)，对照组总有效率82.9%(34/41)、显效率34.1%(14/41)，观察组疗效优于对照组($P<0.05$)。

刘军兵等将患者随机分为两组各40例，均予包括降压、调脂、降糖、改善脑循环、脑神经保护剂、抗凝等在内的基础治疗，对照组取穴颈部夹脊穴、双侧风池、双侧完骨、双侧翳风、双侧天牖、吞咽等穴，并辨证配穴。行平补平泻，得气后连接电针，选择连续波，调至患者舒适耐受为度，25 min/次，16次/周。同时，配合低频电治疗，即将电极置于两侧人迎、廉泉穴旁1寸，频率100 Hz，30 min/次，6次/周。治疗组采取岐黄针疗法，即取穴双侧风池、双侧C2夹脊穴、双侧完骨、双侧天牖穴、廉泉、上廉泉等穴并辨证配穴。患者放松俯卧位或仰卧位，皮肤消毒后医者左手置于进针部位两侧，右手持针快速垂直刺入患者皮下(岭南飞针法)，进针时可听到或感觉到岐黄针穿透筋膜的突破感，运用五刺法中的输刺或合谷刺，深刺至骨，针尖到达骨膜时轻轻摆动针尾，进针时若遇到阻力，勿强行深刺，调整针尖方向，随时注意针柄处有无血液回流。用消毒干棉球按压出针的针孔2～5 min。间隔3 d治疗1次，2次/周，8～10次为1个疗程。同时进行低频电治疗，方法与对照组同。两种疗法均以4周为1个疗程，每周间隔休息1 d。治疗后，两组脑血流(TCD)血流动力学参数均有所改善($P<0.05$)；治疗组患者左椎动脉(LVA)、右椎动脉(RVA)、椎基底动脉(BA)值改善明显优于对照组($P<0.05$)；治疗组吞咽功能改善明显，优于对照组($P<0.05$)；两组神经功能(NIHSS评分)均较入组前改善，治疗后治疗组优于对照组($P<0.05$)；治疗组总有效率为92.5%(37/40)，高于对照组的82.5%(33/40)，组间比较$P<0.05$；临床在实验过程均未出现不良反应。

(撰稿：王艺涵 邓宏勇 审阅：马铁明)

【针灸治疗颈椎病及其并发症】

1. 临床研究

胡茜莹等将颈椎病患者随机分为两组各50例，均取风池、天柱、百会、颈夹脊、肩井穴，常规针刺，得气后留针30 min，1次/d，连续治疗5 d后休息2 d，共治疗2个疗程。观察组在此基础上采取循经针刺治疗，根据患者症状辨证循经取穴，手太阴经选太渊，手阳明经选取肩髃、曲池、偏历、合谷穴，手太阳经选天宗、肩贞、支正、后溪穴，手少阳经选肩髎、臑会、外关、中渚穴，手少阴经选少海、灵道、通里、神门穴，手厥阴经选天泉、曲泽、大陵穴，直刺0.1～0.3寸，得气后不施手法，留针30 min，1次/d，频次和疗程同基础治疗。结果：两组患者治疗后中医证候主症与次症积分低于治疗前，且观察组低于对照组($P<0.001$)；两组患者治疗后疼痛分级指数、目测类比疼痛评分法、现有疼痛强度评分比较低于治疗前，且观察组低于对照组($P<0.001$)；两组患者治疗后血浆黏度、低切全血黏度、中切全血黏度、高切全血黏度、红细胞聚集指数水平低于治疗前，且观察组低于对照组($P<0.001$)；两组患者治疗后平均血流速度高于治疗前，且观察组高于对照组，血管搏动指数及阻力指数低于治疗前，且观察组低于对照组($P<0.001$)。

修忠标等将患者随机分为皮下针刀松解组、浅筋膜针刀松解组、深筋膜针刀松解组、骨膜针刀松解组各30例，均选用相同治疗点(两侧天柱次、完骨次，C2、C5～C7棘突，两侧肩井次、巨骨次)，采用超声引导下针刀松解，各组分别至皮下层、浅筋膜层、深筋膜层、骨膜层，1次/周。连续治疗3周后，3个月骨膜针刀松解组总有效率为96.7%(29/30)，较浅筋膜针刀松解组90.0%(27/30)、深筋膜针刀松解组86.7%(26/30)和皮下针刀松解组63.3%(19/30)显著增高($P<0.05$)；在田中靖久评分方面，4组均能提高田中靖久颈椎病评分($P<0.05$)，骨膜针刀松解组评分水平较其余3组显著增加($P<0.05$)。

邓越等将神经根型患者(气滞血瘀证)分为观察组与对照组各32例，选穴相同，即主穴为风池、颈夹脊、天柱、肩井、后溪、合谷等穴。伴有上肢疼痛麻木者根据神经支配区域加减：C5神经支配区不适加手五里、手三里；C6神经支配区不适加臂臑、手三里；C7～C8神经支配区不适加肩贞、手五里、阿是穴。风池、颈夹脊、天柱双侧取穴，余均患侧取穴，平补平泻。留针25 min，配合局部红外线照射。观察组肩井、臂臑、手五里、手三里、肩贞、阿是穴使用合谷刺。两组均5次/周，5次为1个疗程，疗程间隔2 d，共治疗4个疗程。结果：初次治疗后对照组疼痛分级指数(PRI)、视觉模拟量表(VAS)、简式Mc-Gill疼痛量表(SF-MPQ)评分较治疗前明显降低，观察组PRI、VAS、现有疼痛强度(PPI)、SF-MPQ评分较治疗前明显降低，且观察组 VAS 评分改善优于对照组（$P<0.05$）。治疗 2 个疗程、4 个疗程、治疗后 1 个月随访时，两组 PRI、VAS、PPI、SF-MPQ、颈痛量表（NPQ）、中医证候积分较治疗前均降低（$P<0.05$）；观察组治疗 2 个疗程时 PRI、VAS、PPI、SF-MPQ、NPQ、中医证候积分均低于对照组（$P<0.05$）；治疗 4 个疗程及随访时，PPI 评分组间比较 $P>0.05$，PRI、VAS、SF-MPQ、NPQ、中医证候积分观察组均低于对照组（$P<0.05$）；观察组愈显率显著高于对照组（$P<0.05$）；观察组总有效率高于对照组。

闫康等将神经根型患者随机分为两组各 46 例。对照组给予颈部制动、休息等基础治疗及塞来昔布胶囊和甲钴胺片口服，连续治疗 4 周。观察组在基础治疗上予加味二仙汤（仙茅、淫羊藿、巴戟天、当归、知母、黄柏）联合电针刺激治疗，选双侧颈夹脊穴，进针深度为 40～50 mm，提插捻转复合行针至得气后，连接穴位刺激仪，疏密波（100 Hz），强度以患者可以耐受为度（约 1～2 mA），留针 30 min，1 次/d，7 次为 1 个疗程，每疗程后休息 3 d，连续治疗 3 个疗程。结果：治疗后，观察组临床疗效、临床症状及功能评分显著优于对照组（$P<0.05$）。观察组患者治疗后肌肉表面肌电信号中位频率显著升高（$P<0.05$）；观察组治疗后患者血清中炎症因子肿瘤坏死因子 α（TNF-α）、白细胞介素（IL）-1β 及 IL-6 水平显著降低（$P<0.05$）。

蔡建辉等将神经根型患者随机分为两组各 60 例，均予静脉滴注松梅乐和口服甲钴胺片。观察组在此基础上采用输刺，选取 C3～T1 颈夹脊穴、风池、大椎、肩井、列缺，直刺，提插捻转补泻手法加强针感，得气后针刺至骨面，直至针下有抵触感。留针 30 min，1 次/d，6 次/周，休息 1 d，同时予口服痹祺胶囊。2 组均治疗 3 周。治疗后，观察组总有效率 93.3%（56/60），对照组总有效率 75.0%（45/60），组间比较 $P<0.05$；观察组颈椎病临床评价量表、颈椎功能障碍指数（NDI）、NPQ、VAS 和 IL-β、IL-6、TNF-α 等炎症介质水平提高均较对照组明显（均 $P<0.05$）。

夏雪等将神经根型患者分为两组各 30 例。对照组取风池、天柱、完骨、颈夹脊、阿是穴；观察组在此基础上，另取手足同名经穴后溪配昆仑、小海配委阳。两组均常规针刺后，平补平泻，得气后留针 30 min。针灸后再用 Mulligan 手法行关节松动术，20 min，1 次/d，10 次 1 个疗程。所有患者均隔日 1 次，3 次/周，治疗 2 周。结果：治疗后观察组与对照组有效率分别为 93.3%（28/30），83.3%（25/30），观察组有效率明显高于对照组，与治疗前相比，两组患者治疗后及随访 3 个月 20 分量表评分和 PRI、VAS、PPI 评分均有改善（$P<0.05$）；与对照组相比，观察组治疗后及随访 3 个月改善效果均更显著（$P<0.05$）。

王帅等将椎动脉型患者分为两组各 75 例。对照组行取风府、双侧风池、天柱及完骨穴，行平补平泻手法，得气后行温针灸 30 min，1 次/d，连续治疗 5 d 后休息 2 d，连续治疗 3 周。研究组在此基础上行平衡针刀治疗，取循肩前喙突及与喙突内侧距离为 2 cm 上第 1 肋缘上高应力点及腰椎（L）4 和 L5、L5 和骶椎（S）1 之间的压痛点处施术，1 次/周，连续治疗 3 周。结果：研究组 96.0%（72/75）治疗总有效率高于对照组 81.3%（61/75）（$P<0.05$）；研究组治疗后左椎动脉收缩期峰值血流速度、右椎动脉收缩期峰值血流速度高于对照组（$P<0.05$）；研究组治疗后 3 周屈伸活动角度、旋转活动角度高于对照组（$P<0.05$）；研究组治疗后 1 周、2 周及 3 周 NDI 评分较对照组均更低（$P<0.05$）；研究组治疗后健康调查简表（SF-36）各项评分高于对照组（$P<0.05$）。

迟蕾等将脊髓型患者分为两组各 50 例。对照组口服甲钴胺片和藤黄健骨片，治疗 1 个月。观察组在此基础上联合针刺夹脊穴治疗：以 C4～C7 双侧颈夹脊穴为主穴，以双侧风池、曲池、足三里、外关、三阴交、天柱等穴为配穴，行平补平泻法，得气后留针 20 min，1 次/d，6 次为 1 个疗程，休息 1 d 后开始下 1 个疗程，共 4 个疗程。结果：两组末次随访时 VAS、日本骨科学会和 NDI 评分较治疗前均有明显改善($P<0.05$)，且观察组末次随访时上述各项评分均优于对照组($P<0.05$)。两组治疗后3 d和末次随访时椎间隙高度、C2～C7Cobb角、T1倾斜角均较治疗前有明显增加($P<0.05$)，C2～C7矢状面垂直轴较治疗前明显降低($P<0.05$)；且观察组治疗后3 d和末次随访时的上述指标均优于对照组($P<0.05$)。颈椎曲度和矢状面参数联合预测疗效的曲线下面积为0.904[95%CI(0.842～0.923)]，高于任何一项参数单独检测。观察组随机行走模型评价的各项指标均优于对照组($P<0.05$)。观察组临床疗效优良率高于对照组($P<0.05$)，治疗后并发症发生率低于对照组($P<0.05$)。

2. 实验研究

王佳佳等将5～7周龄健康雄性SD大鼠随机分为空白组、假手术组、模型组、"气血并治"针法组各6只。采用椎管插线法制备神经根型颈椎病(CSR)模型，"气血并治"针法组于造模后第3 d束缚并针刺双侧颈5和颈7夹脊、足三里和膈俞穴，颈夹脊穴予电针疏密波，2 Hz/50 Hz，强度1.5 mA，30 min/d，连续治疗14 d；余三组束缚，不治疗。结果：治疗后，模型组步态评分较空白组升高($P<0.01$)，"气血并治"针法组步态评分较模型组降低($P<0.05$)。模型组髓鞘结构不规则，部分髓鞘断裂消失，厚薄不一，板层结构松散、扭曲、破裂，线粒体肿胀，甚至部分溶解消失；"气血并治"针法组髓鞘板层松散程度有所减轻，结构较紧凑，可见清晰的线粒体。模型组IL-1和前列腺素E_2(PGE_2)蛋白表达水平高于空白组($P<0.01$)；"气血并治"针法组IL-1和PGE_2蛋白表达水平低于模型组($P<0.01$)。模型组TLR4、NF-B、环氧合酶2(COX-2)蛋白表达量较空白组升高($P<0.01$)；"气血并治"针法组TLR4、NF-B、COX-2蛋白表达量低于模型组($P<0.01$)。

羊璞等将雄性SD大鼠随机分为空白组、假手术组、模型组和电针组各12只。采用椎管插线法制备CSR模型，造模成功7 d后，电针组直刺合谷、太冲穴，深度0.3～0.5 cm，轻捻转后以同侧腧穴为一组连接电针治疗仪，连续波，频率1.5 Hz，强度1 mA，20 min/次，1次/d，连续7 d。结果发现：与假手术组比较，模型组大鼠步态障碍评分明显升高，机械痛阈值明显降低，脊髓组织突触后致密物95(PSD-95)、生长相关因子43(GAP-43)蛋白及mRNA表达，突触素(SYN)表达明显升高($P<0.01$)；脊髓背角突触前膜内突触囊泡向待释放区聚集，突触前活性区变长，突触后致密区面积增大，突触间隙增宽。与模型组比较，电针组大鼠步态障碍评分明显降低，机械痛阈值明显升高，脊髓组织PSD-95、GAP-43蛋白及mRNA表达，SYN表达明显降低($P<0.01$)；脊髓背角突触前膜内突触囊泡均匀分布，突触前活性区缩短，突触后致密区面积减小，突触间隙减小。

林伟弟等将48只雄性SD大鼠随机分为空白组、假手术组、模型组和电针组，每组12只。电针给予双侧C6、C7夹脊穴直刺进针，进针深度0.3～0.6 cm，行轻捻转提插手法，以单侧腧穴为一组，针柄连接电子针疗仪进行电针干预，密波频率50 Hz、疏波频率10 Hz，强度以局部肌肉出现震颤为度，20 min/次，1次/d，连续干预14 d。模型组和假手术组在电针组干预同时间点进行绑缚处置。结果：术后第14 d，与假手术组比较，模型组和电针组大鼠患侧前足热刺激缩足反射潜伏期(PWTL)均减少($P<0.01$)；术后第28 d，与模型组大鼠比较，电针组大鼠患侧前足PWTL升高($P<0.01$)；电针组大鼠术后第28 d患侧前足PWTL较术后第14 d升高($P<0.01$)。与假手术组比较，模型组大鼠患侧脊髓背角CX3C趋化因子配体1(CX3CL1)、腺苷酸环化酶3(AC3)、降钙素基因相关肽(CGRP)、P物质(SP)蛋白和CX3CL1基因的表达均明显升高($P<0.01$)；与模型组相比，电针组大鼠患侧脊髓背角CX3CL1、AC3、CGRP、SP蛋白和CX3CL1基因的表达均明显降低($P<0.05$)。

李姜嫄等将健康新西兰兔分为空白组、模型组和针刀组各8只。除空白组外其余建立颈型颈椎病动物模型。针刀组造模成功后实行针刀干预：在颈3～颈6棘突旁开0.5～1 cm处，两侧分别定2～3点为进针点，针刀到达骨骼肌部位，对病变局部行使纵行铲切约3次，出针后加压止血约3 min。1次/周，共4次。结果：造模后模型组和针刀组超声检查下可见局部肌肉回声增强、连续性中断，血流信号增强；干预后针刀组回声较均匀，血流信号减少。与空白组相比，模型组Notch1(翅缘缺刻信号通路Notch的受体1)/Dll1(Delta样配体1)蛋白和mRNA水平均明显升高($P<0.05$)；与模型组相比，针刀组Notch1/Dll1蛋白和mRNA水平明显降低($P<0.05$)。张雅雯等用相同方法研究，观察发现与空白组相比，模型组颈多裂肌中Wnt信号蛋白-3Wnt3(Wnt3)、肌球蛋白重链-I(MyHC1)蛋白表达降低($P<0.05$)；与模型组相比，针刀组中Wnt3、-catenin、MyHC1蛋白表达增加($P<0.05$)；q-PCR法结果显示：与空白组相比，模型组颈多裂肌中Wnt3、-catenin、MyHC1基因表达降低($P<0.05$)；与模型组相比，针刀组中Wnt3、-catenin、MyHC1基因表达增高($P<0.05$)。认为针刀干预可以减轻炎症，促进肌组织供血恢复；针刀治疗修复颈型颈椎病受损颈肌的可能机制是通过干预调整Wnt/-catenin信号通路，明显下调Notch1/Dll1表达水平，促进肌肉修复。

杨莹莹等将18只6月龄新西兰雄性兔随机分为空白组、模型组、针刀组各6只。采用长期低头位方法制备颈型颈椎病模型，应用颈椎X线侧位片进行模型评估。空白组和模型组正常饲养，不进行干预。针刀组在超声引导下按照人体四步针刀法进行干预，1次/周，连续干预4周。结果：与空白组比较，模型组的肌肉回声明显增强，血流信号增多，弹性成像图表现为红色为主的高硬度弹性图，肌肉较硬；与模型组比较，针刀组肌肉回声明显下降，血流信号减少，弹性结果表现为蓝绿色为主的中硬度弹性图，肌肉硬度明显降低。与空白组比较，模型组的剪切波速度明显提高($P<0.05$)；与模型组比较，针刀组的剪切波速度明显下降($P<0.05$)。HE染色结果显示，空白组颈肌纤维排列整齐，未见炎症细胞浸润；模型组颈肌肌束排列紊乱，细胞核数目增多，有大量炎症细胞浸润；针刀组颈肌肌束排列较整齐，炎症细胞数量减少。

（撰稿：王静　审阅：马铁明）

【针灸治疗肩周炎】

董芳芳等将寒湿阻滞型肩周炎患者随机分为两组各34例，均进行相同的基础治疗14 d，即注意休息、避风寒、医疗练功训练。医疗练功训练步骤包括爬墙运动、肩关节前后划圈运动和上肢环转运动。对照组加服布洛芬缓释胶囊。试验组加用督脉铺灸疗法，即患者暴露整个背部后，俯卧于治疗床上，医者沿其后背督脉(大椎穴至长强穴)循行处消毒后，均匀涂抹姜汁，自上而下均匀撒督灸粉(丁香、肉桂、川乌、杜仲)。再将治疗巾覆盖于督灸粉上，在其上铺姜泥。并将圆柱形陈艾绒铺满于姜泥上，点燃3处艾绒，待其自行燃烧。第1壮艾绒燃尽后，除去灰烬，再次覆盖多个艾炷于姜泥上并点燃。连续3次后，除去艾灰与姜泥，毛巾蘸取温水轻轻擦净患者背部。铺灸后，督脉皮肤潮红，并逐渐起串珠状水泡，第2 d用1 ml注射器将水泡中液体抽吸干净。每次督脉铺灸时间约为2 h，10 d/次，督脉铺灸3次后统计治疗效果。结果：治疗后两组患者视觉模拟评分(VAS)和疼痛分级指数(PRI)均明显降低，且试验组患者PRI评分、VAS评分均明显低于对照组($P<0.05$)；两组患者治疗后肩关节功能(CMS)评分均有提高，且试验组患者治疗后CMS评分明显高于对照组($P<0.05$)；两组患者治疗后ESR、CRP水平均降低，且试验组治疗后ESR、CRP水平均明显低于对照组($P<0.05$)；治疗后，试验组的总有效率为93.9%(31/33)，对照组为64.5%(20/31)，试验组明显优于对照组($P<0.05$)。

韦冰心等将风湿热型患者随机分为两组各32例，观察组基于“火郁发之”理论予毫火针针刺治疗，即选患侧肩部阿是穴、双侧风池、双侧足三里及健侧阳陵泉穴。局部皮肤消毒后，医师左手持酒精灯，右手持针，将一次性针灸针在酒精灯上烧至针体下2/3

通红至白亮时，对准相应穴位，迅速垂直刺入，刺入深度为0.5～1 cm，不行针，留针30 min。针后嘱患者避风寒，注意休息，局部24 h内不能碰水，避免抓挠。隔日治疗1次。对照组予普通针刺治疗，取穴同治疗组，刺入深度为0.5～1 cm，得气后行平补平泻手法，留针30 min，1次/d。疗程均为14 d。治疗后，观察组的总有效率为84.4%(27/32)，对照组为65.6%(21/32)，组间比较$P<0.05$；观察组中医证候评分、肩部疼痛评分、日常生活能力(ADL)评分及肩关节活动范围(ROM)评分均较治疗前明显改善($P<0.05$)，对照组ADL评分、中医证候(遇热加重，舌脉象)评分较治疗前改善($P<0.05$)；观察组中医证候(肩关节红肿热痛，全身症状)评分、肩部疼痛评分、ADL评分及ROM评分改善优于对照组($P<0.05$)；观察组治疗后1个月、2个月、3个月的复发率观察组均低于对照组($P<0.05$)。

葛程等将重度患者随机分为两组各48例。治疗组采用针刀镜结合手法松解治疗。首先静脉全麻，患者仰卧位，心肺监视。然后行上举位粘连、外展位粘连及后伸位粘连三步松解手法松解。手法松解完成后，患者取仰卧位，常规消毒，选喙突和肩峰连线中点作为进针点。以20 ml注射器向关节腔内注入生理盐水约50 ml，扩张肩关节腔。手术刀切开皮肤2～3 mm，用刃性针刀破开浅筋膜、深筋膜至肌层，使用钝头针刀反复松解喙肩韧带、喙肱韧带、肱二头肌短头肌腱、三角肌下滑囊等。进入喙肩穹，开通针刀镜手术通路，置入针刀镜合体套管，拔出套管芯，置入针刀光镜，连接灌洗液，进行持续关节灌洗，镜下针刀钝性松解粘连。术毕拔出针刀镜及操作器械，拔针行皮下松解，手术切口缝合1针，经手术切口肩关节腔内注入医用几丁糖2 ml。自黏性外科敷料覆盖。肩臂吊带固定患肩2 h。对照组采用全麻下手法松解结合银质针温针灸治疗，即静脉全麻下手法松解(同治疗组)后，第2 d进行银质针温针灸治疗。取健侧卧位、患肩贴胸位。取肩前穴。以1根160 mm×1 mm的银质针从肩前穴进针，直刺进肩关节透肩贞穴，患者感觉酸、重、胀。在整个进针过程中，不做捻转泻法。通过该进针通路，银质针可贯穿整个关节腔。再在针尾装1 cm长艾段，温灸。艾燃时，患者感觉局部温热舒服，待完全冷却后去除艾灰起针。整个温针灸过程持续15～20 min。结果：两组患者治疗后1周的血清IL-1、IL-6、IL-8、TNF-α水平较治疗前均有所降低，且治疗组下降的幅度大于对照组($P<0.05$)；两组患者治疗后各个时间段的肩关节疼痛、肩关节活动功能、日常生活能力评分及总评分均高于治疗前，且治疗组的评分均高于对照组，总疗效优于对照组，差异有统计学意义($P<0.05$)。

袁绪文等将急性期患者随机分为两组各30例，均使用关节错缝术，即患者取坐位，通过揉、按等方法完全放松患者肩关节软组织，医者双手交叉环住患者患侧的肩关节，给予小幅度的上下抖动，持续1 min。一手握住患者腕部，将手臂向患肢运动受限方向牵拉，直到最大限度时，给予上下小幅度的牵拉抖动，频率为80～100次/min，抖动与患侧肩关节的旋转摇摆动作交替进行，20 min/次，1次/d。对照组加用常规针刺，选患侧肩髃、肩髎、肩贞、肩井、曲池、臂臑等穴，毫针直刺15～25 mm，得气后留针30 min，1次/d。研究组加用运动调神针刺，即患者以站立位接受治疗，选择百会(向后平刺)、印堂(向下平刺)、脑户(向下平刺)、健侧中渚、后溪、养老穴，患侧肩关节疼痛点取健侧肩关节对应点进行针刺，治疗期间要求患者行走，进行患侧肩关节外展、上举、外旋、后伸以及后背上抬动作，留针30 min，1次/d。两组持续治疗2周后，研究组总有效率为90.0%(27/30)，高于对照组的66.7%(20/30)($P<0.05$)。研究组治疗后的外旋、外展、内旋角度均大于对照组($P<0.05$)。研究组治疗后的VAS、肩关节功能评定量表评分小于对照组，但ADL大于对照组($P<0.05$)。研究组治疗后的IL-6、TNF-α、PEG2、血浆黏度、纤维蛋白原、全血低切及高切均低于对照组($P<0.05$)。

丁影等将粘连期患者随机分为3组各33例。A组予以黄帝内针方案干预。患者取坐位，充分暴露上肢肘关节以下、下肢膝关节以下及颈后侧皮肤。取患肩对侧偏历、外关、支正、经渠、下巨虚、悬钟等穴。常规针刺，进针深度 0.6～1 寸。进针后不需行手法，不要求得气，嘱患者加大肩部活动范围，记录肩部疼痛及活动度的变化。留针 30 min，患肩同时进行红外线照射。1 次/d，连续 7 d 为 1 个疗程。B 组予常规针刺，取臑俞、肩前、肩贞、阳陵泉、肩髃、肩髎等穴，单手进针，臑俞、肩前、肩贞忌向内刺、深刺，阳陵泉透向阴陵泉，肩髃、肩髎、阳陵泉、中平、臑俞、曲池、天宗使用直刺法，针刺角度垂直于皮肤，进针深度 0.8～1.2 寸，得气后行平补平泻手法，留针 30 min，其间予以红外线照射颈部作为辅助治疗。针刺完成后，嘱患者加大肩部活动范围，记录肩部疼痛及活动度的变化。1 次/d，连续 7 d 为 1 个疗程，干预 1 个疗程。C 组口服双氯芬酸钠双释放肠溶胶囊干预。3 组干预后均嘱其注意保暖，营养充足，每天保证至少 7 h 的睡眠时间，劳逸结合，每日进行肩部功能锻炼。均治疗 1 周后，A 组总有效率为 97.0%(32/33)显著高于 B 组的 81.8%(27/33)和 C 组的 69.7%(23/33)($P<0.05$)。干预 3 d 后、干预 7 d 后、干预后 4 周、干预后 12 周时，A 组 VAS 评分显著低于 B 组及 C 组，且 B 组低于 C 组，差异均有统计学意义($P<0.05$)。干预 7 d 后，三组疼痛、徒手肌力检查、关节活动范围、ADL 评分较干预前均上升，且 A 组各方面评分均高于 B 组及 C 组，且 B 组高于 C 组，差异均有统计学意义($P<0.05$)。干预 7 d 后及干预后 4 周时，A 组红外热成像病变区温度显著低于 B 组及 C 组，且 B 组低于 C 组，组间比较均 $P<0.05$。

王真等检索 Web of Science、PubMed、Cochrane Library、EMbase、维普(VIP)、中国知网(CNKI)、万方(Wanfang)、中国生物医学文献数据库(CBM)有关针灸联合关节松动术治疗肩周炎的随机对照试验文献 6 561 篇，涉及 10 种针灸联合关节松动术方法，样本量 2 890 例，其中试验组 1 432 例，对照组 1 458 例。网状 Meta 分析所得结果表明：①在总有效率方面，最好的 3 种治疗方法为内热针联合组、温针联合组、动筋针联合组；②在降低 VAS 评分方面，最好的 3 种治疗方法为内热针联合组、动筋针联合组、针刀联合组。

为明确中西医结合在肩周炎诊疗中的作用，提高中西医结合诊疗水平，世界中医药学会联合会骨质疏松专业委员会组织专家，成立编写组，充分利用肩周炎的诊疗成果，分析循证医学证据，结合临床经验，经过多次讨论形成推荐意见，制定了肩周炎中西医结合诊疗专家共识。

（撰稿：安广青　翟国华　审阅：马铁明）

【针灸治疗膝骨关节炎】

1. 临床研究

李小波等将患者随机分为 3 组。强电针(electroacupuncture，EA)组 154 例采用强 EA 干预，穴位取内膝眼、犊鼻、梁丘和血海，垂直进针深度 25～40 mm。行提插捻转手法直至得气。然后使用 EA 仪，1 对电极连接内膝眼和犊鼻，另 1 对电极连接梁丘和血海。刺激参数为直流电、连续波、2 Hz 频率和 0.5 ms 脉冲宽度，最大电流强度在 2～5 mA。电流强度为 2～5 mA；弱 EA 组 80 例取穴、手法操作同强 EA 组，连接 EA 仪后接受 0～0.5 mA 的低强度电流刺激。一旦感觉到电流，参与者告知针灸师停止增加电流。假 EA 组 79 例采用非穴位 EA 干预，即取强 EA 组 4 个穴位的外侧各 2 cm，深度为 5～10 mm 的部位。进针后连接 EA 仪。一旦感觉到电流，参与者告知针灸师停止增加电流。3 组均 30 min/次，5 次/周，共治疗 2 周。结果：强 EA 组治疗 1 周后和治疗后的条件性疼痛调节(CPM)高于治疗前($P<0.05$)，强 EA 组治疗 1 周后和治疗后 VAS、西安大略和麦克马斯特大学骨关节炎指数(WOMAC)、数字疼痛评分量表(NPRS)、情绪量表(ES)和当前疼痛强度(PPI)评分低于治疗前($P<0.05$)，弱 EA 组治疗后 VAS 和 NPRS 评分低于治疗前($P<0.05$)。3 组治疗 1 周后和治疗后 CPM 比较，差异有统计学意义($P<0.05$)，强 EA 组高于弱

EA组和假EA组($P<0.05$),弱EA组高于假EA组($P<0.05$)。3组治疗后VAS评分比较$P<0.05$,强EA组低于弱EA组和假EA组($P<0.05$),弱EA组低于假EA组($P<0.05$)。3组治疗1周后和治疗后WOMAC、NPRS、ES和PPI评分比较$P<0.05$;治疗1周后,强EA组WOMAC、NPRS、ES和PPI评分低于假EA组($P<0.05$),弱EA组NPRS评分低于假EA组($P<0.05$);治疗后,强EA组WOMAC、NPRS和ES评分低于弱EA组和假EA组($P<0.05$)且弱EA组低于假EA组($P<0.05$),强EA组和弱EA组PPI评分低于假EA组($P<0.05$)。

戚天臣等将肝肾亏虚型患者随机分为两组各40例。对照组采用局部取穴温针灸治疗,选取足三里、阳陵泉、犊鼻、内膝眼。针刺深度0.5~1.2寸,得气后留针30 min。犊鼻、内膝眼针柄上加艾段20 mm温针,以患者自觉针下热感、舒适为度,2壮/穴。2次/周。观察组在此基础上加用辨证取穴温针灸配合揿针治疗,选取足三里、阳陵泉、犊鼻、内膝眼、血海、梁丘等穴。待局部取穴针灸完毕后,取血海、梁丘、肝俞、肾俞穴,针刺后行温针治疗,方法同上,留针30 min。针刺后,在足三里、阳陵泉、肝俞、肾俞穴用揿针埋针,嘱患者保留3 d后自行取下。2次/周。均治疗8周后,两组患者各项中医证候评分均较治疗前下降($P<0.05$),观察组各项中医证候评分均较对照组下降($P<0.05$)。两组患者膝骨性关节炎功能指数(Lequesne)评分均较治疗前下降($P<0.05$),观察组治疗后Lequesne指数评分较对照组下降($P<0.05$)。两组患者VAS评分均较治疗前下降($P<0.05$),日常生活能力评价(Barthel评分)评分均较治疗前升高($P<0.05$);观察组VAS评分较对照组下降($P<0.05$),Barthel评分较对照组升高($P<0.05$)。两组患者TLR4、NF-κB p65、TNF-α、IL-1β、总抗氧化能力(TAOC)、过氧化脂质(LPO)水平均较治疗前下降($P<0.05$),观察组上述指标均较对照组下降($P<0.05$)。对照组KOA患者临床总有效率为72.5%(29/40),观察组为85.0%(34/40),组间比较$P>0.05$。

刘峰等选取患者随机分为两组各40例。对照组给予温针灸治疗。取内外膝眼、足三里、阳陵泉穴,快速进针25~40 mm,施提插捻转补法,得气后留针20 min;取1 cm长灸条并点燃,插于针柄上施灸,直待燃尽起针。1次/d,治疗5 d休息2 d。2周为1个疗程,治疗2个疗程。观察组在对照组治疗基础上联合微针刀治疗。先在患膝髌周、双膝眼、膝后处找到筋结、条索或厚实感状的阳性反应区,再与患者压痛点相结合,定下施针的明确位置。用微针刀垂直方向进针,从浅至深逐层进行,先行纵行疏通2~3下后横行剥离2~3刀。出针后,用无菌棉球按住针孔处1 min,创可贴贴敷。3次/周,连续治疗12次。治疗前,两组各项临床症状评分比较$P>0.05$;治疗后,两组各项临床症状评分均降低($P<0.05$),且观察组低于对照组($P<0.05$)。治疗前,两组膝关节评分(Lysholm)、WOMAC评分、膝关节活动度(ROM)比较$P>0.05$;治疗后,两组Lysholm评分均升高($P<0.05$),WOMAC评分均降低($P<0.05$),ROM均增大($P<0.05$),且观察组Lysholm评分高于对照组($P<0.05$),WOMAC评分低于对照组($P<0.05$),ROM大于对照组($P<0.05$)。治疗前,两组积液含量分级比较$P>0.05$;治疗后,两组积液含量Ⅰ级例数均增多($P<0.05$),Ⅲ级、Ⅳ级例数均减少($P<0.05$),且组间比较$P<0.05$。治疗前,两组血清IL-6、基质金属蛋白酶-3(MMP-3)、基质金属蛋白酶抑制剂-1(TIMP-1)水平比较均$P>0.05$;治疗后,两组血清IL-6、MMP-3水平均降低($P<0.05$),TIMP-1水平均升高($P<0.05$),且观察组血清IL-6、MMP-3水平低于对照组,TIMP-1水平高于对照组($P<0.05$)。治疗期间两组均未发生不良反应。

2. 实验研究

黄夏荣等将以8只6月龄SD雄性大鼠建为青年组,16只24月龄SD雄性大鼠随机分为老年组和电针组各8只。电针组大鼠接受电针干预,电针穴位:双侧“足三里”“血海”“太溪”“阳陵泉”。疏密波,疏波频率 3 Hz,密波频率 15 Hz,电流强度 1 mA,30 min/次,1 次/d, 5 d/周,连续 8 周,其余两组不接受电针干预。8 周后取材观察,结果:①与青年组相比,老年组大鼠外周血Ⅱ型胶原 C 端肽水平升高($P<0.05$);显微 CT 显示老年组大鼠骨体积分数、骨密度、骨小梁数量均降低($P<0.05$),骨小梁分离度增大($P<0.05$);番红 O-固绿染色显示老年组大鼠软骨表层不平整,出现裂层,软骨细胞形态不均,染色不均匀,软骨与软骨下骨分界模糊,基质损失严重;Mankins 评分增加($P<0.05$);基质金属蛋白酶 13、P53、P21 mRNA 表达升高($P<0.05$),蛋白表达升高($P<0.05$)。②与老年组相比,电针组大鼠Ⅱ型胶原 C 端肽水平降低($P<0.05$);显微 CT 显示电针组大鼠骨体积分数、骨密度、骨小梁数量均升高($P<0.05$),骨小梁分离度减小($P<0.05$);番红 O-固绿染色显示软骨表面较平整,红染较均匀,细胞形态结构介于青年组和老年组之间;Mankin's 评分降低($P<0.05$);基质金属蛋白酶 13、P21 mRNA 表达降低($P<0.05$), P53 mRNA 表达有降低趋势,但差异无显著性意义($P>0.05$);基质金属蛋白酶 13、P53 蛋白表达降低($P<0.05$), P21 蛋白表达有下降趋势($P>0.05$)。

李龙等选取 6 月龄新西兰雄兔随机分为 4 组各 10 只,除空白组外其余 3 组均采用右后肢伸直位石膏管型固定法固定 4 周建立损伤差异无统计学意义的兔 KOA 模型,分别予以相应的干预手段治疗 2 周。空白组不予任何干预手段。模型组每日固定于兔架 15 min,不给予其他处理。温针灸组取右后肢“鹤顶”“内膝眼”“犊鼻”穴行温针灸治疗,即普通针刺并稍加捻转,在三穴针柄上端加相同规格的艾炷,艾炷燃尽后及时更换,3 壮/穴,1 次/d,连续治疗 2 周。NOD 样受体热蛋白结构域相关蛋白 3(NLRP3)抑制剂组关节腔内注射 NLRP3 抑制剂 MCC950,1 次/周,共 2 次。结果:造模前 Lequesne MG 评分各组比较 $P>0.05$;造模结束后,与空白组比较,其余组 Lequesne MG 评分均升高(均 $P<0.05$);治疗结束后,与模型组比较,温针灸组、NLRP3 抑制剂组评分均降低(均 $P<0.05$)。HE 染色结果显示:空白组软骨表面平整光滑,软骨细胞排列整齐,软骨层结构完整清晰;模型组软骨结构完整性被破坏,软骨表层粗糙、缺损,细胞形态不规整,排列紊乱;温针灸组软骨表面基本光滑完整,软骨细胞排列规则,分布均匀,软骨层结构较完整;NLRP3 抑制剂组软骨表面相对完整,软骨细胞分布较均匀,软骨层结构相对清晰。Mankins 评分:治疗结束后,与空白组比较,其余组兔膝关节病理学改良 Mankins 评分均升高(均 $P<0.05$);与模型组比较,温针灸组和 NLRP3 抑制剂组 Mankins 评分均降低(均 $P<0.05$)。免疫组化:与空白组比较,模型组、温针灸组和 NLRP3 抑制剂组中 NLRP3 表达均升高(均 $P<0.05$),与模型组比较,温针灸组与 NLRP3 抑制剂组表达水平均降低(均 $P<0.05$);与空白组比较,模型组、温针灸组和 NLRP3 抑制剂组中 IL-1β 表达均升高(均 $P<0.05$),与模型组比较,温针灸组与 NLRP3 抑制剂组表达水平均降低(均 $P<0.05$);与空白组比较,模型组、温针灸组和 NLRP3 抑制剂组中 IL-18 表达均升高(均 $P<0.05$),与模型组比较,温针灸组与 NLRP3 抑制剂组表达水平均降低(均 $P<0.05$)。

李春等将新西兰兔随机分为 3 组各 10 只。模型组和温针灸组兔采用石膏管型固定法制备膝骨关节炎兔模型。造模成功后,模型组每日于兔固定架固定 15 min;温针灸组选取“鹤顶”“内膝眼”“外膝眼”行温针灸治疗,1 次/d, 7 d 为 1 个疗程,共治疗 2 个疗程;空白组不予干预。结果:①MRI 检查,与空白组比较,模型组前交叉韧带增粗、水肿、部分撕裂,分级评估差异有统计学意义($P<0.05$);与模型组比较,温针灸组韧带增粗略轻,轻度水肿,无撕裂,分级评估差异有统计学意义($P<0.05$)。②大体观察,模型组前交叉韧带表面光泽变淡,边侧有絮状被膜覆盖,有明显组织坏死;温针灸组韧带表面光泽,韧带呈正常螺旋走形。③苏木精-伊红染色,模型组前交叉韧带内明显组织坏死,大量新生毛细血管,成纤维

细胞及胶原纤维排列松散；温针灸组韧带内有少量组织坏死，偶见新生血管，细胞及胶原纤维排列疏松、欠规则。④透射电镜观察，模型组前交叉韧带纤维排列紊乱，粗细不均，分布不均，成纤维细胞较多且形态不规则；温针灸组纤维基本呈纵向排列，纤维粗细、分布不均，少量椭圆形的纤维细胞存在。⑤RT-PCR 和 Western blot 结果，与空白组比较，模型组类胰岛素样生长因子 1、转化生长因子 β mRNA 及蛋白表达明显降低(均 $P<0.05$)；温针灸组上述两项指标表达明显升高(均 $P<0.05$)。

郑郎等将 SD 大鼠随机分为空白组、模型组、抑制剂组、温针灸组、温针灸＋抑制剂组各 10 只。通过 Hulth 法制备 KOA 模型。温针灸组固定大鼠后，取部位"足三里""犊鼻"。针刺约 5 mm，强度以大鼠耐受为度；用特制香烟型纯艾条离穴位 2 cm 处悬灸，1 次/d, 15 min/次。治疗从造模后 7 d 开始至第 56 d 结束，共 49 次。抑制剂组大鼠从造模后 7 d 开始每周一次膝关节腔注射人巨噬细胞趋化蛋白 1(MCP1)抑制剂 RS504393，温针灸＋抑制剂组同时接受温针灸和抑制剂干预。空白组大鼠自由饮水，正常饲养。结果：与空白组相比，模型组和抑制剂组软骨损伤明显，与模型组和抑制剂组相比，温针灸组、温针灸＋抑制剂组软骨损伤明显减轻；与空白组相比，模型组机械痛阈值、热痛阈值明显降低($P<0.05$)，MCP1、IL1-β 表达量下降($P<0.05$)，CD_{68}^{+} 细胞比例明显升高($P<0.05$)；与模型组相比，抑制剂组、温针灸组、温针灸＋抑制剂组均能提高大鼠机械痛阈值、热痛阈值($P<0.05$)，降低 MCP1、IL1-β 蛋白表达量和 CD_{68}^{+} 细胞比例($P<0.05$)，而抑制剂组、温针灸组、温针灸＋抑制剂组三组间无显著差异，各组细胞表面趋化因子受体 2(CCR2)蛋白表达量无显著差异($P>0.05$)。

(撰稿：孙颖宣　许吉　审阅：马铁明)

【针灸治疗痤疮】

方婧等将中重度痤疮患者随机分为两组各 60 例，均予 30%超分子水杨酸刷酸焕肤治疗。观察组刷酸前加用耳尖放血疗法。结果：观察组总有效率 100.0%(60/60)显著高于对照组 75.0%(45/60)($P<0.001$)。与对照组相较，观察组在 GAGS 评分、皮肤屏障功能、生活质量指数上均有显著优势($P<0.001$)。两组均未见严重不良反应。

王敏莹等将中重度患者随机分为两组。对照组 42 例给予克痤隐酮凝胶联合红蓝光照射治疗。观察组 43 例在此基础上，给予火针治疗。采用一次性无菌针灸针，用酒精灯外焰烧针，若病情较轻，只需针刺浅层，以烧至微红或通红为度；若病情较重，需针刺深层，以烧至白亮为度，烧针后立即对准皮损顶部快速垂直刺入，快进快出。粉刺、丘疹、脓疱，采取点刺法，点刺后用棉签稍挤压将皮损里内容物挤出并清除干净；结节采取散刺法，针刺深度不可太浅，需抵达结节中部，随后挤压清除内容物，以防局部炎症向四周扩散。囊肿采取散刺法，刺破囊壁，脓栓、脓血有路可出即可，散刺后用消毒棉签将囊内脓栓、脓血轻压挤出并清除干净，若有脓血流出，用棉签按压 2 min 左右即可。火针 1 次/周，共治疗 8 周。治疗后，观察组愈显率为 81.4%(35/43)，对照组为 50.0%(21/42)($P<0.05$)。观察组总有效率为 95.3%(41/43)，对照组为 90.5%(38/42)($P>0.05$)；两组患者的皮损评分明显改善($P<0.05$)，且观察组明显优于对照组($P<0.05$)；两组患者的 QoL-Acne 评分包括情感功能、感知功能、社交情况、痤疮情况均明显改善($P<0.05$)，且观察组在改善 QoL-Acne 评分包括情感功能、感知功能、痤疮情况方面明显优于对照组($P<0.05$)，社交情况评分与对照组比较，差异无统计学意义($P>0.05$)；观察组不良反应发生率为 14.0%(6/43)；对照组为 4.8%(2/42)($P>0.05$)。

代昌波等将囊肿型患者随机分为两组各 42 例。中药治疗组予化痰散瘀汤(制半夏、三棱、茯苓、莪术、丹参、陈皮等)口服，综合治疗组在此基础上加用火针及耳尖放血(均为 1 次/周)，将一次性无菌针灸针烧红，迅速直刺囊肿中心点，快速拔出，囊肿较大者进行多点针刺。耳尖放血 6～8 滴血。两组均连续治疗 8 周后观察疗效，并于治疗结束后 2 个月进行随访。治疗后两组患者 SDS 评分、SAS 评分、囊肿性质评分、囊肿颜色评分以及血清 IL-6、IL-1、IL-4 水平均较治疗前明显降低($P<0.05$)，综合治疗组上述指标均明显低于中药治疗组($P<0.05$)，综合治疗组上述指标治疗前后差值均明显高于中药治疗组($P<0.05$)。治疗后两组患者 IFN-γ 均较治疗前明显升高($P<0.05$)，综合治疗组明显高于中药治疗组($P<0.05$)，综合治疗组该指标治疗前后差值明显高于中药治疗组($P<0.05$)。治疗后综合治疗组患者总有效率为 92.9%(39/42)，明显高于中药治疗组的 76.2%(32/42)($P<0.05$)。综合治疗组治愈患者复发率为 9.1%(2/22)，明显低于中药治疗组的 50.0%(21/42)($P<0.05$)。两组患者均未出现严重的不良反应。

王燕等将囊肿型患者随机分为两组各 40 例。对照组采用常规西药治疗，观察组采用海藻玉壶汤加减方(海藻、天花粉、当归、昆布、黄芩、贝母等)配合火针治疗，将直径 0.5 mm 的火针烧至发白，向皮损中心快速垂直刺入并立即拔出，使用棉签对皮损处进行轻柔挤压，将脓血样或黑色粉质样物质挤出，1 次/周，持续治疗 1 个月。结果观察组总有效率显著高于对照组($P<0.05$)。治疗后，观察组的皮损部位、大小、个数、质地及颜色积分均显著低于对照组($P<0.05$)；观察组的角质层含水量显著高于对照组，粘脱蛋白质含量和经皮水分丢失水平均显著低于对照组($P<0.05$)；观察组 IL-2、IL-4 水平均显著低于对照组($P<0.05$)。

孙懿君等将肺胃湿热型寻常型患者随机分为两组各 50 例。对照组采用夫西地酸乳膏外用治疗，治疗组在此基础上联合耳穴揿针和石膏外敷治疗。耳穴取面颊、耳尖、脾、胃、皮质下、大肠。将针体揿入穴位敏感点后按压，2 次/d，2 min/次，以酸胀发热且耐受为度，两次按揉时间间隔 6 h。左右耳交替使用。同时，用生理盐水擦拭患者面部，将水杨酸冷霜(由医院制剂室制备)均匀涂抹于患者面部，脱棉覆盖患者眼睛及唇部，然后用 250 g 石膏粉加 45 ℃温开水调至黏稠状，缓慢倾倒散布于患者全面部，厚度 2～3 cm，仅留双侧鼻孔不敷石膏粉，待冷却 20 min 后，取下石膏硬块，清洁面部，1 次/周。共治疗 4 周后，治疗组总有效率为 88.0%(44/50)，对照组为 64.0%(32/50)，组间比较 $P>0.05$。两组治疗后皮损症状评分低于治疗前($P<0.05$)；皮损症状评分及治疗前后皮损症状评分的差值比较 $P<0.05$。两组治疗后 Pillsbury 分级和 Acne-QOL 评分优于治疗前($P<0.05$)，且治疗组优于对照组($P<0.05$)。治疗组不良反应发生率为 4.0%(2/50)，对照组为 0(0/50)，组间比较 $P>0.05$。

高兰将湿热蕴结型患者随机分为两组各 53 例，均予常规针刺治疗，选取大椎、合谷、曲池、内庭、阴陵泉、血海等穴，捻转补泻手法，得气后留针 20 min，留针期间行针 1～2 次。观察组在此基础上联合灵龟八法针法，根据就诊时间在“灵龟八法开穴简表”查到穴位为主穴，对应八脉交会为客穴，主客相配，双侧取穴，按时取穴采用平补平泻法，留针 20 min，1 次/d，5 d 为 1 个疗程，两组均持续治疗 3 个疗程后，总有效率对比观察组高于对照组($P<0.05$)；治疗后观察组皮损积分、痤疮分级低于对照组($P<0.05$)；治疗期间两组均未发生不良反应。

陈紫薇等将 80 例寻常性患者随机分为两组各 40 例。对照组采用口服西药异维 A 酸治疗，试验组采用针刺治疗，主穴为四白、颧髎、合谷、曲池、内庭，加皮损局部围刺；辨证分型取穴：肺经郁热取鱼际、尺泽。在痤疮皮损处进行围刺，针尖朝向痤疮基底部，不施提插捻转手法。其他穴位针刺得气后平补平泻，留针 20 min，2 次/周，每次治疗间隔 2～3 d。治疗 4 周后，试验组治疗有效率高于对照组($P<0.05$)；两组治疗后中医证候积分较治疗前下降，试验组低于对照组($P<0.05$)；两组治疗后采集面部痤疮皮损面积与皮损色素数据得到 RGB 面积评分、痤疮综合分级系统评分、视觉模拟量表评分均较治疗前下降，试验组低于对照组($P<

0.05），RGB色素评分上升，试验组高于对照组（$P<0.05$）。

王中兴等将患者随机分两组各80例。对照组给予盐酸米诺环素胶囊口服治疗，观察组在对照组的基础上加行针刺放血法治疗，针刺放血部位为耳尖及肩背部，以大椎穴、两侧肺俞穴为中心，探寻红色疹点，或浅表浮起络脉，视为阳性反应点，三棱针点刺后拔罐；耳尖部针刺放血，挤压出血，以血色由黑紫变为淡红为度。2次/周，2周为1个疗程，连续2个疗程后观察效果。总有效率观察组为95.0%(76/80)，对照组为68.8%(55/80)，组间比较$P<0.05$。治疗后2组皮损积分均较治疗前明显降低，且观察组皮损积分降低显著高于对照组（$P<0.05$）。

（撰稿：纪军　审阅：马铁明）

【《黄帝内经》针灸学研究】

1. 训诂学研究

张雷结合出土文献和传世文献，认为《灵枢·九针十二原》中“余子万民”的“子”当通“字”，义为“养”；“令各有形，先立针经”的“形”是指“针灸实践归纳的理论著作”；“粗守关，上守机”的“关”本义是“保护扳机的部件”，“机”则是“扳机”，此二者在文中均是比喻用法；“挂以发”的“挂”是指“挂住”，“发”则为“头发”，“挂以发”释为“用头发挂住”。

吴昊晟等认为，《内经》中“七次脉”穴是“根溜注入”中的“上入穴”，与“离入出合”的“出合”部位相应，并包含气海、髓海的输注穴。“七次脉”穴可治疗现代颈肩疾病、头面五官疾病、情志疾患以及脏腑气机失调疾病。

黄红喜等提出，将《灵枢·经筋》中的“以痛为输”作为针灸临床指导，首先应该明确腧穴本质，重视腧穴敏化状态和敏化状态下腧穴的表现形式。

李莹秋对《灵枢·杂病》中“心痛，当九节刺之，按，已刺按之，立已。不已，上下求之，得之立已”一语进行考释和辨析，认为有些刊本中的“九节次之”当为音释之异文；而“九节”应指筋缩穴；“上下求之”则是上求之至阳穴，下求之中枢穴。此语是治疗心痛发作的重要方法。

2. 诊断、治则及治法研究

王镜宇等整理归纳了《内经》中针刺镇痛相关内容，认为《内经》通过对疼痛的命名分类、病位病程、病因病机和诊断的论述，阐述对疼痛的认识，总结了针具、刺法、处方、针刺镇痛之原则、原理，促进了针刺镇痛的应用与发展。尽管现代针刺镇痛理论体系较《内经》时期已经有不同之处，但《内经》对疼痛的论述，构建了中医疼痛理论体系，是现代针刺镇痛理论体系中不可或缺的重要组成部分。

田大哲等认为，《内经》中有关人迎、寸口脉法的论述是指通过比较颈部人迎脉和腕部寸口脉的大小，可判定阴阳盛虚的变化，以确定所病经脉，进而选取所病经脉表里经之井、荥、输为主，运用补泻以调虚实。若要准确把握诊脉比较结果，则需要针者在临床上长时间练习指下的灵敏度。

周璇等总结分析了《内经》中有关日节律的部分论述，认为在选择针刺之腧穴、深度、手法及时机的时候，均当参考日节律理论。但“因时制宜”是一般情况下治疗原则，若在临床上与辨证发生相悖时，不可一味拘泥于时间节律，有时要敢于“舍时从证”。

王艳旭指出，《内经》在明确疾病的前提下，针刺取穴原则为辨病取穴、辨病取经、经脉补泻、论时取穴、局部取穴、取穴主次等。这些原则指导下所形成处方，打破疾病固定取穴模式，使之逐渐从“守形”“守关”向“守神”“守机”方向发展，原则虽多但并不冲突，在同一个医学框架体系内，相对独立，缓解和治愈了患者的疾苦。

王燕飞等认为，《内经》所述“巨刺”和“缪刺”，在取穴规律及主治病症方面具有共同处；在脉象、病邪侵袭部位、针刺方法和针刺部位方面又均有不同。“巨刺”多应用于肢体经络痛症及急性软组织损伤等，常采用运动针法；“缪刺”多用于周围性面瘫、面肌痉挛等面部疾患及各类急症、热证。

李晓龙等对《内经》中有关"骨"的论述进行整理,包括骨的生理特征和作用,病理状态及治法,认为骨与筋、髓、谿谷等均密切相关;将骨自身的特征与机体其他组织系统相连接,形成了"骨"的独立框架;总结了骨病的内调外治的规律,提出针灸原则,为后世诊治骨病奠定了基础。

宋雅文等检索《内经》各篇章中关于"肉"的相关论述,分析肉与脾、肺、肾等脏腑及经络的联系,总结肉的生理功能、病因病机、诊断方法、治疗方法,构建较为系统的"肉"的理论框架,为中医外科、针灸等中医外治学科的研究,提供理论指导。认为"肉"具有卫外、固内及运动作用,在运用望诊、切诊等方法了解肉病情况之后,可运用熨法、针刺、按摩、补脾等方法进行干预和治疗。

谢曾等对《内经》中的"分肉之间"与经筋痹痛分层进行探讨,认为十二经筋在不同层次间具有潜在间隙,即为"分肉之间",经筋的各种病理变化导致"分肉之间"粘连而闭合,引起经筋系统力学传导异常,进而引发经筋痹痛,故重启"分肉之间"是针刺治疗经筋痹痛的关键。肌骨超声引导下针刺"分肉之间"可实现对层次和进针角度的精准掌握,提升针刺疗效。

孙奇轩等认为,在"不盛不虚"之前,若标本处有异象,则病在经脉,其治属"经刺"范畴;若标本处无异象,则病不在经脉,而在皮毛、络脉,故其治不属"经刺",而当属"缪刺"范畴。

蔡鹤云等以《黄帝内经》中的经典理论"近气不失,远气乃来"为依托和突破口,发现赤凤迎源针法的整体操作和作用过程与该理论充分契合,其本质上就是通过"近气不失,远气乃来"而达成"过关过节催运气"的过程。

3. 专病研究

白丽丽等认为,"痹"证之名最早见于《内经》,主要采用针灸疗法,所用针具以"九针"为主。现代临床运用之毫针、针刀、芒针等新型针具治疗痹证,均可溯源于《内经》。

刘紫薇等探究《内经》中"审察卫气,为百病母"的论述,认为卫气在冠心病的发生与治疗中有着举足轻重的作用,从针刺取穴、针刺方法及临床操作入手,调节卫气,可以防治冠心病。

郑月棠等总结了《内经》所述痈疽之病因为外感六淫、情志失常和饮食不节,病机为气血凝滞。痈疽针刺的治则为:病前防治,病时急治;察气虚实,补泻得当;因时制宜,避其禁忌。临床须合理使用锋针、铍针、圆利针等各种针具,灵活运用赞刺法、大刺泻法、豹纹刺法等各种方法。

刘啊慧等从病因病机、辨证、针刺治疗、针刺禁忌等方面论述《内经》针刺治疗热病的相关原文。

陈龙娇提出,《内经》认为火性干燥,热性潮湿,热比火多了湿的特性,与暑、湿关系更密切,多与"蒸"同现,临床需辨证采取针刺补泻。

李宗伟等观察以《黄帝内经》理论指导针刺治疗腰痛的临床疗效。通过 82 例腰痛患者的临床治疗和观察,认为《黄帝内经》六经辨治理论取穴合严谨的补泻手法治疗腰痛能取得更好的疗效。

张霞等基于《内经》对员针针具的挖掘复原,探讨员针当为刺入肌肉"分间"以治疗肌痹的临床应用。

茅若兰等通过探析《黄帝内经》中有关抽动障碍的认识,提出"调肝熄风"针灸疗法治疗儿童抽动障碍,以期对目前临床上抽动障碍的诊断及治疗起到指导作用。

高鹏鹏等基于《灵枢》解结理论探讨温通针法治疗失眠的机制。对于哮喘,朱迪等在《灵枢》振埃刺法理论指导下,探析哮喘的针灸辨治思路。对于肾与水液代谢疾病,李永志等研究了《素问·水热穴论》中的相关记载。

(撰稿:张馥晴 刘立公　审阅:黄龙祥)

［附］ 参考文献

B

白丽丽，张红星.基于《黄帝内经》探析临床新型针具治疗痹证的理论渊源[J].中医药临床杂志，2023，35(7)：1282

包安安，陈娟，蔡惠连，等.舌针联合会厌通络汤治疗缺血性脑卒中后吞咽障碍疗效观察[J].山东中医杂志，2023，42(6)：608

鲍佳迎，李新伟，张伟波，等.改良针刺蝶腭神经节治疗变应性鼻炎：随机对照试验[J].中国针灸，2023，43(5)：522

C

蔡鹤云，徐彦龙.基于《黄帝内经》"近气不失，远气乃来"探析赤风迎源针法的操作步骤及作用特点[J].上海针灸杂志，2023，42(7)：770

蔡建辉，李洪涛，吴振华，等.输刺结合痹祺胶囊治疗神经根型颈椎病的临床疗效观察[J].世界中医药，2023，18(13)：1892

曹江鹏，杜元灏.关于现代针灸学科建设的思考——新时代，新征程，新跨越[J].中医药临床杂志，2023，35(6)：1049

曹小丽，徐彦龙.《针灸甲乙经》治疗咽喉部病症选穴特点探析[J].中医文献杂志，2023，41(3)：29

岑琦，张日红.加味参芪益心方配合针刺辅治慢性心力衰竭心肾阳虚型临床研究[J].实用中医药杂志，2023，39(9)：1855

陈犇璐，张全爱，张奇文."吕细"穴位考[J].浙江中医杂志，2023，58(6)：397

陈碧玮，陈少宗，刘存志.针刺作用量-效关系研究与针灸精准治疗：转化医学视角[J].针刺研究，2023，48(1)：32

陈龙娇.《黄帝内经》"火""热"释义[J].江西中医药，2023，54(07)：6-9

陈晓静，杨旭光，张珍珍，等.基于数据挖掘技术探析天突穴古代文献临床应用规律[J].中国中医基础医学杂志，2023，29(7)：1144

陈子雯，徐韬，熊坚，等.针灸研究的临床转化现状及思考[J].针刺研究，2023，48(1)：28

陈紫薇，杜琳.基于颜色模型探究针刺治疗寻常性痤疮的临床价值[J].四川中医，2023，41(11)：190

迟蕾，曹宇.针刺夹脊穴联合药物治疗脊髓型颈椎病的疗效观察及对颈椎曲度和矢状面参数的影响[J].上海针灸杂志，2023，42(6)：627

崔帅，王洁，余情，等."新医科"视角下STEM教育对实验针灸学教学模式与人才培养的启发与思考[J].中医药临床杂志，2023，35(8)：1637

D

代昌波，张军，许爱国.化痰散瘀汤联合火针及耳尖放血与单用化痰散瘀汤治疗囊肿性痤疮疗效对比研究[J].江苏中医药，2023，55(8)：38

邓越，王桂玲，姚金，等.颈神经不同支配区合谷刺治疗神经根型颈椎病(气滞血瘀证)的临床研究[J].中国中医急症，2023，32(6)：978

丁影，丁翔云，何伟兰，等.黄帝内针治疗粘连期肩周炎的临床效果评价及其红外热像的分析[J].中外医学研究，2023，21(2)：44

董浩，邹伟.《针灸大成》治疗神志病特色分析[J].中医药导报，2023，29(1)：185

董芳芳，苏旭泽，阴爱东.督脉铺灸法治疗寒湿阻滞型肩周炎的临床研究[J].中医药学报，2023，51(3)：72

F

樊迪，邱晶晶，陶慧，等.阿是穴诊疗客观化探析[J].中国针灸，2023，43(10)：1180

方婧，邓小忠，李桂香，等.耳尖放血联合超分子水杨酸治疗中重度痤疮的疗效[J].中国医疗美容，2023，13(4)：25

方文娟，张芬娟，杨丽超.麦粒灸联合益气健脾方治疗癌性疲乏59例[J].浙江中医杂志，2023，58(9)：677

冯嘉欣，王俊，老锦雄.培元养心温针灸治疗咳嗽变异性哮喘临床疗效观察[J].广州中医药大学学报，2023，40(7)：1685

符琼方，杨文秀，张少明，等.俞募配穴联合穴位埋针治疗风痰闭阻型支气管哮喘的疗效及对血清IgE、IFN-γ及SP-A水平影响[J].中华中医药学刊，2023，41(9)：206

G

Gong RS, Liu X, Zhao J. Electroacupuncture-induced activation of GABAergic system alleviates airway inflammation in asthma model by suppressing TLR4/MyD88/NF-kappaB signaling pathway[J]. Chinese Medical Journal, 2023, 136(4):451

高兵,王荃,马强,等.论灸法的"壮""疮"与"效"[J].中华中医药杂志,2023, 38(8):3634

高兰.湿热蕴结型痤疮采用灵龟八法配合常规针刺治疗的效果观察[J].内蒙古中医药,2023, 42(8):137

高鹏鹏,王艳,赵旭春,等.基于《灵枢》解结理论探讨温通针法治疗失眠的机制[J].中医药导报,2023, 29(2):179

葛程,张洋,程少丹等.针刀镜配合手法松解治疗重度肩周炎的中长期疗效及对血清炎性因子的影响[J].中国中医骨伤科杂志,2023, 31(2):35

官宏,张学成,张永臣,等.齐鲁现代针灸针法撷英[J].中国针灸,2023, 43(2):217

管洪艺,朱海瑀,吴兴全,等.阿是穴尚存在的误区及临床应用.时珍国医国药,2023, 34(2):406

H

韩雨淇.基于古代文献探讨第八胸椎棘突平面下腧穴的归经[J].按摩与康复医学,2023, 14(2):66

何梦如,惠鑫,赵百孝,等.一种新型数字化电动火针的研制与应用[J].中国针灸,2023, 43(5):593

何在杰,罗亚非,丁辉,等.家兔前肢少阴经五输穴穴区解剖及CT三维重建[J].针刺研究,2023, 48(4):385

胡茜莹,马颖,李海燕,等.循经针刺对颈椎病症状、血液流变学及血流动力学的影响[J].中华中医药学刊,2023, 41(7):94

胡晓京,邵素菊,徐宁,等."邵氏五针法"对慢性支气管哮喘大鼠肺与大肠组织中SP、VIP蛋白表达的影响[J].中华中医药杂志,2023, 38(1):356

黄河银,王江,张蓝之,等.穴位埋线对肺虚型变应性鼻炎大鼠的行为学影响[J].中国中西医结合耳鼻咽喉科杂志,2023, 31(1):1

黄红喜,欧阳希林,钟根平,等.《内经》"以痛为输"之我见[J].时珍国医国药,2023, 34(1):140

黄龙祥.筋病刺法的演变与经筋学说的兴衰[J].中国针灸,2023, 43(8):855

黄龙祥.论俞穴[J].中国针灸,2023, 43(10):1189

黄夏荣,胡莉芝,孙光华,等.电针干预老年膝骨关节炎大鼠关节软骨及软骨下骨P53、P21的表达[J].中国组织工程研究,2024, 28(8):1174

J

Jin YT, Wu LT, Guo YL, et al. Long-term efficacy of point application therapy on different acupoints and durations in the treatment of asthma: a randomized controlled trial[J]. J Tradit Chin Med, 2023, 43(1):146

季尹霞,孙波,施适,等.原络配穴揿针埋针疗法结合温和灸在胃肠道肿瘤癌因性疲乏患者中的临床观察[J].四川中医,2023, 41(10):188

蒋可,孟祥睿.麦粒灸辅助治疗支气管哮喘慢性持续期31例临床观察[J].中医杂志,2023, 64(11):1135

蒋亚楠,李晶,陈宇航,等.浮针进针点与传统腧穴的关系及对针灸学的启示[J].中国针灸,2023, 43(1):95

景向红,朱兵.针灸的转化医学之路[J].针刺研究,2023, 48(1):14

L

Li H, Huang W, Du K, et al. Governor vessel moxibustion for cancer-related fatigue in colorectal patients: a randomized trial [J]. Frontiers in Oncology, 2023, 13: 1199200

Li J, Fu R, Guo X, et al. Acupuncture improves immunity and fatigue after chemotherapy in breast cancer patients by inhibiting the Leptin/AMPK signaling pathway [J]. Supportive Care in Cancer: Official Journal of the Multinational Association of Supportive Care in Cancer, 2023, 31(9):506

Li J, Xie J, Guo X, et al. Effects of Mind-Regulation Acupuncture Therapy on Serum Ghrelin, Gastric Inhibitory Polypeptide, Leptin, and Insulin Levels in Breast Cancer Survivors with Cancer-Related Fatigue: A Randomized Controlled Trial[J]. International Journal of General Medicine, 2023, 16:1017

Li PJ, Wang Q, Liu LX, et al. The Role of Complementary and Alternative Medicine on Cancer-Related Fatigue in Adults: An Overview of Systematic Reviews[J]. Integrative Cancer Therapies, 2023, 22: 15347354231188947

Li X, Liou KT, Chimonas S, et al. Addressing cancer-related fatigue through sleep: A secondary analysis of a randomized trial comparing acupuncture and cognitive behavioral therapy for insomnia[J]. Integrative Medicine Research, 2023, 12(1):100922

来奕恬,周竞颖,任玲,等.艾灸"肺肠同治"对哮喘模型大鼠炎性反应及肠道短链脂肪酸的影响[J].针刺研究,2023, 48(9):881

李春,张艳玲,刘娣,等.温针灸对膝骨关节炎兔损伤前交叉韧带修复及相关因子的影响[J].中国组织工程研究,2024, 28(23):3621

李丹,胡凯文,韩丽,等.艾灸对癌性疲劳小鼠 AKT-NF-κB 信号通路的影响[J].世界中医药,2023, 18(1):75

李丹,胡凯文,韩丽,等.艾灸对癌性疲劳小鼠免疫神经内分泌的影响[J].中华中医药杂志,2023, 38(4):1799

李格,朱永政,向玉元,等.基于数据挖掘技术探析阴陵泉穴主治优势病症和配伍规律[J].按摩与康复医学,2023, 14(3):36

李龙,刘君伟,王铎,等.温针灸对兔膝骨关节炎软骨组织中 NLRP3、IL-1β 和 IL-18 表达的影响[J].宁夏医科大学学报,2023, 45(1):85

李娜,赵东亮,陈皓宇.一种基于热敏灸疗法的多功能灸疗机的设计与研制[J].中国针灸,2023, 43(6):721

李茜,赵祎然,高莹,等.基于古代文献的针灸治疗水肿选穴规律探析[J].中医药导报,2023, 29(4):116

李源,姚硕,段超,等.头穴丛刺疗法结合吞咽障碍理疗仪治疗卒中后吞咽功能障碍的临床观察[J].河北中医,2023, 45(12):2041

李姜娜,李开平,张雅雯,等.针刀干预对颈型颈椎病兔颈肌超声影像及 Notch1/Dll1 表达的影响[J].中华中医药学刊,2023, 41(12):64

李孟媛,姚琳,黄海鹏,等.糖尿病认知功能障碍的脑影像学研究及针刺起效的中枢机制[J].吉林中医药,2023, 43(10):1227

李沛瑾,侯丽,王前,等.穴位刺激治疗成人癌因性疲乏的系统评价再评价[J].中国中医药信息杂志,2023, 30(10):48

李启福,张星贺,赵思雯,等.《千金方》艾灸治疗妇科病的应用规律.世界中医药[J],2023, 18(14):2025

李少雄,高明,徐刚,等.腧穴配伍规律可视分析教学软件的研发与应用[J].中国针灸,2023, 43(8):965

李双妍,李建功,李雪山.经-穴体外反搏治疗射血分数保留心力衰竭临床研究[J].新中医,2023, 55(19):172

李小波,高繁,赵伟.不同强度电针对膝骨关节炎患者慢性疼痛的影响[J].上海针灸杂志,2023, 42(7):730

李晓龙,唐小儒,黄敏,等. 探析《黄帝内经》骨的理论框架. 四川中医. 2023, 41(3):18

李旭豪,杨继国.基于"药群"理论探讨传统中药穴位贴敷"四剂"药物组方思路及其临证应用[J].中华中医药杂志,2023, 38(5):2163

李莹秋,黄怡然,刘志丹,等.《灵枢》"心痛,当九节刺之"辨析[J].中医药导报,2023, 29(9):216

李永志,丘余良.基于《水热穴论》从肾谈水液代谢[J].福建中医药,2023, 54(1):29

李雨鹏,宓丹,潘冲,等.扶正固本汤联合穴位贴敷对咳嗽变异性哮喘大鼠 Th2/Tregs 平衡的调节作用机制研究[J].时珍国医国药,2023, 34(1):223

李宗伟,徐忞,徐佳静.《黄帝内经》六经辨治理论针刺补泻手法治疗腰痛的临床疗效观察[J].中华中医药杂志,2023, 38(10):5095

廉洁,张维.《针灸甲乙经》便秘治疗的源流探析[J].中医研究,2023, 36(1):1

梁倩倩,张霆.肩周炎中西医结合诊疗专家共识[J].世界中医药,2023, 18(7):911

林浩,卢健棋,熊冲,等.强心汤联合脐针治疗慢性心力衰竭的临床研究[J].中西医结合心脑血管病杂志,2023, 21(15):2811

林伟弟,杨松,王瑞安,等.电针颈夹脊穴对神经根型颈椎病神经病理性疼痛模型大鼠脊髓背角 CX3CL1、AC3、CGRP 和 SP 物质表达的影响[J].湖南中医药大学学报,2023, 43(4):705

林煜芬,吴家祥,卢健敏,等.基于肌骨超声技术探析针刺得气机理[J].河南中医,2023, 43(8):1251

凌发样,齐文川,李萧,等.基于数据挖掘技术探讨少泽穴主治病症及配伍规律[J].世界科学技术-中医药现代化,2023, 25(5):1648

刘兵,刘存志.基于身形理论的腧穴配伍规律探讨[J].北京中医药大学学报,2023, 46(3):306

刘峰，邵斌峰.温针灸联合微针刀治疗膝骨关节炎临床研究[J].新中医，2023，55(15)：156

刘俊，谢红亮，石娇，等.基于红外热成像观察针刺气虚体质者太溪穴温度变化情况[J].上海针灸杂志，2023，42(8)：876

刘悦，武华清，王述华.24节气穴位贴敷疗法对哮喘缓解期的防治效果观察[J].新疆中医药，2023，41(5)：36

刘啊慧，孙理军，李翠娟，等. 基于《黄帝内经》探析针刺治疗热病[J]. 四川中医，2023，41(1)：22

刘嘉咏，李越，谢宇锋，等.少阳枢机针法治疗变应性鼻炎临床研究[J].针灸临床杂志，2023，39(4)：21

刘军兵，黄宗菊，陈蓉，等.岐黄针疗法联合低频电治疗急性脑卒中后吞咽障碍患者的疗效观察[J].中国中医急症，2023，32(7)：1234

刘茜茜，康群，储小红.揿针疗法联合穴位贴敷对慢性心力衰竭患者BNP、生活质量及心功能的影响[J].湖北中医杂志，2023，45(9)：30

刘珊珊，李彦斌，施恒，等.热敏灸治疗心力衰竭伴利尿剂抵抗患者的临床疗效观察[J].江西中医药大学学报，2023，35(1)：65

刘紫薇，成泽东，董宝强，等.基于《黄帝内经》"审察卫气，为百病母"理论探讨针刺治疗冠心病[J].辽宁中医杂志，2023，50(5)：64

鲁宗民，秦珊，冯鑫鑫，等.基于"肺主皮毛"理论观察穴位贴敷对哮喘小鼠皮肤及肺中TRPV1表达的影响[J].中国中医基础医学杂志，2023，29(7)：1108

罗迪，乔海法，王强，等.从针刺治神角度谈针刺镇痛[J].中国针灸，2023，43(3)：265

M

茅若兰，鲍超，李建兵，等.基于《黄帝内经》探讨调肝熄风针灸疗法在儿童抽动障碍症中的应用[J].云南中医中药杂志，2023，44(1)：15

苗芙蕊，邓志玲，赵彩娇.基于沉默信息调节因子1/p53信号通路探讨艾灸"足三里"延缓衰老的作用机制[J].针刺研究，2023，48(6)：571

莫等闲，张华，王重新.从"壮火散气，少火生气"理论浅析艾灸补泻原理[J].四川中医，2023，41(2)：15

牟东晓，杨峰.风市治风考[J].中国针灸，2023，43(7)：829

N

宁文华，刘伊滢，李思颖，等.基于数据挖掘技术探析针灸促醒的选穴规律[J].湖南中医杂志，2023，39(2)：44

P

潘卫星.序言：呼吁开展针灸转化医学研究[J].针刺研究，2023，48(1)：1

庞立健，王鹏琴，吕晓东，等.彭氏眼针疗法理论阐释及应用[J].中华中医药杂志，2023，38(1)：90

Q

戚天臣，罗开民，侯洁，等.辨证取穴温针灸联合揿针治疗肝肾亏虚型膝骨关节炎的临床研究[J].湖南中医药大学学报，2023，43(9)：1693

齐诗仪，黄紫娟，陈建国，等.基于阵列式电极与非线性动力学探讨腧穴电敏特征的体表分布规律[J].中华中医药杂志，2023，38(1)：72

祁佩娟，花佳佳，李兴，等.利咽启闭方结合通关利窍针刺法治疗中风后吞咽障碍临床效果观察[J].四川中医，2023，41(10)：155

邱丽燕，杨东孝，徐晓霞.甲泼尼龙穴位注射联合基础治疗对哮喘急性重度发作的临床研究[J].新中医，2023，55(23)：200

R

Ren Z, Cui W, Li YP. Application of traditional Chinese medicine acupoint needle embedding combined with emotional nursing in patients with gynecological malignant tumors[J]. World Journal of Psychiatry, 2023, 13(9): 645

任晓艳，刘钧天，张洲.针灸埋线疗法的创新性研究[J].北京中医药，2023，42(7)：776

S

申霖来，李钰."燔针劫刺"理论探析与改良温针灸临床实践[J].中国中医基础医学杂志，2023，29(1)：157

沈海月，詹逸珺，裴建.TRPV1受体在针刺镇痛中的调节作用及机制研究[J].吉林中医药，2023，43(3)：353

沈琳博，宋玉强，赵冰骢，等.单组目标值法在针灸临床试验中应用的思考[J].中国针灸，2023，43(10)：1175

盛亚文，王心茹，杨继国.隔姜灸疗法改良[J].中医外治杂志，2023，32(3)：114

时宜蓉，易蔚，乔赟，等.针刺对哮喘大鼠肺功能及气道平滑肌痉挛的影响[J].中国针灸，2023，43(8)：937

史维霞，陈晓琳，燕虹宇，等.针刺平补平泻的源流及演变[J].针灸临床杂志，2023，39(6)：91

宋琦，李宏玉，侯鑫磊，等.电针颈夹脊穴联合表面肌电生物反馈治疗脑卒中后吞咽障碍的临床观察[J].广州中医药大学学报，2023，40(3)：647

宋瑶，冯钰婷，王莉莉.基于人体成分的穴位埋线减重效果预测因素分析[J].浙江中医药大学学报，2023，47(1)：73

宋婷婷，景向红，郭玮，等.针刺预防治疗中重度季节性变应性鼻炎：随机对照试验[J].中国针灸，2023，43(2)：123

宋雅文，尹萌，朱鹏举，等.《黄帝内经》"肉"的理论框架探析[J].中华中医药学刊 2023，42(3)：103

孙波，季尹霞，沈水杰，等.揿针原穴联合温和灸对肠癌癌因性疲乏患者疗效、生活质量及心理状态影响研究[J].四川中医，2023，41(3)：200

孙奇轩，杜艳军，杜霖玲.对"不盛不虚，以经取之"的思考[J].中医学报，2023，38(6)：1166

孙懿君，吴耀持，王健雄，等.耳穴揿针联合石膏外敷治疗肺胃湿热型寻常型痤疮疗效观察[J].上海针灸杂志，2023，42(9)：949

T

Tian H，Chen Y，Sun M，et al. Acupuncture therapies for cancer-related fatigue：A Bayesian network meta-analysis and systematic review[J]. Frontiers in Oncology，2023，13：1071326

唐勇，汪彦君，胡圣，等.针三联外治法治疗过敏性鼻炎的临床观察[J].中医临床研究，2023，15(3)：102

唐徐韵，陈盼碧，杜狄佳，等.基于 p38 MAPK 信号通路探讨穴位埋线对哮喘大鼠肺组织 Th1/Th2 失衡及 EOS 的影响[J].中国中医基础医学杂志，2023，29(1)：86

陶继恩，邹卓成.拔罐发泡疗法联合雷火灸治疗支气管哮喘冷哮证及对气道重塑的影响[J].中国针灸，2023，43(9)：1023

田大哲，黄伟萍，李乃奇.《黄帝内经》人迎寸口脉法理论探析[J].中国针灸，2023，43(10)：1202

W

Wang GX，Zhou J，Chen YM，et al. Mechanism of electroacupuncture at acupoints of the lung meridian through PKA/PKC regulation of TRPV1 in chronic cough after lung surgery in guinea pigs[J]. Journal of Thoracic Disease，2023，15(4)：1848

Wang XQ，Qiao Y，Duan PB，et al. Efficacy and safety of moxibustion on cancer-related fatigue：a systematic review and meta-analysis of randomized controlled trials[J]. Supportive Care in Cancer：Official Journal of the Multinational Association of Supportive Care in Cancer，2023，31(9)：508

汪恒，王茎，高兵，等.《针灸大成》刺血法特色探析[J].中国中医急症，2023，32(6)：1086

汪雯，沈桂林，郑超，等.从《备急灸法》分析急症灸法的临床应用[J].浙江中医杂志，2023，58(2)：134

汪红娟，唐红，江姗姗，等."胸结身黄，取涌泉而即可"理论探讨[J].成都中医药大学学报，2023，46(1)：6

王凡，汤康敏，许建敏，等.微案例教学法应用于刺法灸法学混合式教学中的效果评价.时珍国医国药，2023，34(1)：189

王帅，马彦旭，程五中，等.温针灸联合平衡针刀对椎动脉型颈椎病患者椎动脉血流、颈椎关节活动度及生活质量的影响[J].现代生物医学进展，2023，23(22)：4280

王燕，风楠.海藻玉壶汤加减方配合火针治疗囊肿型痤疮的效果及对炎性皮损、皮肤生理指标的影响[J].临床医学研究与实践，2023，8(28)：106

王真，王永泉，王从安，等.针灸联合关节松动术治疗肩周炎的网状 Meta 分析[J].世界科学技术・中医药现代化，2022，24(11)：4366

王祝，夏冉，高兵，等.艾灸配合药物治疗气虚血瘀型慢性心力衰竭的疗效观察[J].上海针灸杂志，2023，42(8)：797

王佳佳，嵇波，刘翼天，等.基于 TLR4/NF-(B 信号通路探讨"气血并治"针法对神经根型颈椎病大鼠炎性损伤的影响[J].中国医药导报，2023，20(23)：4

王镜宇，张永臣，贾红玲.《黄帝内经》针刺镇痛理论探微[J].中华中医药杂志，2023，38(5)：2130

王敏莹，魏晓燕，朱铭华.火针联合红蓝光治疗中重度痤

疮的临床观察[J].广州中医药大学学报,2023,40(3):659

王瑞鑫,周弘,张卉,等.针刺联合王不留行籽穴位贴敷对乳腺肿瘤放疗后癌因性疲乏患者睡眠质量、生存质量的影响[J].四川中医,2023,41(2):198

王绥卓,谢丁一,李巧林,等.热敏灸机器人的优势与应用前景[J].针刺研究,2023,48(2):211

王小霞,赵中亭,海霞,等.艾灸灸量增加之临床应用现状及原因探析[J].亚太传统医药,2023,19(1):244

王晓林,王万群,史付鑫.舌三针联合中药冰棒咽部冷刺激治疗脑卒中后吞咽障碍疗效观察[J].新乡医学院学报,2023,40(2):131

王亚丽,冯彩红.穴位埋线治疗支气管哮喘临床观察[J].山西中医,2023,39(1):48

王岩飞.针刺联合穴位埋线治疗变应性鼻炎31例[J].中国针灸,2023,43(4):461

王艳旭.探析《黄帝内经》针刺取穴原则与临床意义[J].按摩与康复医学,2023,14(10):39

王燕飞,盖晓丽,王艺文,等.基于《黄帝内经》浅析巨刺、缪刺异同及临床应用[J].中医外治杂志,2023,32(3):111

王艺文,王德强,王燕飞,等.后溪穴的临床应用简析[J].中医外治杂志,2023,32(2):127

王志杰,刘静,王俊,等.朱氏手针联合体针治疗脑卒中后吞咽障碍的临床疗效观察[J].广州中医药大学学报,2023,40(10):2543

王中兴,王振岭,李博兴,等.针刺放血法联合米诺环素内服治疗肺风粉刺临床观察[J].中国中医药现代远程教育,2023,21(7):155

王子辰,朱永政,向玉元,等.基于数据挖掘技术探析解溪穴现代主治优势病症和配伍规律[J].国医论坛,2023,38(2):22

韦冰心,张晶晶,黄梦婷,等.基于"火郁发之"理论采用毫火针针刺治疗风湿热型肩周炎临床观察[J].广西中医药,2023,46(1):23

吴飞虎,查必祥,张婷婷,等.扶阳固本针灸法治疗常年性变应性鼻炎远期疗效观察及对患者血清总免疫球蛋白E、白细胞介素-4的影响[J].针刺研究,2023,48(6):600

吴昊晟,苏航,朱超,等.《黄帝内经》"七次脉"穴的特点及应用浅析[J].中国针灸,2023,43(8):959

吴昊晟,苏航,朱超,等.《黄帝内经》"七次脉"穴的特点及应用浅析[J].中国针灸,2023,43(8):959

吴频霞,刘玉,刘亚圆.温针灸背俞穴治疗慢性心力衰竭的疗效观察及对患者心功能的影响[J].上海针灸杂志,2023,42(2):127

X

习亚炜,李莉,冯玲,等.中药火灸疗法临床运用温度变化规律及安全性研究[J].中国中医基础医学杂志,2023,29(5):795

夏雪,毛红蓉,吴辉,等.手足同名经配穴针灸联合Mulligan关节松动术治疗神经根型颈椎病疗效观察[J].辽宁中医杂志,2023,50(8):193

夏梅华,刘金良,魏艳伟,等.督脉灸联合益气温阳活血利水方治疗阳气亏虚、血瘀水停型慢性心力衰竭临床研究[J].河北中医,2023,45(10):1703

夏万颖,王天琳,单淑湘,等.基于焦点小组访谈法的患者针刺期望的质性研究[J].中医杂志,2023,64(10):992

谢曾,肖京,曹昺焱,等.《黄帝内经》"分肉之间"理论与经筋痹痛分层治疗[J].中国针灸,2023,43(5):569

谢丁一,李巧林,李海燕,等.热敏灸机器人雀啄灸神阙穴得气效应研究[J].安徽中医药大学学报,2023,42(2):21

修忠标,刘洪,蒋家统,等.超声引导下针刀治疗颈椎病有效层次的多中心随机对照试验[J].辽宁中医药大学学报,2023,25(6):1

徐璐,张卫.澄江学派传人陈应龙灸法学术思想[J].中医药通报,2023,22(5):5

徐丽伟,陈漉,朱立德.穴位贴敷五脏俞配合温阳灸治疗癌症相关性疲劳的临床研究[J].人参研究,2023,35(6):36

许磊,何玲,李慧,等.基于数据挖掘的针灸治疗失语症选穴规律研究[J].中国针灸,2023,43(4):471

薛慧莹,赵紫昊,朱楠楠.中医热熨联合雷火灸对乳腺癌术后化疗患者癌因性疲乏及负性情绪的影响[J].实用中医内科杂志,2023,37(10):112

Y

Yu Y, Cui J, Sun N, et al. Serum from acupuncture-treated asthmatic rats regulates p38-MAPK activation in airway smooth muscle cells[J]. American Journal of Translational Research, 2023, 15(2):1063

闫康,黄汝芹,李爽,等.加味二仙汤联合电针刺激治疗

神经根型颈椎病的临床疗效及机制[J].中华中医药杂志，2023，38(8)：3935

严素华，席从林，张永杰，等.雷火灸对胃癌化疗患者癌因性疲乏及胃肠功能的影响[J].河北中医，2023，45(6)：1009

羊璞，粟胜勇，王甜，等.电针对神经根型颈椎病大鼠脊髓组织突触相关蛋白及超微结构的影响[J].中国中医药信息杂志，2023，30(12)：122

杨骏，刘慧林，李彬，等."以通为用，强温并举"在经筋病中的应用[J].中国针灸，2023，43(8)：889

杨燕，杨新，李秀芬.扶阳针刺疗法治疗心肾阳虚型慢性心力衰竭的回顾性研究[J].广州中医药大学学报，2023，40(5)：1161

杨雯尹，王郭洁，唐明霞，等.穿刺机器人技术用于针刺机器人的可行性分析[J].中国针灸，2023，43(4)：463

杨秀芳，洪福莉，杨玲玲，等.艾灸联合运动疗法对鼻咽癌放化疗患者癌因性疲乏的影响观察[J].河北中医，2023，45(10)：1698

杨莹莹，陈斌，欧阳秋芳，等.可视化针刀干预对颈型颈椎病模型兔颈后伸肌超声影像和肌肉形态的影响[J].福建中医药，2023，54(5)：25

杨元祯，郭义，李永明，等.井穴刺络醒神护脑效应的特异性及穴位启动机制探析[J].中华中医药杂志，2023，38(10)：4632

于超，樊伟，王巍.从膀胱经穴名角度探义"巨阳者，诸阳之属也"[J].按摩与康复医学，2023，14(3)：81

于洋，朱永政，孙豪，等.基于数据挖掘技术探析鱼际穴主治配伍规律及刺灸法[J].中医外治杂志，2023，32(1)：111

余婷，刘祖琴，许巍，等.热敏灸在加速康复外科的应用浅述[J].中医药通报，2023，22(5)：51

余紫薇，陈英华，孙玮，等.透针治疗变应性鼻炎的疗效观察[J].上海针灸杂志，2023，42(10)：999

喻华梅，杨孝芳，陈盼碧，等.穴位埋线通过调节 p38 丝裂原活化蛋白激酶通路对哮喘大鼠气道上皮的影响[J].针刺研究，2024，49(1)：23

袁绪文，解鸿宇，皮亚彬，等.针刺结合关节错缝术治疗肩周炎急性期疗效观察[J].中国中医急症，2023，32(6)：1050

袁宇红，赵敏，李涛，等.平衡火罐技术操作规范探析[J].新中医，2023，55(3)：204

Z

曾小芮，屈瑞.论心包经原穴代心经原穴及其临床异同[J].光明中医，2023，38(2)：316

詹影，刘瑞瑞，蔡彬彬，等.晕针起效引发的对针刺疗法的思考[J].浙江中医药大学学报，2023，47(3)：328

张峰，董宝强，林星星，等.基于整体观念的经筋辨证体系构建[J].中国针灸，2023，43(9)：977

张雷.《灵枢・九针十二原》词语校诂[J].中华医史杂志，2023，53(3)：131

张倩，乔赟，时宜蓉，等.基于 TGF-β1/Smad3 信号通路探讨针刺抗哮喘气道重塑的作用机制[J].中国针灸，2023，43(6)：684

张涛，张丰聪，刘川，等.汉字中蕴含的中医文化发微——以"医""药""针"为例[J].山东中医药大学学报，2023，47(1)：94

张涛，朱永政，向玉元，等.基于数据挖掘技术探析内庭穴的现代主治优势病症和腧穴配伍规律[J].湖南中医杂志，2023，39(3)：38

张霞，董琪，张选平，等.《内经》员针治疗肌痹的临床运用及分析[J].河北中医，2023，45(8)：1367

张义，贾文睿，李佳慧，等.虚拟现实技术结合 BOPPPS 教学模式在针刀实训教学中的应用[J].湖南中医杂志，2023，39(8)：92

张春光，黄金昶，万宇翔，等.会阴穴功效探析及临床应用[J].现代中医临床，2023，30(4)：88

张幻真，林志刚，陈乐春，等.基于形神一体观探析推拿五脏背俞穴干预疼痛的优势[J]. Sdzy，2023，42(4)：309

张军花，单思，王沐晨，等.基于肠道菌群探讨艾灸"命门""关元"对健康大鼠免疫功能的影响[J].中国针灸，2023，43(10)：1157

张全怡，徐义鹏，舒治钧，等.基于阳陵泉穴的临床应用浅析腧穴配伍[J].成都中医药大学学报，2023，46(1)：54

张诗敏，李玉清.基于《四部医典》探析藏医针灸疗法特色[J].中国针灸，2023，43(5)：555

张世强，朱路文，李宏玉，等.项针治疗脑卒中后咽期吞咽障碍疗效观察[J].现代中西医结合杂志，2023，32(8)：1053

张树剑，辛陈，荣培晶.基于知识结构的针灸学科体系的构成[J].中医杂志，2023，64(10)：973

张雪涛，王含笑，王震，等.自动除灰热敏灸装置的研制与特点[J].中国针灸，2023，43(5)：597

张雅雯，李姜媛，李沅骋，等.针刀干预对颈型颈椎病兔颈多裂肌细胞中 Wnt3α、β-catenin 和 MyHC1 表达的影响[J].中华中医药学刊，2023，41(10)：130

张永太，侯晓琳，沈慧芳，等.丁桂散脐部给药穴区局部药物代谢动力学研究[J].北京中医药大学学报，2023，46(9)：1258

张珍珍，杨旭光，陈晓静，等.基于古代文献探讨阴陵泉穴临床应用规律[J].中国中医基础医学杂志，2023，29(6)：982

章思佳，林栋，齐诗仪，等.基于眼电信号近似熵探讨针灸治神的临床应用[J].中国针灸，2023，43(1)：79

赵海东，喻闽凤，解换弟，等.引痰方穴位贴敷涌泉穴对卵清蛋白诱导哮喘小鼠气道炎症的影响[J].广州中医药大学学报，2023，40(1)：149

赵旭斌，霍建忠.基于红外热像技术验证“后溪通督脉”理论[J].中国针灸，2023，43(3)：305

赵祎然，李茜，王敏，等.古代针灸治疗瘰疬的选穴规律探析[J].中国针灸，2023，43(2)：233

赵云彦，李岩，冯宗妹，等.解郁除乏汤联合针灸对乳腺癌化疗后癌性疲劳患者 SAS、SDS 和 FACT-F 评分及血清 CRP、IL-6 和 sTNF-R1 表达水平的影响研究[J].中国医院用药评价与分析，2023，23(11)：1305

郑郧，刘卫容，李柏村.温针灸通过 MCP1/CCR2 信号通路调控巨噬细胞浸润治疗膝骨关节炎的机制研究[J].时珍国医国药，2023，34(5)：1252

郑月棠，吴生兵，蔡美意，等.《黄帝内经》针刺法治疗痈疽探析[J]. 安徽中医药大学学报，2023，42(2)：38

钟美玲，朱永政，向玉元，等.基于数据挖掘技术探析阳陵泉穴现代主治优势病症和配伍规律[J].国医论坛，2023，38(3)：27

周婷，吴松，梁凤霞，等.从“天人合一”探讨针刺选穴思路[J].中华中医药杂志，2023，38(2)：533

周璇，惠建荣，杨晶晶，等. 浅谈《黄帝内经》日节律理论在针灸临床的运用[J]. 针灸临床杂志，2023，39(5)：93

周竞颖，来奕恬，任玲，等.针刺与艾灸对哮喘大鼠肺功能及气道炎症的影响[J].中国中西医结合杂志，2023，43(4)：469

周淑平，刘淑荣，胡丹.强心康颗粒联合耳穴“双心同治”疗法对慢性心力衰竭疗效的观察[J].中医临床研究，2023，15(14)：56

周芋伶，张倩，王钰嘉，等.穴位注射通过 Toll 样受体 4/激活蛋白-1 信号通路纠正 Th1/Th2 细胞因子失衡改善变应性鼻炎大鼠炎性反应[J].针刺研究，2023，48(4)：366

朱迪，李记泉，马铁明.基于《灵枢》振埃刺法探析哮喘辨治[J].针灸临床杂志，2023，39(4)：6

朱墨豪，李艾晟，展立芬，等.一种用于温针灸的防烫保护装置[J].针刺研究，2023，48(1)：107

祝叶，田峻，邵雨薇，等.电针通过调控中枢 GLP-1 促进白色脂肪褐色化改善肥胖的机制研究[J].针刺研究，2023，48(8)：727

（十一）推　拿

【概述】

2023年度在公开学术刊物上共发表与推拿有关的学术论文1 200余篇，主要涉及实验研究、手法研究、临床治疗、小儿推拿、功法研究等内容。

1. 实验研究

实验类文献以机制研究为主。

孙文静等通过观察理筋手法对兔颈后肌静力性损伤的干预，观察家兔一般状况、组织形态学、超微结构、哺乳动物雷帕霉素靶蛋白及自噬相关蛋白Bcl-2-腺病毒E1B相互作用蛋白3、微管相关蛋白1轻链3、核孔蛋白62的变化，探索mTOR分子抑制骨骼肌过度自噬的相关机制。认为家兔颈部前屈造成颈后肌静力性损伤后，自噬被激活，理筋手法干预后自噬水平逐渐下降，可能与理筋手法作用于mTOR信号通路调节自噬有关，从而维持细胞内环境的稳态，促进肌肉组织的修复。

李华南等发现，腹部推拿一定程度上降低了肥胖模型大鼠的体质量、体脂量等，这可能与其影响单纯性肥胖大鼠下丘脑及胃肠道相关神经肽含量有关。

方佳钰等观察腹部推拿对溃疡性结肠炎大鼠肠道炎症及脊髓背角蛋白激酶B(AKT)蛋白表达的影响，探讨腹部推拿治疗溃疡性结肠炎的作用机制。认为腹部推拿能有效改善溃疡性结肠炎大鼠结肠炎症状态，其机制可能与抑制脊髓背角p-AKT表达有关。

黄红叶等认为，推拿可减少坐骨神经慢性压迫损伤(CCI)大鼠海马神经元损伤；推拿镇痛机制可能是通过上调海马CaMKⅡ与SYP表达，改善海马突触可塑性而起效。

官乾等发现，推拿可以改善CCI大鼠的行为学和形态学结果，改变脊髓背角突触可塑性来抑制痛觉敏化；还可以通过抑制星形胶质细胞活化，降低脊髓背角GFAP和NR2B的表达来镇痛。

钮妍等发现，推拿改善了运动性疲劳大鼠外周血的免疫炎性状态，体现出抗炎、抗凋亡及免疫调节的手法效应。

阮磊等认为，推拿㨰法能有效减轻骨骼肌损伤后体内炎症反应，减少胶原蛋白沉积，抑制骨骼肌纤维化，进而减轻骨骼肌损伤，促进骨骼肌损伤修复，其机制可能与抑制Wnt/β-catenin信号通路活性有关。

庞亚铮等认为，"四明穴"推拿能减缓透镜诱导近视豚鼠屈光度的发展，延缓眼轴增长速度，对抑制近视的发展有干预作用。

2. 手法研究

手法研究类文献，手法频率研究为主要热点。

张强等认为，不同频率的一指禅推法对脾虚家兔血清GAS水平和胃窦NO水平的影响不同，101～150次/min低频率一指禅推可纠正脾虚家兔血清GAS水平及胃窦NO水平，使其趋近空白组正常水平，恢复胃肠功能，具有补的效应；201～250次/min高频率一指禅推治疗组家兔不仅未见血清GAS水平及胃窦NO水平的恢复，甚至呈恶化趋势，提示高频手法存在损害家兔胃肠功能的可能，具有泻的效应。

蔡伟蓝等认为，低频率(101～150次/min)摩腹可通过上调CaM、MLCK mRNA和蛋白表达，促进脾虚家兔胃肠消化功能恢复，具有补的良性效应；相反，高频率(201～250 次/min)摩腹一定程度上阻碍了脾虚家兔胃肠消化功能的恢复，具有泻的损益效应，其作用可能与抑制 CaM、MLCK mRNA 和蛋白表达有关。

张强等发现，摩腹对胃肠动力的影响存在频率-效应规律，摩腹在 101～150 次/min 频率段时可显著促进胃肠动力，当频率超过 200 次/min 时，摩腹对胃肠动力无改善作用，甚至有损害趋势。其作用机制可能是：①通过降低胃肠组织中 NO 及 cAMP 的含量，抑制 cAMP/PKA 途径及 cGMP/PKG 途径，减少对 Ca^{2+}-CaM 的竞争性消耗，从而促进上游 CaM-MLCK 信号通路中 Ca^{2+}、Ca^{2+}-CaM 与 MLCK 的结合。②当 CaM-MLCK 信号通路被阻断后，一方面，摩腹可通过提高家兔胃 SP 含量，发挥其促进胃肠动力的直接效应；另一方面，IP3 的显著下降提示，阻断 CaM-MLCK 信号通路，可能增加 IP3 的消耗促使 SOCE 发生，从而改变胞内 Ca^{2+} 水平，激发 Ca^{2+} 介导的其他信号通路来调节胃肠动力。

许嘉英等通过观察不同频率摩腹对脾虚家兔胃肠黏膜屏障的作用，探讨摩腹频率与治疗效应之间的关系。发现：①摩腹频率介于 101～150 次/min 有助于胃肠黏膜上皮细胞修复增生，对脾虚型胃肠黏膜屏障疾病产生修复作用，而频率介于 201～250 次/min 的摩腹对脾虚型胃肠黏膜屏障疾病则无明显治疗作用。②在 ML-9 抑制剂抑制肌球蛋白轻链激酶(MLCK)表达的情况下，低频率摩腹产生的治疗效应受影响，说明 MLCK 通路是摩腹产生疗效的信号通路之一。③在 ML-9 抑制剂抑制 MLCK 表达的情况下，低频率摩腹仍能通过其他靶点或信号通路对脾虚家兔产生治疗效应。

3. 临床治疗

2023 年度推拿发表的临床类文献中，以脊柱四肢关节的文章居多，推拿在眼科疾病治疗也有报道。

郭皓泽等将项背肌筋膜炎伴焦虑患者随机分为两组各 31 例，对照组采用脉冲超短波电疗机配合微波治疗仪进行治疗，治疗组采用推拿疗法进行治疗，手法以㨰法、揉法、拿法、拨法为主，部位选足太阳经筋循行于躯干处、手太阳、手阳明经筋循行于项背部，选用风池、肩中俞、肩外俞、天宗、背俞穴。具体操作时先用㨰法、拿法放松项背部肌肉，点按风池、肩中俞、肩外俞、天宗、背俞穴，再以拇指在项背部阳经经筋分布区域寻找筋结点，用点按法和拨法松解筋结，最后循经按揉 2 遍。30 min/次，1 次/d，5 次/周。治疗 2 周后，与对照组相比，治疗组患者的 VAS、SAS、AIS 评分明显下降($P<0.05$)；治疗组患者血清中 5-HT 含量较对照组显著降低($P<0.05$)；治疗组患者血清中 BDNF 含量明显高于对照组($P<0.05$)。

张建华等将骶髂关节损伤患者关节疼痛、血清脂肪因子及炎症因子影响。对照组常规推拿法治疗，实验组筋骨同治推拿法治疗，即依次采用掌按揉法、骨盆旋按法、经筋整复法，15 min/次，1 次/d，5 次/周。两组均以 2 周为 1 个疗程。治疗 2 周及 4 周后，试验组患者 ODI 评分均低于对照组($P<0.05$)；治疗 4 周后，实验组患者重度疼痛率、血清脂肪因子(瘦素、抵抗素和脂联素)和炎症因子(TNF-α、IL-6、IL-17)水平均低于对照组($P<0.05$)。

艾买提·依米尔等对 30 例肩峰下撞击综合征患者使用丁氏推拿手法治疗，操作步骤如下：①患者取仰卧位，医者以㨰法重点治疗结节间沟及三角肌前束，另一手托住患肢肘部，配合肩关节上举、后伸、外展、内旋、外旋的被动运动。②患者健侧卧位，医者以㨰法重点治疗肱骨大结节、三角肌粗隆处，另一手握住患肢患部，配合患肩外展，内收的被动运动。③患者俯卧位，医者以㨰法重点治疗肩后部肩袖肌群，如冈上肌、冈下肌、小圆肌等，另一手托住患肢肘部，配合肩关节后伸、内旋、外展的被动运动。④患者坐位，医者立其后，㨰法施于项背部，重点治疗斜方肌、肩胛提肌、菱形肌。在上述手法操作过程中，可以穿插按揉、拿法、弹拨等手法，操作最后用肩部搓法和患肢的抖法操作放松肩周肌群结束本次操作。手法操作时间 10～15 min，2 次/周，连续 4 周，共8次。结果：经治疗患者UCLA肩关节评分、Constant-Murley评分、简化McGill疼痛评分、AHI和AI均较前明显改善($P<0.05$)。

桑佳佳等观察了脾虚浊滞证2型糖尿病患者糖代谢和肠道菌群的影响。对照组、常规推拿组与健脾化浊推拿组三组患者均维持受试前降糖药物治疗方案，常规推拿组加用常规推拿，即①捏脊5遍，继上势，按揉膀胱经第一侧线，重点在肺俞、脾俞、胃俞、肾俞和三焦俞穴，时间约3 min；继上势，在肾俞和八髎穴予以擦法，透热为度；继上势，于双下肢后侧至跟腱处施以拿法、掌推法，各操作3遍；继上势，按揉涌泉，酸胀为度，继以擦法，透热为度。②患者仰卧位，予一指禅推法作用于鸠尾穴至中极穴，重点在鸠尾、上脘、中脘、气海和关元穴，操作3遍；继上势，掌振神阙穴1 min，继以顺时针揉腹5 min；继上势，于双下肢前侧至踝关节处施以拿法，操作2遍；继上势，在阳陵泉、足三里和三阴交穴施以点按操作各1 min。③患者取坐位，于风池、风府和百会穴施以拇指点揉法，每穴1 min；继上势，于颈部、肩井施以拿法各1 min；继上势，叩击肩背部1遍。健脾化浊推拿组加用健脾化浊推拿法，即：①食、中、无名指分别置于上脘、中脘、下脘穴，以120次/min速度施按揉操作5 min，轻度酸胀为度。②继上势，以神阙穴为中心，以30圈/min速度顺时针方向摩腹15 min。③继上势，于患者双侧梁门穴至归来穴单方向施拿法10次。④继上势，于患者双侧胁下施擦法，透热为度。继上势，双手拇指依次置于患者血海、足三里、丰隆、阴陵泉、三阴交和然谷穴，以120次/min速度施按揉操作，每穴1 min，轻度酸胀为度。两整套手法分别操作共约35 min，3次/周，隔日1次，周日休息。治疗8周后，干预后健脾化浊推拿组证候积分变化及疗效总有效率明显高于对照组和常规推拿组($P<0.01$)；对照组糖代谢值治疗前后无统计学差异($P>0.05$)，健脾化浊推拿组和常规推拿组较干预前均明显降低($P<0.01$)，且二者间比较$P>0.05$。对照组肠道菌群水平治疗前后无统计学差异($P>0.05$)，“健脾化浊”推拿组较干预前明显改善($P<0.01$)，常规推拿组中除肠球菌外均具有一定改善($P<0.05$)。

戴晓晖等将产后压力性尿失禁患者随机分为两组各30例。治疗组采用振腹推拿疗法进行治疗，即在捏脊治疗和摩腹治疗后采用振腹治疗，术者掌劳宫穴正对患者神阙穴，中指对应任脉，食指、无名指对应两侧肾经，拇指和小指对应胃经，以松振法作用于患者腹部，沉肩、垂肘、松腕作连续快速的震颤，频率400～600次/min，振腹疗法操作约10 min；施手法点穴：手指点按关元穴、中极穴、委中穴(双侧)、环跳穴(双侧)，每穴点按30 s～1 min，根据患者的情况调整刺激时间，点按手法采用重按轻抬法以补虚。振腹推拿疗法治疗每2 d治疗1次，3次/周。对照组采用凯格尔运动训练治疗。均治疗8周后，两组患者的24 h尿失禁次数、24 h排尿次数均较治疗前降低($P<0.01$)，且治疗组治疗后的24 h尿失禁次数、24 h排尿次数均低于对照组($P<0.01$)。治疗后，两组患者的前静息阶段、快速收缩阶段、紧张收缩阶段、耐力收缩阶段、后静息阶段5个阶段的盆底肌状态均较治疗前改善($P<0.01$)，且治疗组治疗后的前静息阶段、快速收缩阶段、紧张收缩阶段、耐力收缩阶段、后静息阶段5个阶段的盆底肌状态均优于对照组($P<0.01$)。

王峥等将肝胃不和型功能性消化不良患者随机分为两组各35例。常规推拿组给予常规推拿手法治疗，手法参照《推拿治疗学》，操作步骤：①患者取仰卧位，先用一指禅推法、摩法在胃脘部操作，然后按揉中脘、气海、天枢、足三里等穴，时间约10 min；继用一指禅推法在膻中、章门、期门操作，时间约5 min。②患者俯卧位，用一指禅推法或㨰法沿背部脊柱两旁膀胱经自上而下操作至三焦俞，操作4～5遍；后用按揉法作用于膈俞、肝俞、脾俞、胃俞、三焦俞等穴，重按肝俞、胆俞，时间约5 min；继擦法在背部沿膀胱经操作，以透热为度。胃病推拿组给予陈宇清胃病推拿手法治疗。胃病推拿组手法参照《胃病推拿法》，操作步骤：①用推拿法由上腹部起，经过脐部，平推至下腹部；继由贲门起，沿左右季肋，侧推至左右侧腹部后拿揉局部肌肉组织，操作5～10遍。②用按摩法由贲门起，沿胃部、十二指肠、空肠、回肠至结肠走行方向操作5～7遍；继单掌压法由贲门起，经过胃体，按压至幽门部1～2遍。③用三指揉法揉摩腹部，自胃脘揉起，经过肚脐，揉至下腹部3～5遍，按揉并颤压中脘、天枢、气海穴，每穴约1 min；继全掌揉法，以肚脐为中心，顺时针方向揉摩腹部5～7遍，后掌振神阙穴，按压约1 min，以透热为度，点按足三里穴1 min。治疗2周后，胃病推拿组治疗后临床总有效率高于常规推拿组($P<0.01$)，总体症状积分，中医证候积分均较本组治疗前降低($P<0.01$)；两组血清SP、SS水平均较本组治疗前降低($P<0.01$)，且胃病推拿组治疗前后差值大于常规推拿组($P<0.05$，$P<0.01$)。

方丽娇探讨视疲劳相关干眼症患者采用按摩结合人工泪液滴眼治疗的临床疗效。对照组采用人工泪液滴眼治疗，研究组采用按摩结合人工泪液滴眼治疗，选取患者攒竹、四白、印堂、瞳子髎、睛明、太阳等眼周及眼眶周围穴位，将拇指指腹置于相应穴位上，采用适宜力度，以左眼顺时针、右眼逆时针方向，依照从眼眶周围到远端、从里向外的顺序对穴位进行逐个按摩，太阳穴采用顺时针、逆时针交替方式进行揉动旋压，睛明、瞳子髎等穴位以勾的方式进行按摩，而其他穴位则采用按压方式进行按摩，各穴位按摩3～5 min，2次/周，注意力度均匀性。两组均治疗1个月后，研究组治疗总有效率高于对照组($P<0.05$)；治疗后两组症状（视疲劳、眼干涩、灼烧感、异物感）评分均低于治疗前，且研究组低于对照组($P<0.05$)；治疗后两组SIt均高于治疗前，且研究组高于对照组($P<0.05$)；治疗后两组美国国家眼科研究所视觉相关生命质量量表评分均高于治疗前，且研究组高于对照组($P<0.05$)。

范燚等将非增殖期糖尿病视网膜病变（气阴两虚型）患者随机分为4组各30例。对照组予常规治疗和常规护理。眼部穴位按摩组在对照组基础上予眼部穴位按摩，即用揉法对眼部太阳穴、攒竹穴、丝竹空穴、鱼腰穴、睛明穴、四白穴进行按摩，用力均匀，力度为患者自述腧穴处有酸胀感为宜，每个穴位按摩2～3 min，1次/d，20 min/次。中药雾化熏眼组予中药（密蒙花、野菊花、麦冬、夏枯草、蒲公英、黄芪等）雾化熏眼，联合组予中药雾化熏眼联合眼部穴位按摩。均干预14 d后，干预后联合组的综合疗效总有效率最佳($P<0.05$)；干预后联合组的视觉诱发电位改善最优($P<0.05$)；干预后联合组的视力提升最优($P<0.05$)；干预后联合组的眼底并发症总发生率最低($P<0.05$)。

4. 小儿推拿

小儿推拿的文献以小儿推拿特定穴位、特定手法、流派以及临床疗效观察等为主。

小儿推拿历史源远流长，有简验效廉的特点。王翌琼等认为，四大小儿推拿流派（三字经小儿推拿流派、张汉臣小儿推拿流派、海派儿科推拿流派、湘西刘氏小儿推拿流派）诊治小儿病时四诊中尤重望诊。在四诊合参的前提下，以八纲辨证为基础，结合脏腑、病因辨证等多方辨证体系审证求因。手法操作上多强调频率快，治疗个别疾病如心脏方面疾病应适当轻缓。手法要求轻快柔和、平稳着实，以推、揉为主，具体操作时间视具体情况而定。临床组方严守脏腑归经、生克虚实原则。然小儿推拿至今仍有不足：①各流派偏重承古技，忽视对手法作用机理的研究，缺乏高质量的临床试验研究。②小儿推拿流派存在明显的地域性，相互之间缺乏交流与融合，各流派应摒弃门户之见，同时对古籍及传统民间技法进行更深入地挖掘整理，以统一小儿推拿量化标准，构建完整小儿推拿体系。

徐行等认为，肚角穴定位总体认为在脐下两侧；古籍记载有按、拿、推、掐、掏、搓摩法等多种手法，其中拿、按法最为常见，肚角穴功用以止腹痛、止泻为主，且有治大便不通、开积痰积气痞疾等作用，与现代医家观点基本一致。

复式操作手法是小儿推拿特有的手法之一。但由于时代的局限性、解剖定位不精确及理论与临床发展需要等原因，历代医家总结创造的复式操作手法，术式繁多，同名异法、异法同名的现象普遍存在。其中，黄蜂入洞与黄蜂出洞最具有代表性，二者仅一字之差，然操作方法、部位截然不同，在临床应用中易被混淆。李梦甜等通过梳理总结古今文献，对黄蜂入洞与黄蜂出洞进行了详细、全面介绍。

刘俊秀等认为，"按弦走搓摩"存在"一名三法"的现象，这与中医模糊观、地域流派影响及临床理论发展需要有关。从古至今，其操作部位及手法为适用临床几经变化，是迎合时代进步与发展的选择。

孙映雪等将轮状病毒肠炎患儿随机分为两组各175例。对照组给予常规处理措施，观察组在对照组的基础上给予推拿联合穴位贴敷治疗，其中风寒泄处方：补脾经，推三关，补大肠，揉外劳，摩脐，拿肚角，揉一窝风，推上七节骨，揉龟尾，按揉足三里；湿热泻处方：清脾经，清胃经，清大肠，清小肠，退六腑，揉天枢，推下七节骨。20 min/次，1次/d。神阙穴穴位贴敷（吴茱萸、肉桂、补骨脂、生姜、干姜、丁香等），4～6 h/次。两组均治疗5 d后，观察组脱水纠正时间、止泻时间、体温恢复时间均少于对照组（$P<0.05$）。轮状病毒转阴率观察组高于对照组（$P<0.05$）。IL-6、TNF-α、IL-8水平治疗后两组均较治疗前显著降低，且观察组降低更明显（$P<0.05$）。CD_4^+ T细胞和CD_4^+/CD_8^+ T细胞比值治疗后两组均较治疗前显著升高，且观察组均高于对照组（$P<0.05$）；CD_8^+ T细胞治疗后两组均较治疗前显著降低，且观察组低于对照组（$P<0.05$）。总有效率观察组高于对照组（$P<0.05$）。

石艳红等将风热型少阳体质咳嗽变异性哮喘患儿随机分为两组各30例。对照组给予布地奈德雾化治疗，治疗组在对照组的基础上加用少阳推拿法治疗，即外感四大手法（开天门、推坎宫、揉太阳、揉耳后高骨）各100次，清肺经200次，清肝经、揉板门、退六腑、逆运内八卦、揉膻中、揉擦肺俞、揉掌小横纹、清补脾经各100次。力度取轻、中度；速度宜快，约120～200次/min，操作时间20～25 min。两组疗程均为10 d后，①治疗1个疗程后，治疗组的总有效率为96.7%（29/30），对照组为80.0%（24/30），组间比较，治疗组的总有效率（χ^2检验）和总体疗效（秩和检验）均明显优于对照组（$P<0.05$）。②治疗后，两组患儿的咳嗽、咳痰、喘息、呼吸困难、口干口渴等中医证候积分均较治疗前明显降低（$P<0.05$），且治疗组对咳嗽、咳痰、喘息、呼吸困难等中医证候积分的降低作用均明显优于对照组（$P<0.05$）。③治疗后，两组患儿血清IL-8、IL-6、SP水平均较治疗前明显降低（$P<0.05$），且治疗组对血清IL-8、IL-6、SP水平的降低作用均明显优于对照组（$P<0.05$）。④治疗过程中，两组患儿均未发现严重不良反应，血尿常规、心电图和肝肾功能等安全性指标也均未见明显异常。

刘畅等将小儿厌食症脾胃气虚证患者随机分为两组各30例。对照组予复方胃蛋白酶散治疗，治疗组在对照组治疗基础上加运脾膏（太子参、焦山楂、白术、陈皮、木香、丁香等）膏摩治疗，即从患儿拇指脾经穴处以向心方向推100次以补脾经；按压气海穴、关元穴和中脘穴，后以运法自手掌中心为圆心自乾卦运至兑卦，共100次；以摩法自小儿脐窝为中心进行顺时针方向揉摩15 min至患儿腹部微红。1次/d，20 min/次。均治疗2周后，治疗组总有效率87.5%（28/32），对照组总有效率53.3%（16/30），治疗组疗效优于对照组（$P<0.05$）；治疗组MCH水平较本组治疗前升高（$P<0.05$），治疗组MCH水平高于对照组（$P<0.05$）；两组蛋白质含量均较本组治疗前升高（$P<0.05$），且治疗组升高更明显（$P<0.05$）；两组BMI均较本组治疗前升高（$P<0.05$），且治疗组升高更明显（$P<0.05$）；两组治疗后CD4细胞绝对值均较本组治疗前升高（$P<0.05$），治疗后治疗组CD4细胞绝对值高于对照组（$P<0.05$）；治疗组治疗后食欲、食量、腹痛、便秘、汗出、面色评分均较本组治疗前降低（$P<0.05$）；对照组治疗后食欲、食量、便秘评分均较本组治疗前降低（$P<0.05$）；治疗后治疗组食欲、食量、便秘、汗出、面色评分均低于对照组（$P<0.05$）。

李江华等将肺经伏热型小儿过敏性鼻炎患者随机分为两组各30例，对照组予氯雷他定片，治疗组予推拿结合中医鼻病序贯疗法(辛夷、大青叶、薄荷、紫苏叶、桔梗、金银花等)治疗。结果:治疗组有效率为90.0%(27/30),对照组为63.3%(19/30),组间比较 $P<0.05$。治疗后两组主症、次症、体征评分均降低,与治疗前比较 $P<0.05$;且治疗后治疗组主症、次症、体征评分均明显低于对照组($P<0.05$);治疗结束3个月后随访,两组复发率比较 $P<0.05$。

5. 文献研究

袁钰等检索中国知网、万方、维普、中国生物医学文献数据库以及 PubMed、Cochrane Library、Web of Science 自建库以来至2022年9月30日收录的推拿干预颈动脉粥样硬化动物模型的风险及安全性所有相关文献。进行文献检索、数据提取、质量评价,进行 Meta 分析。结果显示:推拿对血流动力学指标、血管最大载荷值、拉曼光谱脂质特征峰值以及血清脂蛋白相关磷脂酶 A2 的影响无统计学意义,但会增加血管的最大应力、弹性模量、巨噬细胞平均光密度及平均微血管密度、血清 hs-CRP 水平,降低血管最大应变、斑块内胶原纤维含量。但根据敏感性分析,最大载荷值的结果需谨慎对待。

6. 功法研究

罗永宝等将气虚质慢性疲劳综合征患者分为观察组和对照组各40例。对照组采用认知行为疗法治疗,观察组采用推拿结合易筋消疲功治疗。治疗8周后,结果:治疗后,观察组气虚质转化分、疲劳总分低于对照组,SF-36 各维度评分高于对照组($P<0.05$)。观察组总有效率为94.6%(35/37),对照组总有效率为55.3%(21/38),综合疗效比较观察组优于对照组($P<0.05$)。

宋祖芳将中风足内翻患者分为两组各35例。对照组给予常规康复训练及推拿治疗,研究组则在此基础上结合八段锦,持续治疗4周。结果:与对照组比较,研究组治疗后 FMA 评分、FAC 分级评分更高,CSI 评分更低($P<0.05$);研究组治疗后步速、步长较对照组高,步态周期较对照组短($P<0.05$);治疗后,研究组支撑相最大外翻、足跟触地时跖屈、内翻、内收及摆动相最大跖屈、最大内翻角度小于对照组,支撑相最大背屈角度大于对照组($P<0.05$)。

(撰稿:许军　审阅:严隽陶)

【基础实验研究】

姚重界等将大鼠随机分为假手术组、模型组、推拿组、推拿+p38激动剂组各8只,采用背根神经节持续压迫模型模拟腰椎间盘突出症病理变化。推拿组大鼠在造模后第4 d开始推拿干预术侧"委中"穴,设定参数为5 N的压力和2 Hz的频率,1次/d,10 min/次,连续干预18 d。推拿+p38激动剂组大鼠在推拿干预的基础上,于造模后第7、14和21 d,在异氟烷麻醉下于L4/L5椎间隙鞘内注射 Anisomycin。假手术组和模型组大鼠不进行干预,但行与推拿组大鼠相同的抓取与固定。结果:模型组右后足缩足阈值(PWT)造模后下降趋势明显,且均显著低于同期假手术组($P<0.01$);推拿组 PWT 在造模后先降低后上升,并在第10~21 d均显著高于同期模型组($P<0.01$);推拿+p38激动剂组 PWT 在造模后先降低后保持稳定,但均显著低于同期推拿组($P<0.01$)。WesternBlot 结果显示,与假手术组比较,模型组大鼠脊髓背角中 p38MAPK、p-p38MAPK、TNF-α、IL-1β 蛋白表达均显著升高($P<0.01$);与模型组比较,推拿干预后的大鼠 p38MAPK、p-p38MAPK、TNF-α、IL-1β 蛋白表达均显著降低($P<0.01$, $P<0.05$);与单纯推拿比较,推拿+p38激动剂组大鼠 p38MAPK、p-p38MAPK、TNF-α、IL-1β 蛋白表达均显著升高($P<0.01$)。

伍丹丹等把 SD 大鼠随机分为假手术组、模型组、推拿组、SCS 组和推拿+SCS 组(联合组)各6只。除假手术组外,其余均建立坐骨神经钳夹伤模型,造模后7 d开始干预。推拿干预:造模后1周每日固定时间对推拿组实施推拿干预。将大鼠放入固定器并做相应的固定。室温控制在(21.0±1.0)℃,环境安静且灯光可调。将振动治疗仪振动杆置于大鼠"环跳"位置进行振动推拿干预，频率 8 Hz，振幅 2 mm，5 min/次，1 次/d，共治疗 21 d。脊髓电刺激(SCS)干预：将大鼠放入固定器，露出 SCS 电极接口端，将低频脉冲治疗仪正负极接入电极接口端。刺激参数为频率 50 Hz，脉宽 0.2 ms，电流强度 1.6 mA，1 次/d，时间 5 min，共治疗 21 d。联合组先推拿后脊髓电刺激治疗，1 次/d。假手术组和模型组不做干预。结果：术后 7 d，四组造模大鼠 SFI 与假手术组相比 $P<0.001$；术后 21 d，联合组 SFI 与假手术组大鼠差异无统计学意义($P=0.127$)，推拿组、SCS 组、联合组 SFI 显著高于模型组($P<0.001$)，推拿组与 SCS 组相比 $P=0.999$。术后 7 d，4 组造模大鼠 PWL 值与假手术组相比 $P<0.001$；术后 21 d，联合组大鼠 PWL 与假手术组大鼠差异无统计学意义($P=0.109$)。术后 21 d 各组大鼠 HE 染色显示：假手术组神经轴突排列整齐、形态规则，模型组神经纤维肿胀变形，推拿组和 SCS 组可见髓鞘空泡样变性，炎性细胞仍较多，联合显示大量新生雪旺细胞核以及毛细血管。各组大鼠神经超微结构显示：髓鞘厚度推拿组和联合组均显著高于模型组($P=0.004$、$P<0.001$)，联合组大鼠轴突直径与假手术组相比 $P=0.379$。

王厚融等将 SD 大鼠随机分为：假手术 1 组、2 组、3 组，模型 1 组、2 组、3 组，推拿 1 次组、2 次组、3 次组各 6 只。模型组和推拿组建立轻型慢性压迫性神经损伤(minor CCI)模型。推拿各亚组在造模后 7 d 进行三法三穴干预 1 次、2 次、3 次，9 min/次，1 次/d。各亚组分别干预 1 次、2 次、3 次。最后一次推拿干预结束即刻进行机械缩足反射阈值(MWT)和热缩足反射潜伏期(TWL)测试，测试结束取腰膨大节段脊髓背角(SDH)进行转录组测序(RNA-Seq)研究。结果：推拿 1 次、2 次、3 次后均可提高 MWT 和 TWL 测试结果($P<0.05$)。RNA-Seq 结果显示，符合时间序列表达显著变化趋势的差异表达基因(DEGs)共有 118 个，富集到神经营养素信号通路、细胞凋亡、PI3K-Akt 信号通路、Ras 信号通路、JAK-STAT 信号通路等 111 条通路上。

蒋雨晴等将雄性新西兰大白兔随机分为对照组、模型组和推拿组各 5 只。除对照组外，模型组和推拿组大白兔采用经腹膜后间隙穿刺纤维环的方法建立 LIDD 模型。造模 5 d 后，推拿组白兔采用"峨眉伤科膀胱经推拿"进行干预，即：①按揉法，自上而下按揉腰背部双侧竖脊肌，重点是脊柱两侧膀胱经，侧重 L2～L5 部位，操作 480 次，共 4 min。②点按法，采用近部取穴原则，点按双侧膀胱经的肾俞、三焦俞、脾俞，操作 30 次，共 3 min。③弹拨法，顺膀胱经弹拨脊柱两侧竖脊肌，操作 450 次，共 3 min。每周一～周五固定时段进行推拿，10 min/次，5 次/周。对照组和模型组白兔仅抓取固定。结果：苏木素-伊红(HE)染色结果显示，模型组白兔髓核和纤维软骨板退变明显，推拿组白兔髓核形状、髓核细胞数量和纤维软骨板排列情况均有显著改善。与对照组比较，模型组白兔血清中神经肽 Y(NPY)、血浆 P 物质(SP)、降钙素基因相关肽(CGRP)、5-羟色胺(5-HT)的含量和 IVD 组织中神经生长因子(NGF)、酪氨酸激酶受体(Trk)A、血管内皮生长因子(VEGF)及其受体 VEGFR1、VEGFR2 的蛋白和 mRNA 表达水平均显著增加($P<0.01$)；与模型组比较，推拿组白兔除 IVD 组织中 TrkA 的蛋白和 mRNA 表达差异无统计学意义($P<0.05$)。

王伟等将 7 d 龄 SD 新生大鼠随机分成空白组 12 只，模型组和腹部推拿组各 12 只。腹部推拿组在造模后 24 h 给予腹部推拿，造模 24 h 后进行干预，1 次/d，共干预 28 d，即：①摩腹 2 min，频率为 120 次/min。②揉腹 3 min，频率为 120 次/min。③荡腹 5～10 次，有荡涤大便的作用；④按压腹部 4～6 次。⑤分腹阴阳 5～10 次，用食中指从剑突下沿肋弓边缘向两旁分向推动。连续干预 28 d。各组大鼠于造模后第 29 d 进行 6 d 水迷宫试验。干预结束后，透射电镜下空白组海马神经元细胞核及线粒体结构完整，形态正常；模型组海马神经元水肿、变性，核周空泡增多；腹部推拿组神经元细胞有轻微水肿，核形态较为规整。与空白组相比，模型组水迷宫穿越平台次数显著减少($P<0.01$)；模型组海马组织蛋

白激酶 A(PKA)、反应元件结合蛋白(CREB)、神经营养因子(BDNF)、突触蛋白 1(syn1)蛋白表达显著降低($P<0.05$);与模型组相比,腹部推拿组水迷宫试验穿越平台次数显著增加($P<0.01$),腹部推拿组 PKA、CREB、BDNF、syn1 表达显著上调($P<0.05$)。

任雪晗等将家兔随机分为正常组、模型组、摩法低频组(机械臂摩腹 101～150 次/min)、摩法高频组(机械臂摩腹 201～250 次/min)、摩法低频＋抑制剂组[机械臂摩腹 101～150 次/min＋腹腔注射肌球蛋白轻链激酶(MLCK)抑制剂 ML-92.0 mg/kg]、摩法高频＋抑制剂组(机械臂摩腹 201～250 次/min＋腹腔注射 ML-92.0 mg/kg)各 6 只。除正常组外,其余各组采用苦寒泻下法联合饥饱失常法构建功能性消化不良(FD)模型。干预过程中,记录家兔一般情况。干预结束后,经摩腹法干预后,高、低频组家兔一般情况有不同程度改善。摩法低频组、摩法高频组小肠平滑肌细胞三磷酸肌醇(IP3)浓度较模型组升高($P<0.05$ 或 $P<0.01$),摩法低频＋抑制剂组、摩法高频＋抑制剂组 IP3 浓度较模型组降低($P<0.05$)。摩法低频组、摩法高频组、摩法低频＋抑制剂组胃体平滑肌细胞 Ca_2^+ 强度较模型组升高,其中摩法低频组、摩法高频组与模型组间的差异有统计学意义($P<0.01$),摩法高频＋抑制剂组 Ca_2^+ 强度较模型组降低($P<0.05$);摩法低频组 Ca_2^+ 强度较摩法高频组升高,摩法低频＋抑制剂组 Ca_2^+ 强度较摩法高频＋抑制剂组升高(均 $P<0.01$)。

黄泽芳等将成年家兔分为 K、P、A、B 共 4 组各 10 只。K 组为空白对照组,P 组为模型对照组,A 组为频率 101～150 次/min 的低频组,B 组为频率 201～250 次/min 的高频组。除 K 组外,其余各组均采用苦寒泻下法制作脾虚模型,然后使用人工智能机械臂对 A 组、B 组家兔的“中脘”“天枢(双)”进行每穴 5 min,连续 10 d 的一指禅推法操作,手法干预结束后,测量家兔血浆 MTL 水平和胃窦组织 SP 水平,观察高低频率一指禅推法对 MTL、SP 的影响。结果:与 K 组比较,P 组 MTL 水平降低($P<0.05$)、SP 水平上升($P<0.05$)。与 P 组比较,手法干预后 A 组、B 组家兔 MTL 水平均升高($P<0.05$),A 组 SP 水平下降($P<0.05$),B 组 SP 水平无明显下降($P>0.05$)。A 组 MTL 水平显著高于 B 组($P<0.05$),SP 水平 A 组较 B 组 $P>0.05$。

龚梦华等 Wistar 孕鼠随机分为正常组和造模组各 6 只。于妊娠 12.5 d, 2 组孕鼠均按体质量 0.24 ml/100 g,腹腔注射给药,造模组腹腔注射 250 mg/mL 丙戊酸钠溶液(VPA),正常组腹腔注射等体积生理盐水;所产子代经睁眼试验、方向趋向性实验筛选后确定为自闭症模型大鼠。造模成功后将自闭症模型大鼠随机分为模型组和捏脊组各 12 只;正常组随机选取 12 只作为正常对照组。捏脊组出生后第 23 d 开始干预,1 次/d, 21 遍/次,连续干预 30 d。结果:与正常组仔鼠比较,造模组仔鼠睁眼时间更晚,方向趋向性机能降低($P<0.01$);与正常对照组比较,模型组 Rd 值下降($P<0.01$),NF-κB p65、TNFR1 蛋白和 TNF-αmRNA 表达升高($P<0.01$);与模型组比较,捏脊组 Rd 值明显上升(P 均<0.01),NF-κB p65、TNFR1 蛋白和 TNF-αmRNA 表达降低($P<0.01$); 3 组 TNFR2 蛋白和 IKKαmRNA 表达水平无差异($P>0.05$)。

周可林等将大鼠随机抽取 8 只作为正常组,其余大鼠进行 3 周的慢性不可预见性温和应激方法(CUMS)造模并随机分为模型组、振腹组和氟西汀组各 8 只,正常组不进行 CUMS 造模刺激,予去离子水灌胃,1 次/d;模型组进行 CUMS 造模刺激,并予去离子水灌胃,1 次/d;振腹组进行 CUMS 造模刺激,进行振腹推拿手法干预,1 次/d;氟西汀组进行 CUMS 造模刺激,同时给予氟西汀悬浊液灌胃,1 次/d。振腹推拿操作方法:以神阙穴为中心,行三指振腹手法 15 min,频率 300 次/min。均干预 4 周。第 7 周末,与模型组大鼠比较,振腹组大鼠的糖水偏好率、绝望时间、总移动距离、穿格次数均显著改善($P<0.01$)。第 7 周末,与模型组大鼠比较,振腹组大鼠的 IL-4、IL-10 显著升高($P<0.01$),IL-1β、IL-6、IL-8、TNF-α 含量显著降低($P<0.01$);核因子

κB 蛋白含量下降($P<0.05$)，mRNA 含量显著下降($P<0.01$)；SIRT1 蛋白含量、mRNA 含量显著升高($P<0.01$)；PGC-1α 蛋白含量升高($P<0.05$)，mRNA 含量显著升高($P<0.01$)。

薛惠天等将新西兰兔按随机分为空白组、模型组、㨰法治疗组各 24 只，每组按损伤时间点分为 1、3、5、7、9、11 d 亚组各 4 只。模型组、㨰法治疗组采用钝挫伤法建立股四头肌损伤模型。手㨰法治疗组各亚组采用自制㨰法按摩器进行㨰法干预 3 d，2 次/d，3 min/次。干预完成后 24 h，与空白组比较，模型组炎症细胞浸润明显，水肿严重，肌纤维断裂；1 d㨰法治疗组炎症细胞浸润加剧，肌细胞凋亡，肌纤维断裂坏死更严重；7 d 㨰法治疗组炎症明显改善，和正常健康肌肉组织相差较小。造模后，3 d 模型组骨骼肌组织中 TNF-α 和 IL-1β 水平及血清 TNF-α 水平高于 1 d 模型组($P<0.05$)。与空白组比较，模型组各亚组及㨰法治疗组各亚组骨骼肌组织及血清中 TNF-α 和 IL-1β 水平升高($P<0.01$)；1 d㨰法治疗组骨骼肌组织 TNF-α 和 IL-1β 水平及血清 TNF-α 水平高于 1 d 模型组，3、5、7、9、11 d 㨰法治疗组骨骼肌及血清 TNF-α 和 IL-1β 水平低于模型组亚组($P<0.05$)。与 7 d 㨰法治疗组比较，1、3、5 d 㨰法治疗组骨骼肌和血清 IL-1β 及血清 TNF-α 水平升高($P<0.05$)，1、3 d 㨰法治疗组骨骼肌 TNF-α 水平升高($P<0.05$)。

(撰稿：许军　审阅：严隽陶)

【小儿推拿治疗黄疸】

韩启阳等将高胆红素血症患儿分成两组各 50 例，实验组采用胎黄洗剂(茵陈、大黄、栀子、黄芩、厚朴、苍术等)药浴联合退黄扶正推拿治疗，其推拿治疗：补脾胃，补肾，点按内关、中脘，摩腹，推六腑，推天河水，点按足三里、肝俞、脾俞、胃俞，1 次/d，20 min/次。对照组采用西医常规治疗。观察两组临床疗效、新生儿胆红素水平、新生儿不良反应、新生儿心肝功能情况、新生儿转入住院率、新生儿治疗情况。结果：治疗后，实验组治疗总有效率比对照组高($P<0.05$)；实验组新生儿血清总胆红素(TBil)、间接胆红素(IBil)、直接胆红素(DBil)水平均较对照组低($P<0.05$)；实验组不良反应比对照组低($P<0.05$)；实验组新生儿心肝功能各项指标均比对照组低($P<0.05$)；实验组转入住院率比对照组低($P<0.05$)；实验组黄疸消退时间、胎便转黄时间均短于对照组($P<0.05$)。

王亮等将新生儿病理性黄疸瘀积发黄证患儿分为两组，对照组 42 例予苯巴比妥片＋醋酸泼尼松片＋蓝光照射等基础治疗，治疗组 43 例在对照组治疗基础上予退黄洗浴剂(柴胡、枳壳、茵陈、赤芍、川芎、当归等)联合推拿治疗，其操作：补脾经 100 次、泻肝经 200 次、泻心经 100 次、清大肠经 200 次、摩腹 50 次。均治疗 1 周后，治疗组总有效率 95.4%(41/43)，对照组总有效率 81.0%(34/42)，治疗组疗效优于对照组($P<0.05$)。两组治疗后中医证候各项评分及总分均较本组治疗前降低($P<0.05$)，且治疗组治疗后均低于对照组($P<0.05$)。两组治疗后血清 TBil、DBil、IBil 均较本组治疗前降低($P<0.05$)，且治疗组治疗后均低于对照组($P<0.05$)。两组治疗后 CRP、IL-6、PCT 水平均较本组治疗前降低($P<0.05$)，且治疗组治疗后 CRP、IL-6、PCT 水平均低于对照组($P<0.05$)。

高悦赟选取新生儿黄疸湿热郁蒸证 106 例分为对照组和治疗组，对照组予蓝光照射治疗，治疗组在对照组治疗方法的基础上予小儿推拿，其方法：清胃经 200 次，清肝经 300 次，补脾经 300 次，清天河水 100 次，清大肠 200 次，清小肠 200 次，运内八卦 100 次，顺时针摩腹 2 min，捏脊 3 min；30 min/次，1 次/d。治疗 1 个疗程后统计临床疗效。结果：对照组和治疗组总有效率分别为 84.9%、96.2%($P<0.05$)。治疗前 2 组中医证候总积分比较 $P>0.05$；治疗后 2 组中医证候总积分均明显下降，与同组治疗前比较，差异有统计学意义($P<0.05$)，且治疗组下降更显著($P<0.05$)。治疗前 2 组血清 TBil、DBil、IBil 水平比较 $P>0.05$；治疗后 2 组血清

TBil、DBil、IBil 水平均明显下降，与同组治疗前比较 $P<0.05$，且治疗组下降更显著($P<0.05$)。治疗组黄疸消退时间、胆红素降至正常时间和住院时间均较对照组短，组间比较 $P<0.05$。

甘丽等将湿热郁蒸型新生儿黄疸患儿随机分为3组各100例，对照组予复方嗜酸乳杆菌片治疗，中药泡浴组在对照组治疗基础上加用中药(茵陈、酒大黄、栀子、黄芩、麸炒苍术、麸炒白术等)泡浴，联合组例在中药泡浴组基础上加用小儿推拿，小儿推拿处方：清肝经300次、补脾经300次、清大肠经300次、摩腹3 min、揉足三里1 min。1次/d，10～15 min/次。3组均治疗7 d后，中药泡浴组总有效率99.0%(95/96)，联合组总有效率100.0%(97/97)，对照组总有效率74.5%(73/98)，中药泡浴组、联合组疗效优于对照组($P<0.05$)；中药泡浴组与联合组总有效率比较 $P>0.05$。3组治疗后 TBil 水平均较本组治疗前降低($P<0.05$)；中药泡浴组、联合组治疗后 TBil 水平均低于对照组($P<0.05$)；治疗后中药泡浴组与联合组比较 $P>0.05$。3组治疗后各项中医证候评分及总积分均较本组治疗前降低($P<0.05$)；治疗后中药泡浴组、联合组各项中医证候评分及总积分均低于对照组($P<0.05$)。中药泡浴组、联合组黄疸持续时间均较对照组缩短($P<0.05$)；中药泡浴组与联合组黄疸持续时间比较 $P>0.05$。

诸佳惠把新生儿黄疸患儿分为两组，抚摸组46例由专业医护人员实施有效的全身抚摸护理，中医推拿组47例予以推拿，方法：补脾经100次，泄肝经100次，泄心经100次，清大肠经100次，揉腹50次。10～15 min/次，1次/d。结果：治疗后推拿组各时段测定的 TCB 值均低于抚摸组($P<0.05$)。推拿组患儿首次排便时间、黄疸持续时间均较抚摸组缩短，高胆红素血症发生率明显低于抚摸组，组间比较均有统计意义($P<0.05$)。

刘军芳将湿热型黄疸新生儿160例分为对照组和观察组各80例。对照组采用加强保暖措施、足量喂养等新生儿常规护理。观察组在对照组基础上加以中药药浴(茵陈蒿、大黄、栀子、黄芩、厚朴、郁金等)联合小儿推拿治疗方案。即实施清肝经、补脾经、补肾经、清胃经、揉板门、清小肠的推按治疗。两侧经络按摩分别各200～300次，分手阴阳30～50次，揪小天心200～300次，推六腑200～300次，揉板门200～300次，运八卦200～300次，按揉足三里200～300次，按揉涌泉穴200～300次，捏脊柱15～20次。5 d为1个疗程。结果：观察组总有效率高于对照组($P<0.05$)，治疗后两组胆红素数值均下降($P<0.05$)，且观察组指标低于对照组($P<0.05$)；两组黄疸持续时间比较，观察组低于对照组($P<0.05$)。

郑玉艳等选取病理性黄疸患儿分为两组。参照组47例采用退黄汤(苍术、厚朴、茵陈、党参、白术、炒麦芽等)辨证加减联合常规西医方法治疗，试验组46例采用退黄汤辨证加减联合小儿推拿法治疗，推拿：选取天河水、推下七节、揉中脘、摩腹、清补脾、平肝、外劳宫等部位各进行200～300次，2次/d，治疗1周。对比两组治疗前后中医证候评分、治疗前后血清胆红素水平。结果：采用退黄汤辨证加减联合小儿推拿法治疗后，黄疸绵延不退、腹部胀满、大便秘结或灰白等中医证候评分，试验组低于参照组($P<0.05$)。试验组血清总胆红素、直接胆红素、间接胆红素水平等血清胆红素水平低于参照组($P<0.05$)。

谭淑文等新生儿病理性黄疸分为两组各50例，两组均用常规西医治疗，治疗组加用小儿推拿通腑调枢法治疗。推拿治疗：清天河水、分阴阳、清小肠经、清肝经、清大肠经、揉板门、顺运内八卦、揉涌泉各100次，补脾经200次，分腹阴阳50次，摩腹3分钟，揉脊5次，下推七节骨50次，1次/d。治疗7 d后，总有效率治疗组较对照组高($P<0.05$)。治疗组血清总胆红素、血清间接胆红素以及经皮胆红素水平下降幅度均高于对照组($P<0.05$)。治疗组首次排黄便时间、黄疸持续时间以及住院时间均短于对照组($P<0.05$)。治疗组中医症状积分较对照组低($P<0.05$)。

伍清龙等将新生儿黄疸患儿分成两组各31例。

对照组采用蓝光间歇照射联合双歧杆菌三联活菌散治疗，观察组在对照组基础上加用中药外洗（黄柏、苦参、茵陈等）联合小儿经络推拿辅助治疗。操作：揉按丰隆穴、按摩腹部各50次，以运内八卦、补脾经、清胃经、肝经及大肠经，然后捏脊5次以疏通经络，1次/d，连续治疗4 d。结果：治疗前，两组患儿经皮胆红素水平比较 $P>0.05$；治疗后，观察组患儿经皮胆红素水平显著低于对照组（$P<0.05$）。观察组每日解大便次数、粪便转黄时间及黄疸消失时间均少于对照组（$P<0.05$）。观察组临床有效率为93.6%(29/31)，显著高于对照组的77.4%(24/31)，组间比较 $P<0.05$。

（撰稿：许军　审阅：严隽陶）

【津沽推拿流派研究】

董桦等指出，津沽推拿流派发源于津沽，是该地区的新兴推拿创新流派。津沽小儿推拿创始人石汉卿自幼跟随少林大师学习正骨推拿手法，精通“少林内功”“点穴疗法”、正骨等独特手法，其时常采用推拿手法治疗小儿疾患，能够借助腹部推拿的作用力对小儿腹部的“有形之脏”产生直接性刺激，佐以推拿对体表核心特定穴同时进行刺激整体调节“无形之脏”，将“有形”与“无形”做到有机性整合。后经过胡秀章、陈志华、隋卓琴、王金贵等传承并发展。形成了独具特色的小儿“核心特定穴”体系，其以“以八纲辨证为纲，以八法为治则”为总领，分为和法、清法、调脏、消法、汗法、温法、下法、补法的常用穴，在临床各项疾病的治疗之中能够结合具体病情变化及进展程度予以针对性的施治，具有简便、便捷等治疗特点。董氏等除了系统介绍了津沽小儿推拿，还介绍了津沽伤科推拿和津沽脏腑推拿的传承特色和理论体系。

刘新明等认为，津沽小儿推拿作为慢性迁延性腹泻的治疗手段之一，借助手法调节中焦脾胃，进而有助于气机升降、健脾助运，达到调治慢性迁延性腹泻的目的。可从“温阳健脾、调畅气机”角度重新思考津沽小儿推拿治疗慢性迁延性腹泻的理论内涵。

陈英英等探析津沽脏腑推拿“以脉调气”理论，重视对人体气的调节。因经脉或脏腑之气的升降出入失常为诸多疾病的根本所在，故平调气机是治疗大法。奇经八脉是津沽脏腑推拿的主要作用对象及其作用发挥的主要传播者。通过特定的手法如层按法、捺法、拨按法、捺扫法等，对奇经八脉中的冲、任、督、带脉进行调节，从而调畅全身经络之气及脏腑之气，达到以脉调气的目的。

白雪等基于气机升降理论对津沽脏腑推拿的理论进行阐释，并结合特定的手法如层按法、提法、捺穴、捋法、掌运法、揉滚法、提拿法等，说明气机升降理论在手法中的具体运用，以期进一步推广津沽脏腑推拿手法并指导临床实践。

吴秋君等认为，津沽伤科推拿历代医家在深入挖掘整理经筋特色理论的基础上，结合临床实践，通过筋结点按，局部推挤，循经拨按等准备手法，有效减少患者因治疗手法带来的疼痛，再结合整复手法并使得患者在治疗中“不知其苦”，易于接受。基于此形成了具有津沽特色的“松筋易骨”推拿法。

张海宁等认为，津沽脏腑推拿特色术式组合思路源自中医处方“君臣佐使”配伍原则，根据不同证型，将脏腑推拿手法有机配伍结合的施术模式，具有灵活性、整体性、辨证观的特点。津沽脏腑推拿特色术式主要有温阳调冲式、补气养脏式、理气行滞式、行气化湿式、抑木扶土式五大术式，在治疗功能性内科疾病方面疗效显著。

李华南等通过介绍津沽脏腑推拿得气过程中畅通经脉、调理气血以达到治疗作用的理论基础，阐释津沽脏腑推拿得气过程中正邪演化的中医机理，总结患者常见的得气部位，分析患者凉、热、麻、酸、胀、潮(湿)、痛等得气表现的内在病机及其对疗效判定、疾病转归等方面的临床意义，为脏腑推拿的临床应用提供参考。

张玮等系统论述津沽伤科推拿中时相性辨证理论的形成依据。津沽伤科推拿守正创新，将时相性辨证思维融入推拿治疗，使伤科推拿既遵循中医传统的整体观和辨证思路，又将手法功效最大化发挥。

张健等将脑性瘫痪患儿随机分为3组各20例，即津沽小儿推拿治疗组、常规推拿对照组及单纯运动治疗组，分别予以相应的方法进行干预，其中津沽小儿推拿治疗组在总纲手法（推攒竹与坎宫各10～20次，穴位点按或按揉：额中线、顶颞前斜线、顶颞后斜、颞前线、枕上旁线。均点按3～5 s，随后放松，重复上述步骤8～10次）为主根据辨证结果配合相应的其他手法施治。4周为1个疗程，共治疗3个疗程。结果：津沽小儿推拿治疗组患儿经过治疗后，其中粗大运动功能测试（GMFM）评分卧位、翻身、坐、爬、跪及站立位的得分较其余两组明显提高（$P<0.05$）；在髋、膝、踝关节痉挛状况改善上优于其余两组（$P<0.05$）；从3组脑瘫患儿整体临床疗效来看，津沽小儿推拿组患儿的功能独立状态和日常生活活动能力均较其余两组有明显改善（$P<0.05$）。

（撰稿：许军　审阅：严隽陶）

［附］ 参考文献

A

艾买提·依米尔，杨林浩，张桁，等.丁氏推拿对肩峰下撞击综合征患者肩峰下间隙的影响及其疗效相关性分析[J].天津中医药，2023，40(8)：973

B

白雪，张玮，李华南，等.从气机升降理论探讨津沽脏腑推拿手法的治疗特色[J].天津中医药，2023，40(6)：726

C

蔡伟蓝，王继红，许嘉英，等.从CaM-MLCK信号通路探究不同频率摩腹对脾虚家兔的手法效应[J].广州中医药大学学报，2023，40(10)：2561

陈英英，李华南，张玮，等.津沽脏腑推拿"以脉调气"理论探析[J].天津中医药，2022，39(1)：40

D

戴晓晖，马昌瑞，国生，等.振腹推拿治疗产后压力性尿失禁的临床疗效观察[J].按摩与康复医学，2023，14(8)：8

董桦，王金贵.津沽小儿推拿中皮部推按及其理论探析[J].长春中医药大学学报，2023，39(6)：598

董桦，温玉，高帅.津沽推拿流派特色概要及理论体系探讨[J].陕西中医，2023，44(9)：1320

F

范燚，张春玲，陈露，等.中药雾化熏眼联合眼部穴位按摩干预非增殖期糖尿病视网膜病变的临床研究[J].贵州中医药大学学报，2023，45(2)：41

方佳钰，黄红叶，王晓华，等.腹部推拿对溃疡性结肠炎大鼠肠道炎症及脊髓背角AKT蛋白表达的影响[J].中国中医药信息杂志，2023，30(1)：109

方丽娇.按摩结合人工泪液滴眼对视疲劳相关干眼症患者的疗效分析[J].实用中西医结合临床，2023，23(1)：39

G

甘丽，贺玮苇，刘玲，等.中药泡浴联合小儿推拿对湿热郁蒸型新生儿黄疸总胆红素和中医证候的影响[J].河北中医，2023，45(9)：1445

高悦赟.小儿推拿辅助治疗新生儿黄疸湿热郁蒸证的疗效及对血清胆红素水平的影响[J].中医儿科杂志，2023，19(4)：87

龚梦华，吴倩雯，李一纯，等.捏脊疗法对自闭症模型大鼠焦虑样行为及NF-κB通路的影响[J].云南中医中药杂志，2023，44(4)：81

官乾，刘志凤，于天源，等.推拿对坐骨神经慢性压迫性损伤模型鼠脊髓背角胶质纤维酸性蛋白和N-甲基-D-天冬氨酸受体2B亚基表达的影响[J].环球中医药，2023，16(6)：1084

郭皓泽，王宇峰，雷斯媛，等.推拿疗法对项背肌筋膜炎伴焦虑患者血清5-HT及脑源性神经营养因子的影响[J].吉林中医药，2023，43(7)：849

H

韩启阳，刘利军，刘和英.胎黄洗剂药浴联合退黄扶正推拿治疗新生儿高胆红素血症临床疗效分析[J].实用中西医结合临床，2023，23(17)：106

黄红叶，林志刚，陈水金，等.推拿对CCI模型大鼠海马CaMK Ⅱ和SYP蛋白表达的影响[J].按摩与康复医学，2023，14(6)：88

黄泽芳，王继红，曾林琳，等.两段不同频率的一指禅推法对功能性消化不良家兔MTL、SP的影响[J].辽宁中医杂志，2023，50(6)：231

J

蒋雨晴，赵小艳，姜建振，等."峨眉伤科膀胱经推拿"对LIDD模型白兔神经及血管内皮生长因子的影响[J].中国中医基础医学杂志，2023，29(10)：1672

L

李华南，李进阳，张玮，等.津沽脏腑推拿"得气"的中医内涵与应用思考[J].中医杂志，2023，64(12)：1193

李华南，马菲，宋俊杰，等.腹部推拿对高脂饮食诱导肥胖大鼠摄食及ghrelin、GAS、PYY水平的影响[J].辽宁中医杂志，2023，50(1)：200

李江华，范晓典，李晨光，等.推拿结合中医鼻病序贯疗法对小儿过敏性鼻炎(肺经伏热型)临床疗效影响的研究[J].河北中医药学报，2023，38(3)：35

李梦甜，戎姣，潘琪，等.小儿推拿复式手法黄蜂入洞及黄蜂出洞探源[J].山东中医杂志，2023，42(1)：57

刘畅，岳双，郭紫云，等.运脾膏膏摩治疗小儿厌食症脾胃气虚证临床观察[J].河北中医，2023，45(9)：1481

刘军芳，管岚，陈水伟，等.中药药浴联合小儿推拿治疗早期新生儿黄疸80例[J].浙江中医杂志，2023，58(9)：668

刘俊秀，李静.复式手法"按弦走搓摩"探源[J].山东中医杂志，2023，42(8)：842

刘新明，刘书芹，赵娜，等."一气周流"理论在津沽小儿推拿治疗慢性迁延性腹泻中的应用[J].天津中医药，2023，40(10)：1274

罗永宝，刘伙生，赵海龙，等.推拿结合易筋消疲功治疗气虚质慢性疲劳综合征的临床研究[J].天津中医药，2023，40(10)：1237

N

钮妍，国生，魏培栋，等.推拿改善运动性疲劳大鼠免疫炎性损伤的作用机制研究[J].世界中医药，2023，18(10)：1379

P

庞亚铮，王凯，李志杰，等."四明穴"推拿对透镜诱导性近视豚鼠眼球生物学指标和组织病理形态的影响[J].中国中医眼科杂志，2023，33(5)：407

R

任雪晗，王继红，许嘉英，等.不同频率摩腹法对脾虚型功能性消化不良家兔胃肠平滑肌IP3浓度及Ca_2^+强度的影响[J].广州中医药大学学报，2023，40(8)：2002

阮磊，黄博，王兰兰，等.推拿㨰法对兔骨骼肌钝挫伤修复及Wnt/β-catenin信号通路的影响[J].湖南中医药大学学报，2023，43(9)：1685

S

桑佳佳，陶琦，郝锋，等."健脾化浊"推拿法对2型糖尿病患者糖代谢和肠道菌群的影响[J].中医药临床杂志，2023，35(1)：155

石艳红，洪颖慧，黄慧思，等.少阳推拿法联合布地奈德雾化治疗风热型少阳体质咳嗽变异性哮喘患儿的疗效及对IL-8、IL-6、SP表达的影响研究[J].广州中医药大学学报，2023，40(8)：1989

宋祖芳.八段锦联合推拿治疗中风足内翻的效果及踝足运动学特征分析[J].按摩与康复医学，2023，14(9)：18

孙文静，马惠昇，穆静，等.雷帕霉素靶蛋白调节自噬在理筋手法改善静力性损伤中的作用机制研究[J].环球中医药，2023，16(5)：859

孙映雪，刘伟然，董书桂，等.推拿联合穴位贴敷治疗轮状病毒肠炎175例[J].西部中医药，2023，36(2)：98

T

谭淑文，张雪君，张文聪，等.小儿推拿通腑调枢法辅治新生儿病理性黄疸临床研究[J].实用中医药杂志，2023，39(12)：2370

W

王亮，严若芬，雷微，等.退黄洗浴剂联合推拿治疗新生儿病理性黄疸瘀积发黄证的临床疗效观察及对血清胆红素、炎症指标的影响[J].河北中医，2023，45(1)：56

王伟，艾坤，易细芹，等.腹部推拿对新生缺氧缺血性脑损伤大鼠学习记忆功能及 PKA/CREB/BDNF 信号通路的影响[J].中医药学报，2023，51(1)：20

王峥，杨露露，王翌琼，等.陈宇清胃病推拿法治疗肝胃不和型功能性消化不良的临床疗效观察及对血清生长抑素和 P 物质的影响[J].中华中医药杂志，2023，38(7)：3483

王厚融，刘志凤，于天源，等.以 RNA-Seq 技术探究推拿三法三穴对 minor CCI 模型大鼠的镇痛作用及启动机制[J].中华中医药杂志，2023，38(8)：3791

王翌琼，马亮亮，穆思思，等.四大小儿推拿流派学术概要[J].中华中医药杂志，2023，38(1)：408

吴秋君，唐景潇，李华南，等.经筋理论对津沽伤科推拿的指导与应用[J].天津中医药，2022，39(4)：462

伍丹丹，严隽陶.推拿联合脊髓电刺激对坐骨神经损伤大鼠神经再生及功能恢复的影响[J].辽宁中医杂志，2023，50(4)：183

伍清龙，曾宪辉，张攀，等.中药外洗联合小儿经络推拿辅助治疗新生儿黄疸的临床效果[J].现代诊断与治疗，2023，34(4)：497

X

徐行，郭俊明，靳晓霞，等.肚角穴小儿推拿临床应用古籍考证[J].北京中医药，2023，42(4)：436

许嘉英，王继红，黄志凯，等.基于胃肠黏膜屏障探讨不同频率摩腹对脾虚证家兔的治疗效应研究[J].四川中医，2023，41(6)：62

薛惠天，王兰兰，孙梦龙，等.不同时间点㨰法按摩器对骨骼肌损伤家兔炎症反应的影响[J].国际中医中药杂志，2023，45(4)：433

Y

姚重界，汤程，黄瑞信，等.基于 p38MAPK 信号通路探讨推拿参与腰椎间盘突出症大鼠中枢镇痛的作用机制[J].中华中医药杂志，2023，38(7)：3348

袁钰，蒋涛，陈辉.推拿干预颈动脉粥样硬化动物模型安全性的系统评价和 Meta 分析[J].安徽中医药大学学报，2023，42(4)：49

Z

张健，赵澎，牛岩，等.以中医辨证理论为指导的津沽小儿推拿治疗脑性瘫痪儿童的临床试验研究[J].天津中医药，2023，40(5)：569

张强，王继红，黄志凯，等.不同频率摩腹对脾虚型功能性消化不良家兔胃肠动力的调控规律及其与 CaM-MLCK 信号通路相关性研究[J].环球中医药，2023，16(10)：1981

张强，王继红，黄志凯，等.从脾虚兔胃肠激素水平探讨高低频一指禅推法的补泻效应[J].辽宁中医杂志，2023，50(9)：232

张玮，李华南，陈英英，等.津沽伤科推拿中时相性辨证理论的形成依据初探[J].天津中医药，2022，39(8)：1005

张海宁，范顺，李华南，等.津沽脏腑推拿治疗功能性内科疾病的术式特点与临床应用分析[J].天津中医药，2023，40(2)：164

张建华，徐清平.筋骨同治推拿法治疗骶髂关节损伤患者关节疼痛、血清脂肪因子及炎症因子影响[J].辽宁中医杂志，2023，50(2)：170

郑玉艳.退黄汤联合小儿推拿治疗新生儿病理性黄疸疗效观察[J].内蒙古中医药，2023，42(11)：44

周可林，董硕，国生，等.振腹手法对抑郁症大鼠模型的干预机制研究[J].世界中医药，2023，18(11)：1551

诸佳惠，刘歆，陈赞儿.小儿推拿疗法对新生儿黄疸的干预效果观察[J].中国中医药科技，2023，30(1)：119

（十二）气　功

【概述】

2023年，通过中国知网、维普、万方等中文文献检索平台，以“气功”“导引”“八段锦”“五禽戏”“六字诀”等名词为关键词进行检索，筛检出中文文献446篇；基于Pubmed英文文献检索平台，以“Qigong”和“Daoyin”等为检索词对“Title/abstract”进行检索，筛检出202篇英文文献。其中，气功临床应用研究150余篇，初步呈现临床研究规模化的趋势；气功机理基础研究20余篇，呈现多系统宏观监测和分子微观检测同步化的模式；国家自然科学基金和国家社会科学基金资助的气功研究10余篇。

本年度的气功功法研究重点关注五禽戏、六字诀、八段锦、易筋经等功法在多种慢病防治临床应用和身心协同作用机理方面，表现为功法主题多样化、临床观察多病种、机理研究多角度的特征。临床慢病防治从癌症、脑卒中、冠心病、高血压、糖尿病、帕金森病、慢性阻塞性肺疾病、慢性肾衰竭、慢性腰痛等范围，拓展到精神心理疾病的探讨和研究，如对精神分裂症、失眠、抑郁和焦虑的有效性和适用性。此外，基于不同疾病和身心状态开发的联合疗法，如联合音乐疗法、呼吸训练、针灸按摩、中药膏方等，在一系列临床观察研究中也证实了其发挥的联合优势和积极作用。在气功机理研究方面，研究者从单一化检测逐渐转入多元化探索模式，运用红外热成像技术、功能磁共振技术和脊柱形态检测、脑血流动力学检测、脑电信号检测、肌电图检测，进行多系统的生理功能、病理状态监测，同时结合微观分子水平检测，如血清炎症因子、肠道菌群、神经递质等，对传统功法发挥调控身心防治疾病作用的效应机制进行深入阐释。

本年度总体而言，多套传统中医气功功法已在临床对多种慢病发挥其主动康复的作用，功法联合其他疗法也显示出在“协同身心”和“防治慢病”上的独特优势，但临床研究的功法标准化操作、身心指标的遴选标准和观察周期设置等，仍需进一步统一，以期形成真实世界研究中医气功的临床试验范式，更利于气功疗法的推广和应用。气功机理研究呈现多系统宏观监测和分子微观检测同步化的模式，但缺乏从气功操作核心要素“调身、调息、调心”及“三调合一”为切入点，针对“身心协同”特色的机制机理研究，基于不同功法特性、不同疾病特征、不同人群状态的横断面研究也相对不足，而进一步开展多学科协作研究及功法操作规范化基础上的信息化、智能化将是未来气功研究的关键。

（撰稿：魏玉龙　审阅：章文春）

【八段锦的应用研究】

1. 呼吸系统疾病

杨美丽等将104例慢性阻塞性肺病(COPD)患者随机分为两组，对照组采用肺功能康复训练，观察组在此基础上联合八段锦（40 min/次，1次/d，5 d/周），干预4周。结果：两组肺功能比较，观察组FVC(1.53±0.50)、FEV1(89.2±4.4)、PEF(252±11)评分，高于对照组的FVC(1.18±0.26)、FEV1(72.6±3.6)、PEF(165±10)评分，均$P<0.05$；观察组6MWT(358±29)，高于对照组6MWT(290±27)，$P<0.05$。研究表明，COPD患者在稳定期练习八段锦联合肺功能康复训练4周后的用力肺活量、第1 s用力呼气容积、呼气峰值流速以及6MWT

均显著高于仅接受肺功能康复训练患者。

Lu Y 等探讨八段锦对肺磨玻璃结节患者的身心功能的影响。将 60 例肺磨玻璃结节(GGN)患者随机分为两组,对照组采取健康教育干预,干预组在此基础上联合八段锦训练,干预 16 周。结果:干预组 FVC(94.27±16.72)、FEV1(81.27±4.77)、PEF(5.86±1.68)评分,高于对照组的 FVC(84.03±15.83)、FEV1(76.40±9.81)、PEF(5.34±1.95)评分,均 $P<0.05$;干预组焦虑 SAS 评分(36.27±5.63)、抑郁 SDS 评分(36.13±7.10),显著优于对照组 SAS 评分(39.10±8.36)、SDS 评分(41.63±9.65),$P<0.05$。

2. 心血管系统疾病

褚洪丹等将 86 例慢性心衰患者(CHF)随机分为两组,对照组给予常规护理,观察组在此基础上联合呼吸训练(10~15 min/次,30 次/组,2 组/d)结合八段锦训练(30 min/次,1 次/d, 5 d/周),干预 6 周。结果:观察组最大吸气压(60.62±4.64)、代谢当量(4.68±0.58)、峰值摄氧量(16.34±1.96)、6MWT(475.61±80.31)评分,均高于对照组最大吸气压(56.54±5.49)、代谢当量(4.21±0.28)、峰值摄氧量(14.78±1.10)、6MWT(420.31±79.64)评分,均 $P<0.05$。研究表明,CHF 患者采用八段锦联合呼吸训练干预,在改善患者心肺功能及生活质量等方面的优势更为显著。

王敏等将 120 例 CHF 患者随机分为两组,对照组给予常规药物治疗,治疗组在此基础上联合八段锦训练,30 min/次,1 次/d, 5 d/周,疗程为 6 个月。结果:治疗组总有效率为 90.0%(54/60),对照组为 75.0%(45/60),$P<0.05$;治疗组 6MWT、心动超声检查测定每搏输出量(SV)、每分钟输出量(CO)、心指数(CI)及左室射血分数(LVEF)心功能指标优于对照组,均 $P<0.05$。研究表明,CHF 患者在药物标准治疗基础上联合八段锦锻炼对改善患者临床症状及心功能客观评价指标方面有一定疗效,可提高患者生活质量。

孙宁等探讨了八段锦结合虚拟康复训练系统对老年稳定型心绞痛(SAP)患者血脂及心功能的影响。将 100 例 SAP 患者随机分为两组,对照组采用常规康复治疗,观察组采用虚拟康复训练联合八段锦训练(30 min/次,1 次/d, 5 d/周),疗程为 6 个月。结果:两组 TC、LDL-C 水平均低于本组治疗前,观察组 TC(3.87±0.37)、LDL-C(1.96±0.09)评分,低于对照组的 TC(4.14±0.46)、LDL-C(2.56±0.07)评分,均 $P<0.05$;观察组 IVS(10.01±1.27)、LVPW(10.00±1.06)评分,低于对照组的 IVS(10.68±1.16)、LVPW(10.51±1.24)评分,均 $P<0.05$;观察组 EF 评分(69.99±3.51),高于对照组 EF 评分(66.56±3.47),$P<0.05$。研究表明,虚拟康复训练联合八段锦可降低总胆固醇、低密度脂蛋白胆固醇水平以及心功能各项指标,且效果优于单纯进行康复治疗组的 SAP 患者。

3. 神经系统疾病

金婧等将 60 例知觉性头晕患者随机分为两组,对照组给予解郁安神汤(当归、白芍药、炙甘草、郁金、北柴胡、香附等)治疗,治疗组在此基础上联合八段锦(10 min/次,2 次/d, 3 d/周)治疗,疗程 4 周。结果:治疗组总有效率为 93.3%(28/30),对照组为 76.7%(23/30),$P<0.05$;治疗组 DH、HADS、听觉诱发事件相关电位 P300 评分,改善优于对照组,均 $P<0.05$。研究表明,八段锦联合疏肝解郁安神法治疗持续性姿势-知觉性头晕有较好的疗效,能够有效地缓解头晕、焦虑、抑郁等临床症状和认知功能。

许志豪等将 60 例肝豆状核变性(WD)患者随机分为两组,对照组给予西医常规治疗,治疗组在此基础上联合八段锦训练(30 min/次,2 次/d, 7 d/周),疗程为 48 d。结果:治疗组改良 Young 量表评分(12.28±1.93),优于对照组改良 Young 量表评分(16.76±3.06),$P<0.05$;两组步态障碍测试结果比较,治疗组 TUG(9.98±1.75)、BBS(37.83±5.01)评分,优于对照组 TUG(12.47±2.98)、BBS(34.29±

4.55)评分,均 $P<0.05$。研究表明,八段锦训练能改善 WD 患者的步态障碍及临床症状。

唐智生等将 60 例脑卒中后抑郁(PSD)患者随机分为两组,对照组采取常规药物治疗,研究组在此基础上联合八段锦(15 min/次,2 次/d, 6 d/周)治疗,干预 8 周。结果:研究组抑郁或烦躁易怒积分(0.67±0.21)、食少积分(0.84±0.17)、胁肋胀痛积分(0.44±0.21)、睡眠障碍积分(0.32±0.16),低于对照组的易怒积分(1.33±0.32)、食少积分(1.17±0.33)、胁胀痛积分(1.03±0.25)、睡眠障碍积分(1.07±0.21),均 $P<0.05$;研究组 MAS 评分(1.33±0.28),低于对照组(2.11±0.37),$P<0.05$;研究组 FMA 评分(75.31±4.55),高于对照组(67.16±4.48),$P<0.05$;研究组 HAMD-24(7.24±1.13)、NIHSS(7.32±1.43)评分,低于对照组 HAMD-24(10.87±1.59)、NIHSS(12.64±1.68)评分,均 $P<0.05$。研究表明,八段锦训练能改善 PSD 患者的临床症状,缓解其抑郁情绪、肌张力,提升肢体运动功能。

4. 骨关节疾病

李益军等观察八段锦联合电针推拿治疗早中期膝关节骨关节炎的临床疗效及复发率。研究采用电针推拿配合八段锦运动的治疗方案,分别于治疗前、治疗 2、4 周时和治疗结束随访 1 个月点评估患者疼痛程度。结果:八段锦联合电针推拿治疗可有效缓解疼痛,抑制炎症因子的过度表达,增强肌肉力量,提高关节稳定性、改善关节功能,提高患者生活质量,降低疾病复发率。

Liu J 等运用膝关节和骨关节炎预后评分量表和疼痛评分量表观察八段锦对膝骨性关节炎的改善作用,在此基础上,通过检测磁共振成像发现八段锦能够显著改善膝骨性关节炎的活动功能和疼痛程度,可能与调控杏仁核与不同脑区之间的功能连接有关。

5. 肿瘤相关疾病

王薇等观察八段锦锻炼对乳腺癌蒽环类药物化疗患者心功能及生活质量的影响。乳腺癌术后患者接受蒽环类药物化疗,化疗期间在常规护理基础上联合八段锦锻炼,并在化疗前、化疗第 1、3、4 周期结束后评估超声心动图参数、血清 B 型脑利钠肽和肌钙蛋白水平及生活质量健康调查简表 12 项评分的变化情况。结果:八段锦锻炼能够改善患者的心功能,促进术后康复,提高生活质量。

6. 其他慢性疾病

魏娉等将 100 例 2 型糖尿病患者随机分为两组,对照组行常规药物治疗和运动治疗,观察组在此基础上联合八段锦训练(30 min/次,1 次/d, 7 d/周)治疗,疗程为 6 个月。结果:观察组收缩压(112.10±7.49)、舒张压(80.92±7.45),低于对照组收缩压(122.88±8.33)、舒张压(88.02±8.99),均 $P<0.05$;观察组血糖、胰岛素指标、代谢指标均低于对照组(均 $P<0.05$)。研究表明,2 型糖尿病患者采用常规治疗配合八段锦运动方式,能够有效调节患者血压、改善血糖,有助于疾病康复。

庞力等观察发现药物治疗联合八段锦锻炼 3 个月后可有效改善非酒精性脂肪肝患者的胰岛素抵抗、增加能量消耗,促进脂肪代谢,在改善临床症状及体征,纠正患者脂肪肝进程、改善脂代谢及肝功能保护方面上均显著优于仅单纯接受药物组患者。

(撰稿:郭郁　审阅:章文春)

【太极拳的应用研究】

2023 年度,关于太极拳的研究大致分为疗效评价研究与效应机制研究两个部分,疗效评价研究多集中在冠心病等心血管、卒中神经系统损失以及精神心理性疾病,而基础性研究多从生物力学、脑电生理等角度阐释太极拳训练诱发的生理与心理效应。

1. 心血管系统疾病

洪怡等通过心肺运动试验(CPET)探讨太极拳训练对冠心病(CHD)患者心肺功能和生活质量的影响。将60例冠心病患者随机分为两组,对照组进行常规药物治疗,试验组在此基础给予杨氏太极拳训练,60 min/次,5次/周,疗程为12周。结果:两组均进行了6分钟步行距离(6MWD)、脑钠肽(BNP)、超敏心肌肌钙蛋白I(hs-cTnI)评分测试,对照组6MWD(368.1±78.8)、BNP(44.5±5.9)、hs-cTnI(3.07±0.50),实验组6MWD(469.0±109.2)、BNP(40.4±4.5)、hs-cTnI(2.62±0.89),均$P<0.05$;实验组峰值摄氧量(VO_2peak)、氧脉搏(O_2pluse)、SF-36生存质量得分均显著高于对照组(均$P<0.05$)。研究显示,太极拳训练延长了CHD患者的6MWD,降低了BNP和hs-cTnI,提高了峰值摄氧量、峰值氧脉搏、AT及二氧化碳通气当量斜率。

闫子安等基于中国知网、PubMed等中外数据库,围绕对太极拳干预原发性高血压有效性进行系统评价再评价。共纳入12项系统评价/Meta分析,AMSTAR2工具评价显示,8篇系统评价/Meta分析为中等质量,4篇系统评价/Meta分析为低等质量。选取中等质量的系统评价/Meta分析进行结局指标评估。结果:规律性习练太极拳可有效平衡原发性高血压患者收缩压与收缩压,并一定程度上改善血糖、血脂及腰围。

邱倩等探讨心脏康复模式结合太极拳对心房颤动射频消融术后患者心肺功能的影响。将60例心房颤动患者随机分为两组各30例,对照组采用常规护理干预,观察者给予心脏康复模式结合太极拳护理干预,太极拳训练时间为15～20 min/次,6次/周,疗程为4周。结果:干预后进行心肺功能对比,观察组LVEF(54.86±6.89)、FEV1(1.02±0.22)、FVC(1.68±0.15),治疗组LVEF(50.38±6.83)、FEV1(0.76±0.19)、FVC(1.24±0.12),均$P<0.01$;观察组SF36评分各维度显著优于对照组,均$P<0.05$。研究显示,心脏康复模式结合太极拳护理方案对改善心房颤动射频消融术后的心肺功能具有突出表现,有利于加强患者的运动耐力,强化患者术后生活质量的恢复效果。

2. 神经系统疾病

贾志军等通过计算机检索PubMed、Web of Science、中国知网、万方数据库、维普数据库,以“太极拳”“脑卒中”“中风”“平衡功能”“Tai chi”“Taijiquan”“Stroke”“Balance Function”等关键词,收集关于太极拳运动对脑卒中患者平衡功能影响的随机对照试验,选取了11篇RCT文章,受试者总样本量为947人,就平衡能力等脑卒中患者常见功能障碍完成了系统评价。结果:太极拳训练有效改善脑卒中患者下肢肌力[SMD=0.21, 95%CI(0.18, 0.42), $P<0.005$],平衡功能[SMD=0.31, 95%CI(0.28, 0.59), $P<0.001$],这对于提高降低跌倒风险,尽早回归社会具有积极影响。

魏洪刚等将126例脑卒中患者随机分为四组,对照组31例、太极拳组32例、rTMS组33例和太极拳rTMS联合组30例,对照组采用常规治疗,太极拳组采取太极拳干预,经颅磁刺激(rTMS)组采取rTMS干预,太极拳rTMS联合干预组采用联合干预,疗程8个月。结果:4组认知功能(MoCA)和平衡能力评分(FMB、BBS)评分值均有明显改善($P<0.05$);rTMS组与对照组比较有显著性差异($P<0.05$);太极拳组、对照组与rTMS组比较有显著性差异($P<0.05$);联合干预组与对照组、太极拳组、rTMS组相比,干预后受试者MoCA量表、BBS平衡能力评分均有显著改善(均$P<0.05$)。

王美华等通过单中心随机对照研究,探讨太极拳不同训练强度的作用效果。将45例帕金森患者随机分为空白对照组、太极拳1组及太极拳2组各15例,各组设定不同干预强度分别为空白组不接受干预,太极拳1组太极拳训练时间为40 min/次,3次/周,太极拳2组太极拳训练时间为60 min/次,3次/周,疗程为24周。结果:太极拳1组与2组在训练24周时，帕金森受试者的TUGT、BBS评分与基线期相比有显著改善($P<0.05$)；太极拳2组在训练24周比训练12周在TUGT的改善上有统计学意义($P<0.05$)。研究表明，太极拳可以改善早中期帕金森病患者的平衡障碍，降低跌倒风险。

3. 效应机制研究

张彦龙等应用三维动作捕捉系统与表面肌电技术同步采集了太极拳转体动作中下肢关节活动，结果发现太极拳训练在转体过程中肌肉力特征表现在重心两次转移使得支撑腿股内外侧肌力曲线呈双峰型，在弓步时肌肉激活顺序为腓肠肌、股四头肌，转体运动时激活顺序为股二头肌、半腱肌、股四头肌与腓肠肌。

冯甜等通过应用功能性近红外光谱成像技术(fNIRS)监测了不同太极拳技术水平的受试者对空间知觉的能力。将45例受试者分为专家组、经验组与新手组各15例。结果：太极拳训练能够改善受试者空间认知行为与认知处理速度，这样的获益与太极拳技术水平与年限有关；具体来说，专家组较经验组、新手组具备了更高的空间知觉能力，影像学显示出专家组的前额叶前部皮层显著激活，提示了长期习练太极拳能够提升空间知觉能力。

（撰稿：谭天阳　审阅：章文春）

【调息(呼吸训练)的效应与应用】

2023年对于调息(呼吸训练)的研究可分为理论研究和康复应用研究两个部分。理论研究是在中医基础理论指导下，关注气功调息操作“调心”“调身”的效应机制；临床康复研究多着眼于心肺功能、心脑血管疾病运动功能等慢性病的康复。

1. 理论研究

张朝阳等从中医“神志”疾病的角度，以中医气血与经络为理论基础，揭示了腹式呼吸增强大脑皮质运动中枢活动，提高神经细胞兴奋度，改善脑部血液流量的效应机制，为提高认知功能，防治大脑认知功能障碍开辟了新的研究思路与途径。

刘孟等认为气功顺腹式呼吸对督脉气血运行及脊柱稳定性均具有良性调节作用，脊督一体结构可能是气功顺腹式呼吸调节脏腑气血的重要枢纽与靶点。将65例受试者随机分为试验组34例和对照组31例，对照组采用三圆式站桩训练，试验组在此基础上进行顺腹式呼吸训练，两组训练均为40 min/次，5次/周，干预7周。运用远红外热成像测量督脉各腧穴(大椎、陶道、身柱、神道、灵台、至阳等)温度，脊柱电子测量仪测量脊柱各椎体(第一胸椎至第一骶椎)间夹角。结果：试验组比对照组的大椎、身柱、神道、命门温度升高($P<0.05$)；与对照组比较试验组第10胸椎/第11胸椎、第4腰椎/第5腰椎夹角变小(均$P<0.01$)。研究表明，气功顺腹式呼吸对督脉气血运行及脊柱稳定性均具有良性调节作用。

2. 调息对心肺功能的应用

管思彬等证实了抗阻联合呼吸训练可以提高慢性心力衰竭(CHF)病人运动耐力，改善焦虑、抑郁等负面情绪。将60例CHF患者随机分为两组各30例，对照组进行常规治疗，康复组在此基础上给予弹力带抗阻训练(8～10组肌群/次，8～12组肌群训练/次，3次/周)和呼吸训练(8～15次呼吸/组，15～20组/d)，干预12周。结果：康复组6MWT评分较干预前提高，优于对照组($P<0.05$)；康复组明尼苏达心力衰竭生活质量问卷评分、广泛性焦虑量表评分和抑郁自评量表评分，低于对照组(均$P<0.05$)。研究表明，抗阻训练联合呼吸训练可以提高慢CHF患者运动耐力和生活质量，改善焦虑、抑郁等负面情绪。

吴琪等发现弹力带抗阻运动联合缩唇腹式呼吸训练可促进CHF患者心肺功能改善。将83例CHF患者随机分为对照组41例和观察组42例，对照组接受弹力带抗阻训练(5组肌群/次，10次/组，5组/d)，观察组在此基础上联合缩唇腹式呼吸训练

(10 min/次,3 次/d),干预 4 周。结果:患者躯体领域评分、情绪领域评分、其他领域评分和总分均下降,且观察组低于对照组($P<0.05$);观察组用力肺活量(FVC)、第 1 秒用力呼气容积(FEV1)、最大自主分钟通气量(MVV)、左室射血分数(LVEF)升高,均高于对照组(均 $P<0.05$);观察组左室舒张末期内径(LVEDD)、左室收缩末期内径(LVESD)下降均低于对照组(均 $P<0.05$);观察组 6MWT、峰值摄氧量(VO_2peak)及无氧阈值(AT)评分,均高于对照组(均 $P<0.05$)。研究表明,弹力带抗阻运动联合缩唇腹式呼吸训练可提高 CHF 患者运动耐力,促进生活质量提升。

傅婷等将 100 例 COPD 患者随机分为两组,对照组给予常规治疗+双水平气道正压(BIPAP)辅助通气,研究组在此的基础上联合腹式呼吸训练(20 min/次,25 次/组,5 组/d),干预 1 周。结果:研究组喘憋消失时间、体温恢复正常时间、住院时间、肺部啰音消失时间更短,优于对照组(均 $P<0.05$);研究组第 1 秒呼气的最大容积(FEV1)、最大自主分钟通气量(MVV)、用力肺活量(FVC)评分,显著高于对照组(均 $P<0.05$);研究组氧分压(PaO_2)、血氧饱和度(SpO_2)评分,显著高于对照组(均 $P<0.05$)。研究表明,腹式呼吸训练法有助于改善 COPD 伴Ⅱ型呼吸衰竭患者的临床症状,调节肺通气状态、血气指标,提高运动耐力。

3. 调息对运动功能的应用

张婷等将 50 例脑卒中患者随机分为两组各 25 例,对照组给予常规康复训练,试验组在此基础上进行腹式呼吸训练(20 min/次,2 次/d, 5 d/周),干预 6 周。比较 2 组血浆儿茶酚胺浓度[去甲肾上腺素(NE)、肾上腺素(E)、多巴胺(DA)]的变化,并采用匹兹堡睡眠质量指数(PSQI)评估睡眠质量,采用焦虑自评量表(SAS)、抑郁自评量表(SDS)评估焦虑、抑郁情况。结果:对照组和训练组患者的去甲肾上腺素(NE)、肾上腺素(E)、多巴胺(DA)浓度及匹兹堡睡眠质量指数(PSQI)、焦虑自评量表(SAS)、抑郁自评量表(SDS)评分均较治疗前降低(均 $P<0.05$);试验组的 NE(757.25±128.40)、E(131.80±27.49)、DA(769.52±172.09)浓度,低于对照组 NE(1347.18±220.20)、E(209.28±47.74)、DA(1302.35±281.91)浓度,均 $P<0.05$;试验组的 PSQI(8.60±1.76)、SAS(35.32±4.74)、SDS(36.84±3.99)评分,低于对照组 PSQI(10.39±2.31)、SAS(45.24±5.27)、SDS(47.44±6.76)评分,均 $P<0.05$。研究表明,呼吸训练有助于提高脑卒中患者睡眠质量,并能改善焦虑抑郁情绪。

董建华观察缩唇-腹式呼吸训练对脑卒中偏瘫患者睡眠质量的影响。将 60 名脑卒中患者随机分为两组各 30 例,对照组给予神经内科常规治疗联合康复训练,观察组在此基础上配合缩唇-腹式呼吸训练(30 min/次,1 次/d, 7 d/周),疗程 4 周。结果:观察组临床总有效率 93%(29/30),对照组临床总有效率 75%(22/30),$P<0.05$;观察组 PMA 评分(56.38±4.01)、Barthel 指数(69.39±12.38),优于对照组 PMA 评分(44.39±2.87)、Barthel 指数(46.59±10.29),均 $P<0.05$;两组治疗后匹兹堡睡眠质量指数(PSQI)评分均较治疗前有下降,观察组 PSQI 评分(7.23±2.01),低于对照组 PSQI 评分(10.29±3.11),$P<0.05$。研究表明,缩唇-腹式呼吸训练可明显改善脑卒中偏瘫患者的运动功能及日常生活能力,并可进一步改善患者的睡眠质量。

(撰稿:吕嘉轩　审阅:章文春)

【古代气功理论与文献研究】

当前对古代气功的理论与文献研究逐渐兴起,对气功的历史文献梳理正成为新的趋势,集中体现在研究方法、古代文献研究和具体气功理论及方法研究。

1. 研究方法

马天犊等认为当下的气功导引研究更专注于技术层面的认知与论述,而相对忽视导引技术所涉及的知识、人物、事件和思想层面的内容。以六字诀和八段锦为例，导引技术的理论变迁总体而言是一种从养身到修身的变化，受到多种临床需求和社会进程的复杂因素影响。因此要拓展身体哲学层面的导引史料认知，包括各种宗教、伦理与政治建构，而非简单地与社会同步地认识它的变化，避免让导引研究只注重单薄的技术探讨。

赵亚琮等从出土医学文献与文物角度切入，通过与传世古医籍相互印证，探讨中医气功导引的内涵和外延；系统地总结了导引与中医之间的关系，指出早在先秦时期导引已纳入医学治病范畴，《诸病源候论》开创辨证导引的先河，将导引法纳入中医学范畴。同时梳理了中医导引在不同发展时期的特点以及代表性文物和文献。

2. 古代文献研究

赵丹等对先秦及秦汉时期导引发展进行了概述，认为医书、史书、诸子百家等文献资料，按照导引用途可主要归纳为祛疾、养生、修道三类。秦汉时期导引主要作为一种医疗手段，以《黄帝内经》、张家山汉简《引书》、马王堆《导引图》等著作为代表。导引养生之法，有些侧重肢体运动以舒筋活络，有些侧重呼吸以吐故纳新，还有部分与房中术结合以达到养生。导引还是修仙求道的一种方法，通过导引的修炼，反观自身，认识自己，体察身体内部的气血经络等变化，从而认识自己、认识世界。

宋宇轩等对《引书》中与疼痛有关的疾病进行分类，对现代临床中较为常见的项痛不可以雇(顾)、引腰痛、引膝痛三则导引方法进行原文解析及术式探讨，结合现代运动医学的理论，探索其潜在的历史价值和现代临床应用价值。伏敏睿等分析了《养性延命录》记载的二十余种切实可行的导引方式，如五禽戏、六字诀呼吸吐纳法等，认为养生思想中，不仅强调养神，“形”的习练同样重要，应形神兼修。该书中形神兼修、服气调息、导引按摩、房中术等实用性和实践性较强的养生方法，使养生理论和体系走向系统和成熟。

吕佳蔚等考证了《保生要录》的作者、成书和记载的导引内容。其中“调肢体门”集中反映了蒲氏“小劳”的导引理念，内容采择于前代导引著作，来源于《备急千金要方》者最多，又对后世立式八段锦产生了一定影响。“小劳术”在中国古代导引术的发展过程中发挥了承上启下的作用，反映了五代、宋初时期导引术由繁入简的发展特点。廖亿婷等对《寿世保元》卷四“补益篇”中记载的呼吸静功和六字诀两种与呼吸有关的气功方法做探析，对操作方法和功法原理进行了详尽阐释，强调了呼吸吐纳在导引养生中的重要性。赵丰润等对《动功按摩秘诀》心病导引法进行研究整理，从按摩劳伤诸穴、胸膈气症、心症3个部分进行梳理探析，结合中医理论与现代研究进展，丰富了中医心脏康复的气功疗法。

谢继鼎等以傅山医学思想为基础，以《丹亭真人卢祖师玄谈》为例深入探究傅山导引思想和应用。《丹亭真人卢祖师玄谈》通过问答形式引入导引疗法，依照“病名解析→病因病机→证型分析→导引处方+兼证治疗”的思路，将导引疗法与中医辨证论治相结合，建立了一套疾病诊疗体系。书中所述导引法各具功效，可针对病证制定不同运动处方，丰富了导引的临床内容。杨瑞霞等认为汪昂重视调息导引，详细分析了“调息”“小周天”“道经六字诀”“一秤金诀”“金丹秘诀”等诸多调息导引功法的操作、要点与功效。

3. 理论研究

孙海科对行气“六气”说进行考察，认为从气的构成上，六气经历了由老、庄到黄老道的演变，从“二气”衍化为“四气”，后道经与医籍逐渐变为“六气”行气法，佛教止观文献也对“六气”说进行吸纳。从功能目的来看，行气养生扩展到行气治病功用。从实践方式来看，呈现出由描述吐纳气动作到“使字气声似字”的动作到音声的转变过程。从思想交流互动来看，呈现出各历史时期儒家、道家、佛教交相辉映的局面。

冯奕超等对“吐故纳新”呼吸养生法的相关文献

进行梳理整合，从其功法分类、行功要领、养生功效三个方面展开论述，分为运气令和的行气法、益寿延年的引气法和疗病祛邪的吐气法。行功要领上呼吸强调微徐深沉，周身要求松静自然，意念则应上虚下实。功效包括天地气交，生气通天；五脏气和，强身健体；食生吐死，延年益寿三个方面。

赵丰润等梳理了中医历代文献所载心病导引法，认为具体论述心病导引法的古代文献可追溯到隋唐时期，《诸病源候论》和《黄庭内景五脏六腑补泻图》初步成型。宋金元时期心病导引法逐渐具体化和丰富化，相关文献包括《云笈七签》《道枢》《寿亲养老新书》。明代心病导引法走向形象化和多元化，相关文献包括《摄生要义》《修真秘要》《保生心鉴》《养生类要》《遵生八笺》《养生导引法》等。清代心病导引法侧重调神导引和补充前说，相关文献包括《寿世青编》《动功按摩秘诀》《陆地仙经》《颐身集・内功图说》《内功图说》。历代医家理论结合实践，不断整理与发微，从单法针对心脏，到数法并用、双心同调、兼顾多脏，内容涵盖广泛，传统气功“三调合一”“练养相兼”思想贯穿始终。

李莹秋等梳理五禽戏中鹿戏的来源，通过分析华佗五禽戏形成之前的仿生术式，发现仿鹿的术式鲜有提及和记载，鹿戏可能是华佗唯一首创，认为华佗五禽戏鹿戏是在汉代的时代背景及道教思想影响下形成。曹海豪等基于象思维探讨五禽戏五脏配属的理论机制，通过中医理论，阐释中医导引术五禽戏中虎戏、鹿戏、熊戏、猿戏、鸟戏分别配属肝、肾、脾、心、肺五脏的理论机制：虎戏属木，主肝，理气疏肝、舒筋养肝；鹿戏属水，主肾，壮腰健骨、温补肾阳；熊戏属土，主脾，充实四肢、调理脾胃；猿戏属火，主心，愉心调神、畅情益智；鸟戏属金，主肺，宣降肺气、调畅气机，从而为导引术五禽戏的临床研究提供了理论参考。

李丽等从五禽戏的历史演化探析气功的发展规律，认为五禽戏的发端、诞生、完善与发展伴随着我国气功发展过程的始终，通过五禽戏发展演化与气功发展规律的对比发现，从朴素气功时期，到宗教神学渗透门派纷争时期，再到现代气功科学发展时期，五禽戏具体功法的发展演化符合气功总体的发展规律，应以现代科学、医学、哲学等为指导，继续完善深化相关理论与技术，使气功更好地实现科学化与大众化。

（撰稿：陈唯依　审阅：章文春）

［附］　参考文献

C

曹海豪，毕鸿雁，席晓明，等.基于象思维探讨五禽戏五脏配属的理论机制[J].山东中医药大学学报，2023，47(1)：20

褚洪丹，卢磊，黄晶晶，等.八段锦联合呼吸训练对老年慢性心衰患者心肺功能以及生活质量的影响[J].中外医疗，2023，42(23)：164

D

董建华.缩唇-腹式呼吸训练干预对偏瘫患者睡眠的影响[J].世界睡眠医学杂志，2023，10(8)：1745

窦富洪.围绝经期失眠采用针灸结合八段锦疗法对患者睡眠质量及生活质量的影响[J].内蒙古中医药，2023，42(8)：111

F

冯甜，宋浩铮，刘锦钊，等.太极拳运动对空间知觉能力的影响研究[C].中国体育科学学会.第十三届全国体育科学大会论文摘要集——专题报告(运动心理分会).郑州大学体育学院，2023，6805

冯奕超，鲁明源.“吐故纳新”呼吸养生法探微[J].山东中医杂志，2023，42(9)：932

伏敏睿，田思玮，代金刚.《养性延命录》对导引术的贡

献[J].河南中医，2023，43(6)：860

傅婷，黄洁，傅琴韵，等.腹式呼吸训练法对COPD伴Ⅱ型呼吸衰竭患者肺通气状态、血气指标及运动耐力的影响[J].现代生物医学进展，2023，23(18)：3436

G

高慧，陆如平，蒋琳娜，等.中国传统功法易筋经对长期住院慢性精神分裂症患者精神症状及社会功能的改善作用[J].广西医学，2023，45(7)：779

管思彬，张庆柳.抗阻训练联合呼吸训练在慢性心力衰竭病人心脏康复中的应用研究[J].中西医结合心脑血管病杂志，2023，21(3)：484

H

韩非，杨广辉，尹春风，等.八段锦联合头部按摩在失眠患者中的应用效果[J].中国当代医药，2023，30(30)：135

洪怡，王永斌，施晨，等.太极拳训练对冠心病患者心肺功能和生活质量的影响[J].实用心脑肺血管病杂志，2023，31(12)：129

J

贾志军，李海平，李贵凤.太极拳运动对脑卒中患者平衡功能的影响：系统性评价与Meta分析[C].中国体育科学学会.第十三届全国体育科学大会论文摘要集——墙报交流(运动医学分会)，2023，18081

姜佳慧，毕鸿雁.健身气功易筋经对轻中度帕金森病病人疲劳及生活质量的影响[J].护理研究，2023，37(24)：4452

金婧，张琦，姚孟良，等.八段锦联合疏肝解郁安神法治疗持续性姿势-知觉性头晕患者的临床研究[J].陕西中医药大学学报，2023，46(1)：94

L

Liu J, Liu W, Huang J, et al. The modulation effects of the mind-body and physical exercises on the basolateral amygdala-temporal pole pathway on individuals with knee osteoarthritis [J]. International Journal of Clinical and Health Psychology, 2024, 24(1)：100421

Lu Y, Li J, Ni W, et al. Effectiveness of mind-body exercise via Baduanjin on physical and psychological outcomes in patients with pulmonary ground-glass nodules: A non-randomized controlled pilot study[J]. Complementary Therapies in Clinical Practice, 2023, 50：101679

李丽，刘争强，章文春.从五禽戏的历史演化探析气功的发展规律[J].江西中医药大学学报，2023，35(4)：9

李晓旭，刘西花，高振梅，等.六字诀联合呼吸训练对脊髓损伤患者肺功能及心理状况的影响研究[J].天津中医药大学学报，2023，42(5)：558

李益军，梁兴森，方细霞，等.八段锦联合电针推拿治疗早中期膝骨关节炎的临床效果[J].中国老年学杂志，2023，43(19)：4731

李莹秋，黄怡然，刘志丹，等.刍议华佗五禽戏中鹿戏的来源[J].中国民族民间医药，2023，32(7)：1

李中元，陈梓琼，余李强，等.六字诀呼吸训练对脑卒中患者血管性危险因素的影响[J].中国卫生标准管理，2023，14(20)：152

廖亿婷，胡礼贤，余忠舜.《寿世保元》导引法探析[J].江西中医药，2023，54(3)：3

刘露，安晓妤，欧大芳，等.八段锦联合穴位按摩辅助治疗对老年膝关节骨性关节炎病人血清软骨寡聚基质蛋白、低氧诱导因子表达的影响[J].循证护理，2023，9(9)：1668

刘孟，吕天宜，闫康，等.基于远红外热成像技术与脊柱形态检测技术探讨气功顺腹式呼吸对脊督一体结构的调节效应[J].北京中医药大学学报，2023，46(8)：1178

刘明升，赵丽丽，蔡霞英，等.易筋经身心运动对慢性非特异性腰痛患者身体和心理功能的影响[J].中国当代医药，2023，30(34)：8

陆丽娜，杨慧馨，班维固，等.清热化瘀Ⅱ号方结合易筋经训练对脑卒中患者血流动力学及肢体功能恢复的影响[J].现代生物医学进展，2023，23(5)：859

吕佳蔚，宋咏梅，戴君同，等.《保生要录》"小劳术"研究[J].中华中医药杂志，2023，38(8)：3910

M

马春霞，范卉，周和玲，等.五禽戏之猿戏对轻度认知障碍患者焦虑、抑郁及睡眠质量的影响[J].现代医药卫生，2023，39(23)：3986

马天辕，郭玉成.技术与思想：导引史料认知的历史逻辑寻绎[J].武汉体育学院学报，2023，57(7)：62

P

庞力，金伟.八段锦对非酒精性脂肪肝患者临床观察[J].光明中医，2023，38(4)：673

Q

邱倩，温彩云，徐莎丽，等.心脏康复模式结合太极拳对心房颤动射频消融术后患者心肺功能的影响[J].检验医学与临床，2023，20(18)：2756

S

沈茂，金献萍，李旭平，等.五禽戏在老年冠心病合并2型糖尿病患者康复护理中的应用研究[J].内科，2023，18(2)：184

宋宇轩，周宝，乙春梅，等.张家山汉简《引书》中治疗骨伤科痛症导引方法探析[J].中医药临床杂志，2023，35(6)：1085

孙宁，王晓梅.八段锦结合虚拟康复训练系统对老年稳定型心绞痛患者心功能及血脂水平的影响[J].中国实用医药，2023，18(11)：163

孙海科.行气"六气"说源流考及其与道、释、医诸家交涉[J].中国哲学史，2023，6(5)：5

T

唐智生，梁勤，李思源，等.八段锦运动对脑卒中后抑郁患者肌张力和情绪的影响分析[J].中国现代药物应用，2023，17(14)：169

W

王敏，雷烨，张苗，等.八段锦对慢性心力衰竭患者心功能康复临床研究[J].现代中医药，2023，43(2)：81

王薇，钟碧莹，丁懿宁，等.八段锦锻炼对乳腺癌蒽环类药物化疗患者心功能及生活质量的影响[J].广州中医药大学学报，2023，40(6)：1448

王美华，干敏，吴海琴，等.不同训练负荷太极拳运动对早中期帕金森病患者康复疗效[J].生物化学与生物物理进展，2023，50(10)：2487

魏娉，武德卿，石丽媛.八段锦对2型糖尿病相关指标的影响[J].光明中医，2023，38(20)：3982

魏洪刚，张新安.太极拳联合 rTMS 改善脑卒中患者认知功能及平衡能力的疗效[C].中国体育科学学会.第十三届全国体育科学大会论文摘要集——专题报告(运动医学分会)，2023，5315

吴琪，季梅丽，张蓉，等.缩唇腹式呼吸训练联合弹力带抗阻运动对慢性心力衰竭患者运动耐力、心肺功能及生活质量的影响[J].现代生物医学进展，2023，23(7)：1279

X

夏候，玮辉，甘辉虎，张海华.穴位按摩联合八段锦辅助治疗 COPD 稳定期临床研究[J].光明中医，2023，38(23)：4621

谢继鼎，张明亮，田思玮，等.傅山导引思想探析——以《丹亭真人卢祖师玄谈》为例[J].中国中医基础医学杂志，2023，29(11)：1800

许志豪，马守亮.八段锦训练对肝豆状核变性患者步态障碍改善效果观察[J].实用中医药杂志，2023，39(2)：365

Y

闫子安，欧阳嘉慧，杨铮，等.太极拳干预原发性高血压有效性的系统评价再评价[J].中西医结合心脑血管病杂志，2023，21(12)：2118

杨美丽，孙娜，周好，等.肺功能训练联合八段锦对慢性阻塞性肺病稳定期患者康复效果的影响[J].山西医药杂志，2023，52(21)：1666

杨瑞霞，宋鑫，蒋力生，等.汪昂《勿药元诠》养生思想探析[J].中华中医药杂志，2023，38(8)：3639

Z

张婷，葛微微，张萍萍，等.呼吸训练对脑卒中患者睡眠、情绪变化的作用机制探讨[J].新医学，2023，54(6)：415

张超阳，冯馨然，闫康，等.从气血与经络探讨腹式呼吸训练对认知功能的改善作用[J].北京中医药大学学报，2023，46(1)：106

张凤林，舒红燕，任蕾蕾，等.改良五禽戏治疗老年脑卒中患者步态及平衡功能障碍的疗效及基于功能磁共振的脑机制研究[J].实用医学杂志，2023，39(9)：1174

张彦龙，陈思，毕耕超，等.太极拳转体动作中下肢关节活动顺序性和肌肉力表现及肌肉激活特征[J].医用生物力学，2023，38(6)：1100

赵丹，许峰.先秦及秦汉时期导引发展概述[J].中医文

献杂志，2023，41(2)：40

赵丰润，曹震宇，梁辰，等.中医历代文献所载心病导引法评析[J].天津中医药大学学报，2023，42(4)：534

赵丰润，梁辰，曹震宇.《动功按摩秘诀》心病导引法探析[J].中国民间疗法，2023，31(21)：5

赵亚琼，邬建卫，刘天宇，等.出土文献文物视野下的中医导引溯源及其发展特点研究[J].成都中医药大学学报，2023，46(2)：55

（十三）护　理

【概述】

2023年，相关研究以中医护理理论为指导，在护理技术、情志护理、健康教育、康复护理、体质调护等方面进行了广泛探讨。同时，关于心脑血管系统、生殖系统、运动神经系统等疾病的护理实践也成为研究热点。这些理论与实践的研究成果对于进一步诠释中医护理学的内涵与理论体系，发挥了积极作用。

1. 护理技术

中医护理技术作为中医护理学科建设不可或缺的重要组成部分，具有效果显著、操作简单、毒副作用小、易被接受等特点，在疾病康复、慢性病防治等诸多方面发挥着独特优势，为人民群众的健康和卫生保健事业作出了巨大的贡献。国家卫生健康委员会印发的《全国护理事业发展规划（2021—2025年）》要求健全完善中医护理常规、方案和技术操作标准，积极开展辨证施护和中医特色专科护理研究与应用，持续提升中医护理服务质量。郭敬等通过梳理近年来中医护理技术研究现状，指出可通过专业化发展提升创新研究能力，并通过多中心大样本研究取得新成果，进而促进中医护理学研究的高质量发展。

徐敏等采用德尔菲专家函询和专家论证等方法，制订了中医护理技术分级原则和人员资质准入标准，构建中医护理技术规范化管理方案（包括8个类别，56项）。中医护理技术分级原则：一级技术为非侵入性操作且安全；容易被学习掌握；操作方法简单、技术难度低，辨证选穴或操作部位选择简单。二级技术为侵入性（仅涉及表皮和真皮层）操作，操作比较安全；较难被学习掌握；操作方法较复杂，有一定技术难度，辨证选穴或操作部位选择较复杂。三级技术为侵入性（涉及表皮、真皮层和真皮层以下）操作，操作风险较高；难被学习掌握；操作方法复杂，技术难度较高，辨证选穴或操作部位选择复杂。中医护理技术的人员资质准入标准：一级技术要求具有护士执业证书；中医院校/中医护理专业毕业或正在参与本单位护理部/省级及以上中医医疗机构组织的100学时中医药知识和技能培训；通过本单位护理部组织的专项中医护理技术培训、考核及发证。二级技术在一级技术的资质要求基础上增加了“护师及以上；工作年限≥2年”。三级技术在二级的基础上调整“工作年限≥3年”。

杨剑英等将眼科门诊100例睑板腺功能障碍性干眼患者随机均分为两组各50例。对照组先进行睑板腺按摩再进行中药离子导入；观察组先进行中药离子导入再进行睑板腺按摩。中药离子导入选择院内自制中药汤剂，取合谷穴，20 min/次，3次/周；睑板腺按摩3～5 min/次，1次/周；均为4周/疗程，共1个疗程。结果：干预4周后，观察组患者的泪膜破裂时间（BUT）、泪液分泌试验（SIT）mm/5 min、角膜荧光素染色（FL）评分、眼表疾病指数（OSDI）评分、疼痛VAS评分、症状改善有效率、治疗结束后6个月的复发率分别为（9.38±1.15）s、（9.72±1.25）mm/5 min、（1.12±0.26）分、（12.06±1.35）分、（5.94±1.42）分、92.0%（46/50）、31.6%（6/19），对照组为（8.29±1.08）s、（7.36±1.17）mm/5 min、（1.97±0.73）分、（17.48±1.42）分、（7.63±1.58）分、58.0%（29/50）、77.8%（7/9），均$P<0.05$。

刁兆香等将肾上腺肿瘤或肾囊肿行腹腔镜手术

治疗的60例患者随机均分为两组各30例。对照组术后予以常规护理;观察组在对照组基础上,取两侧合谷穴、内关穴、足三里穴进行揿针埋针疗法,以患者感到局部酸胀或疼痛且能够耐受为度,并指导患者家属按取穴处4次/d,持续60 s/次,间隔时间6 h,埋针24 h。结果:干预后,观察组患者的腹胀发生率、恶心呕吐发生率、术后6 h及24 h疼痛VAS评分、首次排气时间、首次排便时间、术后住院时间分别为16.7%(5/30)、13.3%(4/30)、(3.03±0.72)分、(1.70±0.53)分、(19.60±3.50)h、(41.20±13.10)h、(7.50±2.10)d,对照组为40.0%(12/30)、40.0%(12/30))、(5.53±1.11)分、(3.23±0.83)分、(40.40±7.30)h、(66.70±12.20)h、(11.50±1.80)d;术后第7日,观察组患者的生活质量评定量表(SF-36)中生理机能、躯体疼痛、活力、情感职能维度得分、一般自我效能感量表总分、纽卡斯尔护理服务满意度量表(NSNS)评分分别为(74.30±5.60)分、(76.70±5.60)分、(74.50±7.30)分、(65.20±6.70)分、(33.14±5.36)分、(92.60±1.19)分,对照组为(70.00±6.10)分、(70.40±5.30)分、(68.20±7.40)分、(58.70±6.60)分、(28.79±3.86)分、(86.70±2.91)分,均$P<0.05$。

2. 情志护理

刘志新等将115例老年高血压合并冠心病患者随机分为对照组57例和观察组58例。对照组给予常规护理干预,主要包括基础护理、饮食营养、心理护理、安全护理、健康指导等。观察组给予循证—情志护理模式干预。移情法:通过交流的方式了解患者的爱好,鼓励其重新投入其中;暗示法:以平静的语气引导患者倾诉出心中的苦闷,并采取激励的言辞使患者心理得到支持;情志相胜法及五音疗法:由于患者长期服药,患者常处于消极的情绪中,鼓励患者多听欢乐的音乐,并引导其回忆愉快的事情;发泄排郁法:多鼓励家属与患者沟通,了解患者所想,及时舒缓患者心中压力及不良情绪,让患者感受到安全感;干预时间为1个月,随访半年。结果:干预后,观察组患者的抑郁自评量表(SDS)、焦虑自评量表(SAS)、自我感受负担量表(SPBS)、遵医服药行为、日常锻炼行为、不良管理行为、饮食管理行为评分、收缩压、舒张压、心血管事件发生率分别为(42.15±3.98)分、(45.33±3.94)分、(20.13±3.21)分、(91.63±4.44)分、(88.95±6.14)分、(86.78±6.03)分、(90.14±5.23)分、(134.22±10.74)mmHg、(87.23±5.11)mmHg、5.2%(3/58),对照组为(49.38±4.32)分、(51.04±4.53)分、(24.98±3.63)分、(77.85±8.02)分、(75.25±6.89)分、(72.41±5.98)分、(78.55±6.17)分、(143.85±12.05)mmHg、(93.12±6.78)mmHg、17.5%(10/57),均$P<0.05$。

余梅等将80例失眠患者随机均分为两组各40例。对照组给予常规护理;观察组辨证应用耳穴压豆联合情志护理,耳穴压豆主穴选取神门、心、交感、皮质下以及神经衰弱点,肝郁气滞型者配穴选择三焦、肝,心脾两虚证型者选择小肠、脾为配穴,心肾不交证型者配穴选择心、肾等对应耳穴,按压2~3 min/次,3次/d;干预时间为20 d。结果:干预后,观察组患者的理查兹—坎贝尔睡眠量表(RCSQ)的睡眠深度、入睡时间、觉醒次数、觉醒时间比例、整体睡眠质量各维度得分、汉密尔顿焦虑量表(HAMA)、汉密尔顿抑郁量表(HAMD)得分分别为(15.44±2.37)分、(15.44±2.63)分、(16.11±2.54)分、(15.44±2.15)分、(14.44±1.85)分、(34.08±4.30)分、(32.54±4.36)分,对照组为(12.19±2.59)分、(11.58±1.95)分、(11.18±2.35)分、(10.69±2.17)分、(10.68±1.65)分、(39.42±4.03)分、(37.08±4.54)分,均$P<0.05$。

李建文等将100例房颤患者随机均分为两组各50例。对照组采用常规护理;观察组在对照组的基础上,实施基于SBAR模式的五常法护理联合中医情志护理。五常法护理是根据患者的现状、背景,对其病情、治疗方案以及护理方案进行评估,采取常组织、常整顿、常清洁、常规范、常自律模式。中医情志护理主要包括情感转移法、呼吸等静式疗法、暗示性话语的情胜法等；干预 3 个月。结果：干预后，观察组患者的汉密顿焦虑量表(HAMA)评分、焦虑自评量表(SAS)评分、自我护理能力量表(ESCA)评分、依从性分别为(20.63±2.44)分、(45.36±4.98)分、(140.85±8.11)分、96.0%(48/50)，对照组为(21.88±2.43)分、(48.38±4.65)分、(135.89±6.41)分、76.0%(38/50)，均 $P<0.05$。

3. 健康教育

刘娜将 70 名脑卒中康复期患者随机均分为两组各 35 例。对照组采用常规健康教育联合中医五音疗法；观察组采用基于 IKAP 理论模式的健康教育联合中医五音疗法。IKAP 理论模式的健康教育分为获得信息、知识宣教、转变观念、改变行为四个部分，分 6 次实施，干预周期 3 个月；根据患者症状、脏腑辨证选取相应调式的中医五音疗法音乐，30 min/次，1 次/d，5 d/周，5 日/疗程，共 4 个疗程。结果：干预 3 个月后，观察组患者的正性情绪、负性情绪、病耻感水平、生活质量得分分别为(33.37±4.66)分、(29.09±3.47)分、(30.80±4.57)分、(181.20±14.64)分，对照组为(25.09±3.99)分、(35.29±3.27)分、(36.06±6.53)分、(164.11±14.62)分，且患者正负性情绪、病耻感、生活质量得分均存在时间与组间因素的交互作用，均 $P<0.05$。

张卿瑾将 80 例 COPD 患者随机均分为两组各 40 例。对照组依据肺胀(慢性阻塞性肺疾病)的中医护理方案采用常规中医健康教育，主要包括生活起居护理、饮食护理、情志护理、中医传统功法、中医适宜技术，出院前 1 日对健康宣教效果进行评价，及时补充患者遗漏或纠正患者不足之处；出院后进行电话随访 1 次/月，持续 6 个月，并指导患者在出院 3 个月、6 个月时到医院复诊。观察组在常规中医健康教育的基础上，依据形成保护动机的评估，从保护动机的易感性、严重性、内部回报、外部回报、反应效能、自我效能、反应代价七个变量进行中医健康教育；干预时间为整个住院期间，随访 6 个月。结果：干预 6 个月后，观察组患者的自我管理总分、日常生活管理能力、情绪管理、信息管理、自我效能、COPD 评估测试得分分别为(192.10±14.02)分、(53.82±5.36)分、(45.51±3.91)分、(30.10±2.98)分、(34.69±3.62)分、(18.69±4.85)分，对照组为(166.76±26.89)分、(45.62±8.27)分、(39.76±6.89)分、(26.05±4.81)分、(29.18±6.40)分、(16.89±5.43)分，且日常生活管理、信息管理、情绪管理和自我效能四个维度存在时间因素和分组因素的交互作用，均 $P<0.05$。

谢冰婵将 60 例脾虚型成人特应性皮炎患者随机均分为两组各 30 例。对照组在基础治疗与护理的基础上给予常规健康教育法；观察组在基础治疗与护理的基础上给予信息—动机—行为技巧模型(IMB)健康教育法，包括信息、动机、行为技巧 3 个干预环节，借助微信互联网技术平台开展线上＋线下的健康教育，干预措施均在住院期间完成，未能接受全程干预的患者使用微信进行线上干预；出院后，由护士进行微信或电话随访，1 次/2 周，持续 1 个月。结果：干预后，观察组患者的中医证候得分及前后得分差值、皮损严重程度积分量表(SCORAD)及前后得分差值、自我效能得分及前后得分差值、皮肤病生活质量指数(DLQI)量表得分及前后得分差值、焦虑(SAS)得分及前后得分差值、抑郁(SDS)得分及前后得分差值分别为(2.76±1.43)分、(2.69±1.34)分、36.5(34.5，38.1)分、11(8.75，13.75)分、8(7，9)分、2(2，3)分、9(8，10)分、9(9，9)分、45(42.5，50)分、13(10，15)分、45(45，50)分、10(10，12)分，对照组为(4.53±1.66)分、(1.97±1.29)分、43.1(41.9，45.55)分、4.5(1.85，5.95)分、6(6，7)分、1(0，1)分、15(14，16)分、3(3，3)分、55(50，55)分、7(5，10)分、55(50，55)分、5(3，5)分；均 $P<0.05$。

4. 康复护理

孙海燕等将 65 例食管癌手术患者随机分为观察组 33 例和对照组 32 例。对照组接受心理疏导、健康宣教、术前常规间断吸氧、登楼梯、吹气球等康复训练等常规康复训练，观察组在此基础上进行八段锦联合呼吸康复训练。八段锦康复锻炼方法：术前教会患者八段锦动作、吐纳呼吸法及动作要领，20～30 min/次，2～3 次/d；术后第 1 日指导练习卧式八段锦，第 2 日练习坐式八段锦＋简易吐纳呼吸训练，干预后 12 周内练习站式八段锦，15～30 min/次，2～3 次/d。呼吸功能康复训练包括呼吸操、缩唇呼吸、腹式呼吸、简易呼吸训练器，术后 6 h 开始，5～20 min/次，3～5 次/d，持续干预 12 周，出院后通过上门随访、微信电话随访、定期指导等方式进行院外监督指导，保证质量。结果：干预后 12 周，观察组患者的 6 min 步行距离、体质指数、血清清蛋白、转铁蛋白、血清前清蛋白、FEV_1、FVC、FEV_1/FVC、生活质量量表的生理健康、心理健康、周围环境、社交功能 4 个维度及总分分别为(501.21±28.31)m、(21.18±0.66)kg/m^2、(42.51±2.22)g/L、(2.55±0.16)g/L、(306.54±8.15)mg/L、(2.27±0.40)L、(3.79±0.60)L、(61.80±3.39)%、(87.13±7.78)分、(83.17±7.09)分、(84.13±8.22)分、(87.53±8.35)分、(341.00±8.14)分，对照组为(472.64±22.51)m、(19.70±0.75)kg/m^2、(38.10±1.62)g/L、(2.13±0.17)g/L、(277.50±6.20)mg/L、(1.87±0.39)L、(3.00±0.69)L、(59.70±3.09)%、(81.35±8.05)分、(76.31±7.82)分、(78.56±7.02)分、(81.87±8.06)分、(316.00±7.89)分，均 $P<0.05$。

陈思岐等将 70 例中风后上肢痉挛性偏瘫患者随机均分为两组各 35 例。对照组患者接受 Bobath 作业疗法、OT 训练上肢功能、改善上肢痉挛常规康复训练，1 次/d，20 min/次，5 次/周，3 周/疗程。观察组在对照组的基础上接受督灸法，取背部大椎至腰阳关的督脉循行部位采取悬灸，30 min/次，1 次/2 d，3 周/疗程；干预时间为 3 个疗程。结果：治疗 3 个疗程后，观察组的临床总有效率、血清 NSE 水平、血清 TGF-β1 水平、改良 ashworth 痉挛量表(MAS)评分、Fugl-meyer 运动功能评定法(FMA)评分、Barthel 指数(BI)评分分别为 94.3%(33/35)、(17.69±3.28)μg/L、(51.72±5.84)ng/L、(1.38±0.19)分、(47.39±5.61)分、(78.29±5.29)分，对照组为 71.4%(25/35)、(25.23±4.12)ug/L、(42.81±6.15)ng/L、(2.19±0.27)分、(32.33±4.58)分、(69.26±6.37)分，均 $P<0.05$。

郭月月等采用便利抽样法将 80 例透析住院患者随机均分为两组各 40 例。对照组采用常规治疗护理措施，日常透析自我管理包括肌少症等相关知识的宣教、运动、营养管理、水盐摄入平衡、用药指导等。观察组在对照组常规治疗护理措施基础上进行健身气功五禽戏锻炼，30 min/次，2 次/d，5 d/周。两组干预周期均为 12 周，一般住院时长 2 周，其余时间居家练习，出院后每日微信运动视频打卡，每周进行电话随访。结果：干预 12 周后，观察组患者的握力、三角肌皮褶厚度、中臂围、中臂肌围、6 m 步速、简易躯体功能量表(SPPB)评分、疲乏量表-14(FS-14)的躯体疲劳、脑力疲劳维度及总分分别为(19.45±3.33)kg、14.90(13.28，16.30)mm、(27.69±2.45)mm、(22.99±2.44)mm、7.74(7.12，8.71)s、7.5(6，9)分、(3.73±1.06)分、(1.43±0.81)分、(5.15±1.78)分，对照组为(17.85±3.19)kg、12.5(12.00，14.95)mm、(26.17±2.85)mm、(21.49±4.04)mm、8.73(7.89，8.98)s、6(5，7)分、(5.18±0.98)分、(2.48±0.85)分、(7.65±1.37)分，均 $P<0.05$。

5. 体质调护

中医体质是在先天禀赋和后天获得基础上形成的人体固有特质，其与健康和疾病关系密切。马方晖等运用中医体质量表对 1 746 例无偿献血人群进行横断面调查，以平和质、气虚质、阳虚质、阴虚质、痰湿质、湿热质、血瘀质、气郁质、特禀质 9 种体质得分为外显变量，根据各组的 9 种体质得分构建中医体质集合模式的潜类别模型。结果：平和质得分为(74.22±14.64)分，8 种偏颇质得分平均分均低于 24 分；中医体质集合模式为 5 组：平和型为 62.1%(1 085/1 746)、阴虚—痰湿—湿热兼夹型为 16.5%(298/1 746)、气虚—阳虚—气郁兼夹型为 8.3%

(144/1 746)、气虚—阳虚—阴虚兼夹型为 8.2%(143/1 746)、8种偏颇兼夹型为 4.4%(76/1 746)。

陈赟等将 120 例高尿酸血症患者随机均分为三组各 40 例。三组患者均予以高尿酸血症常规护理,辨体施护组采用辨体施护健康教育;保护动机组采用保护动机理论健康教育;联合组采取辨体施护联合保护动机理论健康教育。辨体施护组在入院时医生根据四诊资料综合判断其主要中医体质类型,由中医专科护士进行健康教育;保护动机组基于保护动机理论的信息源、认知中介和应对模式三部分内容,由专科护士评估患者对高尿酸相关知识认知程度并建立个体化健康档案,发放高尿酸知识宣传手册。住院期间每日查房时进行健康教育,20 min/次,1 次/d,出院后电话随访 1 次/2 周,干预 6 个月。结果:干预 6 个月末,联合组患者的疾病管理相关知识评分、痛风性关节炎发生率、血尿酸指标分别为(140.90±19.18)分、10.0%(4/40)、(272.06±43.64)μmol/L,辨体施护组分别为(128.50±13.96)分、40.0%(16/40)、(302.50±61.41)μmol/L,保护动机组分别为(124.75±21.38)分、40.0%(16/40)、(300.32±49.68)μmol/L,均 $P<0.05$,联合组分别与辨体施护组、保护动机组比较,均 $P<0.05$。

(撰稿:胡丽　审阅:张雅丽)

【心脑血管系统疾病护理】

杨秀梅等将 43 例接受经导管主动脉瓣置换术(TAVR)的患者,采用非同期对照法分为对照组 23 例和观察组 20 例。对照组患者术后采用常规康复护理,观察组患者术后采用常规康复护理+经络叩击联合吐纳训练。经络叩击联合吐纳训练法:由专科护士沿患者手少阴心经经脉、手厥阴心包经各穴位进行叩击,叩击 5~6 次/穴位,叩击强度以患者耐受为准,并指导以“不息、散气、咽气”为循环的呼吸吐纳练习。应用 Borg 主观疲劳度评估量表评分进行运动风险评级调整训练强度、频次,首次训练量为 1 次/d(后续可调为 2 次/d),强度保持在(10±2)分;中、低风险者 15 min/次,高风险者 10 min/次;干预时间为患者转回心脏中心病房当日开始,直至出院当日。结果:干预后,观察组患者的术后总住院天数、术后首次下床时间、从卧床到接受 6 min 步行试验(6MWT)时间、6WMT 距离分别为(11.10±0.85)d、(1.78±0.25)d、(5.20±0.77)d、(93.33±8.90)m,对照组为(14.35±1.53)d、(2.43±0.24)d、(7.65±1.23)d、(77.64±5.22)m,均 $P<0.05$。

贝永红等采用类实验研究方法,将 106 例脑卒中后认知功能障碍患者随机均分为两组各 53 例。对照组采用常规健康教育及认知功能训练,观察组在常规健康教育基础上采用中医情志护理联合场景式认知功能训练;干预时间为 30 d。结果:干预后,观察组患者蒙特利尔认知评估量表(MoCA)评分、简易智能精神状态检查量表(MMSE)评分、抑郁自评量表(SDS)评分、焦虑自评量表(SAS)评分、生活自理率、生命质量综合评定问卷(GQOLI-74)的物质生活、社会功能、心理功能、躯体功能维度得分分别为(24.34±2.18)分、(25.98±4.16)分、(24.46±3.46)分、(27.18±3.31)分、94.3%(50/53)、(85.88±4.14)分、(71.85±4.10)分、(82.77±3.44)分、(88.51±4.79)分,对照组为(20.41±3.16)分、(22.18±4.21)分、(39.15±4.15)分、(39.87±4.70)、81.1%(43/53)、(73.48±4.11)分、(66.48±3.57)分、(75.49±3.80)分、(79.54±4.60)分,均 $P<0.05$。

李伟等将 110 例慢性心力衰竭(CHF)患者随机均分为两组各 55 例。对照组患者采取常规中西医治疗及护理;观察组在对照组的基础上,进行循经按摩治疗,包括循任脉按摩法、循手少阴心经—手太阳小肠经按摩法、循足少阴肾经按摩,操作 30 次/组,2 组/d,干预时间共 12 周。结果:干预后,观察组患者的总有效率、健康问卷-9 项量表(PHQ-9)评分、左室射血分数(LVEF)、N 末端脑钠肽(NT-proBNP)水平、6 min 步行试验(6MWT)距离分别为 74.5%(38/51)、(6.16±3.22)分、(52.29±4.75)%、(528.40±216.40)pg/ml、(380.33±27.10)m,对照组为 53.8%(28/52)、(6.58±3.29)分、(50.71±

4.98)%、(813.96±361.88)pg/ml、(363.15±26.32)m;干预24周,观察组患者的总有效率、健康问卷-9项量表(PHQ-9)评分、左室射血分数(LVEF)、N末端脑钠肽(NT-proBNP)水平、6 min步行试验(6MWT)距离、生活质量量表(LiHFe)评分、中医证候积分、广泛焦虑问卷-7项量表(GAD-7)评分分别为88.2%(45/51)(5.20±2.72)分、(54.90±4.29)%、(492.49±243.80)pg/ml、(385.92±24.96)m、(42.37±8.22)分、(22.04±5.27)分、(5.24±2.71)分,对照组为61.5%(32/52)、(6.46±2.80)分、(51.37±5.05)%、(761.08±348.62)pg/ml、(365.50±25.98)m、(46.96±8.35)分、(25.27±4.74)分、(7.27±4.22)分,均 $P<0.05$。

(撰稿:胡丽　审阅:张雅丽)

【生殖系统疾病护理】

金央等采用便利抽样法,将120例寒湿凝滞型痛经患者利用两因素(经前期、行经期)两水平(不干预,干预)的析因设计,随机均分为四组各30例。对照组采用常规护理;观察组1在常规护理的基础上,于排卵后第8日、第11日取具有活血散寒、理气止痛之功效的温经1号散为基底药物,外敷于腰骶部八髎穴、小腹部神阙到中极穴的任脉循行线区域,行火龙灸1次,20～25 min/次;观察组2于行经期第1日、第4日,取具有温经养血、散寒解痛之功效的温经2号散为基底药物行火龙灸;观察组3于排卵后第8日、第11日及行经期第1日、第4日均行火龙灸,方法同观察组1、观察组2。1个月经周期/疗程,共3个疗程。结果:干预后,观察组3患者的痛经VAS疼痛评分、痛经症状评分分别为(1.30±1.32)分、(6.03±1.20)分,观察组2分别为(2.50±1.59)分、(7.10±1.16)分,观察组1分别为(1.83±1.51)分、(7.17±1.05)分,对照组为(3.13±1.80)分、(8.05±2.11)分,组间比较及经前期、行经期行火龙灸对痛经VAS评分、痛经症状评分的主效应分析,均 $P<0.05$。

刘明花等将72例剖宫产手术的产妇随机均分为两组各36例。对照组采取常规护理;观察组在对照组基础上应用中药穴位贴敷技术,遵循辨证论治原则,根据产妇证型(气虚证、血瘀证)、证候特征选择药方,中药研磨成粉加醋调成糊状后,制成药饼贴敷于双侧三阴交、关元、气海、中极等穴位,6 h/次,2次/d,持续5～7 d,根据产后恶露的改善情况确定停止治疗的时机;干预时间为整个住院期间。结果:干预后,观察组总有效率、产后第5日宫底高度、子宫复原时间、产后第5日恶露量、恶露持续时间、首次肛门排气时间、首次排便时间、肠鸣音恢复时间、术后腹胀发生率分别为97.2%(35/36)、(7.70±0.51)cm、(9.14±1.73)d、(10.18±0.74)ml、(6.95±1.93)d、(19.17±2.76)h、(2.09±0.80)d、(14.84±4.19)h、8.3%(3/36),对照组为80.6%(29/36)、(9.87±0.71)cm、(14.92±3.18)d、(17.98±0.93)ml、(10.81±3.15)d、(27.86±4.80)h、(2.69±0.77)d、(25.38±7.16)h、27.8%(10/36),均 $P<0.05$。

游宇园等将84例女性慢性盆腔炎患者随机均分为两组各42例。对照组患者接受常规护理结合中药灌肠治疗,观察组患者接受中医辨证施护结合中药灌肠治疗。经期结束后的3～5 d内实施中药灌肠治疗,30 min/次,1次/d,7 d/疗程,连续治疗2个疗程。中医辨证施护主要包括食疗、保健气功锻炼、穴位按摩、艾灸、中药封包热敷,7 d/疗程,连续干预2个疗程。结果:干预14日后,观察组患者的白带异常、腰骶酸痛、形寒肢冷、月经不调症状评分、焦虑自评量表(SAS)评分、血清白介素-6(IL-6)水平、C反应蛋白(CRP)水平分别为(1.05±0.30)分、(1.10±0.34)分、(0.68±0.17)分、(0.64±0.20)分、(42.63±6.39)分、(2.96±0.95)μg/ml、(3.21±1.05)mg/L,对照组为(1.52±0.44)分、(1.56±0.48)分、(0.96±0.21)分、(1.15±0.56)分、(48.51±7.51)分、(3.51±1.14)ug/ml、(4.12±1.35)mg/L,均 $P<0.05$。

(撰稿:胡丽　审阅:张雅丽)

【运动神经系统疾病护理】

刘小丽等将 76 例桡骨远端骨折患者随机均分为两组各 38 例。对照组术后实施常规护理，主要包括病情观察、饮食指导、心理护理、功能锻炼。观察组在对照组基础上实施耳穴贴压，术后 6 h 后取术侧耳郭皮质下穴、神门穴、腕耳穴，采用点法、对压法、揉法、直压法等手法按摩，按摩 2 min/次/穴位，2 次/d，次日取下并更换至对侧相应穴位，连续干预 3 d。结果：观察组患者术后 12 h、24 h、48 h、72 h 的疼痛 VAS 评分分别为(3.94±0.67)分、(2.85±0.54)分、(2.03±0.45)分、(1.85±0.39)分，对照组为(4.79±0.76)分、(3.67±0.62)分、(2.76±0.55)分、(2.16±0.47)分；术后 1 周观察组患者腕关节功能优、良、可、差评级分别为 13.2%(5/38)、47.4%(18/38)、15.8%(6/38)、23.7%(9/38)，对照组为 2.6%(1/38)、36.8%(14/38)、21.1%(8/38)、39.5%(15/38)，均 $P<0.05$。

梁元卿等采用类实验研究方法，将 73 例儿科重症监护室(PICU)危重症患儿随机分为观察组 37 例和对照组 36 例。对照组患儿采用 PICU 常规护理，经医生评估病情后实施护理措施，包括定时翻身、叩背、按需吸痰、使用镇静药物者按时唤醒、心理护理、健康教育，制订营养支持方案与指导。观察组在 PICU 常规护理基础上，采取基于治痿独取阳明理论的手指点穴康复治疗，取脾经穴、合谷穴、曲池、前承山、外膝眼、足三里、丰隆穴，15 min/次，2 次/d，干预周期为 10 d。结果：干预后，观察组患儿的四肢肌力评分(MRC-Score)、ICU 获得性衰弱(ICU-AW)发生率、日常生活活动能力(BI)评分、股四头肌厚度在 D3-D1 减低程度分别为 50(46，52)分、32.4%(12/37)、63(50，70)分、(−0.38±0.13)cm，对照组为 46(40，48)分、72.2%(26/36)、44(40，60)分、(−0.76±0.18)cm，均 $P<0.05$。

杨娇娇等通过分层抽样法，将 132 例骨科大手术后气滞血瘀证患者随机均分为三组各 44 例。对照组实施预防下肢深静脉血栓形成(DVT)的常规护理措施；艾灸组在常规护理基础上予艾灸治疗，术后第 1 日开始，取患侧的风市穴、足三里、丰隆、涌泉穴，采用艾条进行温和灸，10 min/穴位，40 min/次，1 次/d，连续干预 7 d；消瘀通络薰条灸组在常规护理基础上予消瘀通络薰条灸治疗，将艾灸组的艾条改为院内自制的消瘀通络薰条，余与之相同。结果：干预后下肢 DVT 发生率，消瘀通络薰条灸组为 0.0%(0/43)、艾灸组为 4.7%(2/43)、对照组为 16.7%(6/42)；干预后，消瘀通络薰条灸组患者的 D-二聚体、活化部分凝血活酶时间、纤维蛋白原以、凝血酶原时间、术后第 6 日和第 7 日的 NRS 疼痛评分分别为(2.48±0.60)mg/L、(36.79±1.39)s、(2.62±0.22)g/L、(12.58±0.71)s、(2.91±0.29)分、(1.79±0.71)分，艾灸组为(3.42±0.70)mg/L、(34.45±1.10)s、(2.90±0.20)g/L、(12.28±0.63)s、(3.00±0.38)分、(2.33±0.61)分，对照组为(3.76±0.71)mg/L、(30.86±1.20)s、(3.00±0.25)g/L、(11.74±0.67)s、(3.19±0.51)分、(2.86±0.35)分，均 $P<0.05$。

（撰稿：胡丽　审阅：张雅丽）

［附］　参考文献

B

贝永红，王海英，涂宇，等.中医情志护理联合场景式认知功能训练在脑卒中继发认知障碍患者中的应用研究[J].中国实用护理杂志，2023(32)：2501

C

陈赟，李国敏，杨珺雯，等.高尿酸血症患者基于辨体施

护联合保护动机理论健康管理的效果观察[J].护理学报，2023(16)：73

陈思岐，王颖颖，王思明，等.调督灸法联合康复训练治疗中风后上肢痉挛性偏瘫[J].长春中医药大学学报，2023(9)：1012

D

刁兆香，谢莉，叶明芳，等.揿针埋针技术对泌尿外科腹腔镜术后病人康复的影响[J].护理研究，2023(2)：337

G

郭敬，陈丽丽，陆镇涛，等.中医护理技术研究现状与思考[J].北京中医药，2023(2)：128

郭月月，薄祥敏，刘胜凤，等.健身气功五禽戏在透析患者肌少症运动康复中的应用研究[J].护士进修杂志，2023(20)：1865

J

金央，冯莺，徐秀玲，等.基于调周理论的火龙灸对痛经患者的中医护理效果研究[J].中华护理杂志，2023(17)：2082

L

李伟，苏连华，杜玉杰，等.循经按摩对慢性心力衰竭患者心脏康复的疗效及安全性观察[J].北京中医药，2023(10)：1130

李建文，喻道舫，曾小泉，等.五常法联合情志护理对房颤患者负性情绪与依从性的影响[J].光明中医，2023(24)：4884

梁元卿，郑玉婷，王程程，等.基于治痿独取阳明理论的手指点穴对危重患儿ICU获得性衰弱的干预研究[J].中国实用护理杂志，2023(25)：1935

刘娜.基于IKAP理论模式的健康教育联合中医五音疗法对脑卒中康复期患者生活质量的干预研究[D].兰州：甘肃中医药大学，2023

刘明花，李江萍.穴位贴敷联合康复指导对剖宫产后恶露及胃肠功能的影响[J].光明中医，2023(23)：4640

刘小丽，黄丽群，陈娟.耳穴贴压对桡骨远端骨折患者术后疼痛及关节功能的影响[J].上海护理，2023(11)：32

刘志新，刘琼，王静.循证-情志护理模式对老年高血压合并冠心病病人心理状态及治疗依从性的影响[J].护理研究，2023(9)：1682

M

马方晖，朱燕波，吴新瑞，等.基于潜在剖面分析法探究9种中医体质集合模式[J].中华中医药杂志，2023，38(10)：4979

S

孙海燕，张建凤.八段锦联合呼吸康复训练在食管癌术后病人中的应用效果[J].护理研究，2023(7)：1291

X

谢冰婵.基于IMB模型的健康教育在脾虚型成人特应性皮炎中应用研究[D].长沙：湖南中医药大学，2023

徐敏，黄馨睿，刘婷，等.浙江省中医护理技术规范化管理方案的构建[J].中华护理杂志，2023(2)：217

Y

杨剑英，李鹏斐，李珊珊，等.睑板腺功能障碍性干眼中医护理技术的规范化研究[J].护理研究，2023(18)：3379

杨娇娇，张莉，许秋群，等.消瘀通络薰条灸预防骨科大手术后患者深静脉血栓形成的应用研究[J].中华护理杂志，2023(17)：2074

杨秀梅，王雨，刘继红，等.经络叩击联合吐纳训练对经导管主动脉瓣置换术患者术后Ⅰ期心脏康复的对照研究[J].护理学报，2023(21)：75

游宇园，杨秀云，何舒灵.中医辨证施护结合中药灌肠对慢性盆腔炎的治疗效果[J].中西医结合护理(中英文)，2023，9(5)：57

余梅，汤玉霞，刘丽梅.耳穴压豆联合情志护理对失眠患者睡眠质量及护理效果的影响[J].世界睡眠医学杂志，2023(7)：1517

Z

张卿瑾.基于保护动机理论的中医健康教育对COPD患者自我管理的干预研究[D].兰州：甘肃中医药大学，2023

三、中　药

（一）中药资源

【概述】

中药资源是中医药事业传承和发展的物质基础。中药资源的研究、创新和可持续发展对于指导中药资源的合理开发与利用，形成规范化生产，实现有效保护机制和体系具有重要意义。2023 年检索到中药资源相关论文 200 余篇，其中遗传多样性、有效成分合成基因克隆和表达等分子生物学方面研究 70 余篇，栽培各环节 60 余篇，生理生态方面 40 余篇，而产地区划、生态环境、种质等方面的研究相对较少。

1. 中药资源的分子生物学方法研究

陈梦颖等基于华细辛转录组测序，以来自不同地区的华细辛 5 个种群为分析样本，筛选获得 16 个 SSR 标记，揭示华细辛遗传多样性较为贫乏，遗传变异主要体现在种群水平，种群间遗传分化程度与地理距离存在相关性。莫长明等采用 SSR 荧光分子标记对 325 份罗汉果及其近缘物种进行亲缘关系鉴定，优选出 15 对 SSR 标记，能有效鉴别罗汉果及其近缘物种赤瓟、翅子罗汉果，构建的 32 份核心种质能充分代表原始种质地理来源与遗传多样性。张红瑞等采用 SSR 分子标记技术，对 103 份裸花紫珠种质进行分析，将其分为 3 个类群。宋梦娇等采用 EST-SSR 分子标记法，对怀地黄新品种“怀中 1 号”和道地产区 4 个主流品种分为 3 类，脱毒北京 3 号和怀丰聚为一类，北京 3 号和金九聚为一类，怀中 1 号为一类。王琳等利用 SCoT 分子标记技术分析酸枣选育新品种及酸枣栽培品种的遗传多样性和亲缘关系，将 22 个酸枣品种分为 3 组。余永亮等使用 ScoT 标记对 4 个居群的 84 份红花种质的遗传多样性和遗传结构进行分析。结果显示，居群间基因交流较为频繁，遗传变异主要来源于居群内。

夏艺萌等利用 ITS2 序列对 80 份球兰属植物样品进行 DNA 分子鉴定，基于 NJ 进化树阐述球兰属植物的种间关系。申应德等利用 ITS2 序列准确鉴别翻白草与委陵菜。张明英等使用 4 个通用植物 DNA 条形码序列及其组合，以黄精属药用植物及其地方常见同属替代品、混伪品共 12 种 79 个野生个体为对象，评估不同条形码及其组合的物种鉴定分辨率，发现多序列联合分析能在一定程度上提高物种鉴定的成功率。王星璐等解析了远志叶绿体基因组信息序列，基于远志科 9 个物种的叶绿体基因组数据构建系统发育树，远志与卵叶远志、瓜子金和香港远志聚类到一起，反映远志属的亲缘关系。赵鹏宇等比较分析黄背草与同属 2 种植物的叶绿体基因组特征，系统发育分析显示黄背草与阿拉伯黄背草的亲缘关系较近。刘畅等研究多叶勾儿茶及变种光枝勾儿茶叶绿体基因组成及结构特征，系统发育树表明勾儿茶属与鼠李属及翼核果属有较近的亲缘关系，且多叶勾儿茶和光枝勾儿茶互为姊妹类群。丁怡宁等根据不同花色红花的叶绿体基因组结构分析了与近缘类群的系统发育关系。刘巧珍等检测分析奇楠沉香“糖结”叶绿体基因组特征及系统发育关系。结果显示，栽培奇楠沉香“糖结”和白木香聚为一支，支持国产奇楠沉香种质基原植物为白木香。代江鹏等探究甘草属7种植物叶绿体基因组密码子使用模式及影响因素，分析显示自然选择是密码子偏好性形成的主要影响因素。冯展等揭示了影响肉苁蓉、盐生肉苁蓉、沙苁蓉和管花肉苁蓉的叶绿体基因组密码子的偏好性主要受自然选择影响。上述研究为药用植物的分类鉴定、遗传结构、系统发育和遗传多样性研究奠定了基础。

邱海玲等从管花肉苁蓉花中克隆出1条查耳酮合酶*CtCHS*基因，该基因在颜色更深的花中表达量更高，能够催化4-香豆酰辅酶A与丙二酰辅酶A生成柚皮素查耳酮，可能调控管花肉苁蓉花色。陈军峰等在菘蓝中克隆获得IiUGT71B2基因，其编码蛋白可特异性催化呋喃(落叶松脂素)型和二苄基丁内酯(罗汉松脂素)型木脂素4-*O*位和4′-*O*位的糖基化。李鹏飞等克隆了竹节参鲨烯环氧酶基因*PjSE*的全长cDNA序列，该基因在叶中表达量最高。张李兵等克隆获得鸢尾糖基转移酶基因*ItUGT349*和*ItUGT419*，*ItUGT349*的表达量在叶片中最高，而*ItUGT419*在花器官中表达最高。何敏等从滇重楼中克隆得到糖基转移酶基因*PpUGT2*，其相应蛋白具有催化甾体类化合物睾酮C-17羟基糖基化的功能。马青等在4种化学型樟树叶片中克隆了9个萜类合酶基因*CcTPS*，其中CcTPS1和CcTPS9均可催化香叶基焦磷酸生成冰片基焦磷酸，并在磷酸水解酶的作用下得到(+)-龙脑。蔡鑫博等挖掘到一条红花糖基转移酶基因*CtUGT49*，CtUGT49蛋白可催化柚皮素查尔酮生成樱桃苷和南酸枣苷，催化根皮素生成根皮苷和三叶苷。毛艳萍等基于全长转录组数据从北柴胡转录组数据中挖掘到6个非冗余的β-香树脂醇合酶基因，烟草瞬时表达实验表明*BcBAS1*编码蛋白能促进β-香树脂醇的积累。梁浩等克隆人参转录因子基因*PgWRKY22*，该基因在人参侧根和主根中表达较高，在外源磷胁迫时表达较高。徐瑶等克隆获得珊瑚菜抗盐相关基因*GlRTH*，该基因在珊瑚菜的花中表达量较高，GlRTH蛋白是乙烯响应因子并与珊瑚菜的耐盐性相关。庄洁旋等克隆获得5个化州柚品系新橘皮糖苷合成关键酶差异表达基因*CgT1*、*2RhaT*，发现密叶、密叶红肉品系中该基因表达量较低。管凤雅等克隆得到白花前胡花发育关键基因*PpCAL1*和*PpCAL2*，基因表达结果显示，2个基因在不同组织中均在开花后表达量上调。卢迷等克隆获得1条太子参冬酰胺内肽酶基因*PhAEP*，该基因在果实中表达量最高。程华春等克隆获得黄连重金属ATP酶基因*CcHMA3*，该基因对不同镉胁迫处理时间存在明显不同的响应表达。崔秀文等基于当归全长转录组数据筛选出29个MADS-box家族成员，克隆获得*SOC1-4*基因，该基因随种苗春化作用和植株发育时期延长呈现高表达，在抽薹植株、茎和叶中高表达，而在冷冻规避春化作用种苗中呈现低表达。刘迪等在当归挖掘到9个直接参与赤霉素代谢的酶基因，其中*GA2ox6*基因在抽薹植株、随种苗春化作用和植株发育时期延长呈现低表达，而在冷冻规避春化作用种苗中呈现高表达，*GA20ox1*基因则相反。龙丽君等克隆获得灰毡毛忍冬MADS-box家族基因*LmSVP*，该基因在“龙花”和“金翠蕾”品种叶中的表达量显著高于花中。上述研究为基因功能定位及药用植物成分的定向生物合成提供了理论基础。

陈家栋等在铁皮石斛全基因组中筛选尿苷二磷酸糖基转移酶基因家族成员44个，可分为4个亚家族。秦振芬等从工业大麻鉴定出17个工业大麻TCP基因分为2类3个亚科。贾聪玲等从荆芥全基因组数据筛选出可能参与荆芥倍半萜合成的基因*StTPS5*、*StTPS18*、*StTPS32*、*StTPS45*。李红金等挖掘遴选出积雪草皂苷生物合成相关的关键酶4个。张佳琪等分析连翘转录组测序结果，从52个WRKY转录因子中筛选出5个可能参与苯丙烷合成途径的转录因子。蔡伟等从鱼腥草转录组数据中筛选出4个*bZIP*基因作为鱼腥草形成适应不同生态条件的候选基因。陈泓宇等从茯苓基因组中共鉴定到10个MYB转录因子，其中*PcMYB7*和*PcMYB8*在菌丝中的表达量高于菌核中的表达量，而*PcMYB9*则是在菌核中表达量相对较高。*PcMYB5*、*PcMYB6*

和*PcMYB7*响应茉莉酸甲酯诱导。程泊涵等基于艾基因组系统鉴定bZIP家族转录因子，并分析筛选出5个可能参与萜类合成调控的*AarbZIP*基因，其中*AarbZIP29*和*AarbZIP55*在叶片中表达量最高，*AarbZIP81*、*AarbZIP130*、*AarbZIP150*在花蕾中表达量最高。曾娟等从灰毡毛忍冬转录组数据中鉴定出53个MYB转录因子，其中9个成员在2个品种灰毡毛忍冬中转录水平上存在显著差异，且在野生品种中上调表达。郭佳妮等基于转录组测序数据，在多刺绿绒蒿中鉴定到106个MYB转录因子，其中28个成员的表达随海拔升高而升高，11个成员随海拔升高而降低。崔琪等在甘松转录组数据中鉴定到20个MADS-box转录因子。曲别阿香等从球药隔重楼转录组数据中鉴定到31个薯蓣皂苷元合成相关的关键基因，并获得61条*UGT*基因。翟宇佳等分析不同产地潞党参与白条党转录组数据，发现差异基因中43个在潞党参中表达量显著高于白条党，而有18个转录因子基因在白条党中上调表达。王祥等基于转录组测序从黄芪萜类骨架生物合成通路中鉴别出15种关键酶基因；在三萜皂苷生物合成后修饰基因中找到8条CYP差异表达关键酶基因和2条UGT基因。张晴等使用荧光定量PCR检测到北沙参异戊烯基转移酶基因在赤峰和海阳种源中相对表达量较高。黄丽容等从香附子全长转录组中分析了13个参与萜烯合酶合成相关的基因，以及7个参与β-石竹烯合成相关的基因；从马鞭草全长转录组中鉴定到60个可能参与单萜类化合物的转录本。吴迪等在草珊瑚叶和根中共获得36条黄酮相关差异基因，预测C2H2、bHLH、bZIP等6个转录因子可能参与调控草珊瑚叶和根中黄酮合成差异积累。余林婵等采用茉莉酸甲酯诱导牛大力幼苗，检测到多个异黄酮生物合成途径基因和JA信号通路基因呈上调表达。李莹等使用茉莉酸甲酯诱导三七叶发现多个类黄酮生物合成基因呈现上调表达，而*CHS*和*CHI*呈下调表达；JA信号通路基因都呈上调表达。李永宁等找到姜黄主根和侧根中的差异表达基因1 551个，侧根中蔗糖合成酶基因、生长素响应基因的表达上调可能是姜黄侧根生长膨大的影响因素。范文强等从宁夏枸杞雄性不育品种“宁杞5号”和正常可育品种“宁杞1号”单双核花粉时期花药转录组数据中筛选到23个参与雄性不育相关基因。陈颖等克隆丹参*SmRopGEF1*基因，盐胁迫、冷胁迫和茉莉酸甲酯诱导能显著提高该基因的表达量，而干旱胁迫会降低该基因在丹参愈伤中的表达量。许小涵等研究发现干旱胁迫下忍冬DNA整体甲基化水平普遍上升，并筛选出4个在干旱胁迫下基因表达量上升显著的MYB转录因子。上述研究为阐明酶的功能、活性成分生物合成、调控机制、阐明药材质量与环境关系奠定了基础。

2. 中药资源生理生态学研究

外源物质　崔运等采用1 mmol/L H_2O_2喷施垂盆草缓解干旱胁迫伤害，提高垂盆草药材产量和品质。宋雪等采用0.50 mmol/L SNP处理龙胆，发现龙胆苦苷等主要化合物的含量发生明显变化。周笑等采用外源0.1 mmol/L褪黑素喷施越南槐幼苗叶面降低MDA含量，缓解干旱胁迫损伤。李雪娇等外源添加水杨酸促进了三七中三七皂苷含量的积累，但叶片和茎中黄酮含量有所降低。

光照　白明玉等研究显示光照强度为8618Lux时，半夏珠芽活力较强，发芽势最高，珠芽长和株芽宽最大。陈莹等研究显示红光促进甘草株高，红蓝光促进甘草根部生长和多种化合物的积累。张爽等通过转录组测序，揭示不同光质对刺五加实生苗基因表达的调控特征。

土壤　吴萌等研究显示土壤质地和类型及含沙量和有机碳影响酸枣仁中有效成分含量的因素。王钰等研究显示速效氮、全钾、速效钾、有效镍、交换性镁、易还原性锰、碱化度、硫酸根离子是影响丹参有效成分积累的关键土壤因子。王高红等研究显示土壤中各元素的含量与丹参酮类有效成分含量的关系。刘小莉等研究显示草果种子挥发油含量与土壤有机质、水解性氮、空隙度、有效硼、有效硫、有效铁有极显著正相关性，与土壤pH值、比重、容重有极显著负相关性。

产地及环境　孔向军等研究显示金线莲可通过诱导信号分子 ABA 和渗透调节物质游离氨基酸合成及提高抗氧化酶活性等方式增强其抗冷性。柏宗燚等研究显示黄蜀葵花黄酮指标成分含量与1月均温、年极端低气温、无霜期以及9月降水量等气候因子的相关性较强。吕朝燕等对两种石斛叶片渗透调节物质含量和抗氧化酶活性的变化规律的研究表明，两种石斛均具有较强的干旱耐受能力和干旱胁迫后恢复能力。杨平飞等研究显示天冬抗氧化酶和渗透物质与水分胁迫程度呈正比关系。李蕊等发现光照和干旱胁迫是调节川西小黄菊种子萌发的主要因素，而光照不是必要条件。徐宠然等对半夏耐盐性进行研究，半夏可通过增加渗透调节物质含量、提高抗氧化酶活性、调节胁迫反应激素与生长发育激素等抵御盐胁迫带来的伤害。马文青等研究显示柔毛淫羊藿在 200 $\mu mol/m^2 \cdot s$ 的光照强度下分枝数、净光合速率(P_n)和淫羊藿黄酮醇苷类成分含量增加，并且对光强的适应和耐受性显著高于其他物种。吕继芳等研究不同 Na_2CO_3 浓度胁迫对远志种子萌发特性和幼苗蛋白表达的影响。丘建煌等明确了温度是影响破布木分布的主要生态因子。

内生菌和根际微生物　吴婷等从延胡索植株不同部位分离得到内生真菌 2 161 株，其中木霉属、毛链孢属为块茎的专有属，腐霉属、白僵菌属为叶的专有属，亚球壳属、核瑚菌属为茎的专有属，小囊菌属为根的专有属。彭会珍等从川贝母基原植物的鳞茎分离培养获得内生真菌菌株 348 株，其中粪壳菌纲、肉座菌目、丛赤壳科、镰刀菌属等为分离频率较高的优势内生真菌类群。冯杰等研究显示玉竹根际土真菌的物种总数和群落复杂程度高于内生真菌，内生真菌存在强优势菌，群落多样性较低。孟彤彤等研究显示不同生长年限的党参土壤和根际土壤中优势细菌 *Arthrobacter* 处于动态平衡，而根内细菌 *Ralstonia* 丰度逐渐减少，土壤和根际真菌 *Mortierella* 丰度逐年降低，病原真菌 *Fusarium* 丰度逐年增加，氮、磷、钾是主要影响因素。邱远金等研究显示番红花不同生长时期的菌群多样性随生长呈现上升的趋势，在生长初期有害菌链格孢菌属和被孢霉门丰度较高。江美彦等从道地和非道地白芷根际分离筛选获得了 37 株促生真菌，多为镰孢菌属，其中黑曲霉 ZJ-17 的综合促生潜力最强。邢佳丽等研究显示人参根区土壤微生物细菌群落占主导地位，影响因素是土壤 pH 和交换性铝；土赤壳属病原菌在病害组的相对丰度均显著高于健康组。刘朝波等研究发现铁皮石斛内生真菌 *Gibberella* 与宿主的株高、茎长、茎粗呈显著负相关。王景瑄等分离鉴定了 3 种栽培模式铁皮石斛内生真菌 2 023 株，其中石壁附生铁皮石斛内生真菌多样性最高，断木附生次之，大棚种植最低。张际昭等研究显示新疆紫草土壤中有效磷与主要药效成分羟基萘醌总色素、β, β′-二甲基丙烯酰阿卡宁的含量呈正相关，*Solicoccozyma* 等 5 种真菌属和 *Pseudonocardia*、*Bradyrhizobium* 等 6 种细菌属的丰度与药材药效成分均呈正相关。张翔宇等研究显示重楼内生真菌、根际土真菌群落结构具有地域特征，受环境因子影响。张鑫等筛选 2 株促进黄芩愈伤组织合成黄酮类成分的内生真菌。陈晓芳等对健康、根腐病半夏地下部分及其土壤样本真菌、细菌群落的多样性、网络关系和功能表型预测，半夏内生菌中存在潜在有益微生物资源。陈美琪等利用高通量测序分析发现虎耳草内生真菌隶属于 347 属，利用组织分离法从虎耳草分离到 381 株内生真菌，隶属于 31 个属，其中菌株 *Talaromyces* sp. HECS10 对自由基的清除率较高。胡星等研究显示内生菌深绿木霉能够促进朝鲜淫羊藿的生长及药效成分累积。

其他　赵艳丽等研究发现滇重楼根茎中 8 种甾体皂苷成分含量在不同生长年限呈现无规律的变化。杨琳琳等研究显示生长方式及年限对防风品质有影响，防风粉末色度值与 5 种成分能客观判定防风的品质。汤慧敏等观察发现金银花花蕾腺毛的形态发生在花蕾形态建成之后，并晚于非腺毛，腺头合成积累有色物质的趋势与腺毛发育趋势一致。

3. 中药材生产研究

种质与品种选育　唐琴等分析巫山淫羊藿狭域分布于重庆市巫山县和巫溪县，湖北省巴东县、兴山县和神农架林区，集中分布区仅为巫山县和巴东县，狭域分布加之过度采收已导致其资源严重破坏，须引起高度重视并应加强保护力度。张芳等分析我国6个栽培生产区域52份枸杞样本，发现不同区域的枸杞居群间存在较为频繁的基因交流，遗传分化程度中等。何庆元等对来源于3个自然亚群的13份瓜蒌样本进行分析，将其分成2个亚群，其中福建野生型与安徽育成品种相似性较低，四川野生型相似性较高。刘莉等收集了全国主要产区的21份半夏种质，发现株高、主叶长、植物地下部分的高度等9个性状可作为半夏种质资源综合评价的特征性指标。王倩倩等收集了3个主要道地产区共24批艾叶药材并检测其化学成分，寻找到8个挥发性差异化合物可作为区分3个产区艾叶药材的指标性成分。周永逸等对48批3类产地金钱草药材进行分析，样品中41种目标成分的含量差异显著。曾秒等收集15批各GAP基地的灵芝药材，检测结果显示山东聊城产赤芝三萜甾醇等有效成分的含量较高。吴姣姣等对不同产地来源的射干种质进行栽培比较，发现甘肃酒泉射干根茎干重最大，河北安国射干药材质量较高。庄得凤等研究发现不同花色芍药植株间，深粉和红粉色花的植株光合作用强，其根干重亦高，更适合内蒙古东部地区科尔沁沙地种植。许世亮等选育出产量高、抗白绢病、品质稳定、适应性强的附子新品种“成附2号”。陆中华等通过辐射变异优选出花丝产量高、品质优、抗病性强的西红花品种“番红2号”。陈军峰等使用植物表型组方法，对丹参根开展农艺性状、解剖学性状和根系结构3个维度的解析，为丹参性状品质评价提供大数据基础。

病虫害　张武君等研究表明太子参黑斑病为梨黑斑链格孢引起。杨昌贵等调查了贵州省25家太子参种植企业，在病害防治过程中的用药情况以化学合成类农药为主。廖洪新等分离、鉴定2株长叶轮钟草根腐病病原：尖孢镰刀菌和芬芳镰刀菌。周佳等对贵州、河北、甘肃半夏主产区叶斑病进行调查，明确各地叶斑病主要病原菌种类分别为高粱附球菌、南瓜孢子菌、茄链格孢；枯草芽孢杆菌和苯醚甲环唑对3种叶斑病菌均有较好的防治效果。陈晓芳等明确了半夏叶褐斑病的病原菌为囊状匍柄霉，防治药剂可选择苯醚甲环唑、异菌脲、乙蒜素和春雷霉素。何海永等明确半夏枯斑病的病原菌为马铃薯坏疽病菌；明确贵州玉竹炭疽病病原为山麦冬刺盘孢。胡耀龙等鉴定出黄芪冠腐病病菌为木贼镰刀菌、锐顶镰刀菌和尖孢镰刀菌。谭清群等分离鉴定贵州道地中药材多花黄精炭疽病病原菌为白蜡树炭疽菌。魏敏等鉴定引起薄荷叶斑病的病原菌为球黑孢菌，多菌灵对球黑孢菌具有较好抑制效果。王鲜萍等筛选获得两株连翘茎腐病生防菌株，可推广用于连翘茎腐病的防治。王洪苏等研究筛选乌头白绢病的防治效果最好的药物配比。郭文欣等研究结果显示，1.5%苦参·蛇床素、硫磺可成为内蒙古地区蒙古黄芪白粉病专用生物源农药。代波等探究5种不同土壤改良剂对连作天麻和蜜环菌生长及根际微生物群落结构的影响，其中哈茨木霉菌剂对缓解天麻连作障碍效果最佳。王梓欣等调查显示入侵害虫菊方翅网蝽对艾叶品质影响较大，应重点防控。

施肥　欧阳圳等确定了青牛胆人工种植最佳施肥处理配比。赵苓云等优化氮、磷、钾肥配施，显著提高恩施地区粉葛产量和活性成分含量。李文杨等确定0.4%磷酸二氢钾叶面肥可以提高南方红豆杉的生长量及抗逆能力。李思雨等研究显示适量的氮有利于柴胡根系生长发育及土壤微生态平衡，土壤含氮量超过阈值会对植物根系发育、次生代谢产物及微生物产生一定的不利影响。罗蓉等提出白术应注重氮磷钾肥的施用，开花期前宜追施锌肥，结实期前宜追施铁、铜、硼等微肥。顾旭鹏等研究显示在金银花花期应用不同叶面肥组合可改善药材品质。曾丽月等研究显示喷施0.1%的钛微肥能显著促进林下三七生物量，0.07%～0.1%的钛微肥显著提高皂苷含量。贾妙婷等研究显示喷施4.5 g/m^2、1.0 g/m^2

硝酸钙可促进红芪无机元素及4种异黄酮类成分含量。苏德悦等研究显示喷施 Ca^{2+} 的处理能增强低温胁迫下人参叶片的气孔导度、维持气孔数量和细胞稳定;抗氧化酶和渗透物质含量显著提升;多胺氧化酶活性、H_2O_2、丙二醛含量和叶片相对电导率显著下降。张迪等研究报道了箭叶淫羊藿叶面肥最佳配比组合。李琪等研究显示添加生物质炭作为土壤调理剂,配施适量有机肥,减施部分化肥的施肥技术适合吉林省西部白城地区发展防风种植。陈叶飞等研究显示受镰刀菌侵染的太子参中总皂苷和多糖含量升高,太子参环肽B含量显著降低。常佳钰等研究显示沼泽红假单胞菌菌剂对仿野生和平栽黄芪根中部分有效成分的积累有提高作用。汪金叶等发现采用摩西斗管囊霉与根内根孢囊霉复合接种可以提高大田栽培乌拉尔甘草的品质,并对甘草苷与甘草酸的含量比例有调节作用。

栽培方法　柳敏等研究显示天麻仿野生栽培时红天麻和乌天麻的最佳用种量。马斌等研究认为红花11月中旬和3月下旬播种处理效果最佳。杜彩艳等研究筛选糯山药零余子繁殖种栽的最佳培养基质配比条件。麦艳珍等研究报道了血芝菌株HZ-01的适宜袋料配方。晏梦恬等研究得出田间持水量的75%～80%条件下生长的垂盆草利湿退黄功效最佳。李文杨等研究显示5 g/L的油茶叶片浸提液对夏枯草的化感促进作用最强,在低密度油茶林下可与夏枯草间(套)种。罗嘉仪等研究显示摘除林下参花蕾,参皮和侧根中人参总皂苷含量及芦头和根皮皂苷Rd显著增加,地上部位含量均显著降低,人参皂苷Rb1、人参皂苷Rg1含量降低。邱黛玉等研究显示,连作导致党参茎长、主根长、根粗较轮作各时期显著降低,党参炔苷等成分含量下降。郭建陈、陈臻等研究显示党参-大蒜1∶1间作模式和玉米-党参轮作模式可有效地缓解党参的连作障碍。戴俊利等探讨了普通、搭架、套种和仿野生4种不同栽培方式,发现党参-黄芩套种和仿野生栽培为较高效的党参种植模式。徐淑慧等研究显示采用黄芩、知母、苦参、大蒜4种药用植物分别与地黄进行间套作,均能提高地黄根际土壤中的细菌真菌比,提高地黄产量和有效成分积累。陈炬烽等研究多花黄精不同人工生态种植模式对土壤理化性质、肥力、产量和品质的影响,结果显示与黄桃套种模式效果最佳。王云鹏等研究显示浅生槽定向栽培会造成铁棍山药块茎畸形,但可保持其产量和营养成分,且显著提高畸形部位的有效成分含量。刘智赫等研究结果显示,与玉米或牛膝轮作后,北沙参的生长及药材质量较好,且根腐病的发生较轻,与防风轮作后,北沙参的长势和质量较差。梁亚芳等研究显示25 000 lx光照条件下荆芥生长最好,且在光处理后期药效成分含量高。孟瑾瑾等研究显示30%～50%遮光能够提高桃儿七植株移栽成活率,并有利于其生长。颉颖睿等研究发现灵芝栽培光强条件控制在320～400 lx时,灵芝子实体多糖含量最高。李双鸽等研究表明遮阴会大幅降低宽叶山蒿的产量、内在成分含量和叶绒燃烧性能。陈彤垚等对浙江金华等4个地区菌根栽培和常规栽培的17个铁皮石斛样品进行检测,发现菌根栽培未改变铁皮石斛小分子化学成分的轮廓,对联苄等化学成分的含量有影响。另外多篇论文聚焦于组织培养方法的建立和优化。

采收期　王雪等研究建议甘草种子于7月底至8月中旬采收、光果甘草种子于8月上旬至8月底采收、胀果甘草种子于8月下旬至9月初采收。陈彩霞等综合分析白及块茎中主要有效成分、微量元素及重金属含量,确定白及块茎的较佳采收时间为9月中旬。魏鹏等研究显示根茎繁殖金荞麦种植1年即可采收,适宜采收期为11月上旬。张红瑞等明确黄精果实适宜采收期为8月中旬。

上述研究为阐明药材质量与环境关系、明确优质药材生产途径奠定了基础。

(撰稿:孟祥才　冯婧娴　审阅:陈建伟)

【药用植物基因组研究】

药用植物基因组研究是近年来中药学领域的热门研究方向之一。通过对药用植物基因组的解析和研究，可深入了解药用植物的生物学特性、药用成分合成及调控机制，为药用植物功能基因挖掘、活性成分的生物合成与调控、种质资源评估与扩大、探索药材道地性分子机制提供了科学依据。

何首乌　Zhao Y 等以野生二倍体何首乌 *Fallopia multiflora* 为材料，采用 Illumina、Pacbio、10×Genomics 和 Hi-C 技术，将约 1.44 Gb 的基因组序列挂载到 11 条染色体上，获得了高质量的染色体级别基因组组装和功能注释，其 Contig N50 为 1.97 Mb。重复序列占基因组的比例为 70.65%，注释得到了 35 926 个蛋白质编码基因。进化分析和比较基因组分析发现，何首乌与苦荞共享一个全基因组重复事件，然后在分离后经历了不同的转座子进化。结合基因组学、转录组学和代谢组学数据绘制基因-代谢物共表达网络，获得二苯乙烯类生物合成的多种候选基因。鉴定了 2 个新的 *FmRS* 基因，可以催化一个分子的对-香豆酰-CoA 和三个分子的丙二酰-CoA 生成白藜芦醇。该研究不仅为揭示二苯乙烯苷生物合成途径奠定基础，也为何首乌的深入研究提供了基因资源。

半枝莲　Qiu T 等采用以三代测序为主、二代测序辅助纠错、Hi-C 挂载的基因组组装策略，组装了一个高质量的半枝莲 *Scutellaria barbata* 基因组。基因组大小为 322 Mb，98.8%的序列被挂载到 13 条染色体上，Contig N50 为 18.40 M，共注释得到 23 702 个蛋白编码基因。鉴定到两个克罗烷型Ⅱ类 diTPS SbarKPS1 和 SbarKPS2，蛋白序列同源性为 91%，且在 2 号染色体上形成串联基因对。利用体外酶促、酵母和烟草异源系统证实 SbarKPS1 为单功能的克拉文基焦磷酸合酶[(－)-KPS]，SbarKPS2 能同时生成 neo-cleroda-4(18)，13*E*-dienyl diphosphate 和少量克拉文基焦磷酸。基于比较基因组学，推测串联重复和亚功能化导致了半枝莲中单功能克拉文基焦磷酸合酶 SbarKPS1 的产生，其产物进一步通过下游修饰酶的作用生成了半枝莲中结构多样的克罗烷型二萜生物碱。在Ⅱ类 diTPS 的基础上，进一步对下游的Ⅰ类 diTPS 进行了鉴定，重点研究了功能未知的 SbarKSL3 和 SbarKSL4。该研究为克罗烷型二萜生物碱下游代谢途径解析和代谢工程研究奠定了基础。

艾　Chen H 等利用 Illumina、PacBio 以及 Hi-C 技术，对艾 *Artemisia argyi* 进行了基因组测序，最终获得了包含 17 条假染色体的高质量基因组(3.89 Gb)。系统发育分析结果显示，艾在大约 540 万年前与同属植物黄花蒿发生分化，并在大约 330 万年前经历了一次近期的谱系特异性的全基因组复制事件。根据基因组内部的断点和连接，重建了艾的祖先二倍体基因组，并推测其包含 9 条染色体。在此基础上，发现艾多倍化后两个亚基因组的进化是无偏的，支持了艾的同源四倍化起源。此外，多倍化后的染色体融合事件可能导致了现代艾的核型形成。共有 122 个全长萜类合酶(TPS)基因在艾基因组中被鉴定，TPS 基因家族的扩张可能对艾挥发性萜类成分的多样性形成有着重要的贡献。研究解析了艾中吉玛烯 A、吉玛烯 D、龙脑和樟脑的生物合成途径，并鉴定了其中关键酶的催化功能。此外，青蒿素生物合成的关键基因紫穗槐二烯合酶基因在艾基因组中丢失，可能导致青蒿素在艾中的缺失。该研究为艾叶药材品质的提高和蒿属植物的遗传改良提供了参考。

药用大黄　Zhang H 等结合 PacBio HiFi、Oxford Nanopore 和 Hi-C 等测序技术对药用大黄 *Rheum officinale* 进行基因组测序组装，得到了 7.68 Gb 基因组序列(Contig N50 3.47 Mb，包含 2n＝4x＝44 条染色体)。同时，通过药用大黄及其他同源和异源多倍体植物亚基因组间系统的比较分析，明确了药用大黄为同源四倍体。通过祖先核型演化分析，绘制了蓼科核型演化图谱，推测 TE 的转位和重组可能导致染色体断裂重排，从而导致了药用大黄(11 条)和苦荞麦(8 条)染色体基数的差异。研究发现药用大黄基因组中存在大量的转座复制基因，其中与根发育相关的 TTM3 基因家族在药用大黄基因组中发生了明显的扩增，而且部分 TTM3 基因在根中显著高表达，推测该基因家族的扩增在药用大黄根发育过程中发挥着重要的作用。进一步联合多组学数据分析,发现大黄蒽醌生物合成相关的基因数目发生了明显的扩增,并且很多与蒽醌类物质合成相关的酶基因在根中高表达,可能是导致大黄根部蒽醌含量远高于其他组织的重要原因。该研究为药用大黄重要功能基因的挖掘和分子育种提供了基因组资源。

红花　Chen J 等使用结合了 Illumina、Oxford Nanopore 和 Hi-C 测序的综合方法,对红花 *Carthamus tinctorius* 四川地方品种"Chuanhonghua 1"基因组进行了测序,组装得到 1.17 Gb 的红花基因组数据(Contig N50 为 1.08 Mb),组装的序列被分配到 12 条染色体上。采用代谢组和转录组整合组学对油分及黄酮类成分进行了分析,使用 UPLC-MS/MS 技术在红花种子的四个不同阶段检测了总脂质代谢产物。采用广泛靶向代谢组学方法检测了黄酮类代谢产物。对发育不同阶段的花、不同阶段的种子,以及不同组织部位样品进行了转录组测序分析,采用加权基因共表达网络分析(WGCNA)对红花的整个转录组数据进行共表达网络分析。对 220 个红花品系进行了重测序,基于 GWAS 分析筛选了红花关键特征相关的基因位点的 SNP,获得了高质量的 SNP,利用这些 SNP 进行 PCA 分析及构建系统发育树,并对 8 个农艺性状进行了 GWAS 分析。对筛选得到的候选糖基转移酶基因 *HH_034464*(命名为 *CtCGT1*)进行功能验证。该研究可助力红花重要性状的分子解析。

裂叶荆芥　Liu C 等通过基因组测序,组装了裂叶荆芥 *Schizonepeta tenuifolia* 的染色体级别参考基因组,结合转录分析,筛选出参与(一)-胡薄荷酮生物合成路径的关键酶基因,并通过体外过表达和 VIGS 体内基因沉默完成功能验证。在裂叶荆芥中发现的属于 Old Yellow Enzyme 家族的 *StIPR* 和在薄荷中属于 Short Double Reductase 家族的 *MlIPR* 具有相同的催化功能。结合 Hi-C 组装,发现参与(一)-胡薄荷酮生物合成的 8 个基因均分布在 6 号染色体上形成双向/双边基因簇,基因簇中间有 260 kb 间隔,且镜像排列。欧薄荷中与薄荷烷类单萜合成相关的 *LS* 和 *L3OH* 在 5 号染色体上形成 2 个基因对,但与裂叶荆芥 6 号染色体的基因簇并无共线性关系。而欧薄荷中与裂叶荆芥 6 号染色体上的 *LS1* 和 *LS2* 有共线性关系的 *TPS20* 经系统进化分析为 *LS* 的同源基因。表明这类与薄荷烷类单萜生物合成相关的基因簇是裂叶荆芥所特有的,并对其薄荷烷类单萜合成相关的基因簇形成机制进行了推演。该研究为裂叶荆芥药效物质基础生物合成的分子机制研究提供了理论和技术支持。

秋葵　Wang R 等研究利用 PacBio HiFi 和 Hi-C 等技术解析了秋葵 *Abelmoschus esculentus* 的高质量参考基因组,并通过核型和 Hi-C 等分析首次确定了秋葵的 130 条染色体(2n=130),并将基因组分为 A/B 两套亚基因组。共线性分析表明亚基因组间存在大量染色体断裂、融合及易位现象,部分解释了亚基因组间染色体数目差异。发现秋葵共发生过四次全基因组复制(WGD)事件,利用现有的基因组资源,构建了锦葵科物种的系统发育关系及进化历史。根据双子叶植物祖先染色体核型对秋葵与其他锦葵科物种的核型演化分析,揭示了锦葵科物种广泛存在的 WGD 事件,并绘制了锦葵科核型演化图谱。通过转录组与代谢组学联合分析,揭示了秋葵不同发育阶段基因表达与营养物质动态变化的关系。该研究为锦葵科进化研究、秋葵功能基因组学研究及其品种改良提供了重要数据资源。

远志　Meng F 等研究利用 Illumnina、PacBio HiFi 和 Hi-C 等技术,完成了远志 *Polygala tenuifolia* 的染色体水平参考基因组的组装和注释,基因组全长 769.62 Mb,其中含有 36 463 个基因以及 60.49%的重复序列,约有 713.3 Mb 基因组序列被定位到 19 条染色体。通过比较基因组学分析,发现远志在共享核心双子叶植物共有的全基因组三倍化事件之后,在距今约 3 900～4 400 万年前和约 1 800～2 000 万年前又经历了两轮 WGD 事件。对远志在两次 WGD 前后的核型进化历程进行了详细的梳理,重建了远志的祖先染色体,推断了其从核心双子叶植物的共同祖先到现在物种的染色体进化轨迹。基于转录组学数据，鉴定了参与远志三萜皂苷合成相关的酶基因和转录因子，构建了参与远志皂苷生物合成途径的基因与转录因子之间的调控网络。该研究为深入研究远志的生物学特性、基因组进化、药用价值提供了重要的数据和理论基础。

檀香　Hong Z 等通过 HiFi 和 Hi-C 测序，构建了檀香 *Santalum album* 与斐济檀香 *Santalum yasi* 高质量基因组，大小分别为 258.27 Mb 和 273.9 Mb，Contig N50 分别为 9.92 Mb 和 2.78 Mb，并将 90.78%的序列锚定到 10 条染色体上，分别注释得到 21 673 和 22 816 个蛋白编码基因，其中 91.19%的基因都可以得到功能注释。NJ 树表明两个檀香在 7.85 个百万年前从共同祖先中产生分化，并确定了檀香属基因组发生了独特的三倍化事件(WGT)。对半寄生植物檀香与斐济檀香吸器相关差异表达基因的研究表明，差异基因与细胞壁修饰相关，且在檀香的吸器中高度表达，细胞壁重塑是吸器功能的一个重要方面，可能与半寄生细胞建立过程中宿主组织的改变有关，与植物激素和抗性相关基因也在檀香吸器中差异表达。并基于同源性搜索和基因组功能注释，鉴定了 *SaSSY*、*CYP736A167*、*CPR* 和 MVA 通路中的关键基因。该研究为檀香属的进化及药用价值研究提供了新见解。

牛大力　Huang D 等联合采用二、三代测序(Nanopore)和 Hi-C 技术组装获得牛大力 *Callerya speciosa* 染色体级高质量基因组，大小为 668.5 Mb，杂合度为 1.3%，Scaffold N50 为 87.4 Mb，注释获得 41 467 个蛋白质编码基因。基于基因组数据库，联合转录组学和代谢组学，鉴定出参与牛大力异黄酮生物合成的结构基因，了解它们在不同组织部位的表达模式，并筛选出在根部特异积累的异黄酮代谢物。通过 WGCNA 构建了调控异黄酮生物合成的“代谢物-结构基因-转录因子”调控网络，锁定了参与调控异黄酮生物合成的候选转录因子，利用酵母单杂交验证了 *CsMYB36* 转录因子可结合异黄酮生物合成途径基因 *CsIFS1*、*CsI3′H1* 的启动子，*CsMYB45* 可结合异黄酮生物合成途径基因 *CsCHS4*、*CsI3′H1* 的启动子。该研究为进一步开展牛大力育种、品质提升、生物合成等研究提供了分子遗传学基础。

山银花　Yin X 等构建了首个染色体水平的山银花(*Lonicera macranthoides*，灰毡毛忍冬)高质量基因组图谱。与金银花(*Lonicera japonica*，忍冬)基因组对比研究，发现二者同源基因编码序列、氨基酸序列相似度较高，基因组整体线性关系良好，但存在部分染色体倒位现象。基于比较基因组学和转录组学分析发现，常春藤型五环三萜皂苷生物合成通路相关基因在二者中差异表达可能是造成皂苷含量差异巨大的内在原因。进一步通过基因克隆、蛋白异源表达纯化和体内外酶活实验，借助大肠杆菌、酵母和烟草等系统证明 *LmOAS1* 能有效催化 β-Amyrin 的 C-28 氧化形成常春藤型五环三萜皂苷生物合成前体物质齐墩果酸；*LmUGT73P1* 能特异催化 cauloside A 生成常春藤型五环三萜皂苷生物合成中间体物质 α-hederin。通过分子对接、氨基酸位点突变等实验进一步鉴定了影响 LmOAS1 和 LmUGT73P1 酶催化活力的关键氨基酸位点。该研究为全面解析忍冬属植物基因组进化和常春藤型五环三萜皂苷生物合成通路奠定了良好基础。

黄芩　Pei T 等使用 Pacbio HiFi、ONT 和 Hi-C 数据对黄芩进行基因组组装，得到黄芩 gap-free 基因组大小为 384.59 Mb，Contig N50 为 42.44 Mb，所有 Contigs 锚定在 9 条假染色体上，注释到 28 097 个基因，重复序列比例为 65.11%。将黄芩 T2T gap-free 基因组与 2019 年发表的黄芩基因组进行共线性比对，发现 T2T gap-free 基因组中预测的端粒和着丝粒区域与旧版基因组无共线性，且新版本的基因组检测到更多的结构变异。通过多序列比对分析，发现所有 *SbFBHs* 都具有 *CYP450* 保守结构域，底物识别位点 6(SRS6)为决定 *CYP450* 酶底物特异性的关键区域。根据黄芩不同组织 RNA-seq 分析，推测 SbFBH7 可能是黄芩花显色的关键酶，并进一步开展功能分析。该研究为唇形科物种进化研究提供了重要参考，同时为黄酮类化合物的 B 环羟基化以及蓝色花青素的生物合成提供了新的见解。

(撰稿:倪梁红　审阅:陈建伟)

【中药材生态适宜性分析与区划】

适宜的生态环境是道地药材形成和发展的要素之一。中药材生态适宜性区划研究对指导中药材基地选址,道地药材生产科学布局,避免盲目引种具有重要意义。2023年度,桑、人参、丹参、南沙参、北苍术、兰州百合、天冬、黄精、线叶蓟等中药材在生态适宜性区划研究方面取得新进展。

桑　张瑾等收集全国范围内桑的地理分布信息,运用最大熵(MaxEnt)模型分析影响桑分布的主导气候因子,并结合ArcGIS软件对桑进行生态适宜区分析。结果:影响桑分布的主导气候因子主要为12月太阳辐射量、最暖季降水量、2月最高温;桑在全国范围内几乎都有分布,桑的生态适宜区(中适宜生境、高适宜生境)主要集中在四川东南部、甘肃南部、云南东北部、宁夏南部、海南北部等地。

人参　于淼等收集了辽宁省33个栽培基地、198个生长年限为15年的人参(林下山参)样品,利用MaxEnt模型及ArcGIS进行生态适宜性区划分析,对7个指标(人参皂苷Rg_1和Re含量之和、人参皂苷Rb_1含量、原人参三醇型人参皂苷与原人参二醇型人参皂苷的比值、9种人参皂苷的总量、非淀粉多糖、必需氨基酸、必需氨基酸与总氨基酸的比值)和110个生态因子进行相关性分析,将显著相关的变量($P<0.05$)建立PLS-DA模型,利用层次分析法进行综合品质区划。利用地理探测器分别对显著影响生境适宜度、品质适宜度的空间分异性的主导生态因子及生态驱动因子之间的交互作用进行分析。结果显示,植被类型是对辽宁省林下山参适宜区域划分贡献率最高的生态因子。辽宁省林下山参生态适宜区主要位于西丰县至盖州市一线的东北部、东部和东南部。辽宁省林下山参综合品质以宽甸县、桓仁县为中心,分别向西北、西南逐渐递减。在已划定的区域内,林下山参的适生条件和综合品质的积累主要受到以辐射因子为主的辐射因子和降水因子交互作用的影响。所测样品主要成分含量均远高于《中国药典》(2020年版)标准,辽宁省林下山参整体品质较好。据区划预测结果,凤城市、岫岩县、庄河市、辽阳县、铁岭县等区域的部分地区潜在分布面积较大,品质较高。

丹参　雷乔期等以山东省14个地市50个采集地的丹参为样品,采用MaxEnt模型和ArcGIS软件进行生态适宜性区划分析,研究生态因子对山东省丹参分布的影响。结果:影响丹参生态适宜性分布的主要生态因子为6月降水量、年降水量、最湿润月降水、最湿季均温、等温性。根据丹参有效成分含量与生态因子的关系模型显示,在生态适宜区范围内丹参酮类成分含量由北向南递增,丹酚酸B含量由南向北递增,综合有效成分较高的地区集中在临沂、日照地区;丹参生态高适宜性地区主要在临沂平邑县、蒙阴县、沂水县、费县、沂南县等地。结合传统种植习惯,可将山东省丹参生态适宜性产区划分为泰莱山产区、沂蒙山产区及胶东半岛三大产区。研究结果为山东省丹参药材规范化种植和丹参药用资源的可持续利用提供了参考依据。

南沙参　陈博等通过野外采集和查阅中国数字植物标本馆收集南沙参样点信息493个(其中263个为轮叶沙参、230个为沙参),综合55个生态因子数据[其中包括43个气候类型数据(12个月的平均温度与降水量、19个综合气候因子)、8个土壤类型数据、3个地形数据、1个植被类型数据],应用GIS系统和MaxEnt模型分析南沙参的生态适宜性分布。结果:降水量、温度、坡度、海拔、土壤亚类均为影响不同基原南沙参生长的主要生态因子;降水量是保证南沙参正常生长的最重要条件,沙参生态适宜性产生影响的生态因子贡献率由高至低为3月份降水量(37.85%)>11月份降水量(22.43%)>4月份降水量(5.74%);轮叶沙参的适宜坡度为0~17°,沙参为4~16°,适宜坡度能确保植物水分吸收、减少土壤流失、增长受光时间等;南沙参适宜生境主要集中在江苏、安徽、浙江、贵州、湖南、湖北等地。

北苍术　于学霖等以收集的栽培北苍术采样点信息为基础，运用 MaxEnt 和 ArcGIS 软件分析影响辽宁省北苍术生态适宜性的生态因子及其生态适宜性等级分布，利用 ArcGIS 和 SPSS 23.0 软件进行分析，构建基于挥发性成分β-桉叶醇、苍术酮、苍术素和水溶性成分苍术苷 A 的品质区划。结果：7 月份降水量、11 月份平均温度、植被类型等是影响北苍术生态适宜性分布的主要生态因子，辽宁省北苍术生长最适宜区主要分布于朝阳、抚顺、铁岭等地区，4 月份降水量、昼夜温差月均值、7 月份降水量是影响北苍术品质的主要生态因子。辽宁省大部分地区适宜栽种北苍术，尤其辽宁西部地区的生态适宜度较高，4 月份降水量是影响栽培北苍术质量的主要生态因子。王红阳等采用文献搜集的方法，收集近 30 年与苍术（包含茅苍术和北苍术）分布和挥发油含量相关的研究数据（在 CNKI 检索的 165 篇相关文献中获得 117 批野生茅苍术和 42 批野生北苍术产地信息；以中文名"苍术"在中国数字植物标本馆搜索，共查询到 1 147 份苍术标本，筛选出有具体产地信息的 183 份野生茅苍术标本和 79 份野生北苍术标本），用 MaxEnt 模型和 GIS 软件对野生苍术生态适宜性进行区划分析，并对苍术的适宜种植区和品质形成区进行预测。结果：野生苍术最适宜分布区主要集中在燕山山脉、太行山脉、陕北高原南部、秦岭山脉、伏牛山区、大巴山区、桐柏山区、大别山区、茅山周边及黄山周边地区；合格的野生苍术（苍术素含量＞0.30%）最适宜分布区集中在湖北省中部的大洪山、河南省与湖北省交界处的桐柏山和大别山区、安徽省中部的张八岭和江苏省南部的茅山山区至上海的大部分地区，其中大别山区的野生苍术品质差异较大。研究认为，生态环境因子并不是影响苍术品质形成的唯一决定因素，生产合格苍术药材需要有优良的种质资源，以及合适的生态种植环境，如林下、林缘或田间作物套种等。

兰州百合　姬捷等通过网络资料和实地采集，收集兰州百合地理位置信息 125 份，综合 55 个生态因子，应用 ArcGIS 和 MaxEnt 模型分析兰州百合的生态适宜性分布区域。结果显示，影响兰州百合潜在分布的主要生态因子为 10 月份降水量（42.6%）、海拔（20.6%）、温暖指数（13.4%）、温度季节性变化标准差（6.4%）和 12 月份降水量（4.9%），累积贡献率达 87.9%。结合 ArcGIS 软件分析认为，甘肃、宁夏、陕西、山西、四川、云南、河南、重庆及湖北等省份是兰州百合的普遍适宜生长区。其中高适宜区主要位于甘肃南部、东南部，宁夏西南部，陕西西南部部分地区，面积约 41.5×10^4 km^2；中适宜区主要位于宁夏南部、四川东北部、云南西北部、西藏南部、陕西南部及北部部分地区，面积约 128.4×10^4 km^2；低适宜区主要有山西南部、河南西北部、重庆大部、湖北西北部、云南大部，面积约 213.5×10^4 km^2。

天冬　杨银华等通过对四川内江市道地产区天冬全生育期气象要素和生长发育的观测，结合天冬生长习性和当地气候特征，分析了制约内江市东兴区天冬优质高产的主要气候因子，建立了东兴区天冬气候适宜性区划指标。利用东兴区及周边县（区）国家气象站和区域自动站的气象数据，采用模糊和数理统计的方法，运用 GIS 技术研究了东兴区天冬种植气候适宜性区划，将东兴区分为最适宜区、适宜区、基本适宜区、不适宜区，其中基本适宜区、适宜区和最适宜区约占全区面积的 85%，最适宜区主要分布在东兴区南面和西南面，集中在椑木镇、郭北镇、新江镇、西林镇、富溪镇、顺河镇大部地方，以及分散在田家镇、双才镇、石子镇、高桥街道、平坦镇的少部分地方。东兴区属于丘陵地带，海拔高度为 275～523 m，年平均气温为 16.6～18.6 ℃，平均年降水量 960 mm，年平均湿度 80%左右。丰富的热量、充沛的雨量、适合的相对湿度等满足了该地区天冬在生长发育期内对气候条件的需求，使其根茎细胞水分充盈，细胞内积累了较多的天冬素、D-葡萄糖、菝葜皂苷元等成分，所产天冬的品质优良。

黄精　张孟容等以山西省黄精为试材，利用 R 语言对数据处理的优势，调用 Kuenm 程序包，通过优化和调整 MaxEnt 模型的默认参数，避免了数据对分布点位的过拟合，在 1 581 个不同参数组合的

MaxEnt 模型中筛选确定了最优参数来构建黄精的适宜性分布模型，得出当模型相应的 FC 组合为 L+Q+P+T，RM 值为 0.5 时，模型复杂度和过拟合程度较低，模型模拟准确性提高，被确定为最终的设置参数。在 MaxEnt 软件中利用 105 个黄精的分布点数据和 56 类环境变量，模拟了黄精在山西省的适宜性分布区域，并分析影响黄精适宜区分布的主导环境因子。通过相关数据和文献验证的预测，结果显示，黄精在山西的中、高度适宜区主要分布在太行山脉和吕梁山脉，北起恒山，南至中条山，以忻州市、吕梁市、临汾市、长治市和晋城市最为显著，占比为 44.23%，年均温变化范围、最暖季度降水量和坡度是影响黄精分布的主要环境因素。

线叶蓟　方虎强等收集 248 条线叶蓟样点分布数据，结合 55 个生态因子数据，应用 MaxEnt 模型和 ArcGIS 软件分析影响线叶蓟生态适宜性分布的主要生态因子。结果显示，影响线叶蓟适宜性分布的主导环境因子为 11 月降水量、3 月降水量、5 月平均气温、9 月平均气温、最暖季平均温、植被类型和土壤类型。线叶蓟高度适生区主要集中于浙江、重庆、广西东北部、四川东部、湖北西北部和东部。

（撰稿：陈建伟　段志富　审阅：彭代银）

【中药资源保护与利用】

中药资源是国家战略性资源，是中药质量控制的根本、中药疗效产生的基础，是中药产业发展的源头。中药资源保护与利用是中医药产业可持续发展的需要。在国家 12 个部委联合制定的《中药材保护与发展规划(2015—2020 年)》等国家中医药发展投入的相关政策，以及“十三五”以来中药资源可持续利用发展相关专项研究的支持下，中药资源保护与利用研究取得重大突破。2023 年度代表性的相关研究包括中药种质资源保存体系研究、野生中药材资源保护研究、中药资源可持续利用发展研究、水生和耐盐药用植物资源的保护与利用研究，以及金荞麦、丹参、土沉香(白木香)、香榧、藏药绿绒蒿、梅花鹿和驴的种质资源保护与利用研究。

1. 中药种质资源保存体系研究

彭成等系统阐释了中药种质资源的基本概念、主要类型和重要特征，建立了中药种质资源离体保存和在体保存体系，阐明了干燥密封保存、超干种子贮藏、低温保存、超低温保存、组织培养保存、DNA 保存和自然保护区就地保存、异地迁地保存、种质资源圃保存的方法。

中药种质资源定义与范畴　中药种质资源是指一切可用于中药研究开发应用的生物遗传资源，是所有中药物种的总和。除包括中药的野生种之外，还应该包括野生和半野生种、栽培种以及在生产中人工创造的新品种等。蕴藏种质的绝大部分材料是种子，也包括根、茎、芽等营养器官，以及愈伤组织、分生组织、花粉、细胞、原生质体，甚至 DNA 片段等。种质资源又称遗传资源、品种资源或基因资源，是指某一物种所有可利用的遗传材料。种质资源是遗传物质的载体，即一切能够繁殖的具有一定种质的生物体。

中药种质资源保存体系研究　中药种质资源的保存是中药优良品种保存与良种选育的基础，是提高中药材质量、保证中药资源可持续利用的关键。目前，中药种质资源保存主要有干燥密封保存、超干种子贮藏、低温保存、超低温保存、组织培养保存、DNA 保存和自然保护区保存、异地保存、种质资源圃保存等方法，已形成了中药种质资源的保存体系，可以概括为离体保存、在体保存两大类。中药种质资源的离体保存是中药种质战略资源保存的重要手段，主要有干燥密封保存、超干种子贮藏、低温保存、超低温保存、组织培养保存、DNA 保存等方法。正常型种子保存设施常使用超干保存、低温种子库保存，顽拗型、中间型种子可使用超低温设施保存。目前，中国科学院昆明植物研究所在昆明建立的中国西南野生生物种质资源库是目前著名的三大种质资源库，成都中医药大学西南特色中药资源国家重点实验室在成都建立的国家中药种质资源库是全球最大的中药种质资源单体库。中药种质资源在体保存，又称为中药种质资源的活体保存，是指将中药物种的活体就地保护建立自然保护区，或者迁地至药用植物园、中药种质资源圃等保存场地进行保存。活体就地保护主要是建立自然保护区（指对有代表性的自然生态系统、珍稀濒危野生动植物的天然集中分布区、有特殊意义的自然遗迹等保护对象所在的陆地、水体或者海域，依法划出一定面积予以特殊保护和管理的区域）。我国已建立的各类自然保护区，90%以上都有中药资源分布，许多珍贵的药用动植物资源得到了很好的保护。

2. 野生中药材资源保护研究

苏锦英等对《中药材保护和发展规划（2015—2020年）》（简称《规划》）实施情况进行了总结评估研究。截至2020年，已完成《规划》总体发展目标及7项具体指标，重点解决了我国部分野生中药材资源流失、枯竭，中药材供应短缺的问题；推动缓解了滥用化肥、农药、生长调节剂等问题；有效改善了中药材生产经营管理粗放、供需信息交流不畅等问题。整体而言，达到以发展促保护、以保护促发展，通过科学发展中药材生产，减少对野生中药材的依赖，实现中药产业持续发展与生态环境保护相协调的目的。评估研究显示，我国野生中药材资源保护显著加强。通过第四次全国中药资源普查，完成了31个省（自治区、直辖市）2 702个县（区）的中药资源调查、中药资源相关传统知识或少数民族传统用药情况调查，摸清了全国共有中药资源16 000种，其中药用植物14 000多种，药用动物2 300种，药用矿物149种；中国特有药用植物3 151种。重点调查了解450种野生药材的种类、分布及蕴藏量信息，发现明确有潜在药用价值的新资源约100种。

3. 中药资源可持续利用发展研究

葛瑶等总结了“十三五”以来中药资源可持续利用发展研究相关专项研究方面取得的突出成效。

开发珍稀濒危中药资源新来源研究　针对珍贵药材资源量急剧减少、稀缺药材资源枯竭等问题，形成了珍稀濒危中药材人工繁育/培养品、稀缺中药材类同品、非传统药用部位和新兴药材4种开发模式；建立了珍稀濒危中药材川贝母、甘松、冬虫夏草的繁育技术，完成了其繁育品与野生品类同性的比较研究；构建了雪莲细胞培养物产业化关键技术体系，完成了细胞培养物与野生品类同性的比较研究；完成了冬虫夏草培育品、降香类同品——交趾黄檀（*Dalbergia cochinchinensis*）、嫁接苏合香、西红花去柱头花部、两面针茎、麋鹿角和金蝉花7个品种的临床前研究。在大宗常用/珍稀濒危中药活性成分合成生物学模式研究方面，开展了中药资源“功能基因挖掘-生物合成途径解析-合成生物学生产”中药成分合成生物学模式研究，完成大黄素、金丝桃素、黄芩素、熊去氧胆酸等代表性中药活性成分的合成生物学制备体系研建，为建立中药活性成分合成生物学生产新模式、实现中药成分的标准化生产目标提供了科技支撑。

本草基因组学技术选育中药材新品种研究　针对传统草药遗传信息缺失制约中药学科基础研究的问题，首次绘制了黄花蒿、金银花、黄连等10余个物种的高质量全基因组图谱，破译中药基原植物基因密码，揭示中药物种复杂的遗传背景；完成了60多种中药物种细胞器基因组为同属物种的进化鉴定，解决了同属中草药混杂的难题。结合中药传统选育及组学技术，成功选育了品质更高、性状更优的“中康优青1号（黄花蒿新品种，株型矮化紧凑，青蒿素含量比常规品种高140%，平均含量2.42%）”“实科人参1号（人参新品种，具备高产量和优形的特征，且Rg1+Re含量比对照高33.6%，Rb1比对照高49.5%）”等一批中药材新品种，合作推广黄花蒿新品种4万余亩，为国内外30余家企业提供了生产原料。在建设全球药典草药基因组数据库方面，基于中药材基因资源是国家战略资源，构建了全球首个针对不同国家和地区药典收载草药物种的大型基因组学数据库。目前已收录903个草药物种的34 346条数据，所收录数据涵盖全球八大药典中药物种

(《中华人民共和国药典》《美国草药典》《日本药局方》《韩国药典》《印度药典》《埃及药典》《欧洲药典》《巴西药典》)。该数据库为草药物种鉴定、用药安全、中药资源保护和利用等研究提供了数据资料。

4. 水生和耐盐药用植物资源的保护与利用研究

刘谦等对山东省黄河三角洲地区水生和耐盐药用植物种类、分布、种植情况调查显示，该区域有274种耐盐药用植物，其中水生、湿生植物42种，共74科190属。主栽耐盐药材有蛇床子、红花、金银花、皂角、板蓝根等，尚未形成特色药材和产业集群。盐地碱蓬、盐角草、小果白刺、柽柳、益母草等特色资源尚未得到充分开发利用。考虑到黄河三角洲生态系统的脆弱性，其资源利用应注重生态环境保护，加强基础研究，合理开发当地资源。

加强湿地环境保护　黄河三角洲具有丰富的湿地资源，近年来伴随渔业、油田大规模开采及城市化建设不断推进，湿地生态系统生物多样性破坏严重。经调查，近20年天然湿地面积减少，人工湿地面积迅速增加，草甸湿地面积减少最为明显。建议政府相关部门定期组织开展湿地资源调查，建立湿地资源档案，定期发布湿地资源状况，以监测天然湿地生态环境恢复情况。禁止在自然保护区内砍伐、捕捞、采药、占用湿地或者改变湿地用途等，设立禁止开发区和限制开发区，确保本区自然湿地面积保持在红线以上。

设立人工抚育保护区　黄河三角洲地区分布着大量优势种群，在改善生态环境方面发挥了重要作用。例如，黄河故道的人工刺槐是首要的造林树种，柽柳是黄河入海口地区分布最广、数量最多的耐盐碱木本植物，在防风固沙、保持水土、涵养水源、改善气候中发挥了重要作用。由于长期受到土壤盐渍化的影响，加之村民随意开荒种地，优势种群出现了大面积枯消，甚至成片死亡的现象，给黄河三角洲地区林业生态建设和盐碱化治理带来巨大损失。为避免优势种群消亡加剧生态环境的恶化，应提前设立人工抚育区，对所有林区实行封育和人工抚育管理，以创造良好的繁衍生长环境。

开展野生资源收集、整理、选育　本地耐盐中药资源具有蕴藏量大、生态适应性强等驯化优势，可作为当地优先发展的中药材主栽品种。在土壤条件较好的轻度盐碱地区，可发展薄荷、蒲公英、益母草等品种，中度盐碱区发展柽柳、芦苇、碱蓬、罗布麻、盐地碱蓬，在莲藕养殖池、养虾池周边栽植罗布麻，可以起到生态保护与经济效益兼收的效果。

对引种的耐盐药材建立质量评价技术体系　应重视开展该地区已大面积种植了金银花、红花、皂角刺等药材与传统道地产区药材质量比较研究，建立耐盐碱药材质量评价技术体系，评价其产业优势。

提高综合开发利用能力，延伸产业链条　针对黄河三角洲地区水生、耐盐植物资源综合利用水平不高。对药食同源的荷叶、莲子等药用部位极少采摘、利用；对蕴藏量较大的芦苇、柽柳尚未做药材使用，造成资源极大浪费，应加强基础研究，提高综合开发利用能力。可依托当地园林、兽药、食品产业，开发二色补血草、柽柳、碱蓬等园艺观赏品种，将枸杞、白刺用作绿篱，马蔺、打碗花、羊茅做草坪草地。在兽用产品开发方面，可将盐地碱蓬、野大豆、中亚滨藜、紫苜蓿用作动物饲料或饲料添加剂。在食品开发方面，盐角草、盐地碱蓬、碱蓬和地肤的种子含有丰富的植物油，不饱和脂肪酸含量极高，可开发出优良的保健食用油；荠菜、蒲公英、鲜芦根、鲜白茅根、盐地碱蓬幼苗、茵陈蒿幼苗、益母草幼苗营养价值高，味道鲜美，在当地有作为蔬菜食用的习惯，可借助冷链运输、开发预制菜、芽苗菜产业，延伸产业链条，提升经济效益。

5. 植物药种质资源保护与利用研究

金荞麦　金荞麦 *Fagopyrum dibotrys* (D. Don) Hara 为蓼科荞麦属药用植物，具有活性成分高，生物量大和抗逆性强等特点，且与同属栽培荞麦 *F. esculentum* Moench 的亲缘关系较近，可作为栽培荞麦的遗传改良的重要基因资源。针对野生金荞麦的分布区域和居群数量逐年锐减，急需开展抢救性保护工作。中国农业科学院作物科学研究所李伟项目组考察了我国13个省(区)，80余个县(市、区)，在凉山州建立了全国最大的金荞麦种质资源圃，共保存了来自全国各地的金荞麦种质资源700余份，并进行了金荞麦种质资源的异位保存技术体系完善工作，通过利用块茎繁殖、枝条扦插繁殖和种子繁殖3种方式探讨野生金荞麦异地繁殖的最优策略。结果显示，通过块茎繁殖较通过枝条的扦插繁殖和种子繁殖更优，异地繁殖构成较大群体后有利于野生金荞麦异交结实进而更好地维持其遗传多样性。通过对金荞麦农艺性状评价、品质性状鉴定、抗逆性鉴定，共筛选出高生物量、高黄酮、抗逆性强的金荞麦种质资源50余份，同时开展了金荞麦与栽培荞麦的远缘杂交技术攻关工作。调查表明，我国金荞麦种质资源分布广泛，群体数量和遗传特征呈现明显的区域差异，形成了西藏东南部高海拔的特殊类型集中分布区，西南地区中低海拔的遗传多样性富集区和长江中下游低海拔的遗传类型单一区三大分布区。

丹参　针对丹参野生资源日趋减少，大规模的人工栽培种植造成种间资源混乱、品种退化、连作障碍、农药滥用、病害严重等突出问题。杨彬等综述了丹参的品种及近年来丹参选育新品种研究取得的成效：①丹参栽培时，应注意选择适宜的"种"和"品种"。迄今为止报道丹参种内有2个变种和1个变型，包括原变种 *S. miltiorrhiza* var. *miltiorrhiza*、单叶丹参变种 *S. miltiorrhiza* var. *charbommellii* 和白花丹参变型 *S. miltiorrhiza* f. *alba*，白花丹参为优良品种，其药用有效成分二醌类含量高于紫花丹参。②四川省中医药科学院通过系统选育法选育出药材商品性状好，丹酚酸B和丹参酮ⅡA含量均显著高于对照的"中丹1号"。③四川农业大学生命科学与理学院选育出了适应性和抗逆性强的"川丹参1号"。针对丹参连作种植导致病害逐年发，河北省安国市丹参种植基地，首次鉴定出引起的丹参黄萎病的大丽轮枝菌(该病害点片发生，发病率高达20%，造成减产达到30%以上)；研究发现，不同丹参品种对黄萎病存在抗性差异，丹参黄萎病的发生严重影响产量和质量，抗病性强的丹参品种存在优良的抗黄萎病基因，建议对不同丹参品种进行抗黄萎病等病害的资源筛选，并建立准确快速的鉴定体系，利用分子技术开发抗病分子标记，加快丹参抗病新品种的选育。

土沉香(白木香)　土沉香 *Aquilaria sinensis* (Lour.) Gilg 为瑞香科药用植物，主要分布在中国北纬24°以南的山区、丘陵地带，其含有树脂的木材入药，为贵重中药材"沉香"，具有行气止痛、温中止呕、纳气平喘的功效。在自然状态下，健康的沉香属植物不产生沉香。沉香属植物受到伤害后形成含树脂木材的过程，称为"结香"，通过结香过程形成的含树脂的木材就被称为"沉香"。自然形成的沉香(系真菌感染或虫蛀等所致)往往需要数十甚至上百年时间的树脂沉积；人工干预下形成的沉香(采用打洞法、刀砍法等机械损伤法，或菌药液体滴注刺激法等，在蚂蚁以及真菌等微生物的作用下)目前已经成为政府扶植的绿色产业。马清温建议，保护沉香属植物，野外本底调查的科学研究是重要前提。根据近年来的资源调查结果，土沉香野生资源破坏比较严重，原来分布较为集中的野生资源分布区内仅有零星分布的残存大树，广东等地的风水林内也有少数分布。土沉香大树周围也能发现土沉香幼苗，其中既有萌生枝条产生的幼苗，也有种子萌发产生的幼苗。幼苗能否顺利成长受多种因素影响，即使能成长为成年大树，也需要十几年、数十年的生长。调查中发现为了刺激结香，现有的成年大树也有很多被砍伤，伤口深度甚至超过树木直径的一半。受到机械伤害的土沉香极易被风刮倒或死亡，进一步造成现有土沉香大树的数量减少。土沉香大树减少使得种群更新难以大面积进行，这是土沉香野生资源受到的最主要危害。2023年发布的《中国生物多样性红色名录　高等植物卷(2020)》将土沉香列为濒危等级。诱导结香对植物伤害大，长期以来沉香属植物资源遭到严重破坏。人工培育是保护白木香野生植物的重要措施之一，目前白木香人工育苗和栽培技术非常成熟。种子随采随播发芽率可高达80%以上，白木香幼苗的数量可以满足人工种植的需要。通过人工种植可以快速扩大白木香种群数量，一定程度上缓解了沉香原药材的短缺。我国成功选育出的几种沉香优良品系，已经形成了规模化种植。

香榧　钟早荣等对香榧的适应性、品种选育研究、产量研究、品种评价、栽培技术、综合开发利用等方面进行分析与探讨，基于香榧种子不同部位所含化学成分的不同，提出香榧子种仁、假种皮、内种皮和叶综合开发利用：①香榧子种仁，其含有丰富的蛋白质(10%)和脂肪油(含量高达54.49%)，种仁榨油为高营养价值的食用油，含不饱和脂肪酸占总脂肪酸的78.40%(以亚油酸、油酸、金松酸为主)，具有降血脂作用，其中金松酸(顺5, 11, 14-二十碳三烯酸)还有明显的抗炎、抗病毒提高免疫力、抑制肝HepG2细胞甘油三酯的蓄积作用；从香榧种仁中分得的醋酸高良姜和米戈地尔两个化合物对驱虫药有抗药性的线虫菌株具有很好的驱虫效果；香榧蛋白可制成蛋白乳饮等产品。②香榧子假种皮，其含有多种芳香萜类以及黄酮类成分(其中α-蒎烯、香榧酯、柠檬烯含量最高)，假种皮提取的榧子精油具有抗真菌、驱虫等作用，用于香薰和制作香皂，还可以开发成护肤品或者驱蚊剂等；香榧酯是一类具有抗艾滋病作用的先导化合物；黄酮类成分具有抗氧化作用。③香榧子内种皮(习称黑衣)，其醇提物中含有2-羟基-2-4-(羟苯乙基)-丙二酸、原儿茶酸、儿茶素、表没食子儿茶素没食子酸酯(EGCG)和表儿茶素没食子酸酯(ECG)等5种化合物，具有较好的抗氧化作用。④香榧叶，叶中含有香榧酯、花柏酚、4-epiagathadial、3, 4-二羟基苯甲酸3-*O*-β-D-葡萄糖苷、脱氢松香酸等成分。其中3, 4-二羟基苯甲酸3-*O*-β-D-葡萄糖苷具有较强的Huh7和HepG2细胞抑制活性。香榧叶精油含有柠檬烯、α-蒎烯、β-蒎烯、香榧酯、β-谷甾醇等成分，具有一定的抑菌和抗氧化能力。从成分比较，香榧叶具有与香榧假种皮相同的化学成分，可开发香榧叶精油。

绿绒蒿　绿绒蒿为罂粟科绿绒蒿属(*Meconopsis* Vig.)植物总称，我国有38个物种，集中分布在青藏高原地区，其中15种及2变种植物在传统中医、藏医药以及现代医疗实践中均较高的药用价值，藏医药将其分为欧贝类、刺儿恩类、木穷典云类和阿夏择哦类。欧贝类，清热止痛、消炎利尿，包括全缘叶绿绒蒿 *M. integrifolia*、红花绿绒蒿 *M. punicea* 等9种；刺儿恩类，清热止痛、消肿、活血化瘀，《晶珠本草》记载“为治头骨创伤最有效之药”，包括多刺绿绒蒿 *M. horridula* 等4种(含2变种)，木穷典云类，除湿、止痛、消肿，包括川西绿绒蒿 *Meconopsis henrici* 等3种；阿夏择哦类，活血散瘀、止痛，如美丽绿绒蒿 *Meconopsis speciosa* 等。虽然我国拥有丰富的绿绒蒿属植物种质资源，但对于其开发利用与保护尚处于发展起步阶段，还未建成完整的资源利用与保护体系。陈卓等基于绿绒蒿的药用价值及可发展特色中药材种植产业。提出引种栽培保护，在利用绿绒蒿自身观赏价值和药用价值的基础上，合理开发绿绒蒿种质资源，同时对绿绒蒿种群生存繁育提供保护，从而实现开发利用和保护的有机统一。强调引种栽培应特别注意：①绿绒蒿种子具休眠特征，野外采集种子需要被雪覆盖后才能萌发，进行冷层积处理后的种子出苗率较高。选择环境条件与原产地相近的地区为引种地，种子萌发与引种驯化会更为轻松。在植物幼苗发育阶段进行定向培育，培育具有与新环境相适应性状的植株。②绿绒蒿幼苗对温度较为敏感。其幼苗的成活率与温度显著相关，幼苗生长受增温的抑制，所以对该属植物的引种需控制温度。若要向低海拔地区引种，应尽可能选择适宜当地环境气候的绿绒蒿物种，增加引种栽培的成功率。③不同种绿绒蒿属植物种子萌发对光照、温度的响应不同，打破休眠的机制也存在差异，因此对不同种的引种驯化要采取对应的措施。此外，对绿绒蒿的保护还可以采取就地保护措施(通过建立种质园保存野生种质资源)、迁地保护措施(把受损生境的绿绒蒿移栽到植物园等地进行栽培保护)，同时推进栽培、繁育等相关研究。

6. 动物药种质资源保护与利用研究

梅花鹿　为了持续推进梅花鹿产业的可持续发展，徐海录等对家养梅花鹿种源保护进行了研究。我国梅花鹿主要种质资源有双阳梅花鹿（吉林长春双阳培育的新品种）、西丰梅花鹿（辽宁省西丰培育品种）和敖东梅花鹿（由吉林省敖东药业集团培育而成）。家养梅花鹿不仅适应力、抗粗饲料性相对较强，而且繁殖率也非常好，在梅花鹿养殖产业中，只有保证种质资源的品质、多样性，才能真正实现产业发展的可持续。基于此，建议有关部门应基于对家养梅花鹿种质资源综合评估的基础上，拓展研究的深度、广度，积极建立保种场、种源信息库，在保种场内搭建专门的生产区、核心育种区，将种源保护科学落实到位。与此同时，积极引入现代遗传学、分子生物学技术，对选种育种技术加以规范，有序推进家养梅花鹿的品种选育。为有效改善梅花鹿品种混杂的问题，避免因纯种灭绝而失去产区优势，提出有利于家养梅花鹿种质资源保护的实践路径：①优化选种、品种保护。对梅花鹿育种进行科学规划，坚持纯种杂交原则，彻底摒弃盲目改良品种的错误做法，从而达到保护纯种的目的。在此基础上，积极采用人工授精技术，严格遵循科学饲养、适时配种、优选优育，促使家养梅花鹿的繁殖率实现稳步提升；在传统保护方法的基础上，通过遗传改良、胚胎工程等手段，尽可能快速地扩大其群体，并逐步构建保护基因库、配子库、细胞库；积极引入 *CO* Ⅰ序列支撑下的DNA 条形码技术，用于将梅花鹿同其他鹿种准确区分开。②规范选种、育种技术。利用分子标记、基因组选择等技术手段，找出影响鹿茸产量、质量的重要基因位点，开发高效的分子标记，进行优良基因的选育，促进了家养梅花鹿的遗传育种进程。③研究、利用优良基因。从家养梅花鹿中选择优良基因，通过对基因的克隆，解析其遗传结构、生物学功能，开展基因应用研究。充分应用测序技术、相关基因型分析方法，准确找出与经济性状相关的候选基因位点，用于支撑我国家养梅花鹿的遗传学研究，同时为育种工作提供翔实的数据依据。在前期完成东北梅花鹿亚种全基因组测序的基础上，建议利用分子标记技术、通过开发微卫星引物的方式实施分子标记，用于支持家养梅花鹿的育种繁殖，在此基础上利用SSR 标记，对家养梅花鹿的基因组展开细致筛选，如此就能完成亲子鉴定、遗传多样性分析。

驴　李凤军等对我国驴资源的主要品种与品种资源保护进行了研究。①我国驴资源的主要品种。我国是传统养驴大国，驴种质资源丰富，现有驴地方品种 24 个，按体型大小分为大型驴、中型驴和小型驴。大型驴产于我国陕西、河北、山东水草丰盛、气候温和的平原地区，陕西省渭河流域的关中驴和山东惠民、德州地区的德州驴是我国著名的大型驴品种。德州自古以来就是我国的商贸重镇，逐渐也成了驴的集散地。中型驴体高可达 1.36～1.48 m，体重达 352 kg 左右。出产于中原和关外的河西走廊、陕西高原等地区，土地零散、深沟多、坡度大、道路崎岖，经长期演化形成了中型驴品种，其中以陕西省佳县乌镇、米脂桃花镇所产佳米驴最佳。小型驴体高多在 110 cm 以下，小的不足 70 cm。多分布于我国西北以及长城以北气候干燥、植被稀疏或农业不发达地区，新疆驴是较著名的小型驴。②我国驴资源现状与保护措施。随着驴役用地位的降低，我国驴存栏量也大幅下降。2011 年我国驴存栏 485.3 万头，2021 年末我国驴存栏降至 196.7 万头，下降了59.5%。鉴于驴存栏量的连年下降，我国于 2014 年将关中驴、德州驴、广灵驴、泌阳驴、新疆驴 5 个驴种列入《国家级畜禽遗传资源保护名录》，2020 年公布的《国家畜禽遗传资源品种名录》扩增至 24 个驴种，先后建成德州驴、广灵驴、泌阳驴、关中驴 4 个品种的国家级保种场以及广灵驴、新疆驴国家保护区。虽然国家采取了有力措施对驴进行保护，但仍有70%以上的驴品种处于存栏急剧下降或濒危状态。鉴于目前的生产实际，李凤军等提出加强驴种质资源保护 3 点建议：①以产业开发实施有效保护。长期以来，驴产业没有得到足够的重视，也没有皮、肉、奶等专门化品种。驴皮富含氨基酸、蛋白质和微量元素，能滋阴补血，提高免疫力；驴肉细嫩味美，营养丰富，可改善阴虚体弱；驴乳富含功能性乳清蛋白和不饱和脂肪酸，还是天然的富硒食品，除有一定药用功效外，在美容护肤方面也有很好的效果。除皮、肉、乳外，驴的其他部分也具有很好的药用价值，如驴血利大小肠，润燥结；脂肪可治咳嗽、疟疾；骨骼浴历节风，治多年消渴；骨髓可治耳聋等。为保护我国驴品种资源，提高市场地位，需要对驴产品进行多方面开发、利用，摆脱驴“一张皮”式的单一发展路径。②以科研合作提升驴的品种性能。如针对性地筛选驴的功能基因，以提高生产性能。③依托资源优势发展特色养殖。如农业农村部确定的畜牧大县库伦旗的库伦驴主产区，地处世界玉米黄金带，饲草资源丰富，家畜养殖历史悠久，畜牧业基础雄厚。库伦旗加大投入，发展库伦驴特色养殖，通过充分利用当地丰富的秸秆、饲草资源优势，库伦驴耐粗饲开展规模化饲养，个体养殖户实行种养结合，降低饲养成本，养殖库伦驴所产生的驴粪富含有机质，也是上佳的肥料。积极建设标准驴舍、养驴小区和养驴专业村，已建设养驴专业村 30 余个，有库伦驴保种场 1 家，目前全市库伦驴存栏约 13 000 头。

（撰稿：陈建伟　吴健　审阅：彭代银）

［附］　参考文献

B

白明玉，安娜娜，谷明泽，等.不同生长周期及光照强度对半夏珠芽生长的影响[J].时珍国医国药，2023，34(2)：416

柏宗燚，裴高升，殷圣鑫，等.黄蜀葵花中指标成分与气候因子的相关性分析[J].现代中药研究与实践，2023，37(1)：23

C

Chen H，Guo M，Dong S，et al. A chromosome-scale genome assembly of *Artemisia argyi* reveals unbiased subgenome evolution and key contributions of gene duplication to volatile terpenoid diversity[J]. Plant Communications，2023，4：100516

Chen J，Guo S，Hu X，et al. Whole genome and genome-wide association study improve key agricultural traits of safflower for industrial and medicinal use[J]. Horticulture Research，2023，10：uhad197

Chen J，Wang Y，Liang F，et al. IiUGT71B2 catalyzes lignan glycosylation in *Isatis indigotica* with substrates specificity[J]. Industrial Crops and Products，2023，195，116483

Chen J，Wang Y，Peng D，et al. Phenotyping of *Salvia miltiorrhiza* roots reveals associations between root traits and bioactive components[J]. Plant Phenomics，2023，5

蔡伟，肖敬忠，余小丽，等.鱼腥草 bZIP 基因的鉴定与分析[J].中草药，2023，54(13)：4295

蔡鑫博，刘楠，李佳，等.红花黄酮类糖基转移酶基因 CtUGT49 功能表征及酶学特性分析[J].中国中药杂志，2023，48(24)：6624

曹小青，马晓惠，程亚田，等.丹参酮生物合成途径中 C20 位氧化酶改造研究[J].中国中药杂志，2023，48(9)：2298

柴天川，李俊雪，张焕，等.灵寿县五岳寨区域药用植物资源调查[J].中药材，2023，46(05)：1106

常佳钰，陈婕，赵博荣，等.光合细菌菌剂对栽培黄芪质量及其根际土壤理化性质的影响[J].中药材，2023，46(4)：829

陈博，曹后康，郭延秀，等.中药南沙参生态适宜性区划研究[J].中国中医药信息杂志，2023，30(3)：1

陈莹，张铮茹，张远帆，等.不同光质对甘草苗期生长及活性成分含量的影响[J].中国现代中药，2023，25(1)：123

陈颖，满金辉，石玥，等.丹参 SmRopGEF1 基因的克隆、亚细胞定位与表达分析[J].中国现代中药，2023，25(6)：1199

陈臻，曾翠云，张永合，等.连作及轮作对党参根际微生

物多样性的影响[J].中药材,2023,46(4):823

陈卓,杨紫玲,王国严.绿绒蒿属植物种质资源与引种保护分析[J].种子科技,2023,41(9):124

陈彩霞,王永,张家春,等.不同采收时间对白及块茎重及品质的影响[J].中药材,2023,46(11):2663

陈泓宇,董树廷,郭妙弦,等.茯苓基因组中 MYB 转录因子基因家族鉴定及表达分析[J].中草药,2023,54(1):245

陈家栋,姜武,宋敏全,等.铁皮石斛尿苷二磷酸糖基转移酶(UGT)基因家族鉴定与表达分析[J].中国中药杂志,2023,48(7):1840

陈炬烽,钟起尧,郭志鹏,等.人工生态种植对土壤理化性质、多花黄精产量及品质的影响[J].中药材,2023,46(7):1613

陈美琪,王兴,黎俊彦,等.基于高通量测序和组织分离法的虎耳草内生真菌多样性分析及其抗氧化活性研究[J].中草药,2023,54(6):1924

陈梦颖,戴瑞贤,范玉玲,等.华细辛转录组 SSR 标记的开发及其在华细辛遗传多样性分析中的应用[J].中国中药杂志,2023,48(20):5519

陈彤垚,曾旭,孟志霞,等.菌根栽培对铁皮石斛小分子化学成分的影响[J].中国中药杂志,2023,48(17):4655

陈晓芳,张翔宇,柳敏,等.根腐病半夏内生菌群及其土壤微生物群落分析[J].中药材,2023,46(10):2399

陈晓芳,张翔宇,柳敏,等.贵州半夏叶褐斑病病原菌鉴定及其防治药剂室内毒力测定[J].中药材,2023,46(5):1094

陈晓英,胡营,韦筱媚,等.羊踯躅的代谢组学研究[J].中国现代中药,2023,25(7):1535

陈叶飞,袁青松,汪露,等.镰刀菌对太子参品质影响及 DON 毒素在其煎煮过程中迁移规律研究[J].中国现代中药,2023,25(8):1764

陈芷宁,韦范,韦坤华,等.天冬全长转录组测序分析[J].中国现代中药,2023,25(7):1496

程泊涵,王梦月,邬兰,等.艾 bZIP 基因家族全基因组鉴定及萜类合成调控基因筛选[J].中国中药杂志,2023,48(19):5181

程贯军,李瑞,冉志芳,等.山东省平原县药用植物资源的现状调查[J].中药材,2023,46(9):2155

程华春,王文斌,莫静,等.黄连重金属 ATP 酶基因 CcHMA3 的克隆和表达分析[J].中药材,2023,46(12):2969

崔琪,俸明康,丰日落,等.基于转录组信息的甘松 MADS-box 转录因子家族分析[J].中草药,2023,54(3):898

崔秀文,刘迪,黄天苗,等.当归 MADS-box 生物信息学及 SOC1 克隆与表达分析[J].中草药,2023,54(5):1551

崔运启,赖秋洁,朱再标,等.外源 H2O2 对不同水分条件下垂盆草线粒体稳态、生长及品质的调控作用[J].中草药,2023,54(23):7823

D

代波,罗夫来,王华磊,等.5 种土壤改良剂对连作天麻和蜜环菌生长及土壤微生物的影响[J].中药材,2023,46(1):17

代江鹏,蔡一鸣,刘巧珍,等.甘草属 7 种植物叶绿体基因组密码子使用偏好性分析[J].中草药,2023,54(9):2907

戴俊利,王利珍,田星锐,等.不同栽培方式对党参性状和指标成分含量的影响[J].中药材,2023,46(11):2651

丁怡宁,毕光耀,胡赛文,等.红花不同花色变异类型叶绿体基因组特征与系统进化分析[J].中草药,2023,54(1):262

董丽霞,陈健妙,曾劲松,等.海南产温郁金悬浮细胞培养及其挥发性成分的积累研究[J].中药材,2023,46(4):817

杜彩艳,杨鹏,孙曦,等.不同基质配比对维西糯山药零余子繁殖种栽生长和品质的影响[J].中药材,2023,46(5):1088

F

范文强,刘雪霞,马小兰,等.利用转录组数据挖掘枸杞雄性不育相关基因[J].中草药,2023,54(7):2226

方虎强,章鹏飞,何兵,等.基于 MaxEnt 模型与 ArcGIS 的线叶蓟生态适宜性区划研究[J].中国中医药信息杂志,2023,30(7):1

冯杰,葛明月,谭龙,等.玉竹根茎内生真菌的多样性及其生态功能预测[J].时珍国医国药,2023,34(8):1964

冯展,江媛,郑燕,等.肉苁蓉属植物叶绿体基因组密码子偏好性分析[J].中草药,2023,54(5):1540

G

葛瑶,方子寒,张一平,等."十三五"期间"中医药现代

化研究”重点专项支持中药资源可持续利用发展研究取得的成效及展望[J].中国现代中药，2023，25(10)：2061

顾旭鹏，齐大明，刘天亮，等.不同叶面肥喷施策略对金银花有效成分及药材产量的影响[J].时珍国医国药，2023，34(5)：1214

管凤雅，吴君贤，姚金辰，等.白花前胡 CAL 基因的克隆和原核表达分析[J].中国现代中药，2023，25(8)：1723

郭佳妮，向妮艳，张文才，等.藏药多刺绿绒蒿 MYB 转录因子家族的鉴定与分析[J].中草药，2023，54(5)：1561

郭建陈，邱黛玉，缪志伟，等.间作大蒜对连作党参自毒物质降解及产量质量的影响[J].时珍国医国药，2023，34(7)：1734

郭瑞齐，管仁伟，胡春苗，等.基于 LC-MS 分析西洋参根际土壤代谢产物积累研究[J].时珍国医国药，2023，34(8)：1976

郭文君，叶鹤，刘以珍，等.江西安义峤岭省级自然保护区野生药用植物资源调查[J].中药材，2023，46(10)：2420

郭文欣，何倩，牛慧，等.不同生物源农药对内蒙古地区蒙古黄芪白粉病的田间防效研究[J].中国现代中药，2023，25(4)：854

H

Hong Z, Peng D, Tembrock LR, et al. Chromosome-level genome assemblies from two sandalwood species provide insights into the evolution of the Santalales[J]. Communications Biology, 2023, 6:587

Huang D, Yu L, Ming R, et al. A chromosome-level genome assembly of *Callerya speciosa* sheds new light on the biosynthesis of root-specific isoflavonoids[J]. Industrial Crops and Product, 2023, 200:116877

何敏，郭思远，尹艳，等.滇重楼甾体糖基转移酶的克隆及功能表征[J].中国中药杂志，2023，48(14)：3774

何海永，李继业，谭清群，等.半夏枯斑病病原鉴定[J].中药材，2023，46(7)：1608

何海永，李继业，赵玳琳，等.玉竹炭疽病的病原鉴定[J].中药材，2023，46(2)：293

何江龙，林晓亮，陈琳，等.封丘县金银花种植特点与生产统计分析[J].中国现代中药，2023，25(11)：2366

何庆元，刘丽，孙武，等.栝楼 SRAP 引物筛选及遗传多样性分析[J].中草药，2023，54(20)：6813

洪森荣，刘雯莉，宋冰雁，等.怀玉山产三叶青叶绿体基因组特征及其系统进化关系[J].中草药，2023，54(16)：5358

胡星，白洋，陈佳雯，等.深绿木霉对宿主植物朝鲜淫羊藿生长及药效成分含量的影响[J].中药材，2023，46(9)：2142

胡营，彭玉德，雷明，等.广西莪术全长转录组测序及生物信息学分析[J].中国现代中药，2023，25(7)：1417

黄丽容，郭晓云，胡营，等.香附子全长转录组测序及生物信息学分析[J].中国现代中药，2023，25(7)：1428

黄丽容，欧夏莲，李翠，等.马鞭草全长转录组测序分析[J].中国现代中药，2023，25(7)：1486

黄素华，韦范，全昌乾，等.天仙藤全长转录组测序及分析[J].中国现代中药，2023，25(7)：1473

J

姬捷，郭旭东，杨莉萍，等.基于 MaxEnt 模型和 ArcGIS 的兰州百合生态适宜性区划研究.中国中医药信息杂志，2023，30(5)：1

贾聪玲，舒娟，党静洁，等.荆芥萜类合成酶(TPS)基因家族鉴定与分析[J].中国中药杂志，2023，48(22)：6039

贾妙婷，李成义，强正泽，等.钙对红芪药材生物量及品质的影响[J].时珍国医国药，2023，34(3)：688

江美彦，刘仁浪，周杨，等.白芷根际促生真菌筛选及其促生效果研究[J].中国中药杂志，2023，48(19)：5172

颉颖睿，陈向东，仇冠盛，等.不同栽培条件对灵芝质量的影响[J].时珍国医国药，2023，34(7)：1738

K

孔向军，钭凌娟，方莉，等.金线莲对低温胁迫的生理响应[J].中药材，2023，46(6)：1361

L

Liu C, Smit SJ, Dang J, et al. A chromosome-level genome assembly reveals that a bipartite gene cluster formed via an inverted duplication controls monoterpenoid biosynthesis in *Schizonepeta tenuifolia* [J]. Molecular Plant, 2023, 16:533

雷乔期，王钰，窦家聪，等.基于 MaxEnt 模型山东省丹参药材适宜生产区划研究[J].北方园艺，2023(8)：141

李琪，王帅，刘芳君，等.化肥减施、有机肥替代对防风产量、品质的影响[J].中国中药杂志，2023，48(17)：4647

李蕊，陈文莉，孙泽元，等.光照、温度和干旱胁迫对藏药川西小黄菊种子萌发的影响[J].中草药，2023，54(19)：6443

李伟.金荞麦种质资源的收集鉴定及其异位保护圃的建设[J].植物遗传资源学报，2023，24(4)：1209

李莹，张广辉，王前，等.茉莉酸甲酯对三七叶总黄酮含量及其应答基因表达量的影响[J].中草药，2023，54(2)：631

李凤军，陈亨利，李洪恩，等.我国驴的主要品种与品种资源保护[J].兽医导刊，2023，(2)：9

李红金，黄鼎，姚绍嫦，等.积雪草皂苷生物合成基因筛选与表达量分析[J].中药材，2023，46(6)：1376

李鹏飞，黄朝康，杨小林，等.竹节参鲨烯环氧酶基因的克隆及生物信息学分析[J].中草药，2023，54(6)：1917

李巧玲，韩凤，曹然，等.箭叶淫羊藿不同时期根际微生物群落组成及其与有效成分累积的相关性分[J].中草药，2023，54(2)：641

李双鸽，赵亚臣，李慧，等.不同遮阴度对宽叶山蒿生长和品质的影响[J].中国中药杂志，2023，48(14)：3715

李思雨，杨莉，韩梅，等.不同施氮量对北柴胡质量及其土壤微生态影响[J].中药材，2023，46(1)：6

李文杨，王杨，林玉，等.油茶叶片浸提液对三种药用植物的化感作用[J].中药材，2023，46(3)：570

李文杨，王震，孟祥盈，等.磷酸二氢钾叶面肥对南方红豆杉生长的影响[J].中药材，2023，46(9)：2136

李秀璋，李玉玲，朱佳石.天然冬虫夏草有性生殖过程中交配基因的差异表达和生殖模式的探讨[J].中国中药杂志，2023，48(10)：2829

李雪娇，郭盼，陶金萍，等.水杨酸对三七生理指标及次生代谢物积累的影响[J].中药材，2023，46(5)：1100

李永宁，尹彦棚，周罗静，等.基于转录组测序的姜黄侧根发育分析及相关基因筛选[J].中草药，2023，54(14)：4623

梁浩，孙海，邵财，等.人参 PgWRKY22 基因的克隆及在磷胁迫下的表达分析[J].中草药，2023，54(13)：4286

梁佳，苗佳琪，郝甜甜，等.人参不定根诱导、增殖及皂苷积累的研究[J].中药材，2023，46(10)：2382

梁莹，韦桂丽，胡营，等.越南槐全长转录组测序及分析[J].中国现代中药，2023，25(7)：1396

梁细妹，梁莹，韦坤华，等.九里香全长转录组测序分析[J].中国现代中药，2023，25(7)：1505

梁亚芳，党静洁，舒娟，等.光照强度对荆芥生长及药效成分含量的影响[J].中药材，2023，46(12)：2938

廖洪新，凌翠琼，闻进蕊，等.长叶轮钟草根腐病病原菌分离鉴定及生物学特性研究[J].中药材，2023，46(9)：2117

林俊杰，杜旭红，梁宗锁，等.不同培养基对丹参和绒毛鼠尾草毛状根生长及有效成分积累的影响[J].时珍国医国药，2023，34(3)：692

刘畅，曾宪法，杨小英，等.多叶勾儿茶叶绿体基因组比较分析及系统发育研究[J].中草药，2023，54(8)：2558

刘迪，崔秀文，黄天苗，等.当归抽薹开花过程中赤霉素代谢水平及其关键酶基因克隆与表达分析[J].中草药，2023，54(1)：222

刘莉，冯雪，王家禄，等.基于表型分类的半夏种质资源综合评价[J].中国中药杂志，2023，48(24)：6613

刘谦，刘红燕，窦家聪，等.山东省黄河三角洲水生耐盐药用植物资源调查与特色药用植物开发利用[J].中国现代中药，2023，25(2)：244

刘朝波，闻伟锷，李肇高，等.不同产地铁皮石斛茎中内生真菌群落结构与农艺性状差异相关性分析[J].中草药，2023，54(4)：1236

刘巧珍，代江鹏，朱鹏坚，等.栽培奇楠沉香叶绿体基因组特征及系统发育分析[J].中国中药杂志，2023，48(20)：5531

刘荣淇，邓金文，苏柏朗，等.外源激素对浙贝母愈伤组织诱导与不定芽分化的影响[J].现代中药研究与实践，2023，37(2)：5

刘智赫，李冰圳，张倩倩，等.不同轮作方式对北沙参生长及药材质量的影响[J].中药材，2023，46(2)：272

柳敏，周茂嫦，王彩云，等.天麻用种量对农艺性状、产量及有效成分含量的影响[J].中药材，2023，46(2)：298

龙丽君，刘思思，曾慧杰，等.灰毡毛忍冬 MADS-box 家族基因 SVP 克隆及表达分析[J].中草药，2023，54(16)：5350

卢迷，杨阳，周涛，等.太子参环肽 HA 生物合成关键酶基因 PhAEP 的克隆与功能验证[J].中国中药杂志，2023，48(7)：1851

陆中华，王强，宗亭轩，等.西红花新品种“番红 2 号”的

选育研究[J].中药材,2023, 46(7):1595

罗蓉,曹国璠,李金玲,等.白术各生长时期矿质元素含量及相关性研究[J].时珍国医国药,2023, 34(2):411

罗嘉仪,罗旖璐,韩红亮,等.摘除花蕾对林下参不同部位中人参皂苷和植物激素含量的影响[J].中草药,2023, 54(4):1243

罗开金,赵鹏,雷银法,等.福州市晋安区药用植物资源与空间格局分析[J].中药材,2023, 46(2):307

罗梦婷,曲别军长,俸明康,等.川赤芍实时荧光定量PCR内参基因的筛选与验证[J].中国中药杂志,2023, 48(21):5759

吕朝燕,高智席,刘文蝶,等.两种石斛对干旱胁迫及复水的生理响应[J].中药材,2023, 46(5):1075

吕继芳,周邦元,郭建全,等.Na_2CO_3 胁迫对远志种子萌发的影响及远志抗钠盐胁迫机制初探[J].现代中药研究与实践,2023, 37(1):5

M

Meng F, Chu T, Feng P, et al. Genome assembly of *Polygala tenuifolia* provides insights into its karyotype evolution and triterpenoid saponin biosynthesis[J]. Horticulture Research, 2023, 10:uhad139

马斌,李明,包杨梅,等.播期对红花生理特性、产量及品质的影响[J].中国中药杂志,2023, 48(18):4967

马青,马蕊,苏平,等.樟树化学型形成关键萜类合酶的系统鉴定[J].中国中药杂志,2023, 48(9):2307

马清温.沉香结香的秘密及资源保护[J].生命世界,2023,(5):48

马文青,徐超群,郭宝林,等.不同光强对柔毛淫羊藿生长特性和淫羊藿酮醇苷含量的影响[J].中国现代中药,2023, 25(4):847

麦艳珍,申茹,林嘉丽,等.不同碳氮比栽培料对血芝菌丝及子实体生长的影响[J].中药材,2023, 46(3):581

毛艳萍,李玉婵,杨玉萍,等.北柴胡 β-香树脂醇合酶基因家族成员鉴定及功能验证[J].中草药,2023, 54(11):3647

孟瑾瑾,杜彧,刘东,等.遮光对桃儿七植株生长的影响[J].中药材,2023, 46(10):2388

孟彤彤,崔兴帅,朱宁,等.不同生长年限党参根系微生物群落结构和多样性研究[J].中草药,2023, 54(15):4992

莫长明,谢文娟,郭文锋,等.罗汉果遗传多样性与群体结构及核心种质研究[J].中草药,2023, 54(18):6040

O

欧阳圳,Mohammad Murtaza Alami,吕美佳,等.氮钾配施对青牛胆块根干重和古伦宾含量的影响[J].中药材,2023, 46(12):2945

P

Pei T, Zhu S, Liao W, et al. Gap-free genome assembly and *CYP450* gene family analysis reveal the biosynthesis of anthocyanins in *Scutellaria baicalensis* [J]. Horticulture Research, 2023, 10:uhad235

彭成,裴瑾,马云桐,等.中药种质资源的科学内涵与保存体系[J].中药与临床,2023, 14(1):1

彭会珍,古旭,熊玉纯,等.川贝母基源植物的鳞茎内生真菌多样性及群落分布[J].时珍国医国药,2023, 34(10):2489

Q

Qiu T, Li Y, Wu H, et al. Tandem duplication and sub-functionalization of clerodane diterpene synthase originate the blooming of clerodane diterpenoids in *Scutellaria barbata* [J/OL]. The Plant Journal, 2023[2024-02-05]. https://doi:10.1111/tpj.16377

秦双双,韦桂丽,韦坤华,等.广金钱草全长转录组测序分析[J].中国现代中药,2023, 25(7):1441

秦双双,韦坤华,梁莹,等.广州相思子全长转录组测序及分析[J].中国现代中药,2023, 25(7):1407

秦双双,周鹏程,胡营,等.菝葜全长转录组测序及分析[J].中国现代中药,2023, 25(7):1451

秦振芬,孟祥霄,陈伟强,等.工业大麻 TCP 基因家族的鉴定及表达分析[J].中草药,2023, 54(23):7806

丘建煌,谢春平.破布木生态适宜区预测及主导环境因子的分析[J].中药材,2023, 46(11):2698

邱黛玉,马澜,巫蓉,等.连作党参的生理生化响应及品质评价[J].时珍国医国药,2023, 34(9):2232

邱海玲,王方明,米芯雨,等.管花肉苁蓉花中查耳酮合酶的基因克隆、功能鉴定与表达分析[J].中草药,2023, 54(23):7797

邱远金，赵亚琴，张际昭，等.基于高通量测序研究番红花不同生长期根际土壤中真菌群落结构及多样性[J].中国现代中药，2023，25(3)：574

曲别阿香，曲别军长，俸明康，等.基于转录组挖掘球药隔重楼螺甾烷型重楼皂苷生物合成相关基因[J].中草药，2023，54(20)：6798

R

汝梅，戴忠华，李永华，等.广西邕宁区药用植物资源的调查研究[J].中药材，2023，46(6)：1371

S

邵玲，关玉媛，郭林洁，等.DA-6与椰汁对金线莲组培苗壮苗生根的影响[J].中药材，2023，46(7)：1603

史正荣，邹锦鹏，张梦楠，等.四川省小金县药用植物资源的现状调查[J].中药材，2023，46(3)：592

宋雪，刘思佳，何录文，等.外源NO对龙胆次生代谢调控及质量形成机制研究[J].中草药，2023，54(17)：5716

宋梦娇，董诚明，魏悦，等.不同品种怀地黄药用部位EST-SSR遗传特性研究[J].时珍国医国药，2023，34(9)：2144

苏德悦，杜立财，孔凡丽，等.外源钙对低温胁迫后人参叶片生长和生理特性的影响[J].时珍国医国药，2023，34(9)：2229

苏锦英，袁敏，陈璐，等.探索中前行——《中药材保护和发展规划(2015—2020年)》实施与思考[J].世界科学技术(中医药现代化)，2023，25(8)：2648

孙欢，何春雨，张延红，等.党参花药愈伤组织诱导及植株再生体系的建立[J].中药材，2023，46(2)：279

T

谭清群，李继业，薛原，等.贵州多花黄精炭疽病病原鉴定[J].中药材，2023，46(1)：12

汤慧敏，张珂洋，张国卉，等.金银花花蕾腺毛形态发生与生长动态[J].中国现代中药，2023，25(8)：1717

唐琴，彭昕桁，田淑云，等.巫山淫羊藿的资源分布及形态特征研究[J].中药材，2023，46(7)：1648

唐思琪，索宗武，赖政松，等.濒危药用植物独脚金群落结构特征及物种多样性[J].中药材，2023，46(12)：2958

W

Wang R, Li W, He Q, et al. The genome of okra (*Abelmoschus esculentus*) provides insights into its genome evolution and high nutrient content [J]. Horticulture research, 2023, 10: uhad120

汪金叶，王升，张燕，等.多年生乌拉尔甘草复合丛枝菌根真菌接种效应研究[J].中国现代中药，2023，25(4)：839

王登，包可欣，吴艳红，等.广东荷包岛野生药用植物资源多样性研究[J].中药材，2023，46(5)：1112

王琳，赵红艳，王云达，等.酸枣选育新品种遗传多样性的SCoT标记分析[J].中药材，2023，46(10)：2425

王祥，王育朋，安佳，等.不同生长年限蒙古黄芪转录组学分析及三萜皂苷合成关键基因挖掘[J].中草药，2023，54(3)：915

王雪，邱黛玉，袁菲菲，等.三种药用甘草产种特性及适宜采种期研究[J].中药材，2023，46(9)：2131

王钰，雷乔期，窦家聪，等.山东省丹参有效成分含量与土壤因子的相关性分析[J].时珍国医国药，2023，34(7)：1730

王高红，朱蒙，薛智凤，等.陕南丹参药材有效成分含量与土壤因子相关性研究[J].现代中药研究与实践，2023，37(2)：10

王广苹，韩翠婷，葛珈铭，等.氮的吸收同化以及在药用植物组织培养中的应用[J].中药材，2023，46(9)：2353

王红阳，马文琪，景志贤，等.基于最大熵模型和地理信息系统的苍术生态适宜性及品质区划[J].世界中医药，2023，18(13)：1847

王洪苏，凡续晨，魏家欣，等.乌头白绢病防治药剂的筛选[J].中药材，2023，46(3)：576

王景瑄，陈文华，李思琦，等.不同栽培模式铁皮石斛可培养内生真菌菌群结构、多样性及分布规律[J].中草药，2023，54(9)：2917

王倩倩，郭蕊，张丹，等.基于UPLC和HS-GC-MS的不同道地产区艾叶药材化学成分比较分析[J].中国中药杂志，2023，48(20)：5509

王腾腾，胡进，焦红红，等.BBM基因对西洋参愈伤组织生长及人参皂苷含量的影响[J].中国中药杂志，2023，48(12)：3156

王鲜萍，李丽，张维瑞，等.连翘茎腐病病原菌的生物学

特性及防治研究[J].中药材,2023, 46(11):2668

王星璐,李慧娟,赵伟,等.远志叶绿体基因组序列特征与系统发育分析[J].中草药,2023, 54(11):3655

王云鹏,王添乐,路翠红,等.浅生槽定向栽培对铁棍山药块茎产量与质量的影响[J].中药材,2023, 46(6):1337

王梓欣,王卉颖,陈昌婕,等.入侵害虫菊方翅网蝽危害艾的叶片及对艾叶品质的影响[J].中国中药杂志,2023, 48(19):5162

危永胜,兰小中,孙伟,等.濒危藏药材甘青青兰野生资源的调查研究[J].中药材,2023, 46(11):2686

韦筱媚,廖振锋,胡营,等.岗梅全长转录组测序及其三萜皂苷生物合成相关基因的挖掘[J].中国现代中药,2023, 25(7):1515

魏敏,孙晓东,庞强强,等.薄荷叶斑病病原菌鉴定及室内防治药剂筛选[J].中药材,2023, 46(4):811

魏鹏,罗来超,赵锋,等.药用植物金荞麦中黄酮类化合物积累的时空变化规律[J].中国现代中药,2023, 25(6):1280

吴迪,张燕燕,林楠,等.基于代谢组学和转录组学探究草珊瑚叶和根中黄酮类成分差异积累的转录调控机制[J].中国中药杂志,2023, 48(21):5767

吴萌,张玉玲,程喜真,等.不同产地酸枣仁中有效成分与生态因子和土壤因子的相关性研究[J].时珍国医国药,2023, 34(5):1207

吴婷,王梦迪,黄情儿,等.延胡索不同组织器官中内生真菌菌群结构与多样性分析[J].中草药,2023, 54(16):5372

吴姣姣,武玉翠,龚婷,等.林下射干生长、光合特性及药材质量的研究[J].中药材,2023, 46(11):2675

X

夏艺萌,尹杰,曾丽珊,等.基于ITS2序列的球兰属植物种间鉴定研究[J].中药材,2023, 46(3):603

邢佳丽,李可心,杜立财,等.不同地块人参根区土壤微生物群落组成及其多样性分析[J].中药材,2023, 46(3):554

徐瑶,任宏伟,张馨方,等.珊瑚菜盐胁迫相关GlRTH基因的克隆和表达量分析[J].中草药,2023, 54(11):3639

徐宠然,赵鑫,贾袭伟,等.半夏对盐胁迫的生理生化响应及耐盐机理研究[J].中药材,2023, 46(7):1617

徐海录.家养梅花鹿种源保护研究[J].吉林畜牧兽医,2023, 44(9):153

徐淑慧,李磊,范志凯,等.不同间套作处理对地黄连作障碍的消减效应研究[J].时珍国医国药,2023, 34(6):1465

许世亮,王洪苏,杨玉霞,等.附子“成附2号”品种选育及其对白绢病的田间抗性评价[J].时珍国医国药,2023, 34(3):686

许小涵,唐志强,刘谦,等.干旱胁迫下忍冬全基因组DNA甲基化和转录组分析[J].中草药,2023, 54(16):5339

Y

Yin X, Xiang Y, Huang F, et al. Comparative genomics of the medicinal plants *Lonicera macranthoides* and *L. japonica* provides insight into genus genome evolution and hederagenin-based saponin biosynthesis[J]. Plant Biotechnology Journal, 2023, 21:2209

晏梦恬,史红专,郭巧生,等.生长环境土壤水分对垂盆草利湿退黄药效及黄酮类成分的影响研究[J].中国中药杂志,2023, 48(21):5750

杨彬,赵文博,张海燕,等.丹参资源的遗传多样性及其保护利用[J].寒旱农业科学,2023, 2(11):1002

杨婵,陈鹏英,罗建.南迦巴瓦峰地区野生药用植物多样性特征分析[J].中药材,2023, 46(7):1624

杨昌贵,杨野,郭兰萍,等.太子参常见病害与用药调查分析[J].中国中药杂志,2023, 48(12):3281

杨琳琳,李千,王璇,等.生长方式及年限对防风品质影响研究[J].中国中药杂志,2023, 48(15):4106

杨平飞,李琼,罗鸣,等.水分胁迫与复水对天冬生理特性的影响[J].时珍国医国药,2023, 34(7):1727

杨银华,张春辉,林小玉,等.内江市东兴区天冬种植气候适宜性区划研究[J].现代农业科技,2023(13):164

姚志军,罗仁山,李洪坤,等.瑞丽市药用植物资源的调查及分析[J].中药材,2023, 46(7):1632

于淼,张建逵,孙智,等.辽宁省林下山参生态适宜性与品质区划[J].中国实验方剂学杂志,2023, 29(20):149

于学霖,贾琳,尹海波,等.辽宁省北苍术生态适宜性和品质区划研究[J].中国中医药信息杂志,2023, 30(8):1

余林婵,陈柳萍,覃春梅,等.茉莉酸甲酯调控牛大力有效成分积累及相关基因表达[J].中药材,2023, 46(12):2929

余小芳，明小钰，胡佳妮，等.广元市旺苍县药用植物资源调查及多样性研究[J].中药材，2023，46(6)：1366

余永亮，许兰杰，梁慧珍，等.不同居群红花遗传多样性和遗传结构分析[J].中药材，2023，46(6)：1

俞春英，徐建中，王志安，等.浙麦冬愈伤组织的诱导与再生植株的获得[J].中药材，2023，46(8)：1865

Z

Zhang H，He Q，Xing L，et al. The haplotype-resolved genome assembly of autotetraploid rhubarb *Rheum officinale* provides insights into its genome evolution and massive accumulation of anthraquinones[J]. Plant Communications，2023，5：100677

Zhao Y，Yang Z，Zhang Z，et al. The first chromosome-level *Fallopia multiflora* genome assembly provides insights into stilbene biosynthesis[J]. Horticulture Research，2023，10：uhad047

曾娟，龙雨青，付学森，等.灰毡毛忍冬MYB转录因子家族成员的挖掘及鉴定[J].中国中药杂志，2023，48(8)：2103

曾丽月，刘红斌，杨敏，等.叶面喷施钛微肥对三七生长及药材质量的影响[J].中药材，2023，46(4)：806

曾秒，谢孟君，祝子喻，等.不同产地赤芝药材的质量分析[J].中草药，2023，54(21)：7193

翟宇佳，戴俊利，刘幸，等.潞党参道地性形成相关转录因子筛选及表达分析[J].中国中药杂志，2023，48(21)：5779

张迪，侯扬威，张岩岩，等.不同复配叶面肥对箭叶淫羊藿黄酮类成分的影响[J].时珍国医国药，2023，34(6)：1461

张芳，陆瑞华，傅焕哲，等.基于AFLP分子标记的我国不同生态栽培产区枸杞资源遗传多样性分析[J].中草药，2023，54(18)：6074

张瑾，王珑静，罗婕，等.基于当前气候背景下我国桑的适宜性区划研究[J].成都中医药大学学报，2023，46(1)：75

张俊，于涵，李召辉，等.基于SSR-HRM技术的4种药用天麻变型遗传多样性及遗传结构分析[J].中草药，2023，54(9)：2898

张晴，白惠茹，张鑫，等.不同种源北沙参香豆素含量及关键酶基因表达量差异研究[J].中药材，2023，46(7)：1708

张爽，王谦博，郭盛磊，等.基于转录组测序揭示光质对刺五加实生苗基因表达的调控作用[J].中草药，2023，54(15)：4973

张鑫，崔潇轩，郑玉光，等.促进黄芩愈伤组织中黄酮类成分积累内生真菌的筛选及分子鉴定[J].中国中药杂志，2023，48(18)：4974

张瑜，杜晨晖，詹海仙，等.桔梗叶绿体比较基因组学分析及系统发育研究[J].中草药，2023，54(15)：4981

张红瑞，李鑫，陈振夏，等.基于SSR分子标记的裸花紫珠种质资源遗传多样性分析及DNA指纹图谱构建[J].中草药，2023，54(12)：3971

张红瑞，孟盼盼，张义珠，等.不同生育时期黄精种子生理及萌发特性的研究[J].时珍国医国药，2023，34(2)：419

张际昭，邱远金，赵亚琴，等.新疆紫草根际环境与药材药效成分含量相关性研究[J].中国中药杂志，2023，48(22)：6030

张佳琪，刘晓冉，陈佳茜，等.参与连翘苯丙烷合成途径的WRKY转录因子的筛选与鉴定[J].中草药，2023，54(18)：6055

张李兵，李静，陶无恙，等.鸢尾糖基转移酶编码基因ItUGT349和ItUGT419克隆及特性研究[J].中草药，2023，54(1)：254

张孟容，郭敏娜，孙靓，等.基于优化MaxEnt模型的山西省黄精产地适宜性区划研究[J].山西中医药大学学报，2023，24(2)：216

张明英，李依民，程文萍，等.基于通用DNA条形码序列的黄精属药用植物分子鉴定[J].中草药，2023，54(1)：235

张武君，刘保财，陈菁瑛，等.福建太子参黑斑病病原菌鉴定及生物学特性研究[J].中国中药杂志，2023，48(10)：2732

张熙萍，肖聪，孙静贤，等.云南省会泽县野生川续断资源分布特征及蕴藏量[J].中药材，2023，46(9)：2149

张翔宇，陈晓芳，柳敏，等.不同栽培模式重楼内生真菌、根际真菌多样性与环境因子关联性研究[J].中药材，2023，46(6)：1353

赵苓云，李宇，闫加力，等.氮、磷、钾配施对恩施地区粉葛产量与质量的影响及肥料效应[J].中药材，2023，46(9)：2123

赵鹏宇，赵威，侯智扬，等.黄背草与2种菅属植物叶绿体基因组特征比较及系统发育分析[J].中草药，2023，54

(10):3261

赵艳丽,赖佳辉,蔡吹,等.生长年限对滇重楼中甾体皂苷活性成分和生物量积累的影响[J].中草药,2023,54(21):7156

赵泽源,魏欣欣,张明旭,等.内蒙古自治区第四次与第三次全国中药资源普查药用植物资源物种变化分析[J].中国现代中药,2023,25(12):2453

钟早荣,王镜琰,温远丽,等.中国香榧的资源开发研究及产业化对策[J].浙江农业科学,2023,64(12):3020

周佳,罗鸣,许佳伟,等.半夏叶斑病病原菌的鉴定、生物学特性及其有效杀菌剂研究[J].中药材,2023,46(3):562

周笑,步园园,陈建桦,等.外源褪黑素对干旱胁迫下越南槐幼苗生长及生理特性的影响[J].中药材,2023,46(10):2408

周永逸,陈海杰,薛佳,等.基于多元活性成分同时测定结合多元统计分析评价不同产地金钱草药材的质量[J].中国中药杂志,2023,48(17):4663

朱艳霞,姜建萍,郭晓云,等.药用植物青葙全长转录组测序分析[J].中国现代中药,2023,25(7):1463

朱志鹏,虞健翔,沈敏,等.非生物胁迫下耳叶牛皮消荧光定量 PCR 内参基因的筛选[J].中药材,2023,46(10):2430

庄得凤,贾俊英,郭园,等.赤芍干物质、芍药苷含量与不同花色植株形态特征的相关性研究[J].时珍国医国药,2023,34(5):1203

庄得凤,贾俊英,李志军,等.不同花色芍药植株光合特性比较研究[J].中药材,2023,46(2):303

庄洁旋,陈浪,张丹华,等.不同化州柚品系新橘皮糖苷合成关键酶基因的差异表达分析[J].中药材,2023,46(8):1850

邹建珍,胡晓晨,李依民,等.掌叶大黄转录组测序及蒽醌类合成关键酶基因差异表达分析[J].中草药,2023,54(7):2217

（二）中药质量评价

【概述】

2023年度中文期刊发表与“中药材质量评价”相关的文献360余篇，其中质量标志物预测与研究相关文献48篇。本年度在中药材质量评价、控制研究思路与策略、技术方法等方面取得新进展。

1. 高品质道地药材科学内涵及其道地性评价研究

中药材来源由野生转为栽培是导致药材质量降低的主要原因。动植物的基本代谢是相同的，次生代谢产物的生态作用与药材活性成分药理作用的生物学本质是一致的，在逆境胁迫状态下次生代谢产物具有较高的药理活性，药材质量最佳。孟祥才等基于上述分析，围绕种质、环境和生产加工三方面，论述了高品质道地药材及质量形成的科学内涵：①种质。种质是生物体亲代传递给子代的遗传物质，它往往存在于特定品种之中。优质道地药材是以特化的种质为前提，种质是决定药材质量的生物学基础。②环境。环境是提高药材质量的基本条件，逆境通过活性氧操控次生代谢，增加次生代谢含量和高活性成分比例，从而提高药材质量；环境与种质是自然条件下形成的一对固有组合，并非孤立存在，因此对于野生药材来说，产地对质量的影响并非仅仅是环境，种质也是其中的主要因素。③加工过程。加工过程是利用植物细胞具有全能性和完整的次生代谢系统，在干燥过程中对新鲜药材部位实施逆境胁迫，短时间内提高次生代谢含量。高品质道地药材不仅主要成分含量较高，而且高活性成分含量也较高，从而保证了较高的疗效。“组分结构理论”认为道地药材的物质基础是各组分之间、组分内具有稳定的配伍配比关系，这可能就是高品质道地药材的高含量活性成分与高活性成分之间的配比关系。基于此，凝练形成高品质道地药材科学内涵：通过特化的种质为优质药材生产提供物质基础；逆境通过活性氧调节次生代谢来增强植物的适应能力，从而提高药材的质量，逆境是提高药材质量的基本条件；加工过程是通过人为干扰，使新鲜药材处于逆境胁迫条件之下提高药材质量。次生代谢产物的生态作用与活性成分药理作用机制是一致的，优质道地药材不仅主要成分含量较高，而且高活性成分含量也较高，从而保证了较高的疗效(图1)。根据高品质药材形成机制，在栽培条件下通过从上游人为调控次生代谢可实现多成分共同升高，是提高栽培药材质量的一个重要途径。

蒋文慧等通过对广东阳春、广西宁明、福建长泰、云南西双版纳4个产地40批次阳春砂药材挥发油中樟脑、龙脑、乙酸龙脑酯，水提取物中槲皮苷的含量，以及影响药材质量的水分的含量为指标的综合评价，判断阳春砂药材的道地性；根据熵权TOPSIS法计算的不同批次阳春砂综合得分排名可知，产地为广东省阳春市的药材均排名在前15，排名较后的样品药材则多产于广西宁明、福建长泰、云南西双版纳，说明产于广东省阳春市的砂仁质量较好，结合5个指标的含量结果提示阳春砂的道地产地为广东省阳春市，其他地区引种的阳春砂药材质量均不及道地产区的药材，提示应结合气候及地理环境因素综合分析阳春砂药材引种的合理性。王一凯等建立了一种基于UPLC-Qrbitrap-HRMS技术及分子网络技术联合应用的方法，可快速识别薤白中皂苷成分，进而对不同产地薤白药材的道地性进行评

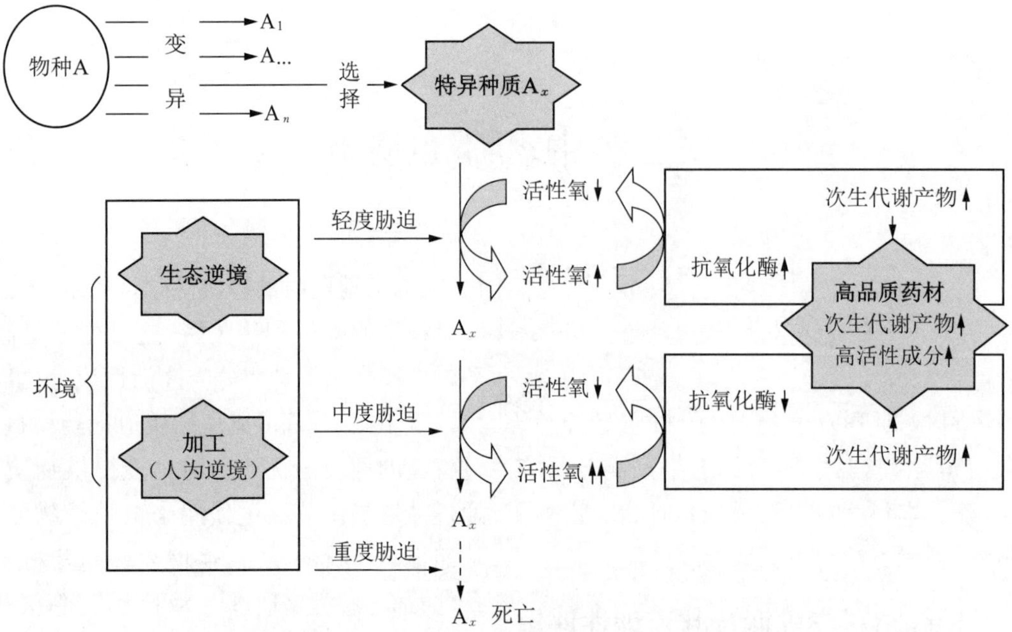

图 1　高品质道地药材科学内涵

价；该方法根据皂苷成分的保留时间、高分辨质谱精确质量数及多级串联质谱碎片等信息，对薤白皂苷成分进行归属和鉴定；应用 OPLS-DA 分析对吉林、山西、湖北、陕西、河南和江西的 48 批薤白药材的皂苷成分进行多元统计分析，根据 VIP 值及单向方差筛选道地性特征差异皂苷成分。结果：创建了呋甾型和螺甾型皂苷的分子网络，初步归属和鉴定薤白中 33 个皂苷成分，包括 25 个呋甾型、6 个螺甾型、2 个四环三萜型；经多元统计分析共筛选出道地性特征差异皂苷 8 个。

2. 基于"质-量"双标的中药材质量评控方法

孟宪生等为了完善中药质量科学评控方法和减轻中药复杂体系质量评控成本，提出中药"质-量"双标评控方法的研究思路。即在进行中药质量评控时，通过 HPLC 技术建立基于对照药材的特征图谱，将其与供试药材图谱进行相似度评价来辨别药材的真伪，即"质"；通过保留时间稳定且价格低廉、易获得的内标物质，计算供试药材特征峰化学成分的相对含量，即"量"（图 2）。

赵淼等对收集于 5 省 9 产地的白芍药材，采用 HPLC 技术建立了以对照药材为基准物质的定性和不依赖多种对照品定量的白芍药材"质-量"双标控制方法。以对照药材为基准物质建立的白芍对照药材特征图谱，共标定 16 个共有峰，通过 Q-TOF-MS 技术，鉴定出了共有色谱峰中的 8 个化学成分（儿茶素、没食子酰芍药苷、没食子酸、氧化芍药苷、没食子酸甲酯、芍药内酯苷、芍药苷、苯甲酰芍药苷），将其与供试药材图谱进行比对来辨别药材的真伪；以"芍药苷"为内标成分对特征峰化学成分进行相对定量来区分药材的优劣。贾梦楠等对收集于 10 省 10 产地的甘草药材，采用 HPLC 技术建立了以对照药材为基准物质的定性和不依赖多种对照品定量的甘草药材"质-量"双标控制方法。以对照药材为基准物质建立的甘草特征图谱，确定了 10 个共有色谱峰，通过 Q-TOF-MS 技术，鉴定出共有峰的 5 个化学成分（芹糖甘草苷、甘草苷、芹糖异甘草苷、异甘草苷、甘草酸），以对照药材和供试药材特征峰的相似度，明确了药材真伪；对内标成分"甘草酸"进行准确定量，以"甘草酸"为内标成分，计算了不同批次供试品中各特征峰的相对含量，取"平均数－标准差"作为特征峰化学成分相对于内标物质化学成分的相对含量

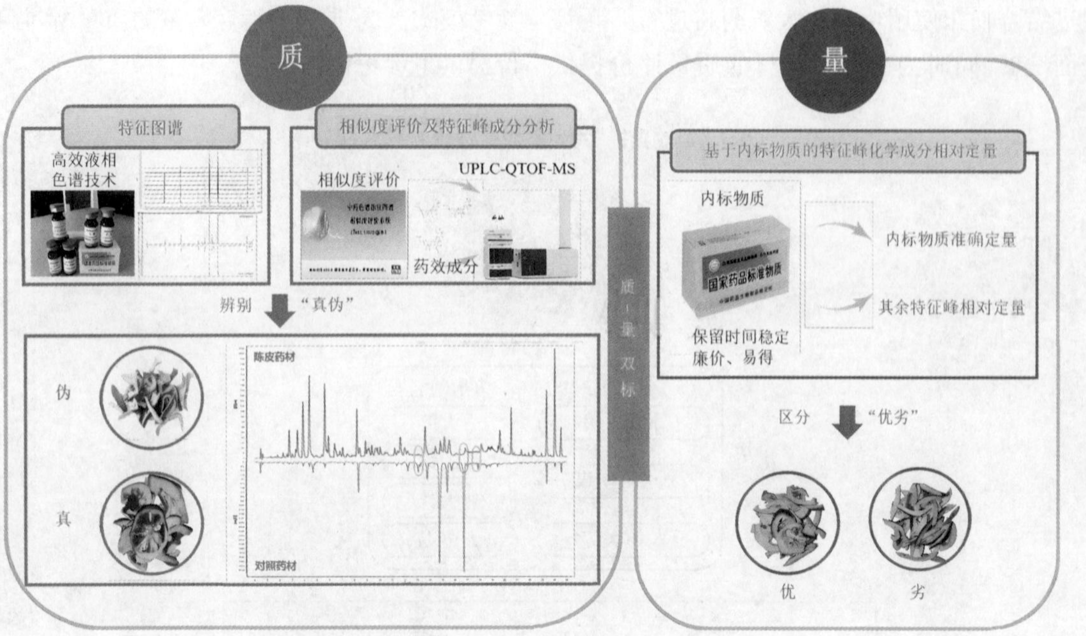

图 2　基于"质-量"双标的中药材质量评控方法

下限，依据特征峰相对含量下限明确甘草药材优劣。李晓晨等对收集于 5 省 8 产地的当归药材，采用 HPLC 技术建立了以对照药材为基准物质定性和不完全依赖对照品定量的当归药材"质-量"双标控制方法。建立的当归对照药材的特征图谱，共标定 15 个共有峰，通过 Q-TOF-MS 技术，鉴定出共有峰的 4 个化学成分(绿原酸、阿魏酸、洋川芎内酯Ⅰ、藁本内酯)，将其与供试药材图谱进行比对来辨别药材的真伪；采用内标物质"阿魏酸"对特征峰化学成分进行相对定量来区分药材的优劣。张强等基于双波长等基线差示融合图谱，对收集于 9 省(自治区)10 产地的黄芩药材采用 HPLC 技术建立了以对照药材为基准物质的定性和不依赖多种对照品定量的黄芩药材"质-量"双标控制方法。以对照药材为基准物质建立的黄芩特征图谱，共确定了 11 个共有特征峰，通过 Q-TOF-MS 技术，鉴定出共有特征峰中 8 个化学成分(黄芩苷、汉黄芩苷、黄芩素以及汉黄芩素、千层纸素苷、芹菜素、黄芩黄酮Ⅱ以及千层纸素 A)，通过对照药材和供试药材特征峰的相似度，可明确药材真伪，以"黄芩苷"为内标成分，计算不同批次供试品中各特征峰的相对含量，取"平均数－标准差"作为特征峰化学成分相对于内标物质化学成分的相对含量下限，依据特征峰相对含量下限明确黄芩药材优劣。

3. 基于"异效异标"的中药材质量评价新模式

中药往往是多功效的，而不同功效对应的药效物质、含量限度是不尽相同的，但质量评价指标和标准却未有区别。目前《中国药典》(2020 年版)对大黄药材质量控制的标准，主要以大黄素、大黄酸、大黄酚、芦荟大黄素、大黄素甲醚的总量不得少于 1.5%的含量指标来进行控制。然而这 5 个成分均非大黄泻下作用的主要活性成分。但是大黄具有多种功效，不同功效的发挥对应的药效物质基础往往不同。因此即使是定量检测了其中某一个或几个化学成分，也难以实现对其质量全面客观的评价。因此，建立符合大黄药材特点的质量评价和控制新方法，对促进结合临床使用功效的大黄药材质量评价的全面提升具有重要意义。杨琬卿等基于上述分析，以及大黄多基原、多功效、多炮制品的特点，对其化学组成和药理活性的联系进行总结，提出建立以"异效异标"为核心的中药材品质评价新模式(图 3)，以期促进结合临床使用功效对大黄药材进行质量评价的全面发展，同时为其他中药材的质量评价提供参考模式。为进一步完善大黄的质量标准和品质评价提供了参考依据。

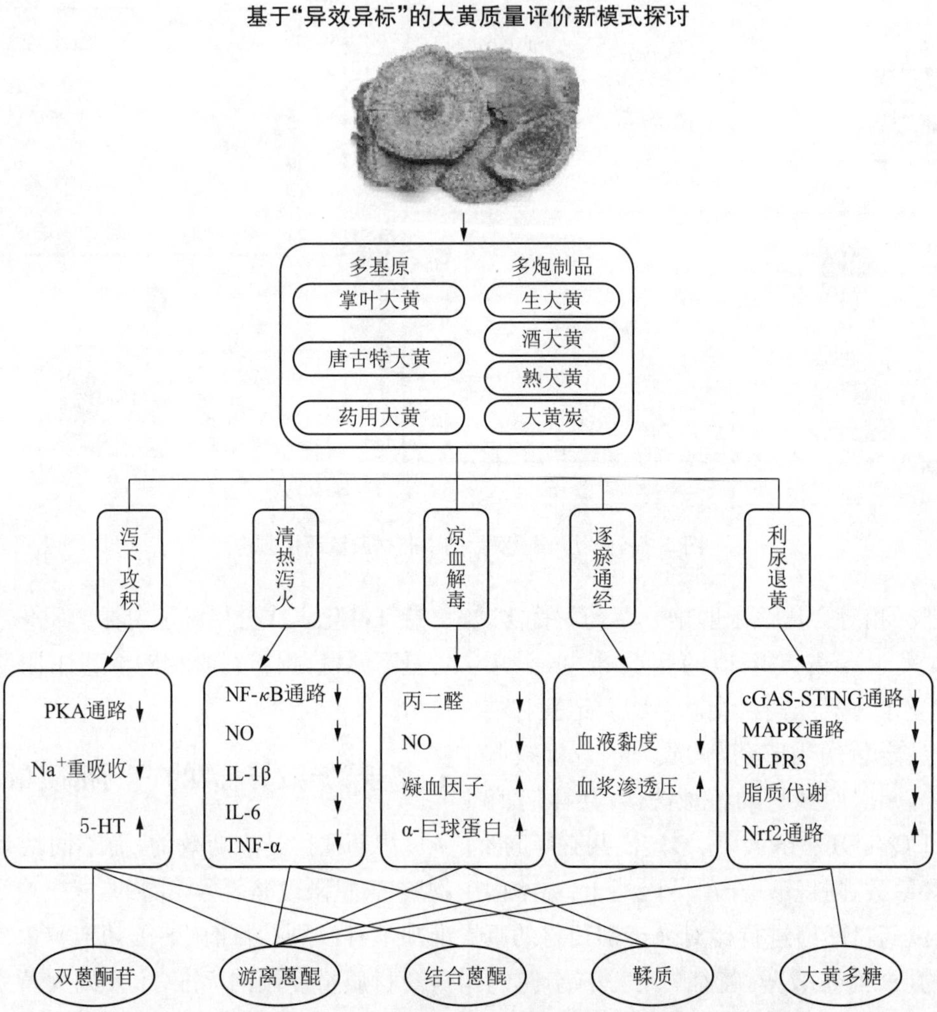

图 3　多基原、多功效、多炮制品大黄的质量评价思维导图(原图仿绘)

4. 基于 TLC-EFISI-MS/UPLC-Q-TOF-MS 联用技术中药材专属性鉴别

卢文旭等基于 TLC 和 TLC-EFISI-MS^n 联用技术，建立了霍山石斛专属性的 TLC 鉴别方法。采用 TLC 法发现霍山石斛的专属性斑点，利用 TLC-EFISI-MS^n 联用技术进一步对专属性斑点进行快速结构解析，初步鉴定该斑点为黄酮类化合物芹菜素-6-C-α-L-鼠李糖基-(1→2)-β-D-葡萄糖苷-8-C-α-L-阿拉伯糖，为霍山石斛的专属性成分。通过霍山石斛TLC 上的专属性斑点可实现霍山石斛与铁皮石斛、紫皮石斛等 13 种石斛属植物的区分，且能够将霍山石斛粉中掺混 20%以上的铁皮石斛粉鉴别出来。李玲等基于 UPLC-Q-TOF-MS 结合多元统计学方法，筛选出林下山参、园参、红参与西洋参等 4 种参中 18 种人参皂苷类的主要差异性成分；基于近红外光谱(NIRS)技术与多元统计学方法，采集 4 种参粉末的近红外光谱(NIRS)，通过 OPLS-DA，构建了 4 种参粉末的快速无损判别模型，为生产及市场上不同参品的掺假鉴别提供了有力的技术支撑。

5. 基于大数据与模式识别技术中药材品质的快速评价研究

张立军等收集陕西省安康市食品药品检验检测中心2015～2020年抽检样品中采用《中国药典》(2015年版)检测的130批次北柴胡药材(包括北柴胡及其炮制品、不合格品,均为全检)6项指标[水分、灰分、酸不溶性灰分、浸出物、柴胡皂苷a和d总量及茎秆占比(中心内部规定茎秆占比不得超过10%)]检测数据,采用NIRS分析技术、化学计量法及数学建模方法对北柴胡药材各项检测数据进行模式识别研究,建立了北柴胡药材快速溯源分析模型、含量预测模型、药材品质综合评价指数(F_q)计算方法与等级划分数据库,并应用模型完成了对20批次北柴胡药材的快速检测,为中药材品质的科学监管提供新思路。

6. 基于活性成分比例一致性中药材规格等级质量评价研究

中药材商品规格等级是中药市场交易过程中自然形成的一种标准。现在白芷药材规格等级划分主要依靠颜色、切面纹路、大小等外观性状,但据研究表明通过单一的外观性状鉴别并不能全面鉴定药材质量。有研究发现大部分白芷的指标成分及部分活性成分的含量比例三等品>二等品>一等品,是因为白芷指标成分及大部分活性成分主要存在于韧皮部,而白芷商品等级以大小区分,三等品及二等品的白芷药材较细并且须根较多,因为韧皮部所占总体比例较高,导致活性成分含量较高,使得活性成分含量分析与传统的药材等级不相符。孙国志等基于以上研究与分析,提取78篇文献中的1 297个白芷药材样本中7种有效成分(欧前胡素、异欧前胡素、氧化前胡素、佛手柑内酯、水合氧化前胡素、白当归素、花椒毒酚)的含量数据,对符合《中国药典》(2020年版)质量标准的1 118个样本进行各有效成分含量比例一致性分析。结果显示,各个香豆素类有效成分与标志性成分欧前胡素含量比值在一定范围内波动,例如异欧前胡素和欧前胡素含量比值在0.08～1.08,氧化前胡素和欧前胡素含量比值在0.02～2.00,佛手柑内酯和欧前胡素含量比值0.02～0.29,含量比值在范围之外的白芷药材一般为不合格药材。将各个香豆素类有效成分与标志性成分欧前胡素含量比值作正态分布曲线,发现各含量比值以均数为中心呈正态分布,例如异欧前胡素和欧前胡素含量比值以0.451为中心,氧化前胡素和欧前胡素含量比值以0.719为中心,佛手柑内酯和欧前胡素含量比值以0.090 3为中心,越靠近中心则含量比值越稳定,药材质量越好。该法通过兼顾外观性状指标和化学质量指标,从有效成分的种类、组分比例和含量三个角度评价白芷药材质量,为综合评价白芷药材的规格等级提供了参考。

7. 基于"辨状论质"理论中药材外观性状与内在成分含量相关性研究

1994年谢宗万根据"辨证论治"是中医理论结合实际治病原则的精髓,提出了中药品种传统经验鉴别的精髓在于"辨状论质"的论点,其内涵是根据药材外观性状所表现出来的特点,来判断药材的真伪优劣。唐进程等基于"辨状论质"理论,采用质构仪、分光测色仪和电子舌、HPLC法测定唐古特大黄根和根状茎的4项外观性状指标,以及15个药效成分指标,并将外观性状指标与药效成分含量进行相关性分析和聚类分析。结果显示,外观性状与药效成分含量相关性趋势在根和根状茎中基本一致。整体来看,根和根状茎的粗度和硬度越大、颜色偏橙色且暗[明度值(L^*)小,红色值(a^*)、黄色值(b^*)大]、苦味越小,药材中的没食子酸、番泻苷A、番泻苷B、大黄酸、大黄素及总蒽醌含量越高。不同的是,大黄酚、大黄素甲醚均在颜色偏橙色(a^*、b^*大)的根中含量较高,大黄酚在颜色偏黄色(a^*小、b^*大)的根状茎中含量较高,大黄素甲醚在颜色偏褐色(a^*、b^*小)的根状茎中有较高含量。研究证实唐古特大黄外观性状指标(粗度、硬度、颜色、苦味大小)可作为"辨状论质"判断大黄质量的依据,且传统认为的根茎粗大、质坚实、颜色棕红或黄色为佳可以在根和根状茎的内在质量中得到体现，但传统认为的“味苦为佳”未在本研究中得到证实。冯佳鑫等采用色差仪测定了 23 批茅苍术、北苍术的三色空间值（明暗色度值 L^*、红绿色度值 a^*、黄蓝色度值 b^*），建立基于色度量化值的可区分茅苍术、北苍术的定性识别模型；采用 HPLC 法测定 23 批药材样品中白术内酯Ⅱ、β-桉叶醇、苍术素、苍术酮 4 种倍半萜类、聚炔类有效成分的含量；采用 PCA 和 PLS-DA 分析，以三色空间值为对象，建立区分茅苍术、北苍术的定性识别模型；通过 SPSS，对色度值与上述 4 种指标成分含量进行相关性分析，结果显示，构建的 PCA 和 PLS-DA 识别模型可以将茅苍术与北苍术分成 2 个区域，茅苍术、北苍术的颜色与 β-桉叶醇、苍术素等成分含量具有正相关性。所构建的 PCA 和 PLS-DA 模型可以成功鉴别茅苍术与北苍术，其外观色泽可快速预测苍术药材内在品质。张玲等依据本草记载“木瓜，质地坚实，味酸者为佳”，“酸味”是木瓜质量评价的一个重要特征，采用电位滴定法测定木瓜中总有机酸的含量；采用 LC-MS 技术测定 12 种有机酸含量；运用电子舌技术测定 20 批木瓜样品水提液和 10 种有机酸的味觉信息值，采用皮尔逊相关性分析法分析木瓜酸味值与有机酸成分的相关性。结果显示，不同来源木瓜有机酸含量和味觉信息值有明显差异。有机酸仅有柠檬酸、苹果酸等呈现酸味，木瓜酸味值与总有机酸含量呈正相关，与苹果酸、柠檬酸、莽草酸含量呈显著性正相关，与富马酸、绿原酸、奎宁酸和原儿茶酸含量呈正相关。构成木瓜酸味的主要有机酸为苹果酸、奎宁酸、柠檬酸、莽草酸和绿原酸。王晶晶等应用 CIE $L^* a^* b^*$ 色差法原理定量茎粉末色泽，应用 UPLC 技术测定铁皮石斛甘露糖含量，应用 R 软件及 SPSS 进行相关性及聚类分析，建立了一套 UPLC-TUV 快速分离及测定铁皮石斛甘露糖的方法，可在 8 min 内使甘露糖快速出峰且完全分离，比传统 HPLC 方法快 3～10 倍；铁皮石斛甘露糖含量与茎粉末明暗色度 L^*、黄绿色度 b^* 以及总色差 E^*ab 存在极显著负相关关系（$P<0.01$），说明其茎粉末 L^* 值越小即偏暗黄且 b^* 值越小即偏黄棕时甘露糖含量越高（13.5%～28.9%），偏浅黄色或浅绿色时甘露糖含量越低（6.4%～12.6%）。色差原理可作为判断和评价铁皮石斛种质资源的甘露糖含量范围及品质的参考依据。

8. 中药材显微特征指数与活性成分相关性研究

谢景等对 6 省 58 批次茯苓药材采用容量分析法测定显微特征指数；采用热浸法、紫外分光光度法、HPLC 分别测定醇溶性浸出物、水溶性浸出物、多糖以及去氢土莫酸、猪苓酸 C、去氢茯苓酸 3 种三萜类活性成分含量；通过相关分析、PCA 分析，评估其显微特征指数在评价药材品质的可行性。结果显示，以称样量 30 mg、粉碎粒度 120 目为茯苓显微特征定量方法最优条件，不同产地间茯苓显微特征指数（茯苓团块数）存在较大差异，范围 85.50～145.50 千个/mg，与醇溶性浸出物、水溶性浸出物呈显著正相关（$P<0.05$），与猪苓酸 C 呈极显著正相关（$P<0.01$）。经 PCA 分析，茯苓各指标品质评价贡献大小依次为：显微特征指数＞浸出物＞三萜类成分＞多糖。茯苓显微特征指标是药材固有属性，是评价药材品质的重要指标。徐雅静等对 5 省 30 批次滇黄精药材采用容量分析法测定显微特征指数；采用 UV 法测定总多糖和总皂苷含量，并将得到的数据进行相关性分析，初步建立了一种基于草酸钙针晶、导管显微特征指数测定的滇黄精质量评价新方法及技术。结果显示，滇黄精中的显微特征草酸钙针晶、导管数量与其总皂苷含量存在显著的相关性，而与总多糖含量则无相关性。

9. 中药材有效成分含量与时空差异相关性研究

毛佩芝等将采集于不同纬度 21 个产地与采集于南京不同季节的中华大蟾蜍毒液样本，进行含水量和 7 种主要蟾毒配基类成分的定量分析，考察纬度产地与采样时机对中华大蟾蜍毒液中蟾毒配基类成分含量变化的影响，探索差异之间的内在关系。结果显示，产地上，纬度越高毒液中蟾毒配基类成分含量越高，即越冷地方蟾蜍毒液越好，而季节上，越热的时候蟾蜍毒液越好。显然，冷热对蟾蜍毒液的影响，在空间与时间上表现相反。提示从蟾蜍生存角度看，蟾蜍毒液成分含量变化的根本原因是其适应环境的进化结果；蟾酥原料质量下降的主因是全球气温变暖，需要引起高度重视。

10. 基于中药材谱-效关系中药材质量控制研究

何江等采集24批次佛手药材的指纹图谱，在对照图谱相似度评价均大于0.880的基础上，结合聚类热图及PCA分析对指纹图谱数据进行研究；采用DPPH自由基和ABTS自由基清除法评价佛手24批次样品的抗氧化活性；通过灰色关联度法对24批次佛手共有峰与其抗氧化能力指标进行关联性分析，综合评价筛选有效成分。结果：从24批次佛手样品指纹图谱中确定了17个共有峰，通过对照品比对法指认了其中10个化合物；采用HPLC指纹图谱与抗氧化活性相关联，建立谱-效关系，为挖掘佛手的有效成分以及药材质量控制提供参考。邹淑君等运用HPLC-ELSD测试分析15批次辽东楤木叶总皂苷，并建立了辽东楤木叶HPLC指纹图谱，确认了28个共有峰，指认并归属其中5个峰成分。采用MTT法测试楤木叶总皂苷和单体皂苷对人肺腺癌A549细胞、人肝癌SMMC-7221细胞、人结肠癌HT-29细胞的抑制作用，各批次楤木叶总皂苷抗肿瘤作用的半数抑制浓度(IC_{50})为7.39～79.13 mg/L，其中，黑龙江凤凰山7月的样品抗肿瘤效果最佳。用灰色关联法分析指纹图谱峰与抗肿瘤作用之间的关系，表明28个共有峰成分与抗肿瘤活性的关联度为0.469 2～0.810 3，其中10个成分与抗肿瘤活性间的关联度大于0.70，8个成分与抗肿瘤活性间的关联度小于0.60。图谱中有2个峰成分在各批次药材中含量都相当大，但谱-效关联度却很小。5个已知的峰成分中，楤木皂苷TTP和楤木皂苷Ⅴ抗肿瘤作用的IC_{50}均小于190 mg/L，楤木皂苷Ⅳ、Ⅵ、Ⅶ抗肿瘤作用的IC_{50}均大于200 mg/L。辽东楤木叶HPLC指纹图谱及抗肿瘤相关性分析可以为辽东楤木叶的质量评价提供参考。若从已知的5种楤木皂苷中挑选质量控制成分，楤木皂苷TTP和Ⅴ要优于楤木皂苷Ⅳ、Ⅵ、Ⅶ。

11. 不同生长年限对中药材质量的影响

刘梅清等对采自甘肃瓜州沙地种植的不同生长年限(3年生、4年生、5年生)甘草根及根茎，采用HPLC法测定甘草苷和甘草酸含量，采用UV法测定甘草总黄酮含量，运用中药色谱指纹图谱相似度评价系统(2012.1版)对HPLC指纹图谱进行共有峰确定和相似度评价；运用OriginPro软件(2021版)对含量测定结果进行3D绘图分析；运用SPSS Statistics 25统计学分析软件对样品进行聚类分析。结果：不同生长年限栽培甘草HPLC指纹图谱共匹配24个共有峰成分，样品间相似度为0.917～0.991；3D绘图分析结果显示，不同生长年限栽培甘草质量排序为3年沙地＞5年沙地＞4年沙地；聚类分析结果可将不同生长年限栽培甘草样品完全区分。朱新焰对采自云南安宁、浙江台州、贵州安龙3地9批次不同生长年限(2～4年生)的白及药材样品，采用HPLC法测定militarine的含量。结果显示，不同生长年限白及中militaeine成分含量以4年生最高，3年生的次之，2年生则最低，以3年及以上生长年限的白及作为药材原料具有一定的科学性。王河山等采用UPLC-MS/MS法对6种生物碱即胡蔓藤碱丙、钩吻碱甲、钩吻素子、钩吻素己、钩吻绿碱、胡蔓藤碱乙进行定量分析，比较了4批不同生长年限(1～4年)钩吻(*Gelsemium elegans* Benth.)茎中6种生物碱含量。结果显示，1～4年生钩吻茎中除胡蔓藤碱丙外，钩吻碱甲、钩吻素子、钩吻素己、钩吻绿碱、胡蔓藤碱乙等含量均随着生长年限的增长而增加，6种生物碱总量也呈现上升趋势。

12. 基于指纹图谱/特征图谱结合一测多评中药材质量评价与控制

李振雨等收集 12 批穿心莲药材，采用 UPLC 法建立穿心莲药材特征图谱，确定 12 个特征峰，经高分辨质谱分析和对照品比对，指认出其中 7 个成分(绿原酸、木犀草素-7-*O*-*β*-D-葡萄糖醛酸苷、芹菜素-7-*O*-葡萄糖醛酸苷、穿心莲内酯、新穿心莲内酯、14-去氧穿心莲内酯、脱水穿心莲内酯)；以穿心莲内酯为参照，建立新穿心莲内酯、14-去氧穿心莲内酯和脱水穿心莲内酯的一测多评法，并与外标法测定结果比较，相对偏差在 5.0%以内，表明该方法准确性良好。左递军等对 15 批栽培 2 批野生 2 批市售维药雪白睡莲花药材采用 HPLC 法建立了指纹图谱，并明确了 11 个共有峰，对 7 个共有峰进行了指认；2 批市售图谱与 S16 图谱相似度为 0.568 和 0.730，说明栽培和野生睡莲花药材与市售样品之间化学信息差异较大。PCA、CA、PLS-DA 分析结果证明了这一结论。以没食子酸为内参物建立的没食子酸甲酯、睡莲酚、老鹳草素、鞣花酸、烟花苷和 1，2，3，4，6-五没食子酰葡萄糖等 6 种成分一测多评含量测定结果与外标法测定结果接近。张梦奇等收集 30 批西红花药材，采用 UPLC 法建立西红花药材的 UPLC 指纹图谱，确定了 11 个共有峰，指认苦番红花素，西红花苷-Ⅰ，西红花苷-Ⅱ，西红花苷-Ⅲ，西红花苷-Ⅳ等 5 种化学成分；并建立了以西红花苷-Ⅰ为内参物，测定苦番红花素及苦番红花素、西红花苷-Ⅱ、西红花苷-Ⅲ、西红花苷-Ⅳ等 4 种西红花苷类成分的一测多评法；应用 CA、OPLS-DA 分析了药材样品的质量差异性，结果：30 批西红花药材可聚为 4 类，并呈现一定的产地规律性；OPLS-DA 共确定 5 种西红花差异性成分，变量重要性投影(VIP)值从大到小依次为峰 8>峰 9>峰 11>峰 10(西红花苷-Ⅲ)>峰 2。5 种成分的 $f_{s/i}$ 的 RD 均低于 2.0%，且不同色谱柱、色谱仪、流速和柱温对 $f_{s/i}$ 影响较小(RSD 均<2.0%)。与外标法结果的相对平均偏差均小于 2.0%，无显著差异($P>0.05$)。

13. 基于“传统＋分子生物学”联用技术中药材品种鉴定

四数九里香为芸香科九里香属植物，其干燥叶和带叶嫩枝有祛风解表、行气止痛、活血散瘀的功效。周永福等采用“传统＋分子生物学”联用技术：即在传统鉴定评价的基础之上，再采用 DNA 试剂盒提取样本 DNA，结合九里香属植物 ITS2 基因序列设计引物，对样本进行 PCR 扩增，对所得产物进行双向测序，测序结果与 GenBank 中的九里香属植物 ITS2 基因序列进行比对，采用 Mega 6.0 软件计算序列间的遗传距离 K2P，采用邻接法构建 NJ 树，进一步对样本进行鉴别。结果显示，检测样本与九里香属植物 K2P 遗传距离介于 0.017~0.048 之间，其中与四数九里香(*Murraya tetramera*)K2P 遗传距离最小为 0.017，采用邻接法构建的系统树显示九里香属植物具有较好的单系性，均分别独立聚为 1 个分支，可以显著区分九里香属植物，检测样本与四数九里香(*Murraya tetramera*)聚为一支。ITS2 基因序列分析结果与传统评价结果相互佐证鉴定四数九里香，为云南华宁产四数九里香的分类学研究提供科学线索。

14. 消食类中药质量评控新方法

胡云瑶等以山楂、六神曲、麦芽、谷芽为研究对象，筛选适宜消化酶种类；采用“质反应平行线法”建立基于酶活性的生物效价测定法，测定了 10 个批次各药物的生物效价；最后采用营养糊黏度测定法验证不同效价各药降低黏度的活性差异，评价酶活力效价与药物质量的相关性。结果：蛋白酶、脂肪酶与淀粉酶活力测定方法的吸光度与产物质量浓度有良好线性关系，r^2 均大于 0.99；结合实验结果与传统论述，山楂善消肉积且蛋白酶活力效价系数为效价综合系数中的最大值，六神曲善消谷麦酒积但脂肪酶活力效价系数为效价综合系数中最大值，麦芽、谷芽善消淀粉食积且淀粉酶活力效价系数为效价综合系数中的最大值，故山楂、六神曲、麦芽和谷芽分别选取蛋白酶、脂肪酶、淀粉酶做标准酶。实验所用供试品制备方法的量效曲线与阳性药胃蛋白酶片相似，重复性、精密度及中间精密度考察结果均符合要求；各药10批样品的效价差异较大，山楂蛋白酶活力效价为175.40～330.66 U/mg，六神曲脂肪酶活力效价为187.36～858.61 U/mg，麦芽淀粉酶活力效价为6.18～19.35 U/mg，谷芽淀粉酶活力效价为1.87～7.79 U/mg。验证实验结果显示，各药样品对应效价越高，营养糊黏度降低越明显，表明酶活力效价与药物质量有较高相关性。该法可用于反映部分消化类中药的质量优劣，可为消食类中药的质量标准研究提供参考。

（撰稿：陈建伟　审阅：彭代银）

【中药材基原物种及其混伪品DNA条形码分子鉴定】

以PCR为基础的DNA分子标记和DNA序列标记技术在中药材基原及其混伪品鉴定方面持续发挥重要作用。2023年度在中药材DNA分子鉴定方面取得新进展的植物类药有：刺五加、前胡、北柴胡、北苍术、黄精、石菖蒲、天麻、海风藤、鸡血藤、桑白皮、辛夷、萱草花、翻白草、金线莲等植物药及其近缘种或混伪品的鉴定，动物类药有：水蛭（蚂蟥）、拟黑多刺蚁、全蝎、蟾衣、蕲蛇、乌梢蛇、金钱白花蛇、蛤蚧及其混伪品的鉴定。按技术方法分为：PCR-RFLP技术、特异性PCR技术、ITS2序列DNA条形码技术、cpDNA *psb*A-*trn*H序列差异分析、特异性DNA条形码技术、DNA熔解曲线分析技术、多重连接探针扩增-高分辨熔解法、*CO* Ⅰ序列DNA条形码技术和PCR-免疫胶体金试纸条快速鉴定法。

1. 基于PCR-RFLP技术

石菖蒲及饮片掺混藏菖蒲　杜晓伟等对石菖蒲和藏菖蒲的ITS序列酶切位点进行比对分析，选择藏菖蒲的特异性酶切位点AluI，设计PCR-RFLP反应引物，优化了影响PCR-RFLP反应的退火温度、引物浓度、循环数、酶切时间等条件，并应用建立的PCR-RFLP鉴别方法对9批石菖蒲和5批藏菖蒲及掺混样品进行适用性考察。结果显示，在退火温度60 ℃、循环数为30时，藏菖蒲或掺有藏菖蒲的石菖蒲样品经过特异性引物扩增后，能被AluI酶酶切，在100～300 bp检出2条单一DNA条带，石菖蒲样品则无此条带。当石菖蒲中掺入3%及以上的藏菖蒲时，所有样品均在100～300 bp检出2条单一的DNA条带。

2. 基于特异性PCR技术

相思子及其混淆品　陆游等以相思子及其混淆品（鸡骨草、毛鸡骨草）新鲜叶片为实验材料，通过比对其ITS2、*rbc*L和*psb*A-*trn*H基因序列，寻找SNP位点并设计具有高度特异性的鉴定引物。结果显示，在*psb*A-*trn*H的序列区域设计特异性引物，仅有相思子DNA基因组能扩增出约200～300 bp的目标条带，而在同样条件下，混淆品均无此条带。

3. 基于ITS2序列DNA条形码技术

天麻及其伪品　李松梅等利用ITS2条形码技术，从收集的16份天麻及其16份伪品（大丽菊根4份，紫茉莉根4份，马铃薯4份，红薯4份）样品中提取总基因组DNA，经过PCR扩增获得这些样品的ITS2片段后进行双向测序得到ITS2序列；从GeneBank数据库下载获得天麻、6种伪品及2种近缘种的ITS2序列共计168条；利用MEGA 7.0软件对测序及下载所得的200条ITS2序列进行比对，计算种内和种间的K2P遗传距离，构建NJ树；通过数据库预测ITS2二级结构。结果显示，天麻的最大种间K2P遗传距离远小于其与伪品的最小种间K2P遗传距离；NJ树表明天麻及伪品可被明显区分；比较天麻与伪品的ITS2二级结构发现在螺旋区的茎环数目、大小、位置以及螺旋发出的角度都存在显著差异。

鬼箭羽及其混伪品　郭丽嵘等采用DNA条形码分析的方法，对16批鬼箭羽药材样品进行核基因

ITS2片段扩增、测序及序列拼接，用MEGA7.0软件进行序列分析，并构建了鬼箭羽近源种及混伪品的系统发育分析树。结果显示，16批鬼箭羽药材中共检测到2种ITS2单倍型，单倍型之间仅有一个位点的突变，说明不同产地鬼箭羽种内保守性高，遗传稳定。系统聚类分析表明，16批鬼箭羽与其8个近源种（西南卫矛、欧洲卫矛、白杜卫矛、冬青卫矛、卫矛、扶芳藤、紫花卫矛、栓翅卫矛）亲缘关系较近，并为一个大分支，而其1个混伪品（大果榆）自成一支，可相互区分。

桑白皮　沈烈行等采用ITS2条形码技术，对采自山东烟台的9个桑和1个鲁桑的新鲜根皮样品提取DNA，进行PCR扩增和测序，应用CodonCode Aligner 2.06（CondonCode Co, USA）软件进行序列拼接及校对，根据GenBank数据库进行BLAST鉴定以及DNA条形码鉴定系统鉴定。DNA条形码鉴定系统鉴定结果显示与系统内物种序列相似度100%，结合GenBank数据库BLAST鉴定结果，所采集的桑白皮样品皆为桑属。

翻白草与易混品委陵菜　申应德等应用DNA条形码技术，对收集的15批翻白草及15批易混品委陵菜药材样品提取基因组DNA，扩增ITS2序列并双向测序，所得序列用SeqMan软件校对、拼接；在线双序列比对翻白草对照药材及委陵菜对照药材的ITS2序列，并预测其二级结构；从GenBank下载部分相关序列，运用MEGA X软件进行多序列比对，分析序列变异位点，计算种内、种间遗传距离，采用邻接法构建NJ树。结果显示，翻白草和委陵菜的ITS2序列长度均为210 bp。双序列比对结果表明，翻白草和委陵菜的ITS2序列相似性为92.9%，二级结构存在明显差异。多序列分析结果表明，翻白草ITS2序列平均鸟嘌呤＋胞嘧啶占比为63.0%，存在2个变异位点，种内遗传距离为0～0.0096；委陵菜ITS2序列平均鸟嘌呤＋胞嘧啶占比为64.4%，存在5个变异位点，种内遗传距离为0～0.0193；种间遗传距离为0.0548～0.0758。NJ树显示，翻白草、委陵菜聚为不同分支，可明显区分。

金线莲及其常见易混品　黄哲等以ITS2序列为模版，对所收集的西南齿唇兰、兴仁金线兰、斑叶兰等5种植物样品进行ITS2序列扩增及测序，同时在GenBank下载台湾金线莲、小斑叶兰等共6种相关植物ITS2序列，采用MEGAX6.4软件确定ITS2序列的GC含量，基于K2P模型计算种内和种间遗传距离，构建NJ树，ITS2 database在线分析二级结构，研究ITS2条形码序列对金线莲的鉴别效果。结果显示，金线莲的ITS2序列长度在329 bp，种内距离为0.0018。而金线莲与兴仁金线兰、西南齿唇兰、银线莲、斑叶兰、小斑叶兰的最小种间距离为0.0388，最大种间距离为0.1099，表明金线莲的种内平均K2P遗传距离远小于种间遗传距离，并已达到序列差异的标准阈值。构建的NJ树显示金线莲单独聚成一支，与其他植物种类区分明显。

4. 基于cpDNA *psb*A-*trn*H序列差异分析

黄精　高铭泽等基于*psb*A-*trn*H序列，利用DNA试剂盒提取法，从收集的38份黄精药材样本（其中辽宁省12个地区36份，贵州省、湖北省各1份）中提取DNA，对*psb*A-*trn*H部分进行PCR扩增及双向测序，并从GenBank下载药用植物黄精的不同来源和外群序列，运用SeqMan软件对测序结果进行拼接，使用MEGA软件对数据进行分析比对，计算K2P遗传距离，并采用邻接法建立NJ树进行分析。根据NJ系统发育树结果可知，不同来源的所有黄精样品聚为一大支，外群猪牙花聚为一支，区别较明显；辽宁省、湖北省及贵州省黄精与NCBI所下载的黄精聚为一支，结合变异位点与遗传距离可知，辽宁省、湖北省及贵州省的黄精物种为黄精，种间差异较小，辽宁省所收集的黄精有4个样品出现了变异位点，其余样本碱基序列均相同。

辛夷及其近缘种　张心怡等应用DNA条形码技术，提取从江苏南京、江苏宜兴、河南南阳、云南昆明采集到的21份辛夷药材、1种基原植物（望春玉兰）及其6种近缘种（广玉兰、山玉兰、含笑、深山含笑、紫玉兰、二乔玉兰）叶片和根皮样品的基因组

DNA，扩增 ITS、ITS2、*psb*A-*trn*H、*mat*K 和 *rbc*L 基因序列并进行双向测序；另从 GenBank 网站下载辛夷药材 2 种基原植物玉兰和武当玉兰共 9 份代表样本条形码序列。运用 MEGA 7.0 软件进行序列比对，基于 K2P 模型计算种内、种间的遗传距离以评估 Barcoding gap，构建邻接 NJ 树。结果：5 个引物序列中，*psb*A-*trn*H 和 *mat*K 序列的 2 个引物能正常扩增目的基因，测序成功率均大于 98%，*rbc*L 测序成功率较低，只有 38.1%；其中 *mat*K 具有最多的变异位点，*psb*A-*trn*H 较 *mat*K 和 *rbc*L 的 Barcoding gap 明显；NJ 系统发育树显示，*psb*A-*trn*H＋*mat*K 组合条形码序列能够准确鉴别北美木兰属(*Magnolia* L.)9 个品种，将辛夷药材及其近缘种很好地区分。

海风藤　严卓彦等采摘浙江舟山风藤植物原株 1 株和山蒟植物原株 7 株，收集四川广元、湖北恩施、安徽亳州 5 批海风藤药材及浙江省不同药材公司生产的 10 批次海风藤饮片和 7 批次浙海风藤饮片样品，提取其根茎或饮片基因组 DNA，选择 *psb*A-*trn*H、*mat*K、*pet*A-*psb*J 等叶绿体基因片段以及核糖体间隔序列 ITS 进行 PCR 扩增测序及进化树构建。从叶绿体基因组的简单重复序列中筛选 4 对特异性引物，对其扩增产物进行毛细管电泳分析。结果显示，所有样品的 *psb*A-*trn*H 序列高度一致，而无法对风藤和山蒟进行区分，其他 DNA 条形码的序列均有一定差异。进化树的聚类分析可见，条形码 *mat*K 和 *pet*A-*psb*J 片段都将舟山地区的植物原株与风藤聚为一支，其他样品(除来源于四川广元可能为近缘物种石楠藤)与山蒟聚为一支，且与 SSR 分子标记结果一致。按照该结果，市场上的大部分药材(包括海风藤对照药材)都应该属于山蒟，而不是《中国药典》(2020 年版)中规定的风藤。该法中 *mat*K 和 *pet*A-*psb*J 片段对风藤和山蒟的鉴别能力优于 ITS 和 *psb*A-*trn*H，DNA 条形码和 SSR 分子标记法均可为中药材海风藤的种质资源鉴定提供分子依据。

萱草花　钟春琳等利用 DNA 条形码技术，提取 14 批萱草花干燥花蕾样品 DNA，进行 PCR 扩增和序列分析。DNA 条形码鉴定结果表明，将拼接后的序列通过 NCBI 进行 BLAST 对比，并与 GenBank 数据库比对，黄花菜、萱草、小黄花菜 3 个物种的 *psb*A-*trn*H 和 *mat*K 片段的同源性较高，其中 *psb*A-*trn*H 在第 509 位，黄花菜基原碱基为 C，而其他基原碱基为 A，*mat*K 在 523 位，黄花菜基原碱基为 C，而其他基原碱基为 T，14 批萱草花基原均为黄花菜。

5. 基于特异性 DNA 条形码技术

北柴胡　王馨等基于北柴胡叶绿体基因组筛选特异性 DNA 条形码，选取辽宁省朝阳市、陕西省宝鸡市和河南省洛阳市 3 个产地的北柴胡样品，利用 Illumina HiSeq X Ten 平台对其进行叶绿体基因组测序，进行比较基因组学研究，并利用 mVISTA 软件和核酸多样性分析筛选特异 DNA 条形码对 4 省 7 产地 177 份北柴胡样品进行种质资源鉴定。结果显示，不同产地 3 份北柴胡叶绿体基因组全长为 155 557～155 959 bp，均呈现典型的环状四分体结构，编码 131 个基因。*trn* V-UAC、*trn*C-GCA_*pet*N、*pet*N_*psb*M、*ndh*F_*rpl*32 可以作为潜在的北柴胡种质资源鉴定的特异性 DNA 条形码。基于扩增效率，选择 *pet*N_*psb*M 和 ndhF_rpl32 对来自 4 省 7 个产地 177 份北柴胡样品进行序列分析，结果：*pet*N_*psb*M 和 *ndh*F_*rpl*32 分别有 91 和 78 个变异位点，分别鉴定到 28、29 个单倍型；两段序列联合分析形成 40 个单倍型(Hap1～Hap40)，各单倍型的遗传距离为 0～0.022。6 个产地拥有特有单倍型，可以将不同产地的北柴胡种质资源进行区分。

北苍术　尹光耀等利用 Illumina 平台测序获得来自内蒙古、河北、辽宁、陕西的 4 份不同产地的北苍术的叶绿体全基因组序列，筛选特异 DNA 条形码，并利用特异 DNA 条形码对不同产区北苍术样品种质资源鉴定及居群的遗传多样性分析。4 份北苍术叶绿体全基因组均为典型的环状四分体结构，均注释 112 个基因。比较基因组学研究结果表明 *ccs*A

和 *trn*C-GCA_*pet*N 是潜在的北苍术种内鉴别的特异 DNA 条形码。选择 *ccs*A 和 *trn*C-GCA_*pet*N 对来自 9 省 14 产区的 256 份北苍术嫩叶样品进行 PCR 扩增，扩增效率为 100%。序列分析结果表明 *ccs*A 和 *trn*C-GCA_*pet*N 分别有 11 和 22 个变异位点，分别能鉴定 16 和 22 个单倍型，两段序列联合分析鉴定 39 个单倍型，命名为 Hap1～Hap39，其中占比最多和分布最广的基因型为 Hap9。单倍型多样性(Hd)＝0.896，核苷酸多样性(Pi)＝0.00222，说明北苍术在物种水平上有较高的遗传多样性。各单倍型的遗传距离为 0.00000～0.00488，说明各个单倍型之间有较小的遗传差异。NJ 树分析结果显示，39 个单倍型有很近的亲缘关系，并与除白术外其余同属类群形成明显的两个分支。

刺五加　张志飞等对来源于黑龙江哈尔滨、伊春，辽宁抚顺不同道地产区的 3 份刺五加的叶绿体基因组进行比较分析，并筛选特异性 DNA 条形码，基于筛选出的特异性 DNA 条形码对道地产区的刺五加进行种质资源鉴定和遗传多样性分析。3 个不同道地产区的刺五加叶绿体基因组全长为 156 779～156 781 bp，叶绿体基因组呈典型的四分体结构，含有的基因数量均为 132 个，其中蛋白质编码基因 87 个，tRNA 37 个，rRNA 8 个，其叶绿体基因组比较保守。叶绿体基因组序列分析结果表明 *atp*I、*ndh*A、*ycf*1、*atp*B-*rbc*L、*ndh*F-*rpl*32、*pet*A-*psb*J、*psb*M-*psb*D、*rps*16-*psb*K 可作为潜在的刺五加特异性 DNA 条形码。该研究选择序列长度为 700～800 bp 且易于扩增的 *atp*I 和 *atp*B-*rbc*L 片段，对道地产区的 13 个产地 184 份刺五加样品进行扩增，序列分析结果表明 *atp*I 和 *atp*B-*rbc*L 分别能鉴定 9、8 个基因型，2 段序列联合分析形成 23 个基因型，命名为 H1～H23，分布最广和占比最多的单倍型为 H10，H2 次之；单倍型多样性和核苷酸多样性分别为 0.94 和 1.82×10^{-3}，遗传多样性较为丰富；中介邻接网络分析结果显示 23 种基因型可分为 4 类，其中，单倍型 H2 是最古老单倍型，并以 H2 为中心呈星状辐射，说明其在道地产区发生种群扩张。

6. 基于 DNA 熔解曲线分析技术

前胡及其混伪品　徐攀等采用硅胶吸附柱法抽提前胡及其混伪品(紫花前胡、云前胡、毛前胡、福参、隔山香、藁本)的总基因组 DNA，筛选合适引物，对引物浓度、模板浓度、退火温度和循环次数进行优化，建立前胡及混伪品样品的 DNA 熔解曲线鉴别方法。结果显示，ITS2 为适合的鉴别引物，在引物浓度 0.20～0.40 μmol/L，DNA 模板浓度 0.62～15.58 ng/μL，退火温度为 53～54 ℃，循环数为 35～45 时可获得稳定、均一、特异性的 PCR 扩增。随后对比熔解曲线熔解温度，即可实现前胡药材真伪及掺伪品鉴别，对掺伪品的检测限可低至 5%。

7. 基于多重连接探针扩增-高分辨熔解法

鸡血藤及其混伪品　王咏懿等根据 ITS2 序列差异设计特异性探针，结合多重连接探针扩增(MLPA)技术与高分辨熔解(HRM)曲线技术，根据特异性探针熔解温度(Tm)差异鉴别鸡血藤及其常见 3 种混伪品(大血藤、白花油麻藤、香花鸡血藤)。结果显示，4 个物种特异性探针 Tm 值分别为：鸡血藤(87.0±0.2)℃、大血藤(82.8±0.2)℃、白花油麻藤(85.4±0.2)℃、香花鸡血藤(80.1±0.2)℃。探针特异性考察中，交叉反应与空白组均未产生熔解峰，表明探针具有良好特异性。构建的方法可用于 1.0 ng 模板 DNA 的检测，并可有效检出鸡血藤中掺混 5% 大血藤、白花油麻藤或香花鸡血藤。

8. 基于 *CO* Ⅰ序列的 DNA 条形码技术

水蛭(蚂蟥)及其伪品　解盈盈等通过分析水蛭与其常见伪品的 *CO* Ⅰ序列，寻找水蛭 SNP 变异位点，设计特异性引物；通过对退火温度、循环次数、DNA 模板量及 Taq 酶等关键因素的考察，确立最优反应体系及条件，并将特异性 PCR 方法应用到水蛭粉末中进行药材粉末的基原鉴别，同时为保证试验结果的准确性，将 PCR 扩增产物进行一代测序。特异性 PCR 结果表明，水蛭在 400～600 bp 有单一明亮条带，常见混伪品则无此条带，试验结果与一代测序结果一致。

拟黑多刺蚁　何丽丹等以拟黑多刺蚁为对照药材，22 批拟黑多刺蚁中药饮片和 2 批野生活体为试材，基于 *CO* Ⅰ基因序列为基础，筛选特异性引物，经 PCR 扩增、琼脂糖凝胶电泳检测后测序比对，建立了拟黑多刺蚁药材基原专属性鉴定方法。结果显示，通过收集大量近亲物种基因片段设计特异性鉴别引物，仅凭高特异条带即可进行拟黑多刺蚁药材基原物种鉴别。在该方法下拟黑多刺蚁药材扩增出长度为 294～308 bp 的目的片段，其他伪品（蚁属动物血红林蚁、织叶蚁属动物黄猄蚁）均无目的条带。

全蝎与混伪品细尖狼蝎　李璐等基于东亚钳蝎和细尖狼蝎的 *CO* Ⅰ基因差异，设计区分东亚钳蝎、细尖狼蝎的特异性引物，建立了多重 PCR 方法，并对退火温度、引物浓度、循环次数、DNA 模板用量等条件进行优化筛选。对不同来源的东亚钳蝎和细尖狼蝎样品进行实测验证，根据特异性条带大小进行鉴别。结果显示，当退火温度为 51.6 ℃，循环次数为 30，DNA 模板用量为 30 ng 时，东亚钳蝎和细尖狼蝎分别出现约 342 bp 和 108 bp 的特异性条带。

蟾衣　张珂璠等以两栖纲蟾蜍科动物线粒体基因组 DNA 的细胞色素氧化酶Ⅰ（mt*CO* Ⅰ）基因的内部间隔序列两端的保守序列设计引物，应用 DNA 条形码技术对新鲜蟾衣的基原动物进行分子鉴定。经形态学观察与分子鉴定，蟾衣药材的外部形态与中华大蟾蜍相似，其 mt*CO* Ⅰ条形码序列与 GenBank 收录的中华大蟾蜍序列相似度在 99%以上，聚类分析结果显示其和中华大蟾蜍聚在一个分支上。

蕲蛇、乌梢蛇、金钱白花蛇及其混伪品　王孟虎等利用 DNA 条形码 *CO* Ⅰ基因，以蕲蛇、乌梢蛇、金钱白花蛇药材为对照，对收集的 16 种蕲蛇、19 种乌梢蛇、11 种金钱白花蛇混伪品样品 DNA 进行 PCR 扩增，扩增产物电泳后进行双向测序。应用 CodonCodeAligner 11.0.1 软件对峰图质量进行比对、拼接，利用 MEGA 11.0 软件对各物种碱基进行分析，构建邻接 NJ 树并计算遗传距离。结果显示，NJ 系统聚类树显示，蕲蛇、乌梢蛇、金钱白花蛇及其混伪品共 32 种均独立聚为一支，眼镜蛇科与蝰科聚为一支，并与游蛇科并列聚类。游蛇科黄环林蛇、颈棱蛇与眼镜蛇科聚为一支，游蛇科赤链华游蛇、环纹华游蛇、草腹链蛇与蝰科聚为一支，锦蛇属玉斑锦蛇、黑眉锦蛇、百花锦蛇并未聚为一支。

9. 基于 PCR-免疫胶体金试纸条快速鉴定法

蛤蚧与易混品　王艺潼等通过筛选提取基因组 DNA 的方法及试剂，根据蛤蚧 mtDNA *cyt*b 基因设计种属特异性引物并标记，筛选最佳反应条件，研发 PCR 基因检测试剂，采用分子克隆及基因测序技术制备对照药材 DNA 克隆液，利用免疫胶体金试纸条进行结果检测。开发出一体化快速基因检测试剂盒。结果显示，基因组 DNA 的完整性、浓度、纯度均满足 PCR 的要求，引物在退火温度 63 ℃时，循环 20 次时。免疫胶体金试纸条显示：蛤蚧对照药材及正品出现两条红色条带，易混品（无蹼壁虎、石龙子）及空白对照出现一条红的条带。琼脂糖凝胶电泳验证正确。对照药材克隆测序结果与蛤蚧 mtDNA *cyt*b 基因同源性 100%。一体化快速基因检测试剂盒的特异性强、重现性好、稳定性好、灵敏度高于琼脂糖凝胶电泳 10 倍，且只需 2～3 min 即可出现可视化的检测结果。

（撰稿：陈建伟　张园娇　审阅：彭代银）

【中药材产地识别与质量差异性评价】

中药材产地与其质量优劣密切相关，建立高效、准确、快速的中药材产地识别与质量差异性评价方法有助于提升中药材质量控制水平。2023 年度基于 ATR-FTIR 结合化学计量学、FT-NIR-二维相关光谱结合深度学习、高光谱成像结合 LinearSVC 法、UPLC-Q Exactive Orbitrap-MS、SPME-GC-MS、^{1}H-NMR 图谱结合多变量分析、超快速气相电子鼻、HPLC 结合 ICP-MS、ICP-MS 结合化学计量学、

ICP-MS技术结合化学计量学、元素分析-稳定同位素比例质谱(EA-IRMS)、UPLC-Q Exactive Orbitrap-MS、UPLC指纹图谱结合多成分定量等多种技术的应用，为中药材产地识别与质量差异性评价研究提供了思路与方法。

1. 基于ATR-FTIR结合化学计量学中药材产地识别

详见【化学计量学在中药质量评价中的应用】条。

2. 基于FT-NIR-二维相关光谱结合深度学习中药材产地判别

杜仲　丁于刚等以13个省市171份杜仲茎和叶的新鲜样本在50 ℃条件下烘干的粉末为实验材料，分别检测其傅里叶近红外光谱(FT-NIR)，结合二维光谱算法和残差卷积神经网络(ResNet)，采用一系列卷积梯度层数(14、20、26、32、38层)建立模式识别模型，所有样品的二维相关光谱(2DCOS)图片分为训练集(60%)、测试集(30%)和外部验证集(10%)三部分。结果：原始光谱图显示不同产地杜仲的化学成分相似，根据数据可视化分析结果显示，不同地理居群杜仲样品之间的差异大于雌株和雄株之间的差异；基于同步2DCOS的模型在卷积层数为26层及以上时均取得了100%的分类正确率，而基于异步2DCOS的模型预测集正确率低于30%，表明杜仲茎和叶的同步2DCOS图像更适合于对杜仲产地进行判别分析。当卷积层数为38时，运算次数为53，损失值为0.001。结果显示，该模型具有较好的分类效果，可用于中药材的产地判别分析。

3. 基于高光谱成像技术结合LinearSVC法中药材产地识别

黄精　章登停等分别采集9个省23个县38个乡镇的56个不同产地栽培3年以上多花黄精根茎的可见-近红外(VNIR)、短波红外(SWIR)和VNIR＋SWIR融合高光谱数据，采用FD、SD、S-G平滑、SNV、MSC、FD＋S-G、SD＋S-G 7种方法对高光谱数据进行预处理，使用随机森林(RF)、线性分类支持向量机(LinearSVC)和PLS-DA 3种算法，分别从省域、县域、乡镇3个空间尺度建立多花黄精产地识别模型。采用连续投影算法(SPA)、竞争性自适应重加权算法(CARS)2种方法筛选特征波段，再根据筛选出的特征波段建立多花黄精产地识别模型。结果：VNIR＋SWIR融合高光谱数据经过FD预处理，采用LinearSVC建立的产地识别模型准确率最高，省域尺度的产地识别模型准确率最高为99.97%、99.82%；县域尺度的产地识别模型准确率最高为100.00%、99.46%；乡镇尺度的产地识别模型准确率最高为99.62%、98.39%。利用全波段建立的省、县、乡3个不同尺度产地识别模型的准确率均能达到98.00%以上。CARS筛选出的26个特征波段，经过FD预处理后，采用LinearSVC建立不同空间尺度的产地识别模型准确率最高，省域尺度产地识别模型准确率最高为98.59%、97.05%；县域尺度产地识别模型准确率最高为97.79%、94.75%；乡镇尺度产地识别模型准确率最高为90.13%、87.95%。由26个特征波段建立的不同尺度产地识别模型准确率均能达到87.00%以上。

茯苓　孙雪等以安徽、福建、广西、湖北、湖南等7个省份23批次的茯苓干燥菌核样品为研究对象，在VNIR波段(V波段，410～990 nm)和SWIR波段(S波段，950～2 500 nm)共采集5 750个茯苓样品的高光谱数据，按照7∶3的比例划分训练集和测试集，其中训练集4 025个样本，测试集1 725个样本。将原始光谱数据分为S波段、V波段和全波段，在不同波段原始数据(RD)的基础上进行MSC、SNV、S-G平滑、FD、SD等预处理，然后按照省份、县域、批次3种不同精度的产地类别对数据进行分类，再分别结合PLS-DA、LinearSVC分类方法建立产地识别模型，最后利用混淆矩阵对最佳模型进行评估，并使用F1分数作为评价手段。结果显示，在按省分类全波段范围内、按县分类V波段范围内以及按批次分类全波段范围内，FD结合LinearSVC建立的产地识别模型预测集准确度均最高，分别为99.28%、98.55%、97.45%；计算得到此3类模型整体F1分数分别为99.16%、98.59%、97.58%。

4. 基于^{1}H-NMR图谱结合多变量分析法识别中药材产地

灵芝　王寿峰等利用正交偏最小二乘判别分析(OPLS-DA)对吉林长白山、山东聊城及泰山、安徽大别山、福建武夷山4个不同产地128个赤芝干燥子实体样品(采用组织研磨的方法提取灵芝中多糖类和灵芝酸等成分)的^{1}H-NMR核磁数据进行核磁共振波谱图分析，并导入支持向量机(SVM)模型进行识别计算。结果：不同产地灵芝在多糖区域(δ=3～4)和灵芝酸区域(δ=2)附近差别明显，这些图谱上表现出的这类物质含量的差异成为区别和鉴定不同产地灵芝子实体的识别特征区域；不同产地灵芝按地理来源全部正确分类，模型主成分累计贡献率R^2X高达0.968，Q^2值达到了0.917，表明所构模型区分能力和预测能力较好，基于核磁数据分类方法可行。进一步将灵芝核磁积分数据SVM进行模式识别，测试集数据100%正确识别，输出数字结果。

5. 基于超快速气相电子鼻技术中药材产地判别

西洋参　查圣华等采用Heracles超快速气相电子鼻获得美国、加拿大、中国吉林3个产地的西洋参片样品的气味色谱信息，结合Kovats保留指数及Arochembase数据库，对不同产地西洋参片主要气味差异性化合物进行定性，通过主要差异化合物的气味阈值和相对含量，根据相对气味活度值(ROAV)分析主要差异化合物对西洋参气味的贡献程度大小，并进行主成分分析(PCA)、判别因子分析(DFA)化学计量学模型分析。结果从不同产地西洋参中筛选出丙醛、正戊醛、正己醛等13种主要差异化合物。经主要差异化合物的ROAV分析，确定正己醛、丙醛、十二醛、正戊醛、2，3，5-三甲基吡嗪等7个主要差异化合物是对西洋参气味贡献较大的气味物质，其中正己醛是对西洋参气味贡献最大的关键气味化合物，正己醛、正戊醛、2，3，5-三甲基吡嗪、2-庚醇在美国产西洋参中含量最高；丙醛、丁酸甲酯在加拿大产西洋参中含量最高；十二醛在吉林产西洋参中含量最高。PCA模型的识别指数为88，DFA模型的判别因子累计区分指数为100%，表明PCA、DFA模型均能较好地区分不同产地西洋参气味，实现不同产地西洋参快速、有效鉴别及产地溯源。

枸杞子　赵秋龙等收集甘肃、内蒙古、宁夏、新疆及青海5个产地枸杞子药材，利用超快速气相电子鼻对样品进行检测，建立气味指纹图谱，并利用AroChemBase数据库对13个共有气味峰进行指认。运用DFA、卷积神经网络(CNN)判别模型、PCA及PLS-DA对所得数据进行处理，并通过变量权重重要性排序(VIP)值作图筛选差异成分。结果不同产地枸杞子能区分开，气味色谱峰峰8(己醛)、峰9(糠醛)为5个产地枸杞子样品间的主要差异成分，己醛含量排序为：内蒙古>甘肃>宁夏>新疆>青海；糠醛含量排序为：甘肃>新疆>宁夏>青海>内蒙古；从不同产地枸杞子中鉴定出氯乙烷、丙烯醛、叔丁醇等13种共有化合物，通过绘制“气味轮”发现，除正庚基丙烯酸酯外的12个化合物，是对枸杞子气味起到关键作用的化合物。超快速气相电子鼻可较好分析枸杞子气味特征，并快速、准确识别差异物质，为不同产地枸杞子的用药选择和综合利用提供参考。

6. 基于SPME-GC-MS技术中药材产地快速鉴别

陈皮　陈明权等采用固相微萃取(SPME)结合GC-MS技术对18份不同产地陈皮样品(剪碎边长约1 cm的小方块)进行分析，通过对陈皮样品中共有挥发油成分的相对百分含量进行两两排列组合，产生新的比值，并分析不同产地陈皮样品之间的比值差异。结果显示，挥发油比值“α-蒎烯/β-蒎烯”可精准区分广陈皮与陈皮、新会陈皮与非新会广陈皮，即比值≤1.350为新会陈皮(茶枝柑的果皮)，比值≤

1.70 为非新会广陈皮，比值 1.70 为陈皮(橘及除茶枝柑以外的其他栽培变种的果皮)，且不受成熟度、年份等因素的影响。

7. 基于 HPLC 结合化学计量学中药材产地判别

黄芪　连天赐等通过对不同产地黄芪中黄酮类成分含量的测定和分析，为黄芪优质药材商品子洲黄芪的精准产地鉴别提供实验依据。以陕西子洲及山西浑源、内蒙古自治区、甘肃省的蒙古黄芪干燥根为实验材料，采用 HPLC-PDA 测定黄芪中主要黄酮类成分含量；基于 0.7～1.0 cm 直径段黄芪的黄酮类成分含量数据，通过 PCA、OPLS-DA、聚类分析和 Fisher 判别分析，筛选子洲黄芪与其他产地黄芪的质量差异性标志物，并构建判别模型。结果：PCA 分析可基于不同产地黄芪中主要黄酮类成分含量对子洲黄芪与其他产地黄芪进行初步区分；OPLS-DA 分析可确定 4 种子洲黄芪与其他产地黄芪的质量差异性标志物，基于质量差异性标志物的不同产地黄芪聚类分析正确率为 88.9%；以黄芪紫檀烷苷含量/黄芪异黄烷苷含量和 4 种黄酮苷含量之和所构建的判别模型对不同产地黄芪的总体判别率为 94.4%。

8. 基于 HPLC 结合 ICP-MS 技术中药材产地判别

黄芪　拱健婷等收集 4 个产地的 86 批蒙古黄芪药材样品，采用 HPLC 和电感耦合等离子体质谱(ICP-MS)技术分别测定黄芪中毛蕊异黄酮苷、毛蕊异黄酮、芒柄花苷、芒柄花素、黄芪皂苷Ⅰ等 8 种活性成分，以及 Zn、Mn、N、B、Ti、K 等 51 种矿质元素含量，运用 PLS-DA 和熵权逼近理想解排序法(熵权 TOPSIS)对反映药材质量的数据进行分析。结果：活性成分中芒柄花素、芒柄花苷、黄芪皂苷Ⅲ及矿质元素中 Mg、Sr、Rb、Tl、Ca 等的含量差异可用于不同产地黄芪的区分；收集的 4 个产地样品中，甘肃产黄芪质量最优，其次为陕西、山西、内蒙古。

9. 基于 ICP-MS 技术结合化学计量学中药材产地区分

黄芪　燕梦遥等收集甘肃、宁夏、陕西、青海、内蒙古和山西 6 省 78 批黄芪药材样品(其中甘肃省内黄芪 47 批、省外黄芪 31 批)，采用 ICP-MS 对其所含 37 种无机元素进行了含量测定，经 PCA 及 PLS-DA 模型分析。结果：各无机元素均呈良好的线性关系($r>0.99$)；产地判别中 2 组黄芪的差异性无机元素为 Sr、Ba、Ni、Cd 和 Cr；PCA 得到 3 个主要因子 F_1、F_2、F_3 及综合得分 Y，综合评价表明，在产地排名前十的批次中，有 5 批次来源于甘肃。PLS-DA 模型分析得到影响产地判别的差异性元素中除 Sr 和 Cd 外，均属于稀土元素，当 VIP 贡献值≥1 时，Sr、Ba、Ni、Cd 和 Cr 的含量是组间特征性成分，对组间差异的影响较大，是引起甘肃省内、省外黄芪之间差异的主要变量。差异性元素可能是由于经纬度、湿度、日照、土壤、水分、成土母岩等特有的环境因素造成的，不同来源的黄芪中无机元素存在地域差异，可用多元统计分析进行产地区分。

10. 基于 EA-IRMS 技术中药材产地溯源

太子参　张颖等基于稳定性同位素比率及碳氮含量差异，应用元素分析-稳定同位素比例质谱(EA-IRMS)技术测定采自贵州、安徽、福建 3 个主产区太子参药材样品的稳定同位素比率以及碳氮含量。并经 PCA、OPLS-DA 和 Fisher 判别分析进行产地判别。结果：3 个产地的 δD 差异显著($P<0.001$)；贵州太子参中碳含量平均值较高，福建太子参中氮含量平均值较高。采用稳定同位素比率和碳氮含量为指标进行 PCA，样品基本上按照产地各自聚为一类。经 OPLS-DA 模型分析，差异性成分为 $\delta^{18}O$、$\delta^{13}C$、δD。根据主成分精简模型，仅以 $\delta^{18}O$ 和 $\delta^{13}C$ 为指标进行 PCA 和 OPLS-DA，发现 3 个产区可以良好区分。$\delta^{18}O$ 和 $\delta^{13}C$ 作为判别变量的 FLDA 经回代检验和交叉验证，产地判别准确率达 100%和 97.2%，对外部样品预测准确率达 100%，可

作为太子参产地溯源的有效方法。

11. 基于 UPLC-Q Exactive Orbitrap-MS 技术中药材产地质量差异性评价

半枝莲　官永河等采集四川、湖南、河南、安徽 4 省 21 批不同产地半枝莲药材样品，应用 UPLC-Q-Orbitrap-MS 技术，采用可加热型电喷雾离子源(HESI)，负离子模式下采集数据，利用 Xcalibur 3.0 软件对采集的数据进行处理，与 MzCloud、MzVault 及自建数据库匹配，根据化合物的保留时间、碎片离子，结合对照品、文献报道和在线数据库等提供的质谱信息进行化合物的确认。以热图 Pearson 聚类、PCA、PLS-DA 等多元统计分析手段，确定不同产地半枝莲药材的差异成分。结果：通过数据库比对共鉴别了 39 个化合物；聚类热图显示 21 批样品可以分为 5 类，且在 31 个化合物上存在明显差异；PCA 分析得到 3 个主成分可以实现不同产地半枝莲的区分，累积解释率为 93.68%，其中野黄芩苷对主成分 1 影响较大，黄芩苷、芹菜素对主成分 2 影响较大；PLS-DA 可以实现 5 个产地样本的分离，通过特征值大于 1，得到关键差异化合物与 PCA 结果一致。半枝莲药材 3 个产地差异代谢物野黄芩苷、黄芩苷、芹菜素可用于不同产地半枝莲药材差异分析与质量评价。

12. 基于 UPLC 指纹图谱结合多成分定量中药材产地质量差异性评价

玉竹　刘月新等采用 UPLC 指纹图谱，结合化学模式识别技术与多成分定量的方法对 8 省 34 批玉竹药材 UPLC 指纹图谱进行相似度评价、PCA 和 PLS-DA，结合文献报道，对部分成分进行指认，并进行含量测定。结果显示，玉竹 UPLC 指纹图谱共标定 16 个共有峰，通过与对照品比对，指认了 4、10 号色谱峰分别为芦丁和山柰素。PCA 分析结果显示，同产地玉竹的化学质量特征存在差异，大部分有明显的分开趋势。PLS-DA 得分图显示：湖南产地样品聚为一类，即为湘玉竹；浙江、广东产地样品聚为一类，即为东玉竹；黑龙江、河北、陕西、四川、云南产地样品聚为一类，即为关玉竹，其聚类良好，分离明显。其中 2、4、5、6、7、10 号色谱峰所代表的化学成分是造成不同产地玉竹样品差异性的主要物质。含量测定结果显示，湘玉竹中芦丁和山柰素的含量高于东玉竹和关玉竹。芦丁、山柰素可作为区分不同产地玉竹的标志性成分。

（撰稿：陈建伟　李祥　审阅：彭代银）

【中药质量标志物的预测分析研究】

从化学、生物等多角度深入认识中药的基本属性和药效物质基础，开展中药质量标志物(Q-Marker)的预测分析研究，为明确中药 Q-Marker、建立科学的中药质量评价体系奠定基础，具有重要的研究价值和实用意义。

金唯唯等建立补中益气产品 HPLC 指纹图谱，并结合化学模式识别对相关产品(口服液、合剂、水丸、蜜丸、浓缩丸)进行 Q-Marker 分析。结果：以补中益气产品 HPLC 指纹图谱中的 16 个色谱峰为共有峰，20 批样品的相似度为 0.799～0.933，可聚为 4 类，补中益气浓缩丸聚为一类，补中益气水丸聚为一类，补中益气蜜丸聚为一类，补中益气合剂与 11 批口服液聚为一类；指认其中 10 个共有峰，OPLS-DA 筛选出变量投影重要性分析值大于 1 的共有峰依次为峰 2(肌苷)、峰 3(胸苷)、峰 10(橙皮苷)、峰 15(甘草酸)、峰 6(毛蕊异黄酮-7-*O*-葡萄糖苷)，以上特征峰可作为补中益气产品的 Q-Marker。林源等基于 UPLC/Q-TOF-MS 法研究紫红参中人参皂苷类成分的变化，运用多元统计分析解析炮制前后差异化合物，运用多种数据库通过网络药理学的方法构建“紫红参·成分·靶点·通路”网络关系，预测紫红参潜在的 Q-Marker。结果：UPLC/MS 检测发现，紫红参含有较多其原药材不具有的稀有皂苷，根据其质谱特征鉴定出 7 个稀有皂苷类化合物，结合数据库文献分析，选择紫红参中皂苷类差异性化合物，通过网络药理学预测发现这些成分具有较好的药理活性，预测发现人参皂苷Rg5、Rk1、Rh3、化合物K等是紫红参潜在的Q-Marker。卢丽洁等基于UPLC/Q-TOF-MS技术、多元统计分析和网络药理学技术研究金果榄的"利咽"Q-Marker。结果：UPLC-Q-TOF-MS共鉴定出金果榄中17个化合物，包括生物碱类、二萜内酯类、甾醇类等类型化合物；基于多元统计分析方法寻找到5个主要差异性成分，分别为非洲防己碱、药根碱、巴马汀、蝙蝠葛任碱和古伦宾；基于网络分析筛选出四氢巴马汀、巴马汀、蝙蝠葛任碱、去氧黄藤苦素、Neoechinulin A、古伦宾共6个化合物为金果榄的潜在"利咽"成分；通过白细胞介素-6、表皮生长因子受体、前列腺素G/H合成酶2、基质金属蛋白酶-9和原癌基因酪氨酸蛋白激酶等关键靶点，以及乙型肝炎、甲型流感、人类嗜T细胞病毒感染、人巨细胞病毒感染和新型冠状病毒感染等通路发挥"利咽"功效；多元统计分析和网络分析共同预测所得金果榄中的潜在活性成分包括巴马汀、蝙蝠葛任碱和古伦宾，与6个核心靶点分子对接活性较好，可作为金果榄的"利咽"Q-Marker。闫雪孟等通过网络药理学分析白芍的作用机制，HPLC建立研究白芍的指纹图谱，探讨白芍的作用机制并预测白芍的Q-Marker。结果：白芍的活性成分有13种，与白芍功效有146个共同靶基因，核心靶基因有IL6、MAPK1等，基因功能富集获取了377个GO条目，白芍主要通过影响与蛋白质等的结合，作用于膜外间隙、质膜等，通过信号转导等生物过程发挥作用；通路富集获取了149条通路，包括脂质与动脉粥样硬化、癌症通路、乙型肝炎等，中药调控网络筛选出有效活性成分7个，包括芍药苷、儿茶素等；建立白芍指纹图谱，指认了7个主要色谱峰，包括芍药苷、儿茶素等；研究显示芍药苷、儿茶素作为白芍的Q-Marker有一定的科学性。谢亚欣等综述杜仲叶近十年的相关研究，总结杜仲叶的化学成分和药理活性，并对其Q-Marker进行预测分析，结果从质量传递与溯源、植物亲缘学及特有性、传统药效、化学成分可测性等方面分析，预测芦丁、槲皮素、绿原酸、京尼平苷酸、桃叶珊瑚苷、京尼平苷、车叶草苷等作为杜仲叶的Q-Marker。卢广英等总结近年来黄芪桂枝五物汤的化学成分、药理作用和临床应用的研究进展，并基于中药Q-Marker五原则，对黄芪桂枝五物汤的Q-Marker进行预测分析，提示黄芪甲苷、芒柄花素、山柰酚、槲皮素、肉桂酸、桂皮醛、6-姜辣素、芍药苷、芍药内酯苷、没食子酸可作为黄芪桂枝五物汤的Q-Marker。李秋慧等对射干麻黄汤的历史沿革、临床应用和作用机制进行汇总，并以Q-Marker的五原则，预测射干麻黄汤的Q-Marker。结果提示，次野鸢尾黄素、射干苷、鸢尾苷、野鸢尾黄素、麻黄碱、伪麻黄碱、细辛脂素、甲基丁香酚、紫菀酮、表木栓醇、款冬酮、6-姜辣素、葫芦巴碱、消旋卡文定碱、五味子醇甲、五味子乙素可作为射干麻黄汤的Q-Marker。齐英等在对苍耳草化学成分、药理作用及临床应用和安全性评价做概述的基础上，根据中药Q-Marker的核心概念，对苍耳草的Q-Marker进行预测分析，认为苍耳草的酚酸类、倍半萜内酯类、挥发油类及水溶性苷类成分是苍耳草的Q-Marker。

（撰稿：孙晓燕　陶建生　审阅：陈建伟）

【中药材商品规格等级标准与质量研究】

中药材商品规格等级是表征中药材品质的标准，是衡量和评价中药材质量优劣的方法，也是中药质量控制体系的重要组成部分。近年来，国家相关部门及中医药学术团体高度重视中药材商品规格标准的制(修)订，科研工作者以质量为导向、基于《中国药典》和市场实际情况、注重影响质量的关键因素，引入现代科学技术及方法，针对中药材特点开展规格等级研究，通过系统调查、整理与研究，完成了230余种常用大宗药材标准的制(修)订工作。2023年度，何首乌、大黄、党参、杜仲、川麦冬、山慈姑、川泽泻、厚朴、橘红胎、艾叶、僵蚕、藏药渣驯12种中药材商品规格等级标准的研究，提升了中药材商品质量可控性的水平。

大黄　王剑等基于《新编中国药材学》，对3个不同基原大黄药材商品等级划分〔即一等品以每公斤8个以内(或每只150～250 g),糠心不超过15%;二等品以每公斤12个以内(或每只100～200 g),糠心不超过15%;三等品以每公斤18个以内(或中部直径在3.5 cm以上),糠心不超过15%;水根以中部直径在2 cm以上,糠心不超过15%〕,收集11个主产区44批栽培2年生的不同商品等级的大黄药材样品,测定其浸出物、总灰分、儿茶素、芦荟大黄素和大黄素的含量,采用灰色关联度法建立了大黄不同商品等级质量的灰色关联度评价模型。结果:各评价单元序列的相对关联度在0.298～0.635,单元序列的相对关联度0.400的样本有33批,其主要来源于大黄的主产区甘肃省礼县、青海省化隆县、四川省阿坝州九寨沟县等地,药材质量相对较高。相对关联度排名在前25名的样本中,甘肃产有10批,青海产有6批,云南产有5批,四川产有4批,分别占各样本总数的40.0%、24.0%、20.0%和16.0%,说明采购于甘肃、青海的大黄质量较优;前25名排序中,一等品(n=11)>二等品(n=8)>三等品(n=4)>水根(n=2),说明依据大黄药材的质地轻重、直径大小等性状差异对大黄进行商品等级划分与主产地(甘肃、青海)药农根据商品等级进行“优形即优价”评价方法的科学内涵相一致。

何首乌　谢凡等收集华中、华南地区6个不同省市51批何首乌药材,按照经验初步分类分为一等、二等、三等(统货)3个等级,进行外观性状检查,水分、灰分、浸出物测定,主要成分二苯乙烯苷和结合蒽醌的含量测定,根据分析结果构建等级评价标准。结果:何首乌药材断面颜色的深浅与二苯乙烯苷、结合蒽醌含量呈显著正相关;直径大小与二苯乙烯苷含量有正相关性,而与结合蒽醌含量无相关性;水分与二苯乙烯苷、结合蒽醌含量之间呈显著正相关;灰分、浸出物等与其他指标间相关性不强。最终以何首乌主要成分二苯乙烯苷、结合蒽醌含量为等级划分指标,将何首乌药材分为一级、二级、三级3个等级:一级为二苯乙烯苷不得低于4.0%,结合蒽醌不得低于0.3%;二级为二苯乙烯苷不得低于3.0%,结合蒽醌不得低于0.2%;三级为二苯乙烯苷不得低于1.0%,结合蒽醌不得低于0.1%。二苯乙烯苷含量低于1%或者结合蒽醌含量低于0.1%则判定为不合格。沈建梅等基于何首乌药材传统的性状等级划分,通过对内在指标相关性研究确定用于等级划分的内在指标,并基于内在指标情况进行CA分析,确定何首乌药材内在指标等级划分标准。结果:确定用于何首乌药材等级划分的内在指标包括反式二苯乙烯苷、总蒽醌,同时对结合蒽醌及顺式二苯乙烯苷进行限度规定,其中统货中反式二苯乙烯苷不得低于1.0%,总蒽醌不得少于0.15%,选货中反式二苯乙烯苷不得低于3.0%,总蒽醌不得少于0.30%;统货与选货的顺式二苯乙烯苷不得高于0.10%,结合蒽醌限度不得少于0.10%。

党参　张小慧等根据目前党参药材的商品规格等级划分标准,收集17批不同产地、基原(党参、素花党参、川党参)、商品规格等级(潞党参、白条党参、纹党参、板桥党参及野生党参的干燥根)的党参药材样品,采用HPLC法测定党参苷Ⅰ、党参炔苷和白术内酯Ⅲ的含量,采用《中国药典》(2020年版)醇溶性浸出物测定法项下“热浸法”测定其醇溶性浸出物的含量,采用苯酚硫酸法测定其多糖的含量(以D-无水葡萄糖计)。结果:党参的栽培品种4种规格3个商品等级的党参药材均含有党参苷Ⅰ和党参炔苷;潞党参、纹党参还含有白术内酯Ⅲ;栽培药材二等品与一等品中党参苷Ⅰ、党参炔苷、白术内酯Ⅲ含量相当,甚至优于一等品,三等品含量低于一等品、二等品,两种野生党参中党参苷Ⅰ含量最高;栽培药材一等品醇溶性浸出物和多糖含量高于二等品,二等品含量高于三等品,野生党参含量较低。

川泽泻　赵璐璐等将42批川泽泻药材商品(其中23批样品采集于四川眉山、乐山等主要产地,19批样品收集自中药材专业市场)初步划分为73组,量化测定其潜在分级指标,包括单个重、长度、直径、粉末色度值[L^*(明度)、a^*(红绿方向)、b^*(黄蓝方向)]等外观性状指标,及浸出物、3种三萜类药效成分(23-乙酰泽泻醇B、23-乙酰泽泻醇C和泽泻醇

B)、总三萜、总多糖的含量等内在物质基础指标。综合运用描述统计法、方差分析法、熵权法、灰色关联度法、相关性分析法对测定数据开展多元计量学分析，筛选出单个重、长度、3 种三萜类成分总含量作为川泽泻药材商品的等级划分指标，以 K-均值聚类分析法初步拟定川泽泻商品等级标准为：一等品单个重≥25 g，长度 5.5～7.0 cm，3 种三萜类成分总含量≥0.6%；二等品单个重 15～25 g，长度 4.0～5.5 cm，3 种三萜类成分总含量 0.4%～0.6%；统货单个重≥10 g，长度 2.0～7.0 cm，3 种三萜类成分总含量≥0.2%。

川麦冬　李红彦等收集不同等级 106 批川麦冬药材样品(其中 78 批来源于河北安国、安徽亳州、四川荷花池、广东清平、广西玉林 5 大药材市场，28 批来自四川省三台县的 6 家麦冬种植合作社及麦冬种植经营企业)，测定其药材 50 g 粒数、长度、直径、单粒重、粗长比 5 项外观性状量化指标，结合川麦冬浸出物、总皂苷、总黄酮、总多糖、麦冬皂苷 D、麦冬甲基黄烷酮 A、麦冬甲基黄烷酮 B 内在品质指标，进行相关性分析、PCA 分析和 K 类中心聚类分析，综合判断川麦冬药材商品等级划分指标，制定川麦冬商品等级标准。结果：筛选出中部直径、百粒重作为划分麦冬药材等级的形态指标，拟定川麦冬商品等级标准为一等直径 0.55～0.60 cm，长 1.5～3.0 cm，百粒重≥20 g；二等直径 0.45～0.55 cm，长 1.5～3.0 cm，百粒重≥12 g；三等直径 0.3～0.45 cm，长 1.5～3.0 cm，百粒重≥8 g；3 个等级麦冬皂苷 D 含量均≥0.1 mg/g。统货直径 0.3～0.60 cm，长 1.5～3.0 cm，百粒重≥8 g。鉴于多效唑(膨大剂，促进麦冬块根膨大，增加产量)促进川麦冬中部直径和单粒质量增加，以及每 50 g 粒数减少，使得市场上一等川麦冬占比达 80%以上，54.39%的川麦冬直径超出《中国药典》(2020 年版)范围。新拟定的川麦冬商品等级划分增加了川麦冬直径区间的形态限定指标，可有效降低多效唑麦冬一、二级的占比，有利于提升零多效唑麦冬的市场占有率，提升麦冬绿色种植的积极性。

厚朴　梁敬妮等基于中药“辨状论质”结合熵权法，测定了 42 批厚朴药材的外观性状指标(厚度、单位质量)与内在化学成分(和厚朴酚、厚朴酚、β-桉叶醇)含量，采用熵权法计算内在指标成分含量的综合评分，分析外观性状指标与内在品质的相关性；运用 CA、PCA、OPLS-DA 分析对“川朴筒朴”进行等级划分。结果：厚朴药材的厚度与厚朴酚质量分数、β-桉叶醇质量分数、内在指标成分综合评分呈极显著正相关($P<0.01$)；单位质量与厚朴酚质量分数、和厚朴酚质量分数、内在指标成分综合评分呈极显著正相关($P<0.01$)，与 β-桉叶醇质量分数呈显著正相关($P<0.05$)。“川朴筒朴”一等品的厚度在 3 mm 及以上，综合评分在 0.65 及以上；二等品的厚度为 2～3 mm，综合评分为 0.50～0.65；三等品的厚度 2 mm，综合评分为 0.25～0.50。

杜仲　周正宗等基于中药“辨状论质”结合熵权法，以 28 批杜仲药材为研究对象，测定外在性状(厚度、杜仲胶、皮长、皮宽、内表皮颜色)和内在质量指标性成分(松脂醇二葡萄糖苷、京尼平苷酸、京尼平苷和京尼平含量)，并进行 Pearson 相关性分析，结合 PCA、OPLS-DA 分析和 K-均值聚类分析筛选指标，建立杜仲药材质量等级标准。建立 28 批杜仲药材的 HPLC 指纹图谱，运用系统聚类分析对不同等级的杜仲药材进行质量评价。结果：相关性分析表明，杜仲胶含量及药材规格大小与杜仲内在质量无显著性相关，指标筛选确定厚度、松脂醇二葡萄糖苷、京尼平苷酸为等级划分的关键指标，结合市场实际情况，制定了杜仲一等、二等、统货的质量等级标准。建立的杜仲药材 HPLC 指纹图谱中有 10 个共有峰，以共有峰面积进行 CA 可将不同等级杜仲药材明显分为 3 类，表明该等级标准可体现不同等级的药材质量。

艾叶　覃桂等基于“PCA-Logistic 回归”分析，以 14 批次艾叶药材为实验材料，通过 GC-MS 法分析鉴定其挥发油各组分，通过 Q-TOF LC/MS 解析黄酮类成分，选取挥发性及黄酮类有效成分中普遍存在且相对含量较高者为 Logistic 建模自变量，以各自变量含量测定值做 PCA 分析，运用 Logistic 二分类算法，将各成分进行关联分析，建立用于艾叶药材等级评价研究的"PCA-Logistic 回归"分析方法。结果：选取挥发性成分中桉油精、龙脑，黄酮类成分中异泽兰黄素、棕矢车菊素为 Logistic 建模自变量，桉油精、龙脑含量范围分别介于 0.052%～0.092%、0.021%～0.031%，异泽兰黄素、棕矢车菊素含量范围分别介于 0.189%～0.324%、0.068%～0.088%。二分类 Logistic 回归分析结果表明，14 批次艾叶分为 4 个等级，各批次艾叶等级拟合概率均＞95%，优级 5 批，良级 4 批，中级 2 批，差级 3 批。

橘红胎　方媛等收集 54 批橘红胎药材样品，观察其果实形状特征，测定总黄酮、柚皮苷、野漆树苷、柚皮素含量。通过相关性分析、PCA、CA 探究橘红胎的形状特征与其黄酮类成分的相关性。结果：采用 K-均值 CA 分析可将橘红胎分为一等、二等、三等，其中一等品果实直径 20 mm，质量 5 g，总黄酮、柚皮苷、柚皮素、野漆树苷 4 个指标性成分的含量分别大于 38.00%、35.00%、1.12%、0.09%；二等品果实直径 20～50 mm，质量 5～25 g，4 种指标性成分含量分别为 38.00%～30.00%、35.00%～25.00%、1.12%～0.99%、0.09%～0.08%；三等品果实直径 50 mm，果实质量 25 g，4 种指标性成分含量分别为 30.00%～10.00%、25.00%～7.49%、0.99%～0.47%、0.08%～0.04%。橘红胎形状特征与黄酮类成分含量相结合的商品等级标准划分，为其药材商品等级评价提供了依据。

僵蚕　杨永泓等收集 102 批具有代表性的不同产地及市场的僵蚕药材，采用 Pearson 相关性分析以及 CA 方法对僵蚕药材的外观性状进行分析；测定其水分、总灰分、酸不溶性灰分、浸出物及白僵菌素含量，筛选僵蚕药材等级划分的参考指标，并制定等级标准。最终确定以长度、条数/500 g、断面丝腺环比例数作为僵蚕药材的外观性状指标，将酸不溶性灰分、浸出物、白僵菌素含量作为其内在成分指标。根据上述指标，将僵蚕药材分为一级、二级、三级和等外品，一级僵蚕：条顺直、形体饱满，长度≥4.0 cm，条数/500 g≤650 条，断面亮棕色或亮黑色的丝腺环比例数≥90%；二级僵蚕：条较直、形体较饱满，3.3 cm≤长度 4.0 cm，650 条＜条数/500 g≤800 条，90%断面亮棕色或亮黑色的丝腺环比例数≥85%；三级僵蚕：条略弯曲、形体较饱满，2.0 cm≤长度 3.3 cm，800 条＜条数/500 g≤1 100 条，85%断面亮棕色或亮黑色的丝腺环比例数≥80%；一级、二级、三级的酸不溶性灰分均不得过 1.0%，浸出物均不得少于 22.0%，白僵菌素含量均不得少于 0.020%；等外品：多弯曲皱缩，长 2～5 cm，条数/500 g＞1 100 条，断面丝腺环多呈浅棕色或棕色，无丝腺环比例数≤5%，酸不溶性灰分不得过 2.0%，浸出物不得少于 20.0%，白僵菌素含量不得少于 0.015%。

渣驯　李子仪等以 4 个等级藏药渣驯为研究对象，探究 FTIR 技术鉴别不同等级渣驯的可行性。收集渣驯药材及代用品共 56 批，按粪便比例和外观形态将药材分为 4 个等级，采用《六省区藏药标准》中炮制方法将各批次药材加工成干膏。采集不同样品 4 000～400 cm^{-1} 范围的红外光谱信息，以不同化学计量学方法建立模型。预处理方式采用 S-G 平滑、纵坐标归一化、二阶导数转化，渣驯红外光谱主要吸收区域为 3 500～3 200 cm^{-1}、3 000～2 800 cm^{-1}、1 800～1 350 cm^{-1}、1 350～900 cm^{-1} 和 900～400 cm^{-1}，代用品吸收峰的波数差异较大。1 779 cm^{-1} 附近仅有Ⅰ等级渣驯和Ⅱ等级渣驯的吸收峰，1 768 cm^{-1} 附近Ⅰ等级渣驯和Ⅱ等级渣驯峰强度明显强于Ⅲ等级渣驯和渣驯代用品，1 660 cm^{-1} 附近仅代用品渣驯无吸收峰，1 257 cm^{-1} 仅代用品具有吸收峰，均可作为不同等级渣驯的鉴别依据；吸收峰差异均与传统分级相关，品质越好的峰强度越大，可作为多批次渣驯验证区域。根据 SIMCA 软件统计结果，PCA 较难区分不同等级渣驯；PLS-DA 能更好地区分 4 个等级药材，外部验证结果表明该模型能很好地区分不同等级渣驯；通过 SPSS21.0 软件统计，HCA 可以区分部分Ⅲ等级渣驯及代用品渣驯。

（撰稿：陈建伟　刘学湘　审阅：彭代银）

【化学计量学在中药质量评价中的应用】

化学计量学是通过统计学或者数学方法将化学体系的测量值与体系的状态之间建立联系的学科，对大数据处理和解析有着天然的优势，近年来逐渐应用于中医药领域的研究。常与多种质谱、色谱技术联用，采用主成分分析(PCA)、偏最小二乘判别分析(PLS-DA)、系统聚类分析(HCA)等技术从统计学的角度区分中药复杂体系中的特征性或者差异性成分，在中药药材及饮片的质量评价中发挥越来越重要的作用。

1. 中药材(饮片)不同基原或产地的质量评价

白芷　石欢等采用 HPLC 法建立了白芷和杭白芷药材的化学指纹图谱，对 9 种香豆素类成分进行含量测定。使用 HCA、PCA 及 OPLS-DA 分析发现，两种药材中香豆素类成分的含量有显著差异，其中佛手柑内酯、珊瑚菜素、异欧前胡素、氧化前胡素和花椒毒素可以作为质量标志物。

重楼　王元忠等收集 13 个产地 3～8 年生栽培的云南重楼样品，共计 841 株，通过衰减全反射-傅里叶变换红外光谱仪采集样品红外光谱数据，利用 PLS-DA 能够鉴别相同生长年限不同产地的样品，其中 3 700～1 800 cm^{-1}在不同 PLS-DA 判别模型中均为贡献较大的红外光谱波段。

木瓜　张亚莉等应用超 HPLC-三重四极杆/线性离子阱质谱法测定木瓜中 11 种水溶性有机酸和 3 种鞣质的含量，结合 PLS-DA 和 HCA 对数据进行分析。HCA 分析结果表明，样品可根据产地聚为两类；PLS-DA 结果显示，琥珀酸、苹果酸、奎宁酸、丁香酸、肉桂酸、柠檬酸、咖啡酸和绿原酸是两个产地木瓜样品间的主要差异成分。

连翘　魏梦凌等收集 6 个省份 66 批连翘药材的红外光谱数据，结合化学计量学方法来鉴别不同产地的连翘。通过主成分-马氏距离法、簇类独立软模式法(SIMCA)和 PLS-DA 实现了不同产地连翘的准确识别，为连翘产地和质量评价提供了新的分析方法。

青蒿　吕渭升等收集 4 个产地 15 批药材的青蒿药材，建立了 UPLC 指纹图谱，共标识出 22 个共有峰。利用化学计量学 PCA 分析，将药材产地区分为重庆和其他地区。OPLS-DA 共确定 10 个差异标志物：1-咖啡酰奎宁酸、新绿原酸、东莨菪碱、绿原酸、隐绿原酸、3-*O*-阿魏酰奎尼酸、东莨菪内酯、夏佛塔苷、3，5-*O*-二咖啡酰基奎宁酸、3，4-*O*-二咖啡酰基奎宁酸甲酯。其中重庆产地药材的东莨菪内酯和 3，5-*O*-二咖啡酰基奎宁酸含量明显高于其他产地样品。

化橘红　周伟明等采用顶空固相微萃取-气相-质谱联用和衰减全反射-傅里叶红外光谱技术建立了 12 批道地毛橘红的指纹图谱，相似度在 0.912 至 0.959 之间，共确认 50 个共有峰可以区分不同基原的化橘红；采用 HCA 和 PCA 的特征值及累计方差贡献率进一步可以区分毛橘红与非毛橘红。

鸭跖草　罗旖璐等对不同产地共 62 批鸭跖草进行含量差异分析及质量评价。通过 HPLC 法测定显示 4 种成分(异荭草苷、荭草苷、牡荆苷、异牡荆苷)的含量差异明显，化学计量学分析将 62 批鸭跖草样品分为 6 类，西部、中部、南部产地的鸭跖草质量较优，其中异荭草苷可作为质量标志物。

丹参　周仔莉等采用 HPLC 法测定 19 批丹参药材及 39 批不同规格丹参饮片的成分含量，指纹图谱相似度评价及 PCA 分析可将商洛产区与外地的丹参进行区分，OPLS-DA 分析共得到 6 个差异性标志物，分为水溶性成分(丹酚酸 B、迷迭香酸、紫草酸)和脂溶性成分(丹参酮 II_A、隐丹参酮、丹参酮Ⅰ)。商洛产区丹参的成分明显高于外省丹参；不同规格丹参饮片水溶性成分含量与直径呈正相关，脂溶性成分含量与直径呈负相关。朱志坤等建立了 7 个厂家 23 批市售丹参粉的 HPLC 指纹图谱，识别出 13 个共有峰，结合化学计量学分析，表明同一厂家生产的丹参粉质量较为均一，其中丹酚酸 B 是引起丹参粉质量差异的主要成分。

墓头回　王兰等用红外指纹图谱和化学计量学鉴别墓头回及其伪品。结果显示，可以通过二阶导数红外光谱 3 500～2 000 cm^{-1}波段的峰形和峰强进行鉴别；SIMCA 和 OPLS-DA 模型能够很好地区分墓头回和伪品，其中 3 276 cm^{-1}、1 714 cm^{-1}、1 047 cm^{-1}、884 cm^{-1}特征峰对分离贡献大。

柴胡　李振凯等建立了宁夏银柴胡及其伪品的红外光谱指纹图谱，共确定 27 个中红外共有特征峰和 11 个近红外共有特征峰；应用化学计量学 HCA 分析，能有效区分不同来源的银柴胡药材及其伪品，其中 1 600～1 727 cm^{-1}之间具有鉴别意义的特征峰。

苍术　晏明英等采用 HPLC 法测定 18 批不同产地麸炒苍术中成分的含量，利用 HCA 和 PCA 分析可以区分不同产地，OPLS-DA 分析可知 β-桉叶醇、苍术素、苍术酮和白术内酯Ⅰ是影响产品质量的主要潜在标志物。熵权 TOPSIS 分析显示江苏和浙江产区所得麸炒苍术质量较优，其次为河南、湖北、四川和云南产区。Hai CY 等采集了来源于 10 个中国产区的 281 个苍术样品，统一干燥粉碎后采用元素分析与稳定同位素比质谱联用仪检测其同位素百分比含量，结合化学计量学分析技术，发现 $\delta^{2}H$，$\delta^{18}O$、Mg、Ca 和稀土元素可以区分不同产区的苍术；OPLS-DA 模型可以识别磐安或咸丰等产区的苍术；Ca、K、Mg 和 Na 可用于将磐安与其他产区的苍术进行区分。

白及　吴学辉等采用 HPLC-QAMS 法、化学计量学及熵权 TOPSIS 法对 18 批白及样品的 12 种成分进行测定及综合分析，发现不同产地来源的白及质量存在差异，其中山药素Ⅲ、1，4-二[4-(葡萄糖氧)苄基]-2-异丁基苹果酸酯、天麻素和贝母兰宁是影响产品质量的主要潜在标志物；贵州和四川地区白及样品质量最优，其次为湖北、江西和陕西。范雪花等使用 HPLC 技术对 45 批白及和 29 批黄花白及进行指纹图谱分析，结合化学计量学方法进行样本的定性辨识，PLS-DA 筛选出影响白及与黄花白及质量差异的 8 个共有峰，其中 7 个峰峰面积白及均显著小于黄花白及。

赤芍　于佳禾等建立了 30 批不同产地野生与栽培赤芍的 HPLC 指纹图谱，共标定 15 个共有峰，指认出 11 种成分。HCA 分析显示不同产地野生与栽培赤芍聚为 3 类；灰色关联度 TOPSIS 综合评价河北野生赤芍质量最优；河北栽培、四川栽培赤芍品质较优；黑龙江野生、内蒙古野生、吉林栽培、山东栽培、安徽栽培赤芍质量次之；黑龙江栽培、内蒙古栽培赤芍质量较差。

白茅根　周湘媛等建立了 21 批白茅根 UPLC 指纹图谱，标定 14 个共有峰，对 5 个酚酸类成分进行含量测定。聚类分析和 OPLS-DA 均可将 21 批样品分为 3 类，筛选出 3 个差异性成分：色谱峰 11、对羟基肉桂酸和色谱峰 4。通过 TOPSIS 法分析得出河北产地的质量最优，其次为河南产地。

紫菀　李莉等使用电感耦合等离子体质谱法对 22 批紫菀样品不同药用部位中的 27 个无机元素进行定量分析。采用单因子方差分析、OPLS-DA 判别模型分析显示，与根部位相比，根茎中的无机元素(如 Mg、Al、Fe、Ba)含量存在显著差异，紫菀中无机元素组成特征的构成要素为 Cu、Cd、Zn、TI、V、U、Cr、Ag、Ga，并且含量差异较大。根 U、V、Cr、Ga、Ag 元素大约是根茎中含量的 4、3、2.3、1.6、2 倍，而根茎中 Cu、Cd 元素大约是根中含量的 1.4、1.1 倍。部分样品的根茎中 Cu 元素含量超标。

金莲花　都青钰等利用 HPLC 和 GC 对 27 批不同产地的金莲花药材建立了相应的色谱指纹图谱。HPLC 指纹图谱有 15 个共有峰，确认 4 个色谱峰：荭草素-2″-*O*-*β*-L-半乳糖苷、荭草苷、牡荆苷、藜芦酸。GC 指纹图谱有 8 个共有峰，确认 5 个色谱峰：十五烷、月桂酸、肉豆蔻酸、棕榈酸、二十三烷。基于 PLS-DA 分析，标记出 9 个对差异贡献较大的成分，其中不同产地金莲花的荭草苷、藜芦酸、牡荆苷具有显著差异。

铁线透骨草　张蕊等使用 HPLC 法测定 18 批 7 省的铁线透骨草化学成分，化学计量学方法显示，18 批铁线透骨草可聚为 3 类，呈现一定的产区差异；

芦丁、金丝桃苷和木犀草苷是影响化学成分差异的标志性成分；TOPSIS法分析结果显示，内蒙古和辽宁地区铁线透骨草质量最优，河北、山西和陕西产品质量次之，青海和甘肃地区产品质量较差。

菊苣 李耀磊等利用电感耦合等离子体质谱法结合化学计量学对9批菊苣叶、9批菊苣茎、26批菊苣根中的26种元素进行含量特征分析，并根据危害指数法和暴露限值法对其中的5种重金属及有害元素进行健康风险评估。研究发现，菊苣叶中Na、Mg、Al、Ca、Fe等元素含量普遍高于茎和根，可用于菊苣药材的质量控制。风险评估结果显示，5种重金属及有害元素(Pb、Cd、As、Hg、Cu)的整体潜在风险较低。

山慈菇 郝壮壮等建立了不同商品规格山慈菇(冰球子、毛慈菇)的HPLC指纹图谱，共标示出17个色谱峰。HCA和PCA可将2种不同商品规格山慈菇样品明显区分。OPLS-DA表明，存在显著性差异的5种成分是loroglossin、dactylorhin A、白及苷、白及联菲B、卷瓣兰蒽。

半截烂 何席呈等建立了21批贵州产半截烂的HPLC指纹图谱，标定12个共有峰，指认出4个成分。通过HCA可将21批半截烂分为2类，遵义产样品聚在同一个类群中，贵阳及都匀产样品分别在不同的类群中。PCA表明潜在影响质量的成分为色谱峰1、2、4(芹菜素-6-*C*-β-D-葡萄糖-8-*C*-β-D-木糖苷)、5(夏佛塔苷)、6、7、8(芹菜素-6-*C*-半乳糖-8-*C*-阿拉伯糖苷)、9(异夏佛塔苷)、10、12等，OPLS-DA显示色谱峰2、5(夏佛塔苷)、7、9(异夏佛塔苷)、12对质量贡献较大。

枳壳 冉淳莹等建立了50批不同产地(四川、重庆、江西、湖南)枳壳药材的HPLC指纹图谱，指认出14个共有峰。通过化学模式识别可将样品按主产地分为4类，HCA、PCA、OPLS-DA的结果均能有效辨析不同主产地枳壳样品。熵权法结合灰色关联度综合评价结果显示，川产枳壳质量差异较大，其质量排序依次为巴中＞泸州＞重庆＞内江。

生姜 Yu DX等从中国生姜主要产区农田中共采集了155个新鲜生姜样本，统一干燥研磨成50目的粉末，采用同位素比值质谱仪检测其中的同位素百分比含量；用电感耦合等离子体质谱技术检测多元素浓度；用UPLC-TOF-MS联用技术进行非靶向代谢组学分析，结合PCA和PLS-DA分析所有预处理数据，筛选不同生姜来源的差异代谢物。结果显示4种同位素(δ^{13}C、δ^{2}H、δ^{18}O和δ^{34}S)、12种矿物元素(Rb、Mn、V、Na、Sm、K、Ga、Cd、Al、Ti、Mg和Li)、1种生物元素(%C)和143种代谢物是最重要的鉴别变量，上述指标为生姜不同来源产地的重要标志成分。

2. 中药饮片不同炮制方法的评价

西洋参 黄宝泰等用HPLC法测定不同炮制程度的17批西洋参样品皂苷类含量，建立了HPLC指纹图谱，指认7个色谱峰，发现2个峰为炮制后新产生，2个峰在炮制后消失；采用精密色差仪测定其色度值，发现西洋参样品粉末的色度值与多数皂苷成分含量呈显著相关性，表明微波炮制西洋参样品具有“表里关联”性，可以通过分析色度来监测样品内在成分的变化；根据化学计量学HCA和PCA分析显示，17批样品可分为4类，其中人参皂苷Rb1和Re为炮制过程中变化的差异性成分。

白芷 陈文莉等采用UPLC建立了33批不同熏硫程度的白芷指纹图谱，得到11个共有峰，指认了其中7个峰：白当归素、氧化前胡素、异欧前胡素、欧前胡素、珊瑚菜素、佛手柑内酯、水合氧化前胡素。结合PCA将样品分为3类，与4种熏硫程度分类一致。OPLS-DA筛选出5种差异性成分，经对照品比对，确定了其中2种差异性成分，分别为氧化前胡素、水合氧化前胡素。

白芍 李鹏飞等研究了10批白芍酒炙前后的差异性标志物。通过HPLC指纹图谱标定共有峰，相似度较高；运用HCA与PCA可把生白芍与酒白芍分为2类，表明白芍酒炙前后化学成分存在一定差异；根据OPLS-DA分析显示峰1(没食子酸)、2(氧化芍药苷)、3、7(芍药苷)、8(没食子酰芍药苷)

为酒炙前后主要差异性标志物，且经酒炙后没食子酸含量显著性增加，芍药苷、没食子酰芍药苷含量显著性减少。

（撰稿：谭红胜　审阅：陈建伟）

［附］　参考文献

C

陈明权，商雪莹，石洪超，等.基于 SPME-GC-MS 技术快速鉴别不同产地的陈皮[J].广州中医药大学学报，2023，40(6)：1498

陈文莉，李蕊，陈瑞鑫，等.基于 UPLC 指纹图谱和化学计量学的不同熏硫程度白芷质量评价[J].中成药，2023，45(9)：2943

D

丁于刚，李鹂，左智天，等.基于二维光谱结合深度学习对不同产地杜仲的鉴别[J].中药与临床，2023，14(1)：16

都青钰，高欣，李琳，等.基于 HPLC、GC 指纹图谱及化学计量学的金莲花质量评价研究[J].中国民族民间医药，2023，32(18)：49

杜晓伟，宋平顺，倪琳.石菖蒲药材及饮片掺混藏菖蒲 PCR-RFLP 鉴别方法研究[J].中国中医药信息杂志，2023，30(5)：121

F

范雪花，王艳丽，侯富国，等.基于 HPLC 指纹图谱结合化学计量学的白及与黄花白及辨识研究[J].中草药，2023，54(12)：3990

方媛，杨惠琳，莫穗芬，等.橘红胎商品规格等级评价[J].中成药，2023，45(1)：148

冯佳鑫，吴玉柱，李思雨，等.基于色差原理分析茅苍术、北苍术有效成分含量与颜色的相关性[J].中国中药杂志，2023，48(8)：2086

G

高铭泽，于莹，薛嘉宁，等.基于 psbA-trnH 序列的辽宁省黄精药材 DNA 条形码研究[J].中国现代中药，2023，25(3)：493

拱健婷，李莉，丛悦，等.基于矿质元素和活性成分的黄芪产地判别及质量综合评价[J].现代中药研究与实践，2023，37(3)：39

官永河，陈万发，罗文安，等.基于 UPLC-Q Exactive Orbitrap-MS 的不同产地半枝莲药材差异分析[J].世界科学技术(中医药现代化)，2023，25(4)：1272

郭丽嵘，赵伟，杨丽，等.基于 ITS2 序列的鬼箭羽及其混伪品 DNA 条形码鉴定[J].中国中医药信息杂志，2023，30(2)：124

H

Hai CY，Yang XL，Fu HY，et al. Determination of geographical origin for *Atractylodes macrocephala* Koidz by stable isotope and multielement analyses combined with chemometrics[J]. Journal of Food Science，2023，88(5)：1939

郝壮壮，曹宇欣，刘朦朦，等.基于 HPLC 指纹图谱及多指标成分测定结合化学计量学的不同商品规格山慈菇质量差异分析[J].中草药，2023，54(6)：1935

何江，尚芳红，李隆云，等.佛手指纹图谱的建立及抗氧化谱效关系研究[J].中草药，2023，54(23)：7841

何丽丹，赵开军，彭云，等.拟黑多刺蚁药材 DNA 分子鉴定研究[J].药学学报，2023，58(10)：3140

何席呈，赵学芬，吴珊珊，等.基于指纹图谱及化学计量学的贵州苗药半截烂质量分析[J].中药材，2023(6)：1468

胡云瑶，谭鹏，杨婷，等.4 种消食中药的质量生物活性测定方法研究：消化酶种类选择与活力效价测定[J].中草药，2023，54(7)：2106

黄哲，杨烨，王世清，等.基于 ITS2 序列的黔产金线莲及其常见易混品分子鉴定研究[J].现代中药研究与实践，2023，37(4)：11

黄宝泰，刘梦遥，刘星彤，等.基于“表里关联”和化学计量学的西洋参微波炮制过程中皂苷含量与色度变化的分析

[J].世界科学技术(中医药现代化),2023,25(1):184

J

贾梦楠,李天娇,包永睿,等.基于"质-量"双标的甘草质量分析方法研究[J].中草药,2023,54(22):7306

蒋文慧,赵红宁,姬生国.基于多指标综合评价阳春砂药材道地性研究[J].广东药科大学学报,2023,39(4):59

金唯唯,金华燕,费状丽,等.基于HPLC指纹图谱结合化学模式识别辨析补中益气产品质量标志物[J].中草药,2023,54(7):2114

L

李莉,常欣,崔慧芳,等.ICP-MS法结合化学计量学分析紫菀不同药用部位中无机元素的差异[J].中药材,2023(6):1447

李玲,江美芳,赵林松,等.林下山参、园参、红参与西洋参粉末的化学成分及快速无损鉴别[J].上海中医药杂志,2023,57(1):76

李璐,马宁,罗晋萍,等.全蝎及其混伪品细尖狼蝎的鉴别方法研究[J].中药材,2023,(4):847

李红彦,蔡晓洋,杨瑞山,等.川麦冬药材商品等级标准及质量评价[J].中成药,2023,45(2):641

李鹏飞,岳倩侠,孙叶芬,等.基于指纹图谱与化学计量学的白芍酒炙前后差异性标志物研究[J].中草药,2023,54(8):2398

李秋慧,单晓晓,叶卫东,等.射干麻黄汤的研究进展及质量标志物的预测分析[J].中国中药杂志,2023,48(8):2068

李松梅,孙红洋,罗静,等.基于ITS2条形码的天麻及其伪品DNA分子鉴定[J].贵州中医药大学学报,2023,45(1):28

李晓晨,李天娇,包永睿,等.基于"质-量"双标的当归质量分析方法研究[J].中草药,2023,54(22):7313

李耀磊,巨珊珊,张冰,等.基于化学计量学结合ICP-MS的菊苣不同药用部位微量元素指纹谱研究及其安全性评价[J].中华中医药杂志,2023,38(3):1190

李振凯,马玲,白明生,等.基于化学计量学宁夏银柴胡红外指纹图谱及伪品判别分析[J].世界科学技术(中医药现代化),2023,25(1):175

李振雨,赵书运,刘晓霞,等.基于UPLC特征图谱和一测多评法的穿心莲药材质量研究.中国中医药信息杂志,2023,30(6):141

李子仪,李瑞兰,李灿琳,等.傅里叶红外光谱结合化学计量学的渣驯优劣鉴别研究[J].光谱学与光谱分析,2023,43(2):526

连天赐,魏胜利,冯紫薇,等.基于黄酮类成分含量差异的子洲黄芪产地判别模式研究[J].北京中医药大学学报,2023,46(2):281

梁敬妮,李阳,由金文,等.基于"辨状论质"结合熵权法的厚朴药材质量等级研究[J].中国现代中药,2023,25(10):2171

林源,朱雪艳,黄豆豆,等.基于UPLC-MS法及网络药理学预测紫红参质量标志物[J].中成药,2023,45(2):613

刘梅清,冯晓莉,刘媛媛,等.不同土质和生长年限甘草HPLC指纹图谱及3种成分含量测定研究[J].中医药信息,2023,40(7):47

刘月新,刘倩倩,李兰,等.基于UPLC指纹图谱结合多成分定量的玉竹药材产地差异性评价[J].中药材,2023,(6):1462

卢广英,王嘉昀,高祖,等.经典名方黄芪桂枝五物汤的研究进展及质量标志物的预测分析[J].中国中药杂志,2023,48(20):5438

卢丽洁,吴清华,朱兴龙,等."利咽"功效关联的金果榄质量标志物分析[J].中国实验方剂学杂志,2023,29(13):140

卢文旭,林李雁,丁玉莲,等.基于TLC和TLC-EFISI-MSn联用技术的霍山石斛专属性鉴别研究[J].上海中医药大学学报,2023,37(5):39

陆游,吴桂凡,罗轶,等.相思子及其混淆品的特异性PCR鉴别[J].中药材,2023,(5):1125

罗曦,包永睿,李天娇,等.基于"质-量"双标的枳壳质量分析方法研究[J].中草药,2023,54(22):7293

罗旖璐,王格莹,罗嘉仪,等.基于多成分含量测定结合化学计量学评价不同产地鸭跖草药材质量[J].中国中药杂志,2023,48(2):356

吕渭升,李振雨,侯栩轩,等.基于UPLC指纹图谱和化学计量学评价不同产地青蒿药材质量[J].中国中医药信息杂志,2023,30(3):107

M

毛佩芝,曹月婷,汪志春,等.中华大蟾蜍毒液中蟾毒配

基类成分含量与时空差异相关性研究[J].中华中医药杂志,2023,38(8):3839

孟宪生,罗曦,贾梦楠,等.中药质量评价研究现状及"质-量"双标评价方法探讨[J].中草药,2023,54(22):7281

孟祥才,邓代千,杜虹韦,等.高品质道地药材的科学内涵[J].中草药,2023,54(3):939

Q

齐英,李艳,何子骥,等.苍耳草化学成分、药理作用及质量标志物预测分析[J].中华中医药学刊,2023,41(2):32

覃桂,葛锦蓉,周锐,等.基于PCA-Logistic回归分析的艾叶药材等级评价方法研究[J].医药导报,2023,42(3):317

秦妍,李天娇,包永睿,等.基于"质-量"双标的五味子质量分析方法研究[J].中草药,2023,54(22):7300

R

冉淳莹,王杰,陈颖馨,等.特征图谱结合化学计量学与灰色关联度的川产枳壳药材质量评价[J].中国实验方剂学杂志,2023,29(22):121

S

申应德,巩长芹,王家芳,等.基于ITS2序列的翻白草与委陵菜分子鉴定[J].中国现代中药,2023,25(6):1194

沈建梅,陈敬然,杜微波,等.基于性状与质量相关性对何首乌商品规格等级划分研究[J].中医药学报,2023,51(9):51

沈烈行,李群,岳峰梅,等.桑白皮基原物种的DNA条形码鉴定研究[J].中医药信息,2023,40(9):23

石欢,封燮,常雅晴,等.基于多成分含量测定和化学计量学的不同基原白芷药材质量评价研究[J].中草药,2023,54(11):3676

孙雪,章登停,王慧,等.基于高光谱成像技术的茯苓产地识别[J].中国中药杂志,2023,48(16):4337

孙国志,段宝忠,黄文昊,等.基于活性成分比例一致性的白芷药材质量评价数据挖掘[J].中草药,2023,54(16):5329

T

唐进程,祁晓娟,赵江怡,等.基于"辨状论质"理论对唐古特大黄性状与内在质量的相关性研究[J].中国现代中药,2023,25(9):1887

W

王剑,刘书斌,沈萍,等.基于灰色关联度法对11个产地不同商品等级大黄的质量评价[J].中国民族民间医药,2023,32(18):26

王兰,魏梦凌,单圣男,等.基于红外光谱法结合化学计量学鉴别中药材墓头回及其伪品的研究[J].中医药学报,2023,51(2):50

王馨,尹光耀,张志飞,等.北柴胡特异DNA条形码筛选及种质资源鉴定[J].中草药,2023,54(17):5703

王河山,谌赛男,许文,等.UPLC-MS/MS法测定不同生长年限钩吻茎中6种生物碱的含量[J].福建中医药,2023,54(1):16

王晶晶,马晓开,聂冰倩,等.铁皮石斛甘露糖含量与其颜色的相关性研究[J].中华中医药学刊,2023,41(6):32

王孟虎,许亮,蒋磊,等.基于DNA条形码的蕲蛇、乌梢蛇、金钱白花蛇及混伪品等32种的鉴别[J].中国现代中药,2023,25(8):1685

王寿峰,梁俊威,雍登金,等.基于^{1}H-NMR的灵芝产地分类与识别方法研究[J].中药材,2023,46(3):598

王一凯,王瑞,董金旭,等.基于超高效液相色谱-四极杆静电场轨道阱高分辨质谱联用技术和分子网络技术快速评价薤白的道地性[J].中药材,2023,(9):2218

王艺潼,马梓宸,王艳双,等.中药材蛤蚧PCR-试纸条快速分子鉴定方法及检测试剂的研究[J].中国药学杂志,2023,58(24):2274

王咏懿,莫静,王文斌,等.多重连接探针扩增-高分辨熔解法鉴别鸡血藤及其常见混伪品[J]. 医药导报,2023,42(3):334

王元忠,沈涛.红外光谱结合化学计量学对栽培滇重楼的产地鉴别研究[J].中草药,2023,54(5):1574

魏梦凌,王兰,单圣男,等.傅里叶变换红外光谱结合化学计量学方法鉴别不同产地的中药连翘[J].中医药学报,2023,51(8):42

吴学辉,程心玲,张晓斌,等.基于HPLC-QAMS多指标成分联合化学计量学及熵权TOPSIS的白及综合质量评价[J].中国中医药信息杂志,2023,30(5):127

X

谢凡，侯文文，殷颖，等.何首乌药材等级质量标准研究[J].中成药，2023，45(6)：2054

谢景，蒋敏，金剑，等.茯苓显微定量及其与药材活性成分相关性研究[J].中华中医药学刊，2023，41(2)：172

谢亚欣，肖康宁，苏酩，等.杜仲叶的研究进展及其质量标志物预测分析[J].山东中医药大学学报，2023，47(2)：243

解盈盈，李军，汪冰，等.基于 DNA 条形码和特异性 PCR 技术鉴别蚂蟥及其常见伪品[J].中国药事，2023，37(1)：48

徐攀，吴晓俊，陈如兵，等.基于 DNA 熔解曲线分析技术的前胡及其混伪品快速分子鉴定[J].中华中医药杂志，2023，38(3)：1202

徐雅静，左祥铎，崔鹏，等.滇黄精显微特征指数与化学成分相关性研究[J].时珍国医国药，2023，34(4)：825

Y

Yu DX, Guo S, Zhang X, et al. Combining stable isotope, multielement and untargeted metabolomics with chemometrics to discriminate the geographical origins of ginger (*Zingiber officinale* Roscoe)[J]. Food Chemistry, 2023, 426：136577

闫雪孟，刘世勇，林诚诚，等.白芍作用机制探究及质量标志物预测[J].中医药信息，2023，40(2)：45

严卓彦，夏瑛瑛，崔洁，等.基于 DNA 条形码及 SSR 技术鉴定风藤和山蒟[J].现代中药研究与实践，2023，37(2)：237

晏明英，魏谭军，赵丹，等.基于化学计量学及熵权 TOPSIS 分析联合多组分定量的麸炒苍术综合质量评价[J].中医药导报，2023，29(9)：55

燕梦遥，宋平顺，张明童，等.基于黄芪无机元素含量分析的产地区分及健康风险评估[J].世界中医药，2023，18(9)：1211

杨琬卿，刘嘉灏，解秋凤，等.基于"异效异标"的大黄质量评价新模式探讨[J].中华中医药学刊，2023，41(8)：148

杨永泓，王梅，蒋孟莲，等.僵蚕药材的等级标准研究[J].成都中医药大学学报，2023，46(3)：48

尹光耀，袁林，王馨，等.北苍术特异性 DNA 条形码筛选、种质资源鉴定及遗传多样性分析[J].药学学报，2023，58(6)：1693

于浩，李天娇，包永睿，等.基于"质-量"双标的侧柏叶质量分析方法研究[J].中草药，2023，54(22)：7319

于佳禾，金重先，刘金凤，等.基于指纹图谱结合化学计量学方法评价不同产地野生与栽培赤芍质量[J].上海中医药大学学报，2023，37(5)：31

Z

查圣华，王俊亮，周舒扬，等.基于 Heracles 超快速气相电子鼻对不同产地西洋参快速鉴别研究[J].食品工业科技，2023，44(1)：284

张玲，李宗金，张亚莉，等.木瓜"酸味"与有机酸成分的相关性研究[J].中成药，2023，45(2)：476

张强，罗曦，李天娇，等.基于双波长等基线差示融合图谱的中药黄芩"质-量"双标质量分析方法研究[J].分析测试学报，2023，42(8)：968

张蕊，冯晓川，王培，等.基于 HPLC 多成分、化学计量学联合熵权 TOPSIS 法的铁线透骨草综合质量评价[J].国际中医中药杂志，2023，45(8)：997

张颖，许文，徐伟，等.基于稳定性同位素比率及碳氮含量差异的太子参产地溯源分析[J].中药材，2023，46(1)：123

张珂璠，王焜佳，崔立娟，等.中药材蟾衣基原的分子鉴定[J].分子植物育种，2023，21(15)：5043

张立军，张新玥，马冬妮，等.基于大数据与模式识别技术对中药材品质的快速评价研究[J].天然产物研究与开发，2023，35(4)：630

张梦奇，王琼芬，李彬，等.超高效液相色谱指纹图谱法和一测多评法评价不同产地西红花质量[J].中国药业，2023，32(19)：73

张小慧，仝立国，王亦冰，等.不同商品规格等级党参药材的质量分析[J].中国药房，2023，34(11)：1363

张心怡，邱雨轩，胡杨，等.中药辛夷及其近缘种的 DNA 条形码分子鉴定[J].南京中医药大学学报，2023，(11)：1086

张亚莉，喻格，胡丹，等.UPLC-QTRAP-MS/MS 结合化学计量学方法鉴别宣木瓜与资丘木瓜[J].中药新药与临床药理，2023，34(1)：96

张志飞，赵中振，王馨，等.刺五加特异性 DNA 条形码筛选、种质资源鉴定及遗传多样性分析[J].中国中药杂志，

2023，48(5)：1229

章登停，杨健，程铭恩，等.基于高光谱数据的多花黄精产地识别研究[J].中国中药杂志，2023，48(16)：4347

赵淼，包永睿，王帅，等.基于“质-量”双标的白芍质量分析方法研究[J].中草药，2023，54(22)：7325

赵璐璐，先蕊，赵文琪，等.基于多元计量法的川泽泻药材商品等级评价标准研究[J].天然产物研究与开发，2023，35(12)：2094

赵秋龙，江群艳，严辉，等.基于超快速气相电子鼻对不同产地枸杞子快速识别及气味差异物质研究[J].南京中医药大学学报，2023，39(6)：513

钟春琳，胡绮萍，吴文平，等.萱草花药材 DNA 条形码鉴别与 HPLC 指纹图谱研究[J].中国现代中药，2023，25(4)：798

周伟明，郑海，莫小路，等.HS-SPME-GC-MS 指纹图谱和 ATR-FTIR 结合化学计量学的化橘红鉴别研究[J].中药材，2023，46(4)：934

周湘媛，李振雨，马懿飞，等.基于化学计量学和熵权 TOPSIS 法对不同产地白茅根药材的质量评价[J].中药材，2023，46(4)：940

周永福，姚如杰，黎学明.基于“传统＋分子生物学”联用技术鉴定云南华宁产四数九里香药材[J].亚太传统医药，2023，19(11)：60

周正宗，吕尚，金浩鑫，等.基于“辨状论质”结合指纹图谱的杜仲药材质量等级标准研究[J].中药新药与临床药理，2023，34(5)：668

周仔莉，李鹏，陈雪琴，等.基于多指标成分分析及化学计量学的丹参道地性与饮片等级评价研究[J].现代中药研究与实践，2023，37(1)：56

朱新焰，王小庆，冯人和，等.基于生长年限对白及类药材 militarine 成分的积累影响研究[J].中华中医药学刊，2023，41(9)：71

朱志坤，郭媛媛，王飘，等.丹参粉 HPLC 指纹图谱的建立及化学计量学方法评价[J].中华中医药杂志，2023，38(2)：857

邹淑君，贾力维，吕邵娃，等.基于谱-效关系的辽东楤木叶质量评价研究[J].中草药，2023，54(7)：2172

左递军，李晨阳，杨军，等.HPLC 指纹图谱结合一测多评法的睡莲花药材质量分析[J].天然产物研究与开发，2023，35(7)：1112

（三）中药化学

【概述】

2023年度，我国科研人员在中药化学领域取得的原创性研究成果主要发表在 *Bioorganic Chemistry*、*Organic Chemistry Frontiers*、*Chemical and Pharmaceutical Bulletin*、*Chemistry and Biodiversity*、*Chemistry of Natural Compounds*、*Chinese Chemistry Letters*、*Chinese Journal of Chemistry*、*Fitoterapia*、*Journal of Asian Natural Products Research*、*Journal of Natural Products*、*Molecules*、*Natural Product Research*、*Phytochemistry*、*Phytochemistry Letters*、*Phytomedicine*、*Planta Medica*、*RSC Advances*、*Tetrahedron*、*Tetrahedron Letters*、《中国中药杂志》、《中草药》、《天然产物研究与开发》和《药学学报》等期刊中。780余篇相关文献中共计报道新化合物3 200余个（包括96种新骨架），其结构类型主要为萜类、生物碱类、黄酮类、苯丙素类、醌类和甾体类等。

1. 萜类

2023年度报道的萜类新化合物有1 738个（约占50.0%），新骨架72个。本节按结构类型，以及具有较新颖的结构和/或较显著的生物活性，举例如下。

(1) 环烯醚萜类

Liu WH等从墓头回 *Patrinia heterophylla* 的根茎和根的甲醇提取物中分离出5个新化合物heterophdoids F-J，初步的抗炎筛选显示，heterophdoid I对NO产生有显著的抑制作用，IC_{50}值为6.48 μM。蛋白质印迹实验表明，heterophdoid I可下调iNOS和COX-2的表达，分子对接研究显示iNOS/COX-2蛋白与heterophdoid I之间存在相互作用，进一步的体内测定表明，heterophdoid I抑制了斑马鱼炎症模型中ROS和NO的产生。Hao ZY等从山茱萸 *Cornus officinalis* 中分离出15个新化合物cornuofficinalisides A-O，其中有11个为二聚体，通过评估15个化合物对胰岛素抵抗HepG2细胞葡萄糖消耗的影响，发现化合物cornuofficinalisides F、H、L和O在10 μM时能显著增加葡萄糖消耗，EC_{50}值分别为0.898、1.625、0.923和8.589 μM，并发现这4种化合物还能显著提高胰岛素抵抗HepG2细胞葡萄糖摄取能力。Xu YX等从鸡矢藤 *Paederia scandens* 中分离出8个新化合物，其中6′-*O*-*trans*-*p*-coumaroyl-10-*O*-scandoside methyl ester（化合物6）能显著抑制NO的产生，IC_{50}值为15.30 μM，免疫印迹、qPCR和免疫荧光染色测定的结果显示，化合物6通过抑制NF-κB的核转位和减少COX-2、iNOS、IL-1β和IL-6的表达而表现出抗炎活性。Qi PX等从龙胆 *Gentiana scabra* 中分离得到(±)-gentiovarisin A和gentiovarisin B 3个新环烯醚萜，具有全新的6/6/6/6/6稠合的五环骨架。(±)-gentiovarisin A和gentiovarisin B表现出与龙胆苦苷相似的体外保肝活性，而(+)-gentiovarisin A表现出比*N*-乙酰基-L-半胱氨酸更强的活性。Chen J等从金佛山荚蒾 *Viburnum chinshanense* 的枝条中分离出10个新环烯醚萜类化合物viburnshosins A-E和viburnshosides A-E。化合物viburnshosin D、viburnshosin E和viburnshoside E对α-淀粉酶(IC_{50}：38.42、37.65和21.64 μM)和α-葡萄糖苷酶(IC_{50}：12.97、19.34和25.71 μM)表现出显著的抑制作用。

(2) 倍半萜类

Liu CX 等从羽叶丁香 *Syringa pinnatifolia* 中分离出一对对映体(±)-alexanoid A,其具有新颖的 4,11,11 三甲基三环[$6.3.1.0^{1,5}$]十二烷骨架。Chen M 等从红果仔 *Eugenia uniflora* 中分离出 11 对倍半萜对映体(±)-eugenilones A-K,其中 eugenilones A-D 是笼状倍半萜类化合物,(±)-eugenilone A 特征是具有 9,10-二氧杂三环[$6.2.2.0^{2,7}$]十二烷母核,(±)-eugenilone B 具有罕见的 11-氧杂三环[$5.1.0^{3,8}$]十一烷环系统,(±)-eugenilones C 和 D 共有 1 个不寻常的笼形三环[$4.4.0.0^{2,8}$]癸烷骨架。Eugenilone A 通过抑制 LPS 刺激的 RAW264.7 细胞中 NO 的过量产生[IC_{50} 值为(4.89±0.37)μM]和 TNF-α 诱导的 HEK293 细胞中 NF-κB 的活化[IC_{50} 值为(10.97±1.03)μM]表现出显著的抗炎作用。Zhou L 等从米槁 *Cinnamomum migao* 果实中分离出 3 个高度氧化的愈创木烷型倍半萜 cinnamigones A-C,其中 cinnamigone A 结构类似青蒿素,是 1 种天然的 1,2,4-三氧杂烷类笼状结构,具内过氧化物,并形成新颖的 6/6/7/5 四环系统,化合物 cinnamigone A 和 cinnamigone B 表现出对 NMDA 诱导的神经毒性的中等神经保护活性。Li SY 等从广藿香 *Pogostemon cablin* 中分离出 15 个新的倍半萜 pogocablenes A-O。Pogocabines A 和 B 是一对 C_2 差向异构体,具有双环[4.3.1]癸烷骨架,pogocablene C 起源于桉烷型倍半萜,具有过氧半缩醛桥片段的双环[5.4.0]十一烷骨架,pogocabene D 具有 1 个罕见的三环[$5.2.2.0^{1,5}$]十一碳骨架,该骨架来源于愈创木烷型倍半萜。He XF 等从南牡蒿 *Artemisia eriopoda* 中分离出 4 个新的杜松烷型倍半萜二聚体 artemeriopolides A-D(1-4),它们具有罕见的 2-氧杂螺[4.6]十一烷-1,7-二酮、2-氧杂螺[4.5]十一碳-1-酮和 2-氧杂螺[5.5]十一碳-1-酮环系。化合物 1-4 抗肝癌细胞活性测试结果显示,化合物 1 对 HepG2、Huh7 和 SK-Hep-1 细胞毒的活性最强,IC_{50} 值分别为 33.6、59.9 和 56.9 μM,细胞迁移(Transwell)实验表明,化合物 1 在 16.8、33.6 和 67.2 μM 的浓度下,可抑制 HepG2 细胞的迁移和侵袭,迁移率分别为 89.9%、62.4%和 62.2%,侵袭率分别为 46.8%、43.6%和 15.7%。Western 印迹分析表明,化合物 1 下调波形蛋白和 N-钙粘蛋白的表达,上调 E-钙粘蛋白表达。Huang XL 等从沉香木(Agarwood of *Aquilaria sinensis*)中分离出 1 个新的倍半萜二聚体 aquilariperoxide A,其结构特征是 1 个二氧杂环通过 C-C 键连接两个倍半萜单元,活性测试显示,aquilariperoxide A 显著抑制人癌症细胞增殖和迁移。Yan XT 等从湖北金丝桃 *Hypericum hubeiense* 中分离得到 9 个新的倍半萜类化合物 hyperhubeins A-I,3 个倍半萜 hyperhubeins A-C 具有 7-异丙基、9-乙酰基修饰的茚烷骨架。其中新化合物 artemleucolids A 和 B、E-H,以及 2 个已知化合物在 10 μM 下对 H_2O_2 诱导的 PC-12 细胞损伤有显著的神经保护活性。Yan HM 等从照山白 *Rhododendron micranthum* 的根中分离得到 7 个新的倍半萜类化合物 rhodomicranins A-G,rhodomicranins A 和 B 具有的新骨架是由愈创木烷型骨架衍生而来,rhodomicranins C-F 为新的杜松烷型倍半萜,rhodomicranin G 为新的桉烷型倍半萜。这些倍半萜类成分具有良好的镇痛作用,其中 rhodomicranin D 在 1 mg/kg 时镇痛活性最强,与相同剂量吗啡产生的镇痛作用一致。

Xue GM 等从高山蓍 *Achillea alpina* 地上部分分离得到 3 个新的愈创木内酯倍半萜类 achalplides A-C(1-3)和两个新的二聚愈创木内酯化合物 achalplides E 和 F(4 和 5),以及 3 个已知的类似物(6-8)。化合物 1-3 的骨架为 1,10-裂环-愈创木内酯,化合物 4 和 5 是两个罕见的 1,10-裂环-愈创木内酯倍半萜二聚体,化合物 5 是首例报道的由两个不同结构的倍半萜通过 C1-C13′和 C3-C11′键[4+2]环加合连接而成的骨架,其中 achalplide A(1)具有良好的降血糖活性。

(3) 二萜类

Li Y 等从多形带叶苔 *Pallavicinia ambigua* 中分离出 3 个具有[4+2]Diels-Alder 环加成形成的

对映-半日花烷和 pallavicinin 型二萜二聚体骨架的化合物 pallamins A-C,以及 8 个新的生物合成途径上相关联的二萜单倍体化合物,使用斑马鱼模型对分离的化合物进行抗炎活性筛选,证明其中 3 个单倍体二萜具有显著的抗炎活性。Zhang LJ 等从大戟科植物红雀珊瑚 *Pedilanthus tithymaloides* 中分离出 12 个新的二萜类化合物,其中 3 个具有新颖的三环[10.3.0.0^{2,9}]十五烷骨架,命名为 pedilanins A-C(1-3),另外 9 个化合物为假白榄烷型二萜,命名为 pedilanins D-L(4-12),12 个新化合物 pedilanins A-L(4-12)可显著逆转癌症细胞的多药耐药性,通过对化合物 pedilanins B 和 C 深入研究,发现两者抑制了 P-糖蛋白转运蛋白的功能,具有良好的肿瘤多药耐药逆转活性,有望开发为多药耐药逆转剂。Xia F 等从康定鼠尾草 *Salvia prattii* 中分离出 11 个新的松香烷型二萜内酯,salpratlactones D-N(1-11),包括 5 个 11, 12-裂环-11-降松香烷二萜(1-5),4 个 11, 12-裂环-松香烷二萜(6-9),两个 20(10→5)-迁移-4, 5; 11, 12-双裂环-松香烷二萜(10-11),其中 salpratlactones D、E、F 具有独特的线性 6/6/6 三环骨架。生物活性研究表明,salpratlactones D、E、H 和 N 能有效抑制血小板花生四烯酸诱导的聚集,IC_{50}值为 5.66～16.10 μg/ml,强于阿司匹林。从结构上讲,salpratlactones D、E 和 H 的 1, 2-苯并吡喃酮片段应该是抗血小板活性的重要药效团。Liu YF 等从云南松 *Pinus yunnanensis* 树脂中分离得到 7 个新的松香烷二萜类化合物,pinuyunnanacids K-Q (1-7),其中 pinuyunnanacid O(化合物 5)具有新骨架,为 15, 16, 17-三降松香烷二萜。抗炎活性筛选表明,新化合物中 pinuyunnanacid L(2),具有良好的抗炎作用。Li W 等从云南巴豆 *Croton yunnanensis* 中分离得到 1 个具新骨架化合物,为 19-降-克罗烷二萜的二聚体命名为 biscroyunoid A(1),以及其生物合成前体 croyunoid A(2),活性筛选表明, biscroyunoid A(1)具有良好的抗肝纤维化作用。Yang HY 等从泽漆 *Euphorbia helioscopia* 中分离到 3 种未报道的对映-松香烷型降二萜内酯,euphohelides A-C(1-3)。Euphohelide A(1)为 2-降-对映-松香烷内酯,并具有独特的 5/6/6/5 四环系统;Euphohelides B(2)和 C(3)分别具有 2-降-6/6/6/5 和 2, 3-二降-5/6/6/5 四环双内酯的结构片段。Euphohelide A(1)能显著减轻 LPS 诱导的 NO 释放,IC_{50}值为(32.98±1.13)μM。Qiu X 等从宿萼木 *Strophioblachia fimbricalyx* 中分离得到 11 个新二萜类化合物,其中 strophioblachins A-C(1-3)为重排二萜类化合物,化合物 1 和 2 具有 6/6/5/6 环系统,化合物 3 具有三环[4.4.0.0^{8,9}]十三烷桥连单元,其二萜骨架均为首次报道。Peng X 等从弯花筋骨草 *Ajuga campylantha* 中分离得到 12 个新的新克罗烷型二萜类化合物(1-12),其中化合物 2 是由瓦格纳-梅尔外因(Wagner-Meerwein)重排反应形成的新 19(5→6)-迁移-克罗烷骨架。Wu SQ 等从湖北大戟 *Euphorbia hylonoma* 全株中分离得到 13 个新的大戟二萜类化合物,即 euphylonanes A-M(1-13),化合物 1 和 2 是两个重排的巨大戟烷型(Ingenane)二萜,具有 6/6/7/3 稠环系统。化合物 3 是第一个被报道的具 9, 10-环氧的巴豆烷(Tigliane)型二萜。大多数巨大戟烷型化合物对 3T3-L1 脂肪细胞具有显著的抗脂肪生成作用,其中化合物 4 种活性最强,EC_{50}值为(0.60±0.27)μM。Ye JH 等从淡黄香茶菜 *Isodon flavidus* 中分离得到 flavidanolide A(1)和 flavidanolide B(2),前者是 1 种源自松香烷重排骨架的二萜类化合物,具有六/七/五元三环骨架,后者是 1 种罕见的二萜二聚体成分,由 1 个降松香烷二萜单元和 1 个裂环-异海松烷二萜单元组成,flavidanolide B 具有良好的抗炎作用。Feng YY 等从兴安杜鹃 *Rhododendron dauricum* 花中分离鉴定了 11 个二萜化合物:包括 1 个新骨架二萜 rhodauricanol A(5)、5 个新的木藜芦烷型二萜衍生物 dauricanols A-E(2-6)和 5 个已知的二萜(7-11)。化合物 1 具有罕见的 5/6/5/7 四环环系,拥有 1 种前所未有的 16-氧杂-四环-[11.2.1.0^{1,5}.0^{7,13}]十六烷骨架,化合物 2-4 分别为首例木藜芦烷型二萜与 5-羟甲基糠醛和香草醛的 1, 3-二氧戊烷偶联物,而化合物 5 和 6 代表首例6-去氧-1,5-开环木藜芦烷型二萜。化合物1-8具有显著镇痛活性。Yang CS等从宿萼木*Strophioblachia fimbricalyx*中分离得到1个新的二降二萜类成分，strophioblin(1)，其具有新颖的5/6/5三环骨架以及螺呋喃内酯核。Tu WC等从鸡脚参*Orthosiphon wulfenioides*全株中分离到11个二萜类化合物，wulfenioidins D-N(1-11)具有5种不同的高度修饰的松香烷二萜骨架，其中1种新骨架为11-降-20(10→9)-迁移-松香烷二萜，其特征为罕见的1-氧螺[4.5]癸烷-3，6-二烯-2-酮骨架(1)，化合物3和5表现出对寨卡病毒(ZIKV)具有活性，EC_{50}值分别为8.07和8.50 μM。Zhao JJ等从毛地黄鼠尾草*Salvia digitaloides*根中分离得到19个二萜类化合物，包括具有新颖的10甲基化6/7/6碳环系统的saldigitin A(1)，由正常松香烷骨架的B/C环的裂解和再环化而衍生的新颖骨架，对Ca v3.1低电压门控钙离子通道表现出明显的抑制作用，IC_{50}值为7.08 μM。Ren YJ等从丹参*Salvia miltiorrhiza*根中分离出15个新的二萜醌salviamilthones A-O(1-15)，在生物活性评估中，salviamilhone J(10)(10 μM)显著提高了脂多糖诱导的BEAS-2B细胞的细胞活力，并降低了IL-1β的表达。Ren YJ等亦从丹参*Salvia miltiorrhiza*根中分离出7种新的二萜醌类化合物salviamilthiza A-F(1-6)和5个已知的二萜醌(7-11)，其中化合物6为1对对映体，命名为(+)-salviamilthiza F和(−)-salwiamilthiz F。在生物活性评估中，salviamilthiza C(3)显著提高了LPS诱导的BEAS-2B细胞的细胞活力，并降低了IL-1β的表达。

(4) 三萜类

Peng XR等从树舌灵芝*Ganoderma applanatumi*的子实体中分离到2个新的灵芝三萜类化合物，ganoapplins A和B(1-2)，它们具有罕见的含芳香族E环的6/6/6/5/6稠合五环骨架。细胞测试显示，化合物1和2具有对抗阿尔茨海默病的潜力。Lian FH等从雪胆*Hemsleya chinensis*中分离得到6个新的葫芦烷型三萜，chamaejasnoids A-B(1-6)和十三个已知的三萜(7-19)，化合物1和2具有罕见的五环骨架的三萜，所分离的化合物均表现出抗炎作用。Ren WJ等从香茶菜*Isodon amethystoides*根茎中分离得到1个具有新颖的5/6/6/6四环骨架的三萜类化合物，amethystoidesic acid(1)，该化合物具有的环系统(5/6/6/6)衍生自熊果酸骨架的A环收缩和18，19-裂环(E环)。

(5) 其他萜类

Jing SX等从火把花*Colquhounia coccinea* var. *mollis*中分离得到3个具有新颖骨架的二倍半萜化合物，其中colquhounoids E、F为具有重排的colquhounane(C25)型二倍半萜新骨架，norcolquhounoid F具有重排四降tetranorcolquhounane(C21)型二倍半萜新骨架，colquhounoids E、F对小鼠脾细胞的TNF-α、IL-2、IL-6、单核细胞趋化蛋白1(MCP-1)和IFN-γ的细胞因子分泌均具有较弱的抑制作用，colquhounoid E减少TNF-α和MCP-1的分泌，IC_{50}值分别为(48.20±2.17) μM和(58.77±0.92) μM。Zhang JH等从暗鳞鳞毛蕨*Dryopteris atrata*根茎中分离出9个间苯三酚衍生物dryatraols A-I。其中dryatraol A含有1种新颖的碳骨架，由丁酰基间苯三酚和rulepidanol型倍半萜通过呋喃环偶联形成6/5/6/6环系统，dryatraols B和C是首例单体间苯三酚通过C-C键与马兜铃烷型倍半萜偶联形成的杂源萜，dryatrol D具有罕见的螺(苯并呋喃-2′, 5″-呋喃)骨架，dryatraols E-I的骨架是丁酰基间苯三酚或绵马次酸通过吡喃环结合吉马烷型倍半萜中形成的杂萜。体外抗病毒活性评估结果表明，dryatraol C对呼吸道合胞病毒和甲型H1N1流感病毒均表现出最强的抗病毒作用，IC_{50}值分别为11.9和5.5 μM。Dryatraols F-H对单纯疱疹病毒1型(HSV-1)表现出很强的抑制活性，IC_{50}值范围为2.6～6.3 μM。此外，dryatraol G可以通过干扰病毒生命周期的后期来抑制HSV-1的复制。Hai P等从粗茎鳞毛蕨*Dryopteris crassirhizoma*中分离到10个新的杂萜类化合物，即dryoptins/11″-epi-dryoptins A-E (1-10)，其骨架由二聚或三聚的酰基间苯三酚偶联倍半萜类成分dehydrotheonelline所形成，以及2个未描述的酰基间苯三酚-橙花内酯结合的杂萜类化合物(11-12)。化合物 dryoptin D 和 *epi*-dryoptins D 对白色念珠菌显示出显著的抗真菌活性，MIC_{50} 值为 1.61 μg/ml。Tu WC 等从鸡脚参 *Orthosiphon wulfenioides* 全株中分离到 11 个二萜类化合物，wulfenioidins D-N(1-11)具有 5 种不同的高度修饰的松香烷二萜骨架，其中 1 种新骨架为 11-降-20(10→9)-迁移-松香烷二萜，其特征为罕见的 1-氧螺[4.5]癸烷-3，6-二烯-2-酮骨架(1)，化合物 3 和 5 表现出对寨卡病毒(ZIKV)具有活性，EC_{50} 值分别为 8.07 和 8.50 μM。Zhang HX 等从白术 *Atractylodes macrocephala* 根茎中分离得到 3 种桉烷型倍半萜内酯与酚类化合物通过 C8-C16 连接形成不寻常的 6/6/5/5/6 骨架的杂萜类化物，即 atramacronoids A-C(1-3)，化合物 1 对 SGC-7901 细胞表现出良好的细胞毒性。Zhou PJ 等从澜沧黄杉 *Pseudotsuga forrestii* 中分离得到 7 个[4+2]型三萜/二萜杂源萜，来源于重排或正常的羊毛甾烷单元和松香烷单元，即 forrestiacids E-K(1-7)，都含有 1 个罕见的双环[2.2.2]辛烷片段。化合物 1-5 是重排的羊毛甾烷三萜单元和松香烷二萜单元通过[4+2]环合形成，而化合物 6 和 7 则是首例报道的由正常羊毛甾烷三萜单元和松香烷二萜单元经[4+2]环合形成的杂萜类化合物，这些化合物均具有抑制 ATP-柠檬酸裂解酶的活性，IC_{50} 值范围为 1.8～11 μM。

2. 黄酮类

2023 年度报道的黄酮类新化合物有 166 个(约占 4.8%)。

贾安等从黑桑 *Morus nigra* 中分离得到 1 个桑根酮型二氢黄酮化合物，命名为黑桑根酮 O(nigragenon O)，该化合物具有明显的体外胰岛素增敏活性，是 PPARγ 潜在配体。魏晓芳等从金银花 *Lonicera japonica* 中分离得到 9 个黄酮苷类化合物，化合物 1 和 3 为新化合物，分别命名为金银花黄酮 F 和金银花黄酮 E；化合物 1 对人肝癌 HuH7 细胞的生长具有显著的抑制作用。Sun YJ 等从八角莲 *Dysosma versipellis* 根和根茎中分离得到 6 个新的黄酮醇类化合物，dysosmaflavonoids A-F，其中 dysosmaflavonoid B 和 dysosmaflavonoid C 具有明显的 DPPH 清除能力。Xiao CM 等从白花泡桐 *Paulownia fortunei* 新鲜成熟果实中分离到 7 个新的 C-香叶基黄酮类化合物 fortunones F-L(1-7)，其中化合物 1-3 均为具有双环香叶基化的黄酮类化合物。Zhang BL 等从血竭(麒麟竭 *Daemonorops draco* 的树脂)中分离得到 5 个新的黄酮类化合物，daedracoflavans A-E(1-5)，对所有分离的化合物在肾纤维化中的生物活性进行了评估，发现 daedracoflavan B 可以剂量依赖性地抑制 TGF-β1 诱导的大鼠肾近端小管细胞中纤连蛋白、I 型胶原和 α-SMA 的表达，而 C-4′的羟基取代质子似乎在抗肾纤维化活性中起着至关重要的作用。

3. 生物碱类

2023 年度报道的生物碱类新化合物有 418 个(约占 12.0%)，含 13 个新骨架。

Lan XJ 等从马齿苋 *Portulaca oleracea* 中分离得到 1 个新骨架生物碱 oleracone M，并考察了其生物活性，包括抗炎、抗乙酰胆碱酯酶和抗氧化活性。结果显示，该新型骨架生物碱在 10 μM 时对 IL-1β 的分泌具有抑制作用，抗胆碱酯酶活性为 49.58 μM，抗氧化活性为 66.43 μM。Zhao ZZ 等从野生香菇 *Lentinula edodes* 中首次分离到 9 个吡咯生物碱衍生物，其中化合物(1-4)为新化合物，化合物 1 为 1 种以前未报道的双环吡咯醛同系物，显示出对 SMMC-772 具有细胞毒性(IC_{50} 15.8 mM)，而对正常肝细胞系 LO2 没有任何细胞毒性作用。Ke YT 等从马醉草 *Hippobroma longiflora* 中分离得到 4 个新的生物碱，即 hippobrines A-D(1-4)和 3 种新的聚乙炔成分 Hiphobrenes A-C(5-7)，化合物 1-3 具有新颖的碳骨架，化合物 1-7 对人内皮细胞均有一定的抗血管生成活性。Xia GY 等从延胡索 *Corydalis yanhusuo* 块茎中分离得到两对具有罕见的 6/7/6/6/6 六环骨架的痕量苄基异喹啉-原小檗碱的对映异构同源二聚体(+)/(-)-yanhusuosines A(1)和 B(2),其骨架中苄基异喹啉部分通过[4+3]环加成与原小檗碱单元偶联而构建,其中 yanhusuosine B 对 LPS 诱导的 RAW264.7 巨噬细胞中 NO 表现出中等抑制活性,IC_{50} 值为(8.24±0.73)μmol/L。Qin ML 等从云南萝芙木 *Rauvolfia yunnanensis* 叶中分离出 3 个独特的单萜类吲哚生物碱 raufiayunesins A-C(1-3),其中 raufiayunesin A(1)和 raufiayunesins B(2)具有罕见的螺单萜吲哚生物碱结构,其特征为桥接的环状 *N*,*O*-酮螺环氧乙烷核,而 raufiayunesin C(3)具有特征的 11-氧杂-13-氮杂三环[6.4.1^{2,9}]十三烷单萜部分,化合物 raufiayunesin A 具显著的抗菌活性。Zhang DB 等从太白乌头 *Aconitum taipeicum* 中分离出 4 个降二萜生物碱 aconicumines A-D,其中 aconicumines A-D 具有 1 个有趣的笼状结构,含有新颖的 *N*,*O*-双缩醛部分(C_6-*O*-C_{19}-*N*-C_{17}-*O*-C_7),与阳性对照组(地塞米松,IC_{50} =12.5 μM)相比,aconicumine A 对脂多糖诱导的 RAW 264.7 巨噬细胞中 NO 的产生显示出显著的抑制作用,IC_{50} 值为 19.7 μM。Zhang FX 等从糖胶树 *Alstonia scholaris* 的枝条中分离出 7 个单萜生物碱 alstoscholarinines A-G 和 19 种已知的生物碱,分离得到的生物碱可分为 10 个骨架类型,其中化合物 alstoscholarinine A 是 1 种新的、不寻常的含有第三个 N 原子的单萜吲哚生物碱,其特征是具有哌啶环和独特的恶唑烷环的 6/5/6/6/6/5 六环系统,Alstoscholarinine B 代表第一个天然的 C-17 降-异西特斯日钦型生物碱。在活性筛选中,有 7 种生物碱表现出显著的血管舒张活性,EC_{50} 值小于 10 μM。

4. 苯丙素类

2023 年度报道的苯丙素类新化合物有 251 个(约占 7.2%)。

Wu SY 等从三椏苦 *Melicope pteleifolia* 茎中分离出 4 个新的肉桂酸衍生物 meliptefoliarics A-D(1-4),均表现出显著的神经保护作用,其 EC_{50} 值范围为(0.10±0.02)~(10.71±0.28)μM。魏琴芝等从诺丽 *Morinda citrifolia* 种子中分离得到 2 个苯丙素类化合物 moricitan A 和 4-methoxy isoamericanin A,其中 moricitan A 表现出较好的抗炎活性,IC_{50} 为(2.52±0.22)μM。Liu Y 等从五味子 *Schisandra chinensis* 中得到 3 个新化合物,其中 schisandranide(1)为木脂素类化合物,具有良好的神经保护作用,在 6.25 μM 时细胞活力为(78.40±3.55)%。Xiong H 等从飞龙掌血 *Toddalia asiatica* 根中得到 2 个新香豆素类化合物,具有罕见的氧化香叶基,分别命名为 toddalins I(1)和 J(2),通过抑制脂多糖诱导的 RAW 264.7 巨噬细胞中 NO 的产生,2 个化合物表现出中等的体外抗炎活性,IC_{50} 值分别为 12.6 μM 和 15.6 μM。Chen J 等从壶花荚蒾 *Viburnum urceolatum* 果实中得到 11 个新的木脂素类化合物,包括 5 个 8-*O*-4′型新木脂素类 viburnurcosides A-E(1-5),3 个苯并呋喃型新木脂素类 viburnurcosides F-H(6-8)和 3 个四氢呋喃型木脂素 viburnurcosides I-K(9-11)。体外酶抑制实验表明,viburnurcoside J(10)对 α-淀粉酶和 α-葡萄糖苷酶的抑制作用最强,IC_{50} 值分别为 19.75 和 9.14 μM,强于阳性对照阿卡波糖(分别为 37.31 和 26.75 μM)。王静等从山茱萸 *Cornus officinalis* 中得到 2 个新的苯丙素类化合物 pinoresinoside B(1)和 cornusgallicacid A(2),对 H_2O_2 诱导的大鼠肾细胞氧化损伤均具有保护作用,且呈剂量依赖性,其中 cornusgallicacid A 在 100 μM 浓度下的细胞存活率达(96.09±1.77)%,此外 cornusgallicacid A 具有较强的 DPPH 自由基清除能力,其 EC_{50} 为(4.18±1.96)μM。

5. 醌类

2023 年度报道的醌类新化合物较少。

陈欣怡等从黄根 *Prismatomeris tetrandra* 中分离出 3 个新的蒽醌,分别为 6-羟基-1,2,3-三甲氧基-7-甲基蒽醌、6-羟甲基-1,2,3-甲氧基蒽醌和 7-羟基-6-羟甲基-1,2-二甲氧基蒽醌,体外神经保护活性测定结果显示,3 个新化合物对谷氨酸钠诱导的 SH-SY5Y 神经细胞损伤具有一定的保护作用,细胞存活率分别提升了 18.45%、4.31%、7.65%。

6. 甾体类

2023 年度报道的甾体类新化合物有 184 个(约占 5.3%),含 3 个新骨架。Li XH 等从滇重楼 *Paris polyphylla* var. *yunnanensis* 中分离得到 3 个具有罕见的 α,β-不饱和酮结构单元的甾体皂苷元 paripolins A-C。Li XS 等从青羊参 *Cynanchum otophyllum* 根的酸水解产物中分离出 5 个新 C21-甾体皂苷元(1-5),命名为 cynotogenins J-N,值得注意的是,化合物 1-3 含有 5β,6β-环氧基,这在牛皮消属植物中的 C21 甾体骨架中是罕见的,其中化合物 cynotogenins N 对 HepG2 癌细胞有一定的细胞毒性,IC_{50} 值为 44.90 μM。Liu JL 等从通光散 *Marsdenia tenacissima* 根中分离得到 16 个新的 C21 甾体化合物(1-16)和 11 个已知的 C21 甾体类似物(17-27)。对新化合物抗肿瘤的活性进行了筛选,发现部分新化合物表现出中等的细胞毒活性,化合物 12(11α-*O*-benzoyl-17α-marsectohexol)对 A549 细胞表现出显著的细胞毒性,IC_{50} 值为 5.2 μM。Li YT 等从菝葜 *Smilax china* 根茎中分离出 4 个新的呋甾皂苷(1-4)和 1 个新的孕甾皂苷(5),以及 6 个已知的甾体皂苷(6-11),化合物 1、4 和 11 具有良好的抗炎活性。Xu Y 等在钠钾 ATP 酶活性指导下,从暗消藤 *Streptocaulon juventas* 中分离出 20 个强心甾类化合物,包括 1 个新的甾体化合物 juventasoside B(10)。Ran HL 等从羊角拗 *Strophanthus divaricatus* 茎中分离出 4 个新的强心苷(1-4)和 1 个新的 C21 孕甾烷(16),以及 11 个已知甾体化合物(5-15)。化合物 1-13 和 15 对人癌症细胞系 K562、SGC-7901、A549 和 HeLa 表现出显著的细胞毒性,IC_{50} 值分别为(0.02～16.08)μM、(0.04～23.13)μM、(0.06～22.31)μM 和(0.06～15.13)μM。

7. 其他类

2023 年度报道的其他类新化合物有 687 个(约占 19.8%),含 17 个新骨架。

Zou QY 等从麒麟竭 *Daemonorops draco* 果实中分离得到 8 个新的酚类化合物 dracoropins A-H(1-8),其中化合物 dracoropins A-C(1-3)具有新骨架,化合物 dracoropins B 和 dracoropins F 具有显著的血小板抑制作用。Gu JH 等从松红梅 *Leptospermum scoparium* 的叶子中分离得到 5 个新的苯丙酰基间苯三酚衍生物 leptosperols C-G(1-5),化合物 1-3 是具有新骨架的苯基丙酰基间苯三酚-倍半萜加合物,化合物 2 和 3 在斑马鱼急性炎症模型中表现出中等的抗炎活性。Yu JQ 等从西洋参的叶和茎中鉴定出 4 个新化合物,包括 1 个新的丁二酰胺糖苷(1)、1 个新黄酮糖苷(2)和 2 个新的二氢黄酮糖苷(3、4),化合物 1 具有 *N*, *N′*-(5-hydroxy-1, 3-phenylene) butanediamide 骨架,包含独特的 6/9 排列双环结构,为首次报道的骨架,且对 HCT116 细胞的增殖具有靶向抑制作用,IC_{50} 值为 12.1 μM。Zhou B 等从海南草珊瑚 *Sarcandra glabra* subsp. *brachystachys* 中分离得到 5 个具有吲哚类-单萜类杂合骨架的新化合物 sarclamides A-E(1-5), sarclamide D 和 sarclamide E 具有前所未有的笼状 6/6/5/6/5-和 6/6/6/6/5-稠合的五环骨架,这些化合物均具有抗炎活性。Lyu H 等从地涌金莲 *Musella lasiocarpa* 种皮中分离得到 2 个新的苯基萘嵌苯酮二聚体(M-4 和 M-6),和一组未报道的二苯庚烷衍生物,命名为 musellins A-F(B-7、B-9、B-10、B-12、B-14 和B-15)以及 14 种已知化合物。Musellin D(B-12)和 musellin F(B-15)结构中含有首次报道的呋喃[3,2-c]吡喃环片段,为未报道过的碳骨架。Li XN 等从大苞藤黄 *Garcinia bracteata* 果实中分离出 8 个新的多环多异戊烯基取代酰基间苯三酚(polycyclic polyprenylated acylphloroglucinols, PPAPs), garcibractinols A-H。Garcibractinols A-F(化合物 1-6)共享罕见的双环[4.3.1]癸烷核的双环多异戊烯基取代酰基间苯三酚(BPAP),另一方面,garcibractinols G 和 H(化合物 7 和 8)共享 1 个新颖的 BPAP 骨架,该骨架具有 9-氧杂双环[6.2.1]十一烷核。降血糖作用筛选结果表明,化合物 2 和 5-8 均具有抗糖尿病作用。Yang B 等从条纹藁本 *Ligusticum striatum* 中分离出3个新的二聚体ligusticumines A-C,是新颖的硫醚连接的二聚嘧啶。Yang CS等从长序三宝木 *Trigonostemon howii* 中分离出1个具有环丁环的天然色烷二聚体,命名为trigochromene A,是通过其色烷单体形式的[2+2]环加成反应而来。Liu YY等从芸香 *Ruta graveolens* 地上部分的水提取物中分离到两对 *Z*/*E* 异构体苯并呋喃对映体,具有新颖的碳骨架,其特征是呋喃香豆素骨架中的α-吡喃酮通过裂环和环加成等反应,形成五元内酯环,并通过碳-碳双键与苯并呋喃连接,命名为rutabenzofuran A[(+)-1和(−)-1]和rutabenzofuran B[(+)-2和(−)-2],在50 μM浓度下,(−)-rutabenzofuran A、(+)-rutabenzofuran B和(−)-rutabenzofuran B对乙酰胆碱酯酶的抑制率分别为(26.14±0.79)%、(37.80±3.33)%和(39.73±2.02)%。Li XY等从地耳草 *Hypericum japonicum* 中分离出2个新的酚类化合物,1个是呫吨酮类(1),1个是间苯三酚类衍生物(2),抗炎活性测定显示,化合物1对LPS刺激的RAW 264.7巨噬细胞中的NO生成有显著的抑制作用,IC_{50}值为6.34 μg/mL。Li JY等从齿瓣石斛 *Dendrobium devonianum* 中分离出11个酚类化合物(1-11),包括2个新的联苄-苯丙烷杂合的化合物dendrophenene A(1)和dendrophenene B(2),化合物1是具有香豆素核的联苄-苯丙烷杂合物,其骨架具有较好的新颖性。化合物1-3、5和7对T淋巴细胞具有特异性免疫抑制作用,IC_{50}值在0.17~7.1 μM之间,其中化合物1(IC_{50}=0.17 μM)和化合物3(IC_{50}=1.19 μM)是潜在的天然T淋巴细胞免疫抑制剂,选择性指数分别为166.5和45.6。

(撰稿:刘天资　张倩　方婷婷　许红涛　审阅:俞桂新)

【2023年中草药中发现的新化合物和新骨架】

内容详见网络版

(撰稿:刘天资　张倩　方婷婷　许红涛　审阅:俞桂新)

[附]　参考文献

A

Aihaiti K, Li J, Xu NN, et al. Monoterpenoid derivatives from *Hyssopus cuspidatus Boriss*. and their bioactivities[J]. Fitoterapia, 2023, 165:105432

An T, Cao DX, Zhang YY, et al. Norsesquiterpenes from the latex of *Euphorbia dentata* and their chemical defense mechanisms against *Helicoverpa armigera*[J/OL]. 2023, 28(23):10.3390/molecules28237681

Ang S, Liu C, Hong P, et al. Hirsutinolide-type sesquiterpenoids with anti-prostate cancer activity from *Cyanthillium cinereum*[J]. Phytochemistry, 2023, 216:113887

B

Bai JX, Piao XM, Wang YL, et al. Seven undescribed compounds from the flower heads of *Helianthus annuus* L[J]. Phytochemistry, 2023, 211:113712

Bai M, Xu W, Zhang X, et al. HSQC-based small molecule accurate recognition technology discovery of diverse cytotoxic sesquiterpenoids from *Elephantopus tomentosus* L. and structural revision of molephantins A and B.[J]. Phytochemistry, 2023, 206:113562

Bai ZS, Wang YJ, Meng QQ, et al. Potential inhibitors of microglial activation from the roots of *Wikstroemia lichiangensis* W. W. Sm[J]. Phytochemistry, 2023, 213:113767

Bai ZS, Zhou D, Meng QQ, et al. Characteristic biflavonoids from *Daphne kiusiana* var. atrocaulis(Rehd.) F. Maekawa[J]. Natural Product Research, 2023, 37(9):1557

Bao MF, Yang XN, Wu J, et al. Discovery and biological evaluation of a new type of dual inhibitors of indoleamine 2, 3-dioxygenase 1 and tryptophan 2, 3-dioxygenase from ethnomedicinal plant *Dactylicapnos scandens*[J]. Phytochemistry, 2023, 214:113794

Bao XH, Li YP, Li Q, et al. Racemic norneolignans from the resin of *Ferula sinkiangensis* and their COX-2 inhibitory activity[J]. Fitoterapia, 2023, 164:105341

Bi DW, Zhao YX, Qiu X, et al. Callicarpanes A-L, Twelve New Clerodane Diterpenoids with NLRP3 Inflammasome Inhibitory Activity from *Callicarpa integerrima* [J]. Chemistry and Biodiversity, 2023, 20(1):e202200985

Bin YL, Liu SZ, Xie TT, et al. Three new compounds from *Anoectochilus roxburghii* (Wall.) Lindl[J]. Natural Product Research, 2023, 37(19):3276

C

Cai JY, Dai JM, Xiong W, et al. Two new sesquiterpenes from leaves of *Nicotiana tabacum* and their antibacterial activity[J]. Chemistry of Natural Compounds, 2023, 59(3):497

Cai Q, Zha HJ, Yuan SY, et al. Diterpenoids from *Euphorbia fischeriana* with Kv1.3 inhibitory activity[J]. Journal of Natural Products, 2023, 86(10):2379

Cao H, Ruan J, Han Y, et al. NO release inhibitory activity of flavonoids from *Aesculus wilsonii* seeds through MAPK(p38), NF-κB and STAT3 cross-talk signaling pathways[J]. Planta Medica, 2023, 89(1):46

Cao JY, Dong Q, Wang ZY, et al. Megastigmane sesquiterpenoids from *Saussurea medusa* and their anti-inflammatory activities[J]. Natural Product Research, 2023, 37(18):3074

Cao JY, Wang ZY, Stewart AJ, et al. Five new diarylbutyrolactones and sesquilignans from *Saussurea medusa* and their inhibitory effects on LPS-induced NOproduction [J]. Planta medica, 2023, 89(6):663

Cao TT, Liu J, Yang TY, et al. Two new 4-phenylcoumarins and a new 4-phenylcoumarin derivative from *Calophyllum polyanthum*[J]. Chemistry of Natural Compounds, 2023, 59(5):829

Chang Y, Bai M, Zhang X, et al. Neuroprotective and acetylcholinesterase inhibitory activities of alkaloids from *Solanum lyratum* Thunb.: An in vitro and in silicoanalyses [J]. Phytochemistry, 2023, 209:113623

Chang Y, Bai M, Zhang X, et al. Stereochemical insights into structurally diverse lignanamides from the herbs of *Solanum lyratum* Thunb.[J]. Phytochemistry, 2023, 215:113857

Chen C, Ding X, Han LL, et al. Two new monoterpenoid indole alkaloids from the kernels of *Kopsia arborea* [J]. Natural Product Research, 2023, 37(7):1047

Chen CY, Dong YZ, Liu SL, et al. A new naphthalen derivative from *Michelia champaca* [J]. Chemistry of Natural Compounds, 2023, 59(2):234

Chen CY, Hsu LY, Liu CM, et al. A new homosesquiterpene from *Cinnamomum reticulatum*[J]. Chemistry of Natural Compounds, 2023, 59(2):282

Chen CY, Kao CL, Huang ST, et al. A new 4-pyrane of *Smilax nantoensis*[J]. Chemistry of Natural Compounds, 2023, 59(3):455

Chen CY, Kao CL, Huang ST, et al. A new dimeric benzenoid of *Cinnamomum randaiense*[J]. Chemistry of Natural Compounds, 2023, 59(3):481

Chen CY, Kao CL, Kuo CE, et al. A new crown ether from *Mahonia fortunei*[J]. Chemistry of Natural Compounds, 2023, 59(3):487

Chen CY, Kao CL, Li WJ, et al. A new phenylalkanoid of *Zingiber officinale*[J]. Chemistry of Natural Compounds, 2023, 59(3):484

Chen CY, Kao CL, Yeh HC, et al. A new acetogenin from *Annona mucosa*[J]. Chemistry of Natural Compounds, 2023, 59(3):472

Chen CY, Kao CL, Yeh HC, et al. A new anhydride of *Alpinia officinarum*[J]. Chemistry of Natural Compounds, 2023, 59(3):478

Chen CY, Liu CM, Yeh HC, et al. New metabolite from *Cinnamomum tenuifolium*[J]. Chemistry of Natural Compounds, 2023, 59(2):336

Chen CY, Yeh HC, Li HT, et al. A new benzaldehyde of *Nelumbo nucifera* cv. *Rosa-plena*[J]. Chemistry of Natural Compounds, 2023, 59(6):1126

Chen FY, Zhang SS, He ML, et al. A new lindenane sesquiterpenoid from the roots of *Chloranthus henryi*[J]. Chemistry of Natural Compounds, 2023, 59(5):856

Chen HT, Chuang CW, Cheng JC, et al. Terpenoids with anti-influenza activity from the leaves of *Euphorbia leucocephala*[J]. Natural Product Research, 2023, 37(6): 936

Chen J, Tang YY, Zhou HJ, et al. Lignan constituents with α-amylase and α-glucosidase inhibitory activities from the fruits of *Viburnum urceolatum* [J]. Phytochemistry, 2023, 216:113895

Chen J, Tang YY, Zhou HJ, et al. Iridoid constituents from the branches of *Viburnum chinshanense* and their inhibitory effects on α-amylase and α-glucosidase[J]. Phytochemistry, 2023, 216:113893

Chen JJ, Yang CS, Chen YH, et al. New Triterpenoids and anti-inflammatory constituents from *Glinus oppositifolius*[J/OL]. 2023, 28(7):10.3390/molecules28072903

Chen L, Yang P, Zhang M, et al. Two new sesquiterpenes from *Xylopia vielana* [J]. Natural Product Research, 2023, 37(7):1199

Chen LY, Chen HQ, Cai CH, et al. Seven new 2-(2-phenethyl) chromone derivatives from agarwood of *Aquilaria walla*[J]. Fitoterapia, 2023, 165:105421

Chen M, Chen RQ, Guo Y, et al. Eugenilones A-N: Sesquiterpenoids from the fruits of *Eugenia uniflora* [J]. Phytochemistry, 2023, 211:113699

Chen P, Huang YM, Zhang XE, et al. New chemical structures and liver-protective activity of the diterpenoids from *Callicarpa rubella*[J]. Fitoterapia, 2023, 165:105394

Chen QQ, Fan MH, Xu HT, et al. Isolation and identification of 3, 4-seco-labdane diterpenoids from *Callicarpa nudiflora* and investigation of their cytotoxicity against HepG2 cells[J]. Phytochemistry, 2023, 213:113773

Chen SR, Chen YF, Lin JJ, et al. 2, 6-Disubstituted piperidine alkaloids with neuroprotective activity from *Hippobroma longiflora*[J]. Planta Medica, 2023, 89:308

Chen T, Zheng X, Ouyang L, et al. Six polyacetylenes from *Atractylodes macrocephala* Koidz and their anti-colon cancer activity[J]. Fitoterapia, 2023, 167:105490

Chen XH, Liu X, Cui WB, Highly oxygenated germacrane-type sesquiterpenoids from the whole plant of *Salvia cavaleriei* H. L'ev. and their biological activities [J]. Phytochemistry, 2023, 211:113686

Chen XY, Liu ZY, Zhong B, et al. Cytotoxic 4-phenylcoumarins from the flowering buds of *Mesua ferrea* [J]. Natural Product Research, 2023, 37(22):3741

Chen XY, Wu B, Gong DY, et al. An analysis of the main secondary metabolites of *Dendrobium nobile* revealed three new sesquiterpenoids [J]. Phytochemistry Letters, 2023, 53:226

Chen Y, Zhao CL, Dong W, et al. Tigliane-and daphnane-type diterpenoids from the buds of *Daphne genkwa* with their cytotoxic activities [J]. Natural Product Research, 2023, 37(18):3163

Chen YC, Lei LJ, Xiao TM, et al. Moldavica acid A, a new salicylic acid derivative from *Dracocephalum moldavica* [J]. Journal of asian natural products research, 2023, 25 (8):796

Chen YC, Zheng Q, Lu H, et al. Neuroprotective flavonoids from *Epimedium brevicornu* by inhibition of ferroptosis[J]. Phytochemistry Letters, 2023, 55:80-87

Chen YF, Luo JF, Zhang YN, et al. Flavonoid diglycosides from *Dendrobium officinale* leaves and their tyrosinase inhibitory activity [J]. Chemistry of Natural Compounds, 2023, 59(6):1067

Chen YM, Xu TQ, Zhang XQ, et al. Bixasteroid, a new compound from the fruits of *Bixa orellana* and its anti-inflammatory activity[J]. Natural Product Research, 2023, 37(3):404

Chen ZH, Sun YP, Wang YY, et al. Two new sesquiterpenoids from the roots of *Sarcandra glabra*[J]. Natural Product Research, 2023, 37(20):3505

Cheng B, Fang F, Zhou QT, et al. Highly oxygenated labdane diterpenoids from *Stevia rebaudiana* and their anti-atherosclerosis activities [J]. Chemistry and Biodiversity, 2023, 20(1):e202200999

Cheng L, Fang YK, Zhang MS, et al. Dihydrophenanthrenes and phenanthrenes from *Dendrobium terminale*[J]. Natural Product Research, 2023, 37(14):2375

Cheng MJ, Lin WW, Chao CY, et al. A new labdane derivative from the bark of *Chamaecyparis obtusa* var. *formosana* [J]. Chemistry of Natural Compounds, 2023, 59(1):69

Cheng YG, Li P, Li JL, et al. The phenylpropanoids from *Aster tataricus*[J]. Chemistry of Natural Compounds, 2023, 59(6):1084

Cheng YX, Li HL, Wu D, et al. Anti-inflammatory polyoxygenated cyclohexene derivatives from *Uvaria macclurei*[J]. Phytochemistry, 2023, 213:113797

Cheng ZQ, Fan WW, Yang D, et al. Two new cadinene-type sesquiterpene glycosides from *Dendrobium findlayanum* [J]. Natural Product Research, 2023, 37(21):3616

Cheng ZY, Li SF, Song Q, et al. Phenylpropanoids and a diarylpentanol from *Stellera chamaejasme* with acetylcholinesterase inhibitory activity [J]. Phytochemistry Letters, 2023, 53:73

Cheng ZY, Ren JX, Xue XB, et al. Daphnane-type diterpenoids from *Stellera chamaejasme* L. and their inhibitory activity against hepatocellular carcinoma cells [J]. Phytochemistry, 2023, 212:113725

Cili Wang, Jiarui Zhang, Yu Gan, et al. Sarcoelegans A-H, eight undescribed cembranes with anti-inflammatory and anti-thrombotic activities from the South China Sea soft coral *Sarcophyton elegans* [J]. Phytochemistry, 2023, 207:113578

Cong XY, He JY, Shu TY, et al. Undescribed amino acid-sesquiterpene lactone adducts and sesquiterpene glycosides from the roots of *Saussurea lappa* and their anti-HBV activity[J]. Fitoterapia, 2023, 169:105570

常闯，张航，马家乐，等.沉香中 2-(2-苯乙基)色酮类成分及其胃保护活性[J].中草药，2023，54(19)：6208

常冠华，张鲁，崔洁，等.甘草地上部分化学成分的分离与鉴定[J].中国中药杂志，2023，48(16)：4413

陈亮，岑银芝，涂杨丽，等.辣木籽的化学成分及其 α-葡萄糖苷酶抑制活性研究[J].中国中药杂志，2023，48(17)：4686

陈思，罗钦，赵海平，等.波罗蜜中 2 个新的 2-芳基苯并呋喃衍生物[J].中国中药杂志，2023，48(6)：1553

陈德力，马国需，刘会梅，等.奇楠沉香中 2 个新的桉烷型倍半萜类化合物[J].中草药，2023，54(16)：5135

陈德力，马国需，刘会梅，等.奇楠沉香中 2 个新的倍半萜类化合物[J].中国中药杂志，2023，48(23)：6403

陈泓颖，焦顺刚，黎安妮，等.山沉香中 11 个新倍半萜成分[J].中国中药杂志，2023，48(3)：689

陈建国，杨中铎，杨立军，等.粉防己根中 1 个新的阿朴啡型生物碱及其细胞毒活性[J].中草药，2023，54(1)：41

陈倩倩，邹献亮，俞桂新.裸花紫珠的化学成分研究[J].中草药，2023，54(1)：15

陈欣怡，张晨，董一蓉，等.黄根中 3 个新蒽醌类化合物及其对神经细胞的保护作用[J].药学学报，2023，58(12)：3710

程丽娟，王凯.田基黄化学成分及其抗骨质疏松活性[J].中成药，2023，45(7)：2234

储玲玲，周旭东，吴嘉，等.七叶鬼灯檠的化学成分研究[J].中国中药杂志，2023，48(10)：2767

崔颖，武建发，屈春园，等.西洋参中 2 个新型丙二酰人参皂苷的分离鉴定[J].中草药，2023，54(21)：6940

D

Dai DC, Xu XF, Yan H, et al. Phenolic acid derivatives from *Ficus esquiroliana* Levl. and their anti-inflammatory effects [J]. Chemistry and Biodiversity, 2023, 20(12): e202301326

Dai JM, Xiong W, Wang WY, et al. Antibacterial aromatic sesquiterpenes from the leaves of *Nicotiana tabacum* [J]. Chemistry of Natural Compounds, 2023, 59(4):692

Dai NYT, Wang QH, Bai MR, et al. A new abietane diterpene tuurgan a from *caryopteris mongholica*[J]. Natural Product Research, 2023, 37(21):3663

Dai PY, Chen SM, Wang MQ, et al. β-Carboline alkaloids from *Picrasma quassioides* and their 3D-QSAR study on anti-inflammation in LPS-induced RAW 264.7cells[J]. Fitoterapia, 2023, 166:105437

Dai ZH, Zhao CX, Zhang Y, et al. (S)-Futoquinol and (R)-Futoquinol, a pair of new neolignan enantiomers from *Piper kadsura* [J]. Chemistry of Natural Compounds, 2023, 59(2):225

Deng J, Wang L, Jin QY, et al. Anti-inflammatory steroids from the stems of *Solanum nigrum* L[J]. Phytochemistry, 2023, 210:113667

Deng K, Ouyang J, Fu YY, et al. Three new coumarins from *Lycium ruthenicum*[J]. Chemistry of Natural Compounds, 2023, 59(1):32

Deng KZ, Zong Q, Xiong Y. Phenylpropanoids from *Sparganium stoloniferum* and their antiplatelet aggregation activities[J]. Journal of Asian Natural Products Research,

2023，25(7)：627

Deng R，Zou J，Zhao CL，et al. Bioactive icetexane and abietane diterpenes from *Isodon phyllopodus* [J]. Natural Product Research，2023，37(1)：68

Diao HM，Hao Y，Li J，et al. Flavonoids from *Scutellaria likiangensis Diels* and their antimalarial activities[J]. Fitoterapia，2023，164：105357

Ding K，Wu ZY，Zhang N，et al. Stelleratenoids A-F，macrocyclic daphnane orthoesters with anti-HIV activity from the roots of *Stellera chamaejasme* L.[J]. Phytochemistry，2023，210：113648

Ding K，Zhang YY，Yang T，et al. New rosane diterpenoids and their analogs from *Euphorbia ebracteolata* Hayata[J]. Chemistry and Biodiversity，2023，20(3)：e202300013

Ding LF，Hu GX，Liu YY. Eudesmane-type sesquiterpenoids from the aerial parts of *Artemisia lavandulaefolia* and their anti-pancreatic cancer activities[J]. Phytochemistry，2023，216：113871

Ding N，Wang S，Xiao Y，et al. Four new C_{19}-diterpenoid alkaloids from *Aconitum nagarum* Stapf[J]. Chemistry and Biodiversity，2023，20(5)：e202300058

Ding XY，Wen JR，Lin WY，et al. Phloroglucinol derivatives，coumarins and an alkaloid from the roots of *Evodia lepta* Merr.[J]. Phytochemistry，2023，213：113774

Dong JY，Cai YX，Li YL，et al. New dimeric sesquiterpenoids from the whole plant of *Artemisia sieversiana*[J]. Phytochemistry Letters，2023，55：97

Dong L，Chen M，Huang Z，et al. New aphidicolane diterpenoids with glucose consumption promoting and cell viability enhancing activities from *Scoparia dulcis*[J]. Fitoterapia，2023，166：105438

Dong LM，Xu QL，Liu SB，et al. Germacrane sesquiterpene dilactones from *Mikania micrantha* and their antibacterial and cytotoxic activity[J/OL]. 2023，28(5)：10.3390/molecules28052119

Dong SH，Lian MY，Han JL，et al. Rapid screening of diarylpentanoids from *Daphne bholua*[J]. Phytochemistry，2023，209：113614

Dong W，Yang KX，He XF，et al. New eudesmanolides from *Artemisia verlotorum* and their potential targets of hepatocellular carcinoma by network pharmacology[J]. Fitoterapia，2023，167：105491

Du GX，Chen T，Wang G，et al. Five undescribed abietane-type diterpenes of *Callicarpa macrophylla*[J]. Fitoterapia，2023，170：105629

Du KC，Li XY，Zheng CW，et al. Three undescribed flavonoids and amide from *Abrus mollis* Hance with hepatoprotective effects[J]. Chemistry and Biodiversity，2023，20(7)：e202300696

Du YQ，Gao Y，Zang Y，et al. Extending the record of dolabellane-type diterpenoids from the soft coral *Clavularia viridis*：Structures and stereochemistry[J]. Phytochemistry，2023，210：113671

Duan YD，Su CY，Liang Y，et al. Four new diastereoisomeric neolignan glycosides from the root bark of *Lycium chinense Miller*. and their α-glucosidase inhibitory activity[J]. Fitoterapia，2023，168：105520

Duan ZK，Guo SS，Ye L，et al. Discovery of michael reaction acceptors from the leaves of *Ailanthus altissima* by a modified tactic[J]. Phytochemistry，2023，215：113858

邓卫芳，贺金亮，朱一栋，等.房山紫堇地上部分化学成分及其抗乳腺癌细胞增殖作用研究[J].天然产物研究与开发，2024，(2)：252

邸同莲，刘小清，吴楠，等.五味子中1个新的联苯环辛烯类木脂素[J].中草药，2023，54(12)：3759

董汛，蒋维，万近福，等.滇重楼茎叶化学成分研究[J].中草药，2023，54(9)：2705

都文文，宋成武.姜黄石油醚部位的化学成分研究[J].西北药学杂志，2023，38(3)：1

段晓燕，岳美岑，杨珺，等.皱叶重楼根茎的化学成分及抗菌活性研究[J].中国中药杂志，2023，48(11)：2981

F

Fan XL，Cao YG，Liu YL，et al. Two new lignans from the herbaceous stems of *Ephedra intermedia* [J]. Phytochemistry Letters，2023，53：98

Fan YW，Zhang WJ，Ao ZY，et al. Four new eudesmane-type and one new eremophilane-type sesquiterpenes from the whole plant of *Carpesium abrotanoides* L[J]. Fitoterapia, 2023, 169:105548

Fang CH, Lia YP, Li Y, et al. Triterpenoids with multi-skeletons as 11 β-HSD1 inhibitors from *Euphorbia sikkimensis*[J]. Phytochemistry, 2023, 211:113684

Fang DS, Cheng CR, Qiu MH, et al. Diverse meroterpenoids with α-glucosidase inhibitory activity from *Ganoderma cochlear*[J]. Fitoterapia, 2023, 165:105420

Feng X, Xie BP, Han YT, et al. Bisbenzylisoquinoline alkaloids from *Plumula Nelumbinis* inhibit vascular smooth muscle cells migration and proliferation by regulating the ORAI2/Akt pathway [J]. Phytochemistry, 2023, 211: 113700

Feng Y, Du WD, Qi W, et al. New compounds with hepatoprotective effects from the stems of *Sabia parviflora* [J]. Journal of asian natural products research, 2023, 25 (6):547

Feng YY, Zha SQ, Zhang HQ, et al. Rhodauricanol A, an analgesic diterpenoid with an unprecedented 5/6/5/7 tetracyclic system featuring a unique 16-oxa-tetracyclo [11.2.1.01, 5.07, 13] hexadecane core from *Rhododendron dauricum* [J]. Chinese Chemical Letters, 2023, 34(4):107742

Fu XN, Yu D, Zhu GL, et al. Three new abietane diterpenoids from the aerial parts of *Euphorbia fischeriana* and their cytotoxic effects [J]. Phytochemistry Letters, 2023, 55:56

范云秋,彭成,熊亮,等.茺蔚子萜类化学成分及其抗炎活性研究[J].中国药学杂志,2023, 58(7):571

冯树慧,晏晨,张卫青,等.烟管头草的化学成分及其体外抗白血病活性研究[J].广西植物,2023, 43(11):2139

冯树慧,张卫青,梁伟,等.烟管头草全草中 3 个新的二萜类化合物[J].中国中药杂志,2023, 48(19):5244

G

Gao H, Zhao CX, Luo XY, et al. Four new glycosides from *Gerbera piloselloides* [J]. Phytochemistry Letters, 2023, 53:150

Gao Q, Zhou LX, Huang R, et al. Five new glycoside constituents from the roots of *Gentiana crassicaulis* Duthie ex Burk [J]. Chemistry and Biodiversity, 2023, 20 (8): e202300841

Geng H, Luo J, Gu W, et al. Unusual 5/5 fused bicyclosesquiterpenoids from *Eupatorium adenophorum*[J]. Fitoterapia, 2023, 170:105643

Geng IC, Wang XS, Chen N, et al. Macathioureas A-D, four new thiourea analogues from the roots of *Lepidium meyenii*[J]. Fitoterapia, 2023, 168:105521

Gu JH, Liu JS, Lin JH, et al. Five new phenylpropanoyl phloroglucinol derivatives from *Leptospermum scoparium* [J]. Chemistry and Biodiversity, 2023, 20 (2): e202201111

Gu WJ, Huang MH, Zhang YM. A new limonoid with immunosuppressive activity from *Munronia pinnata* [J]. Phytochemistry Letters, 2023, 57:106

Guan SP, Yang Y, Sun M, et al. Euphpepluone S, a new lathyrane diterpenoid withanti-inflammatory activity from *Euphorbia peplus* L. [J]. Phytochemistry Letters, 2023, 55:61

Guo DS, Cao X, Chen HQ, et al. Anti-inflammatory and α-glucosidase inhibitory constituents from *Dendrobium nobile Lindl*[J]. Fitoterapia, 2023, 169:105582

Guo K, Ren X, Zhou TT, et al. Secondary metabolites from the Mongolian medicine *Lomatogonium carinthiacum* [J]. Fitoterapia, 2023, 165:105402

Guo N, Shu QB, Dong YL, et al. Sesquiterpenoids from the leaves of *Chimonanthus nitens* [J]. Journal of Asian Natural Products Research, 2023, 25(1):53

Guo R, Duan ZK, Li Q, et al. Guide isolation of guaiane-type sesquiterpenoids from *Daphne tangutica* maxim. And their anti-inflammatory activities[J]. Phytochemistry, 2023, 205:113523

Guo R, Meng Y, Cao X, et al. Triterpenoids from the fruits of *Melia toosendan Sieb.* et Zucc. with α-glucosidase inhibitory activities[J]. Fitoterapia, 2023, 168:105550

Guo TT, Zhang ML, Sun ZC, et al. Three new triterpenoid glycosides from *Aronia melanocarpa* (Michx.) Elliott[J]. Natural Product Research, 2023, 37(21):3572

Guo YQ, Wu GX, Peng C, et al. New bisabolane-type sesquiterpenoids from *Curcuma longa* and their anti-atherosclerotic activity [J/OL]. 2023, 28 (6): 10. 3390/molecules28062704

Guo ZH, Huang JY, Xiao T, et al. Terpenoids as anti-inflammatory substances inhibiting COX-2 isolated from the fibrous roots of *Alangium chinense*(Lour.) Harms [J]. Natural Product Research, 2023, 37(17):2824

高薇,魏沣,唐辉,等.黑桑枝化学成分研究[J].中药材,2023, 46(8):1937

高洪敏,彭中灿,王利杰,等.山茱萸中1个新的酚酸类化合物[J].中草药,2023, 54(16):5142

高阮玲,罗喻才,马咏仪,等.木麻黄根乙酸乙酯部位化学成分研究[J].热带亚热带植物学报,2023, 31(2):289

葛雯,陈建伟,李祥,等.三白草地上部分化学成分研究[J].中草药,2023, 54(11):3417

H

Hai P, He YQ, Wang RR, et al. Antimicrobial acylphloroglucinol meroterpenoids and acylphloroglucinols from *Dryopteris crassirhizoma*[J]. Planta medica, 2023, 89(3):295

Hai P, He YQ, Wang RR, et al. New tocopherol and acylphloroglucinol derivatives from *Dryopteris crassirhizoma* and their antimicrobial activities[J]. Fitoterapia, 2023, 165:105401

Hao W, Ma LQ, Kun F, et al. Two new antimicrobial monoterpenoid indole alkaloids from the roots of *Rauvolfiayunnanensis*[J]. Journal of Asian Natural Products Research, 2023, 25(5):429

Hao Y, Luo XL, Wang M, et al. Farnesane sesquiterpenoids from *Rubus delavayi* and their anti-Trichinella spiralis activities[J]. Natural Product Research, 2023, 37(23):3977

Hao ZY, Wang XL, Yang M, et al. Minor iridoid glycosides from the fruits of *Cornus officinalis* Sieb. et Zucc. and their anti-diabetic bioactivities[J]. Phytochemistry, 2023, 205:113505

Hao ZY, Zhang YL, Cao YG, et al. Chemical constituents from *Acorus calamus* with potent anti-diabetic and hepatoprotective activities[J]. Fitoterapia, 2023, 169:105591

He C, Cao YG, Zeng MN, et al. Two new monoterpenoids from the stems of *Ephedra sinica*[J]. Phytochemistry Letters, 2023, 53:88

He JR, Zhang LM, Lou HB, et al. Two new bis-diterpenoid alkaloids from *Aconitum weixiense*[J]. Journal of asian natural products research, 2023, 25(9):842

He QY, Zeng H, Zhang QL, et al. Cytotoxic phenyl polyketides from *Hypericum curvisepalum* N. Robson[J]. Natural Product Research, 2023, 37(22):3815

He RS, Li SW, Yang TT, et al. Furfural derivatives and phenolic constituents in *Stemona tuberosa* Lour[J]. Chemistry and Biodiversity, 2023, 20(9):e202300693

He XF, Li QH, Li TZ, et al. Artemeriopolides A-D, two types of sesquiterpenoid dimers with rare carbon skeletons from *Artemisia eriopoda* and their antihepatoma cytotoxicity[J]. Organic Chemistry Frontiers, 2023, 10(11):2635-2641

He XF, Wang MF, Ma YB, et al. Artemeriosides A-F, the first examples of natural sesquiterpenoids substituted by a 6′-O-crontonyl β-glucopyranoside from *Artemisia annua*[J]. Fitoterapia, 2023, 169:105619

He XF, Yuan XF, Liu Y, et al. Three new steriodal saponins from the Rhizomes of *Tupistra chinensis* Baker[J]. Chemistry and Biodiversity, 2023, 20(3):e202201129

He YC, Gong C, Lei XL, et al. A new gallotannin from the extractives of *Camellia oleifera* fruit shell[J]. Chemistry of Natural Compounds, 2023, 59(2):265

Hong Q, Li J, Deng L, et al. Active constituents with α-glucosidase inhibitory activities from *Sabia parviflora*[J]. Fitoterapia, 2023, 167:105516

Hou XH, Gao YQ, Yang JH, et al. Phytoecdysteroids from *Dianthus superbus* L.: Structures and anti-neuroinflammatory evaluation[J]. Phytochemistry, 2023, 212:113710

Hu B, Hu HB, Pu C, et al. New ionone glycosides from the aerial parts of *Allium sativum* and their anti-platelet aggregation activity[J]. Planta medica, 2023, 89(7):729

Hu B, Zhang CS, HuYL, et al. Two new pregnane glycosides from the root of *Cynanchum auriculatum*[J]. Journal of Asian Natural Products Research, 2023, 12(25):1184

Hu J, Li SF, Li Q, et al. Antinociceptive C(19)-diterpenoid alkaloids from the roots of *Aconitum nagarum*[J]. Journal of Asian Natural Products Research, 2023, 25(6):540

Hu YJ, Lan Q, Su BJ, et al. Phanerosides A-X, phenylpropanoid esters of sucrose from the rattans of *Phanera championii* Benth[J/OL]. 2023, 28(12): 10.3390/molecules28124767

Hu YK, Bai XL, Shi GY, et al. Polyphenolic glycosides with unusual four-membered ring possessing anti-Parkinson's disease potential from *black wolfberry*[J]. Phytochemistry, 2023, 213:113775

Hu YL, Hu B, Xu TQ, et al. Two new chemical constituents from the stem and branch of *Tripterygium wilfordii*[J]. Journal of Asian Natural Products Research, 2023, 25(9):834

Hu YL, Yue GGL, Li XR, et al. Structurally diverse spirocyclic polycyclic polyprenylated acylphloroglucinols from *Hypericum ascyron* Linn. and their anti-tumor activity[J]. Phytochemistry, 2023, 212:113727

Hua W, Wang X, Li Q, et al. Rare noreudesmane sesquiterpenoids from the fruits of *Dysoxylum densiflorum*[J]. Fitoterapia, 2023, 166:105462

Hua YM, Zeng KW, Liang HZ, et al. Anti-inflammatory quinoline-4(1H)-one derivatives from the aerial parts of *Waltheria indica* linn[J]. Phytochemistry, 2023, 214:113746

Huang HC, Lin CH, Kuo CC, et al. Two new chromones and a new coumarin from the fruit of *Cnidium monnieri* (L.) Cusson[J]. Natural Product Research, 2023, 37(1):47

Huang J, Chen DL, Liu MY, et al. Seven new phenylhexanoids with antioxidant activity from *Saxifraga umbellulata* var. *pectinata*[J/OL]. 2023, 28(9):10.3390/molecules28093928

Huang LJ, Fan YM, Jin J, et al. A new C21-steroidal cynansteroid O from roots of *Cynanchum auriculatum*[J]. Chemistry of Natural Compounds, 2023, 59(3):512

Huang LN, Liu YY, Fang HB, et al. Six new diterpenoids from the resins of *Populus euphratica* and their anti-inflammatory activities[J]. Fitoterapia, 2023, 168:105545

Huang LP, Zhou ZL, Lin SQ. Two new biphenylpropanoids from the rhizomes of *Acorus tatarinowii*[J]. Chemistry of Natural Compounds, 2023, 59(4):686

Huang LY, Sun YZ, Chen QQ, et al. New compounds from *Patrinia villosa* Juss. and their anti-inflammatory activities[J]. Natural Product Research, 2023, 37(13):2189

Huang PZ, Yang HY, Zhang LJ, et al. Anti-inflammatory activities of triterpenoids from *Euphorbia humifusa* Willd[J]. Phytochemistry Letters, 2023, 54:129

Huang R, Deng JL, Guan SN, et al. One new elemane sesquiterpenoid glycoside and five glycoglycerolipids from *Pittosporum truncatum* with anti-bacterial activity[J]. Phytochemistry Letters, 2023, 56:44

Huang S, Wang JZ, Guo QJ, et al. Diterpenoid alkaloids from two species of *Delphinium*[J]. Journal of asian natural products research, 2023, 25(8):718

Huang XF, Wang YM, Li XY, et al. Triterpenoids from *Meehania fargesii* with Cytotoxic Activity1[J]. Chemistry and Biodiversity, 2023, 20(10):e202301270

Huang XL, Cai D, Gao P, et al. Aquilariperoxide A, a sesquiterpene dimer from agarwood of *aquilaria sinensis* with dual antitumor and antimalarial effects[J]. Journal of Organic Chemistry, 2023, 88(13):8352-8359

Huang XR, Cai F, Chen J, et al. Cytotoxic lanostane-type triterpenes from the fruiting bodies of *Ganoderma lucidum*[J]. Natural Product Research, 2023, 37(18):3042

Huang Y, Pan LW, Chang YL, et al. Megastigmane glycosides from *Streblus ilicifolius* (S. Vidal) Corner and their anti-inflammatory activity[J]. Phytochemistry, 2023, 208:113606.

Huang YY, Chen L, Yao J, et al. Two new triterpenes isolated from *Maytenus guangxiensis* C. Y. Cheng et W. L. Sha and their antiproliferative activities[J]. Natural Product Research, 2023, 37(9):1498

何静怡,舒腾云,苏丽花,等.茵陈蒿的化学成分及其药理活性研究[J].云南中医药大学学报,2023, 46(1):64

侯士鑫,杜昆泽,常艳旭,等.瓦草中的化学成分及其抗炎活性研究[J].中南药学,2023, 21(11):2950

胡凤成,韩锐,郭聪,等.杜仲叶化学成分及其神经保护

活性研究[J].林产化学与工业，2023，43(3)：9

胡梦雅，张文静，刘云，等.北方枸杞中生物碱类成分研究[J].中国中药杂志，2023，48(6)：1546

黄婉凤，何佳，张琛伟，等.救必应中 2 个新的咖啡酸半萜酯[J].中草药，2023，54(8)：2365

J

Ji KL，Tang YQ，Guo ZY，et al. Natural geranylated sulfur-containing amides with inhibitory effect on Th17 differentiation [J]. Chemistry and Biodiversity，2023，20(6)：e202300373

Jia Q，Yang PY，Li YL，et al. Two new enantiomers of phenylethanoid and their anti-inflammatory activities[J]. Chemistry and Biodiversity，2023，20(4)：e202300067

Jia RL，Liang Q，Hu JX，et al. Tigliane diterpenoids with cytotoxic activities from *Croton damayeshu*[J]. Phytochemistry Letters，2023，57：110

Jian JY，Fan YM，Liu Q，et al. Quinoline alkaloids from the roots of *Orixa japonica* with the anti-pathogenic fungi activities[J]. Chemistry and Biodiversity，2023，20(2)：e202201097

Jiang H，Hou T，Han Y，et al. Preparation and identification of isoquinoline alkaloids with ATP citrate lyase inhibitory activity from *Dactylicapnos scandens*[J]. Fitoterapia，2023，165：105397

Jiang HB，Shao SY，Wei YZ，et al. Phenolic glycosides and indole alkaloids isolated from the roots and rhizomes of *Clematis chinensis* and their anti-inflammatory activity[J]. Phytochemistry，2023，215：113832

Jiang JS，Gu QC，Feng ZM，et al. The tanshinones from the plant of *Salvia miltiorrhiza*[J]. Phytochemistry，2023，210：113673

Jiang K，Liu X，Liu YM，et al. Bioactive isoquinoline alkaloids with diverse skeletons from *Fissistigma polyanthum*[J]. Journal of Natural Products，2023，86(9)：2162

Jiang LH，Wang HF，Wang BY，et al. Anti-inflammatory constituents from *Bidens tripartita*[J]. Tetrahedron Letters，2023，130：154767

Jiang WJ，Du J，Wu JC. Two new dihydrochalcone glucosides from *Balanophora subcupularis* [J]. Chemistry of Natural Compounds，2023，59(6)：1059

Jiang X，Zhang XH，Li YX，et al. Chemical constituents from the leaves of *Cinnamomum camphora* and their α-glucosidase inhibitory activities[J]. Phytochemistry Letters，2023，57：101

Jiang YX，Yao JY，Qin N，et al. B-seco Limonoids with anti-inflammatory activity from *Tetradium fraxinifolium* (Hook.) T. G. Hartley [J]. Fitoterapia，2023，169：105606

Jiang ZY，Liu CJ，Niu Q，et al. In vitro hypoglycemic diterpenoids from the roots of *Croton yunnanensis*[J]. Journal of Natural Products，2023，86(1)：199

Jiao SG，Gao XL，Li JJ，et al. Diverse lignans with protective effect against hypoxia/oxidative injuries to H9c2 cells from *Syringa pinnatifolia* Hemsl[J]. Phytochemistry，2023，206：113540

Jin C，Zhang L，Yuan CJ，et al. New compounds from the stems of *Fissistigma acuminatissimum* Merr. and their in vitro anti-inflammatory activity[J]. Natural Product Research，2023，37(4)：551

Jin CW，Chen L，Kuang ZL，et al. Two new compounds isolated from the leaves of *Ohwia caudata* and their neuroprotective effect against LPS-Induced BV2 cells[J]. Chemistry and Biodiversity，2023，20(2)：e202201128

Jin J，Meng M，Jian JY，et al. Cardiac sapogenins from *Periploca forrestii* [J]. Phytochemistry Letters，2023，54：70

Jin Q，Qin X，Dai Z，et al. Dimeric benzylisoquinoline alkaloids from *Thalictrum delavayi* and their biological activities[J]. Fitoterapia，2023，164：105356

Jin Q，Qin XJ，Sun WJ，et al. Ormosianines A-P，structurally diverse quinolizidine alkaloids with AChE inhibitory effects from *Ormosia yunnanensis* [J]. Journal of Natural Products，2023，86(9)：2193

Jin Y，Tong ZW，Gao HY，et al. Guided isolation of new cytotoxic cassane diterpenoids from *Caesalpinia sappan* [J]. Chemistry and Biodiversity，2023，20(5)：e202300211

Jing D，Zhang YH，Gong C，et al. Kamaonensine A-G：Lycaconitine-type C19-diterpenoid alkaloids with anti-inflammatory activities from *Delphinium kamaonense* Huth [J]. Phytochemistry, 2023, 215:113822

Jing SX, Fu R, Li CH, et al. Discovery of unusual sesterterpenoids from *Colquhounia coccinea* var. mollis and their metabolic implications [J]. Journal of Natural Products, 2023, 86(11):2468

贾安,王玲玲,靳建杰,等.维药黑桑中1个新的桑根酮型二氢黄酮化合物及其胰岛素增敏活性[J].中草药,2023, 54(1):45

贾祎萍,吴子薇,李晓波,等.通关藤化学成分及其细胞毒活性[J].中成药,2023, 45(9):2910

贾云鹏,刘璐,杨晓军,等.陕北细叶远志中的一个新屾酮[J/OL].药学学报,2023[2024-02-15]. https://doi.org/10.16438/j.0513-4870.2023-0919

姜红宇,吕敬崑,邵金华,等.地卷柏的化学成分及其α-葡萄糖苷酶抑制活性研究[J].天然产物研究与开发,2024, 36(1):37

蒋思绒,王路雅,贾雯靖,等.唐古特白刺果实酚酸类化学成分及α-葡萄糖苷酶抑制活性研究[J].中草药,2023, 54(6):1719

K

Ke TY, Wang SW, Chen SR, et al. Alkaloids and polyacetylenes from *Hippobroma longiflora* with antiangiogenesis properties [J]. Journal of Natural Products, 2023, 86(4):719

Kong DX, Ma QY, Yang L, et al. Two lanostane triterpenoids with α-glucosidase inhibitory activity from the fruiting bodies of *Ganoderma weberianum* [J]. Natural Product Research, 2023, 37(15):2493

Kung TA, Chen LY, Li CY, et al. Anti-inflammatory cembrane-based diterpenoids isolated from the octocoral *Sinularia querciformis*[J]. Phytochemistry Letters, 2023, 55:12

康永锋,武改芳,李立,等.南海海绵 *Dactylospongia elegans* 的二倍半萜类化学成分及抗炎活性研究[J].天然产物研究与开发, 2023, 35:1357

孔令涛,赵超越,夏璐瑶,等.紫玉兰树皮中的生物碱类成分[J].中草药,2023, 54(20):6587

L

Lai JX, Zhao Y, Gao WK, et al. Steroidal saponins from *Solanum lyratum* Thunb[J]. Chemistry and Biodiversity, 2023, 20(12):e202301381

Lam SH, Liu HK, Chung SY, et al. Diterpenoids and their glycosides from the stems of *Tinospora crispa* with beta-cell protective activity[J]. Journal of Natural Products, 2023, 86(6):1437

Lan XJ, Guo SN, Zhao YD, et al. A novel skeleton alkaloid from *Portulaca oleracea* L. and its bioactivities[J]. Fitoterapia, 2023, 169:105608

Li B, Wang YX, Wang CF, et al. Two new triterpene glycosides with antiproliferative activities on HepG2 from *Phytolacca acinosa* fruit fermentation broth[J]. Natural Product Research, 2023, 37(14):2327

Li BL, Liang HJ, Li QR, et al. Euryachincoside, a novel phenolic glycoside with anti-hepatic fibrosis activity from *Eurya chinensis*[J]. Planta Medica, 2023, 89(5):516

Li CY, Fang J, Li GY, et al. Resin glycosides from *Merremia hederacea* with multidrug-resistant reversal activities[J]. Phytochemistry Letters, 2023, 55:14

Li DQ, Zhao ZW, Jiang F, et al. Cytotoxic triterpenoids from the roots of *Bupleurum scorzonerifolium*[J]. Phytochemistry Letters, 2023, 53:170

Li GQ, Pan ZH, Ning DS, et al. A new phenylethanoid glycoside from the stems and leaves of *Passiflora edulis* [J]. Chemistry of Natural Compounds, 2023, 59(2):222

Li HL, Akber Aisa H, Li J. Germacrane-type sesquiterpene lactones from *Achillea millefolium* L. and their anti-inflammatory activity[J]. Chemistry and Biodiversity, 2023, 20(4):e202300079

Li HL, Liu L, Gou GH, et al. Guaianolides from *Achillea millefolium* L. and theiranti-inflammatory activity [J]. Phytochemistry, 2023, 210:113647

Li HL, Liu L, Liu GY, et al. Chlorine-containing guaianolide sesquiterpenoids from *Achillea millefolium* L. with inhibitory effects against LPS-induced NO release inBV-2 microglial cells[J]. Phytochemistry, 2023, 207:113567

Li HL, Xu NN, Li J, et al. Guaianolide-type sesquiterpene lactones from *Achillea millefolium* L. and their anti-inflammatory activity[J]. Phytochemistry, 2023, 216: 113894

Li HQ, Yang BC, Sura MB, et al. Liquidambarines A-C, three new abietane diterpenoids from *Liquidambar formosana* Hance and their anti-inflammatory activities[J]. Natural Product Research, 2023, 37(18):3006

Li JS, Liu YN, Li JY, et al. Acylphloroglucinol-monoterpene meroterpenoids from *Eucalyptus tereticornis* and their inhibitory activity against ATP citrate lyase[J]. Phytochemistry, 2023, 207:113565

Li JT, He YA, Zheng XY, et al. Flavonoids and prenylhydroquinones from the prepared folium of *Epimedium sagittatum Maxim.* and their inhibition against phosphodiesterase5A[J]. Fitoterapia, 2023, 168:105465

Li JY, Dong SH, Zhang X, et al. Structurally diverse terpenoids from *Elephantopus scaber* L. and their acetylcholinesterase inhibitory activities [J]. Phytochemistry, 2023, 216:113892

Li JY, Wu SF, An YL, et al. Undescribed steroidal alkaloids from the bulbs of *Fritillaria sinica* [J]. Phytochemistry, 2023, 213:113768

Li JY, Zhang XY, Li YM, et al. Bibenzyls and lignans from *Dendrobium devonianum* and their immunosuppressive activities[J]. Phytochemistry Letters, 2023, 54:137

Li L, Cao TT, Liu J, et al. A new cycloartane triterpenoid from *Daphne pedunculata*[J]. Chemistry of Natural Compounds, 2023, 59(4):706

Li LZ, Chen L, Tu YL, et al. Six new phenolic glycosides from the seeds of *Moringa oleifera* Lam. and their α-glucosidase inhibitory activity[J/OL]. 2023, 28(17): 10.3390/molecules28176426

Li M, Zhang JK, Wang XL, et al. Four new phenolic glycosides from the seeds of *Lepidium apetalum* [J]. Chemistry of Natural Compounds, 2023, 59(3):515

Li MC, Zhang YQ, Han TT, et al. Verniciflavanol A, a profisetinidin-type-4-arylflavan-3-ol from *Toxicodendron vernicifluum* protects SH-SY5Y cells against H2O2-Induced oxidative stress[J]. Phytochemistry, 2023, 205:113487

Li Q, Fang HB, Hu BY, et al. Nine pairs of undescribed enantiomers from the resin of *Styrax tonkinensis* (Pierre) Craib ex Hart with anti-inflammatory activity[J]. Phytochemistry, 2023, 214:113817

Li Q, Guo Y, Wei D, et al. Grayanane diterpenoids from *Craibiodendron yunnanense* with anti-inflammatory and antinociceptive activities[J]. Phytochemistry, 2023, 212:113729

Li R, Chen YS, Bi DW, et al. Two new compounds from *Verbena bonariensis* [J]. Journal of Asian Natural Products Research, 2023, 25(7):658

Li ST, Xu D, Jia J, et al. Structure and anti-inflammatory activity of neo-clerodane diterpenoids from *Scutellaria barbata*[J]. Phytochemistry, 2023, 213:113771

Li SW, Xue BX, Yang TT, et al. Sesquiterpenoids and monoterpenoids from the water decoction of *Valeriana officinalis* L[J]. Phytochemistry, 2023, 205:113474

Li SW, Zhao YH, Gao WK, et al. Steroidal constituents from *Solanum nigrum* [J]. Fitoterapia, 2023, 169: 105603

Li SY, Feng YM, Zhou Y, et al. Pogocablenes A-O, fifteen undescribed sesquiterpenoids with structural diversity from *Pogostemon cablin*[J]. Phytochemistry, 2023, 214:113829

Li W, Fu JR, Zheng LJ, et al. Two new bibenzyls from *Pleione grandiflora* (Rolfe) Rolfe and their antioxidant activity[J]. Natural Product Research, 2023, 37(15):2486

Li W, Gan L, Yuan FY, et al. Biscroyunoid A, an Anti-Hepatic Fibrotic 19-nor-Clerodane Diterpenoid Dimer with a C-16-C-12′ Linkage from *Croton yunnanensis* [J]. Journal of Natural Products, 2023, 86(2):434

Li W, Zhu HH, Shen X, et al. Lycopodium alkaloids from *Huperzia serrata* and their anti-acetylcholinesterase activities[J]. Chemistry and Biodiversity, 2023, 20(9): e202301024

Li WR, Zhao JY, Li M, et al. Bergamotane-type sesquiterpenes from the leaves andtwigs of *Illicium oligandrum* and their anti-inflammatory activities [J]. Phytochemistry, 2023, 209:113617

Li WS, Lei XP, Yan XT, et al. Hainanxylogranolides A-F: New limonoids isolated from the seeds of Hainan mangrove plant *Xylocarpus granatum* [J]. Fitoterapia, 2023, 165:105407

Li X, Zhang JJ, Li YH, et al. Cynanotophyllosides E-F, two minor pregnane glycosides from the roots of cultivated *Cynanchum otophyllum*[J]. Journal of Asian Natural Products Research, 2023, 25(9):849

Li X, Zhang N, Yang SL, et al. Unusual N-pyridinium amino acid-type alkaloids from roots and rhizomes of *Sophora tonkinensis Gagnep* [J]. Fitoterapia, 2023, 165: 105388

Li XH, Jiang W, Guo Y, et al. Steroidal sapogenins from the aerial parts of *Parispolyphylla* var. yunnanensis and activity evaluation[J]. Fitoterapia, 2023, 167:105498

Li XH, Zhang JH, Zhang Y, et al. Four new myrioneuron alkaloids from *Mycetia effusa* (*Myrioneuron effusum*)[J]. Phytochemistry Letters, 2023, 53:175

Li XM, Pang N, Wang YF, et al. Two new isoflavones from the barks of *Dalbergia hancei* Benth[J]. Natural Product Research, 2023, 37(14):2383

Li XN, Li QQ, Xu J, et al. Isolation and antihyperglycemic effects of garcibractinols A-H, intricate polycyclic polyprenylated acylphloroglucinols from the fruits of *Garcinia bracteata* [J]. Bioorganic Chemistry, 2023, 138: 106651

Li XP, Wang JF, Huang R, et al. An antioxidant lignan glycoside and triterpenoid saponins from the leaves of *Synsepalum dulcificum*[J]. Phytochemistry Letters, 2023, 53:42

Li XS, Liang XY, Liu MS, et al. Five new c_{21}-steroidal sapogenins from the acid hydrolysate of *Cynanchum otophyllum* roots[J]. Chemistry and Biodiversity, 2023, 20(3):e202300082

Li XY, Dong RR, Nan MM, et al. Hyperxylones A and B, two polycyclic polyprenylated acylphloroglucinols with a benzoyl substituted bicyclo[3.2.1]octane core from *Hypericum beanii*[J]. Fitoterapia, 2023, 165:105389

Li XY, Xu D, Liu JY, et al. Anti-inflammatory activity of phenolics from *Hypericum japonicum*[J]. Phytochemistry Letters, 2023, 55:156

Li XY, Ye MZ, Gao F, et al. A new diterpenoid alkaloid from *Delphinium gyalanum* C. Marquand and Airy Shaw[J]. Natural Product Research, 2023, 37(1):130

Li Y, Li JM, Xu YJ, et al. Bioactive diterpenoids isolated from the twigs and leaves of *Casearia velutina* [J]. Fitoterapia, 2023, 171:105654

Li Y, Li XB, Zhou JC, et al. Pallamins A-C, ent-labdane and pallavicinin baseddimers from the Chinese liverwort *Pallavicinia ambigua*(mitt.) stephani[J]. Phytochemistry, 2023, 212:113702

Li YH, Bai XS, Yang XX, et al. Triterpenoid saponins from *Psammosilene tunicoides* and their antinociceptive activities[J]. Phytochemistry, 2023, 214:113795

Li YH, Zhang QR, Teng DH, et al. A new norditerpenoid and other components from *Ajuga macrosperma* and their bioactivity[J]. Phytochemistry Letters, 2023, 57: 36-40

Li YJ, Jiang L, Liu LY, et al. Four new benzo[d, e] isochromene derivatives from rhizomes of *Musa basjoo*[J]. Natural Product Research, 2023, 37(3):383

Li YT, Feng X, Feng Y, et al. Steroidal saponins from the rhizomes of *Smilax china* and their inhibitory effects on lipopolysaccharide-induced proinflammatory cytokines expression[J]. Planta medica, 2023, 89(2):208

Li YY, Jian MR, Gao SR, et al. A novel tannin compound from the mangrove plant of *Acanthus ilicifolius*[J]. Chemistry of Natural Compounds, 2023, 59(1):52

Li YZ, Wang MQ, Su JH, et al. Polycyclic polyprenylated acylphloroglucinols from *Hypericum sampsonii Hance* and their anti-inflammatory activity[J]. Fitoterapia, 2023, 169:105610

Li Z, Yang Y, Chen C, et al. Bisabolane-type sesquiterpenoids with a tetrahydrofuran or tetrahydropyran ring from *Vernonia solanifolia*[J]. Journal of Natural Products, 2023, 86(6):1550

Lian F, Chi J, Meng Q, et al. Cucurbitane triterpenes from *Hemsleya chinensis* tubers and their anti-inflammatory activities[J]. Fitoterapia, 2023, 166:105441

Liang HZ, Lu PX, Chu LL, et al. Dammarane-type saponins from *Gynostemma pentaphyllum* and their anti-aging activities via up-regulating mitochondria related proteins[J]. Phytochemistry, 2023, 213:113744

Liang JJ, Lv TM, Xu ZY, et al. Two new iridoids and triterpenoid analogues from the leaves of *Viburnum chingii* and their anti-acetylcholinesterase activity[J]. Fitoterapia, 2023, 165:105400

Liang KY, Li H, Zhou PJ, et al. Squamabietenols A-F, undescribed abietane-*O*-abietane dimeric diterpenoids from the ornamental conifer *Juniperus squamata* and their ATP-citrate lyase inhibitory activities[J]. Phytochemistry, 2023, 210:113663

Liang SS, Wang L, Xiong ZY, et al. Anti-inflammatory phenolics and phenylpropanoids from *Praxelis clematidea* [J]. Fitoterapia, 2023, 167:105476

Liang XM, Wei YD, Hou XZ, et al. Triterpenoids from *Uncaria macrophylla* asferroptosis inhibitors [J]. Phytochemistry, 2023, 206:113530

Liang XQ, Niu P, Li J, et al. Discovery of anti-inflammatory triterpenoid glucosides from the *Heritiera littoralis* dryand[J/OL]. 2023, 28(4):10.3390/molecules28041658

Liang XX, Yang JX, Li JM, et al. A pair of new oxindole alkaloids isolated from *Uncaria macrophylla*[J]. Natural Product Research, 2023, 37(8):1258

Liao GF, Mo LY, Teng MX, et al. Japonins A-D, cyathane diterpenoids with neurite outgrowth-promoting activity isolated from *Onychium japonicum* using NMR and MS/MS-based molecular networking[J]. Fitoterapia, 2023, 170:105632

Lin LW, Zhou HR, Wen L, et al. NMR-tracking for 15, 16-*seco*-cycloartane triterpenes from *Cimicifuga acerina*[J]. Phytochemistry, 2023, 210:113669

Lin RX, Fan LX, Chen X, et al. Three new hasubanan-type alkaloids from the *Stephania longa* [J]. Natural Product Research, 2023, 37(20):3543

Lin SF, Kao CL, Kuo CE, et al. A new dienoic acid of *Capsicum annuum* var. *fasciculatum* [J]. Chemistry of Natural Compounds, 2023, 59(4):683

Lin Y, Li JJ, He L, et al. A new modified pterocarpan glycoside from *Sophora flavescens*[J]. Natural Product Research, 2023, 37(20):3374

Liu B, Jin XB, Chen XH, et al. Two new lactam derivatives from *Micromelum falcatum* (Lour.) Tan. with brine shrimp larvae toxicity [J/OL]. 2023, 28(20): 10.3390/molecules28207157

Liu CJ, Wang CC, Chang CF, et al. 16-Hydroxybriaranes from the octocoral *Briareum stechei*[J]. Phytochemistry Letters, 2023, 57:92

Liu CY, Deng P, Wang B, et al. Coumaronochromones, flavanones, and isoflavones from the twigs and leaves of *Erythrina subumbrans* inhibit PTP1B and nitricoxide production.[J]. Phytochemistry, 2023, 206:113550

Liu CY, Lu YF, Liu SX , et al. Aristolochic alkaloids from *Piper macropodum* and their anti-inflammatory activities[J]. Phytochemistry Letters, 2023, 57:163-166

Liu F, Chen MH, Hu YX, et al. Xanchryones I-N, six unusual phloroglucinol-amino acid hybrids from the leaves of *Xanthostemon chrysanthus* [J]. Chemistry and Biodiversity, 2023, 20(4):e202300234

Liu J, Li JJ, Yan YM, et al. COX-2 and iNOS inhibitory abietane diterpenoids from *Pinus yunnanensis* exudates [J]. Fitoterapia, 2023, 164:105376

Liu J, Wen QY, Tian HR, et al.(±) -Sarcanan A, a pair of new enantiomeric dihydrobenzofuran neolignans from the aerial parts of *Sarcandra glabra* [J]. Natural Product Research, 2023, 37(15):2480

Liu J, Yan Q, Wang LX, et al. Secoiridoids from the traditional Chinese medicine *Swertia pseudochinensis* [J]. Phytochemistry, 2023, 210:113642

Liu JB, Li, WY, Zhao X, et al. Peganutonin A, a novel melatonin analogue from the seeds of *Peganum harmala*[J]. Phytochemistry Letters, 2023, 56:78-80

Liu JB, Xie J, Wang HQ, et al. Four sesquiterpenes isolated from *Taraxacum mongolicum*[J]. Journal of asian natural products research, 2023, ahead-of-print(ahead-of-print):1

Liu JL, Xu HT, Mu DD, et al. C_{21} steroids from the roots of *Marsdenia tenacissima*[J]. Phytochemistry, 2023, 213:113782

Liu JN, Yang ZY, Zheng JH, et al. New monoterpenoid indole alkaloids from *Alstonia scholaris* [J]. Phytochemistry Letters, 2023, 54:28

Liu N, Luo Tt, Wu C, et al. ent-Pimarane diterpenes from the aerial parts of *Siegesbeckia pubescens*[J]. Chemistry and Biodiversity, 2023, 20(3):e202201090

Liu P, Wu SL, Wang T, et al. Four new phenolic compounds from the fruits of *Alpinia galanga*[J]. Phytochemistry Letters, 2023, 55:75

Liu SB, Yang JL, Chen HQ, et al. A new phragmalin-type limonoid from the roots of *Trichilia sinensis*[J]. Phytochemistry Letters, 2023, 53:102

Liu SY, Gu B. Three new 8, 4′-type oxyneolignans from the seeds of *Ziziphus jujuba* mill and their antitumor studies[J]. Natural Product Research, 2023, 37(9):1573

Liu T, Dai MH, Zhu H, et al. Activity-guided isolation and identification of antiherpesvirus and antineuroinflammatory active terpenoids from *Artemisia vulgaris* L.based on the LC-MS/MS molecular network[J]. Phytochemistry, 2023, 216:113863

Liu TW, Hsiao SW, Lin CT, et al. Anti-aging constituents from *Pinus morrisonicola* leaves[J/OL]. 2023, 28(13):10.3390/molecules28135063

Liu WG, Xiao CM, Li J, et al. Two new dicyclic C-geranylflavanones isolated from *Paulownia fortunei* and their cytotoxicity[J]. Phytochemistry Letters, 2023, 54:97

Liu WH, Wu P, Song ZT, et al. Iridoids from *Patrinia heterophylla* and their anti-inflammatory activity[J]. Phytochemistry, 2023, 212:113720

Liu WX, Liao YJ, Chen N, et al. A new thiohydantoin derivative from the roots of *Lepidium meyenii* [J]. Chemistry of Natural Compounds, 2023, 59(6):1129

Liu WX, Zhang YJ, Zhou M, et al. A new ingol diterpenoid from the seeds of *Euphorbia marginata* Pursh[J]. Natural Product Research, 2023, 37(1):63

Liu X, Lv T, Sun S, et al. Apoptotic effects of phenols from the twigs and leaves of *Garcinia nujiangensis*[J]. Fitoterapia, 2023, 166:105435

Liu X, Zhan XQ, Wang MJ, et al. Bioactive diterpenoids and sesquiterpenoids with different skeletons from *Salvia digitaloides* diels [J]. Phytochemistry, 2023, 205:113501

Liu XQ, Du Y, Xie WL, et al. Scalemic diacetylenic spiroacetal enol ethers from the flowers of *Tanacetum tatsienense*[J]. Phytochemistry, 2023, 209:113619

Liu XS, Zheng JN, Shen SY, et al. Two new chromones from *Cassia auriculata* and their antiviral activity[J]. Chemistry of Natural Compounds, 2023, 59(3):467

Liu Y, Li YY, Liu Y, et al. Three new chemical constituents from the roots of *Schisandra chinensis* and their neuroprotective effects[J]. Phytochemistry Letters, 2023, 53:7

Liu Y, Liu MY, Bi LL, et al. Cytotoxic steroidal glycosides from the rhizomes of *Paris polyphylla* var. yunnanensis[J]. Phytochemistry, 2023, 207:113577

Liu Y, Tang N, Zhang Q, et al. Cytotoxic steroidal glycosides from the roots of *Parisverticillata* M.Bieb[J]. Phytochemistry Letters, 2023, 53:231

Liu Y, Zhou YY, Luo SH, et al. Labdane diterpenoids from the heartwood of *Leucosceptrum canum* that impact on root growth and seed germination of Arabidopsis thaliana[J]. Phytochemistry, 2023, 206:113531

Liu YF, Yang BC, Song ZM, et al. Seven diterpenoids from the resin of *Pinus yunnanensis Franch* and their anti-inflammatory activity[J]. Fitoterapia, 2023, 165:105396

Liu YL, Cao YG, Niu Y, et al. Diarylpentanoids and phenylpropanoids from the roots of *Anthriscus sylvestris* (L.) Hoffm[J]. Phytochemistry, 2023, 216:113865

Liu YR, Yang L, Wang JZ, et al. New lignans and phenylethanoid with antioxidant activity from aerial parts of *Forsythia suspensa*(Thunb.) Vahl[J]. Natural Product Research, 2023, 37(5):725

Liu YY, Peng J, Huang L, et al. (+)-/(−)-Rutabenzofuran a and (+)-/(−)-rutabenzofuran b: Two unprecedented pairs of Z/E isomeric benzofuran enantiomers from the aerial part of *Ruta graveolens* L[J]. Phytochemistry, 2023, 210:113677

Liu ZH, Meng LJ, Wang MK, et al. New iridoids from *Patrinia scabiosaefolia* and their hypoglycemic effects by activating PI3K/Akt signaling pathway[J]. Fitoterapia, 2023, 165:105423

Liu ZH, Mi ZR, Han N, et al. Diterpenoid glucosides with anti-inflammatory activity from *Rubi Fructus* [J].

Fitoterapia，2023，164:105325

Liu ZW，Song M，Wang JY，et al. Monoterpenoid indole alkaloid adducts and dimers from *Melodinus fusiformis* [J]. Phytochemistry，2023，211:113678

Liu ZZ，Ma JC，Deng P，et al. Chemical constituents of *Thesium chinense* turczand their in vitro antioxidant，anti-inflammatory and cytotoxic activities[J/OL]. 2023，28(6):10.3390/molecules28062685

Long JY，Mao QQ，Peng YJ，et al. Three new benzophenone derivatives from *Selaginella tamariscina*[J/OL]. 2023，28(12):10.3390/molecules28124582

Lou T，Xu QL，Tan YL，et al. Two new germacrane sesquiterpenoids from the inflorescences of *Mikania micrantha*[J]. Phytochemistry Letters，2023，54:141

Lu SH，Li XX，Zuo HJ，et al. Monoterpenoid glycosides from the leaves of *Ligustrum robustum* and their bioactivities（Ⅱ）[J/OL]. 2023，28（21）：10. 3390/molecules28217274

Lu X，Yan H，Wang XX，et al. Three new secolignans from *Peperomia blanda* (Jacq.) Kunth[J]. Natural Product Research，2023，37(3):411

Lu YX，Lei YY，Shi Y，et al. Three neolignan glycosides from the root of *Nothopanax davidii*[J]. Chemistry and Biodiversity，2023，20(2):e202201091

Lu YY，He XF，Liu Y，et al. Steriodal saponins from the rhizomes of *Tupistra chinensis* Baker[J]. Phytochemistry，2023，207:113583

Luo D，Dai X，Tian H，et al. Sophflarine A，a novel matrine-derived alkaloid from *Sophora flavescens* with therapeutic potential for non-small cell lung cancer through ROS-mediated pyroptosis and autophagy[J]. Phytomedicine，2023，116:154909

Luo DL，Wang XH，Lei YE，et al. Cynasibirolide A，one new humulanolide sesquiterpene from *Cynanchum acutum* subsp. *sibiricum*[J]. Chemistry and Biodiversity，2023，20(3):e202200860

Luo K，Dai RJ，Wang Z，et al. Two new triterpenoid saponins from *Bupleurum marginatum* Wall. ex DC[J]. Natural Product Research，2023，37(20):3380

Luo QJ，Zhou WC，Liu XY，et al. Chemical constituents and α-Glucosidase inhibitory，antioxidant and hepatoprotective activities of *Ampelopsis grossedentata*[J/OL]. 2023，28(24):10.3390/molecules28247956

Lv ZY，Ren XM，Han ZZ，et al. Two new iridoids and one new flavonoid glucoside from the tender leaves of *Eucommia ulmoides* and their anti-inflammatory activity[J]. Phytochemistry Letters，2023，57:96

Lyu H，Chen Y，Gershenzon J，et al. Diarylheptanoid derivatives（musellins A-F）and dimeric phenylphenalenones from seed coats of *Musella lasiocarpa*，the Chinese dwarf banana[J]. Journal of Natural Products，2023，86(6):1571

Lyu HY，Bao MY，Io CC，et al. Sesquiterpenoids from the roots of *Aucklandia costus* and their anti-inflammatory activities[J]. Fitoterapia，2023，169:105604

李俊，廖广凤，徐念智，等.盒果藤化学成分及其抗炎活性[J].中成药，2023，45(1):94

李瑞，方忠莹，杨梓依，等.山橙中生物碱类化学成分的研究[J].中草药，2023，54(5):1362

李恺之，杨书平，卢波涛，等.山桃仁中2个新化合物的分离与鉴定[J].药学学报，2023，58(5):1288

李时伟，范敏.一串蓝中一个新的克罗烷型二萜化合物[J/OL].药学学报，2023[2024-02-15]. https://doi.org/10.16438/j.0513-4870.2023-1072

李怡洁，张梁，汤俊瑜，等.红花栝楼种子的化学成分研究[J].云南大学学报，2023，45(5):1120

李玉泽，张东东，黄文丽，等.小桃儿七化学成分研究[J].中国中药杂志，2023，48(23):6408

李玉泽，张东东，姜祎，等.小桃儿七中2个新的甾体类化合物[J].中草药，2023，54(15):4769

梁君，王裄杰，胡国强.北苍术化学成分及其血管新生抑制活性[J].中成药，2023，45(10):3271

梁蒙，王亚凤，李小梅，等.洋紫荆的化学成分研究[J].中草药，2023，54(14):4427

梁光焰，郭秀美，胡江苗，等.黄花白及中1个新的苄酯苷类化合物及促凝血活性[J].中草药，2023，54(20):6580

梁乃允，黄惠铭，王超超，等.没药中2个新倍半萜类化合物[J].中草药，2023，54(3):688

刘畅，孙照翠，夏提古丽·阿不利孜，等.硬尖神香草的化学成分研究[J].中草药，2023，54(17):5481

刘平，吴凯，赵生文.千里光化学成分及其心肌细胞保

护活性[J].中成药,2023, 45(12):3967

刘云,胡梦雅,张文静,等.角茴香中1个新的吡嗪类生物碱[J].药学学报,2024, 59(1):183

刘晓晖,吕乔,吉雄,等.余甘子化学成分研究[J].中成药,2023, 45(2):458

刘晓敏,赵佳敏,兰嘉豪,等.蒺藜果实化学成分及其抗氧化活性研究[J].中草药,2023, 54(15):4774

刘艳芳,李晓栋,尹秀丽,等.仿刺参内脏的化学成分研究[J].天然产物研究与开发,2024,(2):227-232, 217

刘媛媛,李睿,徐浩南,等.长胜七中酚类成分研究[J].中国中药杂志,2023, 48(12):3287

刘志华,王金兰,赵英楠,等.工业大麻地上部分中1个新的二氢芪类化合物[J].中国中药杂志,2023, 48(4):985

卢澄生,王维玉,朱敏,等.壮药多裂黄檀中2个新的黄檀酚类化合物[J/OL].药学学报,2023[2024-02-15]. https://doi.org/10.16438/j.0513-4870.2023-0782

陆远,杨然,张研等.金银花化学成分的分离与鉴定[J].中药材,2023, 46(4):866

吕福杰,路继刚,范在举,等.草果果实的化学成分及其对α-葡萄糖苷酶的抑制活性研究[J].天然产物研究与开发,2023, 35(11):1887

吕江南,张玲霞,杨清宇,等.牛蒡叶中1个新的降碳倍半萜[J].中国中药杂志,2023, 48(18):5024

M

Ma LH, Wu HB, Wu HB. A new oleanane triterpene with allelopathic activity from *Lantana camara*[J]. Chemistry of Natural Compounds, 2023, 59(4):709

Ma MJ, Wu M, Tian B, et al. Polyacetylenes with xanthine oxidase inhibitory activity from the medicinal and edible fruits of *Cyclocodon lancifolius* (Roxburgh) Kurz[J]. Fitoterapia, 2023, 170:105631

Ma RF, Liu H, Zhao XC, et al. Meroterpenoids from *Daphne genkwa* shows promising in vitro antitumor activity via inhibiting PI3K/Akt/mTOR signaling pathway in A549 cells[J]. Bioorganic chemistry, 2023, 140:106803

Ma SY, Ge L, Li YX, et al. Ursane-type triterpenes with a phenylpropanoid unit from *Camellia ptilosperma* and evaluation of their cytotoxic activities[J]. Journal of Natural Products, 2023, 86(7):1793

Ma WY, Xie J, Yu LL, et al. Isolation and identification of hemostatic steroidal glycosides from *Ypsilandra thibetica*[J]. Bioorganic chemistry, 2023, 130:106268

Ma XM, Mo LY, Ren ZP, et al. New abietane and tigliane diterpenoids from the roots of *Euphorbia fischeriana* and their cytotoxic activities[J]. Journal of Asian Natural Products Research, 2023, 25(6):519

Mei F, Nie JC, Wen Y, et al. Enantiomeric N-acetyldopamine trimers from *Cicadae Periostracum* and their absolute configurations[J]. Phytochemistry, 2023, 213:113780

Meng CW, Zhao HY, Zhu H, et al. Novel indane derivatives with antioxidant activity from the roots of *Anisodus tanguticus*[J/OL]. 2023, 28(3):10.3390/molecules28031493

Meng Q, Liu H, Wang K, et al. Hybrids of β-triketone and monoterpenoids from the peels of *Callistemon viminalis*[J]. Fitoterapia, 2023, 166:105459

Meng QQ, Tong SY, Peng XR, et al. Nine new pregnane glycosides from the cultivated medicinal plant *Marsdenia tenacissima*[J/OL]. 2023, 28(6):10.3390/molecules28062705

Meng QQ, Tong SY, Zhao YQ, et al. New phenolic dimers from plant *Paeonia suffruticosa* and their cytotoxicity and NO production inhibition[J/OL]. 2023, 28(12):10.3390/molecules28124590

Mi SH, Chang Y, Zhang X, et al. Four pairs of neuroprotective aryldihydronaphthalene-type lignanamide enantiomers from the herbs of *Solanum lyratum*[J]. Chemistry and Biodiversity, 2023, 20(9):e202300941

Miao L, Wei QH, Wang ST, et al. Chemical constituents from *Eupatorium fortunei* and their anti-inflammatory evaluation by in silico and experimental approaches[J]. Fitoterapia, 2023, 171:105700

Mu L, Li T, Wu PL, et al. 5-epi-ent-Kaurane diterpenoids from the aerial parts of *Isodon eriocalyx* and their anti-atherosclerotic potential[J]. Phytochemistry, 2023, 209:113621

Mu YB, Cui LT, Ying P, et al. Chromones from the whole plant of *Hypericum elodeoides* and their bioactivities

[J]. Phytochemistry Letters，2023，56:1

马敏，庾石山.马银花中1个新的木脂素苷[J].中国中药杂志，2023，48(2):415

毛婷，毛乐，张屏，等.蒙药土木香的化学成分研究[J].天然产物研究与开发，2023，35:973

毛晓霞，聂佳，佟继铭，等.赤雹根化学成分的研究[J].中成药，2023，45(10):3313

孟令杰，孔庆宏，姜念，等.中华大蟾蜍皮化学成分及其细胞毒活性[J].中成药，2023，45(11):3622

孟威同，孟晓，牛丽婷，等.铁皮石斛茎中1个新的联苄衍生物[J].中国中药杂志，2023，48(3):700

N

Na Z，Gongpan PC，Fan QF. Polyoxypregnane glycosides from root of *Marsdenia tenacissima* and inhibited nitric oxide levels in LPS stimulated RAW 264.7Cells[J/OL]. 2023，28(2):10.3390/molecules28020886

Nan ZD，Zhu YD，Deng CF，et al. Cistadesertosides B-E，four new diastereomeric lignan glycosides from the stems of cultural *Cistanche deserticola* in tarim desert[J]. Chemistry and Biodiversity，2023，20(12):e202301600

Ning ZH，He ZL，Yang GG，et al. Dammarane-type triterpene saponins from the roots of *Panax notoginseng* (Burk.) F.H.Chen and their neuroprotective effects[J]. Fitoterapia，2023，168:105541

Niu SL，Hao JH，Xu JY，et al. Aculebiphenyl A-B，new biphenyl derivatives from *Ruscus aculeatus*[J]. Journal of asian natural products research，2023，25(11):1076

Niu XN，Fan XY，Lv CN，et al. Two new dammarane-type ginsenosides from *Panax ginseng* [J]. Natural Product Research，2023，37(7):1116

Niu YL，Li ZT，Yin YQ. Two new pentasaccharide resin glycosides from *Argyreia acuta*[J]. Phytochemistry Letters，2023，53:56

宁小燕，黄美芳，梁沁沁，等.红簕钩中两个新的2，3-裂环三萜酸[J].药学学报，2023，58(10):3065

O

Ouyang ZW，He JM，Qin F，et al. Two new isoquinolines from *Corydalis saxicola* [J]. Natural Product Research，2023，37(13):2120

欧阳春杰，贾芳欣，黄佳佳，等.铁皮石斛花中杂环类和酚苷类成分研究[J].中国中药杂志，2023，48(15):4115

P

Pan YB，Song XQ，Sun P，et al. Chemical constituents from the stems of *Marsdenia tenacissima*[J]. Phytochemistry Letters，2023，58:24

Peng MJ，Zhao HM，Zhao CQ，et al. Diterpenes from oriental tobacco *Nicotiana tabacum* "YNOTBS1" and their bioactivities[J]. Natural Product Research，2023，37(9):1536

Peng S，Chen T，Wang G，et al. Five glycosylated phenolic derivatives from the bark of *Ilex rotunda* Thunb. and their anti-inflammatory activities[J]. Natural Product Research，2023，37(4):571

Peng X，Tan QY，Zhang ZK，et al. Discovery of neo-clerodane diterpenoids from *Ajuga campylantha* as neuroprotective agents against ferroptosis and neuroinflammation [J]. Journal of Natural Products，2023，86(8):2006

Peng XR，Luo RC，Ran XQ，et al. Ganoapplins A and B with an unprecedented 6/6/6/5/6-fused pentacyclic skeleton from *Ganoderma* inhibit Tau pathology through activating autophagy [J]. Bioorganic Chemistry，2023，132:106375

Peng YL，Wang YX，Cheng YX. Isolation and characterization of dihydropyran-ring containing meroterpenoids from *Ganoderma lucidum* and their inhibitory activity against renal fibrosis-related protein expression[J]. Phytochemistry，2023，214:113799

Peng YS，Liu JX，Jiao J，et al. Secoiridoid glycosides from the fruits of *Ligustrum lucidum* and their in vitro anti-inflammatory activity [J]. Fitoterapia，2023，171:105705

Peng ZT，Huo HX，Chao LH，et al. Isoquinoline alkaloids from *Corydalis edulis* Maxim. Exhibiting insulinotropic action[J]. Phytochemistry，2023，209:113637

Peng ZT，Xia YJ，Yashiro T，et al. Novel phenylpropanoids and isoflavone glycoside are isolated and identified from the carob pods(*Ceratonia siliqua* L.)[J]. Natural

Product Research, 2023, 37(20):3395

Pu YL, Tian LF, Chen L, et al. Diterpenoid alkaloids from *Delphinium trichophorum* [J]. Journal of Asian Natural Products Research, 2023, 25(12):1175

彭冰,马维思,金航,等.万丈深的化学成分研究[J].中草药,2023, 54(2):453

Q

Qi JX, Su X, Xu LB, et al. Study on components with anti-neuroinflammatory activities from *Caragana microphylla* Lam [J]. Chemistry and Biodiversity, 2023, 20(6):e202201172

Qi PX, Liu SS, Zhang P, et al.(±)-Gentiovarisin A and gentiovarisin B, unusual secoiridoid dimer skeletons from *gentiopicroside*[J]. Fitoterapia, 2023, 164:105392

Qi SZ, Li BB, Liu MS, et al. Chemical constituents from the seeds of *Cullen corylifolium* and their inhibitory activity on diacylglycerol acyltransferase [J]. Natural Product Research, 2023, 37(10):1601

Qi Y, Wang ZL, Zhang JW, et al. Anti-neuroinflammatory meroterpenoids from a Chinese collection of the brown alga *Sargassum siliquastrum*[J]. Journal of Natural Products, 2023, 86(5):1284

Qi Zheng, Chuan Ma, Liang Xiong, et al. Two new eudesmane sesquiterpenoids with neuroprotective activity from *Pogostemon cablin*[J]. Phytochemistry Letters, 2023, 58:19

Qin F, Wang CG, Li MS, et al. Structurally diverse isobutylamides from *Zanthoxylum nitidum*[J]. Fitoterapia, 2023, 164:105381

Qin F, Wang CY, Wang CG, et al. Undescribed isoquinolines from *Zanthoxylum nitidum* and their antiproliferative effects against human cancer cell lines[J]. Phytochemistry, 2023, 205:113476

Qin ML, Gao W, Wu H, et al. Novel indole alkaloids from *Rauvolfia yunnanensis*, inhibiting ESBL producing Escherichia coli by targeting cell membrane integrity[J]. Tetrahedron Letters, 2023, 115:154303

Qiu CX, Mu LP, Wang J, et al. Sesquiterpenoids from the fruits of *Alpinia oxyphylla* Miq. and their neuroprotective effect[J]. Phytochemistry, 2023, 211:113680

Qiu X, Huang YX, Yuan J, et al. Strophioblachins A-K, structurally intriguing diterpenoids from *Strophioblachia fimbricalyx* with potential anticardiac hypertrophic inhibitory activity[J]. Journal of Natural Products, 2023, 86(5):1211

Qiu X, Jiang YJ, Huang YX, et al. Euphopias G-J, macrocyclic diterpenes withanti-zika virus activity from *Euphorbia helioscopia L*[J]. Fitoterapia, 2023, 169:105614

Quang TT, Hoang MC, Nguyen HD. Isolation and structure elucidation of a new spirostane glycoside from the leaves of *Dracaena fragrans* [J]. Chemistry of Natural Compounds, 2023, 59(3):520

秦诗慧,吴丝雨,杨柳,等.天麻花茎的化学成分研究[J].中草药,2023, 54(23):7717

邱成省,王吉,穆利萍,等.益智的化学成分及其神经保护作用[J].药学学报,2023, 58(9):2746

邱珏琳,陈俊磊,魏英焕,等.江南山梗菜中1个新的三萜类化合物及其生物活性研究[J].中草药,2023, 54(6):1713

R

Ran HL, Huang SZ, Wang H, et al. Cytotoxic steroids from the stems of *Strophanthus divaricatus* [J]. Phytochemistry, 2023, 210:113668

Ren G, Yuan L, Li WY, et al. Two new isoprenylated flavonoids from the roots of *Artocarpus heterophyllus* [J]. Chemistry of Natural Compounds, 2023, 59(6):1075

Ren JH, Liu Y, Shen CX, et al. Three novel dalbergiphenol hybrids from the heartwood of *Dalbergia cochinchinensis*[J]. Fitoterapia, 2023, 170:105663

Ren JR, Liu XZ, Kong WZ , et al. Anti-inflammatory metabolites from the fruits of *Pittosporum elevaticostatum* [J]. Phytochemistry Letters, 2023, 57:151-155

Ren WJ, Io CC, Jiang R, et al. Di- and triterpenoids from the rhizomes of *Isodon amethystoides* and their anti-inflammatory activities [J]. Journal of Natural Products, 2023, 86(5):1230

Ren X, Yuan X, Jiao SS, et al. Clerodane diterpenoids from the Uygur medicine *Salvia deserta* with immunosuppressive activity[J]. Phytochemistry, 2023, 213:113823

Ren YJ, Cao YG, Zeng MN, et al. Diterpenoid quinones from the *Salvia miltiorrhiza* and their lung protective activity[J]. Fitoterapia, 2023, 167:105474

Ren YJ, Cao YG, Zeng MN, et al. Salviamilthone A-O, diterpenoid quinones from *Salvia miltiorrhiza* [J]. Phytochemistry, 2023, 215:113840

任佳慧,郑启万,孟晓伟,等.交趾黄檀心材中一个新天然产物化学成分研究[J].中药材,2023, 46(6):1408

任雅婷,李蓓,马洁,等.藿香中的两个新乌苏烷型三萜[J].药学学报,2023, 58(6):1650

阮清锋,卢淇平,幸丹霞,等.山胡椒根中1个新的倍半萜类成分[J].中草药,2023, 54(2):457

S

Sai CM, Li BJ, Zhang Z, et al. Cytotoxic alkaloids from the fruit pods of *Macleaya microcarpa*[J]. Fitoterapia, 2023, 164:105378

Sha BT, Huang R, Zhang QG, et al. Four anti-inflammatory aromadendrane sesquiterpenoid fucosides and other constituents from *Pittosporum glabratum* var. *neriifolium* [J]. Phytochemistry Letters, 2023, 55:17

Shang JH, Qiao YJ, Zhu HT, et al. Discovery of non-triterpenoids from the rot roots of *Panax notoginseng* with cytotoxicity and their molecular docking study and experimental validation[J]. Rsc Advances, 2023, 13(16):11037

Shang SZ, Dai JM, Xiong W, et al. Two new benzofulvene sesquiterpenoids from the stems of *Nicotiana tabacum* and their antibacterial activity[J]. Chemistry of Natural Compounds, 2023, 59(6):1092

Shao JR, Ma SJ, Li T, et al. Two new chemical constituents from the leaves of *Illicium dunnianum* [J]. Natural Product Research, 2023, 37(8):1233

Shao Q, Li TY, Quan W, et al. The alkaloids with neuroprotective effect from the root bark of *Ailanthus altissima*[J]. Natural Product Research, 2023, 37(22):3751

Shao SY, Li RF, Wang KX, et al. Ilexchinene, a new seco-ursane triterpenoid from the leaves of *Ilex chinensis* with therapeutic effect on neuroinflammation by attenuating the MAPK/NF-κB signaling pathway[J]. Phytomedicine, 2023, 121:155110

Shao YL, Li Q, Wang MX, et al. Triterpenoid acids characterized by the oxidation of the C-27-methy from the roots of *Astilbe grandis Stapf ex Wils*[J]. Fitoterapia, 2023, 168:105556

Shen ZY, Zhao YY, Qiao ZH, et al. Anthraquinones with potential antiproliferative activities from the fruits of *Morinda citrifolia* [J]. Natural Product Research, 2023, 37(9):1456

Shi B, Zhang G, Li Z, et al. Three new oxygenated yohimbane-type alkaloids from *Ophiorrhiza japonica* [J]. Fitoterapia, 2023, 166:105442

Shi DQ, Liu JJ, Feng YM, et al. Iridoids and sesquiterpenoids from *Valeriana officinalis* and their bioactivities [J]. Phytochemistry, 2023, 205:113478

Shi H, Jiang X, Cao L, et al. Chemical constituents of *Ajuga forrestii* and their anti-ferroptosis activity[J]. Fitoterapia, 2023, 166:105461

Shi J, Deng LL, Li J, et al. Three new constituents with anti-inflammatory and antimicrobial activities in vitro from the roots of *Capsicum annuum* L[J]. Chemistry and Biodiversity, 2023, 20(8):e202300691

Shi ZC, Zhao M, Li XX, et al. Two new macrocarpene-type sesquiterpenes from the styles and stigmas of *Zea mays*[J]. Phytochemistry Letters, 2023, 55:152-155

Song D, Liang JJ, Pu SB, et al. Structural elucidation and cytotoxic activity of new monoterpenoid indoles from *Gelsemium elegans* [J/OL]. 2023, 28(6): 10.3390/molecules28062531

Song M, Luo HJ, Li ZW, et al. Limonoids from the roots of *Melia azedarach* and their anti-inflammatory activity[J]. Phytochemistry, 2023, 216:113869

Song WR, Zhang J, Zhao PX, et al. A new monoterpene alkaloid from *Incarvillea sinensis* with migration inhibitory activity on cancer cell[J]. Chemistry and Biodiversity, 2023, 20(4):e202201203

Song XQ, Tian LL, Ye T, et al. Pregnane steroid glycosides with multidrug resistance reversal activity from the stems of *Marsdenia tenacissima* [J]. Phytochemistry, 2023, 213:113787

Song XQ, Tian LL, Ye T, et al. Steroid glycosides from the roots of *Marsdenia tenacissima*[J]. Phytochemistry, 2023, 205:113506

Su LH, Ma WJ, Ma YB, et al. Artemiprinolides A-M, thirteen undescribed sesquiterpenoid dimers from *Artemisia princeps* and their antihepatoma activity [J]. Phytochemistry, 2023, 211:113714

Su MZ, Zhou ZF, Guo YW. Two new protolimonoids from the Chinese mangrove Xylocarpus granatum Koenig [J]. Chemistry and Biodiversity, 2023, 20(8):e202300692

Su T, Pu MC, Tang DK, et al. New benzofuran neolignans with neuroprotective activity from *Phyllanthodendron breynioides*[J]. Natural Product Research, 2023, 37(22):3798

Sun B, Wang WX, Jia AQ. Studies on the phytochemical constituents of *Smilax elegantissima* Gagnep[J]. Natural Product Research, 2023, 37(8):1365

Sun FX, Ma WJ, Chen YH, et al. Study on chemical components from *Derris taiwaniana* and their lung epithelial cell protect effects[J]. Chemistry and Biodiversity, 2023, 20(6):e202300425

Sun P, Pan YB, Ma RF, et al. Structurally diverse sesquiterpenoids with NO production and α-glucosidase inhibitory activities from the fruits of *Schisandra chinensis* [J]. Chemistry and Biodiversity, 2023, 20(10):e202301203

Sun WT, Luo L, Luo JZ, et al. Phytoconstituents of *Selaginella effusa* Alston and their α-glucosidase as well as urease inhibitory activities[J]. Chemistry and Biodiversity, 2023, 20(7):e202300387

Sun XJ, Deng HB, Shu TY, et al. Study on chemical constituents of *Panax notoginseng* leaves[J/OL]. 2023, 28(5):10.3390/molecules28052194

Sun Y, Bai H, Han R, et al. Dysosmaflavonoid A-F, new flavonols with potent DPPH radical scavenging activity from *Dysosma versipellis* [J]. Fitoterapia, 2023, 166:105440

Sun Y, Jiang P, Jiang YK, et al. New chromones from the roots of *Saposhnikovia divaricata* (Turcz.) Schischk with anti-inflammatory activity[J]. Bioorganic Chemistry, 2023, 134:106447

Sun Y, Liu J, Sun JT, et al. Dihydro-β-agarofuran sesquiterpenoids from the roots of *Tripterygium regelii* and their inhibitory effect on NO production[J]. Phytochemistry Letters, 2023, 56:67

Sun Y, Wang ZF, Hua W, et al. d-chiro-Inositol derivatives with multidrug resistance reversal activities from the fruits of *Chisocheton siamensis*[J]. Journal of Natural Products, 2023, 86(4):860

Sun Y, Yang HY, Huang PZ, et al. Abietane diterpenoids with anti-inflammatory activities from *Callicarpa bodinieri*[J]. Phytochemistry, 2023, 214:113825

Sun YH, Zhou Y, Dong S, et al. Lignans from the seed shells of *Cerasus humilis*(Bge.) Sok and their bioactivities[J]. Fitoterapia, 2023, 170:105651

Sun YJ, Cao SJ, Liang FN, et al. Puerol and pueroside derivatives from *Pueraria lobata* and their anti-inflammatory activity[J]. Phytochemistry, 2023, 205:113507

Sun ZJ, Liu JM, Li CK, et al. Flavone C-glycosides from *Dendrobium gratiosissimum*[J]. Phytochemistry Letters, 2023, 54:158

沈浪,李旭,曹亮,等.红花八角叶中1个新的酚酸类化合物[J].中草药,2023, 54(20):6592

沈章阳,关若晴,都孟然,等.诺丽果中化学成分及其抑制滑膜成纤维细胞增殖活性研究[J].中国中药杂志,2023, 48(1):105

司晓燕,王亚凤,何瑞杰,等.鹿角锥叶的化学成分及其酪氨酸酶抑制活性研究[J].中草药,2023, 54(19):6214

苏丹,刘沛洋,龚驰,等.鸦胆子化学成分的研究[J].中国药物化学杂志,2023, 33(4):280

T

Tan JY, Li JL, Li P, et al. Two new amides from *Physochlainae Radix* [J]. Chemistry and Biodiversity, 2023, 20(9):e202300556

Tan JY, Li JL, Li P, et al. A new ferulic acid derivative from *Pimpinella thellungiana*[J]. Chemistry of Natural Compounds, 2023, 59(6):1088

Tan Q, Hu K, Li XN, et al. Cytotoxic C-20 non-oxygenated *ent*-kaurane diterpenoids from *Isodon wardii*[J]. Bioorganic Chemistry, 2023, 135:106512

Tan YH, Cai YX, Kong M, et al. Withanolides from

Physalin angulata and Their Inhibitory Effects on Nitric Oxide Production[J]. Chemistry and Biodiversity, 2023, 20(4):e202300195

Tan YZ, Wang LX, Li HX, et al. Lignans from the root of *Valeriana jatamansi* and their biological evaluation [J]. Journal of Asian Natural Products Research, 2023, 25(8):810

Tang J, Hu JZ, Chen YL, et al. Two new dihydro-beta-agarofuran sesquiterpenes from the roots of *Celastrusangulatus* [J]. Journal of Asian Natural Products Research, 2023, 25(8):748

Tang KJ, Chen Y, Jing Li, et al. Two new tetrahydroisoquinoline alkaloids from *Portulaca oleracea* [J]. Phytochemistry Letters, 2023, 53:155

Tang M, Tang SH, Huang JY, et al. Three new sesquiterpenes from *Ixeris sonchifolia* [J]. Journal of Asian Natural Products Research, 2023, 25(6):557

Tang Y, Si Z, Bao M, et al. Dimeric alkaloids from the barks of *Erythrina variegata* as well as their occurrence [J]. Fitoterapia, 2023, 166:105408

Tao MK, Liu YX, Zhou XM, et al. Polycephalums A and B, New Anticoagulant Constituents Isolated from *Clinopodium polycephalum* [J]. Chemistry and Biodiversity, 2023, 20(6):e202300448

Tao SQ, Zhang JK, Xie SS, et al. A new terpenoid from the stems of *Ephedra equisetina* [J]. Phytochemistry Letters, 2023, 57:41

Teng SF, He JJ, Wang XQ, et al. A molecular networking-based isolation of gardneria alkaloids from *Gardneria distincta* and their anti-inflammatory activity[J]. Phytochemistry, 2023, 209:113639

Tian JY, Zhang MB, Zhao YD, et al. Two new ester alkaloids from *Portulaca oleracea* L. and their bioactivities [J]. Natural Product Research, 2023, 37(23):3915

Tian Y, Chen SS, Ba MY, et al. New lignans from the twigs and leaves of *Illicium merrillianum* and their cytotoxicity on cancer cells[J]. Phytochemistry Letters, 2023, 56:38

Tian Y, Fan RZ, Yin Z, et al. Glochodpurnoid B from *Glochidion puberum* Induces Endoplasmic Reticulum Stress-Mediated Apoptosis in Colorectal Cancer Cells [J/OL]. 2023, 28(2):10.3390/molecules28020511

Tong XQ, Zhao M, Zhao YN, et al. A new ester from the roots of *Cannabis sativa*[J]. Chemistry of Natural Compounds, 2023, 59(4):712

Tu WC, Huang YX, Li B, et al. Wulfenioidins D-N, structurally diverse diterpenoids with anti-zika virus activity isolated from *Orthosiphon wulfenioides*[J]. Journal of Natural Products, 2023, 86(10):2348

Tu WC, Luo RH, Yuan E, et al. Triterpene constituents from the fruits of *Cyclocarya paliurus* and their anti-HIV-1IIIB activity[J]. Natural Product Research, 2023, 37(11):1787

Tu WC, Zhao YX, Yang CL, et al. Abietane diterpenoids from *Orthosiphon wulfenioides* with NLRP3 inflammasome inhibitory activity [J]. Bioorganic Chemistry, 2023, 136:106534

唐炳兰,覃朗,蒋莉,等.小钴化学成分的研究(Ⅱ)[J].中成药,2023,(8):2585

田佳美,袁艺珍,王景丽,等.三尖杉茎叶的木脂素类化合物研究(Ⅱ)[J].中国中药杂志,2023,48(7):1892

W

Wang AZ, Han H, Fang QQ, et al. Structurally diverse polycyclic polyprenylated acylphloroglucinols with protective effect on human vein endothelial cellsinjured by high-glucose from *Hypericum acmosepalum* N. Robson[J]. Phytochemistry, 2023, 205:113482

Wang C, Tian J, Liu CG, et al. Labdane and ent-halimane diterpenoids with STAT3-inhibitory activity from *Leonurus sibiricus*[J]. Phytochemistry, 2023, 214:113802

Wang C, Wei QH, Xin ZQ, et al. Methyl 2-naphthoates with anti-inflammatory activity from *Morinda officinalis* [J]. Fitoterapia, 2023, 164:105354

Wang CL, Dai Y, Zhu Q, et al. Laeviganoids A-T, ent-clerodane-type diterpenoids from *Croton laevigatus*[J]. Journal of Natural Products, 2023, 86(5):1345

Wang CY, Qin F, Wang CG, et al. Novel lignans from *Zanthoxylum nitidum* and antiproliferation activity of sesaminone in osimertinib-resistant non-small cell lung cancer cells[J]. Bioorganic chemistry, 2023, 134:106445

Wang G, Chen T, Guo PJ, et al. Ent- kaurane diterpenoids from *Isodon japonica* var. glaucocalyx with PCSK9 inhibitory activities [J]. Phytochemistry Letters, 2023, 57:56

Wang HQ, Xie J, Dong CX, et al. Derivatives of sesquiterpenes, 2-furaldehyde, phenols, and alkaloids isolated from *Taraxacum mongolicum* [J]. Fitoterapia, 2023, 166:105463

Wang JC, Huo XS, Wang HX, et al. Undescribed sesquiterpene coumarins from the aerial parts of *Ferula sinkiangensis* and their anti-inflammatory activities in lipopolysaccharide-stimulated RAW 264.7 macrophages[J]. Phytochemistry, 2023, 210:113664

Wang JL, Sang CY, Wang J, et al. Sesquiterpene coumarins from *Ferula sinkiangensis* and their anti-pancreatic cancer effects[J]. Phytochemistry, 2023, 215:113824

Wang JM, Sun JF, Jin L, et al. A new monoterpenoid glycoside and a new phenolic glycoside isolated from *Dracocephalum moldavica* and their anti-complementary activity [J]. Natural Product Research, 2023, 37(2):169

Wang JM, Sun JF, Jin L, et al. Four new terpenoids and other metabolites with potential anti-complementary activities from the aerial parts of *Dracocephalum moldavica* (Lamiaceae) [J]. Natural Product Research, 2023, 37 (13):2135

Wang JW, Wang DS, Feng L, et al. Eremophilane-type and xanthanolide-type sesquiterpenes from the aerial parts of *Xanthium sibiricum* and their anti-inflammatory activities[J]. Phytochemistry, 2023, 208:113603

Wang JX, Xiao XW, Zhou N, et al. Rubochingosides A-J, labdane-type diterpene glycosides from leaves of *Rubus chingii*[J]. Phytochemistry, 2023, 210:113670

Wang K, Liu J, Huang J, et al. Discovery of uncommon terpenoids from the South China Sea soft coral *Sinularia scabra*[J]. Phytochemistry, 2023, 209:113616

Wang K, Shi JT, Zhang Y, et al. Labdane diterpenoids from *Lagopsis supina* and their anti-neuroinflammatory activity[J]. Fitoterapia, 2023, 169:105611

Wang M, Wang YN, Wang HQ, et al. Minor terpenoids from the leaves of *Craibiodendron yunnanense* [J]. Journal of Asian Natural Products Research, 2023, 25(7): 617

Wang MJ, Wang M, Zhan X, et al. Antimicrobial diterpenoids from the leaves and twigs of *Croton kongensis Gagnepain*[J]. Fitoterapia, 2023, 164:105350

Wang MY, Yang Y, Ke CQ, et al. Sesquiterpene lactones from *Artemisia verlotorum* and their anti-inflammatory activities[J]. Fitoterapia, 2023, 169:105560

Wang Q, Zheng DK, Jiang SP, et al. Lycopodium alkaloids from *Phlegmariurus carinatus* with cytotoxic and neuroprotective effects [J]. Chemistry and Biodiversity, 2023, 20(12):e202301449

Wang RY, Zhan XQ, Wang MJ, et al. Lignans with α-glucosidase inhibitory activity from *Codonopsis pilosula*[J]. Chemistry of Natural Compounds, 2023, 59(3):431

Wang SB, Shi ZY, Zhang H, et al. Cycloartane-type triterpenoids and steroids from *Trichilia connaroides* and their multidrug resistance reversal activities [J]. Phytochemistry, 2023, 216:113867

Wang SH, Wang YQ, Wang QQ, et al. Steroidal alkaloids from the bulbs of *Fritillaria unibracteata* var. *wabuensis* and their anti-inflammatory activities [J]. Phytochemistry, 2023, 209:113640

Wang SJ, Kao CL, Yeh HC, et al. A new phenylalkanoid of *Alpinia galanga*[J]. Chemistry of Natural Compounds, 2023, 59(5):852

Wang SY, Li YQ, Wang XL, et al. Fortunilides M-O, anti-inflammatory lindenane sesquiterpenoid dimers from *Chloranthus fortunei*[J]. Fitoterapia, 2023, 168:105547

Wang T, Wu S, Liu P, et al. Diarylheptanoids with hypoglycemic potency from the rhizomes of *Kaempferia galanga*[J]. Fitoterapia, 2023, 167:105502

Wang WL, Zhang K, Yuan M, et al. α-Glucosidase inhibitors from the husks of rice *Oryza sativa* L[J]. Fitoterapia, 2023, 171:105688

Wang WL, Zhu DR, Li LN, et al. Bioactive dimeric diterpenoids from *Taiwania cryptomerioides* (Hayata) and their biological activities [J]. Chemistry and Biodiversity, 2023, 20(2):e202201067

Wang WZ, Zhan ZC, Tang Q, et al. Three new compounds isolated from the whole plants of *Salsola collina* pall[J]. Natural Product Research, 2023, 37(15):2551

Wang XD, Liu XJ, Wang XW, et al. Carotenoid-derived norsesquiterpenoids and sesquiterpenoids from *Tagetes erecta* L.[J]. Phytochemistry, 2023, 215:113860

Wang XH, Shao XJ, Jiang YR, et al. Bioactive ellagitannins and phenylpropanoid glycosides from the seed of *Torreya grandis* [J]. Phytochemistry Letters, 2023, 57:172

Wang XJ, Xin JL, Yu SZ, et al. Anti-neuroinflammatory sesquiterpenoids from *Chloranthus henryi*[J]. Natural Product Research, 2023, 37(6):882

Wang Y, Ma YB, Huang XY, et al. Artemleucolides A-L, eudesmane-type sesquiterpenoids from *Artemisia leucophylla* and their antihepatoma cytotoxicity[J]. Fitoterapia, 2023, 165:105399

Wang Y, Shi DQ, Jiang N, et al. A new acylated iridoid and other chemical constituents from *Valeriana jatamansi* and their biological activities[J]. Natural Product Research, 2023, 37(2):248

Wang YF, Fang HB, Yan YM, et al. Succipenoids A-C: A dimeric abietane and nor-abietane diterpenoids from fossil Chinese medicinal *succinum* and their anti-inflammatory potential[J]. Phytochemistry, 2023, 215:113835

Wang YF, Pang N, Liang ZH, et al. Two truxinate derivatives and a phenyldilactone from the leaves of *Castanopsis eyrei*[J]. Natural Product Research, 2023, 37(21):3605

Wang YH, Ding LZ, Hu Q, et al. New natural furfural derivatives from the leaves and stems of *Pogostemon cablin*[J]. Natural Product Research, 2023, 37(3):434

Wang YL, Jiang QH, Sun DJ, et al. Ent-kauranes and ent-atisanes from *Euphorbia wallichii* and their anti-inflammatory activity [J]. Phytochemistry, 2023, 210:113643

Wang YL, Sun DJ, Jiang QH, et al. Diterpenoids with anti-inflammatory activity from *Euphorbia wallichii* [J]. Phytochemistry, 2023, 205:113486

Wang YW, Shi T, Zhang GD, et al. LC-MS guided isolation of cytotoxic saponins from the flower buds of *Lonicera macranthoides* [J]. Phytochemistry Letters, 2023, 55:146

Wang Z, Li YY, Han X, et al. Kalihiacyloxyamides A-H, α-acyloxy amide substituted kalihinane diterpenes isolated from the sponge *Acanthella cavernosa* collected in the South China Sea [J]. Phytochemistry, 2023, 206:113512

Wang ZM, Cui YL, Xu SY, et al. Anti-lipid accumulation effects and mechanism of the extract and isolated compounds from *Potentilla longifolia* [J]. Fitoterapia, 2023, 168:105524

Wang ZN, Sun B, Yang R, et al. Flavonoids and other phenolics from *Camellia nitidissima* chi flowers [J]. Natural Product Research, 2023, 37(2):180

Wang ZW, Zhang JP, Wei QH, et al. Monoterpene indole alkaloids from the roots of *Alstonia rupestris* and their anti-inflammatory activity [J]. Fitoterapia, 2023, 171:105689

Wei JC, Gao YN, Huang HH, et al. Euphorfinoids A and B, a pair of ent-atisane diterpenoid epimers from the roots of *Euphorbia fischeriana*, and their bioactivities[J]. Natural Product Research, 2023, 37(8):1300

Wei QH, Cao XX, Xu DF, et al. Anti-inflammatory labdane diterpenoids from the aerial parts of *Leonurus japonicus*[J]. Phytochemistry, 2023, 210:113646

Wei RR, Ma QG.Coumarin-Xanthone Derivatives with Hepatoprotective Activities from *Pyrethrum tatsienense*[J]. Chemistry of Natural Compounds, 2023, 59(1):36

Wei YF, Chen T, Wang S, et al. Separation of a new triterpenoid saponin together with six known ones from *Clematis tangutica* (Maxim.) Korsh and evaluation of their cytotoxic activities[J]. Natural Product Research, 2023, 37(3):375

Wei ZZ, Zhou TQ, Xia ZM, et al. Four organosulfur compounds from the seeds of *Capsella bursa-pastoris* and their anti-inflammatory activities [J]. Natural Product Research, 2023, 37(16):2688

Wu CY, Wu SL, Dong FW, et al. New nornemoralisin and nemoralisin diterpenoids from *Aphanamixis polystachya*

[J]. Phytochemistry Letters，2023，57:227

Wu FS，Huang CM，Chen LC，et al. A new cinnamic acid derivative and anti-inflammatory constituents from *Capparis lanceolaris*[J]. Chemistry of Natural Compounds，2023，59(3):493

Wu JF，Li L，Liu C，et al. Two new compounds from *Allii Macrostemonis* Bulbus and their in vitro antioxidant activities[J/OL]. 2023，28(17):10.3390/molecules28176176

Wu LL，Liu JW，Chen KX，et al. Triterpenoids from the roots of *Sanguisorba officinalis* and their Nrf2 stimulation activity[J]. Phytochemistry，2023，214:113803

Wu MJ，Yu DD，Du YQ，et al. Further undescribed cembranoids from South China Sea soft coral *Sarcophyton ehrenbergi*：Structural elucidation and biological evaluation [J]. Phytochemistry，2023，206:113549

Wu MZ，Chen MC，Zhang XZ，et al. Four new polyhydroxy cyclohexanes from the stems of *Fissistigma tientangense*[J]. Chemistry and Biodiversity，2023，20(5)：e202300330

Wu MZ，Xu BQ，Zhang XZ，et al. Guaiane-type sesquiterpenes from the stems of *Fissistigma oldhamii*[J]. Chemistry and Biodiversity，2023，20(5):e202300338

Wu QG，Huang LY，Fan MH，et al. Anti-inflammatory activities of monoterpene and sesquiterpene glycosides from the aqueous extract of *Artemisia annua* L[J]. Chemistry and Biodiversity，2023，20(3):e202201237

Wu SQ，Gan L，Su T，et al. New ingenane and ingol diterpenoids from *Euphorbia royleana*[J]. Natural Product Research，2023，37(7):1130

Wu SQ，Zhu XY，Yuan T，et al. Discovery of ingenane diterpenoids from *Euphorbia hylonoma* as antiadipogenic agents[J]. Journal of Natural Products，2023，86(12):2691

Wu SY，Chen ZM，Zhou Q，et al. Structurally diverse sulphur-containing amides from *Glycosmis craibii* with their potential antiproliferative activities[J]. Fitoterapia，2023，165:105418

Wu SY，Chen ZM，Zhou ZL，et al. New cinnamic acid derivatives with potential neuroprotective activities from the stems of *Melicope ptelefolia*[J]. Phytochemistry Letters，2023，53:161

Wu SY，Chen ZM，Zhou ZL，et al. A new acridone alkaloid from the leaves of *Glycosmis lucida*[J]. Chemistry of Natural Compounds，2023，59(5):872

Wu XR，Lang LJ，Shen Y，et al. Four new phenolic glycosides from *Dobinea delavayi*[J]. Natural Product Research，2023，37(7):1146

Wu XW，Feng QL，Xie YF，et al. Diverse diterpenoids from *Callicarpa rubella* Lindl. As natural inhibitors of macrophage foam cell formation[J]. Phytochemistry，2023，213:113748

万颖，吴娟，邓子怡，等.白花败酱全草的化学成分研究[J].中南药学，2023，21(4):888

王晶，张红梅，朱文鹏，等.峨眉唐松草的化学成分研究[J].中草药，2023，54(7):2028

王静，池军，王佩，等. 酒萸肉中2个新的苯丙素类成分[J].中国中药杂志，2023，48(21):5809

王曼，王亚男，王海强，等.云南金叶子叶的化学成分研究[J].中国中药杂志，2023，48(4):978

王琴，刘冬梅，赵平华，等.皮子药化学成分的研究[J].中成药，2023，45(9):2938

王婷，王昊，梅文莉，等.乌檀化学成分研究[J].中药材，2023，46(5):1161-1166

王爱琴，冯雷，黄伟俊，等.药西瓜化学成分的研究[J].中成药，2023，45(10):3306

王冯瑞，王薇，刘辰旺，等.朱砂七化学成分及其体外细胞毒性、抗病毒活性研究[J].中成药，2023，45(5):1537

王浩杰，赵晨，孙彦君，等.窝儿七中2个新的黄酮苷类化合物[J/OL].药学学报，2023[2024-02-15].https://doi.org/10.16438/j.0513-4870.2023-1003

王建斌，高纯，陈昊，等.血见愁中1个新的倍半萜类化合物[J].中草药，2023，54(24):7953

王俊豪，卢文旭，吴思佳，等.金钗石斛中1个新的异香木兰烷型倍半萜成分[J].中国中药杂志，2023，48(22)：6088

王俊林，张炜，尚宇欣，等.藏药肉果草中1对新的木脂素苷[J].中草药，2023，54(10):3049

王嵘晔，夏晖，王永祥，等.乳香中二萜类化学成分研究[J].中国中药杂志，2023，48(9):2464

王茹茹，张珊珊，许红涛，等.千里香化学成分研究[J].

天然产物研究与开发，2023，35：787

王尚谊，朱裕勋，张召欣，等.金钱松中二萜类化学成分及其体外抗肿瘤活性研究[J].中国中药杂志，2023，48(1)：96

王亭亭，张雅昆，张洪艳，等.黄花棘豆中1个新的喹诺里西啶生物碱[J].中草药，2023，54(4)：1026

王维玉，何欢，朱敏，等.壮药斜叶黄檀中1对新的异黄烷类对映异构体[J].中草药，2023，54(7)：2021

王玉萍，史波林，刘珺琪，等.花椒果皮正丁醇部分化学成分研究[J].中草药，2023，54(5)：1353

王钰君，黄居敏，文淳，等.理肺散化学成分研究[J].中国中药杂志，2023，48(22)：6082

韦媛，董文化，李薇，等.丝沉香中2个α-葡萄糖苷酶抑制活性的2-(2-苯乙基)色酮二聚体[J].中草药，2023，54(22)：7336

魏琴芝，余章昕，徐盟，等.诺丽种子的化学成分及其抗炎活性研究[J/OL].有机化学，2023[2024-02-15].https://link.cnki.net/urlid/31.1321.O6.20231208.0930.012

魏文文，温应宁，罗慧芳.木姜叶柯叶三萜化学成分研究[J].特产研究，2023，45(4)：126

魏晓芳，沈婉莹，李阳芳，等.金银花黄酮苷类化学成分研究[J].中草药，2023，54(11)：3424

魏云霞，王修艺，王雯皓，等.河朔荛花枝叶中激活潜伏HIV的活性成分研究[J].中草药，2023，54(2)：465

邬远宁，孙彪，王俊雅，等.葎草中1个新的二氢查尔酮[J].中国中药杂志，2023，48(7)：1885

吴俊凌，刘玉霜，赵曦，等.药西瓜中3个新的葫芦烷型三萜苷及其抗炎活性研究[J].中国中药杂志，2023，48(15)：4124

吴其国，黄乐怡，陈志，等.白花败酱中三萜类化学成分研究[J/OL].药学学报，2023[2024-02-15].https://doi.org/10.16438/j.0513-4870.2023-1170

X

Xi YF, Bai M, Zhang X, et al. Insight into tetrahydrofuran lignans from *Isatis indigotica* fortune with neuroprotective and acetylcholinesterase inhibitor activity[J]. Phytochemistry, 2023, 208:113609

Xia F, Lin LS, Ye YS, et al. 11, 12-seco-Abietane-type diterpene lactones with potential antiplatelet activity from *Salvia prattii*[J]. Bioorganic chemistry, 2023, 140:106834

Xia GY, Xiao BB, Wang LY, et al.(±)-Yanhusuosines A and B, two dimeric benzylisoquinoline-protoberberine alkaloid atropo-enantiomers featuring polycyclic skeletons from *Corydalis yanhusuo*[J]. Chinese Chemical Letters, 2023, 34(7):108073

Xia R, Zhou Q, Zhou QX, et al.(±)-Zanthonitidumines A and B: Two new benzophenanthridine alkaloids enantiomers from *Zanthoxylum nitidum* and their anti-inflammatory activity[J]. Fitoterapia, 2023, 164:105362

Xia RF, Su JC, Yu J, et al. Anti-inflammatory lanostane triterpenoids with rearranged spirobi[indene] scaffold and their biogenetically related analogues from *Euphorbia maculata*[J]. Phytochemistry, 2023, 211:113682

Xian M, Oh M, Kwak HJ, et al. Chemical constituents from the stem bark of *Albizia julibrissin* and their SREBP-1c inhibitory activity[J]. Journal of Asian Natural Products Research, 2023, 25(9):912

Xiao CM, Li J, Kong LT, et al. New cyclic C-geranylflavanones isolated from *Paulownia fortunei* fruits with their anti-proliferative effects on three cancer cell lines[J]. Fitoterapia, 2023, 168:105542

Xiao T, Cheng XY, Huang JY, et al. Bioactive substances inhibiting COX-2 and cancer cells isolated from the fibrous roots of *Alangium chinense*(Lour.) Harms[J]. Rsc Advances, 2023, 13(5):3346

Xie CH, Huang SX, Li JF, et al. Two new meroterpenoids from the bark of *Cinnamomum cassia* and their antioxidant activity[J]. Journal of Asian Natural Products Research, 2023, 25(11):1051

Xie HL, Shi XL, Wang BZ, et al. Steroidal saponins from *Allium chinense* and theirinhibitory effects on pancreatic lipase[J]. Phytochemistry Letters, 2023, 55:22-29

Xie JY, Wang ZX, Liu WY, et al. Hyperelatolides A-D, antineuroinflammatory constituents with unusual carbon skeletons from *Hypericum elatoides*[J]. Journal of Natural Products, 2023, 86(8):1910

Xie WJ, Xu XY, Xia YX, et al. Identification and bioactivity evaluation of miliusanes from *Miliusa sinensis*[J].

Bioorganic Chemistry, 2023, 140:106797

Xing HH, Song ZT, Guo RC, et al. Secotrijugins A-D, four highly oxidized andrearranged limonoids from *Trichilia sinensis* and their anti-inflammatory activity[J]. Phytochemistry, 2023, 205:113502

Xiong H, Li FW, Cui LT. Toddalins I and J, two new anti-inflammatory coumarins with an oxidized geranyl group from the root of *Toddalia asiatica* [J]. Phytochemistry Letters, 2023, 58:65

Xiong HM, Li HY, Lin ZR, et al. Chemical constituents from the fruits of *Amomum kravanh* and their role in activating alcohol dehydrogenase[J/OL]. 2023, 28(12):10.3390/molecules28124878

Xiong RF, Zheng JN, Wu QY, et al. Three new flavones from the whole plants of *Cassia auriculata* Linn. and their antiviral activities[J]. Phytochemistry Letters, 2023, 58:60

Xu J, Xin Y, Zhu HT, et al. Flavonoids from the fruits of *Phyllanthus acidus* (L.) Skeels with anti-α-glucosidase activity[J]. Natural Product Research, 2023, 37(12):1986

Xu JX, Chen LZ, Yang H, et al. Three new compounds from the twigs and leaves of *Nageia fleuryi* Hickel[J]. Natural Product Research, 2023, 37(15):2525

Xu QX, Wang ZJ, He ZC, et al. Flavonoids dimers from the fruits of *Psoralea corylifolia* and their cytotoxicity against MCF-7 cells[J]. Bioorganic chemistry, 2023, 130:106262

Xu T, Wang ZH, Zhao Y, et al. Mexicanolide limonoids from the seeds of *Khaya ivorensis* with antimicrobial activity[J]. Journal of Asian Natural Products Research, 2023, 25(7):634

Xu WT, An Q, Ruan LH, et al. Potential antiplatelet aggregation metabolites from the discarded sorghum(*Sorghum bicolor* L.) root[J]. Natural Product Research, 2023, 37(6):967

Xu XW, Li LJ, Chen J, et al. New prenylated flavonoid glycosides from the stems of *Celastrus orbiculatus* with their anti-tumor activities[J]. Natural Product Research, 2023, 37(9):1463

Xu Y, Wang R, Hou T, et al. Uncariphyllin A-J, indole alkaloids from *Uncaria rhynchophylla* as antagonists of dopamine D2 and Mu opioid receptors[J]. Bioorganic Chemistry, 2023, 130:106257

Xu Y, Wang XL, Sa KR, et al. Alkaloids from the roots of *Sophora flavescens* and their anti-tumor activity [J]. Fitoterapia, 2023, 171:105685

Xu Y, Xu J, Zhu W, et al. Bioassay-guided fractionation and biological activity of cardenolides from *Streptocaulon juventas*[J]. Planta Medica, 2023, 89(15):1444

Xu Y, Zhang N, Xiong LL, et al. A new phenylpropanoid-substituted epicatechin from the rhizome of *Smilax china*[J]. Natural Product Research, 2023, 37(20):3409

Xu Y, Zhao X, Di Zhang D, et al. New β-carboline alkaloids from the seeds of *Peganum harmala* [J]. Phyto chemistry Letters, 2023, 53:166

Xu YT, Xu YC, Huang ZW, et al. 3-Pentanol glycosides from root nodules of the actinorhizal plant *Alnus cremastogyne*[J]. Phytochemistry, 2023, 207:113582

Xu YX, JZeng J, Wang L, et al. Anti-inflammatory iridoid glycosides from *Paederia scandens* (Lour.) Merrill [J]. Phytochemistry, 2023, 212:113705

Xu ZH, Luo Y, Qiu YF, et al. Prenylated acylphloroglucinols from the fruits of *Garcinia xanthochymus*[J]. Fitoterapia, 2023, 165:105427

Xu ZQ, Li S, Long GQ. Wunorlactones A-G, seven undescribed 7/8/5 and 7/8/3carbon skeleton schinortriterpenoids from the stems and leaves of *Schisandra chinensis*, and their neuroprotective activities[J]. Phytochemistry, 2023, 216:113882

Xue G, Zhao C, Xue J, et al. Monomeric and dimeric guaianolide sesquiterpenoids with hypoglycemic activity from *Achillea alpina*[J]. Fitoterapia, 2023, 166:105472

Xue JY, Jiang W, Li L, et al. Six new constituents from the fruit of *Hypericum patulum* and their anti-inflammatory activity[J]. Chemistry and Biodiversity, 2023, 20(1):e202200900

夏志云，黄智霖，刘涛，等.艾草中倍半萜类化学成分的分离和结构鉴定[J].中国药物化学杂志，2023，33(2):98

徐莲莲，陈志超，何梦丽，等.卡氏乳香中1个新的降二

萜[J].中草药,2023, 54(18):5833

许俊申,盛天露,刘文琴,等.苍耳化学成分的研究(Ⅱ)[J].中成药,2023, 45(10):3301

许少英,肖琴文,赵苏敏,等.枫香脂中1个新的肉桂酸酯衍生物[J].中国中药杂志,2023, 48(15):4130

薛淑田,刘伟,袁涛.广东紫珠化学成分及止血活性研究[J].中国中药杂志,2023, 48(14):3815

Y

Yan HM, Song Y, Chai B, et al. Analgesic sesquiterpenes from the roots of *Rhododendron micranthum* [J]. Tetrahedron, 2023, 141:133436

Yan SQ, Ke CQ, Feng ZL, et al. The first phytochemical investigation of *Artemisia divaricate*: Sesquiterpenes and their anti-inflammatory activity[J/OL]. 2023, 28(10):10.3390/molecules28104254

Yan XT, Chen JX, Wang ZX, et al. Hyperhubeins A-I, bioactive sesquiterpenes with diverse skeletons from *Hypericum hubeiense* [J]. Journal of Natural Products, 2023, 86(1):119

Yan Y, Chen J, Peng MY, et al. Sesquiterpenes from *Carpesium faberi* triggered ROS-induced apoptosis and protective autophagy in hepatocellular carcinoma cells[J]. Phytochemistry, 2023, 214:113805

Yan YM, Zou LJ, Li MH, et al. Three new compounds with their anti-glioma effects from the roots of *Arnebia guttata* Bunge [J]. Natural Product Research, 2023, 37(17):2817

Yan YS, Li YX, Sa KR, et al. Xanthones and phenylpropanoids from the whole herb of *Swertia pseudochinensis* and their anti-inflammatory activity[J]. Chemistry and Biodiversity, 2023, 20(2):e202201040

Yang B, Yang ZD, Ma KZ, et al. Three unprecedented thioether-linked dimeric pyrimidines isolated from the medicinal-edible herb *Ligusticum striatum* DC [J]. Phytochemistry, 2023, 209:113613

Yang CM, Chen HQ, Gao SY, et al. Three new diterpenoids from the twigs and leaves of *Croton laui*[J]. Phytochemistry Letters, 2023, 53:37

Yang CS, Jiang HL, Mao HY, et al. Strophioblin, a novel rearranged dinor-diterpenoid from *Strophioblachia fimbricalyx*[J]. Tetrahedron, 2023, 135:133331

Yang CS, Jiang HL, Yang C, et al. Trigochromene A, a new chromane dimer and other components from *Trigonostemon howii* and their antiproliferative activity[J]. Phytochemistry Letters, 2023:179

Yang CS, Yang C, Jiang HL, et al. Two new norneolignans and other components from *Strophioblachia fimbricalyx*[J]. Phytochemistry Letters, 2023, 57:87

Yang F, Li J, Du XL, et al. Two new constituents from the aerial parts of *Salvia miltiorrhiza* Bge [J]. Natural Product Research, 2023, 37(20):3418

Yang HD, Tang ZS, Xue TT, et al. Monoterpenoids from the root bark of *Acanthopanax gracilistylus* and their inhibitory effects on neutrophil elastase, 5-lipoxygenase, andcyclooxygenase-2 in vitro[J]. Phytochemistry, 2023, 215:113851

Yang HR, Wang P, Liu FZ, et al. Dimeric 2-(2-phenethyl)chromones from agarwood of *Aquilaria filaria*[J]. Fitoterapia, 2023, 165:105422

Yang HY, Huang PZ, Ma Q, et al. Anti-inflammatory ent-cleistanthane-type diterpenoids from *Phyllanthus rheophyticus*[J]. Phytochemistry, 2023, 212:113723

Yang HY, Wen ML, Fu SJ, et al. Ent-atisane diterpenoids from *Euphorbia helioscopia* and their anti-inflammatory activities [J]. Chemistry and Biodiversity, 2023, 20(12):e202301454

Yang HY, Yao WD, Huang PZ, et al. Euphohelides A-C, ent-Abietane-type norditerpene lactones from *Euphorbia helioscopia* and their anti-inflammatory activities [J]. Journal of Natural Products, 2023, 86(4):1003

Yang JX. A new kavalactone dimer from *Piper methysticum*[J]. Chemistry of Natural Compounds, 2023, 59(3):420

Yang JY, Guo CS, Su L, et al. Four undescribed triterpenes from the aerial parts of *Verbena officinalis* [J]. Fitoterapia, 2023, 170:105670

Yang JY, Li M, Li WR, et al. seco-Sesquiterpenes and acorane-type sesquiterpenes with antiviral activity from the twigs and leaves of *Illicium henryi* Diels[J]. Bioorganic chemistry, 2023, 131:106324

Yang L, Zhang TT, Ma QY, et al. Lanostane triterpenoids with anti-proliferative and PTP1B/α-glucosidase inhibitory activities from the fruiting bodies of *Ganoderma calidophilum*[J]. Phytochemistry, 2023, 215:113856

Yang LJ, Yang ZD, Li ZJ, et al. Stephtetrandrine A-D, bisbenzylisoquinoline alkaloids from *Stephania tetrandra*[J]. Natural Product Research, 2023, 37(2):204

Yang LY, Yi P, Chen JL, et al. Chemical constituents of *Primulina eburnea* (Gesneriaceae) and their cytotoxic activities[J]. Chemistry and Biodiversity, 2023, 20(5): e202300248

Yang M, Hao ZY, Wang XL, et al. Four undescribed iridoid glycosides with antidiabetic activity from fruits of *Cornus officinalis Sieb.* Et Zucc[J]. Fitoterapia, 2023, 165:105393

Yang MJ, Luo SH, Guo K, et al. Chemical investigation of *Buddleja officinalis* leaves and localization of defensive triterpenoids to its glandular trichomes[J]. Fitoterapia, 2023, 164:105379

Yang MY, Shao ZX, Wang YT, et al. Stilbenes with potent cytotoxicity from the seedcases of *Paeonia suffruticosa* Andrews.[J]. Phytochemistry, 2023, 205:113515

Yang P, Cheng YT, Huang X, et al. Identification of a new benzophenanthridine alkaloid from *Eomecon chionantha* induced necroptosis in breast cancer cells[J]. Natural Product Research, 2023, 37(6):912

Yang SY, Guo LF, Liu Y, et al. Trichosanates A-G and cucurbitacins W-Y, anticomplement monoterpenoids and cucurbitane-type triterpenoids from the pericarps of *Trichosanthes kirilowii*[J]. Bioorganic chemistry, 2023, 39:106710

Yang X, Wu SL, Li BJ, et al. Triterpenoids from the fruits of *Aphanamixis polystachya* and their inhibitory activities on nitric oxide production[J]. Fitoterapia, 2023, 171:105709

Yang XM, Yu Y, Wu PF, et al. Phenolic and bisamide derivatives from *Aglaia odorata* and their biological activities[J]. Natural Product Research, 2023, 37(23): 3923

Yang Y, Huang Y, Zeng G, et al. A new stigmasterol from *Croton tiglium*[J]. Chemistry of Natural Compounds, 2023, 59(1):99

Yang YF, Liu TT, Li GX, et al. Flavonoids from the roots of *Sophora flavescens* and their potential anti-inflammatory and antiproliferative activities[J/OL]. 2023, 28(5): 10.3390/molecules28052048

Yang YX, Wang Q, Huang HY, et al. New 5-methyl-4-hydroxycoumarin polyketide derivatives from *Gerbera delavayi* with anti-inflammatory activity[J]. Fitoterapia, 2023, 169:105568

Yang ZH, Fang HB, Tao CT, et al. Eight new 2-(2-phenylethyl) chromone derivatives from agarwood of *Aquilaria sinensis* with anti-inflammatory activity[J]. Fitoterapia, 2023, 169:105564

Yao S, Wu YQ, Pu G, et al. Isoprenylated flavones from the twigs of *Artocarpus chama* and their anti-viral activities[J]. Chemistry of Natural Compounds, 2023, 59(6):1079

Ye HB, Wei X, Yin X, et al. Two new phenol compounds from roots of *Ardisia crenata*[J]. Natural Product Research, 2023, 37(19):3306

Ye JH, Luo GY, Zhao CL, et al. Flavidanolides A and B from *Isodon flavidus*[J]. Chinese Chemical Letters, 2023, 34(9):108621

Ye M, Ruan LJ, Huang L, et al. Triterpenoids with diverse skeletons from the roots of *Rhus chinensis* and their protective effects on isoproterenol-induced heart failure in zebrafish[J]. Phytochemistry, 2023, 213:113749

Ye MH, Lin XJ, Wang QJ, et al. Neuroprotective iridoids and lignans from *Valeriana amurensis* [J/OL]. 2023, 28(15):10.3390/molecules28155793

Ye QN, Wang CB, Chai T, et al. Alkylamides from *Zanthoxylum armatum* DC. And their neuroprotective activity[J]. Phytochemistry, 2023, 211:113704

Ye X, Wang Y, Chen QW, et al. Anti-inflammatory diterpenoid alkaloids from *Aconitum tanguticum* (Maxim.) Stapf[J]. Phytochemistry, 2023, 206:113524

Yi P, Li B, Zafar S, et al. Three new constituents from the Tujia ethnomedicine Swertia punicea Hemsl[J].

Natural Product Research, 2023, 37(9):1444

Yi X, Li ZL, Zheng QF, et al. Three new tetrahydrobenzofuran derivatives from *Ferula sinkiangensis* K. M. Shen and their cytotoxic activities[J]. Natural Product Research, 2023, 37(20):3369

Yin X, Hu RH, Long XX, et al. Terpenoids with Cytotoxic Activity from Roots of *Ardisia crispa* [J]. Chemistry and Biodiversity, 2023, 20(4):e202300189

Yin X, Zhu WQ, Zhou YQ, et al. Two new amides from the seeds of *Coix lacryma-jobi* var. lacryma-jobi[J]. Natural Product Research, 2023, 37(20):3499

Yin XW, Bian XX, Chen YF, et al. Structure-diversified terpenoids from *Salvia prattii* and their protective activity against alcoholic liver diseases[J]. Phytochemistry, 2023, 214:113819

Yu JQ, Chen WX, Wang DJ, et al. Cytotoxic constituents from the leaves and stems of *Panax quinquefolius*[J]. Natural Product Research, 2023, 37(6):919

Yu S, Tang C, Ke C, et al. The first phytochemical investigation of *Artemisia nujianensis*: Eight new guaianolides and their anti-inflammatory activity[J]. Fitoterapia, 2023, 167:105509

Yu XL, Su TC, Liu B. Two new triterpenoids preventing the hydrocortisone-induced injury in HMEC-1 cells from *Momordica charantia* L[J]. Natural Product Research, 2023, 37(4):663

Yu Y, Wu J, Bao MF, et al. Diverse aspidosperma-type alkaloids from the leaves of *Tabernaemontana bovina* with anti-hepatoma activity[J]. Fitoterapia, 2023, 169:105588

Yu Y, Zhang JX, Yue JY, et al. Lignan glycosides from the stems of *Stephania cepharantha*[J]. Phytochemistry Letters, 2023, 53:31

Yuan FY, Tang ZY, Yan XL, et al. Diversity of sesquiterpenoids from *Stellera chamaejasme* with neuroprotective effects[J]. Phytochemistry, 2023, 208:113588

Yuan X, Yan Q, Hu H, et al. Bioactive triterpenoids from the traditional Chinese medicine *Swertia mileensis*[J]. Phytochemistry Letters, 2023, 55:1

Yuan Z, Liu D, Zhang B, et al. New verticillane-diterpenoid as potent NF-κBinhibitor isolated from the gum resin of *Boswellia sacra*[J]. Fitoterapia, 2023, 166:105460

闫慧娇,陈雨洁,林云良,等.红果樫木叶中1个新的三萜类化合物[J].中草药,2023, 54(22):7331

严欣宇,肖碟,牛琦,等.多籽五层龙的化学成分研究[J].中国中药杂志,2023, 48(24):6676

杨佩雯,张培良,韩竹箴,等.莱菔子中2个新的含硫衍生物[J].中草药,2023, 54(11):3408

姚小娟,郭睿,吴昊,等.蝙蝠葛根茎的化学成分研究[J].中药材,2023,(2):358

于蕾,赵目聪,董琳,等.盘龙参化学成分研究[J].中草药,2023, 54(13):4089

于亮,杨帅,黄祝刚,等.白花蛇舌草的化学成分研究[J].热带亚热带植物学报,2023, 31(1):147

袁铭铭,李柯城,代敏,等.大青叶化学成分的研究[J].中成药,2023, 45(9):2923

Z

Zan NL, Lu ZH, Wang XY, et al. Anti-inflammatory flavonoid derivatives from the heartwood of *Dalbergia odorifera* T. Chen[J]. Natural Product Research, 2023, 37(6):928

Zeng HL, Cai YX, Xu SS, et al. New N-oxide alkaloids from the stems of *Sinomenium acutum* [J]. Fitoterapia, 2023, 165:105404

Zeng MN, Qi M, Kan YX, et al. A new flavonoid from the thorn of *Gleditsia sinensis* Lam[J]. Natural Product Research, 2023, 37(2):283

Zeng SQ, Li XY, Zhao ZX, et al. Two new cycloartane triterpenoid glycosides from the rhizomes of *Actaea vaginata*[J]. Natural Product Research, 2023, 37(1):99

Zhan GQ, Gao B, Zhou JF, et al. Structurally diverse alkaloids with nine frameworks from *Zephyranthes candida* and their acetylcholinesterase inhibitory and anti-inflammatory activities[J]. Phytochemistry, 2023, 207:113564

Zhan ZC, Xia YP, Tang Q, et al. Lindenane sesquiterpenoid dimers from *Chloranthus holostegius* with anti-neuroinflammatory activities in BV-2 microglia[J]. Phytochemistry, 2023, 215:113859

Zhang B, Wang LT, Wang L, et al. Anti-proliferative

and anti-inflammatory eudesmanolides from the flowers of *Sphagneticola trilobata* (L.) Pruski[J]. Phytochemistry, 2023, 210:113666

Zhang BL, Tao CT, Zhang LS, et al. Retro-dihydrochalcones from the resin of *Daemonorops draco* and their inhibitory activities against renal fibrosis[J]. Fitoterapia, 2023, 168:105515

Zhang BW, Li M, Shi JY, et al. Six sesquiterpenoids from the stems and leaves of *Chrysanthemum morifolium Ramat* and their anti-asthma activities[J]. Fitoterapia, 2023, 171:105633

Zhang CG, Chen T, Yang JJ, et al. Two pairs of epimers and three undescribed diterpenoids from *Pseudocaryopteris paniculata* [J]. Natural Product Research, 2023, 37(7):1074

Zhang DB, Liang YN, Wang Z, et al. Aconicumines A-D, an advanced class of norditerpenoid alkaloids with an unprecedented N, O-diacetal motif from *Aconitum taipeicum* Hand.-Mazz. exhibit anti-inflammatory properties in vitro[J]. Phytochemistry, 2023, 110:113675

Zhang DD, Zhao P, Huang SW, et al. Four pair of enantiomeric benzofuran lignans from the fruits of *Crataegus pinnatifida* bunge[J]. Natural Product Research, 2023, 37(8):1349

Zhang DL, Hu YK, He YB, et al. Two new phloroglucinol derivatives from *Syzygium fluviatile* [J]. Chemistry of Natural Compounds, 2023, 59(5):848

Zhang DL, Hu YK, Wang L, et al. Phloroglucinol derivatives with alpha-glucosidase inhibitory activities from *Syzygium fluviatile*[J]. Journal of Asian Natural Products Research, 2023, 25(12):1168

Zhang FX, Yang KL, Liu HH, et al. Structurally diverse monoterpene indole alkaloids with vasorelaxant activities from the branches of *Alstonia scholaris* [J]. Phytochemistry, 2023, 209:113610

Zhang GH, Zhang CX, Yang WL, et al. Two new antifungal aromatic sesquiterpenes from the leaves of *Cigar Tobacco*[J]. Chemistry of Natural Compounds, 2023, 59(6):1097

Zhang GJ, Sang T, Chen XL, et al. Orychophragine D: A new 2-piperazinone fused5-azacytosine type alkaloid with radioprotective activity from the seeds of *Orychophragmus violaceus*[J]. Fitoterapia, 2023, 168:105544

Zhang HX, Li JR, Si JG, et al. Atramacronoids A-C, three eudesmanolide sesquiterpene-phenol hybrids with an unprecedented C-C linkage from the rhizomes of *Atractylodes macrocephala*[J]. Chinese Chemical Letters, 2023, 34(1):107743

Zhang HX, Lin CY, Yin LY, et al. Bioactive constituents from the rhizomes of *Atractylodes macrocephala*[J]. Fitoterapia, 2023, 165:105431

Zhang HX, Si JG, Li JR, et al. Eudesmane-type sesquiterpenes from the rhizomes of *Atractylodes macrocephala* and their bioactivities [J]. Phytochemistry, 2023, 206:113545.

Zhang J, Chu WC, Li LZ. Isolation and structure elucidation of antioxidant compounds from stem and root barks of *Daphne giraldii*[J]. Journal of Asian Natural Products Research, 2023, 25(11):1058

Zhang JH, Chen JL, Xu WB, et al. Undescribed phloroglucinol derivatives with antiviral activities from *Dryopteris atrata* (Wall. Ex Kunze) Ching[J]. Phytochemistry, 2023, 208:113585

Zhang JP, Yang J, Chen SH, et al. Diverse prenylated C6-C3 derivatives from the stems and branches of *Illicium ternstroemioides* A.C.Smith with anti-inflammatory and antiviral activities[J]. Fitoterapia, 2023, 169:105615

Zhang LJ, Huang PZ, Li KJ, et al. Diterpenoids with an unusual tricyclo[10.3.0.02, 9]pentadecane skeleton from *Pedilanthus tithymaloides* as multidrug resistance modulators[J]. Bioorganic Chemistry, 2023, 138:106619

Zhang LJ, Zheng LJ, Wang Q, et al. Cytisine-like alkaloids from the seeds of *Ormosia hosiei* Hemsl. et Wils[J]. Natural Product Research, 2023, 37(8):1321

Zhang LQ, Wu LL, Liu JW, et al. Iridoids and derivatives from *Catalpa ovata* with their antioxidant activities [J]. Fitoterapia, 2023, 169:105599

Zhang ML, Li YM, Zhao ZX, et al. Cycloartane triterpene glycosides from *Actaea vaginata*[J]. Phytochemistry Letters, 2023, 54:114

Zhang MZ, Jiang MY, Kong LP, et al. Lyonensinols A-C, 24-norursane-type triterpenoids from the twigs and leaves of *Lyonia doyonensis* and their potential anti-inflammatory and PTP1B inhibitory activities[J]. Planta Medica, 2023, 89(12):1170

Zhang PP, Liang JJ, Peng YL, et al. Novel benzophenone with antiradical activities from the aerial parts of *Hypericum lancasteri* [J]. Tetrahedron Letters, 2023, 129: 154721

Zhang Q, Yang JH, Du YL, et al. Isolation and structure determination of superbcyclin A, a cyclic nonapeptide from *Dianthus superbus* [J]. Phytochemistry Letters, 2023, 55:160

Zhang QG, Zhang YF, Guan SN, et al. Eudesmane sesquiterpenoid glycosides from the leaves of *Pittosporum lenticellatum* with anti-neuroinflammatory activity[J]. Phytochemistry, 2023, 215:113833

Zhang QQ, Liu KX, Li YX, et al. Three new Labdane-type diterpenoids from the fruits of *Amomum villosum* and their anti-inflammatory activities[J]. Chemistry and Biodiversity, 2023, 20(9):e202301014

Zhang RF, Cheng Z, Fang Q, et al. Monoterpenoid acylphloroglucinols from *Hypericum hengshanense* W. T. Wang with antiproliferative activities.[J]. Phytochemistry, 2023, 205:113500

Zhang SJ, Zhao YN, Xia L, et al. A new dihydrochalcone from the leaves of *Malus pumila* [J]. Chemistry of Natural Compounds, 2023, 59(3):475

Zhang X, Bai M, Chang Y, et al. Structurally diverse lignans from *Solanum lyratum*: chemical evidence for their acetylcholinease inhibitory activity[J]. Natural Product Research, 2023, 37(18):3000

Zhang X, Chen B, Xie Y, et al. Phenolic compounds from the flowers of *Rosa hugonis* Hemsl. and their neuroprotective effects[J]. Phytochemistry, 2023:113589

ZhangX, Huang L, Shu Q, et al. Two new sesquiterpenes from the aerial parts of *Bixa orellana* [J]. Phytochemistry Letters, 2023, 57:46

Zhang X, Lu KZ, Yang YN, et al. Six undescribed lavandulylated flavonoids with PTP1B inhibition from the roots of *Sophora flavescens* [J]. Phytochemistry, 2023, 216:113889

Zhang X, Peng MY, Feng EM, et al. Terpenoids from *Euphorbia helioscopia* and their cytotoxic activities against H1975 cells [J]. Chemistry and Biodiversity, 2023, 20(10):e202301061

Zhang X, Wu XM, Han LH, et al. New furofuran and tetrahydrofuran lignans from the flower buds of *Magnolia biondii* Pamp and their antiallergic effects [J]. Natural Product Research, 2023, 37(18):3083

Zhang X, Zheng RH, Hu SP, et al. Ent-Pimaranes isolated from *Flickingeria fimbriata* and their acetylcholinesterase inhibitory activities[J]. Fitoterapia, 2023, 171: 105687

Zhang XH, Chen J, Tang YY, et al. A new phenolic glycoside with α-glucosidase inhibitory activity from *Viburnum cylindricum* leaves [J]. Chemistry of Natural Compounds, 2023, 59(2):275

Zhang XH, Lu Z, Li ZY, et al. Horsfielenigans A and B, Two rearranged lignans with anti-inflammatory effects from *Horsfieldia kingii* [J]. Chemistry and Biodiversity, 2023, 20(7):e202300549

Zhang XJ, Li ZZ, Song ZM, et al. Diverse undescribed compounds from the rhizome of *Zingiber officinale* Rosc. And their anti-inflammatory activity [J]. Phytochemistry, 2023, 206:113546

Zhang Y, Guo JM, Zhang MM, et al. Xanthones with potential anti-inflammatory and anti-HIV effects from the stems and leaves of *Cratoxylum cochinchinense* [J/OL]. 2023, 28(16):10.3390/molecules28166050

Zhang Y, Li H, Xu ZJ, et al. Three new feruloyl glucuronopyranosyl glycerols from *Eriocaulon buergerianum* with their anti-fibrotic effects on hepatic stellate cells [J]. Natural Product Research, 2023, 37(6):956

Zhang Y, Liu S, Chen Y, et al. A new 1, 2-seco-flavan-3-ol from the leaves of *Cinnamomum camphora* var. *linaloolifera*[J]. Chemistry of Natural Compounds, 2023, 59(3):451

Zhang Y, Zhao YM, Shao XJ, et al. Three new sesquilignans from the stems of *Eleutherococcus senticosus* and their bioactivities[J]. Phytochemistry Letters, 2023, 55:38

Zhang YF, Xun H, Gao Q, et al. Two new sesquiterpenoids from *Dictyophora indusiata*[J]. Journal of Asian Natural Products Research, 2023, 25(6):564

Zhang YG, Cheng F, Tan JB, et al. A new abietane diterpenoid from *Lycopodium complanatum*[J]. Journal of Asian Natural Products Research, 2023, 25(12):1217

Zhang YQ, Liu JY, Zhang YL, et al. Two new alkaloids from roots of *Zea mays* and their cytotoxic activity against Hep3B and SW480 cells[J]. Chemistry and Biodiversity, 2023, 20(12):e202301505

Zhang YQ, Yan Liu Y, Bo Wen, et al. New triterpenoids and a dibenzocyclooctadiene lignan from the leaves of *Schisandra chinensis*[J]. Phytochemistry Letters, 2023, 54:57

Zhang Z, Zhu PY, Ma JR, et al. A new diterpenoid with cytotoxic activities from the roots of *Euphorbia fischeriana*[J]. Chemistry of Natural Compounds, 2023, 59(4):701

Zhao CY, Li MC, Yang YQ, et al. A new flavonoid glycoside from *Toxicodendron vernicifluum*(Stokes) F.A. Barkley[J]. Natural Product Research, 2023, 37(20):3478

Zhao DX, Yan JH, Shi XL, et al. Steroidal saponins from the roots of *Polygonatum odoratum* and their inhibitory effects against pancreatic lipase[J]. Phytochemistry Letters, 2023, 53:202

Zhao HY, He S, Lan Q, et al. Chiral separation of sesquineolignans from the stems and leaves of *Neoshirakia japonica*[J]. Phytochemistry, 2023, 211:113683

Zhao JJ, Du SZ, Hu K, et al. Abietane derived diterpenoids as Cav3.1 antagonists from *Salvia digitaloides*[J]. Chinese Chemical Letters, 2023, 34(4):107737

Zhao JX, Li H, Gao Y, et al. Immunosuppressive steroids from the twigs and leaves of *Dysoxylum hongkongense*[J]. Tetrahedron, 2023, 133:133273

Zhao LK, Tong BL, Su J, et al. A new geranyl phenylacetate glycoside from the twigs of *Aphanamixis polystachya*[J]. Chemistry of Natural Compounds, 2023, 59(4):680

Zhao M, Xian XY, Yan MQ, et al. A new oleanane-type triterpenoid saponin with alpha-glucosidase inhibitory activity from *Camellia nitidissima*[J]. Journal of Asian Natural Products Research, 2023, 25(9):890

Zhao XR, Sun XR, Zhang XJ, et al. Nudifloids A-N, structurally diverse 3, 4-seco-labdane diterpenoids from *Callicarpa nudiflora* with inflammatory inhibitory activity[J]. Phytochemistry, 2023, 210:113665.

Zhao Y, Hua C, Sha YO, et al. Diterpenoids from *Euphorbia lactea* and their anti-HIV-1 activity[J]. Phytochemistry, 2023, 213:113745

Zhao Y, Huang HH, Wei JC, et al. Antiproliferative *ent*-abietane diterpenoids from *Euphorbia fischeriana*[J]. Natural Product Research, 2023, 37(24):4081

Zhao YM, Li K, Liu HF, et al. Two new terpenoids and other constituents from *Salvia cavaleriei* and their antibacterial activities[J]. Phytochemistry Letters, 2023, 53:137

Zhao YN, Yi ZC, Li J, et al. Guaiane-type sesquiterpene lactone from *Artemisia integrifolia*[J]. Tetrahedron Letters, 2023:154455

Zhao YX, Zhao XM, Guo MG, et al. Stilbenoids and flavonoids from *Cajanus cajan*(L.) Millsp. and their α-glucosidase inhibitory activities[J/OL]. 2023, 28(9):10.3390/molecules28093779

Zhao YY, Li YJ, Yu XM, et al. Bisabolane-type sesquiterpenoids with potential anti-inflammatory and anti-HIV activities from the stems and leaves of *Morinda citrifolia*[J]. Natural Product Research, 2023, 37(12):1961

Zhao ZY, Tong YP, Jiang W, et al. Structurally diverse triterpene-26-oic acidsas potential dual ACL and ACC1 inhibitors from the vulnerable conifer *Keteleeria fortunei*[J]. Journal of Natural Products, 2023, 86(6):1487

Zhao ZY, Zhang YQ, Chen J, et al. Two new phenolic compounds with aldose reductase inhibitory activities from *Polygonatum cyrtonema* leaves[J]. Chemistry of Natural Compounds, 2023, 59(2):272

Zhao ZZ, Ji BY, Wang ZZ, et al. Lanostane triterpenoids with anti-proliferative andanti-inflammatory activities from medicinal mushroom *Ganoderma lingzhi*[J]. Phytochemistry, 2023, 213:113791

Zhao ZZ, Zhang F, Ji BY, et al. Pyrrole alkaloids from the fruiting bodies of edible mushroom *Lentinula edodes* [J]. Rsc Advances, 2023, 13(27):18223

Zheng CP, Xiong W, Zhang LF, et al. Two new anti-tobacco mosaic virus Quinolin-2(1H)-Ones from the twigs of *Cassia auriculata*[J]. Chemistry of Natural Compounds, 2023, 59(1):107

Zheng L, Guo PJ, Zhu Y, et al. Five undescribed guanidine alkaloids from *Plumbago zeylanica*[J]. Fitoterapia, 2023, 168:105538

Zheng XQ, Song LX, Han ZZ, et al. Pentacyclic triterpenoids from spikes of *Prunella vulgaris* L. with thyroid tumour cell cytostatic bioactivities[J]. Natural Product Research, 2023, 37(9):1518

Zheng YY, Guo ZF, Chen H, et al. Diterpenoids from *Sigesbeckia glabrescens* with anti-inflammatory and AChE inhibitory activities [J]. Phytochemistry, 2023, 205:113503.

Zhou B, Gao XH, Zhang MM, et al. Dichapetalins from the Twigs of *Dichapetalum longipetalum* with Cytotoxic Activities[J]. Journal of Natural Products, 2023, 86(1):209

Zhou B, Gong Q, Fu Y, et al. Sarglamides A-E, indolidinoid-monoterpenoid hybrids with anti-neuroinflammatory activity from a *Sarcandra* Species [J]. Organic Letters, 2023, 25(9):1464

Zhou JS, Yao JY, Gao Y, et al. Sumatranins A-J: Lignans with immunosuppressive activity from *Cleistanthus sumatranus* [J]. Journal of Natural Products, 2023, 86(6):1606

Zhou L, Yang LS, Wang L, et al. Cinnamigones A-C, three highly oxidized guaiane-type sesquiterpenes with neuroprotective activity from *Cinnamomum migao*[J]. Phytochemistry, 2023, 212:113728

Zhou M, Li T, Zeng C, et al. Two new diterpenoids from the rhizomes of *Zingiber officinale* [J]. Natural Product Research, 2023, 37(13):2255

Zhou M, Yuan F, Ruan HL, et al. Neuroprotective neolignan glycosides from the pseudobulbs of *Bletilla striata*[J]. Fitoterapia, 2023, 171:105691

Zhou M, Zhou J, Peng XG, et al. Isomeric eremophilane lactones from the whole plant of *Parasenecio albus* and their cytotoxic and immunosuppressive activities [J]. Phytochemistry, 2023, 214:113821

Zhou PJ, Huang T, Ma GL, et al. Forrestiacids E-K: Further [4 + 2]-type triterpene-diterpene hybrids as potential ACL inhibitors from the vulnerable conifer *Pseudotsuga forrestii*[J]. Journal of Natural Products, 2023, 86(5):1251

Zhou QQ, Xie XY, Zhu JW, et al. Hosimosines A-E, structurally diverse cytisine derivatives from the seeds of *Ormosia hosiei* Hemsl. et Wils [J]. Fitoterapia, 2023, 170:105661

Zhou QR, Lei XY, Niu J, et al. A new hemiacetal chromone racemate and α-glucosidase inhibitors from *Ficus tikoua* Bur [J]. Natural Product Research, 2023, 37(19):3267

Zhou QT, Yang PY, Yang QY, et al. Chemical constituents of the branches and leaves of *Picrasma chinensis* P.Y. Chen and tyrosinase inhibiting activity[J]. Chemistry and Biodiversity, 2023, 20(3):e202201171

Zhou YL, Zhang DN, Qiao JX, et al. Diverse alkaloids from the aerial parts of *Aconitum carmichaelii* and antiproliferative activity of costemline via inhibiting SIRT1/ROCK1/P-STAT3 pathways.[J]. Phytochemistry, 2023, 207:113558

Zhou ZS, Liu YY, Zhu YY, et al. Steroidal alkaloids from the roots of *Veratrum stenophyllum*[J]. Fitoterapia, 2023, 166:105464

Zhu LP, Fang SY, Lu XC, et al. Structurally diverse glycosides with α-glucosidase inhibitory properties from water extract of the leaves of *Cyclocarya paliurus*[J]. Fitoterapia, 2023, 167:105473

Zhu MZ, Li Y, Zhou JC, et al. Ent-eudesmane sesquiterpenoids from the Chinese liverwort *Chiloscyphus polyanthus*[J]. Phytochemistry, 2023, 214:113796

Zhu QF, Luo TT, Chen Q, et al. Three new selaginellin derivatives from *Selaginella pulvinata* and their α-glucosidase inhibitory activity[J]. Chemistry and Biodiversity, 2023, 20(4):e202300109

Zhu TH, Zhang WN, Gao YY, et al. Two new tetracyclic triterpenoids from the fresh bark of *Ailanthus altissima*[J]. Chemistry of Natural Compounds, 2023, 59(1):73

Zhu YL, Deng L, Dai XY, et al. Tinopanoids K-T, clerodane diterpenoids with anti-inflammatory activity from *Tinospora crispa* [J]. Bioorganic Chemistry, 2023, 140: 106812

Zhu YT, Fang HB, Liu XN, et al. Unusual acetylated flavonol glucuronides, oxyphyllvonides A-H with renoprotective activities from the fruits of *Alpinae oxyphylla*[J]. Phytochemistry, 2023, 215:113849

Zhu ZW, Turak A, Zang D, et al. Two new crotonic acid esters and their anti-vitiligo activity from *Artemisia mongolic* a[J]. Phytochemistry Letters, 2023, 53:185

Zou QY, Pang D, Pei Y, et al. Platelet-inhibitory phenolic constituents from the fruitsof *Daemonorops draco*[J]. Fitoterapia, 2023, 167:105507

曾禧,赵曦,刘伟,等.雪层杜鹃中混源萜类成分研究[J].中国中药杂志,2023, 48(5):1273

张琳,王昊,董文化,等.栽培奇楠沉香化学成分及其抗炎活性研究[J].中草药,2023, 54(3):695

张旭,李敏,王月,等.臭阿魏化学成分研究[J].中草药,2023, 54(8):2373

张雪,解盈盈,刘琦,等.五加皮中二萜类化学成分及其抗炎活性研究[J].中草药,2023, 54(23):7709

张勇,石倪霏,谢珍,等.黄牛木枝叶中化学成分及其抑制滑膜成纤维细胞增殖活性研究[J].中国药学杂志,2023, 48(18):5014

张博文,李孟,王小兰,等.草麻黄根中一个新软木脂类化合物[J/OL].药学学报,2023[2024-02-05].https://doi.org///link.cnki.net/urlid/11.2163.R.20230904.1529.002

张露丹,龙玉娇,王瑞洋,等.猫爪草中的1个新呋喃倍半萜[J].中草药,2023, 54(14):4413

张梦瑶,黄强,张海新,等.白花地胆草中一个新的吉玛烷型倍半萜[J].药学学报,2023, 58(3):729

张胜男,黄琳,吴兰君,等.鸡蛋花化学成分及其α-葡萄糖苷酶抑制活性[J].中成药,2023, 45(11):3627

张莹莹,覃香世,陈绍田,等.傣药"毫命"的化学成分研究[J].中药材,2023, 46(5):1156

张莹莹,张萱,李文春,等.姜黄中3个新的没药烷型倍半萜类化合物[J].中草药,2023, 54(14):4420

赵璐,张岚清,林立五,等.皱叶黄杨生物碱化学成分研究[J].中药材,2023, 46(1):102

赵兴,刘翰飞,王欢,等.拟红紫珠中1个新的木脂素葡萄糖苷化合物[J].中草药,2023, 54(21):6953

赵锋宁,牛琦,肖碟,等.山竹果壳中1个新的呫吨酮类成分及其细胞毒活性[J].中国中药杂志,2023, 48(21):5817

赵玉敏,周谣,刘翰飞,等.贵州鼠尾草化学成分研究[J].热带亚热带植物学报,2023, 31(4):595

周地,刘丽颖,周官红,等.瑞香狼毒的化学成分研究[J].中草药,2023, 54(1):29

周谣,王苗苗,刘翰飞,等.红花龙胆中萜类化学成分的研究[J].中国药学杂志,2023, 58(17):1540

周晓春,马晓静,戈福星,等.矮紫堇中2个新的异喹啉生物碱[J].中国中药杂志,2023, 48(13):3508

朱帮会,聂雨杉,黎雪,等.有齿鞘柄木根及茎的化学成分研究[J/OL].广西植物,2023[2024-02-05].https://link.cnki.net/urlid/45.1134.q.20231215.1354.004

（四）中药药剂

【概述】

2023年，中药药剂领域以满足临床疾病防治的需求为导向，围绕中药制药技术和中药制剂与新剂型的研究开展了卓有成效的工作，在中药制药技术的进步与发展，中药制剂的改进与优化，中药新制剂和新剂型研究与创制等方面，取得了丰硕的成果，为促进中医药事业的高质量发展做出了贡献。

1. 中药制药技术的研究

中药制药技术的研究，文献报道较多的有中药提取工艺技术、干燥工艺技术、制剂成型工艺技术研究等方面。中药制药全过程工序传统与现代化共性技术的深入研究，对确保中药产品质量、对适应中药数字化大生产均具有十分重要的作用。

(1) 中药提取工艺技术研究　张星等考察经典名方四妙勇安汤的煎煮工艺。采用 HPLC 对 17 批样品中绿原酸、阿魏酸等 6 个指标成分进行定量分析，并结合干膏率结果进行综合评分。结果：最佳煎煮工艺为煎煮 2 次，第 1 次加 16 倍量水，浸泡 30 min，煎煮 30 min；第 2 次加 16 倍量水，煎煮 30 min。王晓丽等以黄连碱、巴马汀、小檗碱、6-姜辣素、甘草苷、甘草酸、指纹图谱相似度及干膏率为关键质量属性，优化经典名方黄连汤的提取工艺。结果：确定的提取工艺为全方饮片加 6 倍量水，浸泡 60 min，煎煮 45 min；验证试验综合评分均值为 90.11，RSD 为 1.09%，符合基准样品的要求。王晶晶等分别采用传统工艺、传统工艺水煎液蒸馏分离挥发油、二次回流提取工艺、双提法制备不同提取液，以传统工艺提取液（传统汤剂）特征图谱、指标成分含量及出膏量为参照，比较不同提取液物质基础的异同。结果：3 种工艺与传统汤剂特征图谱相似度均＞0.96，出膏量差异均无统计学意义（$P>0.05$）；双提法与传统汤剂关键质量属性基本一致，且能保留挥发性活性物质，为适宜的提取工艺。吕珍珍等以总黄酮醇苷、二苯乙烯苷、丹酚酸 B 含量及干膏率作为考察指标，探讨微波提取、超声提取、醇与水回流提取 3 种不同提取工艺对复方银杏通脉口服液质量指标的影响。结果：醇与水回流提取工艺优于微波提取及超声提取工艺；最佳工艺为醇与水回流提取，12 倍量料液比，回流提取 1 h，提取 2 次。高颖等采用 HPLC 测定冰白含漱液中黄柏碱、药根碱、盐酸巴马汀、盐酸小檗碱、4-（葡萄糖氧基）-肉桂酸葡萄糖氧基苄酯、dactylorhin A、1，4-二[4-（葡萄糖氧）苄基]-2-异丁基苹果酸酯的多指标含量为考察指标，优化其提取工艺。结果：最佳提取工艺为 6 倍量水，提取 3 次，每次 2 h。郭玉儿等以毛蕊异黄酮、松果菊苷和多糖含量为评价指标，优化芪精口服液的提取工艺。结果：层次分析-客观赋权混合加权法相对于单一赋权法更为合理科学；优选得到芪精口服液的最佳提取工艺为料液比 1∶10（g/ml），浸泡 1.5 h，提取 3 次，每次 2 h。李婉玉等以总多糖含量、毛蕊异黄酮葡萄糖苷含量、芒柄花苷和毛蕊异黄酮含量、浸膏得率为评价指标，优化复方红黄咀嚼片的最佳提取工艺。结果：最佳提取工艺为 8 倍量水，浸泡 1.5 h，回流提取 4 h，提取 3 次。刘隆基等以苦杏仁苷、羟基红花黄色素 A 和芍药苷转移率及浸膏得率为评价指标，优选熄风活络胶囊水提工艺。结果：最佳水提工艺为提取 3 次，每次加水 12 倍量，煎煮 1.15 h；3 次平行验证试验平均综合评分为 98.77，RSD＝0.15%。王迪磊等采用水回流提取法提取，以荷叶碱的含量为评价指标，优化荷叶降脂方中药物的提取工艺。结果：最佳提取工艺为12倍量水、提取3次、0.5 h/次。李俊江等以甘草苷、迷迭香酸、橙皮苷、槲皮素、柴胡皂苷a含量及干浸膏得率的综合评分为指标，优化舒肝利胆浓缩丸的提取工艺。结果：最佳工艺为药材浸泡45 min后加10倍量水提取3次，每次90 min，综合评分为98.94。

常春辉等采用效应面结合熵权法优选复方麝香黄芪滴丸中当归、川芎、桃仁、赤芍药的醇提工艺。结果：最佳提取工艺为10倍量的溶剂，提取3次，每次1 h，乙醇浓度为80%，综合评分为0.967 4。王欣欣等以黄芪甲苷、毛蕊异黄酮葡萄糖苷、阿魏酸、厚朴酚、和厚朴酚含量与总固体量为指标，优选芪脊方醇提工艺。结果：最佳醇提工艺为浸泡时间0.5 h，乙醇浓度54.79%，溶剂倍数14.33，回流提取3次，每次2 h。刘隆基等以丹参酮类、丹酚酸B、儿茶素类、芒柄花素、大黄游离蒽醌含量、浸膏得率的综合评分为评价指标，优化熄风活络胶囊醇提工艺。结果：最佳工艺为10.24、8.19、8.19倍量60%乙醇分别提取1.92、1.44、1.44 h，综合评分为84.14。孟齐悦等优化茉莉花挥发油酶解辅助水蒸气蒸馏提取工艺，并对其进行组分分析。结果：最佳工艺为纤维素酶用量105 U/g，酶解时间95 min，酶解pH 6.1，挥发油得率为669.668 μg/g；酶解后挥发油中香气成分含量显著升高，并且增加了苯甲酸乙酯等新物质，提升了茉莉花挥发油的得率和品质。李燕燕等基于质量标志物"五原则"确定欧前胡素、异欧前胡素、佛手柑内酯、阿魏酸、Z-藁本内酯、洋川芎内酯A含量及干膏率为关键质量属性，优化经典组方都梁方的渗漉提取工艺。结果：渗漉提取工艺为乙醇体积分数50%～55%、乙醇用量为8～10倍、渗漉体积流量为3～4 ml/min、浸渍时间为12～24 h。

（2）干燥工艺技术研究　谌圆圆以得粉率、含水量、吸湿性及流动性参数为评价指标，优选淡竹茹汤颗粒剂的喷雾干燥工艺。结果：最佳混料配比为浓缩药液（相对密度1.02）：麦芽糊精：微粉硅胶＝0.90：0.05：0.05（以重量计）；最佳喷雾干燥工艺为进风温度185 ℃，进料速度10%，雾化压力55 mmHg。该条件下得到的喷雾干燥粉吸湿性小，流动性好，有助于其后续制剂成型等相关研究。高武锋等采用混料设计的方法，对当归补血汤水提液进行喷雾干燥工艺研究，重点考察阿魏酸、藁本内酯等热不稳定性成分的保留率。结果：优选的混料配比为干膏：羟丙基-β-环糊精：微粉硅胶：微晶纤维素＝0.500：0.226：0.222：0.052；优选工艺参数为进风温度170 ℃，空气流速37 m^3/h，雾化压力0.061 MPa；此条件下喷干粉得率为58.92%，阿魏酸保留率为50.26%，毛蕊异黄酮葡萄糖苷保留率为54.98%，藁本内酯保留率为27.74%，较好地提高了喷雾干燥产率，保留了阿魏酸、藁本内酯等热不稳定性成分。宋娇等建立小金丸HPLC及顶空-固相微萃取-气相色谱-质谱分析方法，用于烘箱干燥、微波干燥、微波真空3种不同干燥方法所得小金丸样品质量的一致性评价。结果：在9批小金丸脂溶性部位指纹图谱中共检出19个共有峰，相似度较高，在0.954～0.996之间，RSD为1.52%；从小金丸样品中共鉴定出13种挥发性成分等；相对含量与热图聚类分析结果显示，烘箱干燥与微波干燥所得样品相似度较高，两者与微波真空干燥所得样品间存在一定差异。贺磊等以水分、溶散时限、丸重、粒径、微生物限度检查，显微与薄层鉴别和指标性成分盐酸小檗碱的含量为指标，评价螺旋震动干燥机与传统的热风循环干燥箱对于固肠止泻丸干燥效果的影响。结果：采用螺旋震动干燥机可缩短干燥和溶散时限，降低水分含量，且干燥后药物有效物质含量更稳定。薄双琴等以干膏率、指标性成分含量、粉体学性质研究对常压干燥和减压干燥所得的白蕾颗粒浸膏粉进行考察，并以指标性成分转移率和干膏率为评价指标优化减压干燥的工艺参数。结果：浸膏减压干燥的最佳工艺条件为药液相对密度1.15～1.20（25 ℃），真空度－60 Mpa，干燥温度70 ℃，优选干燥工艺的RSD值均不大于4.36%，浸膏干燥前后化学指纹谱相似度均大于0.92，3批浸膏粉的物理指纹谱相似度均大于0.99。卞海雯等通过考察不同浓缩干燥方法，比较经典名方清胃散基准样品中异阿魏酸、盐酸小檗碱、盐酸巴马汀及丹皮酚的含量相对于标准煎液的保留率，确定清胃散基准样品的浓缩干燥工艺。结果：确定的工艺为原方煎煮液加药液量0.05 g/ml的β-环糊精直接喷雾干燥；分析出清胃散基准样品中化学成分有135个，入血原型成分28个，初步推测决定清胃散基准样品关键质量属性的化学成分有黄连碱、盐酸小檗碱、盐酸巴马汀、表小檗碱、丹皮酚。乩蕾等以黄芪甲苷、毛蕊异黄酮葡萄糖苷、毛蕊异黄酮、芒柄花苷、黄芪多糖、乙醇浸出物的综合评分为响应值，采用响应面法结合AHP-熵权法及指纹图谱优选黄芪纳滤浓缩浸膏真空干燥工艺。结果：最佳干燥工艺为干燥温度68 ℃，真空度0.075 Mpa，物料厚度6 mm。刘华兰等以婷柳喷干粉得率、吸湿率、流动性为指标，采用混料设计的方法对所筛选辅料配比进行优化，并建立由含水量、吸湿率、休止角、卡尔指数等9个指标构成的婷柳喷干粉物理指纹图谱，采用皮尔逊相关系数法，对10批婷柳喷干粉物理指纹图谱进行相似度评价。结果：辅料配比为干膏∶轻质氧化镁∶麦芽糊精∶羟丙基-β-环糊精＝0.55∶0.3∶0.1∶0.05；此配比下喷干粉得率为64.42%，吸湿率为13.27%，休止角为36.81°；10批指纹图谱相似度均大于0.99。曾逸佳等以得粉率、含水量的总评"归一值"(OD值)为评价指标，应用Placket-Burman设计结合中心复合设计优化和中颗粒浸膏粉喷雾干燥工艺。结果：最佳条件为蠕动泵速度14 r/min，风力92，药液相对密度1.05(60 ℃)，辅料用量35%，进风温度190 ℃，得粉率、含水量分别为83.18%、7.10%，OD值为0.96。孟灵旭等基于信息熵理论和反向传播人工神经网络结合正交试验优选人参片的真空冷冻干燥工艺。结果：最佳冻干工艺为切片厚度2～4 mm；主干燥温度－10 ℃、压力0.70 mbar、时间≥8 h。

周彩娟等分别采用喷雾干燥、冷冻干燥及真空带式干燥3种干燥方法制备山楂提取物，基于多指标物理指纹图谱，对山楂提取物各项物理指标进行综合表征，并通过计算可压性参数评价粉体的压缩成型性。结果显示，3种不同干燥方法制得的山楂提取物物理指纹图谱相似度及压缩成型性均有差异，干燥方法对山楂提取物粉体特性有一定影响。郭文慧等分别采用冷冻、脉动真空、喷雾和减压干燥制备小承气汤干膏粉，考察比较不同干燥方法下得到的小承气汤干膏粉中蒽醌类成分的含量、HPLC指纹图谱相似度及干膏粉粉体性质。结果：与水煎液中蒽醌类成分含量比较，喷雾干燥、脉动真空干燥得到的干膏粉无显著性差异($P>0.05$)，减压干燥、冷冻干燥得到的干膏粉存在显著性差异($P<0.05$)；4种干燥方法下小承气汤干膏粉HPLC指纹图谱相似度均＞0.978；物理指纹图谱显示，4种粉体的干燥方法对小承气汤干膏粉粉体学性质存在一定影响；4种粉体的流动性均较差，但喷雾干燥样品具有较好的可压性和均一性，可用于其颗粒的干法制粒。李培荣等采用Plackeet-Burmann设计从药液相对密度、进料速度、进风温度、药液温度和雾化压力中筛选关键工艺参数(CPP)，运用中心点复合设计实验对筛选得到的CPP进行优化，建立小续命汤提取液喷雾干燥工艺设计空间，同时建立物理指纹图谱并构建进行相似度评价。结果显示，药液相对密度和药液温度为关键工艺参数，CPP优化后的设计空间为药液相对密度1.07～1.10，药液温度30～33 ℃，5批验证试验的喷干粉物理指纹图谱相似度均大于0.99。

(3) 制剂成型工艺技术研究　曲馨等以成型率、松密度、振实密度、相对均齐度指数、豪斯纳比、水分、吸湿率、休止角为评价指标，优化金蕾颗粒成型工艺，并建立其物理指纹图谱，评价不同批颗粒的质量一致性。结果：最佳条件为药辅比1∶1，润湿剂体积分数80%，润湿剂用量10%，在80 ℃下干燥60 min，10批样品物理指纹图谱相似度均高于0.98。蒋飘艺等采用干法制粒，以制粒颗粒成型率、堆密度，以及颗粒含水率为指标，以辅料添加的种类及比例为影响指标，筛选辅料添加种类和比例；以送料频率、压片频率、制粒频率为影响指标，优化薷蒿达湿颗粒的成型工艺，并建立其吸湿过程的动力学模型。结果：最佳辅料种类及添加比例为糊精10%、乳糖5%、硬脂酸镁0.3%；其干法制粒最佳条件为送料频率25 Hz、压片频率10 Hz、整粒频率10 Hz；其生产储存条件为湿度78%以下。曹旸等研究确定调脂柔脉颗粒制备过程中的关键工艺参数和关键质量属性。结果：最佳润湿剂为70%乙醇，最佳填充剂为α-乳糖与糊精按1∶2合用，最佳处方比例为主药∶稀释剂∶黏合剂为4∶12∶5.5；最优条件下制备的调脂柔脉颗粒中大黄酚含量为0.716 mg/g，丹酚酸A的含量为0.525 mg/g，成型率大于82.23%。李素丽等以成型率、溶化率、吸湿率、休止角为评价指标，优化鹿红方颗粒制备工艺。结果：最佳条件为干浸膏粉与辅料（淀粉∶甘露醇＝1∶0.3）比例1∶1.8，润湿剂（乙醇）体积分数90%，润湿剂用量16%，在60 ℃下干燥1 h；5批样品物理指纹图谱、化学特征图谱相似度均大于0.99，其物理、化学性质无明显差异。瞿昊宇等以颗粒收率、休止角、溶化时间、吸湿率为评价指标，比较山苓荷甘醇素颗粒干法制粒、喷雾转动制粒工艺。结果：干法制粒最优工艺为压轮转速10.0 r/min，压轮压力6 MPa，送药速度25 r/min，整粒速度45 r/min；喷雾转动制粒最优工艺为润湿剂（92.8%乙醇）喷入量25%，包衣锅转速56 r/ml；前者所得颗粒收率高于后者所得（$P<0.05$），吸湿性更低（$P<0.05$），休止角虽更大（$P<0.05$）但也可满足生产需要，外观圆整度更优，并且两者所得颗粒的溶化性无明显差异（$P>0.05$）。权起元等以吸湿率、成型率、溶化时间、休止角作为考察指标，优选益气活血通便颗粒的成型工艺。结果：最佳成型工艺为乙醇体积分数50.74%、辅料配比（糊精∶可溶性淀粉＝5.21∶1）、辅料与浸膏用量比例（辅料∶浸膏＝3.07∶1），综合评分为77.56。

潘浩敏等以肠炎宁片为模型药物，研究半浸膏颗粒中饮片细粉含量对其物理性质和压缩性能的影响。结果：当肠炎宁颗粒中的饮片细粉含量小于6%时，随着饮片细粉含量的增加，粒子间的结合力增强，粉体的成型性增强；当含量超过6%后，饮片细粉弹性作用增强，粒子间结合力减弱，抑制成型；从压缩成型角度表明肠炎宁半浸膏片中饮片细粉含量的临界值为6%。陈露萍等以大株红景天素片为研究对象，以崩解时间与硬度为考察指标，采用单纯形质心设计研究糊精、玉米淀粉和微晶纤维素对素片质量的影响，并在此基础上加入超级崩解剂进一步降低大株红景天片的崩解时间，以颗粒成型率、素片硬度、素片脆碎度、素片崩解时间、素片溶出度与红景天苷含量为指标进行验证，确定最佳辅料配比。结果：最佳辅料配比为24%糊精、74%玉米淀粉和2%微晶纤维素，并外加总量3%的CMS-Na，制得的大株红景天素片崩解时间小于40 min，硬度大于45 N，终点溶出度达到95%。习璐等以条带性质（条带得率、破碎力、抗张强度、孔隙率）为评价指标，建立工艺参数的设计空间，优化胃苏泡腾片辊压制备条带工艺。结果：最优设计空间为进料速度30～38 r/min，滚轮速度3.6～4.2 r/min，滚轮压力55～62 bar，条带性质均能满足要求，而且颗粒得率较高，性质较优。罗毓等以干姜醇提物为研究对象，研究表面改性、聚集与致孔相结合的共处理方式改善干姜醇提物的压片关键性能。结果：仅加入共聚维酮或碳酸氢铵制备的复合粒子的孔隙率、抗张强度、有效功等均优于原粉粒子，同时加入共聚维酮和碳酸氢铵制备的多孔复合粒子可使上述性质得到进一步改善；将干姜醇提物与共聚维酮和碳酸氢铵一起进行喷雾共处理能显著改善干姜原粉的粉体学和压片及片剂性质，可为一些中药提取物片剂制备性质的改善提供一个可行策略。庹玲玲等以颗粒收率、粒度分布、颗粒休止角、硬度、崩解时限的综合评分为评价指标，优化芪七醒脑片制备工艺。结果：设计片重0.4 g/片，药粉提取物与糊精∶乳糖（3∶1）混合，采用内加法加入崩解剂CMS-Na（用量5%），黏合剂含0.5% PVP的80%乙醇（用量23%）制备软材，挤压过16目筛，将湿颗粒置于80 ℃烘箱中，干燥60 min，整粒，加入硬脂酸镁（用量0.3%）混合均匀，压片。马霄等采用熔融法制备隐丹参酮滴丸，并考察其体内药动学。结果：最优处方工艺为PEG4000

与 PEG6000 比例 1∶1，基质与药物比例 7∶1，滴速 35 滴/min，冷凝温度 12 ℃，滴距 7 cm，成型率为（94.86±1.18）%，质量差异为（8.89±0.72）%；隐丹参酮在滴丸中以无定形状态存在，溶解度提高至 40.55 倍，45 min 内累积溶出度达 94.74%。范峥等对芩柏软膏进行了制剂工艺优化，在筛选空白基质处方和提取液加入比例的基础上，以乳膏的硬度、稠度、外观性状、涂展性、稳定性、流变学测试、显微观察等为指标，优选芩柏乳膏最佳基质处方。结果：芩柏乳膏基质处方为硬脂酸 3 g，单硬脂酸甘油酯 4 g，白凡士林 2 g，十八醇 4 g，甘油 6 g，吐温-80 3 g，黄芩和关黄柏提取液（每 1 g 含生药 0.8 g）18 g；制备方法为取甘油、黄芩提取液、吐温-80 加热至 70～80 ℃，缓缓加入相同温度的关黄柏提取液、硬脂酸、单硬脂酸甘油酯、白凡士林、十八醇的油相中，保持相同温度以 250 r/min 乳化 15～20 min（70～80 ℃），室温下继续搅拌至冷却即得芩柏乳膏。

2. 中药制剂与新剂型的研究

中药制剂与新剂型的研究，文献报道较为集中关注的有脂质体、纳米粒、微乳与自微乳的制备等方面。

（1）脂质体的制备　宋旭楠等采用乳化蒸发-低温固化法构建叶酸（FA）修饰的载新藤黄酸纳米结构脂质载体（FA-GNA-NLC），并对该制剂进行理化表征和体内外药效学评价。结果：制备得到粒径为（16.01±0.03）nm、包封率为 99%的 FA-GNA-NLC；细胞毒性实验及体内抗肿瘤实验表明，FA-GNA-NLC 具有良好的抗肿瘤效果；细胞摄取实验及组织分布实验表明，FA-NLC 具有更好的靶向性，增强了药物在靶细胞、靶组织的蓄积。魏琼运用薄膜分散技术与微孔滤膜法对雷公藤有效部位脂质体制备的处方进行优化。结果：最佳处方工艺是胆固醇与磷脂质量比为 1∶25，药物与磷脂比为 1∶20，超声时间 4 min；制备的脂质体平均粒径为（55.57±29.43）nm，平均包封率达到 89.29%。刘婉滢等采用薄膜分散法制备薄荷醇修饰槲皮素脂质体（Men-Qu-Lip）并优化处方，评价其体外靶向性。结果：最优处方为磷脂 110 mg、胆固醇 30 mg、槲皮素 5 mg、水化温度为 40 ℃，制备处方量为 5 ml，槲皮素平均包封率为（91.20±0.53）%；体外摄取结果表明，经薄荷醇修饰的脂质体可以靶向血脑屏障，增加药物入脑量，具有较好的靶向性。蔡佳雨等采用薄膜分散法制备薄荷醇修饰紫杉醇阳离子脂质体（Men-PCLPs）并优化处方，评价 Men-PCLPs 体外靶向性。结果：最优处方为磷脂 106 mg、人参皂苷 Rh220 mg、紫杉醇 2.200 mg、3β-[N-（N′-N′-二甲基氨基乙烷）-氨基甲酰基]胆固醇盐酸盐 5 mg，制备总处方量 5 ml，紫杉醇的平均包封率为（93.800±0.006）%；紫杉醇阳离子脂质体和 Men-PCLPs 能明显抑制 C6 细胞的生长，且 Men-PCLPs 对 C6 细胞和 bEnd.3 细胞的靶向性显著增强。曾盈蓉等采用乙醇注入法优选甘草次酸修饰的莪术醇-芍药苷共载纳米脂质体（GA-Cur-PF-Lips）的制备工艺，并对其理化性质进行表征。结果：最佳工艺为脂质量 85.19 mg，胆脂比 1∶9.74，总投药量 4.5 mg，导脂比 1∶40，超声时间 6.4 min（工作 2 s、停 2 s）；制得的 GA-Cur-PF-Lips 平均粒径为（101.1±0.25）nm，莪术醇包封率为（86.65±1.11）%，芍药苷包封率为（47.85±1.02）%，总载药量为（1.233±0.022）%；体外释放呈现缓释特征，且无明显的溶血作用。骆慧婷等采用薄膜-超声分散法制备叶酸修饰蟾毒灵阳离子脂质体（FA-BF-CLs），并对其进行质量评价及抗肝癌研究。结果：最佳制备工艺为磷脂与药物质量比 14.17∶1、磷脂与胆固醇质量比 3.8∶1、超声时间 13 min，制备得到脂质体粒径（135.5±1.40）nm，包封率（69.42±2.18）%；体外释放研究表明，FA-BF-CLs 具有明显的缓释效果，该载体材料无溶血现象；体外细胞毒性表明 FA-BF-CLs 对 HepG2 肝癌细胞的抑制作用大于 BF-CLs 和 BF-solution（$P<0.01$），具有更强的体外抗肝癌作用。王慧等制备苦豆子总碱二元醇脂质体，并进行体外透皮特性研究。结果显示，当乙醇∶丙二醇＝7∶3（w/w）时，二元醇

脂质体的稳定性好，包封率高(89.13±0.42)%，粒径小(103.00±16.15)nm，是一种高效且稳定的经皮传递载体。李燕红等采用薄膜超声法制备二硬脂酰磷脂酰乙醇胺-聚乙二醇 2000(DSPE-mPEG2000)修饰荷叶碱脂质体，并考察其体内药动学。结果：最佳处方为荷叶碱用量 20 mg，磷脂酰胆碱与胆固醇比例 5∶1，脂药比 12∶1，DSPE-mPEG2000 用量 30 mg，水化温度 40 ℃，超声时间 15 min，平均包封率为 71.69%，载药量为 4.59%，粒径为 161.84 nm；DSPE-mPEG2000 修饰后，荷叶碱在人工胃液、人工肠液中 48 h 内累积释放度分别为 66.17%、53.90%；与原料药比较，脂质体 t_{max}、$t_{1/2}$ 延长，C_{max} 升高，相对生物利用度增加至 6.14 倍，可促进荷叶碱口服吸收。禹瑞等采用载体沉积法制备根皮素前体脂质体，并考察其体内药动学。结果：最佳处方为根皮素用量 20 mg，磷脂与胆固醇比例 4.8∶1，脂药比 16.5∶1，载脂比 4.2∶1；所得前体脂质体呈球形或椭圆形，平均包封率为 83.06%，粒径为 216.84 nm，原料药以无定形状态存在于前体脂质体中；前体脂质体在模拟胃液、模拟肠液中的累积释放度明显高于原料药，在 90 d 内稳定性良好；与原料药比较，前体脂质体 t_{max} 缩短，C_{max} 升高，相对生物利用度增加至 2.44 倍。王颖慧等采用溶剂挥发法制备紫檀芪纳米结构脂质载体，并考察其体内药动学。结果：最佳处方为液态脂质辛癸酸三甘油酯，固态脂质单硬脂酸甘油酯，脂药比 13.4∶1，固液脂质比 3.1∶1，泊洛沙姆 188(P188)浓度 1.10%，包封率、载药量、粒径、48 h 内累积释放度分别为 82.07%、5.56%、228.41 nm、72.69%；模拟胃液、模拟肠液中纳米结构脂质载体在 180 min 内稳定性良好；与原料药、物理混合物比较，纳米结构脂质载体相对生物利用度增加至 4.38 倍，可促进紫檀芪体外释放，增加其口服生物利用度。张体鹏等采用薄膜超声法制备白屈菜红碱脂质体(Che-Lip)和聚乙二醇修饰白屈菜红碱脂质体(PEG-Che-Lip)，并考察其体外释药和体内口服药动学行为。结果：按最优处方制备的 Che-Li 和 PEG-Che-Lip 包封率分别为(82.54±0.62)%和(91.13±1.04)%，载药量为(7.64±0.11)%和(7.55±0.18)%，平均粒径分别为(148.15±7.63)和(159.37±8.14)nm；PEG-Che-Lip 在模拟胃肠液稳定性高于 Che-Lip、Che-Lip 和 PEG-Che-Lip 释药过程均符合 Weibull 模型；药动学结果显示，Che-Lip 的 C_{max} 和相对口服吸收生物利用度分别增加至 1.55 和 2.45 倍，PEG-Che-Lip 的 C_{max} 和相对口服吸收生物利用度分别增加至 2.08 和 5.04 倍。

(2) 纳米粒的制备　秦责语等选择溶剂乳化超声法制备甘草次酸修饰的马钱子碱聚乙二醇-二硫代二丙酸-单硬脂酸甘油酯(PSG)纳米粒，并进行处方与工艺优化。结果：最优处方及工艺为超声时间 3 min，磁力搅拌时间 40 min，磁力搅拌速度 900 r/min，磁力搅拌温度 65 ℃，GPSG 用量 10 mg，表面活性剂选择 P188 与卵磷脂合用，卵磷脂的用量 8 mg，选择 GPSG 聚合物与油酸的比例为 1/2，有机相与水相比例为 0.37，P188 浓度为 0.12%，药物用量 1.02 mg；优化后制得的纳米粒粒径为(119.24±1.79)nm，包封率为(69.33±1.66)%，载药量为(1.36±0.03)%，粒径分布均匀，马钱子碱以非结晶态存在于马钱子碱纳米粒内。杨金枝等采用高压均质法研究制备 D-α-维生素 E 聚乙二醇 1000 琥珀酸酯(TPGS)修饰岩白菜素固体脂质纳米粒(TPGS-Ber-SLN)，并考察其体外释药和口服药动学行为。结果：TPGS-Ber-SLN 最佳处方工艺为岩白菜素用量为 40 mg，单硬脂酸甘油酯用量 525 mg，P188 质量浓度为 17.5 mg/ml，TPGS 质量浓度为0.2 mg/ml，均质次数为 9 次；TPGS-Ber-SLN 的平均包封率、载药量、粒径分别为(83.16±1.09)%、(4.97±0.13)%、(229.46±19.07)nm，体外释药过程符合 Weibull 模型；口服药动学结果显示，TPGS-Ber-SLN 的 t_{max} 延长至(2.07±0.43)h，$t_{1/2}$ 延长至(4.21±0.78)h，C_{max} 和生物利用度分别提高至 3.91 倍和 5.34 倍，TPGS-Ber-SLN 显著改变了岩白菜素的药动学行为，增加了口服吸收生物利用度。杨金枝等还研究制备金合欢素磷脂复合物介孔二氧化硅纳米粒，并考察其体内药动学。结果：最优处方为大豆磷脂用量 140 mg，水浴温度 46 ℃，搅拌时间 4 h，复合率接近 100%；原料药以无定形状态存在于磷脂复合物中，油水分配系数明显升高；介孔二氧化硅纳米粒呈球形，平均包封率为 87.48%，载药量为 5.67%，粒径为 168.27 nm，240 min 内累积释放度约为 90%；与原料药、磷脂复合物比较，介孔二氧化硅纳米粒 t_{max}缩短，C_{max}、$AUC_{0\sim t}$、$AUC_{0\sim\infty}$升高，相对生物利用度增加至 7.90 倍，磷脂复合物介孔二氧化硅纳米粒可促进金合欢素口服吸收。徐资怡等采用乙醇注入法制备用以替代胆固醇脂质纳米粒(CLN)的甘草酸脂质纳米粒(GLN)，通过包载抗肿瘤药物雷公藤甲素(Tr)制备载雷公藤甲素的甘草酸脂质纳米粒(Tr@GLN)，探讨甘草酸替代胆固醇制备抗肿瘤纳米载体的适宜性。结果：与 Tr@CLN 相比，Tr@GLN 在粒径、PDI、ζ 电位、包封率和载药量等理化性质均无显著性差异；Tr@GLN 和 Tr@CLN 的平均粒径分别为(115.59±1.23)、(97.28±0.95)nm，Tr 包封率分别为(89.70±0.39)%、(87.39±0.37)%，Tr 载药量分别为(2.25±0.01)%、(2.31±0.01)%，甘草酸包封率为(87.46±0.65)%，甘草酸载药量为(13.41±0.09)%；相比 Tr@CLN，Tr@GLN 呈更加均匀圆整的球状，GLN 增加了 HepG2 细胞对药物的摄取；制备的 Tr@GLN 与 Tr@CLN 具有相似理化性质，但 GLN 包载更有利于增加肿瘤细胞的摄取，Tr@GLN 表现出更强的抗肿瘤作用。张心洁等分别采用薄膜-超声分散法和均质乳化-喷雾干燥法制备姜黄素固体脂质纳米粒(Cur-SLN)和姜黄素微胶囊(Cur-MC)，并对其在 SD 大鼠体内的药动学行为进行定性定量研究。结果：两种制剂方法均可显著降低姜黄素的粒径，使其均匀分布，Cur-SLN 和 Cur-MC 的平均粒径分别为(184.3±7.9)、(415.3±10.3)nm，Cur-SLN 和 Cur-MC 可将姜黄素的体外释药率从原料药的51.12%分别提高至 87.79% 和 83.02%；ig 后大鼠血浆代谢物主要为姜黄素及其葡萄糖醛酸化代谢物(Cur-glu)，与游离姜黄素(Cur-F)组相比，两种水溶姜黄素制剂的 $AUC_{0\sim t}$、C_{max}等药动学参数显著提高，Cur-SLN 组姜黄素和 Cur-glu 的相对生物利用度分别增加 4.31 和 4.63 倍，Cur-MC 组分别增加3.19和 2.73 倍；两种制剂均可显著提高姜黄素的口服吸收生物利用度，且固体脂质纳米粒优于微胶囊。张春燕等采用纳米沉法制备牛血清白蛋白修饰紫檀芪聚乳酸-羟基乙酸共聚物(PLGA)纳米粒(BSA-Pte-PLGA-NPs)。结果：BSA-Pte-PLGA-NPs 最佳处方为牛血清白蛋白质量浓度为 19.0 mg/ml、载药比为 8.8∶1、水相与有机相体积比为 8∶1；BSA-Pte-PLGA-NPs 包封率为(86.69±1.81)%，载药量为(9.02±0.37)%，粒径为(176.10±8.12)nm；紫檀芪在 BSA-Pte-PLGA-NPs 冻干粉中以无定型形式存在；BSA-Pte-PLGA-NPs 在 pH1.2 或 pH7.4 磷酸盐缓冲液中体外释药过程均与 Weibull 模型拟合度最高；药动学结果显示，BSA-Pte-PLGA-NPs 的 t_{max}延后至(2.11±0.60)h，$t_{1/2}$延长至(4.82±0.89)h，相对口服吸收生物利用度提高至 3.24 倍，BSA-Pte-PLGA-NPs 可显著促进紫檀芪口服吸收。管庆霞等采用沉淀法制备马钱子碱(B)聚乳酸-羟基乙酸共聚物(PLGA)纳米粒，并对其进行表征及体内药动学研究。结果：制备的 B-PLGA 马钱子碱纳米粒测得其平均粒径为(99.80±1.11)nm，平均包封率和载药量分别为(67.35±1.24)%、(2.83±0.06)%；大鼠尾静脉注射 B 溶液与 B-PLGA 纳米粒溶液后的药-时曲线均符合二室模型，消除半衰期分别为(63.23±4.35)h、(182.96±7.60)h，B-PLGA 纳米粒使马钱子碱可以发挥长效作用具有缓释效果，提高了药物生物利用度。董亚楠等研究高压均质法制备薯蓣皂苷元白蛋白纳米粒，并考察其体内药动学。结果：最佳处方为薯蓣皂苷元用量 60 mg，水相 pH 值 8.5，白蛋白用量 0.9 g，均质压力 135 MPa，均质次数 10 次，包封率为 93.59%，载药量为 5.70%，粒径为 163.72 nm；白蛋白纳米粒溶解度高于原料药、物理混合物，模拟胃液、模拟肠液中其 24 h 内累积溶出率高于原料药；薯蓣皂苷元在白蛋白纳米粒中以无定形态存在，6 个月内稳定性良好；与原料药、物理混合物比较，其相对生物利用度增加至 3.77 倍，白蛋白纳米粒可增加薯蓣皂苷元溶解度，促进其体外释药、体内口服吸收。张雪等采用反溶剂结晶法制备牡荆素白蛋白纳米粒(VT-BSA-NPs)，以改善牡荆素(VT)水溶性差而导致的体内生物利用度低的问题。结果：VT-BSA-NPs的平均粒径为(124.33±0.47)nm，包封率为(83.43±0.39)%；体外释放结果显示相较于VT原料药，VT-BSA-NPs的释放速率显著降低，具有良好的缓释效果；与VT原料药和VT微粉相比，VT-BSA-NPs能够显著提高AUC、MRT和$t_{1/2}$，有利于提高VT的生物利用度。

(3) 微乳与自微乳的制备　冯敏锭等采用低能自乳化法制备乙氧基血根碱纳米乳，并对其进行质量评价和生物利用度研究。结果：纳米乳处方为0.5%乙氧基血根碱、24.0%聚氧乙烯氢化蓖麻油、6.0%聚甘油油酸酯、20.0%中链甘油三酯和49.5%超纯水；载药纳米乳平均粒径为(78.9±0.2)nm，乙氧基血根碱纳米乳的$AUC_{0\sim t}$值(14.50±1.94)h·mg·L^{-1}为混悬液的3.89倍，C_{max}(2.65±0.45)mg/L为混悬液的5倍，口服纳米乳的生物利用度(50.1%)为口服混悬液(12.9%)的3.88倍。邱菁等构建当归精油纳米乳(AEO-NE)递药系统并对其进行表征及稳定性、毛囊靶向、毛发生长促进作用评价。结果：AEO-NE最优处方为AEO-辛基酚聚氧乙烯醚10(OP-10)-无水乙醇-水(2.25∶0.75∶1∶96)；按最优处方所制AEO-NE外观澄清、透明，乳剂类型为O/W型，平均粒径为(15.95±0.33)nm，pH值为(5.89±0.16)，黏度为(1.57±0.08)mPa·s，透射电镜结果表明AEO-NE乳滴呈球形，大小在20 nm内；AEO-NE离心稳定性、稀释稳定性良好，在4 ℃条件下密封避光放置稳定性良好，粒径及Z-藁本内酯含量无显著变化；AEO-NE局部皮肤给药24 h内均表现出毛囊靶向性，具有促进毛发生长的作用。

(撰稿：陶建生　孙晓燕　审阅：俞桂新)

【微乳技术改善难溶中药有效成分溶解度和体内吸收的研究】

基于微乳技术制备得到的微乳制剂不仅可以提高水难溶性药物和脂溶性药物的溶解度，而且可以提高药物稳定性，促进药物渗透和体内的吸收，提高其生物利用度。

1. 微乳口服给药系统

(1) 单一组分微乳　孙经宽等制备木犀草素自微乳和添加沉淀抑制剂制备木犀草素过饱和自微乳，并评价理化性质和经大鼠口服后体内药动学。结果：自微乳优化处方组成为油相(单亚油酸甘油酯)、乳化剂(辛酸/癸酸聚乙二醇甘油酯)与助乳化剂(二乙二醇单乙基醚)，体积配比为4∶4.5∶1.5；使用Soluplus作为沉淀抑制剂可制得过饱和自微乳；溶出实验显示，自微乳和过饱和自微乳在10 min内药物均能够快速、完全溶出，且过饱和自微乳可避免药物因析出导致浓度降低的问题，其在溶出60 min后浓度稳定在90%左右；自微乳与过饱和自微乳后的$AUC_{0\text{-}\infty}$分别为混悬剂的2.63倍和5.01倍。钟文嘉等比较目测法和电导率-含水量曲线法确定广藿香挥发油微乳成型临界点的精确性，优化微乳的配制条件并考察其稳定性。结果：电导率-含水量曲线法确定微乳成型临界点更精确；最优微乳处方为广藿香挥发油、肉豆蔻酸异丙酯、吐温80、PEG400分别为10.07%、10.07%、60.43%、19.43%，在搅拌速率622 r/min的条件下制得的微乳具有良好的稳定性。

(2) 多组分共载微乳　李霞等采用水滴定法制备丹参酮Ⅱ$_A$-黄芪甲苷微乳。结果：最优处方组成及质量比为甘油三丙酸酯-油酸乙酯-聚氧乙烯40氢化蓖麻油-PEG300-丹参酮Ⅱ$_A$-黄芪甲苷为333∶333∶750∶250∶4∶1；微乳的粒径、电位、载药量分别为(47.69±0.71)nm、(−14.70±0.49)mV、(0.22±0.01)%。侯雨等通过筛选优化处方制备大黄总蒽醌-黄芪总皂苷自微乳，并采用大鼠在体单向肠灌流实验评价自微乳的肠吸收特性。结果：自微乳中大黄总蒽醌和黄芪总皂苷质量分数分别为6.29、8.80 mg/g；其中大黄总蒽醌在十二指肠、空肠段的吸收速率常数及表观吸收系数有显著提高，且大黄总蒽醌及黄芪总皂苷在小肠各段均有良好的吸收。黎鹏等通过筛选最优自微乳处方组成与配比，制备乳香没药精油自微乳，并通过大鼠足肿胀炎症实验以及小鼠扭体反应实验评价微乳的抗炎镇痛效果。结果：可制得球状微乳的最优自微乳处方为肉豆蔻酸异丙酯、聚山梨酯80和异丙醇(配比为4∶4∶2)；相较于乳香没药精油，微乳可进一步降低大鼠致炎足肿胀度并减少小鼠扭体次数，抗炎效果更明显。李鑫等通过筛选优化微乳处方和工艺，制备黄连-干姜有效组分自微乳，并评价其体外释放行为。结果显示，微乳中指标成分盐酸小檗碱和6-姜辣素在pH7.4 PBS缓冲液、蒸馏水和pH1.2盐酸液中的24 h累积释放率均高于提取物。熊耀坤等筛选优化葛花-枳椇子药对总黄酮微乳处方，并评价微乳释放行为。结果显示，在相同时间内微乳药物累积释放率高于简单醇提物，且在4 h可达到80%左右，随后保持稳定释放，最高可达(90.23±1.74)%。

(3) 基于"药辅合一"的多组分微乳　陈云艳等基于"药辅合一"理念构建了紫杉醇-薏苡仁油微乳。结果：紫杉醇-薏苡仁油微乳的最佳处方为紫杉醇10 mg，聚乙二醇660羟基硬脂酸酯600 mg，PEG400 200 mg，薏苡仁油200 mg；微乳不仅提高了紫杉醇的溶解度，而且显示出一定的缓释优势。刘茜等基于"药辅合一"的理念，以薏苡仁油作为油相，采用水滴定法制备雷公藤红素-汉防己甲素-薏苡仁油微乳，并对包封率、载药量和释药情况等进行考察。结果：微乳处方组成优化为薏苡仁油66.7 mg、聚乙二醇660羟基硬脂酸酯450 mg、PEG400 150 mg、汉防己甲素5 mg、雷公藤红素5 mg；微乳在48 h可稳定释放，无突释现象。

(4) 固化微乳颗粒　刘冬榕等以甘露醇和蔗糖3∶1为固体吸附剂，制备山柰挥发油自微乳固体颗粒，并评价体外溶出行为。结果：固体自微乳颗粒稳定性良好；自微乳固体颗粒填充的胶囊在30 min可释放90%以上药物，山柰挥发油颗粒60 min的溶出度不足30%。Ma TY等以甘露醇作保护剂，通过冷冻干燥制得肉桂油固体自微乳，并探讨了其抗抑郁作用。结果：干燥后的固体自微乳其中肉桂油负载量达150.50 mg/g；固体自微乳治疗可通过提高小鼠的神经递质水平，降低皮质酮和炎症因子的表达，改善肠道菌群以发挥抗抑郁作用。马晴等采用高速剪切-高压均质法制备叶黄素酯亚微乳并利用冷冻干燥制成冻干亚微乳，评价其体外模拟消化时的理化性质和大鼠体内的药动学与药效学特征。结果：亚微乳对叶黄素酯具有一定的增溶作用；大鼠药动学显示，冻干亚微乳剂组大鼠血浆中的 C_{max} 和 $AUC_{0\to24\,h}$ 分别为市售片剂组的2.7和2.8倍；冻干亚微乳可有效提高视网膜组织中SOD和谷胱甘肽过氧化物酶的水平，并抑制大鼠视网膜的脂质过氧化，从而保护视网膜细胞。杨志欣等采用大鼠在体结肠循环试验筛选叶酸修饰的苦参总黄酮自微乳的处方，筛选固体自微乳处方的吸附材料种类和用量，并考察自微乳对人结肠癌细胞的细胞毒性。结果：当叶酸-聚乙二醇-二硬脂酰磷脂酰乙醇胺与乳化剂的比值为3∶100时，能显著提高结肠组织对指标成分的吸收；最优固化处方为自微乳与α-乳糖质量比例为1∶2；细胞毒性实验显示固体自微乳对HT-29细胞具有显著的抑制作用。

2. 微乳经皮给药系统

Yang M等制备雷公藤甲素微乳凝胶作为新的递送系统，并通过皮肤-血液同步微透析结合LC/MS研究雷公藤甲素微乳、微乳凝胶和市售软膏的代谢特性。结果显示，雷公藤甲素在12 h累积透过率和透过率依次为雷公藤甲素微乳凝胶、微乳、市售软膏。王施元等以挥发油成分为油相，水煎液为水相，采用伪三元相图法和D-最优混料设计优化微乳处方，通过单因素法筛选凝胶基质及用量，制备并评价升清解毒微乳凝胶。结果：最优处方为水相3.49 g，油相0.11 g，聚氧乙烯蓖麻油0.27 g，1，2-丙二醇0.13 g，卡波姆940 0.4 g，三乙醇胺0.5 g；所制得微乳凝胶均一稳定，均匀细腻，易于涂展，pH值为(6.54±0.08)，黏度为(15.33±0.15)Pa·S，具有进一步开发为微乳外用制剂的潜力。

3. 微乳黏膜给药系统

蒋文文等以 Box-Behnken 响应面法优化常绿钩吻碱微乳处方，并采用在体蟾蜍上颚模型、大鼠鼻黏膜病理切片考察微乳的鼻腔给药安全性。结果：最佳处方为油相(Labrafil M 1944 CS)、乳化剂(RH40)、助乳化剂(1，2-丙二醇)、水用量 5%、19.53%、19.25%、56.22%；微乳载药量为 2.201 mg/ml；药理实验显示常绿钩吻碱微乳鼻用制剂对鼻黏膜毒性较小，可有效解决常绿钩吻碱溶解度差和血脑屏障问题。闫巧等采用亲油性离子液体 1-丁基-3-甲基咪唑六氟磷酸盐(BMIMPF6)取代传统微乳油相制备甘草酸离子液体微乳，并利用 D-最优混料设计法对微乳处方进行优化。结果：微乳最佳处方为 BMIMPF6-聚山梨酯 80-PEG400-蒸馏水(5.8∶32.4∶10.8∶51.0)；体外透皮结果显示，新型离子液体微乳在 24 h 内单位面积累积渗透量为(310.37±33.65)μg/cm^2，为甘草酸水溶液的 6.76 倍；细胞毒性实验表明 GA-IL-ME 毒性低，生物相容性良好。

微乳制剂在难溶性中药的制剂研究与开发领域具有广泛的前景，但微乳也存在一定的局限性，如高浓度表面活性剂和助表面活性剂的使用造成的胃肠道刺激和毒性以及在体内环境下其形态和性质的保持等问题，有待进一步研究与改进。

(撰稿：韩翔宇　缪妍　钱帅　审阅：陶建生)

【中药凝胶剂的研究】

随着对凝胶剂研究的不断深入，原位凝胶、微乳凝胶、纳米凝胶等新型凝胶剂得以迅速发展。原位凝胶由于能在用药部位发生由液态向半固体凝胶的转变，使得患者的依从性增加，特别是眼用凝胶和阴道用凝胶制剂，克服了传统中药剂型的弊端，已成为近年来中药制剂领域研究的热点。

1. 中药凝胶剂的制备工艺研究

刘夏进等通过对外观性状、涂展性、耐热、耐寒、离心稳定性的综合评分为评价指标，采用单因素试验优选菊茎叶精油微乳凝胶剂的制备工艺。结果：卡波姆 U20 用量 0.5%时，凝胶澄清透明，涂展性和黏稠度最适宜；微乳添加量低于 10 个微乳体系时，整个体系流动性强；保湿剂选择甘油-芦荟汁混合物(3∶7)时，使用不黏腻其保湿效果好；将凝胶基质均匀撒在微乳表面，充分溶胀后搅拌均匀所得微乳凝胶剂气泡较少、稠度适中；筛选得到最优制备工艺为每 100 g 含主药 0.80%、卡波姆 U20 3%、保湿剂 15%、三乙醇胺 2.4%。龙凯花等以凝胶基质(P188 和 P407)的胶凝温度为考察指标，采用星点设计-效应面法优化穿心莲内酯纳米乳原位凝胶的处方并对优化处方进行验证。结果：最佳处方为 20.00% P407 和 5.00% P188，凝胶温度为(33.8±0.2)℃。高丽霞等基于原制剂玉红油纱条指纹图谱，结合 AHP-CRITIC 综合评分优选紫连生肌凝胶剂的提取工艺。结果：最佳工艺为乙醇浓度 90%，乙醇加入量 16 倍，提取 2 次，每次 90 min。

2. 中药凝胶剂的质量控制

姚碧金等对制备的蜗牛黏液载丹酚酸 B(SAB)纳米凝胶进行相关表征，并用 Franz 扩散池法考察体外透皮吸收及真皮层滞留性能。结果：所制备的凝胶在常温下为无色透明液体，pH 值为(6.24±0.13)，包封率为(42.42±1.02)%，SAB 载药量(1.44±0.04)mg/ml，平均黏度为 0.02 Pa・S，质地均匀细腻，可涂布性强，具有良好的透皮吸收性能和真皮滞留性能。吴婉静等以卡波姆为基质，将水难溶性中药黄酮成分光甘草定制备成醇质体凝胶。经 Franz 扩散装置考察释放度，乙醇醇质体凝胶、丙二醇醇质体凝胶、混合醇醇质体凝胶 12 h 累积释放量为 11.11、7.03、6.30 μg/cm^2，与醇质体释放规律一致，表明将醇质体制成凝胶没有改变光甘草定的释放行为。斯琴等制备的苦参碱脂质立方液晶纳米粒凝胶，其体外释放符合 Weibull 方程(R^2＝0.954 0)，释药机制为 Fick 扩散，累积释放率、稳态释放速率及大鼠皮肤滞留量均显著高于普通凝胶。杨凯丽等采用旋转流变仪对不同制备条件得到的甘草酸凝胶进行应变扫描实验与稳态流动实验。结果显示，在质量浓度 5～60 mg/ml 时，甘草酸凝胶的黏度、零剪切黏度、剪切稀化指数、剪切应力和黏弹性与甘草酸质量浓度间存在较高的相关性，甘草酸凝胶的流变学性质还与体系 pH 值、Na^{+} 质量浓度、Ca^{2+} 质量浓度有关。卢玉洁等制备了全缘千里光碱脂质体、脂质体凝胶剂与普通凝胶剂。离体皮肤渗透实验显示，3 种制剂的稳态渗透速率和 12 h 后皮肤中滞留量关系均为优化脂质体＞脂质体凝胶剂＞普通凝胶剂。结果显示，脂质体凝胶可延长药物滞留时间，发挥增效减毒作用。颜红等制备透明质酸修饰的栀子苷传递体凝胶，通过质量考察发现其 24 h 内的累积透皮率高于透明质酸修饰的栀子苷脂质体和普通栀子苷凝胶，具有良好的透皮性能。彭丽华等制备的麝香舒活灵水凝胶剂，亲水性药物羟基红花黄色素 A 在其中的累积释放率和皮肤渗透率比在原麝香舒活灵酊剂中分别提高 20%和 40%。

3. 中药凝胶剂的药效学评价

万安平等制备中药菊花挥发油聚合物胶束温敏凝胶，采用 Draize 眼部刺激评分考察温敏凝胶对家兔眼的刺激性，并对眼组织进行病理检查。结果显示，该凝胶对兔眼基本无刺激且无不可逆性组织损伤。孙海力等制备负载紫杉醇的壳聚糖/β-甘油磷酸钠温敏水凝胶，研究显示，与游离 PTX 相比，该温敏水凝胶具有较低的细胞毒性和更好的抗癌效果，可以作为鼻咽癌治疗的候选药物负载系统。周晶等用葛根素水凝胶湿敷糖尿病大鼠创面，组织创面切片 HE 和 Masson 染色，结果表明其以浓度依赖的方式促进创面愈合。李思琪等在造模成功的大鼠阴道口给予龙血竭温敏凝胶后，炎症因子 TNF-α、hs-CRP、IL-6 水平降低，对苯酚所致宫颈炎具有改善效果。

中药凝胶剂作为新型中药经皮给药制剂，与其他半固体制剂相比具有制备简单，使用方便，与用药部位亲和力强、滞留时间长、易洗脱等优点。值得注意的是，凝胶剂基质材料品种较少、应用范围有限，中药复方成分与基质的相容性、制剂安全性的评价研究需要加强。

（撰稿：宋雨盈　缪妍　魏元锋　审阅：陶建生）

【中药制剂制备过程的物质传递分析研究】

中药制剂制备过程的物质传递分析研究，旨在研究中药药材-饮片-标准汤剂-配方颗粒及经典名方、成方制剂中指标性成分的物质转移率、物质传递稳定性等，为中药材、中药制剂等的质量评价提供可靠的方法。

1. 药材-饮片-标准汤剂-配方颗粒的物质传递分析研究

严露等建立百蕊草标准汤剂的 UPLC 特征图谱及其指标成分的含量测定方法。结果：19 批百蕊草药材、标准汤剂与各自的对照特征图谱相似度分别为 0.986～1.000、0.989～1.000；百蕊草标准汤剂特征图谱标定 6 个共有峰，药材中的 5 个共有峰全部转移至标准汤剂并被指认，其中 4 个共有峰采用对照品比对确认，分别为 5-*O*-阿魏酰奎宁酸（峰 2）、4-*O*-阿魏酰奎宁酸（峰 3）、百蕊草素Ⅰ（峰 5）、山柰酚-3-*O*-(2″-*O*-α-鼠李糖基-6″-*O*-丙二酰基)-β-葡萄糖苷（峰 6）；19 批标准汤剂的平均出膏率为 27.45%，百蕊草素Ⅰ从药材-标准汤剂的平均转移率为 89.48%，出膏率与转移率均未出现离散数据。

魏家保等建立 15 批青蒿药材、饮片、标准汤剂及 3 批配方颗粒 HPLC 特征图谱，均呈现 25 个共有特征峰，与各自对照特征图谱相似度均大于 0.90；指认出新绿原酸、绿原酸、隐绿原酸、咖啡酸、1，3-*O*-二咖啡酰奎宁酸、东莨菪内酯等 8 个成分并测定其含量，未出现离散数据。结果显示，从药材至配方颗粒化学成分能够稳定传递，物质基础基本一致，最大程度保证了青蒿配方颗粒与标准汤剂的等效性和质量一致性。

岳倩侠等建立白芍药药材、饮片、标准汤剂和 30

批白芍药总样品的特征图谱，共 9 个共有峰，并对其峰面积进行化学计量学分析。结果：9 号共有峰不能稳定传递，不适合作为白芍药生产过程中标准控制的特征指标；白芍药药材-饮片传递过程中，没食子酸、氧化芍药苷、儿茶素、芍药内酯苷、芍药苷、没食子酰芍药苷、1，2，3，4，6-*O*-五没食子酰葡萄糖、苯甲酰芍药苷 8 种成分转移率大于 70%，可以传递稳定；饮片-标准汤剂传递过程中，芍药苷、芍药内酯苷、没食子酰芍药苷、氧化芍药苷、苯甲酰芍药苷等单萜及其苷类成分含量稳定且转移率大于 60%，可以传递稳定；没食子酸转移率大于 200%，儿茶素和 1，2，3，4，6-*O*-五没食子酰葡萄糖 2 种成分转移率小于 25%。综合筛选确定氧化芍药苷、芍药内酯苷、芍药苷、没食子酰芍药苷、苯甲酰芍药苷 5 种成分作为白芍药 Q-Marker。

杜微波等通过计算北柴胡中柴胡皂苷(SS)的 K 值，研究北柴胡标准汤剂中物质传递规律。结果：确定了 SS 类 9 个特征峰，采用对照品指认了 7 个特征峰，经方法学验证适用于标准汤剂特征图谱的检测；基于 SS 特征图谱数据结合 K 值对标准汤剂物质分析，峰 1、2、3、4、8 的 K 值均小于 1，表明标准汤剂中该 SS 类成分不易转移或发生分解(即负转化)，峰 7、9 的 K 值大于 1，表明标准汤剂中该 SS 类成分得到富集或由其他物质转化而来(即正转化)，峰 5、6 在不同批次中传递趋势不同。

郭秀丽等收集 10 批茅苍术药材，研究麸炒茅苍术、麸炒茅苍术标准汤剂浓缩液及冻干粉中挥发油含量，以及挥发油中化学成分种类与含量的差异，明确量值传递规律。结果：麸炒茅苍术及其标准汤剂浓缩液、冻干粉中挥发油的转移率分别为 70.51%、1.57%、40.90%；麸炒茅苍术挥发油中 *β*-桉叶醇、苍术酮、苍术素的平均转移率分别为 58.45%、48.49%、55.64%；在麸炒茅苍术标准汤剂浓缩液中仅检测出 *β*-桉叶醇和苍术素，两者平均转移率分别为 0.22%、0.10%；冻干粉中只检测出 *β*-桉叶醇，平均转移率 8.37%；聚类分析和 PCA 结果均显示，麸炒茅苍术标准汤剂浓缩液与冻干粉之间化学成分种类及含量整体差异明显。结果表明，麸炒茅苍术及其标准汤剂浓缩液、冻干粉之间量质传递规律稳定，若选择冻干粉作为中药配方颗粒基准物质，应回加适量挥发油使其与标准汤剂浓缩液量质保持一致。

李鹏跃等明确 10 批知母标准汤剂中指标成分的含量及转移率范围，探索从饮片到标准汤剂，指标成分的量值传递规律。结果：10 批知母标准汤剂中芒果苷、知母皂苷 BⅡ 的质量分数分别为 0.88%～1.12% 和 0.88%～2.53%，芒果苷含量位于其均值的±30%范围内；转移率分别为 45.83%～57.27% 和 26.94%～43.49%，均在其均值的±30%范围内。指标成分芒果苷和知母皂苷 BⅡ 在不同批次的知母饮片与标准汤剂间的转移率一致性较好，转移情况稳定。

王相等采集不同来源的 15 批次小红参标准汤剂、小红参药材、饮片及 3 批中试配方颗粒，建立特征图谱，研其量值传递规律。结果：15 批标准汤剂出膏率范围为 15.3%～28.4%，小红参萘酚苷 A 的含量范围为 15.83～29.39 mg/g，小红参药材中小红参萘酚苷 A 含量范围为 14.32～19.79 mg/g，小红参饮片中小红参萘酚苷 A 含量范围为 12.71～18.81 mg/g，小红参配方颗粒中小红参萘酚苷 A 含量范围为 18.71～19.80 mg/g；其饮片-药材转移率范围为 64.41%～119.62%，标准汤剂-饮片转移率范围为 21.79%～40.47%，饮片-配方颗粒转移率为 26.10%～28.73%，标准汤剂-配方颗粒转移率为 21.79%～40.47%。

2. 经典名方的物质传递分析研究

于前等制备 15 批当归六黄汤基准样品，建立 HPLC 指纹图谱，相似度均大于 0.98；标定 20 个共有峰，各指标成分从饮片到基准样品转移率分别为盐酸小檗碱 41.01%～51.77%、表小檗碱 62.97%～89.88%、黄连碱 52.75%～62.29%、巴马汀 51.79%～70.66%、黄芩苷 50.27%～66.95%。15 批盐酸小檗碱的转移率均在要求范围内，未出现离散数据；表小檗碱、黄连碱、巴马汀、黄芩苷的饮片到基准样品的转移率均超过 50%，量值传递稳定。

赵赞赞等制备 15 批清经散对应实物，建立 HPLC 特征图谱，共指认了 6 个特征峰，峰 1、2(S)、3、5、9、11 分别为芍药内酯苷、芍药苷、东莨菪内酯、毛蕊花糖苷、丹皮酚和盐酸小檗碱，并归属了 12 个特征峰的药材来源；芍药苷、东莨菪内酯、丹皮酚从饮片到对应实物的转移率分别为 67.57%～79.69%、57.29%～77.57%、68.13%～73.11%，指标成分从饮片到对应实物的转移率稳定。

胡钰荧等采用指纹图谱、指标性成分含量测定及干膏率相结合的模式，对经典名方一贯煎基准样品的量值传递过程进行分析。建立 15 批一贯煎基准样品 HPLC 指纹图谱，相似度＞0.800，标定了 29 个共有峰，并对各共有峰进行药材归属；指标性成分 5-羟甲基糠醛、洋川芎内酯 I、阿魏酸、毛蕊花糖苷质量分数分别为 90.3～144.1、75.6～166.2、105.4～200.3、149.9～293.3 μg/g，转移率分别为 15.53%～27.11%、38.36%～62.68%、16.23%～31.37%、31.41%～55.65%；测定 15 批一贯煎干膏率为 42.95%～49.93%，传递率为 84.39%～96.15%。

储烟闽等建立经典名方当归四逆汤指纹图谱并结合化学模式识别进行分析。结果：15 批物质基准的相似度大于 0.90，确定了 16 个共有峰，3 种化学识别模式均将样品分为 3 类，造成主要差异的质量差异物来源于甘草苷；饮片-物质基准芍药苷、甘草苷、甘草酸的平均转移率分别为 52.94%、48.79%、47.39%，干膏率平均传递率为 86.40%；当归四逆汤物质基准的关键质量属性均可在饮片-水煎液-物质基准中稳定传递。

王孟缘等制备 15 批经典名方甘草泻心汤基准样品，建立 HPLC 特征图谱。结果：指纹图谱相似度均大于 0.90，共指认 22 个共有峰；指标成分甘草苷、甘草酸、黄芩苷、盐酸小檗碱、表小檗碱、黄连碱、巴马汀从药材-饮片平均转移率分别为 98.69%、98.13%、96.94%、94.59%、91.76%、88.08%、94.16%；饮片-基准样品平均转移率为 49.08%、42.24%、28.34%、26.72%、29.32%、33.62%、47.93%。

张泽康等建立 15 批经典名方阳和汤基准样品 HPLC 指纹图谱并对其指标性成分进行含量测定。结果：指纹图谱相似度＞0.83，标定了 13 个共有峰并对各共有峰进行药材归属；指标性成分 5-羟甲基糠醛、桂皮醛、肉桂酸、芥子碱硫氰酸盐、甘草酸质量分数分别为 0.028%～0.508%、0.076%～0.244%、0.006%～0.018%、0.430%～0.677%、0.100%～0.335%，转移率分别为 1.21%～10.74%、2.68%～12.76%、11.46%～31.43%、39.61%～60.30%、4.90%～18.69%；基准样品出膏率为 27.38%～40.73%。

杨思雨等制备温胆汤药材、饮片、方剂基准样品，建立 HPLC 指纹图谱，测定指标成分含量。结果：11 批基准样品指纹图谱相似度均大于 0.981，有 20 个共有峰，指认出 5 个(柚皮苷、新橙皮苷、甘草酸、橙皮苷、甘草苷)，出膏率为 19.29%～23.10%；饮片-提取液中柚皮苷、新橙皮苷、甘草酸平均转移率分别为 82.24%、79.18%、42.98%，而提取液-基准样品中三者分别为 88.12%、88.19%、91.92%。

田瀚举等制备 15 批基准样品，建立经典名方一贯煎基准样品的指标性成分(毛蕊花糖苷、阿魏酸、梓醇和蒿本内酯)含量测定方法。结果：15 批一贯煎汤剂中多糖含量为 9.31%～37.38%，波动较大；指标性成分毛蕊花糖苷含量范围 0.0281～0.1142 mg/g，平均转移率 21.04%；阿魏酸含量范围 0.1026～0.1694 mg/g，平均转移率 31.54%；梓醇含量范围 1.5104～6.3534 mg/g，平均转移率 64.66%；蒿本内酯含量范围 0.2616～0.5594 mg/g，平均转移率 3.20%；平均出膏率 49.43%。15 批一贯煎基准样品指标性成分除个别批次外转移率一致性较好，4 个成分在制备过程中较为稳定。

张诚宝等采用 UPLC 测定吴茱萸汤中主要指标成分的含量，探索吴茱萸汤在提取浓缩过程中主要指标成分的转移规律。结果：吴茱萸汤从药材到提取液样品，去氢吴茱萸碱的转移率为 20%～30%、柠檬苦素的转移率为 40%～50%、吴茱萸碱的转移率为5%～15%、吴茱萸次碱的转移率为4%～7%和人参皂苷Rg1/Re/Rb1的转移率为30%～40%，6-姜辣素的转移率为2.5%～3.2%。人参皂苷Rg1/Re/Rb1、去氢吴茱萸碱和柠檬苦素的转移率均超过20%，能有效监控提取浓缩过程中各成分的变化情况，建议作为吴茱萸汤中间体的含量测定指标；而吴茱萸碱和吴茱萸次碱的转移率都低于10%，含量低于1.0 mg/g，不建议作为含量测定的指标；6-姜辣素的转移率也低于10%，但因具有挥发性，在提取尤其是浓缩过程中损失较大，应根据物质基准中该成分的转移情况，结合实际生产中的转移规律，制定适合的指标值。

李莹莹等制备17批经典名方丁香柿蒂散冻干粉作为物质基准样品，建立HPLC指纹图谱。结果：特征图谱相似度良好(均>0.90)，标定了9个特征峰，对共有峰进行归属；指标性成分丁香酚、没食子酸、6-姜辣素的质量分数为2.09～3.88、0.60～1.11、0.05～0.10 mg/g；物质基准的出膏率在9.42%～17.49%；饮片到物质基准丁香酚、6-姜辣素的转移率分别为7.65%～14.29%、6.90%～32.90%，干膏率的传递率为6.88%～25.13%。

李娜等采用HPLC建立16批温胆汤指纹图谱和指标成分含量测定检测方法，应用网络药理学构建温胆汤"成分-靶点-通路"的网络。结果：指纹图谱相似度均>0.90，共标定14个共有峰，并指认出6个色谱峰；指标成分含量转移率分别为柚皮苷15.61%～25.15%、橙皮苷5.45%～9.68%；根据化合物、靶点及信号通路之间的连接度，初步预测甘草苷、芸香柚皮苷、柚皮苷、橙皮苷、新橙皮苷、甘草酸是温胆汤潜在的质量标志物。

李亚男等收集3产地15批次的当归、川芎药材进行炮制，建立桃红四物汤基准样品阿魏酸的含量测定方法，研究处方中当归-川芎药对阿魏酸从药材-饮片-标准煎液-基准样品的量值传递关系。结果：每一处方当归和川芎药材、当归和川芎饮片、标准煎液和基准样品中阿魏酸的平均含量分别为24.47、23.19、16.82、15.00 mg；当归和川芎中总阿魏酸药材到饮片的平均转移率为94.97%，两种饮片到标准煎液的平均转移率为72.61%，标准煎液到基准样品的平均转移率为89.30%。

刘明松等建立15批三化汤特征图谱并测定紫花前胡苷、柚皮苷、新橙皮苷、5种游离蒽醌、和厚朴酚与厚朴酚等指标成分，探究三化汤饮片-基准样品量值传递规律。结果：特征图谱相似度良好均>0.98，共指认26个共有峰，并进行了药材归属；指标成分紫花前胡苷、柚皮苷、新橙皮苷、厚朴酚与和厚朴酚、游离总蒽醌从饮片到基准样品平均转移率分别为(28.08±5.28)%、(45.07±5.35)%、(41.03±4.91)%、(3.32±0.92)%、(16.54±3.57)%，全处方干膏转移率为64.43%～76.39%。

高文雅等建立15批经典名方羌活胜湿汤基准样品多指标成分含量测定方法。结果：15批基准样品中升麻素苷、甘草酸、异欧前胡素、阿魏酸、蛇床子素含量分别为0.37～0.51、4.81～6.11、0.07～0.18、1.30～1.74、0.42～0.78 mg/g；升麻素苷、甘草酸、异欧前胡素、蛇床子素的转移率分别为43.50%～73.75%、45.02%～64.14%、1.82%～4.66%、5.20%～10.96%。

3. 成方制剂的物质传递分析研究

雷璇等建立15批小儿消积止咳口服液制备过程中的提取液、醇沉液、浓缩液的特征图谱，标定出13个共有峰，根据对照品指认出6个色谱峰，确定为5-羟甲基糠醛(峰2)、绿原酸(峰4)、连翘酯苷A(峰8)、芸香柚皮苷(峰9)、橙皮苷(峰10)、新橙皮苷(峰11)；量质传递规律研究发现6个成分在提取液-醇沉液中的转移率较低，在醇沉液-浓缩液中的转移率较高；根据测定的物性参数与化学成分相关性分析，醇沉液与浓缩液中相对密度与芸香柚皮苷的含量都呈显著正相关，并且连翘酯苷A的含量与pH值呈显著负相关，提取液与浓缩液中新橙皮苷含量与连翘酯苷A含量都呈显著负相关；5-羟甲基糠醛、绿原酸、连翘酯苷A、芸香柚皮苷、新橙皮苷在提取液、醇沉液、浓缩液之间都呈显著正相关，橙皮苷含量在醇沉液和浓缩液之间呈显著正相关

（撰稿：陶建生　孙晓燕　审阅：陈建伟）

[附] 参考文献

B

薄双琴,陈晖,柳娜,等.基于质量源于设计理念的白蕾复方浸膏干燥工艺研究[J].时珍国医国药,2023, 34(7):1630

卞海雯,严国俊,曹杰楠,等.经典名方清胃散基准样品浓缩干燥工艺及关键质量属性的研究[J].中草药,2023, 54(20):6616

C

蔡佳雨,刘婉滢,司佳奇,等.薄荷醇修饰紫杉醇阳离子脂质体处方优选及体外靶向性评价[J].现代中药研究与实践,2023, 37(3):66

曹旸,张颖,赵小梅,等.基于质量源于设计理念的调脂柔脉颗粒制备工艺研究[J].陕西中医药大学学报,2023, 46(5):60

常春辉,李家豪,徐翠珊,等.效应面结合熵权法优选复方麝香黄芪滴丸中当归、川芎、桃仁、赤芍的醇提工艺[J].中华中医药学刊,2023, 41(6):172

陈露萍,徐芳芳,张欣,等.基于单纯形质心设计的大株红景天片制剂成型工艺优化研究[J].世界科学技术(中医药现代化),2023, 25(5):1788

陈云艳,马睿,卜晓阳,等.基于"药辅合一"的紫杉醇-薏苡仁油微乳的制备及含量测定[J].中国现代应用药学,2023, 40(8):1064

谌圆圆,李晓琦,张晓然,等.混料设计结合 Box-Behnken 响应面法优化淡竹茹汤颗粒剂的喷雾干燥工艺[J].中药材,2023, 46(9):2269

储烟阗,匡艳辉,严曾豪,等.经典名方当归四逆汤物质基准指纹图谱及关键质量属性量值传递规律研究[J].中草药,2023, 54(3):746

D

董亚楠,柳超,董姣姣,等.薯蓣皂苷元白蛋白纳米粒制备及其体内药动学研究[J].中成药,2023, 45(7):2110

杜微波,张志强,陈敬然,等.北柴胡标准汤剂中柴胡皂苷量值传递规律研究[J].山东中医药大学学报,2023, 47(3):342

F

范峥,刘玉娟,吴清,等.芩柏乳膏制备工艺研究[J].北京中医药,2023, 42(6):643

冯敏锭,高颂,马安琪,等.乙氧基血根碱纳米乳的制备及其口服生物利用度研究[J].中药材,2023, 46(3):713

G

高颖,刘乐,朱明,等.多指标成分测定筛选冰白含漱液提取工艺[J].长春中医药大学学报,2023, 39(2):156

高丽霞,闫治攀,李喜香,等.基于指纹图谱结合 AHP-CRITIC 综合评分法优选紫连生肌凝胶剂提取工艺[J].中国中医药信息杂志,2023, 30(8):136

高文雅,徐赫,周严严,等.羌活胜湿汤指标成分含量测定方法建立及量值传递研究[J].中国中医药信息杂志,2023, 30(8):131

高武锋,周湘杰,庄欣雅,等.基于混料设计的经典名方当归补血汤喷雾干燥工艺研究[J].中草药,2023, 54(7):2086

管庆霞,林泽榆,夏昭睿,等.马钱子碱聚乳酸-羟基乙酸共聚物纳米粒表征及体内药动学评价[J].吉林中医药,2023, 43(10):1193

郭文慧,单家明,朱文杰,等.不同干燥方法对小承气汤干膏粉化学成分及粉体学性质影响[J].中国新药杂志,2023, 32(15):1570

郭秀丽,宋成程,肖扬鑫,等.麸炒茅苍术及其不同物化形式标准汤剂中挥发油的量质传递规律分析[J].中国实验方剂学杂志,2023, 29(12):168

郭玉儿,王信,董学凤,等.基于正交设计法和混合加权法优化芪精口服液的提取工艺[J].中药材,2023, 46(7):1748

H

贺磊,袁武会,金媛,等.固肠止泻丸干燥工艺研究[J].山西中医药大学学报,2023, 24(1):52

侯雨,朱琳,张奇镔,等.大黄-黄芪组分自微乳的制备

及在体肠吸收特性研究[J].中草药,2023, 54(12):3815

胡钰荧,李淑萍,热依木古丽·阿布都拉,等.基于指纹图谱和4种指标成分的经典名方一贯煎基准样品量值传递分析[J].中草药,2023, 54(18):5880

J

蒋飘艺,易秀秀,朱靖荣,等.蒿蒿达湿颗粒成型工艺优化及吸湿性研究[J].时珍国医国药,2023, 34(6):1363

蒋文文,宋煜,许文,等.常绿钩吻碱微乳处方优化及其安全性评价[J].中成药,2023, 45(10):3187

L

雷璇,汪芸兰,魏玄,等.基于特征图谱的小儿消积止咳口服液量质传递相关性研究[J].中草药,2023, 54(16):5182

黎鹏,程永婷,马峰,等.乳香没药精油自微乳的制备与抗炎镇痛作用评价[J].药物评价研究,2023, 46(4):795

李娜,王岩,王长福,等.基于指纹图谱和网络药理学的温胆汤质量标志物(Q-Marker)预测[J].中草药,2023, 54(19):6241

李霞,郭弘,毛登烜,等.2种丹参酮Ⅱ$_A$-黄芪甲苷共载纳米给药系统的制备及体外抗肿瘤活性比较[J].中国中药杂志,2023, 48(3):672

李鑫,余玲,刘葭,等.黄连-干姜有效组分自微乳给药系统的制备与评价[J].中草药,2023, 54(1):51

李俊江,徐志伟,毕映燕,等.舒肝利胆浓缩丸提取工艺优化[J].中成药,2023, 45(9):3037

李培荣,洪婉婷,梁浩明,等.基于质量源于设计理念的小续命汤提取液喷雾干燥工艺及其物理指纹图谱研究[J].广东药科大学学报,2023, 39(2):60

李鹏跃,赵金荣,薛晓霞,等.知母标准汤剂的质量评价方法及指标成分的量值传递规律探索[J].中国现代中药,2023, 25(4):874

李思琪,王飘,郭媛媛,等.龙血竭温敏凝胶对宫颈炎模型大鼠炎症的修复作用[J].中国新药与临床杂志,2023, 42(9):600

李素丽,玄敏,杨涛,等.鹿红方颗粒制备工艺优化及其质量评价[J].中成药,2023, 45(8):2477

李婉玉,鲁艳梅,石晓峰,等.基于AHP-熵权法结合正交试验优化复方红黄咀嚼片提取工艺研究[J].时珍国医国药,2023, 34(5):1129

李亚男,孙志强,张加余,等.经典名方桃红四物汤指标成分阿魏酸的量值传递研究[J].时珍国医国药,2023, 34(9):2135

李燕红,张春燕,陈乾.DSPE-mPEG2000修饰荷叶碱脂质体制备及其体内药动学研究[J].中成药,2023, 45(8):2457

李燕燕,周玮玲,侯寓森,等.基于质量源于设计理念优化都梁方渗漉提取工艺[J].中草药,2023, 54(11):3489

李莹莹,刘凯洋,毕诗杰,等.经典名方丁香柿蒂散的物质基准量值传递研究[J].中草药,2023, 54(21):7025

刘茜,蔡天真,钱智磊.基于"药辅合一"的雷公藤红素-汉防己甲素-薏苡仁油微乳的制备与评价[J].中药材,2023, 46(10):2546

刘冬榕,吴欣颖,刘锐萍,等.山柰挥发油自微乳化颗粒的制备与评价[J].中草药,2023, 54(16):5196

刘华兰,石德志,龚小文,等.基于混料设计的婷柳提取液喷雾干燥工艺及其物理指纹图谱研究[J].南京中医药大学学报,2023, 39(9):918

刘隆基,屈彬清,夏建成,等.基于G1-熵权法结合Box-Behnken响应面法多指标优选熄风活络胶囊水提工艺[J].时珍国医国药,2023, 34(5):1108

刘隆基,夏建成,周红玲,等.熄风活络胶囊醇提工艺优化[J].中成药,2023, 45(6):1964

刘明松,邓亚伟,忻晓东,等.经典名方三化汤基准样品量值传递研究[J].中草药,2023, 54(11):3501

刘婉滢,蔡佳雨,刘洋,等.薄荷醇修饰槲皮素脂质体的处方优选及体外靶向性考察[J].现代中药研究与实践,2023, 37(2):77

刘夏进,李懿,宿树兰,等.菊茎叶精油微乳凝胶剂制备工艺优化及其有效成分测定、抑菌作用评价[J].中成药,2023, 45(6):1766

龙凯花,张红,王春柳,等.用Box-Behnken效应面法优化穿心莲内酯纳米乳原位凝胶处方工艺研究[J].世界中医药,2023, 18(12):1653

卢玉洁,周珊珊,单钰君,等.全缘千里光碱脂质体及其凝胶剂的皮肤渗透研究与机制探讨[J].中草药,2023, 54(11):3459

罗毓,李金枝,阮洪生,等.表面改性与致孔对干姜醇提物压片关键性能改善的研究[J].中草药,2023, 54(10):3141

骆慧婷,欧阳威,王旭易,等.叶酸修饰蟾毒灵阳离子脂质体的制备及体外评价[J].湖南中医药大学学报,2023,43(5):822

吕珍珍,邹奇,杨勇,等.不同提取工艺对复方银杏通脉口服液质量指标的影响[J].湖南中医杂志,2023,39(4):190

M

Ma TY, Tang BJ, Wang Y, et al. Cinnamon oil solid self-microemulsion mediates chronic mild stress-induced depression in mice by modulating monoamine neurotransmitters, corticosterone, inflammation cytokines, and intestinal flora[J]. Heliyon, 2023, 9(6):e17125

马晴,金美熹,王晓丽,等.叶黄素酯冻干亚微乳的制备及体内外评价[J].中国医药工业杂志,2023,54(10):1450

马霄,颜国华,王世广,等.隐丹参酮滴丸制备及其体内药动学研究[J].中成药,2023,45(9):2809

孟灵旭,张静,张洪涛,等.基于信息熵理论和反向传播人工神经网络优选人参真空冷冻干燥工艺[J].时珍国医国药,2023,34(1):91

孟齐悦,谢勇,傅天龙,等.茉莉花挥发油酶解辅助水蒸气蒸馏提取工艺优化及其组分分析[J].中成药,2023,45(3):891

P

潘浩敏,刘微,梁钧杰,等.饮片细粉对肠炎宁半浸膏片压缩成型的影响研究[J].中草药,2023,54(12):3842

彭丽华,袁铁军,高进,等.麝香舒活灵水凝胶剂的制备与体外评价[J].中草药,2023,54(1):92

Q

乩蕾,何红杰,冯晓莉,等.基于响应面法结合AHP-熵权法及指纹图谱的黄芪纳滤浓缩浸膏真空干燥工艺研究[J].时珍国医国药,2023,34(6):1375

秦责语,周小影,刘宇萌,等.GA介导的马钱子碱自组装纳米粒的工艺优化与表征[J].中药材,2023,46(1):164

邱菁,徐纯艺,周玮玲,等.基于“药辅合一”理念的当归精油纳米乳递药系统的构建、表征及评价[J].中草药,2023,54(6):1783

瞿昊宇,谢梦洲,陈光宇,等.山苓荷甘酵素颗粒干法制粒、喷雾转动制粒工艺比较[J].中成药,2023,45(3):902

曲馨,张尚智,薄双琴,等.金蕾颗粒成型工艺优化及其物理指纹图谱建立[J].中成药,2023,45(2):535

权起元,陈飞,王本欢,等.益气活血通便颗粒成型工艺研究[J].中南药学,2023,21(2):363

S

斯琴,高慧敏,李春,等.苦参碱脂质立方液晶纳米粒凝胶的制备及体外评价[J].中国实验方剂学杂志,2023,29(2):27

宋娇,罗传红,熊开鹏,等.基于指纹图谱结合气味分析综合评价3种工业化干燥方法下小金丸的相似性[J].中华中医药杂志,2023,38(10):4866

宋旭楠,闫宏丽,马喆,等.叶酸靶向修饰载新藤黄酸纳米结构脂质载体的研究[J].天津中医药大学学报,2023,42(3):347

孙海力,叶纪拓,李绍霄,等.负载紫杉醇的温敏水凝胶对鼻咽癌的抑制作用[J].广州中医药大学学报,2023,40(9):2313

孙经宽,刘晶红.木犀草素过饱和自乳化释药系统的制备与大鼠药动学的研究[J].沈阳药科大学学报,2023,40(10):1277

T

田瀚举,张维方,贾豪,等.经典名方一贯煎汤剂指标成分含量测定及量值传递分析[J].时珍国医国药,2023,34(1):113

庹玲玲,董科,卢威,等.芪七醒脑片制备工艺的优化[J].湖南中医药大学学报,2023,43(3):450

W

万安平,周雄,冯育林,等.中药菊花挥发油聚合物胶束温敏凝胶的制备与评价[J].中国新药杂志,2023,32(11):1163

王慧,邵青,张燕,等.苦豆子总碱二元醇脂质体制备及体外透皮特性研究[J].陕西中医药大学学报,2023,46(3):71

王相,孙帅,王鑫国,等.以标准汤剂为基准的小红参配方颗粒量值传递研究[J].中国药物警戒,2023,20(8):891

王迪磊,宋乃琪,杨凯丽,等.反向传播人工神经网络结

合正交试验优化荷叶降脂方的提取工艺[J].世界中医药，2023，18(11)：1525

王晶晶，贾玉倩，孙吴倩，等.基于传统汤剂参比的乌药汤制剂提取工艺研究[J].中医药学报，2023，51(10)：42

王孟缘，霍然，于孟涵，等.经典名方甘草泻心汤基准样品的量值传递研究[J].中草药，2023，54(16)：5214

王施元，曹波，李蓥滢，等.升清解毒微乳凝胶的制备工艺及处方优化研究[J].中南药学，2023，21(11)：2834

王晓丽，沈哲苑，李丽萍，等.基于正交试验结合基准关联度和AHP-熵权法优化经典名方黄连汤提取工艺[J].中草药，2023，54(15)：480

王欣欣，郇鹏飞，何建成，等.基于G1-熵权法的Box-Behnken响应面与BP神经网络法优选芪脊方醇提工艺[J].中药材，2023，46(3)：706

王颖慧，代永霞，崔晓鸽.紫檀芪纳米结构脂质载体制备及其体内药动学研究[J].中成药，2023，45(7)：2117

魏琼.雷公藤有效部位脂质体的处方工艺筛选研究[J].湖北中医药大学学报，2023，25(5)：46

魏家保，唐双燕，赵伟志，等.青蒿药材、饮片、标准汤剂与配方颗粒的特征图谱相关性研究及量值传递分析[J].中国现代中药，2023，25(6)：1326

吴婉静，徐建东，李文，等.卡波姆制备光甘草定醇质体凝胶的处方筛选及其体外评价的初步研究[J].中国医药科学，2023，13(15)：55

X

习璐，李哲，饶小勇，等.胃苏泡腾片辊压制备条带工艺优化[J].中成药，2023，45(3)：886

熊耀坤，李睿，万娜，等."葛花-枳椇子"药对总黄酮微乳的制备及质量评价[J].中国中药杂志，2023，48(20)：5540

徐资怡，陈佳美，钟雪梅，等.甘草酸替代胆固醇构建载雷公藤甲素的脂质纳米粒的适宜性研究[J].中草药，2023，54(3)：722

Y

Yang M，Meng JX，Han L，et al. Pharmacokinetic study of triptolide nanocarrier in transdermal drug delivery system-combination of experiment and mathematical modeling[J]. Molecules，2023，28(2)：553

闫巧，薛玉叶，李方琴，等.甘草酸新型离子液体微乳的制备及体外评价[J].中草药，2023，54(1)：62

严露，蒲婧哲，管悦琴，等.百蕊草药材与标准汤剂量值传递规律研究及分析[J].中草药，2023，54(4)：1098

颜红，高司琪，骆慧婷，等.透明质酸修饰的栀子苷传递体凝胶的制备及其对佐剂型关节炎药效学评价[J].中草药，2023，54(18)：5867

杨金枝，崔晓鸽，郝海军.TPGS表面修饰岩白菜素固体脂质纳米粒的制备与口服生物利用度研究[J].中草药，2023，54(13)：4144

杨金枝，崔晓鸽.金合欢素磷脂复合物介孔二氧化硅纳米粒制备及其体内药动学研究[J].中成药，2023，45(8)：2464

杨凯丽，郭子硕，张翼，等.甘草酸凝胶的流变学性质及其对橙皮苷的增溶作用研究[J].中草药，2023，54(11)：3468

杨思雨，董丽萍，谭红胜，等.温胆汤基准样品量值传递研究[J].中成药，2023，45(6)：1788

杨志欣，刘天教，卞士嘉，等.叶酸修饰的苦参总黄酮固体自微乳的制备[J].中药新药与临床药理，2023，34(2)：256

姚碧金，罗玺，张俏菊，等.基于"药辅合一"的蜗牛黏液载丹酚酸B纳米凝胶制备及其表征[J].中草药，2023，54(21)：6988

于前，翁丽丽，闫妍，等.经典名方当归六黄汤基准样品量值传递研究[J].时珍国医国药，2023，34(7)：1626

禹瑞，杨璞，崔晓鸽，等.根皮素前体脂质体制备及其体内药动学研究[J].中成药，2023，45(10)：3173

岳倩侠，孙叶芬，杨爽，等.基于药材-饮片-标准汤剂质量传递过程的白芍质量标志物研究[J].中草药，2023，54(2)：553

Z

曾逸佳，付西，由凤鸣，等.和中颗粒浸膏粉喷雾干燥工艺优化[J].中成药，2023，45(4)：1058

曾盈蓉，蒋婉婷，彭程，等.甘草次酸修饰的莪术醇-芍药苷共载纳米脂质体的制备及表征[J].湖南中医药大学学报，2023，43(5)：830

张星，赖文静，林夏，等.Box-Behnken设计-响应面法优化经典名方四妙勇安汤煎煮工艺研究[J].中草药，2023，54(10)：3109

张雪,王强,潘建全,等.牡荆素白蛋白纳米粒的制备及其药动学研究[J].中国中药杂志,2023, 48(19):5205

张诚宝,唐清,王美源,等.吴茱萸汤提取浓缩中转移规律研究[J].时珍国医国药,2023, 34(4):878

张春燕,李燕红,陈乾,等.以牛血清白蛋白为稳定剂制备紫檀芪聚乳酸-羟基乙酸共聚物纳米粒及口服药动学研究[J].中草药,2023, 54(14):4481

张体鹏,决利利.白屈菜红碱 2 种脂质体的制备和口服生物利用度比较[J].中草药,2023, 54(17):5568

张心洁,廖洋样,廖婉,等.姜黄素固体脂质纳米粒和微胶囊的制备、表征及体内药动学的比较研究[J].中草药,2023, 54(5):1386

张泽康,王昌海,赵玥瑛,等.经典名方阳和汤基准样品量值传递分析[J].中草药,2023, 54(3):756

赵赞赞,刘玉军,赵丽艳,等.经典名方清经散物质基准关键质量属性量值传递研究[J].中国现代中药,2023, 25(6):1302

钟文嘉,黄益穗,刘灼波.基于电导率-含水量曲线法制备、优化广藿香挥发油微乳的研究[J].中医药导报,2023, 29(8):30

周晶,吴达莹,杨清,等.葛根素水凝胶对糖尿病大鼠创面血管形成及愈合的影响[J].中药新药与临床药理,2023, 34(7):921

周彩娟,孙萍,汪月晗,等.基于多指标物理指纹图谱评价不同干燥方式对山楂提取物粉体特性影响研究[J].时珍国医国药,2023, 34(5):1102

（五）中药炮制

【概述】

2023年度中药炮制研究领域发表相关论文300余篇，除炮制历史沿革、饮片鉴别、临床应用和综述等论文外，实验研究论文近200篇，以优化炮制工艺、特色炮制方法研究、炮制前后成分差异分析、性状客观化与成分变化关联性分析及药理作用机制等研究为主，优化工艺多与药效相关联，电子眼、电子鼻、电子舌、质谱联用等新技术的应用较多，代谢组学、肠道菌群分析、模拟炮制等技术方法等亦多有应用。

1. 炮制工艺研究

（1）结合毒效指标优化炮制工艺　①基于毒性成分转化的炮制工艺优化　刘寒香等研究表明，甘遂醋炙后双酯型3-*O*-EZ转化为单酯型3-EZ，最终转化为巨大戟二萜醇(ingenol)，减毒同时保留泻水作用。以醇型萜类转化产物的含量为指标优选醋甘遂的最佳工艺为：醋用量30%，炮制温度210 ℃，炮制15 min；此醋甘遂几乎无肠毒性，泻水作用得以保留。②以外观性状结合效毒值综合评价优化工艺　钟文峰等以木兰花碱作为有效成分，以5个马兜铃酸类的成分作为毒性成分，计算峰面积的效毒值，结合外观性状进行综合评价，确定蜜马兜铃的最佳工艺为：炼蜜量25%，加入3倍沸水稀释，润制60 min，炒制23～27 min。③化学指标和药效指标相结合优化炮制工艺研究　魏晴等以厚朴酚含量、和厚朴酚含量和细胞存活率为评价指标，优化姜炙厚朴最佳工艺为：每100 g厚朴用姜汁15 ml，闷润30 min，设定功率1 000 W，炒制7 min。④优化炮制工艺后采用药效指标进行验证　肖小林等以收率、出粉率以及6种非挥发性和3种挥发性成分含量为指标，优选樟帮醋闷乳香的最优工艺为：乳香于150～180 ℃翻炒至熔化呈液胶状，点燃乳香燃烧15 s后，向乳香喷洒7.5 g米醋(15%)，盖锅闷制3 min，150～180 ℃翻炒至乳香熔化成软团块时，取出；该醋闷乳香能显著延长大鼠体外抗凝血活性。

（2）特色炮制工艺研究　王苗苗等以5种生物碱类成分及醇浸出物为评价指标，确定胆黄连最佳工艺为：黄连片加入9%胆汁拌匀，闷润至吸尽，置炒制容器内，炒制温度142 ℃，炒制22 min。蒋姗等以10种成分含量为指标优选汤洗吴茱萸最佳工艺为：80 ℃，汤洗2 min，料液比1∶10 g/ml，50 ℃烘干；汤洗后能显著降低吴茱萸的咸味、涩味和苦味。王一鸣等以士的宁和马钱子碱含量为指标，以多元模型优选绿豆煮马钱子的加压炮制工艺为：在2.393 MPa饱和蒸汽压力下煮5.5 h，捞出除去绿豆，并刮去马钱子皮毛，切0.6 mm顶刀片；每500 g马钱子用绿豆180 g、水15 L。

2. 炮制前后化学成分的研究

（1）不同炮制品的成分含量比较　张国琴等通过超快速气相电子鼻(FGCE-Nose)鉴定出苦杏仁中37个挥发性成分；经炒制、蜜制和麸制后，苯甲醛含量升高，增加了芳樟醇和吡嗪类成分，去油制霜后大量挥发性成分消失。武旭等采用GC-IMS检测发现猪胆南星中主要有乙酸甲酯、丁醇等，羊胆南星中主要有1-戊醇、1，8-桉叶素等，牛胆南星中主要有2甲基丙醛、2-丁醇等。刘倩等采用HS-SPME-GC-MS结合相对气味活度值分析发现美洲大蠊炮制后己醛、庚醛、壬醛等臭味成分含量下降，香味成分苯乙醛、酯类、吡嗪类含量上升。陈志琳等采用UPLC-

MS鉴定出铁皮石斛中76个糖类化合物，鲜品炮制成西枫斗后61个糖类化合物上调积累，其中麦芽五糖和麦芽六糖差异达30倍，15个糖类化合物及其团聚体下调积累，差异倍数幅度较小。赵婷婷等比较研究黄芪蜜炙后多糖、单糖、寡糖及非糖类小分子成分的整体变化。结果：蜜炙黄芪中的果糖、甘露糖、葡萄糖含量均显著高于黄芪，半乳糖醛酸的含量显著低于黄芪，岩藻糖含量在黄芪蜜炙后无显著变化；蜜炙黄芪中的毛蕊异黄酮葡萄糖苷等3种黄酮类成分含量显著降低，黄芪甲苷含量显著增加。卓鱼周等采用热场发射扫描电镜、电感耦合等离子体质谱仪等对朱砂矿物粉末、水飞炮制品、球磨仪湿法研磨炮制品、高温真空蒸馏炮制品及水飞法剩余残渣比较。结果：朱砂水飞后粒径有所减小且磨圆度变差，球磨后朱砂粒径明显减小，朱砂静置后出现团聚现象；水飞后朱砂汞元素含量由71.841%下降为62.906%，氧元素由8.721%增加为13.279%，微量元素及稀土元素含量明显增加。

(2) 炮制过程中成分含量变化趋势研究　石亚玲等基于定量核磁共振氢谱探究神曲加工炮制过程中葡萄糖含量的变化规律。结果：神曲中葡萄糖含量随发酵天数增加呈先增加，2 d后呈降低的趋势；麸炒神曲较生神曲葡萄糖含量略有降低，而焦神曲中葡萄糖含量显著降低。

(3) 炮制过程中成分含量和性状指标研究　杨柳等建立蜜百合指纹图谱并通过色度值与峰面积相关性分析。结果：蜜百合随炮制时间的延长，L^*值降低，a^*、b^*值升高；王百合苷A、王百合苷B与a^*值、b^*值呈正相关，王百合苷C、王百合苷D与a^*值、b^*值均呈负相关，王百合苷F与a^*值呈负相关，与b^*值呈正相关。王梦琦等结合炮制时间、颜色值和成分含量研究显示，炒蜘蛛香在0～6 min内乙酰缬草三酯含量与a^*值呈负相关，缬草三酯含量与L^*、b^*、ΔE^*_{ab}值呈显著正相关，缬草醛含量与L^*、a^*、b^*、ΔE^*_{ab}都呈正相关，与a^*、b^*值极相关。陈丹燕等研究显示，姜炭炮制过程中随炭化程度加深而含量递减的6个成分与色度值呈极显著的正相关，含量先增后减的4个成分与色度值呈负相关。

3. 炮制对药理作用影响的研究

(1) 中药炮制品的药效作用机制研究　丁锐等采用UPLC-Q-TOF/MS探究商陆醋制前后正丁醇部位肝肾毒性的差异及减毒作用机制。结果：商陆醋制后部分皂苷类成分含量下降显著，并能够明显降低生品导致的肝肾功能指标的异常升高；醋制后肝、肾组织病变程度显著减轻，通过减少次级胆汁酸的含量并增高结合型胆汁酸的含量，改善了胆汁酸代谢紊乱。王瑞生等研究表明，部颁方建曲发酵品能降低高脂血症(HLP)模型大鼠的血脂水平，其作用机制可能与LKB1/AMPK信号通路中HmgCR蛋白的下调及AMPK、p-AMPK、LKB1蛋白的上调有关。饶啸天等研究显示，猪大肠炮制大黄后能够提高便秘模型小鼠的排便功能，减轻生大黄峻下的作用，其机制可能与保护结肠组织病理损伤有关，作用后小鼠结肠组织结构仍相对清晰，结肠隐窝及杯状细胞相对正常，结肠肌层增厚。

(2) 采用代谢组学、肠道菌群等技术研究不同炮制品的差异　王玉昆等采用UHPLC-Q-Exactive-MS代谢组学技术研究大海马对果蝇寿命的影响。结果：生品大海马、酥油炙大海马均能显著延长雄性果蝇的寿命，可显著提高果蝇的攀爬能力与性活力，提高过氧化氢酶的活性和降低丙二醛(MDA)的含量；通过代谢组学技术指认出大海马可以显著回调16种代谢物，参与苯丙氨酸、酪氨酸和色氨酸的生物合成、淀粉和蔗糖代谢、酪氨酸代谢、半胱氨酸和蛋氨酸代谢、组氨酸代谢5条代谢通路。叶雪珂等采用靶向代谢组学联合16SrRNA基因测序分析，探讨地黄炮制前后对肾阴虚证大鼠肠道菌群的影响。结果：生地黄对肾阴虚大鼠肠道微生物群落丰富度和多样性的改变较小，而熟地黄可以更好地维持肾阴虚大鼠肠道微生物群落丰富度和多样性的稳定；与模型组比较，熟地黄组大鼠粪便中的乙酸、丁酸、丙酸水平明显升高，异丁酸水平明显降低。李德华等研究显示，新组方建曲发酵炮制后可改善高脂血症大鼠的血脂水平、肝肾功能及胃肠动力，且比发酵前对高脂血症的改善作用显著增强，其机制可能与LKB1-AMPK通路中AMPK、p-AMPK、LKB1、HmgCR蛋白及调节肠道菌群结构有关。

4. 中药饮片质量控制研究

(1) 性状指标客观化与质量指标相关性研究 于淼等比较不同炮制方法何首乌饮片主要化学成分和颜色的相关性。结果：《中国药典》(2020年版)炮制何首乌较九蒸九晒法颜色变化程度更深；没食子酸、二苯乙烯苷、大黄素-8-*O*-*β*-D-葡萄糖苷、大黄素甲醚与其L*、a*、b*值著相关。姜宇等研究酒炖和清蒸炮制过程中地黄内在成分和外观性状的变化规律。结果：不同炮制程度的酒蒸和酒炖地黄中地黄苷D含量、多糖含量与L*、a*、b*值呈现了不同的相关关系；清蒸地黄中地黄苷D、多糖含量都与电子舌检测得到的CTS(咸)、ANS(甜)呈显著正相关。

(2) 饮片辨识研究 吴鑫雨等基于电子鼻、色差仪和近红外光谱技术多源信息融合建立醋炙香附炮制程度辨识模型，该模型能快速、准确地辨识4类香附炮制品，准确度在0.93以上。田瀚举等采用红外光谱技术结合机器学习算法建立牛膝炮制品类别与炮制程度的定性判别模型，该模型可作为生牛膝、酒牛膝、盐牛膝等炮制品与不及、适中、太过等炮制程度的鉴别手段。史亚博等研究表明，随着炮制程度的加深，醋香附明暗度L*逐渐下降，红绿值a*和黄蓝值b*先增加，炮制8 min时达到最大，随后逐渐下降。通过电子鼻以VIP＞1筛选得到3-甲基呋喃、2-甲基丁醛等10个气味成分作为区分不同炮制程度醋香附的气味差异标志物。

5. 炮制机理研究

范红等比较水蛭生品、清炒品、滑石粉烫品、酒炙品、醋炙品、酒醋炙品中挥发性成分，探索其炮制机制。结果："去腥矫味矫臭"的炮制机制与炮制前后挥发性组分和含量的变化有关；发生美拉德反应，产生香味物质；黄酒、米醋等炮制辅料能引入醇类、酯类、氨基酸类等香味物质而掩臭。林莹等研究表明，随着黄精蒸制次数的增加，草酸钙针晶的尖端逐渐碎裂，草酸钙含量逐渐减少，使其刺激性显著降低。刘丛改等采用模拟炮制方法，研究表明滇乌碱在干热条件下，其C-8位脱去乙酰基，生成去8-去乙酰滇乌碱，8-去乙酰滇乌碱的C-8位和C-15位之间脱水形成双键，生成pyroyunaconitine，pyroyunaconitine的毒性远低于原型成分滇乌碱，并具有一定的抗心律失常活性。何梦娇等通过模拟炮制表明，甘草汁煮和水煮均可使远志皂苷B、远志皂苷Z、远志皂苷F、瓜子金皂苷XXVIII发生水解反应，通过脱糖生成次级苷和苷元，从而导致远志炮制后皂苷类成分含量发生明显变化。

(撰稿：谭鹏 李飞 审阅：蔡宝昌)

【18种中药炮制工艺的研究】

1. 当归

王永春等通过单因素考察优选酒当归黄酒用量及闷润时间，以"文火炒干"为基本原则，结合正交试验及熵权法优化当归酒炙炮制工艺。结果：最佳工艺为当归药材净制，抢水洗2次(用水量约为药材量3～4倍)；常温闷润，切厚片，自然晾干后，取100 g当归片(直径＜10 mm)可选黄酒10 g(兑水10 g)量闷3 h，100 g当归片(直径＞10 mm)可选黄酒10 g(兑水20 g)量闷4 h；置130 ℃预热炒锅内(30 r/min)，炒制25 min。

2. 党参

郭福贵等运用热分析技术对小米炒党参炮制前后的有效成分进行热解特性分析，得出适宜的炮制温度范围；采用层次分析法AHP结合CRITIC权重法确立各评价指标的权重系数，并利用响应面法考察炒制温度、炒制时间、辅料用量对小米炒党参综合评分的影响，优选小米炒党参炮制工艺。结果：最佳炮制工艺为每100 kg党参加小米20 kg，165 ℃炒制 5 min。

3. 防风

王艾琳等考察防风传统加工中润药工艺(10 ℃冷水淋润 2 h、30 ℃温水淋润 1 h、10 ℃冷水闷润 1 h、常压直通蒸汽润药 10 min)及产地趁鲜加工干燥工艺(60 ℃鼓风干燥法、冷冻干燥法、晒干法),通过多指标综合评价结合层次分析法综合加权评分比较防风的不同炮制工艺。结果:防风鲜药材趁鲜加工后冷冻干燥或防风药材经 10 ℃冷水闷润 1 h 后加工、再经 60 ℃鼓风干燥的炮制工艺较好,其中升麻素苷、升麻素、5-*O*-甲基维斯阿米醇苷成分能最大程度被保留。王艾琳等还通过比较在 230 ℃、260 ℃温度下炒炭,砂炒法所需时间较清炒法少 0.5～2 min,且升麻素苷、升麻素成分的含量分别高出清炒法15.07%、7.41%以上,故确定防风炭砂炒工艺,突破传统清炒制炭的壁垒;采用 HPLC 测定有效成分的含量并综合浸出物含量、外观性状进行加权评分,进一步优选防风炭的最佳炮制工艺。结果:最佳炒炭工艺为砂用量为防风饮片量的 12 倍,砂炒温度为 230 ℃,炒制 3.5 min,去砂,放凉。

4. 附子

张钰祺等采用正交设计,以辅料生姜加入量、蒸制时间、干燥温度以及干燥时间为考察因素,以附子中总生物碱、双酯型生物碱、单酯型生物碱以及浸出物的含量作为优选指标,采用综合加权分析法优选附子江西特色炮制品种"临江片"的最佳工艺。结果:最佳炮制工艺为加入 12%的生姜片,蒸制 10 h 后,在 70 ℃下干燥 4 h。

5. 红娘子

李正龙等以浸出物、气味、色泽、破碎度及蛋白质含量为评价指标,结合熵权法-层次分析法建立综合评价方法,考察炒制时间、炒制温度及药材与辅料比例对米炒红娘子质量的影响。结果:最佳炮制工艺为将 2 倍量大米投入炒药锅炒至冒烟时投入净制红娘子,140 ℃翻炒 6 min。

6. 厚朴

张佳旭等通过 CRITIC 法计算厚朴饮片外观性状和主要有效成分厚朴酚、和厚朴酚含量 3 个指标的权重系数,采用 Box-Behnken 响应面法,以综合评分作为评价指标,优化厚朴产地趁鲜加工与炮制一体化工艺。结果:优选工艺为厚朴药材去粗皮后,切 7 mm 的丝装入内膜袋于烘箱内 40 ℃发汗 16 h 后,平铺在烘箱内 65 ℃干燥 14.5 h。

7. 黄精

邓延文等以炆制时间、蒸制时间、黄酒用量为影响因素,多糖、总皂苷、5-羟甲基糠醛(5-HMF)、醇溶性浸出物、水溶性浸出物含量为评价指标,采用变异系数法结合层次分析法计算各指标权重,得到综合评分,Box-Behnken 响应面法优化黄精炮制工艺。结果:最佳工艺为每 400 g 黄精炆制时间 8 h,蒸制时间 5 h,黄酒用量 15%。石双慧等以润制时间、蒸制压力、蒸制时间和焖制时间作为考察因素,以性状、黄精多糖、薯蓣皂苷元、水浸出物、醇浸出物和 5-HMF 作为考察指标,运用 AHP-熵权法结合 Box-Behnken 设计-响应面法优化酒黄精炮制工艺。结果:最佳工艺为润制时间 5 h,蒸制时间 1 h,蒸制压力 0.06 MPa,焖制时间 7 h。

8. 黄药子

段雅倩等以 30 g 绿豆加 20 倍纯净水煎煮 3 次,合并水煎液并浓缩得 1 g/ml 的绿豆药汁母液;黄药子生品中毒性成分黄独素 B 含量为 1.813 mg/g,正交试验设计下绿豆药汁制黄药子各炮制品中毒性成分黄独素 B 的含量在 1.228～1.629 mg/g,较黄药子生品中显著下降 10.18%～32.26%($P<0.01$);在绿豆质量分数为 15%、闷润时间为 40 min、炮制温度 160 ℃、炮制时间 14 min 条件下制得的绿豆药汁制黄药子,黄独素 B 含量下降 32.26%,工艺最优。

9. 鹿茸

长城等在单因素试验的基础上，采用 Box-Behnken 响应面法，以《中国药典》(2020 年版)鹿茸项下性状、显微鉴别、理化鉴别、薄层鉴别为综合评分指标，优选出最佳的鹿茸(酥油炙)炮制工艺。结果：将其酥油 5 g 放入炒制容器内，待酥油融化后加入鹿茸片 50 g，最佳炒制温度 145 ℃、炒制时间 14 min、翻炒频率 50 次/min。

10. 人参

徐梦丹等采用 10 批新鲜人参(含水量约为 65%)，建立趁鲜切制与传统切制工艺人参饮片的 HPLC 指纹图谱，结合化学计量法评价 2 种工艺饮片的质量差异性，并优选人参趁鲜切制饮片工艺。结果：人参趁鲜切制饮片的最佳工艺为人参鲜药材烘干温度 50 ℃，烘干时间 8 h，切片厚度 1.5 mm；且趁鲜切制与传统切制工艺饮片之间的指纹图谱相似度为 0.960～0.993，趁鲜切制及传统工艺人参饮片总皂苷含量无显著差别。陈晶等基于 Box-Behnken 响应面试验，以多种成分含量及饮片外观性状为指标，采用层次分析法结合熵权法进行综合评分，优选米炒人参的最佳工艺。结果：响应面优化得到最佳工艺为饮片厚度 2.01 mm，炮制温度 199.18 ℃，炮制时间 3.5 min，预测的综合评分为 93.83；根据实际操作改进为饮片厚度为 2 mm，炮制温度为 200 ℃，炮制时间为 3.5 min，工艺验证得到的综合评分平均值为 93.61；前期实验饮片量与粳米量比例为 2∶5。

11. 蛇床子

袁诗农等以蛇床子 6 个指标成分(花椒毒酚、花椒毒素、佛手柑内酯、王草酚、欧前胡素和蛇床子素)的质量分数和外观性状得分的综合评分为指标，基于 AHP-CRITIC 复合熵权法和响应面法优选盐炙蛇床子的炮制工艺。结果：最佳工艺为每 30 g 蛇床子，加入 5.946 ml 食盐水，浸泡 6 h 后，112.681 ℃炒制10.817 min，综合评分为 95.00；考虑生产实际，将参数调整为每 30 g 蛇床子，加 6 ml 食盐水，浸润 6 h，于 112 ℃炒制 11 min，经工艺验证的综合评分为 94.87。

12. 远志

宋金菊等采用 Box-Behnken 响应面法确定加水量、甘草用量、干燥温度工艺参数，AHP 法确定远志𠮿酮Ⅲ、阿魏酸、细叶远志皂苷、3，6′-二芥子酰基蔗糖、醇浸出物含量权重系数，计算综合评分，优化炆远志炮制工艺。结果：最佳炮制工艺为每 100 g 远志加 5 倍量水，甘草用量 7 g，干燥温度 70 ℃。孟相俊等采用星点设计-响应面法考察炒制温度、炒制时间及炒制频率参数，通过对外观性状分析、有效成分含量、浸出物含量的综合评分分析，对远志炒焦工艺进行优化。结果：最佳工艺为炒制温度 150 ℃、炒制时间 14 min、炒制频率 23 r/min。

13. 知母

陈香茗等利用层次分析法对新芒果苷、芒果苷及异芒果苷进行分析，在单因素基础上结合正交试验考察润制时间、烘制温度、烘制时间对生知母质量的影响以及闷润时间、炒炙温度、炒炙时间对盐知母质量的影响，优选生知母和盐知母的炮制工艺。结果：优选生知母炮制工艺为润制时间 20 h(药透水尽)，烘制温度 70 ℃，烘制时间 8 h；优选盐知母炮制工艺为闷润时间 50 min(30 ml 水溶解 2 g 食盐，用于 100 g 知母饮片炒炙)，炒炙温度 100～110 ℃，炒炙时间 8 min。

14. 重楼

程水清等以外观形状及重楼中 9 个皂苷含量及总含量为指标，考察优选鲜重楼产地加工工艺和适宜的切制工艺。结果：鲜重楼适宜的产地加工工艺为将重楼鲜药材流水清洗，晾晒至表面无水，50～65 ℃鼓风干燥；适宜的炮制切制工艺为初次向重楼药材喷洒清水为药材质量的 65%～75%，闷润，每隔 12 h 加水 5%，待药材完全软化后，切厚片，50～65 ℃鼓风干燥。

15. 阳起石

杨获印等以钙离子含量、失重率为考察指标，以阳起石粒度、煅制温度、煅制时间为考察因素，采用正交试验优选阳起石炮制工艺。结果：最佳炮制工艺为粒度控制 1.0 cm、煅制温度 800 ℃、煅制时间 60 min。

16. 炉甘石

李春梅等以水飞产品收率及氧化锌增加量为指标，对炉甘石水飞次数及用水量进行优化，进一步以煅制时间、煅淬用水量及煅淬次数为考察因素，采用正交试验优化炉甘石煅淬炮制工艺。结果：最佳工艺为炉甘石破碎为 7～9 mm 的小块(初始物料量)，700 ℃煅制 20 min，用初始物料量 3 倍量水煅淬 2 次，充分研磨，加水搅拌，静置 20 s，倾取悬浮液，重复操作 8 次，每次用水量依次为第 1 次 40 倍、第 2 次 25 倍、第 3～4 次 20 倍、第 5～6 次 15 倍、第 7～8 次 10 倍(均为初始物料量的倍数)。

17. 磁石

张谣林等以铁、重金属(铝、钛、锌、锰、铯、锶、铬)的百分含量和密度为评价指标，优选磁石的最佳炮制工艺。结果：磁石在煅制温度 700 ℃、煅制时间 1 h 时，取出后立即倒入米醋中，捞出，晾干；炮制品含铁量仅下降 0.03%，重金属含量除锰外全部降低，炮制品密度降低。

18. 百药煎

李南臻等采用单因素和正交试验，以百药煎性状和主要有效成分没食子酸含量为考察指标，考察各个因素对百药煎发酵炮制的影响。结果：各因素水平对没食子酸含量影响的大小顺序为发酵炮制加水量>发酵炮制湿度>发酵炮制温度；百药煎的最适发酵炮制工艺为温度 30 ℃，湿度 75%，加水量 45%，发酵炮制 7 d。

(撰稿：李伟东　朱慧　审阅：蔡宝昌)

【17 种中药炮制前后化学成分的研究】

1. 白矾

高如汐等采用传统方法、减压干燥、马弗炉、微波煅制白矾样品，使用扫描电镜对微观形貌进行分析，采用热重、热重-质谱联用分析技术对白矾随温度变化时的质量、物质组成情况进行分析，采用重量法测定失水率，采用电感耦合等离子体发射光谱法、电感耦合等离子体质谱法对白矾和不同方法煅制白矾中的微量元素进行测定，采用滴定法对 $KA1(SO_4)_2$ 进行测定。结果：白矾经不同方法煅制后表面出现褶皱，内部呈现疏松多孔的结构，这可能是白矾在煅制过程中水分散失所形成的气孔，不同方法煅制白矾样品的微观结构之间无明显差异；传统方法煅制白矾中砷、钡、铁、铬、镁等金属离子含量较其他炮制方法高；随着温度升高，白矾失水、脱水、释放出二氧化硫，$KA1(SO_4)_2$ 发生了分解，不同方法煅制白矾中 $KA1(SO_4)_2$ 质量分数情况为微波煅制>马弗炉煅制>减压煅制>传统煅制。

2. 白术

王梦伟等探究白术饮片清炒炮制过程中物性参数与有效成分的相关性及炮制温度和炮制时间对白术有效成分含量的影响。结果：随着炮制温度的升高和炮制时间的增加，5-HMF 在初炒到炒黄阶段基本没有产生，在炒焦阶段含量大幅增加，炒炭阶段含量开始下降，并趋于稳定；白术内酯Ⅰ、Ⅱ、Ⅲ在炒焦阶段达到最大值；苍术酮在炒黄阶段时含量最高，随着炮制程度的加深，含量呈下降趋势，至炒炭后趋于稳定；多糖含量随着炮制程度的加深不断下降。李亚飞等基于 UPLC-Q-TOF-MS 法结合多元统计分析技术考察麸炒白术炮制前后差异性化学成分。结果：共鉴定得到 37 种共有化学成分，初步确认 11 种潜在差异性化学成分。吴晓莹等采用 UPLC-Q-TOF-MS 对白术生品及其 4 种炮制品的成分进行快速分析及鉴定，找出炮制前后差异成分。结果：共鉴定出57个化学成分，白术50个成分，麸炒白术53个成分，土炒白术48个成分，焦白术46个成分，漂白术48个成分；经PCA及PLS-DA发现白术及其不同炮制品的成分具有明显差异，共筛选出白术内酯Ⅰ、白术内酯Ⅱ、白术内酯Ⅲ及双白术内酯等23个炮制差异成分；白术中主要含有萜类、有机酸类及聚乙炔类成分，其中白术内酯Ⅰ、Ⅱ、Ⅲ等有效成分炮制后含量增加。

3. 半夏

郁红礼等采用双抗夹心ELISA法，测定半夏不同炮制品中半夏凝集素(PTL)含量。结果：26批半夏生品及75批半夏炮制品(清半夏、法半夏、姜半夏各25批)中，生半夏中PTL含量均值为30.9 mg/g，其炮制品(清半夏、法半夏、姜半夏)中PTL含量均值分别为0.92 mg/g、48.80 μg/g、130.32 ng/g，表明炮制后PTL含量显著下降，姜半夏中PTL含量最低，其次为法半夏，清半夏含量最高。李辰荃等建立HPLC同时测定半夏及其炮制品(姜半夏、法半夏、清半夏)中肌苷、鸟苷、胞苷、尿苷、胸苷、腺苷、尿嘧啶、次黄嘌呤8个核苷类成分的含量。结果：炮制前后半夏中核苷类成分含量差异较大，姜半夏中胞苷未检出，清半夏中腺苷与肌苷未检出，法半夏炮制前后成分种类无较大变化；生半夏及其炮制品中核苷类成分含量较高者为鸟苷与尿苷，平均值分别为0.011 3%、0.011 7%；主成分分析及偏最小二乘判别分析结果显示核苷类成分能够较好地将生半夏及其炮制品进行区分，对分类结果影响较大的成分分别为尿苷、胸苷、鸟苷、胞苷。

4. 苍术

王奕博等采用GC-IMS对野生苍术药材、野生苍术饮片、野生苍术水制品、野生苍术米泔水制品和家种苍术米泔水制品的挥发性有机物进行检测，采用直观比较及指纹图谱法对其进行比较和定性分析。结果：通过气味分析可明显区分苍术不同炮制品，明确定性的挥发性有机物有60个单体及部分化合物的二聚体、聚合物；壬醛、(*E*)-2-己烯醛、2-戊烯醛、3-甲基-2-丁烯醛和庚醛是苍术药材的特征性挥发性有机物，甲酸、乙酸甲酯是苍术饮片的特征性挥发性有机物，β-榄香烯、β-罗勒烯、柠檬烯、α-异松油烯和β-月桂烯是水制苍术的特征性挥发性有机物，3-甲基丁醛和2-甲基丁醛是米泔水制苍术的特征性挥发性有机物，乙偶姻、芳樟醇、异丁酸芳樟酯、α-松油醇是家种米泔水制苍术的特征性挥发性有机物，2-糠醛是苍术经热处理后的特征性挥发性有机物。苍术不同炮制品挥发性有机物确有差异，米泔水的加入起到了减少萜类成分的作用。

5. 陈皮

吴建雄等采用UPLC-Q-TOF-MS/MS对陈皮生品及其醋制品进行成分快速鉴定和分析。结果：在陈皮生品及醋制品中共鉴定得到48个成分，其中黄酮及黄酮苷成分36个、生物碱类成分2个、萜类成分3个、有机酸类成分3个、香豆素类成分2个，其他类成分2个；主成分分析及正交偏最小二乘判别分析结果表明陈皮醋制前后化学成分含量存在差异，根据VIP值＞1.5共筛选得到川陈皮素、橘红素、橙皮素等27个主要差异成分。余香等采用HPLC检测特制新会陈皮中橙皮苷、川陈皮素、橘皮素3种成分较新会陈皮的含量变化，及稀醇浸出物含量的差异。结果：特制新会陈皮中橙皮苷、川陈皮素、橘皮苷的含量分别为2.416%、0.272%、0.185%，均较炮制前下降；稀醇浸出物含量平均为44.57%，较炮制前明显升高。

6. 地骨皮

王炳然等基于HPLC-IT-TOF/MS技术，结合文献信息以及数据库鉴定化学成分，并以各成分的离子峰面积比作为地骨皮不同炮制品的变化指数进行比较。结果：共鉴定23种化合物，其中亚麻酸在烘干80 ℃、焙干100 ℃时消失，甜菜碱在淘洗2次后消失；地骨皮在不同炮制方法下各成分含量差异较大，随着淘洗次数的增加，地骨皮中成分含量迅速下降;甜菜碱含量随着烘制温度的升高而升高,而咖啡酰丁二胺含量则随着烘制温度的升高而降低;地骨皮甲素、地骨皮乙素均在 50 ℃烘干时含量最高,绿原酸晒干时含量最高。

7. 高乌头

贾春艳等探讨甘草汁蒸制高乌头过程中主要生物碱含量动态变化规律。结果:高乌头加或不加甘草汁蒸制过程中,随蒸制时间的延长,高乌甲素和冉乌头碱含量(按外标法一点法计算)明显降低,同时产生 2 个新峰(峰 1、峰 2),其含量明显增加(用峰面积和浓度比值表示),说明新增成分和甘草汁无关,而与蒸制处理有关;对比不加甘草汁蒸制,加甘草汁蒸制后毒-效成分高乌甲素和冉乌头碱含量降低幅度适中,说明加甘草汁比不加甘草汁蒸制合理;模拟炮制结果显示,炮制过程中高乌甲素和冉乌头碱含量逐渐降低;经鉴定新增成分(峰 2)为 5-HMF。

8. 葛

钟凌云等利用 HPLC 对葛的不同品种(葛根、粉葛)、不同规格(片、丁)、不同炮制方法(煨制、醋制)中所含黄酮类成分含量进行测定。结果表明黄酮类成分,葛根无论是不同规格还是不同炮制品均高于粉葛。不同切制工艺的影响:葛根片的黄酮类成分含量明显高于丁块,粉葛片和丁含量则无明显差异。不同炮制方法的影响:葛根煨制或醋制后,葛根片各炮制品中的 3′-羟基葛根素、大豆苷元和 3′-甲氧基葛根素含量均较生品下降,大豆苷和葛根素含量增加;葛根丁煨制后 3′-羟基葛根素和葛根素含量较生品提高,醋制后下降,3′-甲氧基葛根素和大豆苷元含量则醋制、煨制均有提高;粉葛经煨制、醋制后,粉葛片煨制品葛根素、大豆苷含量提高,醋制品含量下降;粉葛片其他黄酮类成分经煨制、醋制后无明显变化;粉葛丁经煨制、醋制之后葛根素含量下降,其余黄酮类成分无明显变化。故切制规格和炮制方法对葛根的影响较粉葛更大。

9. 何首乌

李妍怡等探究《中国药典》(2020 年版)收载的黑豆汁拌蒸炮制法,在不同炮制时间(0～48 h)下对何首乌中主要化学成分含量的影响。结果:随着蒸制时间的延长,24 种成分的含量发生了明显变化;多数二苯乙烯苷类、蒽醌类、黄酮类经长时间炮制含量降低,酚类成分随炮制时间延长含量增加。姜誉弘等探讨何首乌在九蒸九晒和九蒸九烘干燥工艺中,其外观性状、浸出物和化学成分的变化规律。结果:何首乌炮制后饮片颜色逐渐加深,显黑褐色或棕褐色,质硬,断面角质样,第 9 次炮制后有明显蜡样光泽,晒干品和烘干品无明显差异;醇溶性浸出物在 2 种炮制过程中均逐渐减少并趋于平稳;生品和炮制品的 HPLC 谱图中共检出 22 个峰,其中 7 个共有峰,指认出没食子酸、5-HMF、二苯乙烯苷、大黄素、大黄素甲醚,发现 7 个新成分;3 批炮制品中,第 1 批烘品中 5 种成分的含量比晒品稍高,第 2 批和第 3 批晒品中 5 种成分的含量比烘品稍高。

10. 厚朴

蔡平君等通过水蒸气蒸馏法提取厚朴、水炙厚朴、姜厚朴(烘法)、姜炙厚朴(10%、50%)等样品的挥发油,采用 GC-MS 检测各样品的挥发性成分。结果:厚朴经加热与辅料姜汁炮制后刺激性均降低,且二者的协同作用对于刺激性的减少更有效;与刺激性变化相关的差异性标志物中,其中柠檬醛相对质量分数的增加与姜汁有关,反式肉桂醛、4-异丙基甲苯、1(10)-4-杜松萜二烯-15-醇相对质量分数的减少与加热有关,其他成分的变化可能与加热和姜汁的协同作用有关。吴逸菲等利用 UPLC-Q-TOF/MS 对厚朴及其姜制品的成分进行快速分类及鉴定,分析炮制前后的化学成分变化。结果:鉴定出 38 种成分,并筛选出 10 种主要差异性成分,其中厚朴木脂素 A、木兰醛 B 经姜制后不存在,厚朴木脂素 E、和厚朴酚、厚朴酚、辣薄荷基厚朴酚含量减少,武当木兰碱、木兰箭毒碱、木兰花碱、降荷叶碱含量增加。

11. 黄精

刘心洁等探究黄精(药材由九华中药材科技有限公司提供)“九蒸九制”过程中滋味变化规律及其与黄精多糖结构变化的关系。结果:随着蒸制次数的增加,黄精的酸味、涩味和甜味增加,而鲜味和咸味减小;多糖和糖醛酸含量下降,分子量排布随炮制次数的增加呈规律性变化;苦味和酸味的变化可能与大分子量多糖的形成和含量变化有关,甜味的变化则可能与 5 kDa 多糖含量减少有关。张意研究多花黄精生品与酒制品之间的化学成分差异,并对其差异性成分进行结构鉴定与分析。结果:从酒制多花黄精中共分离得到 20 个化合物,其中化合物 1～3 为新化合物,化合物 4、5、7、9、10、12、14、15、17～20 均为首次从酒制多花黄精中分离得到;经 HPLC 分析 4′, 5, 7-三羟基-6, 8-二甲基高异黄烷酮(6)为多花黄精及酒制多花黄精中含量差异较大的成分。岳珠珠等制备不同炮制时间的多花黄精酒蒸品,探究多花黄精酒蒸过程中色泽与化学成分含量的相关性。结果:多花黄精在酒蒸过程中,随着炮制时间的延长,样品粉末的 L^*、b^*、E^*ab 呈下降趋势,a^* 呈先升高后下降的趋势;水浸出物、醇浸出物、黄精多糖含量呈下降趋势,5-HMF 含量呈上升趋势;相关性分析结果显示,水浸出物、醇浸出物和黄精多糖的含量与 E^*ab 呈显著正相关($P<0.05$),5-HMF 含量与 E^*ab 呈显著负相关($P<0.01$)。

12. 蒺藜

宝紫荆等将 UHPLC-MS 与主成分分析相结合,对蒺藜炮制前后主要药效成分进行分析。结果:在主成分分析模型中,净蒺藜与炒蒺藜组可明显区分;通过火山图筛选出 8 种 2 组间的化学标记物,其中青地霉酸、吉托皂苷元的含量有所下降,而替告皂苷元、丁二酸、异鼠李素、苜蓿素、地索苷、酵母甾醇的含量增加。

13. 橘红

隋利强等采用 LC-MS/MS 对橘红不同炮制品中绿原酸、芦丁、芸香柚皮苷、橙皮苷、橙皮素、柚皮素等 9 种成分进行含量测定分析。结果:橘红素、甜橙黄酮、绿原酸、橙皮素、柚皮素含量在橘红炮制前后无显著变化;蜜橘红中橙皮苷含量显著升高,盐橘红中芸香柚皮苷含量显著降低,蜜橘红、盐橘红中川陈皮素炮制后含量降低,其中橙皮苷含量在橘红蜜炙过程变化尤为明显;橘红不同炮制品含量变化可能与辅料影响和高温加热导致部分成分分解和成分之间相互转化以及促进药效成分溶出有关。

14. 密蒙花

谢云峰等采用酒蒸法、酒润烘干法、甘草汁制法对密蒙花进行炮制。用分光光度法测定不同炮制品总黄酮含量。结果:不同炮制品总黄酮含量顺序为甘草汁制法(21.47 mg/g)>酒蒸法(17.35 mg/g)>生药(16.41 mg/g)>酒烘法(15.89 mg/g)。

15. 石榴皮

刘月程等分析生石榴皮、石榴皮炭化学成分及差异性成分。结果:共鉴定出 86 种化合物,含鞣质类 42 种,黄酮类 29 种,酚酸类 10 种,其他类 5 种,其中 13 个化合物为首次在石榴皮中发现;石榴皮炮制前后化学成分存在明显差异,共筛选出 22 个炮制前后差异性化学成分。

16. 酸枣仁

任天航等采用 UPLC-MS 测定不同来源酸枣仁在炒制前后斯皮诺素、6‴-阿魏酰斯皮诺素、酸枣仁皂苷 A、酸枣仁皂苷 B、白桦脂酸、当药黄素等 12 种成分的含量。结果:所收集的 16 批酸枣仁样品经炒制后,大部分样品中的黄酮类、皂苷类及脂肪酸类成分的含量均有所上升,其中以斯皮诺素、6‴-阿魏酰斯皮诺素、酸枣仁皂苷 A 和白桦脂酸的含量上升最为明显。

17. 菟丝子

李雅娟等建立 17 批菟丝子生品与盐炙品

HPLC指纹图谱,结合化学模式识别方法评价菟丝子和盐菟丝子质量,分析炮制前后化学成分差异。结果:菟丝子生品的相似度除S8、S14、S17外均>0.920,盐炙后的相似度均≥0.930,生品和盐炙品均标定了16个共有峰,指认了其中9个成分;菟丝子盐炙后,1～11、14、16号共有峰响应值有不同程度的增加,其中色谱峰11响应值显著增加;PCA确定4个主成分因子,累计方差贡献率为85.801%,色谱峰3、5、7、12、13号对菟丝子炮制前后化学成分差异变化的贡献率较大。张秀如等建立15批生菟丝子与酒菟丝子UPLC指纹图谱,并结合多元统计分析和定量测定研究菟丝子酒炙前后化学成分的变化。结果:建立的UPLC指纹图谱中,共匹配了19个共有峰;正交偏最小二乘判别分析亦可筛选出菟丝子炮制前后的8个差异性成分,根据VIP值排序为峰1、10、2、5、8(隐绿原酸)、4(新绿原酸)、18(槲皮素)、17(异绿原酸C);酒炙后菟丝子中金丝桃苷、异槲皮苷、槲皮素、新绿原酸、隐绿原酸含量增加,紫云英苷、山柰酚、绿原酸、异绿原酸C含量降低。

(撰稿:夏振江　审阅:蔡宝昌)

【16种中药饮片质量控制的研究】

1. 阿胶珠

阿娜尔等探索根据蛋白质相对分子质量与二级结构评价阿胶珠炮制程度的可行性。结果:阿胶珠正常炮制过程中,蛋白质相对分子质量无明显变化,蛋白质二级结构随炮制程度增加而逐渐改变;炮制太过的阿胶珠中物质发生明显的热解,凝胶色谱上出现低相对分子质量的热解产物峰,红外光谱上蛋白质与油脂特征峰也有改变;阿胶炮制成阿胶珠的过程中,蛋白质分子的二级结构逐渐改变;红外光谱酰胺Ⅱ带峰位置的移动,能够反映蛋白质二级结构的变化程度,可用于阿胶珠炮制程度连续评价与终点判断;凝胶色谱是否具有低相对分子质量的热解产物峰,可用于判断阿胶珠炮制是否太过。

2. 苍耳子

黄成等采用UPLC建立苍耳子生品、清炒品、砂炒品的指纹图谱。结果:建立了苍耳子生品、清炒品、砂炒品各15批的指纹图谱,标定了15个共有峰,HCA、PCA分析不能将生品和清炒品完全分开,砂炒品明显区分于生品和清炒品;新绿原酸、隐绿原酸、3,4-二咖啡酰奎宁酸、4,5-二咖啡酰奎宁酸、3,5-二咖啡酰奎宁酸是对OPLS-DA分类贡献较大的成分,多种成分的变化共同导致了苍耳子炮制品质量的改变;清炒品和砂炒品的羧基苍术苷含量较生品降低、苍术苷含量较生品升高,砂炒品毒性成分(羧基苍术苷)降低较清炒品更明显。

3. 大黄炭

大黄炭是大黄的炮制品之一,降低了大黄泻下的作用,保留并增强凉血化瘀等功效。杨丽等基于经典文献与网络药理学分析,初步筛选大黄炭的潜在质量标志物。结果:大黄炭的潜在质量标志物可分为两类,结合蒽醌与番泻苷为一类,随炮制程度增加而递减,可能与大黄制炭后泻下作用减弱有关;游离蒽醌、没食子酸、5-HMF为另一类,随炮制程度增加而先增后减,可能与大黄制炭后凉血化瘀作用增加有关。大黄炭中结合蒽醌可作为潜在的"减毒"质量标志物,游离蒽醌可作为潜在的"增效"质量标志物。

4. 当归

覃柳莹等筛选当归炮制前后差异特征成分,建立当归炮制前后差异质量标志物(Q-Marker)的定量分析方法。结果:15批当归UPLC指纹图谱共标定19个共有峰,当归炭UPLC指纹图谱共标定10个共有峰,指认7个成分;采用主成分分析可明显区分当归和当归炭,偏最小二乘法判别分析辨识出影响当归与当归炭差异的10个主要色谱峰,按VIP值大小排序依次为峰23、22、10、16、7、3、2、1、4、11;结合中药Q-Marker"五原则"和网络药理学分析，筛选出色氨酸、绿原酸、阿魏酸、洋川芎内酯I、洋川芎内酯H、藁本内酯、5-HMF为当归炭炮制前后差异的Q-Marker。

5. 地黄

贾豪等利用UV结合MIR光谱探讨地黄九蒸九制过程中糖的动态变化规律。结果：随着蒸制次数的增加，地黄中多糖含量逐渐升高，在第五次蒸制时出现转折，而后急剧下降，六次蒸制后多糖含量变化波动范围很小，最后趋于动态平衡；建立的红外图谱共标定8个共有峰，聚类分析、主成分分析和正交偏最小二乘法判别分析显示，生地、第五次蒸制的熟地黄各自聚为一类，第一、二、三、四次蒸制的熟地黄聚为一类，第六、七、八、九次蒸制的熟地黄聚为一类；正交偏最小二乘法判别分析筛选出两个差异贡献波段3 392 cm^{-1}和1 153 cm^{-1}，其中1 153 cm^{-1}是糖苷的特征吸收峰波段。

6. 附子

屈凌芸等运用HPLC建立黑顺片指纹图谱，运用网络药理学方法构建“活性成分-靶点-通路”网络，预测Q-Marker。结果：建立了25批5个不同产地黑顺片指纹图谱，确认了8个共有峰，通过对照品指认6个色谱峰，分别为苯甲酰新乌头原碱、苯甲酰乌头原碱、苯甲酰次乌头原碱、新乌头碱、次乌头碱、乌头碱，指纹图谱相似度为0.922～0.999；聚类分析将25批样品大致聚为2类，主成分分析显示S4、S10、S11批次可聚为一类，综合得分显著高于其他批次样品；网络药理学分析表明，次乌头碱等6种成分均是黑顺片发挥药效的主要活性成分，主要发挥抗肿瘤、抗炎、保护心血管等作用，分子对接表明以上成分与关键靶点均有较强的结合活性，可能是黑顺片潜在Q-Marker；然而，度值较高的2种生物碱(次乌头碱和乌头碱)均为毒性较大的双酯型生物碱，在发挥疗效时，也可能造成严重的中毒反应，需通过炮制工艺与生物评价相结合进一步阐明。

7. 何首乌

于森等分析古代经典九蒸九晒炮制过程中何首乌饮片主要化学成分及颜色特征的动态变化规律。结果：何首乌饮片九蒸九晒炮制过程中，随着蒸晒次数的增加，没食子酸含量逐渐增加，其余成分含量呈现波动性变化，二苯乙烯苷、大黄素-8-*O*-*β*-D-葡萄糖苷、大黄素甲醚-8-*O*-*β*-D-葡萄糖苷含量总体呈减少趋势，大黄素、大黄素甲醚含量总体呈增加趋势；电子眼结果显示，何首乌饮片九蒸九晒炮制过程中颜色总体变深变红变蓝；6种主要成分含量和颜色的系统聚类分析和主成分分析结果显示，何首乌饮片九蒸九晒炮制过程中一蒸一晒至四蒸四晒聚为一类，五蒸五晒至九蒸九晒聚为一类。史可等探究九蒸九晒何首乌的黏度、色度与其内在化学成分间的相关性，并通过建立品质综合指数(QI)分析其炮制火候。结果：回归分析所建立的模型均有效，可通过测定黏度、亮度I来客观预测其炮制过程中成分的含量变化；QI结果显示“七蒸七晒”样品QI值最大，推测“七蒸七晒”为最佳炮制火候；从黏度和色度两方面量化表征九蒸九晒何首乌的外观质地和色泽，分析其与成分含量的相关性并建立回归模型，客观预测其炮制过程中成分的含量变化，再通过建立QI分析推测其炮制火候，为研究何首乌传统九蒸九晒的炮制规律及其饮片的质量评控提供参考。

8. 蒲黄

刘敏洁等研究不同炮制程度蒲黄炭颜色与有效成分含量的相关性，为蒲黄炭质量控制提供参考。结果：9批蒲黄药材指纹图谱共标定17个共有峰，并指认了香蒲新苷和异鼠李素-3-*O*-新橙皮苷两种成分；L值与香蒲新苷和异鼠李素-3-*O*-新橙皮苷含量呈正相关($P<0.05$)，表明在一定程度上，L值越小，亮度越低，蒲黄炒炭程度越高，香蒲新苷含量、异鼠李素-3-*O*-新橙皮苷含量越低；a值与香蒲新苷和异鼠李素-3-*O*-新橙皮苷含量均无相关性($P>0.05$)；b值与香蒲新苷、异鼠李素-3-*O*-新橙皮苷含量呈正相关($P<0.05$),表明在一定程度上 b 值越大,香蒲新苷、异鼠李素-3-*O*-新橙皮苷含量越高;Eab 值与香蒲新苷、异鼠李素-3-*O*-新橙皮苷含量均呈显著正相关($P<0.05$),表明 Eab 值越大,香蒲新苷、异鼠李素-3-*O*-新橙皮苷含量较高。

9. 肉苁蓉

靳婉君等通过测定肉苁蓉 4 种炮制样品的水分、总灰分、浸出物、多糖、松果菊苷及毛蕊花糖苷 6 个内在质量控制指标,以肉苁蓉内在品质结合化学计量学评价其鲜制与传统炮制的差异。结果:聚类分析结果显示,肉苁蓉鲜干片及冻干片聚为一类,肉苁蓉片和酒苁蓉各自聚类,主成分分析结果显示与聚类分析结果一致;偏最小二乘法判别分析结果显示肉苁蓉 4 种炮制品各自聚类效果良好,但肉苁蓉鲜干片与肉苁蓉冻干片比较集中,其主要差异指标为肉苁蓉多糖,松果菊苷以及浸出物;肉苁蓉鲜干片与冻干片正交偏最小二乘法判别分析结果显示,其主要差异指标为肉苁蓉多糖,松果菊苷以及毛蕊花糖苷。

10. 乳香

黄菊等通过 GC-MS 对乳香、醋乳香、灯心草炒乳香挥发性成分进行定性定量分析,通过 RGB 模型对三者颜色进行定量研究。结果:三者气味的差异可能与挥发油中萜类、醇类化合物的含量与种类相关,尤其是芳樟醇、正辛醇;三者颜色测定结果,灯心草炒乳香 R^* 76.86%~85.49%、G^* 61.96%~70.59%、B^* 38.04%~45.88%,醋乳香 R^* 56.86%~61.57%、G^* 38.04%~41.96%、B^* 27.45%~30.59%,乳香 R^* 69.41%~74.51%、G^* 56.86%~62.35%,B^* 40.78%~47.06%;经 t 检验,三者颜色测定结果具显著性差异,与相应标准记载中乳香"黄白色"、醋乳香"黄棕色"、灯心草炒乳香"金黄色"的差异吻合,表明该模型准确、可靠。

11. 山药

丁宁等以色空间法结合化学计量学研究麦麸对麸炒山药外观颜色的影响,为中药炮制辅料麦麸质量标准的制定和麸炒炮制工艺的优选提供依据。结果:麦麸含水量主要影响麸炒山药外观色度值 a^*,含水量越大,a^* 值越小;麦麸粒径主要影响麸炒山药外观色度值 L^*,粒径越细,L^* 值越分散;麦麸用量则主要影响麸炒山药外观色度值 a^*、b^*,每 100 g 山药用麦麸 5~20 g,麦麸用量越大,a^*、b^* 值越大;麦麸含水量<25%,粒径 10~50 目,每 100 g 山药饮片用麦麸 10~15 g,炮制出的麸炒山药饮片符合《中国药典》(2020 年版)性状要求;过于潮湿、粒径过细及麦麸用量过大或过小均难以满足麸炒山药的外观颜色要求。

12. 乌梅炭

杨琳琳等研究乌梅炭炮制过程中颜色与内在质量的相关性,为乌梅炭炮制终点的确定提供参考。结果:随着炮制时间的延长,样品颜色逐渐加深;样品色度值 L^* 与 E^* 先升高后下降,色度值 a^* 与 b^* 下降,最终均趋于稳定;样品中水溶性浸出物、枸橼酸与鞣质含量均呈先升高后下降的趋势,样品中水分含量随炮制时间的延长而下降,最后趋于稳定;相关性分析结果显示,水分、水溶性浸出物、枸橼酸、鞣质含量与 L^*、a^*、b^*、E^* 均呈显著正相关($P<0.001$);PCA 及 HCA 结果显示,不同炮制时间的乌梅炭饮片可聚为 2 类,0~30 min 炮制样品与 40~60 min 炮制样品;PLS-DA 发现,水分和水溶性浸出物是乌梅炭炮制过程中的重要质量指标,b^* 是乌梅炭炮制过程中的重要色度指标;炮制 50 min 和 60 min 样品的色度值无明显差别,炮制 60 min 样品的水分、水溶性浸出物、枸橼酸与鞣质含量小于炮制 50 min 的样品。

13. 乌药

谢灿等建立乌药不同炮制品的指纹图谱,并利用化学计量学方法研究乌药不同炮制品化学成分的差异及筛选潜在的质量标志物。结果:建立了不同批次乌药不同炮制品的指纹图谱,确定了 9 个共有峰，通过聚类分析和主成分分析区分了乌药生品、盐炙品和麸炒品；利用正交偏最小二乘判别分析筛选出乌药炮制前后质量差异标志物，进而对其中2个质量标志物(3号峰去甲异波尔定和5号峰异乌药内酯)以及6号峰乌药醚内酯进行含量测定。

14. 雄黄

李千等对雄黄不同炮制品粒径、颜色及主要成分含量进行测定，考察干研法、水飞法、水洗法、醋酸飞法、醋酸洗法、盐酸飞法及盐酸洗法对雄黄饮片质量的影响。结果：雄黄经飞法处理后，粒径明显降低，洗法并不会改变雄黄粒径大小，不同溶剂对粒径影响不大；飞品和洗品的 b^* 值具有统计学差异，L^* 和 a^* 值差异不明显；不同炮制方法得到的雄黄其总砷含量均是飞法＞洗法；不同溶剂飞雄黄其 As_2S_2 差异不明显。

15. 延胡索

杜伟锋等研究醋延胡索炮制过程中原阿片碱、盐酸巴马汀、盐酸小檗碱、去氢紫堇碱、延胡索乙素、四氢小檗碱、延胡索甲素含量与色度值的相关性。结果：炮制时间为0～15 min时，L^*、b^*、E^*ab 与生物碱含量呈显著负相关，a^* 与生物碱含量呈显著正相关；炮制时间为15～30 min时，L^*、b^*、E^*ab 与生物碱含量呈显著正相关，a^* 与生物碱含量呈显著负相关；炮制时间15 min时生物碱含量最高，可实现不同炮制时间点醋延胡索质量的客观评判。

16. 栀子

章宇珍等构建不同炮制程度的栀子过程样品图像数据集，分割栀子过程样品图像的目标区域并提取其L、a、b颜色值，与栀子过程样品粉末的L、a、b进行相关性分析。将颜色特征进行主成分分析，并将特征向量输入支持向量机进行焦栀子炮制程度识别。结果：本方法的a和b值与栀子粉末的a和b值呈高度相关性，分别为0.99和－0.96，L值和Eab值相关性较弱，分别为0.60和0.77；主成分分析验证得到的分类模型良好，建立的支持向量机模型对焦栀子炮制程度的识别准确率达到100％。

(撰稿：夏振江　审阅：蔡宝昌)

【14种中药炮制前后药理作用的研究】

1. 苍术

朱文婷等研究显示，生苍术和蜜糠炒苍术均可不同程度地升高胃溃疡模型小鼠血清白细胞介素-2(IL-2)含量，降低其血清IL-6、肿瘤坏死因子-α(TNF-α)含量；蜜糠炒苍术可显著降低其溃疡指数，蜜糠炒苍术对上述指标的改善作用普遍优于同剂量生苍术；低、中、高剂量生苍术和蜜糠炒苍术对小鼠胃溃疡的抑制率分别为9.18％、19.30％、30.70％和50.32％、61.39％、53.16％。凌嘉阳等利用北苍术生品、麸炒品和米泔水制品对脾虚大鼠进行药效学和代谢组学研究。结果：与模型组比较，生苍术、麸炒苍术和米泔水制苍术均能提高胸腺指数和脾脏指数，降低IL-6、TNF-α、免疫球蛋白G和水通道蛋白2(AQP2)，不同程度地提高淀粉酶、胃泌素、胃动素L、AQP3、AQP8和 Na^+-K^+-ATP酶水平；与空白组比较，模型组共筛选出176个差异代谢物，生苍术、麸炒苍术和米泔水制苍术分别回调了其中的75、72、84个生物标志物；生苍术主要影响了甘氨酸、丝氨酸和苏氨酸代谢，麸炒苍术主要影响了丙氨酸、天冬氨酸和谷氨酸代谢，D-精氨酸和D-鸟氨酸代谢，米泔水制苍术主要影响了甘氨酸、丝氨酸和苏氨酸代谢，丙氨酸、天冬氨酸和谷氨酸代谢，柠檬酸循环，硫胺素代谢，D-精氨酸和D-鸟氨酸代谢。生苍术、麸炒苍术和米泔水制苍术均有较好的健脾作用，其中麸炒苍术和米泔水制苍术的作用更强；同时，生苍术燥性最强，麸炒苍术其次，米泔水制苍术最弱。

2. 土党参

詹菊等采用“大黄苦寒泻下＋饮食失节＋劳倦过度”联合法，建立小鼠脾虚动物模型，以参苓白术散为阳性对照，研究土党参趁鲜蒸制前后对小鼠脾虚动物模型的影响。结果：生品和趁鲜蒸制品均可改善小鼠脾虚动物模型外观体征（$P<0.05$），提高脾脏脏器指数（$P<0.05$），延长负重游泳时间（$P<0.05$），降低 AST、ALT、ALP、CRE、BUN 水平（$P<0.01$），减少 IL-4/IFN-γ（$P<0.01$），且趁鲜蒸制品作用强于生品（$P<0.05$）。

3. 地榆

裴亚军等比较地榆炮制前后对大鼠溃疡出血的作用。结果：生地榆和地榆炭组均显著降低胃溃疡大鼠的丙二醛（MDA）、髓过氧化物酶、SOD、谷胱甘肽过氧化物酶（GSH-Px）、TNF-α、IL-6、IL-8、IL-1β、内皮素、血小板活化因子、血栓素 B2、血清皮质素、NO 水平，及胃动素（MTL）、前列腺素 E2 水平，而上述因子水平在地榆炭组大鼠中的调节效果均优于地榆组。地榆炭可通过抑制炎性物质释放、刺激胃黏膜微循及诱导前列腺素 E2 增强胃黏膜的保护作用等途径，改善溃疡出血，地榆炭的止血及保护作用较佳。

4. 甘草

崔园园等基于炮制对甘草药性功效的影响，比较生、炙甘草对脾虚和脓毒症模型小鼠的疗效差异。结果：脓毒症模型中，生、炙甘草均能改善脓毒症反应引起的体温骤降、血清 IL-1β 和 IL-6 水平升高，且生甘草对脓毒症模型的干预效果较佳；脾虚模型中，生、炙甘草均能改善脾虚导致的体重降低，炙甘草能够改善脾虚导致的脾脏指数降低而生甘草在一定程度上加重其指数降低，炙甘草能够改善脾虚导致的血清 D-木糖水平降低而生甘草低剂量用药情况下在一定程度上加重其水平降低，炙甘草对脾虚模型的干预效果更优。

5. 黑参

魏巍构建蛋氨酸和胆碱缺乏饮食诱导的非酒精性脂肪肝（NAFL）小鼠模型，西方饮食联合小剂量四氯化碳（CCl_4）诱导的非酒精性脂肪性肝炎（NASH）小鼠模型。结果：黑参对非酒精性脂肪性肝病（NAFLD）有明显的改善作用，在 NAFL 阶段其作用可能通过 AMPK/ACC/FAS 信号通路抑制肝脏脂质合成，通过 CPT1/PPARα 信号通路促进脂肪酸 β 氧化，同时这也与提高肝脏组织抗氧化能力有关；而在 NASH 阶段其作用可能与 TLR4/NF-κB 信号通路调节炎症反应和 α-SMA/Col1a1 信号通路调节肝脏纤维化有关。

6. 槐角

金爽等研究槐角经微生物菌群酵母菌、米曲霉和黑曲霉发酵前后染料木素含量变化及其抗氧化活性。结果：在优化条件下发酵，即 pH＝7.0，发酵时间 42 h，发酵温度 32 ℃条件下，体系中染料木素的含量达到 39.92 mg/g；发酵前后铁还原抗氧化能力值分别为（1.96±0.21）和（1.31±0.12）mmol Fe（Ⅱ）/g（$n=3$）。

7. 鸡内金

余典武等比较不同方法制备的鸡内金炮制品对大豆分离蛋白体外消化特性的影响。结果：在不加外源酶时，鸡内金炮制品中的蛋白酶可能是引起蛋白质降解的主要原因；在加入外源蛋白酶时，添加鸡内金能提高大豆分离蛋白消化率，不同鸡内金炮制品对蛋白质消化率的影响效果依次为麸炒＞醋炒＞生品＞砂炒＞清炒，炮制品对蛋白质消化率的影响效果与其对酶活性的促进效果一致；麸炒和醋炒鸡内金在消化 1 h 时对蛋白质消化率的促进消化最显著，使大豆分离蛋白消化率由 36.78% 提高到 41.33% 和 40.99%；体外消化表征表明，添加鸡内金也会使蛋白质消化产物粒径减小、粒径分布的最大峰值左移、蛋白质相对分子质量分布向小分子范围偏移。

8. 新建曲

李德华等在建立新建曲处方（广藿香、厚朴、茯苓、陈皮、泽泻、白术等），明确发酵炮制升高新建曲降脂有效成分含量的基础上，进一步比较发酵炮制前后新建曲降脂作用差异，研究新建曲治疗高脂血症的作用机制。研究显示，新建曲发酵品高剂量组对HLP大鼠体质量、肝脏系数、小肠推进率、血清指标水平作用显著($P<0.01$)，效果优于发酵前新建曲。表明新建曲可改善高脂血症大鼠的血脂水平、肝肾功能及胃肠动力，且新建曲发酵炮制后对高脂血症的改善作用显著增强，其机制可能与LKB1-AMPK通路中AMPK、p-AMPK、LKB1、HmgCR蛋白及调节肠道菌群结构有关。

9. 三颗针

杨百胜等通过力竭游泳运动(ESE)评估三颗针炮制前后不同剂量提取物的抗疲劳作用，测定ESE后与疲劳相关的生化参数和活性提取物的体外抗氧化活性。结果：三颗针酒制品显著延长了小鼠游泳力竭的时间($P<0.05$)，表明酒制三颗针具有抗疲劳作用；酒制品组小鼠葡萄糖、肌糖原水平显著升高，血尿素氮、乳酸水平显著降低；ESE增加了肌酸磷酸激酶、乳酸脱氢酶、MDA的水平，降低了SOD、GSH的水平，而酒制品可抑制上述变化；体外抗氧化试验表明酒制品以剂量依赖性方式清除OH和DPPH自由基。三颗针酒制品可通过增加能量来源和减少有效代谢物的积累来缓解疲劳，抗氧化活性可能是酒制三颗针抗疲劳作用的原因之一。

10. 山楂

苏晓娟等通过阿托品建立胃动力障碍小鼠模型，对不同炮制工艺的焦山楂对胃动力障碍小鼠症状的改善作用进行对比研究。结果：传统焦山楂组小鼠小肠推进率(73.94±15.14)与新法焦山楂组(62.80±13.08)，可显著提高($P<0.05$)，而对胃残留率无显著影响($P>0.05$)；传统焦山楂组血清中胃泌素含量(12.83±0.53)相较于空白组显著升高($P<0.05$)，血清中胆囊收缩素含量(164.47±3.19)升高但不具有显著性，新法焦山楂组血清中胆囊收缩素含量(166.22±5.70)和胃泌素含量(12.91±0.79)显著升高($P<0.05$，$P<0.01$)，对比传统焦山楂组虽无显著性差异，但新法焦山楂组的实验结果整体要好于传统焦山楂组。

11. 五味子

葛宏霞等研究显示，醋制五味子(蒸制)治疗组与模型组相比，MDA水平明显降低，SOD活性显著升高，TNF-α含量降低，提示醋制五味子可抑制肝细胞的氧化应激，阻止肝细胞脂质过氧化，维持细胞质膜的正常结构，并降低炎症因子的释放，从而保护受损肝脏。通过5个药效学指标的数据对比分析发现醋制3 h的五味子对急性肝损伤的保护作用最强，其中五味子乙素、5-HMF及五味子醇甲对小鼠生化指标影响较显著。

12. 郁李仁

贺佳诺等通过代谢组学解析不同炮制方法郁李仁对于机体的分子作用机制。结果：生制组(生郁李仁烫泡去皮研磨后水煎液)小鼠脾脏中11种差异代谢物的表达量显著上调($P<0.05$)，57种代谢物表达量显著下调($P<0.05$)，肝脏中15种差异代谢物表达量显著上调($P<0.05$)，58种代谢物显著下调($P<0.05$)；炒制组(郁李仁烫泡去皮炒至果仁发黄后捣碎研磨后水煎液)小鼠脾脏中31种差异代谢物表达量显著上调($P<0.05$)，10种代谢物显著下调($P<0.05$)，肝脏中26种差异代谢物表达量显著上调($P<0.05$)，61种代谢物显著下调($P<0.05$)；生制组肝脾中的代谢物主要涉及丙氨酸、天冬氨酸和谷氨酸代谢，嘌呤代谢，氨基糖和核苷酸糖代谢，D-谷氨酰胺和D-谷氨酸代谢；炒制组肝脾中的代谢物主要涉及核黄素代谢，氨基糖和核苷酸糖代谢，嘌呤代谢，丙氨酸、天冬氨酸和谷氨酸代谢，D-谷氨酰胺和D-谷氨酸代谢，谷胱甘肽代谢。由此推测，2种炮制方法处理的郁李仁均会通过影响谷氨酰胺和谷氨酸代谢进而对小鼠肝脾代谢产生影响。

13. 泽泻

严林等观察泽泻、盐泽泻防治肾阴虚水肿模型大鼠的药效差别，探讨其作用机制。结果显示，泽泻盐炙前后均可改善肾脏滤过率、T3、T4、cAMP、cGMP及脂代谢水平，相关评价指标有所回调。其机制可能与纠正HPG轴紊乱，抑制AQP1、AQP2相关水钠通道蛋白表达有关，并且在HPG轴、肾脏滤过率、阴虚程度及水钠通道等指标上发现盐泽泻低剂量组效果优于泽泻低剂量组。富集分析结果表明，泽泻、盐泽泻低剂量组均能调控相关炎症反应和免疫过程，且盐泽泻低剂量组调控的基因靶点数目远远多于泽泻低剂量组，两者在PI3K-Akt信号通路均有显著富集，可能是泽泻、盐泽泻改善肾阴虚水肿症的重要通路，通过PPI蛋白网络互作结果筛选出PTPRC、CD4、LCP2等10个核心靶点。

14. 知母

王晓婷研究显示，知母、盐知母能够调节胰岛素信号通路中的核心靶点(InsR和mTOR)，影响糖异生和蛋白质生成，从而达到降糖目的。生、盐知母均能调节胆汁酸生物合成、鞘脂代谢、花生四烯酸代谢等代谢通路；盐知母共涉及14个代谢途径，包括主要胆汁酸生物合成、甘油磷脂代谢、色氨酸代谢、鞘脂代谢、牛磺酸和次牛磺酸代谢、花生四烯酸代谢、戊糖和葡萄糖醛酸相互转换和脂肪酸生物合成，从代谢通路的角度解释了知母盐制降血糖作用增强的原因。

(撰稿：张永太　审阅：李飞)

【11种中药炮制机理的研究】

1. 阿胶

付英杰等基于造血活性小肽研究阿胶炮制原理。结果显示，阿胶炮制(蛤粉炒、蒲黄炒)后，造血活性升高，推测是胶原蛋白裂解并经消化产生ejp33(GVVGLPGQR)强活性肽、ejp131(GPAGPSGP-PGKDGT)弱活性肽以达到增效作用，且其促造血效果是以ejp10(GPAGPIGPV)、ejp6(GPAGPTG-PV)、ejp77(LSSPARSGASL)为主的数种肽的协同作用。

2. 柴胡

宁艳梅等对柴胡炮制为鳖血柴胡前后的“差异成分-靶点-功效-中医证候”进行相关分析。结果：鳖血柴胡炮制后松脂素、山柰酚素、鸟嘌呤核苷、淫羊藿苷F2、柴胡皂苷BK1、柴胡皂苷D、异土木香内酯等37种成分发生了明显改变；生物信息分析显示差异成分相关靶点主要富集定位在肝脏、骨髓、小肠、脾脏等组织，靶点功效主要与G蛋白偶联受体信号传导通路、蛋白质磷酸化、神经活性配体-受体相互作用、激素反应等生物学过程相关，与肝气瘀滞、风热、火热、肝肾亏虚、阴虚阳亢、肝风等中医“肝阴虚”类证候呈现相关性，显示其主入肝经，侧重于疏肝解郁、疏散肝经风热、清肝泻火、滋补肝肾、滋阴潜阳、平肝息风等功效。

3. 附子

辛佳芸等利用代谢组学方法，通过分析多条代谢通路，从氨基酸代谢、氧化应激和能量代谢等方面揭示附子炮制减毒的作用机理。结果显示，《龟龄集》中所载附子醋制后蜜制的炮制工艺可明显减弱生附子的心脏损伤性，减毒机制主要涉及氨基酸代谢、氧化应激和能量代谢等方面，为附子炮制减毒机制及临床安全应用相关研究提供实验依据。

4. 诃子

刘婧等以番泻叶水煎液灌胃建立小鼠腹泻模型，基于“药性变化论”，以cAMP和cGMP在肺与大肠组织的含量变化分析诃子炮制对归经的影响，以胃排空和小肠推进率来考察炮制对诃子升降浮沉的影响，探究诃子煨后固肠止泻作用增强的炮制原理。结果表明，诃子煨后固肠止泻作用增强，其炮制原理从药性变化角度看是诃子炮制后作用趋势趋下，偏于归大肠经。

5. 黄精

蒋彤整合糖组学和代谢组学，将黄精非糖小分子和碳水化合物纳入了整体化学成分表征的研究范围，探究了黄精不同炮制阶段的化学变化，揭示了黄精炮制过程中涉及水解、氧化分解、脱水、美拉德反应和聚合反应等多种化学机制；证实了黄精发挥补益作用的主要有效部位为多糖，补益作用多糖＞低聚糖＞非糖小分子成分，且黄精对脾肾两虚大鼠消化功能、免疫功能、抗氧化应激功能的调节效果显著优于对甲状腺轴、下丘脑-垂体-肾上腺轴和性腺轴的调节作用。

6. 黄药子

李炳印等研究显示，正交试验不同因素水平（主药-辅药比、炮制温度、炮制时间）的白芍药汁炙黄药子炮制品均能不同程度降低肝毒性成分黄独素 B 的含量并改善黄药子诱导的肝损伤，白芍药汁炙黄药子炮制品能不同程度逆转黄药子生品诱导的小鼠肝脏醌氧化还原酶 NQO1 和谷氨酸半胱氨酸连接酶 GCLM 的蛋白表达水平的降低（$P<0.05$，$P<0.01$），并能不同程度逆转小鼠肝脏 MDA 水平的升高以及谷胱甘肽（GSH）、GSH-Px、谷胱甘肽 S-转移酶（GST）水平的降低（$P<0.05$，$P<0.01$）。表明白芍药汁炙黄药子的减毒机制涉及增强肝脏 NQO1 和 GCLM 抗氧化蛋白表达及相关抗氧化酶水平。

7. 雷公藤

李炳印等通过动物实验肾功能血清生化指标、筛选金钱草煎汁炙雷公藤的最佳减毒工艺，并借助毒性靶器官肾的炎症相关指标的分析比较以及蛋白免疫印迹法进一步探讨其减毒作用机制。结果：金钱草煎汁炙雷公藤炮制降低了雷公藤的肾毒性，其中以优选工艺（金钱草用量 15%，闷润时间 0.5 h，炮制温度 130 ℃，炮制时间 15 min）条件下的减毒作用为佳，其减毒机制涉及抑制雷公藤诱导的炎症反应。宋玲玲等探讨生地黄药汁制法炮制对雷公藤诱导的肝毒性的减毒作用及其机制。结果显示，生地黄药汁制雷公藤可能通过抑制肝促凋亡蛋白、脂质过氧化水平，增强抗凋亡蛋白及抗氧化防御从而发挥保肝作用。

8. 细辛

蒋运斌等基于“以药制药”理念，通过急性毒性实验、长期毒性实验，以动物一般情况、LD_{50}、肝肾功能血液生化指标（ALT、AST、Cr 和 BUN）、肝肾脏器系数、肝肾组织病理学变化为指标，对细辛经甘草炮制前后的毒性变化进行阐释；基于大鼠硝酸甘油偏头痛模型，以血 NO、NOS、降钙素基因相关肽（CGRP）和脑 5-羟色胺（5-HT）、NE 水平为指标，对细辛经甘草炮制前后的抗偏头痛药效变化进行分析。结果显示，甘草制可使细辛减毒存效。

9. 雄黄

李千等通过对水飞雄黄和干研雄黄物相结构、元素组成、总砷及可溶性砷含量及抗炎活性进行比较，以阐明雄黄水飞的炮制机制。结果：水飞雄黄和干研雄黄的物相均是 AsS 和（或）As_4S_4；水飞品相比于干研品，其伴生矿石含量有所减少、与氧结合的砷含量较低、总砷及可溶性砷含量较高；与干研法炮制雄黄相比，水飞法炮制雄黄并不改变其物相种类，但有除杂、减毒（与氧结合的砷含量降低）及增效（可溶性砷含量增大）三重效果，揭示了水飞法炮制雄黄的机制。

10. 栀子

乔梦如等建立柱前衍生-HPLC 测定焦栀子炮制过程样品中 8 种单糖（甘露糖、鼠李糖、葡萄糖醛酸、半乳糖醛酸、葡萄糖、半乳糖、木糖、阿拉伯糖）的含量测定方法，通过分析比较总单糖、结合型单糖和游离单糖的组成及差异。结果：游离葡萄糖、游离半乳糖和结合型半乳糖醛酸是焦栀子炮制过程中变化最明显的单糖，可为栀子炒焦过程颜色褐变机制的反应物提供参考。

11. 气血双补方

王琴等从"汤剂相态-纳米组装"角度阐释气血双补方(人参、黄芪、当归、白芍、陈皮、玉竹等)抗慢性心衰炮制增效机理。结果:气血双补方炮制前后(方中黄芪、当归、白芍、何首乌、黄精炮制前后)的煎煮全溶液被分离成真溶液、纳米胶体溶液及混悬溶液3个相态;与生品组相比较,炮制品组丁达尔效应更强,分离得到的纳米胶体溶液粒径分布更均匀,多分散指数更小,表面电位更大,电导率越低,体系更稳定;同时透射电镜观察到纳米球形聚集体,进一步推测中药炮制可能通过改变汤剂体系,促进有效成分发生纳米组装,并在体内产生一定的"归经作用",对病灶部位实现靶向递送,发挥抗慢性心衰增效作用。

(撰稿:夏振江　审阅:李飞)

[附]　参考文献

A

阿娜尔,刘芬,许铭珊,等.基于蛋白质相对分子质量与二级结构的阿胶珠炮制程度评价方法研究[J].内蒙古医科大学学报,2023, 45(1):23

B

宝紫荆,王曦烨,席海山,等.基于组学方法的蒺藜炮制前后药效成分变化分析[J].内蒙古民族大学学报(自然科学版),2023, 38(2):114

C

蔡平君,强梦琴,夏阳淼,等.不同炮制条件对厚朴刺激性影响的GC-MS分析[J].中国实验方剂学杂志,2023, 29(16):197

长城,蔡凤坤,赵磊,等.鹿茸(酥油炙)炮制工艺的响应面法优化[J].时珍国医国药,2023, 34(1):100

陈晶,王炳然,张淼,等.基于Box-Behnken响应面法结合层次分析法-熵权法优化米炒人参炮制工艺[J].时珍国医国药,2023, 34(6):1384

陈丹燕,王瑜婷,潘玲,等.姜炭炮制过程中化学成分与粉末色泽关联性分析[J].药物分析杂志,2023, 43(10):1800

陈香茗,李倩,任海硕,等.基于多指标权重分析及正交试验优选知母炮制工艺[J].时珍国医国药,2023, 34(10):2404

陈志琳,赵颖,李玮,等.基于UPLC-MS技术分析铁皮石斛炮制前后糖类成分差异[J].中草药,2023, 54(13):4321

程水清,高岩,贾天颖,等.重楼产地加工及切制工艺研究[J].中华中医药杂志,2023, 38(12):5723

崔园园,吴天滢,马艳芹,等.生、炙甘草对脾虚和脓毒症模型小鼠的疗效差异研究[J].中国医院用药评价与分析,2023, 23(7):820

D

邓延文,钟凌云,刘洪,等.炆黄精炮制工艺优化及其成分与色泽相关性分析[J].中成药,2023, 45(10):3334

丁宁,任榕霞,王杨,等.色空间法结合化学计量学研究麦麸含水量、粒径及其用量对麸炒山药外观颜色的影响[J].中草药,2023, 54(19):6286

丁锐,王奎龙,沈梦丹,等.醋制商陆正丁醇部位降低肝肾毒性作用机制研究[J].中草药,2023, 54(3):798

杜洪志,王先菊,王小波,等.不同蒸制方法对商陆中内在质控指标的动态影响[J].时珍国医国药,2023, 34(1):118

杜伟锋,赵明方,汤璐璐,等.醋延胡索炮制过程中色度值与生物碱含量相关性研究[J].中成药,2023, 45(10):3327

段雅倩,宋玲玲,张月月,等.从黄独素B含量差异分析评价绿豆药汁制黄药子的炮制减毒工艺[J].时珍国医国药,2023, 34(10):2421

F

范红,张定堃,叶慧,等.HS-SPME-GC-MS分析水蛭不

同炮制品的腥臭气物质及去腥矫臭机制[J].中国药学杂志,2023,58(9):771

付英杰,司子林,刘月,等.基于造血活性小肽研究阿胶炮制原理[J].中成药,2023,45(7):2250

G

高如汐,王凡一,郑威,等.白矾不同方法煅制前后化学成分和药效作用变化的研究[J].现代药物与临床,2023,38(4):805

葛宏霞,李思琪,梅景晨,等.基于中药炮制"醋制入肝"理论醋五味子对急性肝损伤作用谱效关系研究[J].药物评价研究,2023,46(9):1897

郭福贵,兰子君,张月,等.基于AHP-CRITIC权重分析法和热分析技术的小米炒党参炮制工艺研究[J].中华中医药学刊,2023,41(12):211

H

何梦娇,庄梓鸣,邢玥,等.基于模拟炮制技术探究远志炮制前后皂苷类成分转化规律[J].中国实验方剂学杂志,2023,29(24):169

贺佳诺,张阳,郑雨佳,等.基于非靶向代谢组学研究不同炮制方法郁李仁对于小鼠肝脾代谢调节作用[J].中国中药杂志,2024,49(5):1225

黄成,王学芹,邓昕,等.不同炮制工艺苍耳子UPLC指纹图谱及毒性成分含量比较[J].长春中医药大学学报,2023,39(12):1327

黄菊,谢四芳,唐佩莉,等.乳香及其炮制品挥发性成分及颜色的差异研究[J].中国现代应用药学,2023,40(18):2526

J

贾豪,张维方,雷敬卫,等.UV结合MIR光谱探讨地黄炮制过程糖的动态变化规律[J].时珍国医国药,2023,34(1):96

贾春艳,强宇靖,杨锡仓,等.基于模拟炮制技术的高乌头炮制过程中主要生物碱含量动态变化研究[J].中国现代应用药学,2023,40(15):2041

姜宇,栾雅格,黄蓉,等.不同炮制程度的酒炖和清蒸地黄性状、成分对比研究[J].中国现代中药,2023,25(9):1957

姜誉弘,刘史佳,任娟,等.九蒸九晒和九蒸九烘干燥工艺对何首乌化学成分的影响[J].中国药业,2023,32(17):39

蒋姗,赵晓梅,郭杰,等.基于有效成分及味觉变化规律的吴茱萸"汤洗"炮制工艺研究[J].中国中药杂志,2023,48(13):3485

蒋彤.多花黄精炮制化学及炮制增效机理研究[D].北京:中国中医科学院,2023

蒋运斌,黄婷,陈瑞鑫,等.基于"以药制药"理念探讨甘草制对细辛毒效的影响[J].西南大学学报(自然科学版),2023,45(7):97

金爽,白雪,任裕斌,等.固载微生物菌群发酵槐角对染料木素含量及抗氧化活性的影响[J].山西医科大学学报,2023,54(3):370

靳婉君,倪琳,蔺瑞丽,等.基于肉苁蓉内在品质结合化学计量学评价鲜制与传统炮制的差异性[J].药物分析杂志,2023,43(11):1935

L

李千,李莎莎,徐新房,等.不同炮制工艺对雄黄性状及成分含量影响的研究[J].环球中医药,2023,16(3):424

李千,李莎莎,张慧,等.雄黄水飞炮制机制研究[J].中草药,2023,54(23):7751

李炳印,关月晨,王君明,等.基于NF-κB/COX-2信号通路探讨金钱草煎汁炙法炮制降低雷公藤肾毒的机制[J].时珍国医国药,2023,34(2):350

李炳印,王君明,宋玲玲,等.白芍药汁炙黄药子的炮制减毒工艺及其机制研究[J].中国中药杂志,2023,48(9):2455

李辰荃,郭朝晖,靳婉君,等.炮制前后半夏多种核苷类成分变化研究[J].中药材,2023,46(7):1664

李春梅,王巍,郝季,等.炉甘石炮制工艺及产品质量研究[J].药物流行病学杂志,2023,32(4):417

李德华,王瑞生,张振凌,等.基于LKB1-AMPK通路及16S rDNA测序技术研究"新建曲"发酵炮制前后降脂功效差异及作用机制[J].中国中药杂志,2023,48(8):2146

李南臻,王刚,万玉军,等.基于没食子酸分析的百药煎发酵炮制工艺研究[J].食品与发酵科技,2023,59(1):98

李雅娟,李莎莎,陈曦,等.菟丝子及盐菟丝子指纹图谱对比研究[J].中药材,2023,46(9):2185

李亚飞，汤璐璐，唐瑞，等.基于 UPLC-Q-TOF-MS 法分析麸炒白术炮制前后差异性化学成分[J].中成药，2023，45(8):2774

李妍怡，文海若，王莹，等.黑豆汁拌蒸对何首乌中 24 种成分含量的影响[J].中国药物警戒，2023，20(6):609

李正龙，胡德，董欣，等.米炒红娘子炮制工艺优化及其质量标准建立[J].中国现代应用药学，2023，40(16):2237

林莹，刘敬军，徐凌川.泰山黄精炮制前后草酸钙针晶形态及含量变化研究[J].时珍国医国药，2023，34(4):892

凌嘉阳，柏阳，曲扬，等.基于药效学和代谢组学考察北苍术不同炮制品对脾虚大鼠的影响[J].中国实验方剂学杂志，2024，30(7):179

刘婧，王巍，王一帆，等.基于"药性变化论"的诃子煨后固肠止泻炮制原理研究[J].药学研究，2023，42(9):685

刘倩，张定堃，李雪，等.酒醋共制前后美洲大蠊的气味成分与化学成分的变化及炮制矫味机制初探[J].中国药学杂志，2023，58(6):497

刘丛改，陶培，郑清洋，等.基于模拟炮制研究滇乌碱砂炒转化途径及其前后毒效变化[J].中草药，2023，54(20):6671

刘寒香，张玉松，周世康，等.基于毒性成分转化的甘遂醋炙工艺优选[J].中国中药杂志，2023，48(11):2958

刘敏洁，黄琪，吴德玲，等.基于色度、有效成分相关性的蒲黄炒炭识别模式[J].安徽中医药大学学报，2023，42(3):97

刘心洁，周安，刘亚鹏，等."九蒸九制"对黄精滋味品质及多糖结构变化的影响[J].中医药导报，2023，29(4):46

刘月程，耿雪，蒋海强，等.基于 UPLC-Q-Exactive Orbitrap MS 结合分子网络的炮制前后石榴皮化学成分分析[J].中药材，2023，46(2):338

M

孟相俊，孟灵旭，张静，等.星点设计-响应面法优选远志炒焦工艺[J].时珍国医国药，2023，34(9):2140

N

宁艳梅，任远，徐倩娟，等.基于 UHPLC-Q-TOF-MS 和生物信息分析探讨鳖血柴胡炮制理论的科学内涵[J].中国现代应用药学，2023，40(7):917

P

裴亚军，张方坤，钱敏，等.地榆炮制前后对治疗大鼠胃出血作用比较[J].中药材，2023，46(4):863

Q

乔梦如，王云，贾哲，等.基于柱前衍生-HPLC 法研究焦栀子炮制过程单糖组成及含量变化[J].中草药，2023，54(7):2096

覃柳莹，梁丽金，胡懿，等.基于 UPLC 指纹图谱和网络药理学的当归炮制前后差异质量标志物研究[J].中草药，2023，54(18):5892

屈凌芸，薛蓉，宫静雯，等.指纹图谱结合网络药理学及分子对接的黑顺片质量标志物预测[J].世界中医药，2023，18(19):2719

R

饶啸天，黄林槿，郑培森，等.肠制大黄对便秘模型小鼠排便功能及结肠组织病理变化的影响[J].中医杂志，2023，64(18):1916

任天航，李喆，廉婧，等.UPLC-MS 法测定酸枣仁炮制前后的 12 种成分[J].华西药学杂志，2023，38(3):300

S

石双慧，王梦琳，魏晓彤，等.AHP-熵权法结合 Box-Behnken 设计-响应面法优选黄精酒制工艺及其炮制前后药效对比研究[J].中草药，2023，54(14):4467

石亚玲，单鲁豫，杨晶晶，等.基于定量核磁共振氢谱的神曲加工炮制过程中葡萄糖量变规律研究[J].中国中药杂志，2023，48(23):6396

史可，王春燕，姚超，等.基于粘度和色度探究九蒸九晒何首乌外观与内在质量的关联性及炮制火候分析[J].时珍国医国药，2023，34(10):2408

史亚博，傅饶，李铭轩，等.基于电子感官技术的醋香附饮片不同炮制程度判别及炮制终点量化研究[J].中国中药杂志，2023，48(18):5003

宋金菊，钟凌云，薛晓，等.炆远志炮制工艺优化及其成分与色泽相关性分析[J].中成药，2023，45(12):4085

宋玲玲，王君明，弓明珠，等.生地黄药汁炮制降低雷公藤肝毒性的作用机制[J].中华中医药杂志，2023，38

(5):2251

苏晓娟,宁晨旭,刘晓琴,等.焦山楂炮制工艺及其改善胃动力障碍小鼠症状的研究[J].世界科学技术(中医药现代化),2023,25(3):1168

隋利强,陈雯佳,范世明,等.LC-MS/MS法分析橘红不同炮制品中9种成分含量差异[J].中华中医药学刊,2023,41(11):226

T

田瀚举,杨颜溶,贾豪,等.基于红外光谱结合机器学习方法的牛膝不同炮制品及炮制程度的判别分析[J].中草药,2023,54(22):7387

W

王琴,袁成业,江勇,等.基于“汤剂相态-纳米组装”的气血双补方抗慢性心衰炮制增效机理研究[J].中国医院药学杂志,2023,43(11):1185

王艾琳,谢瑜,王青,等.多指标综合评价结合层次分析法探讨防风不同炮制工艺[J].中医药导报,2023,29(4):30

王艾琳,谢瑜,王青,等.多指标综合评价结合层次分析法优化防风炭炮制工艺研究[J].中医药导报,2023,29(5):48

王炳然,陈晶,马启风,等.基于HPLC-IT-TOF/MS分析不同炮制方法对地骨皮化学成分的影响[J].中华中医药学刊,2023,41(12):169

王梦琦,谷云霞,田静,等.蜘蛛香炒制过程中色泽与主要成分的相关性研究[J].中草药,2023,54(18):5916

王梦伟,王梦珂,李蒙恩,等.基于AHP-CRITIC法的清炒白术物性参数与有效成分相关性研究[J].中华中医药学刊,2023,41(9):37

王苗苗,周雅倩,顾湄,等.中药特色临方炮制品种挖掘——胆黄连饮片的炮制工艺及质量标准研究[J].中草药,2023,54(22):7421

王瑞生,李德华,张振凌,等.部颁方建曲发酵炮制对高脂血症大鼠的降脂作用机制研究[J].中药药理与临床,2023,39(10):41

王晓婷.基于UPLC-Q-TOF-MS/MS技术的知母盐制降血糖作用增效机理研究[D].长春:辽宁中医药大学,2023

王一鸣,张宏伟,张红伟,等.基于遗传算法优化绿豆煮马钱子的加压炮制工艺[J].中国药房,2023,34(19):2333

王奕博,张浩,任培芳,等.GC-IMS比较米泔水制苍术炮制过程中挥发性有机物的变化[J].中国现代中药,2023,25(12):2576

王永春,刘宇心,孟珈同,等.经典名方温经汤中酒当归炮制工艺优化及其指纹图谱的研究[J].中国新药杂志,2023,32(3):283

王玉昆,周添慧,段丽娟,等.基于UHPLC-Q-Exactive-MS大海马延缓果蝇衰老的代谢机制研究[J].药学学报,2023,58(7):1812

魏晴,冷宗瑶,杨思慧,等.基于熵权法结合响应面法和反向传播人工神经网络优化姜炙厚朴的炮制工艺[J].中国医院药学杂志,2023,43(13):1419

魏巍.黑参对非酒精性脂肪性肝病的改善作用及其机制研究[D].长春:长春中医药大学,2023

吴建雄,杨嵩虹,郭怡敬,等.基于UPLC-Q-TOF-MS/MS的陈皮醋制前后成分分析[J].中华中医药杂志,2023,38(9):4321

吴晓莹,张安然,杨丹阳,等.基于UPLC-Q-TOF-MS分析白术及其不同炮制品化学成分及其差异[J].时珍国医国药,2023,34(10):2395

吴鑫雨,邱丽媛,王又迪,等.基于智能感官与多源信息融合技术的香附炮制程度快速辨识方法研究[J].中草药,2023,54(21):7007

吴逸菲,卢鹏,刘传鑫,等.厚朴姜制前后化学成分UPLC-Q-TOF/MS分析[J].辽宁中医药大学学报,2023,25(9):74

武旭,钟恋,王晶,等.基于气相色谱-离子迁移色谱法结合分光测色仪技术分析不同胆汁及其所制胆南星的差异性[J].中华中医药杂志,2023,38(12):5700

X

肖小林,颜干明,龚千锋,等.基于多指标-响应曲面法优选樟帮醋闷乳香炮制工艺及其体外抗凝活性研究[J].中国中药杂志,2023,48(16):4402

谢灿,惠博平,左亚杰,等.基于化学计量学方法和指纹图谱技术研究乌药不同炮制品的质量控制[J].湖南中医杂志,2023,39(11):152

谢云峰,丁玲,苏思静,等.不同炮制方法对密蒙花有效成分及抗炎作用的影响[J].时珍国医国药,2023,34(5):1126

辛佳芸，陈佳，徐希科，等.基于尿液代谢组学探究龟龄集中附子炮制方法的减毒机制[J].中国实验方剂学杂志，2024，30(4)：166

徐梦丹，张雪晶，刘小康，等.基于趁鲜切制与传统切制工艺的人参饮片质量评价分析[J].中草药，2023，54(8)：2437

严林.泽泻盐炙前后改善肾阴虚水肿模型大鼠的作用机制分析[D].南昌：江西中医药大学，2023

杨丽，杨冬平，孙静，等.大黄炭炮制过程中“增效”和“减毒”潜在质量标志物的变化规律研究[J].中医药导报，2023，29(11)：66

杨柳，杜伟锋，葛卫红，等.蜜百合炮制过程色度值与主要成分相关性分析[J].中华中医药杂志，2023，38(9)：4309

杨百胜，李翠莲，邵玉锋，等.三颗针炮制前后对小鼠抗疲劳抗氧化影响[J].中药材，2023，46(3)：626

杨获印，戴坤，刘师愿，等.矿物药阳起石炮制工艺研究[J].贵州科学，2023，41(5)：62

杨琳琳，辛洁萍，李千，等.乌梅炭炮制过程中颜色与内在质量的相关性及其炮制终点研究[J].中国药房，2023，34(3)：289

叶雪珂，单国顺，付郁，等.靶向代谢组学联合16SrRNA基因测序分析地黄炮制前后对肾阴虚证大鼠肠道菌群的影响[J].中药新药与临床药理，2023，34(12)：1700

于淼，代悦，刘涛涛，等.古代经典九蒸九晒炮制过程中何首乌饮片物质基础与颜色特征的相关性分析[J].中国实验方剂学杂志，2023，29(16)：178

于淼，代悦，刘涛涛，等.基于物质基础与颜色变化相关性分析的制何首乌古今炮制方法探讨[J].中草药，2023，54(11)：3480

余香，龚千锋，李群峰，等.特制新会陈皮炮制前后成分变化及临床疗效观察[J].江西中医药大学学报，2023，35(5)：80

余典武，刘小涛，王宇航，等.鸡内金炮制品对大豆分离蛋白体外消化特性的影响[J].现代食品科技，2023，39(7)：82

郁红礼，谢雨薇，吴皓，等.ELISA法测定半夏及其炮制品中半夏凝集素含量[J].中国药品标准，2023，24(3)：268

袁诗农，王少男，段绪红，等.基于AHP-CRITIC复合熵权法和响应面法的蛇床子盐炙工艺优选[J].时珍国医国药，2023，34(2)：345

岳珠珠，王志成，姜明瑞，等.多花黄精酒蒸过程中色泽与化学成分含量的相关性研究[J].时珍国医国药，2023，34(2)：356

Z

詹菊，杨忠兰，王远敏，等.黔产苗药土党参趁鲜蒸制炮制工艺研究及炮制前后对小鼠脾虚动物模型的影响[J].世界科学技术(中医药现代化)，2023，25(4)：1398

张意.酒制多花黄精化学成分及炮制前后差异性成分制备[D].合肥：安徽中医药大学，2023

张国琴，李娜，郝冰玉，等.基于超快速气相电子鼻结合化学计量学比较不同方法炮制苦杏仁的挥发性成分差异[J].中华中医药杂志，2023，38(10)：4670

张佳旭，黄成凤，朱兴龙，等.基于CRITIC结合Box-Behnken响应面法的厚朴产地趁鲜加工与炮制一体化工艺研究[J].中草药，2023，54(17)：5560

张秀如，于明，崔雅晴，等.基于UPLC指纹图谱的菟丝子酒炙前后化学模式识别及多成分定量测定[J].中草药，2023，54(9)：2733

张谣林，刘振阔，王贤书，等.不同炮制工艺对磁石饮片质量的影响研究[J].微量元素与健康研究，2024，41(1)：41

张钰祺，颜干明，龚千锋，等.附子江西特色炮制品种“临江片”炮制工艺研究[J].药品评价，2023，20(2)：151

章宇珍，王云，程朋乐，等.基于颜色特征和支持向量机的焦栀子炮制程度识别方法[J].中华中医药杂志，2023，38(8)：3768

赵婷婷，裴科，于子涵，等.黄芪和蜜炙黄芪中糖类组分和非糖类组分的差异性研究[J].中草药，2023，54(5)：1586

钟凌云，邓延文，邓小燕，等.葛(葛根、粉葛)炮制前后黄酮类成分含量研究[J].中华中医药学刊，2023，41(8)：9

钟文峰，洪婉敏，刘晓霞，等.基于特征图谱结合效毒值与外观性状的蜜马兜铃炮制工艺研究[J].南京中医药大学学报，2023，39(2)：157

朱文婷，陆美霞，黄瑶洁，等.蜜糠炒苍术炮制工艺优选及其抗胃溃疡作用研究[J].中国药房，2023，34(18)：2213

卓鱼周，刘晓琴，王贤书，等.朱砂及其不同炮制品的显微结构及主微量元素含量差异性研究[J].中国药学杂志，2023，58(21)：1922

（六）中药药理

【概述】

2023年，在国内外医药相关期刊上发表中药药理相关研究论文有14 000余篇，CNKI收录8 000余篇，Web of Science收录5 700余篇。研究主要集中在对呼吸系统、心血管系统、消化系统、泌尿系统、内分泌系统的作用及抗肿瘤等方面，其中抗肿瘤和对内分泌系统、呼吸系统及消化系统的作用方面报道较多。

1. 对呼吸系统作用的研究

2023年中药及其复方在呼吸系统研究的论文有1 000余篇，主要聚焦于急性肺损伤(ALI)、慢性阻塞性肺疾病(COPD)、肺纤维化等，关注的中药有黄芩、大黄、黄芪等，成分有白藜芦醇、黄芩苷、黄芩素、大黄素等。Yang K等报道，姜黄二酮通过抑制血小板介导的中性粒细胞募集、浸润和中性粒细胞陷阱形成以及降低炎症反应和氧化应激水平，缓解脓毒症诱导的肺损伤。Shen XF等报道，乌药的异内酰内酯可降低脂多糖(LPS)刺激的RAW264.7巨噬细胞中诱导型一氧化氮合酶(iNOS)和环氧合酶2(COX-2)的表达，显著抑制NO和前列腺素E2(PGE2)的产生，降低LPS诱导的RAW264.7细胞中白细胞介素-1β(IL-1β)、IL-6和肿瘤坏死因子-α(TNF-α)的mRNA水平，有效缓解LPS诱导的ALI。兰悦嘉等报道，黄芩素通过抑制NOD样受体热蛋白结构域3(NLRP3)/半胱氨酸天冬氨酸蛋白酶-1(Caspase-1)/消皮素D(GSDMD)通路介导的细胞焦亡，改善LPS诱导的ALI。Huang J等报道，甘草查尔酮B抑制肺组织氧化应激和炎症反应，保护肺微血管内皮细胞，改善LPS诱导的ALI，其机制可能与Keap1/Nrf2通路有关。Jia XH等报道，红景天总皂苷抑制TLR4/NF-κB通路，抑制ALI小鼠血清中IL-6、IL-1β和TNF-α的释放，并降低肺组织中髓过氧化物酶(MPO)、T-SOD的活性和谷胱甘肽(GSH)、丙二醛(MDA)的含量，改善LPS诱导的ALI。Liu L等报道，黄芩素可通过螯合亚铁离子以及与花生四烯酸-15-脂加氧酶(ALOX15)相互作用抑制铁死亡，改善COPD。

Li ZH等和Zhou MG等报道，宣肺败毒汤(麻黄、苦杏仁、石膏、薏苡仁、茅苍术、广藿香等)通过促进Mfn1表达及激活Caspase11/NLRP3途径，增加线粒体融合，并抑制细胞核因子-κB(NF-κB)和丝裂原活化蛋白激酶(MAPK)通路，抑制促炎巨噬细胞极化，改善LPS诱导的ALI。Wang ZJ等报道，清胰汤(大黄、柴胡、木香、白芍药、芒硝、延胡索等)降低肠道病原体(大肠杆菌、肠球菌、消化链球菌、幽门螺杆菌)的相对丰度，同时增加产生短链脂肪酸细菌的相对丰度，而短链脂肪酸介导肠肺轴AMPK/NF-κB/NLRP3通路的激活，从而减少全身炎症和恢复肠道屏障，改善急性胰腺炎诱导的ALI。Lu Y等报道，扶正解毒汤(淡附片、干姜、甘草、金银花、皂角刺、五指毛桃等)通过肠道-微生物群-肺轴调节氨基酸代谢(甘氨酸、丝氨酸、谷氨酸、半胱氨酸和蛋氨酸)，改善LPS诱导的ALI。Nguyen VD等报道，紫苏子汤(紫苏子、橘红、半夏、厚朴、前胡、肉桂等)可以改善哮喘小鼠肺部的支气管高反应性、支气管炎症和组织病理学损伤，可能与其对PI3K/AKT1/mTOR、JAK2/STAT3和HIF-1α/NF-κB信号通路的调节有关。

2. 对心血管系统作用的研究

2023 年中药及其复方在心血管系统的研究论文有 900 余篇，聚焦于心肌纤维化、心肌肥厚、心力衰竭、动脉粥样硬化等，关注的中药有人参、黄芪等，成分有穿心莲内酯、人参皂苷 Rd 等。Ma XK 等报道，丹参酮 $Ⅱ_A$ 通过 COX-2/TNF-a/NF-κB 信号通路，降低关键促炎因子的表达，减少血管内皮炎症并防止斑块形成。Wang XP 等报道，人参皂苷 Rg3 通过直接靶向并激活 Unc51 样激酶 1(ULK1)，触发 FUNDC1 介导的线粒体自噬，改善心力衰竭。Lai Q 等报道，鲁斯可皂苷元靶抑制阴离子转运蛋白 1/3(OAT1/3)，抑制脂肪酸氧化相关的关键蛋白表达，包括过氧化物酶体增殖物激活受体-α、肉碱棕榈酰转移酶 1 和丙二酰辅酶 A 脱羧酶，有效恢复心脏功能，改善慢性心力衰竭。Feng JL 等报道，羟基红花黄 A 可降低 Beclin1 和缺氧诱导因子-1α(HIF-1α)在梗死区的表达，促进心肌细胞自噬以保护心肌细胞免受缺氧损伤，改善心力衰竭。Zhou DY 等报道，龙胆山酮酚可通过 BRD4/Nox4/ROS 轴缓解异丙肾上腺素诱导的心脏肥大和心功能障碍。

Wu LL 等报道，芪参益气滴丸(黄芪、丹参、三七、降香油)可促进线粒体生物发生(PGC-1α、Nrf1 和 TFAM)、线粒体融合(MFN-2 和 OPA1)和抑制线粒体过度裂变(Drp1 在 ser616 位点的磷酸化)，抑制铁死亡，改善心肌缺血。Jiang XJ 等报道，通心络(人参、水蛭、全蝎、赤芍药、蝉蜕、䗪虫等)可降低活性氧(ROS)的积累及其调节蛋白 COX2 和 iNOS 的表达水平，减少内皮细胞焦亡、caspase-1 的激活和炎性细胞因子的释放，改善动脉粥样硬化。

3. 对消化系统作用的研究

2023 年中药及其复方在消化系统的研究论文有 1 900 余篇，聚焦于急慢性结肠炎、胃食管反流、肝损伤和肝纤维化等，关注的中药有人参、白术、苍术、黄芪等。Zhong YB 等报道，人参皂苷 Rg1 通过调节肠道菌群和脂质代谢以及 Th1/Th2/Th17 细胞分化，缓解肥胖小鼠的结肠炎，改善血脂水平和肝功能。Li ZX 等报道，白头翁皂苷可增加结肠短链脂肪酸的含量，激活 G 蛋白偶联受体 43(GPR43)-NLRP3 信号通路，降低促炎细胞因子的水平，从而改善 DSS 诱导的结肠炎症状。Huang J 等报道，鲁斯可皂苷元可以通过调节 ErbB4/YAP 和 ROCK/MLC 通路来抑制达沙替尼诱导的肠道屏障功能障碍的副作用。Wang Y 等报道，苍术内脂 III 通过抑制 PI3K/AKT 通路和谷氨酰胺代谢，减轻肝纤维化。Hu JY 等报道，异泽兰黄素通过抑制 β-catenin/PAI-1 通路，抑制纤维化标志物 COL1α1 和 α-平滑肌肌动蛋白(α-SMA)的水平，降低肝胶原纤维的沉积，改善肝纤维化和肝星状细胞活化。Le YF 等报道，金盏花苷 E 通过抑制 PI3K/AKT/NF-κB 信号通路，阻碍炎症小体介导的焦亡，改善非酒精性脂肪性肝病。

Gao Y 等报道，血竭散(青州枣、干地黄、血竭)通过抑制纤维蛋白原样蛋白 1(FGL1)/NF-κB/STAT3 正反馈回路，抑制肠上皮细胞中的铁死亡以改善结肠炎。吴玉竹等报道，黄芩汤对慢性复发型溃疡性结肠炎(UC)大肠湿热证小鼠模型有明显的治疗作用，其机制与抑制 NF-κB 信号通路介导的肠道水液紊乱相关。姬永宽等报道，慢溃宁方(生黄芪、连翘、黄连、黄柏、白芍药、当归等)可抑制硫酸葡聚糖诱导 UC 小鼠 NLRP3/Caspase-1/GSDMD 细胞焦亡通路，缓解小鼠结肠炎症反应，减轻结肠损伤，改善肠道菌群紊乱。贾越博等报道，疏肝降逆和胃方(柴胡疏肝散加黄芩、旋覆花、代赭石)可抑制 NGF/TrkA 信号通路，改善非糜烂性胃食管反流病肝郁气滞证大鼠的中枢敏化作用。Lan T 等报道，四逆散通过调节 AMPK/p300/SREBP-1c 轴对脂肪酸合酶表达产生抑制作用，减轻过度的脂质积累，改善小鼠的脂肪肝。Zheng YF 等报道，芪甲柔肝方(黄芪、当归、鳖甲、䗪虫、丹参、桃仁等)通过调节 JAK1/STAT6-micro RNA-23a 负反馈环抑制巨噬细胞 M2 极化，从而改善肝功能和肝细胞损伤，并减少细胞外基质沉积。Zhao R 等报道，益气健脾配方

(太子参、黄芪、茯苓、当归、女贞子、白术等)通过调节三羧酸循环代谢,抑制肝细胞的焦亡,缓解肝损伤。Wu YY 等报道,养肝降酶方(女贞子、麦冬、枸杞、连翘、白术、甘草等)通过抑制 PINK1/parkin 介导的线粒体自噬和 NLRP3 炎症小体激活,发挥抗炎作用,并促进线粒体功能恢复,改善非酒精性脂肪性肝炎。

4. 对泌尿系统作用的研究

2023 年中药及其复方制剂在泌尿系统的研究论文有 1 200 余篇,主要聚焦于肾炎、急慢性肾损伤、肾纤维化等,关注的中药有丹参、淫羊藿等。Lin PL 等报道,丹酚酸 B 通过抑制 EZH2,调节 PTEN/AKT 通路,减轻肾小管间质纤维化。徐拓等报道,淫羊藿苷通过抑制 PI3K/AKT 信号通路活化影响高糖诱导的肾小管上皮细胞(HK-2)上皮-间充质转化。Zhao YD 等报道,淫羊藿苷可通过 AMPK 激活调节能量代谢,治疗腺嘌呤诱导的慢性肾脏病。魏瑞贤等报道,黄芪多糖能够改善糖尿病肾病小鼠肾组织血管内皮损伤,保护微血管结构与功能,延缓糖尿病肾病病情进展。

许晓刚等报道,益肾化湿颗粒可减轻系膜增生性肾小球肾炎大鼠蛋白尿及病理损伤,延缓疾病进展,其机制可能与下调 TGF-β1/Smad2/3 信号通路,抑制 ERK1/2 磷酸化相关。Meng J 等报道,车前子汤(车前子、牛膝、蒲黄、桑白皮)通过激活三磷酸腺苷结合盒转运体 G2(ABCG2)促进尿酸排泄,并减轻炎症小体 NLRP3 介导的炎症和凋亡因子,实现肾脏保护。Lan T 等报道,复方贞术调脂(黄连、女贞子、大蓟、丹参、杜仲、三七等)可降低尿白蛋白/肌酐比值,通过下调与炎症、纤维化和系统性钝化相关通路及基因的表达,减轻肾损伤。Ran CW 等报道,护肝布祖热颗粒(芹菜子、芹菜根、菊苣子、菟丝子、菊苣根、茴香根皮等)可能通过抗氧化应激、抑制细胞凋亡和降低血清炎症因子水平对急性肾损伤起到保护作用,其机制与抑制 NLRP3/Caspase-1 通路和 TLR4/NF-κB 通路相关。Zhou JB 等报道,矢志方(王不留行、车前子、白芥子、冬葵子)通过靶向 NLRP3 抑制尿酸诱导的肾小管上皮细胞焦亡,有效抑制肾小管炎症,阻止肾损伤进展。张孟娟等报道,益气活血通络方(黄芪、蝉蜕、地龙、僵蚕、乌梢蛇、丹参等)通过下调 Drp1 磷酸化水平、抑制血管新生,减轻单侧输尿管梗阻大鼠肾纤维化。Zhang XW 等报道,益神通络方(熟地黄、黄芪、山茱萸、丹参、大黄、血竭等)可能通过调节 Sirt6/TGF-β1/Smad2/3 信号通路以及促进 TGF-β1 的降解,显著改善肾脏损伤和纤维化。

5. 对内分泌系统作用的研究

2023 年中药及其复方在内分泌系统的研究论文有 1 200 余篇,主要聚焦于高脂血症、甲状腺功能亢进、多囊卵巢综合征(PCOS)和糖尿病等,关注的中药有柴胡、玄参、丹参、菟丝子、黄芪等,成分为柴胡皂苷、菟丝子总黄酮和黄芪多糖等。Zheng Q 等报道,柴胡皂苷通过增加肝脏对循环脂肪酸的摄取、促进脂肪酸氧化中的线粒体呼吸和细胞内胆固醇外流、高密度脂蛋白重塑、低密度脂蛋白颗粒清除和胆汁酸合成,调节胆固醇清除,保护肝脏免受脂质超载相关的氧化应激和脂质过氧化,进而缓解高脂饮食诱导的高三酰甘油血症和高胆固醇血症。Zhang N 等报道,玄参提取物可通过 MST1/Hippo 通路抑制甲状腺组织增殖,促进甲状腺组织凋亡和自噬,治疗甲状腺功能亢进。邢影等报道,丹皮酚通过纠正海马 P、四氢孕酮、GABAARα4 的表达,有效改善经前烦躁障碍症肝气逆证大鼠焦虑样行为,进而改善其神经-内分泌功能。王智威等报道,附子能通过调控 AMPK 信号通路上 FASN、PFKFB3、SCD1 基因的 mRNA 表达,进而影响神经-内分泌-免疫网络的生物学效应表达不同,并且无论是虚寒状态还是虚热状态,附子均能显著抑制 IRS2 的 mRNA 表达,这可能是其“效-毒”效应表达不同的机制。

Wu XZ 等报道,抵当汤通过激活 HIF-1 信号通路改善线粒体功能,降低 ROS 含量,抑制铁死亡和细胞凋亡,通过多靶点、多途径对动脉粥样硬化和高脂血症发挥治疗作用。林安盈等报道,健脾化痰方(茯苓、黄芪、浙贝母、柴胡、苍术、陈皮等)可有效缓解来曲唑联合高脂饲料导致的大鼠 PCOS 伴胰岛素抵抗,调节糖脂代谢,改善性激素水平及卵泡发育,其机制可能与 PI3K/AKT/mTOR 和 PI3K/AKT/GLUT4 信号通路有关。Hu WH 等报道,补肾健脾方(女贞子、覆盆子、白术、菟丝子、补骨脂、太子参等)显著降低睾酮诱导的 FOXO1 表达水平,并通过激活 PI3K/AKT1/FOXO1 通路显著缓解睾酮诱导的 KGN 活化自噬和凋亡,可有效缓减 PCOS。Tawulie D 等报道,降糖三黄丸(黄芪、大黄、地黄、麦冬、玄参、肉桂等)通过上调肠道 FXR/FGF15 和 TGR5/GLP-1 信号通路,调节肠道菌群与 BAs 代谢之间的相互作用,进而缓解 2 型糖尿病。

6. 抗肿瘤作用的研究

2023 年中药及其复方抗肿瘤研究论文有 1 700 余篇,关注于结直肠癌、肝癌、肺癌、乳腺癌和甲状腺未分化癌的防治作用与机制研究,涉及人参、鼠尾草、白芍药、三七、青蒿等。Wu YC 等报道,人参皂苷 Rh3 通过激活 GSDMD 依赖性焦亡和抑制溶质载体家族 SLC7A11,进一步激活 Stat3/p53/NRF2 轴导致铁死亡,从而消除结直肠癌细胞。Gao M 等报道,芍药苷增强细胞因子信号转导抑制因子 3(SOCS3)抑制 STAT3/PD-L1 信号传导,恢复 T 细胞杀死肿瘤细胞的敏感性,进而发挥抗肝癌的作用。Hou XN 等报道,丹酚酸 F 激活细胞凋亡信号通路,有效抑制具有 KRASG12D 突变的肺肿瘤基因,抑制肺癌细胞生长。Zhang J 等报道,双氢青蒿素通过调控 STAT3/DDA1 信号通路,增强顺铂耐药细胞的药物敏感性,抑制乳腺癌增殖。Xia LY 等报道,三七皂苷促进肿瘤血管内皮细胞的生成和连接,通过抑制 EphA2,改善乳腺癌免疫微环境、促进肿瘤血管正常化,从而抑制乳腺癌的增殖和转移。Hu YQ 等报道,土木香内酯通过 ROS 介导的线粒体依赖性半胱天冬酶激活诱导细胞凋亡和 GSDME 依赖性焦亡,发挥抗甲状腺未分化癌活性,可能具有协同增加甲状腺未分化癌症免疫治疗的潜力。栗粟等报道,夏枯草通过下调 MicroRNA-146b-3p 的表达水平,抑制 $BRAF^{V600E}$ 基因突变型甲状腺乳头状癌细胞的增殖,并降低其侵袭和迁移能力而发挥抗甲状腺状癌的作用。Li RZ 等报道,盐酸青藤碱通过激活 AMPK-mTOR 通路诱导细胞凋亡,发挥抗肿瘤作用,同时抑制 AMPK 的磷酸化减少 RA-FLS 细胞的生长,减少促炎细胞因子(如 TNF-α、IL-1β 和 IL-6)的产生减缓大鼠病理性关节炎的发展。Zhang XY 等报道,姜黄素促进细胞凋亡,抑制肿瘤细胞增殖、转移和侵袭,抑制 HPV 和诱导肿瘤细胞自噬,在宫颈癌治疗中具有显著疗效。

Huang B 等报道,片仔癀通过下调 ANRIL 依赖性 PI3K/AKT/VEGF-C 通路,抑制结直肠癌对 HLECs(淋巴管表皮细胞)的调节,从而缓解肿瘤淋巴管生成和转移。Su L 等报道,天门冬汤剂(天门冬、升麻、黄芩、前胡、甘草)通过 IL-1β 介导的 NF-κB 信号通路调节粒细胞髓源性抑制细胞(G-MDSC)活性并触发其凋亡,重塑肿瘤微环境,进而发挥抗肺癌作用。Wang Q 等报道,芪蔹方(黄芪、白蔹)抑制破骨细胞生成,抑制体内溶骨侵袭,从而抑制肺癌骨转移。Wu R 等报道,白头翁汤(白头翁、黄柏、黄连、秦皮)中 *β*-peltatin 通过触发 G2/M 期细胞周期停滞和细胞凋亡,抑制胰腺癌细胞的增殖。Huang N 等报道,消痰散结方(生半夏、生南星、白术、茯苓、川贝母、白芥子等)通过抑制 GnT-V 介导的 E-钙黏蛋白糖基化和促进 E-钙黏蛋白在细胞间连接处的积累,预防胃癌转移。Wang T 等报道,肠胃清汤剂(黄芪、党参、白术、猪苓、薏苡仁、预知子等)通过增加肿瘤细胞中 CD_8^+ 和 PD-1 CD_8^+ T 细胞的浸润,减轻炎症反应,改变肠道菌群来调节肿瘤免疫微环境,从而增强 PD-1 抑制剂抗肿瘤作用。

7. 药代动力学研究

2023 年,中药及其复方药物代谢动力学研究论文有 600 余篇。Yu C 等报道,葛根芩连汤(葛根、黄芩、黄连、甘草)与沙格列汀联合使用不仅能提高降血糖效果,还能增加沙格列汀的血浆暴露量,改善2型糖尿病。林静琼等报道,PEG400与辛夷挥发油共同给药,可显著增强辛夷挥发油和桉叶油醇与TNF-α、IL-6、L-1β、PGE2、NF-κB等多位点结合的亲和力,而PEG400提高辛夷挥发油及桉叶油醇血药浓度的可能机制是与多种炎症因子、靶点蛋白形成氢键。李兵杰等考察二妙丸与三妙丸中4种生物碱(黄柏碱、木兰花碱、小檗碱、巴马汀)在正常和关节炎模型大鼠体内的药动学与组织分布差异。结果显示,二妙丸中4种生物碱在正常与模型大鼠体内的药动学行为存在显著差异,说明4种生物碱的药动学行为与关节炎病理状态具有相关性;牛膝可增加4种生物碱在模型大鼠肝、肾和关节中分布而发挥引经作用,但对正常大鼠体内药物组织分布未有明显影响。推测牛膝可能通过调控关节炎疾病状态下相关转运体的表达而增加药物组织分布。王菲等报道,参附汤(人参、附子)中附子配伍人参可显著升高乌头碱、苯甲酰乌头碱、次乌头碱的达峰浓度和药时曲线下面积,其表观清除率明显降低,且达峰时间提前。

8. 毒理学研究

2023年,中药及其复方的毒理研究论文有500余篇,关注的中药有乌头、雷公藤、淫羊藿、栀子等。Li QJ等报道,乌头碱通过加速脂质过氧化损伤和抑制铁超负荷介导的SLC7A11/GPX4信号通路,触发SH-SY5Y细胞和斑马鱼幼虫神经细胞的铁死亡而诱导神经毒性。Zhang YR等报道,乌头碱可以通过过量兴奋性氨基酸的兴奋性毒性,诱导神经毒性,可引起细胞内Ca^{2+}过载和氧化应激反应,导致线粒体损伤,进一步导致Bax/Bcl-2通路调控细胞凋亡,糖酵解增加而加剧细胞损伤。Ge JC等采用非靶向代谢组学结合网络毒理学筛选雷公藤苷诱导的生殖毒性关键靶点,发现雷公藤苷可能通过CYP19A1、PIK3CA和PIK3CG三个靶点引起生殖毒性。Song L等报道,淫羊藿水提取物可能直接影响代谢过程和氨基酸合成途径,使苯丙氨酸、酪氨酸、亮氨酸和异亮氨酸等氨基酸的生物合成失调及苯丙氨酸的代谢失调,进而损伤肝脏和胰腺。

9. 对证候动物模型作用的研究

(1) 对表证和里证动物模型的作用　席超报道,葛根和粉葛通过调节肠道菌群普雷沃菌和约氏乳杆菌影响炎症因子IL-6和IL-8的释放,从而调节机体的体温调控中枢冷、热敏通路以减少棕色脂肪组织、骨骼肌的产热和舒张血管,发挥对风寒表证大鼠的解热作用。黄灿报道,麻杏苦甘汤(麻黄、苦杏仁、苦参、银柴胡、甘草)可有效改善风寒表证,通过抑制ALI中的炎性因子IL-1β、IL-6和TNF-α的分泌,下调磷酸化蛋白激酶B(p-AKT)的表达,抑制PI3K-AKT信号通路的激活,降低Bax和cleaved-caspase-3多种促凋蛋白表达,上调Bcl-2蛋白表达,从而抑制凋亡,发挥抗炎作用,改善肺组织损伤。

(2) 对寒证和热证动物模型的作用　陈俊其等报道,3味山姜属中药(高良姜、大高良姜、红豆蔻)黄酮类成分能够抑制胃溃疡寒证大鼠胃液分泌、提高胃酸pH值、降低胃蛋白酶活力,其机制与减少胃泌素(GAS)、胃动素(MTL)含量、增加SS含量、降低H^+-K^+-ATP酶活力有关,推测其通过对胃肠活动的影响,减少胃液分泌以及胃肠活动,通过对质子泵的影响,抑制H^+涌入胃腔,降低胃酸的生成,维持胃黏膜细胞内外离子平衡。罗娜娜报道,加味凉血消风散(水牛角粉、玄参、连翘、生地黄、地骨皮、牡丹皮等)通过下调银屑病样小鼠皮损中miR-203a-3p表达,上调SOCS3的表达,增强对JAK2/STAT3通路的抑制,调控该通路介导的线粒体凋亡途径,恢复小鼠表皮角质形成细胞增殖/凋亡平衡来治疗银屑病血热证。

(3) 对虚证和实证动物模型的作用　谢慧臣等报道,麸炒苍术通过调节结肠组织通透性及CAM-MLCK信号通路,双向调节结肠黏膜Claudin-1、Claudin-2等具有不同功能的紧密连接蛋白,增强肠上皮细胞屏障,修复受损的结肠黏膜组织结构,保护胃肠功能。张裕惠报道,健脾通脉方(黄芪、党参、丹参等)通过改善神经递质水平、突触可塑性、线粒体能量代谢以及抑制神经炎症与氧化应激,改善价慢性不可预知性温和刺激(CUMS)诱导的脾气虚小鼠抑郁样行为。张楚洁报道,补肾健脾方(熟地黄、山药、党参、白术、枸杞子、山萸肉等)通过抑制 NF-κB/SIRT1/SIRT6 信号通路介导的免疫炎症反应,调控炎症因子 IL-1β、TNF-α、IL-6 水平,发挥延缓肾虚证、脾虚证衰老大鼠的作用。俞月报道,参苓白术散(白扁豆、白术、茯苓、甘草、桔梗、莲子肉等)通过改善大鼠结肠组织的病理改变,降低结肠炎症反应,从而改善粪便性状指标,达到防治脾虚证功能性腹泻的作用。李小雅报道,四神丸水煎液可改善肾阳亏虚证泄泻小鼠肠道内容物菌群结构及功能的变化,促进丙酸、丁酸、异丁酸、异戊酸的合成,抑制肠道炎症反应,进而治疗肾阳亏虚证。侯欣等报道,柴黄胃溃宁(黄芪、柴胡、虎杖根、香附、桂枝、大枣等)能够增强大鼠肝郁脾虚证胃溃疡胃窦组织修复能力,其机制可能与调节肠道菌群数量和组成结构并改善其富集途径有关。段昱竹等报道,健脾润肤汤(党参、茯苓、苍术、白术、赤芍药、陈皮等)能减缓特异性皮炎脾虚证小鼠皮损进展,下调血清及皮损组织中细胞炎症因子水平。

(4) 对阴虚证和阳虚证动物模型的作用　赵罗娜等报道,附子-肉桂高剂量组通过上调 VIP/cAMP/PKA/AQP 通路提高肠道动力,平衡肠道水液代谢,从而改善阳虚型慢传输便秘大鼠的便秘症状。苏国明等报道,肉苁蓉总苷、总寡糖对肾阳虚大鼠血清甲状腺素(T4)、促甲状腺激素(TSH)、促肾上腺皮质激素(ACTH)含量及促甲状腺素释放激素(TRH)、促肾上腺皮质激素释放激素(CRH)mRNA 表达有显著回调作用,可显著改善大鼠肾阳虚症状,其中总苷效果最佳。张明亮等报道,补骨脂通过调控体内相关氨基酸代谢和鞘脂代谢等相关代谢,对肾阴虚证与肾阳虚证两种易感证侯,发挥改善肝损害与肝保护作用。王祥山等报道,鹿鞭对阴虚及阳虚证均有一定调节作用,且可以通过影响 PI3K-Akt 通路增加糖原合成以起到抗疲劳作用。何丽君等基于哺乳动物雷帕霉素靶蛋白信号通路研究发现,淫羊藿苷抑制 mTOR 信号通路活性对肾阳虚小鼠起到肾保护的作用。姜冬云等报道,茯苓四逆汤化裁方(制附片、人参、干姜、茯苓、丹参、川芎)通过降低血浆 BNP、ET、TNF-α 水平,有效地阻断心肾阳虚型慢性心力衰竭大鼠心室重构效应。李晓玲等报道,理中汤合四神丸通过抑制 JAK2/STAT3-SOCS6 信号通路的激活,调节免疫系统平衡,修复受损结肠黏膜,治疗脾肾阳虚型 UC。赵哲等报道,真武汤通过抑制肾组织中 NLRP3/ASC/Caspase-1 通路表达,显著改善脾肾阳虚型小鼠一般状态和肾功能,降低炎症反应,减轻肾病理损伤。

冯静等报道,茯苓通过抗氧化应激改善阿霉素诱导的阴虚水肿大鼠肾损伤而表现出利水作用,但对病证的热象无明显影响。孙晓霞等报道,滋补脾阴方(红参、山药、茯苓、白芍药、白扁豆、石菖蒲等)改善脾阴虚大鼠骨骼肌线粒体能量代谢异常,其机制可能与调节线粒体呼吸链复合物Ⅰ、Ⅱ、Ⅲ及 ATP 合酶的活性有关。马利芳等报道,复方地黄颗粒(熟地黄、白芍药、钩藤、珍珠母、丹参、石菖蒲等)通过上调谷氨酸/天冬氨酸转运体(GLAST)、谷氨酸转运体 1(GLT-1)及下调 γ-氨基丁酸转运体 1(GAT-1)水平,改善谷氨酸与 γ-氨基丁酸失衡,发挥治疗帕金森病阴虚动风证作用。

随着现代科学技术的发展,分子生物学技术、先进组学技术以及高通量筛选分析检测技术的联合运用使中药的研究领域不断拓宽和精细。并且网络药理学和生物信息学的不断推广,对于诠释中医药理论的现代科学内涵,为中药防治疾病提供现代科学依据。此外,结合中医证候模型、中药药代动力学和毒理学研究,更加客观地评价中药及复方的有效性与安全性,为新药研发奠定良好的基础,促进中医药的现代化和国际化。

(撰稿:安伟 代玉洁 唐嘉辉 寇俊萍　审阅:王树荣)

【丹参酮药理作用的研究】

1. 神经保护作用

肖新莉等研究显示，丹参酮Ⅱ$_A$可能通过调节PTEN/AKT/mTOR通路改善颞叶癫痫小鼠慢性期癫痫的齿状回病理结构的形成与发展，从而起到抗癫痫的作用。左琦等研究显示，丹参酮Ⅱ$_A$通过增加大电导钙激活钾通道蛋白和NO表达，促进微管相关蛋白-2生成，对缺氧损伤的大鼠前庭内侧核神经元发挥神经保护作用。Si JC等研究显示，丹参酮Ⅱ$_A$可显著提高间歇性低氧条件下HT22细胞的活性，其神经保护机制可能与激活AMPK/mTOR自噬通路抑制氧化应激和神经元凋亡有关。Zhu XC等研究显示，丹参酮Ⅱ$_A$促进神经细胞增殖，抑制细胞ROS的产生，抑制线粒体膜电位的变化，激活Keap1-Nrf2/ARE信号通路，同时诱导和调节下游醌氧化还原酶-1(NQO1)、血红素加氧酶1(HO-1)的上调，保护细胞免受脑梗死的影响。Wan C等研究显示，丹参酮Ⅱ$_A$可通过减轻SIRT1介导的内质网应激促进Aβ转运，改善APP/PS1小鼠的认知缺陷。Yang FH等研究显示，丹参酮Ⅱ$_A$抑制NF-κB/NLRP3炎性小体的激活，保护和改善蛛网膜下腔出血后的早期脑损伤。刘陈等研究显示，二氢丹参酮Ⅰ可改善急性缺血性脑卒中大鼠的神经功能，缩小脑梗死体积，改善局部脑血流灌注，具有促进缺血后血管生成和神经保护作用，其机制可能与促进HIF-1α表达有关。

2. 心肌保护作用

周露等研究显示，丹参酮Ⅱ$_A$通过激活蛋白激酶C调控Cx43表达和磷酸化，改善再灌注后心律失常，减轻心肌缺血再灌注(I/R)损伤。王亚超等研究显示，二氢丹参酮Ⅰ能保护氧糖剥夺/复氧(OGD/R)诱导的H9c2细胞损伤，机制可能与上调EGR2、EMC6、Junb、rpl13和Trir表达有关。谭国耀等研究显示，丹参酮Ⅰ通过激活Nrf2、上调Nqo1的表达，对雷公藤甲素引起的心肌H9c2细胞损伤具有一定的保护作用。陈阳等研究显示，丹参酮Ⅰ能有效抑制H_2O_2诱导的HL-1细胞损伤，其机制可能与调控前列腺素内过氧化物合酶2(PTGS2)、基质金属蛋白酶2(MMP2)和丝裂原活化蛋白激酶14(MAPK14)蛋白的表达有关。Chai RN等研究显示，丹参酮Ⅱ$_A$可以通过抑制TLR4/NF-κB p65信号通路，抑制心肌细胞焦亡，增强心功能、减轻心肌损伤。Hu T等研究显示，丹参酮Ⅱ$_A$预处理能有效减轻缺氧/复氧损伤模型中H9c2心肌细胞损伤。Wen L等研究显示，丹参酮Ⅱ$_A$可以增加14-3-3η的表达，调节Akt/Beclin1通路，抑制过度自噬，维持线粒体功能，改善能量供应和氧化还原平衡，缓解细胞凋亡，保护I/R损伤。

3. 血管内皮保护作用

马露等研究显示，丹参酮Ⅱ$_A$和内皮祖细胞来源外泌体均能对POVPC诱导的胸主动脉血管内皮细胞产生保护作用，其机制与激活PI3K/Akt通路相关，两者联合应用，疗效增加。Zhou ZY等研究显示，丹参酮Ⅱ$_A$磺酸钠可以显著逆转Hcy诱导的人脐血管内皮细胞的细胞死亡，并改善细胞周期进程、增殖和细胞迁移功能，还能提高AKT和MAPKs的磷酸化水平，抑制sirtuin1、NRF2和HO-1的蛋白表达，其机制可能与激活AKT/MAPKs、SIRT1/NRF2/HO-1和NNMT/MNA信号通路，抑制细胞内氧化应激和线粒体功能障碍有关。此外，丹参酮Ⅱ$_A$磺酸钠还可阻止Hcy诱导的细胞内烟酰胺N-甲基转移酶随细胞内甲基烟酰胺的升高而降低，增强其对Hcy诱导的内皮细胞死亡的保护作用。Heng YY等研究显示，丹参酮Ⅱ$_A$磺酸钠通过保护糖尿病小鼠内皮祖细胞的增殖和分化功能，抑制糖尿病小鼠内膜增生，其机制与抑制RAGE-TXNIP-NLRP3炎症小体通路，保留CAT活性有关。

4. 改善动脉粥样硬化

张一凡等研究显示，丹参酮Ⅱ$_A$可以降低动脉粥样硬化模型小鼠血清 TC、TG、LDL-C 水平，升高 HDL-C 水平，减小主动脉根部斑块相对管腔面积比值，增加 ABCA1 和 ABCG1 蛋白水平，减少 RAW264.7 细胞内的脂滴累积。表明丹参酮 $Ⅱ_A$ 通过促进胆固醇逆向转运，抑制泡沫细胞形成，改善脂代谢，发挥抗动脉粥样硬化的作用。Ma XK 等研究显示，丹参和丹参酮 $Ⅱ_A$ 均能减轻 $ApoE^{-/-}$ 小鼠斑块的形成和脂质的积累，降低血管炎症因子的表达，同时丹参酮 $Ⅱ_A$ 通过 COX-2/TNF-a/NF-κB 信号通路，减少血管内皮炎症并阻止斑块形成。Qian Y 等研究显示，丹参酮 $Ⅱ_A$ 通过 miR-214-3p/ATG16L1 轴调节 MAPK/mTOR 信号介导的自噬，改善动脉粥样硬化。Xuan Y 等研究显示，丹参酮 $Ⅱ_A$ 减少 NADPH 氧化酶 2(NOX2)和 NOX4 以及下调 NF-κB 信号通路，减轻氧化应激，这有助于改善动脉粥样硬化。

5. 肺保护作用

张晓慧等研究显示，丹参酮 $Ⅱ_A$ 可以减轻脓毒症小鼠 ALI，其机制可能是通过抑制 PI3K/AKT 信号通路，调控 NETs 水平，减轻炎症反应。Li XX 等研究显示，丹参总酮在体内外通过与 NEK7 结合，调节 NLRP3 炎性体激活和 PLCγ2-PIP2 信号通路，从而减轻 ALI。黄约诺等研究显示，丹参酮 $Ⅱ_A$ 通过下调脓毒症大鼠肺损伤中高迁移率族蛋白 B1 表达，抑制 TLR4/MyD88/NF-κB 通路，减少炎症因子释放，保护脓毒症大鼠肺组织。庄贤锐等研究显示，丹参酮 $Ⅱ_A$ 是作用于 AKT1、雄激素受体（AR）、PTGS2、表皮生长因子受体（EGFR）和黄体酮受体（PGR）等相关靶点，抑制氧化应激、炎症反应改善重症肺炎。

6. 肾保护作用

刘瑞琦等研究显示，丹参酮 $Ⅱ_A$ 能抑制尿酸诱导 HK-2 细胞凋亡，并通过上调 E-钙黏蛋白的表达，下调 α-SMA 的表达，缓解尿酸诱导 HK-2 细胞上皮细胞-间充质转分化，从而起到抗肾纤维化的作用。张伟梁等研究显示，丹参酮 $Ⅱ_A$ 可通过抑制线粒体损伤及炎症，改善尿酸诱导的 HK-2 细胞纤维化。Wu Q 等研究显示，丹参酮 $Ⅱ_A$ 对 db/db 小鼠肾脏具有保护作用，可以通过调节 Txnip/NLRP3 炎性体抑制焦亡，延缓糖尿病肾损伤的进展。Xu Z 等研究显示，丹酚酸 B 和丹参酮 $Ⅱ_A$ 能协同改善早期糖尿病肾病大鼠的血糖和血脂紊乱、肝脏和肾脏损伤以及抵抗肾脏炎症，其机制可能与调节 PI3K/Akt/NF-κB 信号通路有关。

7. 肝和肠保护作用

赵梦溪等研究显示，隐丹参酮对非酒精性脂肪性肝病具有治疗作用，能够改善脂质代谢，促进肝脏脂质排出，改善肝功能和减少肝脏脂质沉积，其机制可能与调节脂肪酸 β-氧化、减轻炎症反应及平衡氧化应激有关。同时隐丹参酮可能通过调节 AMPK/Nrf2 信号通路，提高抗氧化能力，减少肝脏脂质蓄积，发挥肝脏保护作用。刘翔等研究显示，丹参酮 $Ⅱ_A$ 能够有效抑制肠上皮细胞的铁死亡，可能是其治疗炎症性肠病的重要机制。陈聪敏等研究显示，丹参酮 $Ⅱ_A$ 通过抑制 PI3K/Akt 信号通路，减少 NETs 生成，增加 Claudin-1 蛋白表达，降低肠黏膜通透性，发挥对脓毒症小鼠肠损伤的保护作用。

8. 骨保护作用

Chen F 等研究显示，丹参酮 $Ⅱ_A$ 可以减弱 oxLDL 诱导的内质网应激，同时抑制瓣膜间质细胞中成骨细胞因子和炎症细胞因子的表达，发挥抗炎和抗成骨作用。Sun JJ 等研究显示，丹参酮 $Ⅱ_A$ 增强 IL-1β 抑制的 NEAT1_2 的表达，影响软骨细胞表型相关基因的转录，从而促进炎症环境下的软骨再生。当软骨细胞暴露于炎性细胞因子时，丹参酮 $Ⅱ_A$ 通过调节相关基因减轻软骨细胞氧化应激，抑制软骨退化，并在体外和体内促进有效的软骨再生。Liu W 等研究显示，丹参酮 $Ⅱ_A$ 通过调节 MMP9/RAGE/TLR9 轴，抑制类风湿关节炎成纤维样滑膜细胞的增殖并影响自噬，最终改善小鼠类风湿关节炎症状。

9. 抗肿瘤作用

陈星等研究显示，丹参酮II_A能够诱导食管癌细胞 EC109 的 G2 期阻滞，促进其凋亡，其机制可能与抑制 STAT3 通路有关。杨舒涵等研究显示，隐丹参酮通过抑制人乳腺癌 MCF7 细胞迁移与侵袭，降低$CD_{24}^{-/low}CD_{44}^{+}$细胞群数量，影响肿瘤干细胞相关蛋白表达，降低细胞干性，从而呈剂量依赖性地抑制 MCF7 细胞增殖，将细胞周期阻滞于 S 期，并诱导细胞凋亡。Xia MM 等研究显示，丹参酮Ⅰ通过调节 KDM4D/p53 通路，诱导胃癌铁下垂抑制。Wang B 等研究显示，丹参酮II_A磺酸钠通过 miR-874/eEF-2K/TG2 轴的介导，降低肺腺癌的发生。Zhu GH 等研究显示，隐丹参酮和丹参酮II_A均显著抑制 A549 肿瘤细胞的增殖和肿瘤生长，其机制可能与降低 miR-21-5p 表达、提高促紧密连接蛋白表达有关。Qin CD 等研究显示，尽管丹参酮II_A不能抑制体内肿瘤生长，但可显著增强索拉非尼对肝癌的抑制作用，缓解肿瘤微环境缺氧，且可通过 PI3K-AKT 信号通路减少 HIF-1α 和 HIF-2α 的表达来实现。Cao YQ 等研究显示，丹参酮II_A通过抑制 AKT/WEE1/CDK1 信号通路，调节结直肠癌细胞中生存素的表达和磷酸化，在抑制肿瘤发生和逆转 5-Fu 耐受方面发挥双重调节作用。

10. 其他作用

Liu WB 等研究显示，丹参酮II_A可以分别激活 MAPK 和 Akt 信号传导，促进肌肉干细胞的增殖和分化能力，显著改善肌肉损伤后的肌肉再生和肌肉功能恢复。Zhang XX 等研究显示，丹参酮II_A可以调节粘连、侵袭和血管生成，从而改善异位子宫内膜的病理形态，抑制异位病变的形成，PI3K/AKT/mTOR 信号通路可能在控制这一过程中发挥关键作用。李晗等研究显示，雾化吸入丹参有效成分(丹参多酚酸盐与脂溶性成分丹参酮II_A磺酸钠)可以抗大鼠肺纤维化，其机制可能与改善凝血纤溶系统的异常有关，其中丹参水溶性成分丹参多酚酸盐效果优于脂溶性成分丹参酮II_A磺酸钠。

（撰稿：傅晨玲　魏雅婷　孟祥辉　陈昕炜　张红梅　审阅：王树荣）

【人参皂苷类成分神经保护作用的研究】

人参皂苷是人参的主要活性成分，可通过抑制钙超载、抗氧化应激、抗炎、促进血管新生和调节肠道菌群等机制发挥神经保护作用。

1. 对脑血管疾病的作用

Zhang M 等研究显示，人参皂苷 Rb1 可通过缓解氧化应激和炎症来抑制铁死亡，从而对缺氧缺血性脑病发挥神经保护作用。周璐等研究显示，人参皂苷 Rb1 通过激活 Wnt 信号通路改善局灶性脑缺血再灌注损伤小鼠的神经功能，并提高海马体中尼氏体数量。Liu Y 等研究显示，人参皂苷 Rb1 通过调节氧化型辅酶Ⅰ(NAD)/还原型辅酶Ⅰ(NADH)的氧化还原改善氧糖剥夺/复氧诱导的星形胶质细胞病变。Fu J 等研究显示，人参皂苷 CK 可通过抑制蛋白酪氨酸磷酸酶 1B(PTP1B)介导的胰岛素受体底物 1 酪氨酸去磷酸化来减少脑缺血再灌注诱导的神经元凋亡。Huang QX 等研究显示，人参皂苷 CK 通过线粒体 E3 泛素蛋白连接酶(Mul1)/线粒体融合蛋白 2(Mfn2)介导的线粒体动力学功能改善脑缺血再灌注损伤。王宝祥等研究显示，人参皂苷 Rd 通过 SHH 信号通路促进脑梗死区域血管生成，改善中脑动脉栓塞模型大鼠预后并发挥保护作用。Guan Y 等研究显示，人参皂苷 Rg1 可通过抑制小胶质细胞中的 TLR4/MyD88/NF-κB 和 TLR4/TRIF/IRF-3 信号通路来抑制炎症，继而减轻脑缺血再灌注损伤。胡凯超等研究显示，人参皂苷 Rg1 通过激活 Nrf2/xCT/GPX4 通路，抑制神经元铁死亡，改善缺血性脑卒中损伤。王坤等研究显示，人参皂苷 Rg1 可调控缺血性脑卒中大鼠的 Epac1/Rap1 信号通路，减轻脑神经元的氧化应激反应，减轻神经功能损害，发挥神经细胞保护作用。白雅林等研究显示，人参皂苷 Rg1 通过调节 miR-144-3p/FPR2/p38 信号通路改善实验性脑出血大鼠的血脑屏障损伤和神经炎症。郭文文等研究显示，人参皂苷 Rg1 能够显著改善创伤性脑损伤模型小鼠的血脑屏障损伤、减轻神经炎症，从而发挥改善神经功能的作用。

2. 对帕金森病(PD)的作用

Ren Y 等研究显示，人参皂苷 Rk1 可通过激活 SIRT3 介导的 Nrf2/HO-1 信号通路，对 1-甲基-4-苯基吡啶(MPP^+)/1-甲基-4-苯基-1，2，3，6-四氢吡啶(MPTP)诱导的 PD 动物模型发挥神经保护作用。徐燕等研究显示，人参皂苷 Re 可显著缓解鱼藤酮诱导的果蝇脑神经毒性，其机制是通过维持线粒体稳态和激活 Kelch 样 ECH 相关蛋白 1(Keap1)-Nrf2-ARE 信号通路，提高脑神经元的抗氧化能力，抑制线粒体介导的神经元凋亡，从而发挥神经保护作用。

3. 对脊髓损伤的作用

Wen S 等研究显示，人参皂苷 Rb1 可通过激活 Sirtuin 3 通路，显著抑制神经元氧化应激、增加糖酵解活性和 ATP 产生、促进前角运动神经元的存活和后肢运动功能的恢复，继而改善脊髓损伤。Shen K 等研究显示，人参皂苷 Rg1 可促进脊髓损伤大鼠中星形胶质细胞直接转分化为神经元，从而修复损伤的脊髓。Xi B 等研究显示，人参皂苷 Rg1 通过影响脑源性神经营养因子(BDNF)/细胞外信号调节激酶(ERK)信号转导，减弱大鼠脊髓损伤后海马神经发生障碍和神经元凋亡。

4. 对阿尔茨海默病(AD)的作用

Wang N 等研究显示，人参皂苷 Rg1 通过干预 PTEN 诱导激酶 1(PINK1)-Parkin 通路恢复线粒体自噬，并诱导小胶质细胞吞噬作用，减少海马体中淀粉样蛋白 β(Aβ)的沉积来改善 AD 小鼠模型中的记忆缺陷。Li XW 等研究显示，人参皂苷 Rg1 通过抑制淀粉样前蛋白(APP)/早老蛋白 1(PS1)小鼠的 NLRP1 炎症小体和自噬功能障碍，缓解学习和记忆障碍。Ye XJ 等研究显示，人参皂苷 Rg2 可通过干预 MAPK-ERK 信号通路缓解阿尔茨海默病的 3xTg-AD 小鼠模型的神经血管损伤。She LY 等研究显示，人参皂苷 Rk3 可通过激活 AMPK/Nrf2 信号通路来抑制神经元凋亡、减轻氧化应激和恢复神经元细胞的线粒体膜电位，继而改善 APP/PS1 模型小鼠的空间学习和记忆缺陷。Li N 等研究显示，人参皂苷 CK 可通过靶向 Aβ 来抑制其积累，进而增加神经元核中 Nrf2 的表达水平，减轻神经元的氧化损伤，改善突触功能，保护 AD 小鼠的神经元损伤。Ren Z 等研究显示，人参皂苷 Rh4 不仅能够抑制小胶质细胞和星形胶质细胞过度活化引起的炎症反应，还可通过调控 Wnt2b/丝氨酸/苏氨酸激酶(GSK-3β)/SMAD 家族成员 4(SMAD4)信号通路，抑制小鼠海马中 tau 蛋白的过度磷酸化。同时，人参皂苷 Rh4 可减少 Aβ 积累，增加树突棘的密度，并抑制神经元过度凋亡和自噬导致的突触结构损伤。

5. 对癫痫的作用

Zhang JW 等研究显示，人参皂苷 Rg1 可通过干预 ERK/cAMP 反应元件结合蛋白(CREB)/BDNF 信号通路，减少神经元凋亡、减轻氧化应激和炎症来改善癫痫大鼠的学习记忆能力。Wu JH 等研究显示，人参皂苷 Rh2 能够通过 FOXO3a-KEAP1-NRF2 通路，抑制 CBP/p300 介导的 FOXO3a 乙酰化来改善癫痫诱导的氧化应激。何频等研究显示，人参皂苷 Rb1 可通过下调组蛋白脱乙酰基酶 5(HDAC5)抑制神经元凋亡和自噬，缓解癫痫大鼠的海马神经元损伤。

6. 其他作用

Dong XN 等研究显示，人参皂苷 Rg1 可通过抑制 PLC-CN-NFAT1 信号传导来改善 2 型糖尿病小鼠相关的神经元损伤和认知功能障碍。Liu SL 等研究显示，人参皂苷 Rg1 可通过干预 PI3K/AKT 通路改善氯吡硫磷(CPF)诱导的小鼠脑损伤。Wu ZB 等研究显示,人参皂苷 Rg1 可通过调节神经炎症和海马可塑性来减轻心搏骤停引起的认知损伤。Lu HF 等研究显示,人参皂苷 Rg1 可通过抑制 Bcl-2/Bax/caspase-3 凋亡信号通路,改善睡眠剥夺引起的学习和记忆障碍。Jiang N 等研究显示,人参皂苷 Rg1 和人参皂苷 Rb1 均对模拟微重力诱导的大鼠认知障碍具有保护作用,主要通过减轻线粒体功能障碍和氧化应激、抑制细胞凋亡、增加突触可塑性和恢复 BDNF-TrkB/PI3K-AKT 信号传导等途径发挥药效。

(撰稿:包亮英 寇俊萍 审阅:王树荣)

【中药防治慢性阻塞性肺疾病的实验研究】

1. 抑制气道胶原沉积,改善气道重塑

谢荣芳等研究显示,补元汤(党参、炒白术、黄芪、当归、升麻、柴胡等)降低 NF-κB、NLRP3、基质金属蛋白酶组织抑制因子 1(TIMP-1)、IL-1β、IL-18 表达,提示补元汤可能通过调控 NLRP3 炎症小体信号通路,保护慢性阻塞性肺疾病(COPD)大鼠肺组织,减少气道胶原沉积,从而改善气道重塑。黄勇等研究显示,野菊花颗粒明显降低 COPD 模型大鼠肺组织中羟脯氨酸浓度和基质金属蛋白酶 9(MMP9)、TIMP-1 的表达水平,从而减轻气道炎症与重塑。丁海东等研究显示,金莲花总黄酮通过其特有的抗炎作用下调老年肺气肿小鼠肺组织 p-p38 MAPK、p-细胞外调节蛋白激酶(p-ERK1/2)表达,减轻小鼠肺部的炎症反应,抑制气道分泌物的产生,改善气道重塑,从而抑制 COPD 形成。

2. 抑制氧化应激和炎症反应

刘杨等研究显示,补肺益肾方(人参、炙黄芪、山茱萸、赤芍药、矮地茶、陈皮等)能够显著提高 COPD 大鼠肺组织 Pkm2、Nrf2、GCLC、GCLM 的 mRNA 和核蛋白表达水平,提示该方能够调控 Pkm2 入核转录共激活 Nrf2 信号通路,增加下游抗氧化蛋白表达,对抗 COPD 大鼠肺部线粒体氧化应激。杨柳柳等研究显示,肺康颗粒(五指毛桃、太子参、茯苓、白术、苦杏仁、炒紫苏子)能够促进哺乳动物 STE20 样蛋白激酶(MST)1/2 表达,并通过 MST/hippo 通路干预炎症。刘海叶等研究显示,玉屏风颗粒(黄芪、白术、防风)可影响 COPD 模型大鼠肺泡管洗液代谢产物和肠道微生物的菌群结构,调节"肺-肠轴"平衡,改善大鼠肺部炎性及氧化应激反应。唐斌等研究显示,白藜芦醇通过抑制 NF-κB 信号通路,阻断树突细胞成熟,从而恢复 COPD 小鼠 Th-17/Treg 的平衡,在延缓 COPD 小鼠气道炎症的发生发展中起重要作用。郑忻等研究显示,加味二陈汤(麻黄、半夏、姜、葶苈子、茯苓、地龙等)对 COPD 大鼠有明显治疗作用,能显著提高大鼠肺功能,其机制可能与抑制平滑肌细胞中 Janus 激酶/转录激活子(JAK/STAT)信号活性有关。廖健杉等研究显示,复方佛耳草合剂(佛耳草、鱼腥草、车前草、地龙、百部、陈皮等)对 COPD 大鼠受损肺组织与肺通气功能障碍具有修复作用,可明显抑制肺组织炎症因子与基因的表达水平,且呈剂量依赖性,其机制可能与调控 p38MAPK 信号通路活化、减少气道炎症发生相关。胡文豪等研究显示,二陈汤加味方药(姜半夏、麻黄、陈皮、炒苦杏仁、葶苈子、党参)对 COPD 大鼠肺组织有抗炎作用,其机制可能是通过下调肝素结合因子、跨膜受体蛋白和 Hey1 mRNA 表达有关。

3. 改善 COPD 并发症

轩银霜等研究显示,调补肺肾三法中补肺健脾方(炙黄芪、党参、炒白术、茯苓、浙贝母、矮地茶等)、补肺益肾方(人参、炙黄芪、山茱萸、赤芍药、矮地茶、陈皮等)、益气滋肾方(人参、黄精、麦冬、五味子、百部、陈皮等)均能够通过减少结肠上皮细胞与细胞间紧密连接损伤,降低肠道黏膜屏障通透性,改善 COPD 大鼠肠道黏膜屏障损伤,从而保护肠道黏膜屏障完整性,改善肠道炎症反应。另调补肺肾三法均可改善 COPD 稳定期大鼠肠道功能障碍,其机制可能与抑制肺与结肠中 IL-6、IL-33 和 IFN-γ 的释放,降低肺与肠道炎症反应有关。朱张求等研究显

示，芪白平肺胶囊（黄芪、生晒参、川芎、薤白、葶苈子、五味子等）可通过抑制 JAK1/STAT3 信号通路的转导，降低下游炎症因子的表达，从而减轻全身或局部的炎症损伤，抑制肺血管性相关细胞血管内皮生长因子（VEGF）、结缔组织生长因子（CTGF）表达的增殖，延缓 COPD 继发肺动脉高压的形成与发展。王旭红等研究显示，清肺化痰逐瘀汤（鱼腥草、黄芩、桑白皮、全瓜蒌、浙贝母、杏仁等）有效改善 COPD 大鼠肺功能障碍，减少胶原纤维的沉积并抑制成纤维细胞的活化，下调 IL-6、TNF-α 等炎症因子减少全身性炎症反应，修复肠道黏膜屏障，减少细菌与内毒素进入血循环。

4. 其他作用

魏焱鑫等研究显示，通赛颗粒（葶苈子、地龙、浙贝母、酒大黄、蜜麻黄、赤芍药等）可上调 COPD 急性加重期大鼠连接蛋白表达，并且直接作用于气道上皮保护屏障功能，其潜在机制可能与抑制支气管上皮细胞中 EGFR/ERK 信号通路激活有关。罗倩等蛋白质组学研究显示，痰热清注射液（黄芩、熊胆粉、山羊角、金银花、连翘）通过干预坏死、凋亡、自噬和相关并发症的发生等机制，改善 COPD 动物模型炎症表达和肺功能的降低。周子也等研究显示，泽漆水提物通过改善小鼠肺功能和肺组织结构损伤，减轻机体炎症和氧化应激反应并抑制上皮细胞增生，从而达到抑制 COPD 小鼠向早期癌前病变转化的作用。

（撰稿：朱紫含　张媛媛　寇俊萍　审阅：王树荣）

【中药防治慢性心力衰竭的实验研究】

1. 抑制炎症反应

范星宇等研究显示，参附注射液（红参、附片）可以显著改善慢性心力衰竭大鼠的心功能，抑制心肌纤维化，抑制 NLRP3/caspase-1 通路的表达，减轻心肌细胞焦亡损伤。陈铭钦等研究显示，益心附葶饮（黑附片、葶苈子、太子参、茯苓、丹参、白术等）通过下调 HIF-1α 蛋白表达，抑制 HIF-1/VEGF 信号通路介导的炎症反应，降低心力衰竭大鼠血清 NT-proBNP、hs-CRP、ET-1、IL-6 表达，减缓心室重构进程。Lan TH 等研究显示，心力方（车前草、生黄芪、炙黄芪、莪术、红参、山萸肉）激活 Treg，抑制 NLRP3 炎症小体，对 MI 诱导的高脂血症大鼠具有免疫调节和抗炎作用，改善左心室功能，减少左心室纤维化和梗死面积。Cai QQ 等研究显示，心舒宝片（丹参、白芍药、刺五加、山楂、郁金）可有效改善心脏功能，减轻心肌损伤，抑制氧化应激和炎症反应，其保护机制与 DCN/PPARα/PGC-1α/P300 信号通路密切相关。

2. 调节线粒体功能

Wan SY 等研究显示，人参皂苷 Rd 通过 TBK1-AMPK 途径促进脂肪细胞分泌 omentin，通过 Wnt5A/Ca^{2+} 信号通路改善线粒体功能，减轻心肌缺血损伤。Guan ZJ 等研究显示，暖心康（红参、毛冬青）可通过促进 Pink1/Parkin 介导的线粒体自噬预防心肌线粒体功能障碍，改善心肌梗死诱导的心功能损伤。Su YN 等研究显示，心复力颗粒（黄芪、人参、丹参、茯苓和麦冬）通过增加心力衰竭大鼠 PGC1α 的表达，缓解心脏代谢重塑并刺激 ATP 的产生，恢复线粒体变形并降低细胞凋亡率，同时增加 Bcl2/Bax 比率。Ma L 等研究显示，隐丹参酮通过调节 MI 后心力衰竭小鼠的 RXRα/PPARα 通路改善心肌能量代谢，包括脂肪酸氧化和线粒体生物发生。Yu SY 等研究显示，苓桂术甘汤通过增强心肌抗氧化能力、保护线粒体功能，从而改善心力衰竭大鼠的心脏功能，其机制与 SIRT1/AMPK/PGC-1α 信号通路的激活有关。

3. 抑制心肌纤维化

Hu SY 等研究显示，参麦注射液改善心肌形态，显著下调 Col Ⅰ、TGF-β1、Smad2 和 Smad3 的 mRNA 表达以及 Col Ⅰ蛋白表达，通过调节 TGF-β1/Smad 信号通路，抑制心肌纤维化，有效改善心力衰竭。Yang MM 等研究显示,苓桂术甘汤可抑制 Wnt/β-catenin 信号通路中几种关键蛋白的表达,延缓心肌细胞肥大和纤维化,改善心脏功能。Zhang FR 等通过蛋白质组学分析表明,心舒宝片(丹参、白芍药、刺五加、郁金、山楂)的干预,增加成纤维细胞生长因子 1(FGF1)的表达并降低抑制蛋白 β1 的表达,有效预防射血分数降低的心力衰竭(HFrEF),进而改善小鼠模型的心脏功能、心肌细胞形态和亚细胞结构的有害变化,减轻心脏纤维化。Shi YJ 等研究显示,LGQH 方(茯苓、桂枝、赤芍药和白术)可能通过阻断射血分数保留的心衰(HFpEF)大鼠的 TGF-β1/Smads 通路,缓解左心室重塑和舒张功能障碍,并抑制左心室心肌纤维化。

4. 减弱细胞凋亡

Yuan L 等研究显示,薯蓣皂苷可通过激活 PDK1 引发的 Akt/mTOR 通路以及阻断细胞凋亡和自噬,改善心脏功能损伤。Wang W 等研究显示,复方苦参注射液改善 Ang Ⅱ介导的心力衰竭,减少心肌结构损伤,降低心肌细胞凋亡的发生率,并且显著减弱 PI3K/Akt 通路中细胞凋亡相关蛋白的表达。Yuan CY 等研究显示,强心配方(附子、茯苓、黄芪等)可以促进转录因子 KLF5 的激活,诱导葡萄糖代谢并抑制心肌细胞凋亡。

5. 调节肠道微环境

Gao K 等研究显示,芪参颗粒(黄芪、丹参、黑顺片、玄参、金银花和炙甘草)可显著增加 Bacteroidetes 和 Prevotellaceae_NK3B31_group 的丰度,并且显著降低心力衰竭大鼠血浆 LPS,改善肠道结构,恢复屏障保护功能。Ma KY 等研究显示,三味檀香汤(檀香、肉豆蔻和广枣)对心力衰竭大鼠的肠道微生物环境有积极影响,抑制病原菌的生长,促进有益菌种的生长,改善肠道菌群失调。Gao TX 等研究显示,附子汤(黑顺片、人参、白术、茯苓和芍药)治疗慢性心力衰竭的作用机制可能与改善肠道微生物群、提高短链脂肪酸含量以及调节缬氨酸、亮氨酸和异亮氨酸的生物合成有关。

6. 其他作用

Fan SW 等基于心脏类器官肥大模型和小鼠 TAC 模型,通过转录组测序和网络药理学分析相结合,揭示冠心宁注射液(丹参和川芎)通过下调 p38/FOS/MMP1 通路来改善心力衰竭小鼠的心肌重塑,从而抑制心肌肥大和纤维化。Tian XY 等研究显示,心宝丸(洋金花、三七、人参、生附片、肉桂、鹿茸等)通过抑制 USP18 和 MDM2/β-arrestin2/Nedd4 介导的 β1-AR 和 β2-AR 泛素化,改善慢性心力衰竭。

综上所述,中药及其有效成分主要通过抑制炎症反应、调节线粒体功能、抑制心肌纤维化、抑制细胞凋亡、影响肠道微环境等方式,改善慢性心力衰竭。

(撰稿:林萍萍　寇俊萍　审阅:王树荣)

【中药改善慢性萎缩性胃炎的实验研究】

1. 抗炎作用

朱景茹等研究显示,柴芍六君汤(北柴胡、白芍药、人参、白术、茯苓、法半夏等)可能通过下调 EGFR 的转录及 IL-6、IL-1β 炎症因子表达,抑制 JAK1/STAT1 信号通路,恢复机体胃黏膜组织细胞增殖-凋亡平衡状态,修复胃黏膜损伤,进而治疗慢性萎缩性胃炎。魏冬梅等研究显示,养胃和络饮(鲜石斛、北沙参、瓜蒌皮、竹茹、炒麦芽、炙甘草等)通过抑制 TLR4 信号通路,减少炎性因子释放,降低相关蛋白 MMP2 和 TIMP-1 表达,调节胃组织炎症微环境,缓解胃黏膜损伤,从而改善慢性萎缩性胃炎的发展及癌变。Liu S 等研究显示,大黄活性成分大黄酸可通过激活 Nrf2 和抑制 MAPK 信号通路,抑制胃黏膜炎症和氧化应激,减轻小鼠胃黏膜损伤。

2. 调节细胞增殖和凋亡

杨玥玮等研究显示,香连化浊方(藿香、黄连、白术、豆蔻、白花蛇舌草、半枝莲等)能够改善慢性萎缩性胃炎大鼠胃黏膜萎缩,减轻内质网肿胀,改善线粒体结构和胃黏膜细胞的超微结构,其机制可能是通过调控 EGFR/MAPK/ERK 信号通路抑制细胞异常分化、增殖实现的。高云霄等研究显示,香连化浊方可下调慢性萎缩性胃炎大鼠 MAPK1 mRNA 和 JNK1 mRNA、P53 蛋白表达,激活胃黏膜细胞凋亡信号传导通路,升高 Fas 蛋白表达,从而促进胃黏膜细胞凋亡。Wang BY 等研究显示,胃复春胶囊(红参、香茶菜、炒枳壳)可能通过 TLR 信号通路调节免疫反应,减少免疫相关标志物 TLR2、CD14 和炎症标志物 TNF-α、IL-6、VCAM1 的表达,影响细胞增殖、细胞凋亡和脂质代谢,抑制胃炎癌转化。Nie KC 等研究显示,健脾清热化瘀方(黄芪、白术、半枝莲、莪术、白花蛇舌草、枳壳)的核心成分山柰酚在体外胃黏膜上皮细胞炎症和肠化生模型中能够抑制细胞增殖,促进细胞凋亡,降低炎症和肠化生水平。Han LP 等研究显示,胃尔宁片(党参、天花粉、厚朴、木香、法半夏、海螵蛸等)可显著调节慢性萎缩性胃炎大鼠胃泌素和胃蛋白酶原的水平,抑制炎症因子 TNF-a、IL-6、IL-8、IL-10、γ-IFN 和 IL-1β,下调细胞凋亡相关蛋白 MUC2 和 CDX2 的表达,抑制胃上皮细胞异常增殖和肠化生,其机制与抑制线粒体凋亡信号和 Hedgehog 通路密切相关。He Y 研究显示,吴茱萸的活性成分吴茱萸次碱通过干预 SHH 通路和细胞凋亡相关 mRNA 的表达,调节慢性萎缩性胃炎大鼠的炎症因子和胃肠道激素水平,改善慢性萎缩性胃炎大鼠的胃组织损伤。

3. 调节肠道菌群

Liu YT 等结合代谢组学、分子对接和 16S rRNA 测序技术研究显示,小建中汤可通过影响肠道微生物群,调节牛磺鹅脱氧胆酸、甘氨熊脱氧胆酸、脱氧胆酸、二十二碳六烯酸等胆汁酸的代谢进而改善慢性萎缩性胃炎。Zhang H 等研究展示,黄芪建中汤(桂枝、黄芪、生姜、白芍药、甘草、大枣)可通过调节胆汁酸代谢紊乱及重塑肠道菌群结构改善慢性萎缩性胃炎。Liu YT 等研究显示,肉桂可通过调节初级胆汁酸代谢,改善肠道菌群失调对慢性萎缩性胃炎有良好的治疗作用,其活性成分槲皮素、山柰酚、油酸和(−)-表儿茶素可能在此过程中发挥关键作用。Xi CC 等研究显示,铁皮枫斗颗粒(铁皮石斛、西洋参)可能通过影响乳酸杆菌与 Turicibacter 的相对丰度,调节胃黏膜病理状态进而改善慢性萎缩性胃炎。

4. 抗氧化应激

孙立慧等研究显示,番茄红素通过增加 Nrf2,有效促进 HO-1、Nqo1 等抗氧化蛋白的表达,提高胃黏膜组织清除 ROS 以及抵抗氧化应激的能力。安云等研究显示,黄芪桂枝汤(黄芪、桂枝、党参、茯苓、白芍药、白术等)能够减少血清中 GAS 表达,增加 MTL 浓度,调节胃肠运动,进而发挥改善慢性萎缩性胃炎大鼠胃黏膜病理状态的作用。

综上所述,中药及其活性成分可通过抗炎、调节细胞增殖和凋亡、影响肠道菌群、抗氧化应激等方式减轻胃黏膜损伤,改善慢性萎缩性胃炎。

(撰稿:李梦雨 寇俊萍 审阅:王树荣)

【中药防治溃疡性结肠炎的实验研究】

1. 抑制炎症反应

Ma J 等研究显示,葛根芩连汤加减方(葛根、黄芩、黄连、甘草、生姜、滑石)通过抑制 NLRP3 炎症小体相关信号通路激活,抑制 γδT17 细胞的活化,恢复杯状细胞功能、修复肠黏液屏障和调节免疫炎症反应,从而改善 UC。Liu FL 等研究显示,苦木的主要成分苦木酮碱能够减少胆汁酸在结肠组织中的积累,其抑制 UC 炎症反应的机制与 FXR/NLRP3 信号通路有关。Wang L 等研究显示,四物汤能够抑制炎性细胞浸润和促炎细胞因子表达,促进结肠黏膜结构的恢复,治疗 UC 的可能机制与抑制 JAK-STAT3 和 NF-κB 信号通路有关。袁健梅等研究显示,牛黄通过抑制 IL-17/IL-17RA/Act1 及下游 p38

MAPK 信号通路，降低结肠组织中促炎细胞因子和趋化因子的表达，从而对 UC 起治疗作用。蔺晓源等研究显示，健脾益肠散(太子参、黄芪、白术、茯苓、芡实、败酱草等)通过调节 NLRP3 炎症小体信号通路，调控促炎细胞因子 IL-1β、IL-18 的释放，减少结肠黏膜免疫炎症损伤，发挥治疗 UC 的作用。

2. 抑制氧化应激

Xue HH 等研究显示，连翘脂素通过抑制 TLR4/Src 介导的 MAPK/NF-κB 信号通路，上调紧密连接蛋白(TJ)表达，减少上皮细胞凋亡，减少 UC 小鼠的氧化应激和肠道炎症。Wei P 等研究显示，白头翁汤(白头翁、黄柏、黄连、秦皮)通过抑制亮氨酸相关的 mTORC1 活化和减轻氧化应激，显著缓解 UC。

3. 调节肠道菌群

Lu HY 等研究显示，山药多糖和青钱柳多糖通过调节细胞因子的表达，减轻肠道炎症，恢复肠道完整性，调节肠道菌群和代谢物，逆转菌群失调，从而缓解 UC。Zhao M 等研究显示，丹皮酚通过增加 UC 中丁酸梭菌的丰度和短链脂肪酸(SCFA)的产生，恢复 UC 小鼠肠道菌群平衡，修复受损的肠黏膜以及恢复肠道屏障功能。Luo ZY 等研究显示，黄连(吴茱萸制)能够促进结肠上皮再生，其改善 UC 的机制与调节 α-酮戊二酸-罗伊乳杆菌-上皮再生轴，调控 Wnt/β-catenin 通路有关。Yu ZT 等研究显示，牛至对 UC 小鼠的保护作用与其重构肠道菌群，调节胆汁酸和短链脂肪酸代谢有关。Sun XJ 等研究显示，小檗碱能够恢复失调的肠道菌群，升高胃肠道中的非结合胆汁酸和次生胆汁酸，激活 FXR 和 TGR5 信号通路，从而缓解小鼠 UC。Niu C 等研究显示，白头翁汤(白头翁、黄柏、黄连、秦皮)对 UC 小鼠的治疗作用与其维持肠道菌群的稳态和多样性、增加短链脂肪酸的含量、修复结肠黏膜屏障的功能有关。Cai YJ 等研究显示，四逆散通过调节炎症相关细菌结构和促进黏蛋白-2(MUC2)释放，增强益生菌 Akkermansia muciniphila 的竞争优势，从而减轻小鼠 UC。

4. 调节细胞凋亡

Qiao D 等研究显示，健脾清肠汤(黄芪、黄连、党参、马齿苋、生地榆、三七等)抑制内质网应激(ERS)相关的自噬，通过 PERK-eIF2α-ATF4/Beclin1-Atg7-LC3II 信号通路干预 UC，改善炎症状态并减少肠上皮细胞的凋亡。Ye Z 等研究显示，透脓散(黄芪、当归、川芎、皂角刺)通过抑制 NF-κB/NLRP3/Caspase-1/GSDMD 信号通路和降低 IL-1β 和 IL-18 的表达，阻断结肠炎症级联反应和焦亡，从而发挥对 UC 的治疗作用。娄莹莹等研究显示，化浊解毒消痈方(白头翁、藿香、佩兰、茵陈、黄连、黄柏等)能抑制结肠上皮细胞的过度凋亡，对 UC 小鼠结肠损伤具有保护作用，其作用机制与抑制 PERK/eIF2α/ATF4/CHOP 信号通路活化、抑制凋亡，进而修复结肠黏膜、促进溃疡愈合有关。熊珮宇等研究显示，人参败毒散(川芎、生甘草、桔梗、柴胡、羌活、独活等)可以增强肠道自噬，减轻氧化应激损伤，使肠干细胞增殖、分化，促进肠上皮修复，从而改善小鼠 UC。李芳等研究显示，党参通过 PI3K/Akt 干预 Keap1/Nrf2/GPX4、DRP1 信号通路，抑制 UC 肠黏膜细胞线粒体动力学失衡-铁死亡氧化应激损伤。

5. 调节肠道屏障功能

Zhong YT 等研究显示，姜黄素通过靶向 RIP3 抑制 p-RIP3 和 p-MLKL 的表达，降低炎性细胞因子表达，恢复肠上皮屏障完整性，在 UC 导致的肠上皮损伤中发挥治疗作用。Fang YX 等研究显示，芍药汤(芍药、当归、黄连、槟榔、木香、大黄等)通过促进杯状细胞分化改善小鼠 UC，其机制与抑制 Notch/Hes1 信号传导，修复黏液屏障，防止细菌入侵有关。Wang XJ 等研究显示，葛根芩连汤通过调节肠道菌群相关的色氨酸代谢和激活芳香烃受体(AhR)，增加三型固有淋巴细胞(ILC3)中 IL-22 的产生，修复肠道屏障的结构以降低 UC 小鼠的肠道屏障通透性。

6. 调节免疫功能

Huang J 等研究显示，姜黄素通过抑制 TLR/MyD88 信号通路，调节调节性 B 细胞的分化和功能，从而改善小鼠 UC。Liu CS 等研究显示，香连丸（黄连、吴茱萸、木香）减少微生物琥珀酸盐的产生，调节 PHD2/HIF-1α 通路诱导调节性 T 细胞的分化，从而改善大鼠 UC。Li MY 等研究显示，黄芩汤（黄芩、甘草、芍药、大枣）改善 UC 的作用机制与激活 FFAR4/AMPK/PPARα 通路调节脂肪酸代谢，并介导 M2 巨噬细胞极化有关。潘思敏等研究显示，白头翁汤通过调节 T 淋巴细胞平衡，抑制促炎细胞因子的分泌，增加抗炎因子的分泌，减轻 UC 肠上皮损伤。Ma SS 等研究显示，爪哇白豆蔻的主要活性成分 1，8-桉树脑通过抑制 HSP90 与 NLPR3 的结合，抑制 M1 巨噬细胞极化以及结肠固有层和肠系膜淋巴结中促炎因子的释放，促进肠上皮屏障功能的恢复，从而对 UC 起治疗作用。Li X 等研究显示，莽草酸通过 NF-κB/MAPK 信号通路改善 UC 肠道的异常免疫反应，调节肠道菌群，改善肠黏膜屏障功能和通透性，防止肠道病原体、抗原和其他物质进入肠黏膜。

7. 其他作用

Duan ZL 等研究显示，乌梅丸及其活性成分通过调节晚期糖基化终产物-晚期糖基化终产物受体（AGE-RAGE）信号通路，降低炎性细胞因子和趋化因子的表达，改善 UC。Xue C 等研究显示，黄蜀葵总黄酮通过阻断 TNF-α 诱导的 NF-κB 活化，抑制单核细胞黏附，有效抑制结肠内皮细胞中黏附分子的上调，从而有效改善 UC。Ma YJ 等研究显示，芍药苷改善 UC 小鼠肠黏膜损伤，其机制是通过 PI3K/AKT/mTOR 信号通路，增加肠道干细胞分化与再生相关基因、蛋白质的表达。Li CC 等研究显示，地榆能够改善 UC 炎症反应、黏膜屏障和细胞间相互作用，有效消除细胞异质性的干扰，其机制与抑制 PI3K-AKT/NF-κB/STAT3 通路有关。

综上所述，中药防治 UC 的实验研究主要集中在抑制 UC 的炎症反应和氧化应激、调节肠道菌群、细胞死亡途径、肠道屏障功能以及免疫功能，但中药治疗 UC 的作用机制尚不明确。

（撰稿：张力元　张媛媛　寇俊萍　审阅：王树荣）

［附］　参考文献

A

安云，陈伟刚，陈博燊，等.黄芪桂枝汤对慢性萎缩性胃炎大鼠血清胃泌素、胃动素表达的影响[J].河北中医，2023，45(11)：1849

B

白雅林，方占海，丁晨哲，等.人参皂苷 Rg1 调节 miR-144-3p/FPR2/p38 信号通路对实验性脑出血大鼠血脑屏障损伤和神经炎症的影响[J].中国免疫学杂志，2023，39(12)：2534

C

Cai QQ, Li Y, Zhang Y, *et al*. Xinshubao tablet ameliorates myocardial injury against heart failure via the DCN/PPARα/PGC-1α/P300 pathway[J]. Biomedicine & Pharmacotherapy, 2023, 166：115285

Cai YJ, Li XJY, Han Q, *et al*. Si-Ni-San improves experimental colitis by favoring Akkermensia colonization[J]. Journal of Ethnopharmacology, 2023, 305：116067

Cao YQ, Tang HB, Wang GH, *et al*. Targeting survivin with Tanshinone II_A inhibits tumor growth and overcomes chemoresistance in colorectal cancer[J]. Cell death discovery，2023，9(1)：351

Chai RN，Ye ZL，Xue WJ，*et al*. Tanshinone Ⅱ$_A$ inhibits cardiomyocyte pyroptosis through TLR4/NF-κB p65 pathway after acute myocardial infarction[J]. Frontiers in Cell and Developmental Biology，2023，11：1252942

Chen F，Yang DQ，Ru YH，*et al*. Tanshinone Ⅱ$_A$ attenuates valvular interstitial cells' calcification induced by oxidized low density lipoprotein via reducing endoplasmic reticulum stress[J]. Open Medicine，2023，18(1)：557

陈星，周哲旭，尚艺婉，等.丹参酮Ⅱ$_A$抑制 STAT3 通路调节食管癌 EC109 细胞的周期与凋亡[J].中医学报，2023，38(11)：2414

陈阳，张语琪，王小莹，等.基于网络药理学和分子对接分析丹参酮Ⅰ治疗心肌损伤的作用机制及实验验证[J].现代药物与临床，2023，38(6)：1304

陈聪敏，张晓慧，丁新耘，等.基于中性粒细胞胞外诱捕网探究丹参酮Ⅱ$_A$对脓毒症小鼠肠损伤的影响及机制[J].中国急救医学，2023，43(2)：119

陈俊其，秦华珍，尹优，等.3 味山姜属中药黄酮类成分对胃溃疡寒证大鼠胃消化液分泌的影响及作用机制研究[J].西部中医药，2023，36(2)：7

陈铭钦，雷瑗琳，师瑞瑞，等.益心附葶饮对慢性心力衰竭心肾阳虚证大鼠 HIF-1/VEGF 信号通路的影响[J].陕西中医，2023，44(11)：1527

D

Dong XN，Kong LL，Huang L，*et al*. Ginsenoside Rg1 treatment protects against cognitive dysfunction via inhibiting PLC-CN-NFAT1 signaling in T2DM mice[J]. Journal of Ginseng Research，2023，47(3)：458

Duan ZL，Wang YJ，Lu ZH，*et al*. Wumei Wan attenuates angiogenesis and inflammation by modulating RAGE signaling pathway in IBD：Network pharmacology analysis and experimental evidence[J]. Phytomedicine，2023，111：154658

丁海东，乌日娜，敖民，等.金莲花总黄酮对老年小鼠肺气肿的保护作用及对肺组织 p38MAPK 信号通路表达的影响[J].中国老年学杂志，2023，43(7)：1721

段昱竹，朱慧婷，曲剑华.健脾润肤汤对特应性皮炎脾虚证小鼠皮损及细胞炎症因子的影响[J].北京中医药，2023，42(11)：1219

F

Fan SW，Xiao GX，Ni JY，*et al*. Guanxinning injection ameliorates cardiac remodeling in HF mouse and 3D heart spheroid models via p38/FOS/MMP1-mediated inhibition of myocardial hypertrophy and fibrosis[J]. Biomedicine & Pharmacotherapy，2023，162：114642

Fang YX，Liu YQ，Hu YM，*et al*. Shaoyao decoction restores the mucus layer in mice with DSS-induced colitis by regulating Notch signaling pathway[J]. Journal of Ethnopharmacology，2023，308：116258

Feng JL，Guo JY，Yan JR，*et al*. Luhong Formula and Hydroxysafflor yellow A protect cardiomyocytes by inhibiting autophagy[J]. Phytomedicine，2023，110：154636

Fu J，Yu L，Yu Q，*et al*. Ginsenoside compound K reduces ischemia/reperfusion-induced neuronal apoptosis by inhibiting PTP1B-mediated IRS1 tyrosine dephosphorylation [J]. Journal of Ginseng Research，2023，47(2)：274

范星宇，廖晓倩，黄淑敏，等.基于 NLRP3/caspase-1 通路探讨参附注射液调节细胞焦亡改善慢性心力衰竭[J].中国中药杂志，2023，48(23)：6475

冯静，李玲玲，崔瑛.茯苓对阴虚水肿模型大鼠及其热象的影响[J].中草药，2023，54(2)：586

G

Gao K，Yu X，Li FH，*et al*. Qishen granules regulate intestinal microecology to improve cardiac function in rats with heart failure[J]. Frontiers in Microbiology，2023，14：1202768

Gao M，Zhang DJ，Jiang CH，*et al*. Paeoniflorin inhibits hepatocellular carcinoma growth by reducing PD-L1 expression[J]. Biomedicine & Pharmacotherapy，2023，166：115317

Gao TX，Zhang HX，Li QQ，*et al*. Fuzi decoction treats chronic heart failure by regulating the gut microbiota，increasing the short-chain fatty acid levels and improving metabolic disorders[J]. Journal of Pharmaceutical and Biomedical Analysis，2023，236：115693

Gao Y, Zhang ZZ, Du J, *et al*. Xue-Jie-San restricts ferroptosis in Crohn's disease via inhibiting FGL1/NF-κB/STAT3 positive feedback loop[J]. Frontiers in pharmacology, 2023, 14:1148770

Ge JC, Qian Q, Gao YH, *et al*. Toxic effects of Tripterygium glycoside tablets on the reproductive system of male rats by metabolomics, cytotoxicity, and molecular docking[J]. Phytomedicine, 2023, 114:154813

Guan Y, Cao YL, Liu JW, *et al*. Ginsenoside Rg1 attenuates cerebral ischemia-reperfusion injury through inhibiting the inflammatory activation of microglia[J]. Experimental Cell Research, 2023, 426(1):113552

Guan ZJ, Chen J, Wang LH, *et al*. Nuanxinkang prevents the development of myocardial infarction-induced chronic heart failure by promoting PINK1/Parkin-mediated mitophagy[J]. Phytomedicine, 2023, 108:154494

高晶,刘佳琪,扈觐玺,等.黄芪桑叶玉竹颗粒对气阴两虚型高血糖大鼠早期肾损伤及 TGF-β1/P-Smad3/P-Smad7 信号通路的影响[J].吉林中医药,2023, 43(9):1068

高云霄,王杰,马虹宇,等.香连化浊方对慢性萎缩性胃炎大鼠凋亡信号通路相关因子的影响[J].中华中医药杂志,2023, 38(3):1050

郭文文,赵亚,王颖花,等.人参皂苷 Rg1 在小鼠创伤性脑损伤修复中的作用[J].实验动物与比较医学,2023, 43(3):243

H

Han LP, Li T, Wang YY, *et al*. Weierning, a Chinese patent medicine, improves chronic atrophic gastritis with intestinal metaplasia[J]. Journal of Ethnopharmacology, 2023, 309:116345

He Y, Liu HH, Zhou XL, *et al*. Rutaecarpine ameliorates murine N-Methyl-N'-Nitro-N-Nitrosoguanidine-induced chronic atrophic gastritis by sonic hedgehog pathway[J]. Molecules, 2023, 28(17):6294

Heng YY, Shang HJ, Zhang XZ, *et al*. Sodium tanshinone Ⅱ$_A$ sulfonate ameliorates neointima by protecting endothelial progenitor cells in diabetic mice[J]. BMC Cardiovasc Disord, 2023, 23(1):446

Hou XN, Zhou CS, Liang ZH, *et al*. Salvianolic acid F suppresses KRAS-dependent lung cancer cell growth through the PI3K/AKT signaling pathway[J]. Phytomedicine, 2023, 121:155093

Hu JY, Liu YY, Pan Z, *et al*. Eupatilin ameliorates hepatic fibrosis and hepatic stellate cell activation by suppressing β-catenin/PAI-1 pathway[J]. International Journal of Molecular Sciences, 2023, 24(6):5933

Hu SY, Zhou Y, Zhong SJ, *et al*. Shenmai Injection improves hypertensive heart failure by inhibiting myocardial fibrosis via TGF-β1/Smad pathway regulation[J]. Chinese Journal of Integrative Medicine, 2023, 29(2):119

Hu T, Zou HX, Le SY, *et al*. Tanshinone Ⅱ$_A$ confers protection against myocardial ischemia/reperfusion injury by inhibiting ferroptosis and apoptosis via VDAC1[J]. International Journal of Molecular Medicine, 2023, 52(5):109

Hu WH, Xie NN, Pan MM, *et al*. Chinese herbal medicine alleviates autophagy and apoptosis in ovarian granulosa cells induced by testosterone through PI3K/AKT1/FOXO1 pathway[J]. Journal of Ethnopharmacology, 2023, 318(Pt B):117025

Hu YQ, Wen QL, Cai YF, *et al*. Alantolactone induces concurrent apoptosis and GSDME-dependent pyroptosis of anaplastic thyroid cancer through ROS mitochondria-dependent caspase pathway[J]. Phytomedicine, 2023, 108:154528

Huang B, Lu Y, Ni ZN, *et al*. ANRIL promotes the regulation of colorectal cancer on lymphatic endothelial cells via VEGF-C and is the key target for Pien Tze Huang to inhibit cancer metastasis[J]. Cancer Gene Therapy, 2023, 30(9):1260

Huang J, Wu TT, Zhong YB, *et al*. Effect of curcumin on regulatory B cells in chronic colitis mice involving TLR/MyD88 signaling pathway[J]. Phytotherapy Research, 2023, 37(2):731

Huang J, Zhou JH, Dai YJ, *et al*. Ruscogenin ameliorates dasatinib-induced intestinal barrier dysfunction via ErbB4/YAP and ROCK/MLC pathways[J]. Journal of Natural Medicines, 2023, 77(4):735

Huang J, Zhu Y, Li ST, *et al*. Licochalcone B confers protective effects against LPS-Induced acute lung injury in cells and mice through the Keap1/Nrf2 pathway[J]. Redox Report，2023，28(1):2243423

Huang N，He HW，He YY，*et al*. Xiaotan Sanjie recipe，a compound Chinese herbal medicine，inhibits gastric cancer metastasis by regulating GnT-V-mediated E-cadherin glycosylation[J]. Journal of Integrative Medicine，2023，21(6):561

Huang QX，Li J，Chen JJ，*et al*. Ginsenoside compound K protects against cerebral ischemia/reperfusion injury via Mul1/Mfn2-mediated mitochondrial dynamics and bioenergy[J]. Journal of Ginseng Research，2023，47(3):408

何频，文静，黄一.人参皂苷 Rb1 对癫痫大鼠海马神经元损伤的影响[J].临床神经病学杂志，2023，36(4):289

何丽君，张增弟，郑婉玉，等.淫羊藿苷对肾阳虚小鼠肾保护作用的研究[J]. 中国临床药理学杂志，2023，39(2):236

侯欣，宋红，沈琰，等.柴黄胃溃宁对肝郁脾虚证胃溃疡大鼠肠道菌群的影响[J].中华中医药杂志，2023，38(10):4924

胡凯超，高岩，何佳琦，等.人参皂苷 Rg1 通过激活 Nrf2/xCT/GPX4 通路抑制神经元铁死亡改善缺血性脑卒中损伤[J].中国药理学通报，2023，39(10):1905

胡文豪，尚立芝，谢文英，等.基于 Midkine/Notch2/Hey1 信号通路探讨二陈汤加味对慢性阻塞性肺疾病大鼠的抗炎作用[J].中国实验方剂学杂志，2023，29(16):12

黄灿.基于数据挖掘和网络药理学探讨麻杏苦甘汤治疗西北肺系疫病的作用机制[D].银川:宁夏医科大学，2023

黄勇，苏韫，龚红霞，等.野菊花颗粒对 COPD 模型大鼠气道炎症与重塑及 MMP-9/TIMP-1 平衡的影响[J].中国老年学杂志，2023，43(17):4230

黄约诺，叶威，郑青秀，等.丹参酮 Ⅱ$_A$ 通过调控 HMGB1 表达抑制 TLR4/My D88/NF-κB 通路减轻大鼠脓毒症肺损伤机制研究[J].浙江中西医结合杂志，2023，33(11):987

J

Jia XH，Zhang K，Feng SS，*et al*. Total glycosides of Rhodiola rosea L. attenuate LPS-induced acute lung injury by inhibiting TLR4/NF-κB pathway[J]. Biomedicine & Pharmacotherapy，2023，158:114186

Jiang N，Lü JW，Zhang YW，*et al*. Protective effects of ginsenosides Rg1 and Rb1 against cognitive impairment induced by simulated microgravity in rats[J]. Frontiers in Pharmacology，2023，14:1167398

Jiang XJ，Ma CY，Gao YB，*et al*. Tongxinluo attenuates atherosclerosis by inhibiting ROS/NLRP3/caspase-1-mediated endothelial cell pyroptosis[J]. Journal of Ethnopharmacology，2023，304:116011

姬永宽，倪睿凡，梁宴霖，等.慢溃宁方对 DSS 诱导溃疡性结肠炎小鼠 NLRP3/Caspase-1/GSDMD 细胞焦亡通路和肠道菌群的影响[J].中国实验方剂学杂志，2023，29(15):68

贾越博，李晶，赵佳琪，等.疏肝降逆和胃方抑制 NGF/TrkA 信号通路改善非糜烂性胃食管反流病肝郁气滞证大鼠的中枢敏化作用[J].中药新药与临床药理，2023，34(8):1034

姜冬云，王筎，吴亚梅.茯苓四逆汤化裁方对心肾阳虚型慢性心力衰竭大鼠血浆 BNP、ET、TNF-α 水平及心脏病理组织学的影响[J].四川中医，2023，41(10):52

L

Lai Q，Zhu XZ，Zhang L，*et al*. Inhibition of OAT1/3 and CMPF uptake attenuates myocardial ischemia-induced chronic heart failure via decreasing fatty acid oxidation and the therapeutic effects of ruscogenin[J]. Translational Research，2023，261:1

Lan T，Geng XJ，Zhang SJ，*et al*. Si-Ni-San inhibits hepatic Fasn expression and lipid accumulation in MAFLD mice through AMPK/p300/SREBP-1c axis[J]. Phytomedicine，2023，123:155209

Lan T，Tang T，Li Y，*et al*. FTZ polysaccharides ameliorate kidney injury in diabetic mice by regulating gut-kidney axis[J]. Phytomedicine，2023，118:154935

Lan TH，Zeng QH，Zhu Y，*et al*. Xin-Li formula attenuates heart failure induced by a combination of hyperlipidemia and myocardial infarction in rats via Treg immunomodulation and NLRP3 inflammasome inhibition[J]. Journal of Traditional and Complementary Medicine，2023，13(5):441

Le YF, Guo JN, Liu ZJ, *et al*. Calenduloside E ameliorates non-alcoholic fatty liver disease via modulating a pyroptosis-dependent pathway[J]. Journal of Ethnopharmacology, 2024, 319(Pt 2):117239

Li CC, Gong LQ, Jiang Y, *et al*. Sanguisorba officinalis ethyl acetate extract attenuates ulcerative colitis through inhibiting PI3K-AKT/NF-κB/STAT 3 pathway uncovered by single-cell RNA sequencing [J]. Phytomedicine, 2023, 120: 155052

Li MY, Wu YZ, Qiu JG, *et al*. Huangqin Decoction ameliorates ulcerative colitis by regulating fatty acid metabolism to mediate macrophage polarization via activating FFAR4-AMPK-PPARα pathway[J]. Journal of Ethnopharmacology, 2023, 311:116430

Li N, Pang QH, Zhang YH, *et al*. Ginsenoside compound K reduces neuronal damage and improves neuronal synaptic dysfunction by targeting Aβ[J]. Frontiers in pharmacology, 2023, 14:1103012

Li QJ, Peng F, Yan XY, *et al*. Inhibition of SLC7A11-GPX4 signal pathway is involved in aconitine-induced ferroptosis *in vivo* and *in vitro*[J]. Journal of Ethnopharmacology, 2023, 303:116029

Li RZ, Guan XX, Wang XR, *et al*. Sinomenine hydrochloride bidirectionally inhibits progression of tumor and autoimmune diseases by regulating AMPK pathway[J]. Phytomedicine, 2023, 114:154751

Li X, Mo KB, Tian G, *et al*. Shikimic acid regulates the NF-κB/MAPK signaling pathway and gut microbiota to ameliorate DSS-induced ulcerative colitis[J]. Journal of Agricultural and Food Chemistry, 2023, 71(23):8906

Li XW, Huang L, Kong LL, *et al*. Ginsenoside Rg1 alleviates learning and memory impairments and Aβ disposition through inhibiting NLRP1 inflammasome and autophagy dysfunction in APP/PS1 mice[J]. Molecular medicine reports, 2023, 27(1):6

Li XX, Qiu HX, Gan JY, *et al*. Total tanshinones protect against acute lung injury through the PLCγ2/NLRP3 inflammasome signaling pathway[J]. Journal of Ethnopharmacology, 2023, 314:116478

Li ZH, Pan HT, Yang JH, *et al*. Xuanfei Baidu formula alleviates impaired mitochondrial dynamics and activated NLRP3 inflammasome by repressing NF-κB and MAPK pathways in LPS-induced ALI and inflammation models[J]. Phytomedicine, 2023, 108:154545

Li ZX, Song YG, Xu WZ, *et al*. *Pulsatilla chinensis* saponins improve SCFAs regulating GPR43-NLRP3 signaling pathway in the treatment of ulcerative colitis[J]. Journal of Ethnopharmacology, 2023, 308:116215

Lin PL, Qiu FR, Wu M, *et al*. Salvianolic acid B attenuates tubulointerstitial fibrosis by inhibiting EZH2 to regulate the PTEN/Akt pathway[J]. Pharmaceutical Biology, 2023, 61(1):23

Liu CS, Hu YX, Luo ZY, *et al*. Xianglian pill modulates gut microbial production of succinate and induces regulatory T cells to alleviate ulcerative colitis in rats[J]. Journal of Ethnopharmacology, 2023, 303:116007

Liu FL, Yao YF, Wang Q, *et al*. Nigakinone alleviates DSS-induced experimental colitis via regulating bile acid profile and FXR/NLRP3 signaling pathways[J]. Phytotherapy Research, 2023, 37(1):15

Liu L, Zhang YS, Wang L, *et al*. Scutellarein alleviates chronic obstructive pulmonary disease through inhibition of ferroptosis by chelating iron and interacting with arachidonate 15-lipoxygenase[J]. Phytotherapy research, 2023, 37(10):4587

Liu S, Shu L, Yang JY, *et al*. Rhein Exhibits Anti-Inflammatory effects in chronic atrophic gastritis via Nrf2 and MAPK signaling[J]. The Turkish Journal of Gastroenterology, 2023, 34(5):525

Liu SL, Pei HY, Chen WJ, *et al*. Evaluating the effect of ginsenoside Rg1 on CPF-induced brain injury in mice via PI3k/AKT pathway[J]. Journal of Biochemical and Molecular Toxicology, 2023, 37(5):e23319

Liu W, Wu CG, Wang Q, *et al*. Tanshinone II_A relieves arthritis by inhibiting autophagy of fibroblast-like synoviocytes via matrix metalloproteinase9/receptor for advanced glycation end product/toll-like receptor 9 signal axis in mice with collagen-induced arthritis[J]. Phytotherapy research, 2023, 37(4):1391

Liu WB, Wang TH, Wang W, *et al*. Tanshinone II_A

promotes the proliferation and differentiation ability of primary muscle stem cells via MAPK and Akt signaling[J]. Biochemical and Biophysical Research Communications, 2023, 689:149235

Liu Y, Wang X, Xie JY, *et al*. Regulation of NAD^+/NADH redox involves the protective effects of Ginsenoside Rb1 against oxygen-glucose deprivation/reoxygenation-induced astrocyte lesions [J]. International Journal of Molecular Sciences, 2023, 24(22):16059

Liu YT, Lian X, Qin XM. Bile acid metabolism involved into the therapeutic action of Xiaojianzhong Tang via gut microbiota to treat chronic atrophic gastritis in rats[J]. Phytomedicine, 2023, 109:154557

Liu YT, Zhang H, Lu WT, *et al*. Integrating metabolomics, 16S rRNA sequencing, network pharmacology, and metorigin to explore the mechanism of Cinnamomi Cortex in treating chronic atrophic gastritis rats[J]. Phytomedicine, 2023, 121:155084

Lu HF, Zhang YN, Ran SM, *et al*. Ginsenoside Rg1 alleviates sleep deprivation-induced learning and memory impairment by inhibiting excessive neuronal apoptosis in zebrafish[J]. Neuro Report, 2023, 34(11):566

Lu HY, Shen MY, Chen Y, *et al*. Alleviative effects of natural plant polysaccharides against DSS-induced ulcerative colitis via inhibiting inflammation and modulating gut microbiota [J]. Food Research International, 2023, 167:112630

Lu Y, Wu Y, Huang MF, *et al*. Fuzhengjiedu formula exerts protective effect against LPS-induced acute lung injury via gut-lung axis[J]. Phytomedicine, 2024, 123:155190

Luo ZY, Hu YX, Qiu CW, *et al*. Coptidis Rhizoma processed with Evodia Rutaecarpa improves the effect on ulcerative colitis by increasing intestinal energy metabolites alpha-ketoglutarate and Lactobacillus reuteri [J]. Phytomedicine, 2023, 121:155115

兰悦嘉，孟宪丽，吴嘉思.黄芩素调控 NLRP3/Caspase-1/GSDMD 通路介导的焦亡减轻小鼠急性肺损伤作用[J].中草药,2023, 54(20):6694

李芳，陈正君，葛俊李，等.党参经 PI3K/Akt 干预溃疡性结肠炎黏膜细胞铁死亡-线粒体动力学失衡的机制研究[J].中草药,2023, 54(12):3865

李晗，高云航，宋玲，等.雾化吸入丹参有效成分对肺纤维化模型大鼠凝血纤溶系统的影响[J].时珍国医国药,2023, 34(6):1298

李兵杰，葛文静，单朋涛，等.二妙丸与三妙丸中 4 种生物碱在正常和关节炎模型大鼠体内的药动学与组织分布差异[J].中国中药杂志,2023, 48(7):1943

李小雅.四神丸水煎液治疗肾阳亏虚证泄泻小鼠的肠道微生态机制研究[D].长沙:湖南中医药大学,2023

李晓玲，吴玉泓，李海龙，等.温补脾肾法对脾肾阳虚型 UC 大鼠 JAK2/STAT3-SOCS6 信号通路相关蛋白及基因表达的影响[J].中国免疫学杂志,2023, 39(8):1641

栗粟，陈红跃，武红园，等.夏枯草通过调控 MicroRNA-146b-3p 对 $BRAF^{V600E}$ 基因突变型甲状腺乳头状癌细胞生物学特性的影响[J].时珍国医国药,2023, 34(5):1084

廖健杉，折哲，石克华，等.复方佛耳草合剂抑制 p38MAPK 信号通路对 COPD 大鼠气道炎症的调控作用[J].中国中医基础医学杂志,2023, 29(6):933

林安盈，杨璐瑜，孔倩，等.健脾化痰方通过 PI3K/AKT/mTOR 和 PI3K/AKT/GLUT4 通路干预 PCOS-IR 大鼠的作用机制研究[J].时珍国医国药,2023, 34(10):2362

林静琼，郑婕.基于 UPLC-MS/MS 和分子对接技术考察聚乙二醇 400 对辛夷挥发油药物动力学与抗炎作用的影响[J].辽宁中医杂志,2023, 50(12):164

蔺晓源，宁杭，李开杨，等.健脾益肠散对溃疡性结肠炎大鼠 NLRP3/ASC/Caspase-1 信号通路的影响[J].中国实验方剂学杂志,2023, 29(16):154

刘陈，吴文洁，李淑婷，等.二氢丹参酮Ⅰ灌胃对急性缺血性脑卒中大鼠神经功能改善作用及其机制[J].山东医药,2023, 63(2):42

刘翔，孙扬，马丽莉，等.丹参酮$Ⅱ_A$抑制肠上皮细胞铁死亡的作用与机制研究[J].中国医药生物技术,2023, 18(6):550

刘杨，张蓝熙，卢瑞龙，等.基于 Pkm2/Nrf2 通路探讨补肺益肾方改善线粒体氧化损伤治疗慢性阻塞性肺疾病的机制[J].中华中医药杂志,2023, 38(5):1973

刘海叶，骆姗，贾智玲，等.玉屏风颗粒对慢性阻塞性肺疾病模型大鼠肺泡灌洗液代谢组学及肠道菌群的影响[J].

中医杂志,2023, 64(20):2116

刘瑞琦,张伟梁,周丽娟,等.丹参酮 $Ⅱ_A$ 对尿酸诱导的HK-2细胞凋亡及肾小管上皮细胞-间充质转分化的影响[J].中药材,2023, 46(4):1011

娄莹莹,李佃贵,杨倩,等.基于 PERK/eIF2α/ATF4/CHOP 信号通路探讨化浊解毒消痈方对溃疡性结肠炎小鼠结肠黏膜的保护作用[J].中成药,2023, 45(10):3415

罗倩,彭博,魏晓露,等.痰热清注射液干预慢性阻塞性肺疾病模型大鼠的蛋白组学研究[J].中草药,2023, 54(21):7078

罗娜娜.加味凉血消风散调控 miR-203a-3p-SOCS3-JAK2/STAT3 通路介导的线粒体途径凋亡干预银屑病(血热证)的机制研究[D].成都:成都中医药大学,2023

M

Ma J, Zhang JQ, Wang YF, *et al*. Modified Gegen Qinlian decoction ameliorates DSS-induced chronic colitis in mice by restoring the intestinal mucus barrier and inhibiting the activation of γδT17 cells[J]. Phytomedicine, 2023, 111:154660

Ma KY, Bai TT, Hu PF, *et al*. Sanwei sandalwood decoction improves function of the gut microbiota in heart failure[J]. Frontiers in Microbiology, 2023, 14:1236749

Ma L, Shao MY, Cheng WK, *et al*. Neocryptotanshinone ameliorates insufficient energy production in heart failure by targeting retinoid X receptor alpha[J]. Biomedicine & Pharmacotherapy, 2023, 163:114868

Ma SS, Yang B, Du Y, *et al*. 1, 8-cineole ameliorates colon injury by downregulating macrophage M1 polarization via inhibiting the HSP90-NLRP3-SGT1 complex[J]. Journal of Pharmaceutical Analysis, 2023, 13(9):984

Ma XK, Zhang L, Gao FJ, *et al*. Salvia miltiorrhiza and Tanshinone $Ⅱ_A$ reduce endothelial inflammation and atherosclerotic plaque formation through inhibiting COX-2 [J] Biomedicine & Pharmacotherapy, 2023, 167:115501

Ma YJ, Lang XM, Yang Q, *et al*. Paeoniflorin promotes intestinal stem cell-mediated epithelial regeneration and repair via PI3K-AKT-mTOR signalling in ulcerative colitis[J]. International Immunopharmacology, 2023, 119:110247

Meng J, Tian JZ, Zhao Y, *et al*. Ameliorative effect of cheqianzi decoction on hyperuricemia and kidney injury and underlying mechanism in rats[J]. Heliyon, 2023, 9(4):e15333

马露,杨雷,邓常清,等.基于 PI3K/Akt 通路研究内皮祖细胞来源外泌体协同丹参酮 $Ⅱ_A$ 对血管内皮细胞氧化损伤的保护作用[J].中国中药杂志,2023, 48(23):6423

马利芳,梁建庆,何建成,等.复方地黄颗粒对帕金森病阴虚动风证大鼠纹状体 GLAST、GLT-1 及 GAT-1 表达的影响[J].中国中医药信息杂志,2023, 30(2):100

N

Nguyen VD, Zhang Q, Pan F, *et al*. Zi-Su-Zi decoction improves airway hyperresponsiveness in cough-variant asthma rat model through PI3K/AKT1/mTOR, JAK2/STAT3 and HIF-1α/NF-κB signaling pathways[J]. Journal of Ethnopharmacology, 2023, 314:116637

Nie KC, Zheng ZH, Li XS, *et al*. Explore the active ingredients and potential mechanisms of JianPi QingRe HuaYu Methods in the treatment of gastric inflammation-cancer transformation by network pharmacology and experimental validation[J]. BMC Complementary Medicine and Therapies, 2023, 23(1):411

Niu C, Hu XL, Yuan ZW, *et al*. Pulsatilla decoction improves DSS-induced colitis via modulation of fecal-bacteria-related short-chain fatty acids and intestinal barrier integrity[J]. Journal of Ethnopharmacology, 2023, 300:115741

P

潘思敏,黄梦芬,王春丽,等.白头翁汤通过调节T淋巴细胞平衡治疗溃疡性结肠炎小鼠的机制研究[J].中药新药与临床药理,2023, 34(4):433

Q

Qian Y, He YF, Qiong AL, *et al*. Tanshinone $Ⅱ_A$ regulates MAPK/mTOR signal-mediated autophagy to alleviate atherosclerosis through the miR-214-3p/ ATG16L1 axis[J]. International Heart Journal, 2023, 64(5):945

Qiao D, Liu XY, Zhang YL, *et al*. Jianpi-Qingchang

decoction alleviates ulcerative colitis by modulating endoplasmic reticulum stress-related autophagy in intestinal epithelial cells[J]. Biomedicine & Pharmacotherapy, 2023, 158:114133

Qin CD, Liu SY, Zhou SQ, *et al*. Tanshinone Ⅱ$_A$ promotes vascular normalization and boosts Sorafenib's anti-hepatoma activity via modulating the PI3K-AKT pathway[J]. Frontiers in Pharmacology, 2023, 14:1189532

R

Ran CW, Yu B, Yin HL, *et al*. Hugan buzure granule alleviates acute kidney injury in mice by inhibiting NLRP3/Caspase-1 pathway and TLR4/NF-κB pathway[J]. Frontiers in Bioscience(Landmark edition), 2023, 28(11):313

Ren Y, Ye D, Ding YP, *et al*. Ginsenoside Rk1 prevents 1-methyl-4-phenyl-1, 2, 3, 6-tetrahydropyridine-induced Parkinson's disease via activating silence information regulator 3-mediated Nrf2/HO-1 signaling pathway[J]. Human & Experimental Toxicology, 2023, 42:9603271231220610

Ren Z, Yang HX, Zhu CH, *et al*. Ginsenoside Rh4 Alleviates Amyloid β Plaque and Tau Hyperphosphorylation by Regulating Neuroinflammation and the Glycogen Synthase Kinase 3β Signaling Pathway[J]. Journal of Agricultural and Food Chemistry, 2023, 71(37):13783

S

She LY, Xiong L, Li LW, *et al*. Ginsenoside Rk3 ameliorates Aβ-induced neurotoxicity in APP/PS1 model mice via AMPK signaling pathway[J]. Biomedicine & Pharmacotherapy, 2023, 158:114192

Shen K, Wu DR, Sun BH, *et al*. Ginsenoside Rg1 promotes astrocyte-to-neuron transdifferentiation in rat and its possible mechanism[J]. CNS Neuroscience & Therapeutics, 2023, 29(1):256

Shen XF, Chen HQ, Zhang H, *et al*. A natural sesquiterpene lactone isolinderalactone attenuates lipopolysaccharide-induced inflammatory response and acute lung injury through inhibition of NF-κB pathway and activation Nrf2 pathway in macrophages[J]. International immunopharmacology, 2023, 124(Pt B):110965

Shi YJ, Liu CQ, Xiong S, *et al*. Ling-Gui-Qi-Hua formula alleviates left ventricular myocardial fibrosis in rats with heart failure with preserved ejection fraction by blocking the transforming growth factor-β1 /Smads signaling pathway[J]. Journal of Ethnopharmacology, 2023, 317:116849

Si JC, Liu BB, Qi KR, *et al*. Tanshinone Ⅱ$_A$ inhibited intermittent hypoxia induced neuronal injury through promoting autophagy via AMPK-mTOR signaling pathway[J]. Journal of Ethnopharmacology, 2023, 315:116677

Song L, Zhou YT, Zhai YX, *et al*. Sub-chronic toxicity of an aqueous extract of *Epimedium sagittatum* (Sieb. Et Zucc.) Maxim. in rats[J]. Drug and chemical toxicology, 2023, 46(3):451

Su L, Zhang F, Liu MX, *et al*. The Tian-Men-Dong decoction suppresses the tumour-infiltrating G-MDSCs via IL-1β-mediated signalling in lung cancer[J]. Journal of Ethnopharmacology, 2023, 313:116491

Su YN, Lu PP, Yan SY, *et al*. Xinfuli granule alleviates metabolic remodeling through inhibition of endoplasmic reticulum stress and mitochondrial injury in heart failure [J]. Journal of Ethnopharmacology, 2023, 303:115782

Sun JJ, Chen W, Zhou Z, *et al*. Tanshinone Ⅱ$_A$ Facilitates Efficient Cartilage Regeneration under Inflammatory Factors Caused Stress via Upregulating LncRNA NEAT1_2 [J].Biomedicines, 2023, 11(12):3291

Sun XJ, Zhang Y, Cheng G, *et al*. Berberine improves DSS-induced colitis in mice by modulating the fecal-bacteria-related bile acid metabolism[J]. Biomedicine & Pharmacotherapy, 2023, 167:115430

苏国明,张超,华悦,等.肉苁蓉治疗肾阳虚有效部位筛选[J].中国中医药信息杂志,2023, 30(11):138

孙立慧,于泳.番茄红素通过上调 Nrf2-Ho-1/Nqo1 蛋白表达治疗幽门螺杆菌相关慢性萎缩性胃炎[J].中国微生态学杂志,2023, 35(9):993

孙晓霞,战丽彬,侯圣林.滋补脾阴方药对脾阴虚大鼠骨骼肌线粒体呼吸链复合物及 ATP 活性影响[J].辽宁中医药大学学报,2023, 25(2):32

T

Tawulie D, Jin LL, Shang X, *et al*. Jiang-Tang-San-

Huang pill alleviates type 2 diabetes mellitus through modulating the gut microbiota and bile acids metabolism[J]. Phytomedicine, 2023, 113:154733

Tian XY, Huang ZW, Wang YP, *et al*. Xinbao Pill attenuated chronic heart failure by suppressing the ubiquitination of β-adrenergic receptors[J]. Phytomedicine, 2023, 115:154830

谭国耀,秦之焱,杨卓妮,等.丹参酮Ⅰ通过激活 Nrf2 信号通路减轻雷公藤甲素所致的心肌细胞损伤[J].毒理学杂志,2023, 37(3):230

唐斌,李秋根,李凡,等.基于调控 NF-κB 信号通路探讨白藜芦醇影响 DCs 成熟对恢复 COPD 小鼠 Th17/Treg 平衡的作用及机制[J].中国老年学杂志,2023, 43(22):5569

W

Wan C, Liu XQ, Chen M, *et al*. Tanshinone $Ⅱ_A$ ameliorates Aβ transendothelial transportation through SIRT1-mediated endoplasmic reticulum stress[J]. Journal of Translational Medicine, 2023, 21(1):34

Wan SY, Cui ZK, Wu LL, *et al*. Ginsenoside Rd promotes omentin secretion in adipose through TBK1-AMPK to improve mitochondrial biogenesis via WNT5A/Ca2+ pathways in heart failure[J]. Redox Biology, 2023, 60:102610

Wang B, Zou F, Xin G, *et al*. Sodium Tanshinone $Ⅱ_A$ sulphate inhibits angiogenesis in lung adenocarcinoma via mediation of miR-874/eEF-2K/TG2 axis[J]. Pharmaceutical Biology, 2023, 61(1):868

Wang BY, Zhou WA, Zhang H, *et al*. Exploring the effect of Weifuchun capsule on the toll-like receptor pathway mediated HES6 and immune regulation against chronic atrophic gastritis[J]. Journal of Ethnopharmacology, 2023, 303:115930

Wang L, Liu Y, Shen GY, *et al*. Mechanisms of Si-Wu Decoction in the treatment of ulcerative colitis revealed by network pharmacology and experimental verification[J]. Journal of Ethnopharmacology, 2023, 317:116847

Wang N, Yang JY, Chen RJ, *et al*. Ginsenoside Rg1 ameliorates Alzheimer's disease pathology via restoring mitophagy[J]. Journal of Ginseng Research, 2023, 47(3):448

Wang Q, Zhao B, Li JQ, *et al*. Qilian Formula inhibits tumor cell growth in a bone metastasis model of lung cancer [J]. Integrative Cancer Therapies, 2023, 22:15347354231217274

Wang T, Wu LG, Wang SY, *et al*. Chang Wei Qing Decoction enhances the anti-tumor effect of PD-1 inhibitor therapy by regulating the immune microenvironment and gut microbiota in colorectal cancer[J]. Chinese Journal of Natural Medicines, 2023, 21(5):333

Wang W, Liu D, Yang LY, *et al*. Compound Kushen injection attenuates angiotensin II-mediated heart failure by inhibiting the PI3K/Akt pathway[J]. International Journal of Molecular Medicine, 2023, 51(3):23

Wang XJ, Huang SW, Zhang ML, *et al*. Gegen Qinlian decoction activates AhR/IL-22 to repair intestinal barrier by modulating gut microbiota-related tryptophan metabolism in ulcerative colitis mice[J]. Journal of Ethnopharmacology, 2023, 302(Pt B):115919

Wang XP, Ling GJ, Wei Y, *et al*. Activation of ULK1 to trigger FUNDC1-mediated mitophagy in heart failure: Effect of Ginsenoside Rg3 intervention[J]. Phytomedicine, 2023, 120:155042

Wang Y, Shi K, Tu JY, *et al*. Atractylenolide III ameliorates bile duct ligation-induced liver fibrosis by inhibiting the PI3K/AKT pathway and regulating glutamine metabolism[J]. Molecules, 2023, 28(14):5504

Wang ZJ, Liu J, Li F, *et al*. Mechanisms of Qingyi Decoction in severe acute pancreatitis-associated acute lung injury via gut microbiota: targeting the short-chain fatty acids-mediated AMPK/NF-κB/NLRP3 pathway[J]. Microbiology spectrum, 2023, 11(4):e0366422

Wei P, He QZ, Liu TT, *et al*. Baitouweng decoction alleviates dextran sulfate sodium-induced ulcerative colitis by suppressing leucine-related mTORC1 signaling and reducing oxidative stress[J]. Journal of Ethnopharmacology, 2023, 304:116095

Wen L, Cheng X, Fan QG, *et al*. Tanshinone $Ⅱ_A$ inhibits excessive autophagy and protects myocardium against ischemia/reperfusion injury via 14-3-3η/Akt/Beclin1 pathway [J]. European Journal of Pharmacology, 2023, 954:175865

Wen S, Zou ZR, Cheng S, *et al*. Ginsenoside Rb1 improves energy metabolism after spinal cord injury[J]. Neural Regeneration Research, 2023, 18(6):1332

Wu JH, Wang S, Zhao WJ, *et al*. Ginsenoside Rh2 inhibits CBP/p300-mediated FOXO3a acetylation and epilepsy-induced oxidative damage via the FOXO3a-KEAP1-NRF2 pathway[J]. European Journal of Pharmacology, 2023, 940:175391

Wu LL, Fan ZY, Gu LF, *et al*. QiShenYiQi dripping pill alleviates myocardial ischemia-induced ferroptosis via improving mitochondrial dynamical homeostasis and biogenesis[J]. Journal of Ethnopharmacology, 2023, 308:116282

Wu Q, Guan YB, Zhang KJ, *et al*. Tanshinone II_A mediates protection from diabetes kidney disease by inhibiting oxidative stress induced pyroptosis[J]. Journal of Ethnopharmacology, 2023, 316:116667

Wu R, Xi ZC, Liu MF, *et al*. Pulsatilla Decoction and its bioactive component β-peltatin induce G2/M cell cycle arrest and apoptosis in pancreatic cancer[J]. Chinese Medicine, 2023, 18(1):61

Wu XZ, Pan JX, Yu JJ, *et al*. DiDang decoction improves mitochondrial function and lipid metabolism via the HIF-1 signaling pathway to treat atherosclerosis and hyperlipidemia[J]. Journal of Ethnopharmacology, 2023, 308:116289

Wu YC, Pi DJ, Zhou SY, *et al*. Ginsenoside Rh3 induces pyroptosis and ferroptosis through the Stat3/p53/NRF2 axis in colorectal cancer cells[J]. Acta biochimica et biophysica Sinica, 2023, 55(4):587

Wu YY, Kuang YF, Wu YB, *et al*. Yang-Gan-Jiang-Mei formula alleviates non-alcoholic steatohepatitis by inhibiting NLRP3 inflammasome through mitophagy[J]. Biotechnology and Genetic Engineering Reviews, 2023, doi: 10.1080/02648725.2023.2193482

Wu ZB, Huang JL, Bai XJ, *et al*. Ginsenoside-Rg1 mitigates cardiac arrest-induced cognitive damage by modulating neuroinflammation and hippocampal plasticity[J]. European Journal of Pharmacology, 2023, 938:175431

王菲,张其锵,于丹,等.参附汤配伍人参对附子中单酯型生物碱类成分药代动力学的影响[J].山东中医药大学学报,2023, 47(2):207

王坤,许佩佩,周兰兰,等.人参皂苷 Rg1 调控 Epac1/Rap1 信号通路对缺血性脑卒中大鼠神经保护作用机制研究[J].中国临床药理学与治疗学,2023, 28(7):721

王宝祥,许俊杰.人参皂苷 Rd 通过 SHH 信号通路促进 MCAO 模型大鼠血管新生机制研究[J].浙江中西医结合杂志,2023, 33(4):308

王祥山,朱映黎,吕美豫,等.鹿鞭对肾阴虚及肾阳虚小鼠抗疲劳作用及 PI3K-Akt 通路机制研究[J].中国中药杂志,2023, 48(11):3032

王旭红,史捷,张暮盈,等.基于“肺肠同治”的清肺化痰逐瘀汤治疗 COPD 的作用机制[J].中国实验方剂学杂志,2024, 30(4):124

王亚超,孟婉婷,牟芳芳,等.二氢丹参酮Ⅰ对氧糖剥夺/复氧复糖诱导 H9c2 细胞损伤的影响及作用机制研究[J].中国中医药信息杂志,2023, 30(12):115

王智威,邸松蕊,黄鹏力,等.基于 AMPK 信号通路的附子在不同机体状态下对神经—内分泌—免疫网络的生物学效应表达机制研究[J].环球中医药,2023, 16(8):1508

魏冬梅,张斌,王邦才,等.基于 TLR4 炎症通路探讨养胃和络饮对慢性萎缩性胃炎大鼠的作用机制[J].中国药学杂志,2023, 58(12):1102

魏瑞贤,杨丽霞,崔阳阳,等.黄芪多糖对糖尿病肾病小鼠肾组织血管内皮损伤的影响[J].中国临床药理学杂志,2023, 39(21):3130

魏焱鑫,魏毓,刘新光,等.通塞颗粒对 AECOPD 大鼠气道上皮屏障及 EGFR/ERK 通路的影响[J].中国病理生理杂志,2023, 39(12):2204

吴玉竹,李敏瑶,邱建国,等.黄芩汤治疗慢性复发型溃疡性结肠炎大肠湿热证小鼠的作用机制研究[J].中药新药与临床药理,2023, 34(8):1083

X

Xi B, Fu JP, Wan DF, *et al*. Ginsenoside Rg1 attenuation of neurogenesis disorder and neuronal apoptosis in the rat hippocampus after spinal cord injury may involve brain-derived neurotrophic factor/extracellular signal-regulated kinase signaling[J]. NeuroReport, 2023, 34(5):290

Xi CC, Feng K, Chen X, *et al*. Granule Dendrobii

suppresses chronic atrophic gastritis induced by N-methyl-N'-nitro-N-nitrosoguanidine by modulating the gastrointestinal bacteria in rats[J]. Cellular and Molecular Biology, 2023, 69(7):205

Xia LY, Liu XL, Mao WY, *et al*. Panax notoginseng saponins normalises tumour blood vessels by inhibiting EphA2 gene expression to modulate the tumour microenvironment of breast cancer[J]. Phytomedicine, 2023, 114:154787

Xia MM, Wu YF, Zhu H, *et al*. Tanshinone I induces ferroptosis in gastric cancer cells via the KDM4D/p53 pathway[J]. Human & Experimental Toxicology, 2023, 42:9603271231216963

Xu Z, Cai K, Su SL, *et al*. Salvianolic acid B and tanshinone Ⅱ$_A$ synergistically improve early diabetic nephropathy through regulating PI3K/Akt/NF-κB signaling pathway[J]. Journal of Ethnopharmacology, 2023, 319(Pt 3):117356

Xuan Y, Yu C, Ni K, *et al*. Protective effects of Tanshinone Ⅱ$_A$ on porphyromonas gingivalis-induced atherosclerosis via the downregulation of the NOX2/NOX4-ROS mediation of NF-κB signaling pathway[J]. Microbes and Infection, 2023, 25(8):105177

Xue C, Zhang X, Ge HT, *et al*. Total flavone of flowers of Abelmoschus manihot(L.) Medic inhibits the expression of adhesion molecules in primary mesenteric arterial endothelial cells and ameliorates dextran sodium sulphate-induced ulcerative colitis in mice[J]. Phytomedicine, 2023, 112:154713

Xue HH, Li JJ, Li SF, *et al*. Phillygenin attenuated colon inflammation and improved intestinal mucosal barrier in DSS-induced colitis mice via TLR4/Src mediated MAPK and NF-κB signaling pathways[J]. International Journal of Molecular Sciences, 2023, 24(3):2238

席超.基于肠道菌群和机体产热通路探讨葛根和粉葛对风寒表证大鼠模型的退热作用[D].南昌:江西中医药大学,2023

肖新莉,秦梓通,任凯翔,等.丹参酮Ⅱ$_A$对癫痫慢性期小鼠齿状回颗粒细胞病理整合的影响[J].西安交通大学学报(医学版),2023, 44(4):634

谢慧臣,冉云,张云,等.麸炒苍术对脾虚证大鼠结肠组织通透性的影响[J]. 暨南大学学报(自然科学与医学版),2023, 44(2):137

谢荣芳,黄春燕,李苗苗,等.补元汤调控NLRP3炎症小体信号通路对慢性阻塞性肺疾病大鼠气道重塑的影响[J].中华中医药杂志,2023, 38(11):5459

邢影,刘坤,史经昊,等.丹皮酚对PMDD肝气逆证模型大鼠焦虑样行为及其神经内分泌功能的影响[C].中国实验动物学会,2023:124

熊珮宇,陈旭,张薇,等.人参败毒散调控自噬修复溃疡性结肠炎黏膜的机制[J].中国实验方剂学杂志,2023, 29(19):34

徐拓,王洁,韦小毕,等.淫羊藿苷通过抑制PI3K/AKT信号通路抑制高糖诱导的人肾小管上皮细胞上皮-间充质转化[J].中国病理生理杂志,2023, 39(11):2027

徐燕,孟雪,赵文学.人参皂苷Re对帕金森病果蝇模型的脑神经保护作用机制[J].中国中药杂志,2023, 48(7):1927

许晓刚,张春江,付彦杰,等.益肾化湿颗粒对MsPGN大鼠肾组织TGF-β1信号通路和ERK1/2磷酸化的影响[J].中成药,2023, 45(12):4137—4142

轩银霜,李亚,卞晴晴,等.调补肺肾三法对慢性阻塞性肺疾病稳定期大鼠肺与肠道炎症指标的影响[J].中国实验动物学报,2023, 31(7):888

轩银霜,毛静,卞晴晴,等.调补肺肾三法对慢性阻塞性肺疾病稳定期大鼠肠道黏膜屏障的影响[J].中国病理生理杂志,2023, 39(4):705

Y

Yang FH, Ma NS, Li SP, *et al*. Tanshinone Ⅱ$_A$ alleviates early brain injury after subarachnoid hemorrhage in rats by inhibiting the activation of NF-κB/NLRP3 inflammasome[J]. Biological & Pharmaceutical Bulletin, 2023, 47(1):279

Yang K, Wu B, Wei W, *et al*. Curdione ameliorates sepsis-induced lung injury by inhibiting platelet-mediated neutrophil extracellular trap formation[J]. International Immunopharmacology, 2023, 118:110082

Yang MM, Wu HY, Qian H, *et al*. Linggui Zhugan decoction delays ventricular remodeling in rats with chronic heart failure after myocardial infarction through the Wnt/β-catenin signaling pathway[J]. Phytomedicine, 2023, 120: 155026

Ye XJ, Shao S, Wang YB, *et al*. Ginsenoside Rg2 alleviates neurovascular damage in 3xTg-AD mice with Alzheimer's disease through the MAPK-ERK pathway[J]. Journal of Chemical Neuroanatomy, 2023, 133:102346

Ye Z, Li LZ, Li YZ, *et al*. Tou Nong powder obstructs ulcerative colitis through the regulation of NF-κB/NLRP3/Caspase-1/GSDMD inflammasome pyroptotic pathway[J]. Journal of Ethnopharmacology, 2023, 317: 116846

Yu C, Cui MY, Yin YF, *et al*. Influence of Gegenqinlian decoction on pharmacokinetics and pharmacodynamics of saxagliptin in type 2 diabetes mellitus rats[J]. Biopharmaceutics & Drug Disposition, 2023, 44(6):396

Yu SY, Qian H, Tian DW, *et al*. Linggui Zhugan Decoction activates the SIRT1-AMPK-PGC1α signaling pathway to improve mitochondrial and oxidative damage in rats with chronic heart failure caused by myocardial infarction[J]. Frontiers in Pharmacology, 2023, 14:1074837

Yu ZT, Li DG, Sun HX. Herba Origani alleviated DSS-induced ulcerative colitis in mice through remolding gut microbiota to regulate bile acid and short-chain fatty acid metabolisms[J]. Biomedicine & Pharmacotherapy, 2023, 161:114409

Yuan CY, Wu Z, Jin CL, *et al*. Qiangxin recipe improves doxorubicin-induced chronic heart failure by enhancing KLF5-mediated glucose metabolism[J]. Phytomedicine, 2023, 112:154697

Yuan L, Ji HG, Yan XJ, *et al*. Dioscin ameliorates doxorubicin-induced heart failure via inhibiting autophagy and apoptosis by controlling the PDK1-mediated Akt/mTOR signaling pathway[J]. The Kaohsiung Journal of Medical Sciences, 2023, 39(10):1022

杨柳柳,冯浠镰,张伟,等.肺康颗粒通过 MST/hippo 信号通路调控 COPD 大鼠炎症反应的相关机制[J].中华中医药杂志,2023, 38(1):331

杨舒涵,王玉琴,刘航,等.隐丹参酮对人乳腺癌 MCF7 细胞的抑制作用及其机制[J].肿瘤防治研究,2023, 50(10):946

杨玥玮,程楠,刘丽然,等.香连化浊方对慢性萎缩性胃炎模型大鼠胃黏膜 EGFR/MAPK/ERK 信号通路的影响[J].中医杂志,2023 ,64(14):1483

俞月.参苓白术散中医封包防治脾虚证功能性腹泻的实验研究[D].长沙:湖南中医药大学,2023

袁健梅,芦丹妮,王佳俊,等.牛黄通过抑制 IL-17/IL-17RA/Act1 信号通路治疗溃疡性结肠炎的作用及机制研究[J].中国中药杂志,2023, 48(9):2500

Z

Zhang FR, Xu XY, Hou JL, *et al*. Cardioprotective efficacy of Xin-shu-bao tablet in heart failure with reduced ejection fraction by modulating THBD/ARRB1/FGF1/STIM1 signaling [J]. Biomedicine & Pharmacotherapy, 2023, 165:115119

Zhang H, Huang XY, Wang GH, *et al*. Huangqi Jianzhong Tang treats chronic atrophic gastritis rats by regulating intestinal flora and conjugated bile acid metabolism [J]. Biomedical Chromatography, 2023, 37(11):e5721

Zhang J, Li Y, Wang JG, *et al*. Dihydroartemisinin affects STAT3/DDA1 signaling pathway and reverses breast cancer resistance to cisplatin[J]. The American Journal of Chinese Medicine, 2023, 51(2):445

Zhang JW, Zhu CC, Jin Y, *et al*. Ginsenoside Rg1 improved learning and memory ability and reduces neuronal apoptosis in epileptic rats through ERK/CREB/BDNF signal pathway[J]. Biochemical and Biophysical Research Communications, 2023, 675:26

Zhang M, Lin W, Tao XY, *et al*. Ginsenoside Rb1 inhibits ferroptosis to ameliorate hypoxic-ischemic brain damage in neonatal rats [J]. International Immunopharmacology, 2023, 121:110503

Zhang N, Ye T, Lu X, *et al*. *Radix Scrophulariae* extracts exert effect on hyperthyroidism via MST1/Hippo signaling sathway[J]. Chinese Journal of Integrative Medicine, 2023, 29(11):998

Zhang XW, Zhao L, Xiang SX, *et al*. Yishen Tongluo formula alleviates diabetic kidney disease through regulating Sirt6/TGF-β1/Smad2/3 pathway and promoting degradation of

TGF-β1 [J]. Journal of Ethnopharmacology, 2023, 307: 116243

Zhang XX, Li SM, Chen ZZ, *et al*. Tanshinone II_A participates in the treatment of endometriosis by regulating adhesion, invasion, angiogenesis and inhibition of PI3K/Akt/mTOR signaling pathway[J]. Molecular Medicine Reports, 2023, 28(5):221

Zhang XY, Zhu L, Wang XZ, *et al*. Basic research on curcumin in cervical cancer: Progress and perspectives[J]. Biomedicine & Pharmacotherapy, 2023, 162:114590

Zhang YR, Chen SY, Fan FF, *et al*. Neurotoxicity mechanism of aconitine in HT22 cells studied by microfluidic chip-mass spectrometry[J]. Journal of Pharmaceutical Analysis, 2023, 13(1):88

Zhao M, Xie XQ, Xu B, *et al*. Paeonol alleviates ulcerative colitis in mice by increasing short-chain fatty acids derived from Clostridium butyricum [J]. Phytomedicine, 2023, 120:155056

Zhao R, Zhao Q, Wang X, *et al*. Yi-Qi-Jian-Pi formula inhibits hepatocyte pyroptosis through the IDH2-driven tricarboxylic acid cycle to reduce liver injury in acute-on-chronic liver failure[J]. Journal of Ethnopharmacology, 2023, 317:116683

Zhao YD, Yang WY, Zhang X, *et al*. Icariin, the main prenylflavonoid of Epimedii Folium, ameliorated chronic kidney disease by modulating energy metabolism via AMPK activation [J]. Journal of Ethnopharmacology, 2023, 312:116543

Zheng Q, Li XJY, Huang NN, *et al*. Saikosaponins ameliorate hyperlipidemia in rats by enhancing hepatic lipid and cholesterol metabolism[J]. Journal of Ethnopharmacolog, 2023, 305:116110

Zheng YF, Ji SX, Li X, *et al*. Qijia rougan formula ameliorates ECM deposition in hepatic fibrosis by regulating the JAK1/STAT 6-microRNA-23a feedback loop in macrophage M2 polarization[J]. Biomedicine & Pharmacotherapy, 2023, 168:115794

Zhong YB, Xiao QP, Huang JQ, *et al*. Ginsenoside Rg1 alleviates ulcerative colitis in obese mice by regulating the gut microbiota-lipid metabolism-Th1/Th2/Th17 cells axis[J]. Journal of Agricultural and Food Chemistry, 2023, 71(50):20073

Zhong YT, Tu Y, Ma QS, *et al*. Curcumin alleviates experimental colitis in mice by suppressing necroptosis of intestinal epithelial cells[J]. Frontiers in Pharmacology, 2023, 14:1170637

Zhou DY, Liu WZ, Zhang JJ, *et al*. Bellidifolin ameliorates isoprenaline-induced cardiac hypertrophy by the Nox4/ROS signalling pathway through inhibiting BRD4[J]. Cell Death Discovery, 2023, 9(1):279

Zhou JB, Wang CX, Zhang XM, *et al*. Shizhifang ameliorates pyroptosis of renal tubular epithelial cells in hyperuricemia through inhibiting NLRP3 inflammasome[J]. Journal of Ethnopharmacolog, 2023, 317:116777

Zhou MG, Liu YM, Qin HL, *et al*. Xuanfei Baidu Decoction regulates NETs formation via CXCL2/CXCR2 signaling pathway that is involved in acute lung injury[J]. Biomedicine & Pharmacotherapy, 2023, 161:114530

Zhou ZY, Shi WT, Zhang J, *et al*. Sodium tanshinone II_A sulfonate protects against hyperhomocysteine-induced vascular endothelial injury via activation of NNMT/SIRT1-mediated NRF2/HO-1 and AKT/MAPKs signaling in human umbilical vascular endothelial cells[J]. Biomedicine & Pharmacotherapy, 2023, 158:114137

Zhu GH, Li DR, Wang XQ, *et al*. Drug monomers from *Salvia miltiorrhiza* Bge.promoting tight junction protein expression for therapeutic effects on lung cancer[J]. Scientific Reports, 2023, 13(1):22928

Zhu XC, He LJ, Gao W, *et al*. Neuroprotective investigation of tanshinone in the cerebral infarction model in the Keap1-Nrf2/ARE pathway [J]. Cell Cycle, 2023, 22(4):390

张楚洁.基于 NF-κB/SIRT1/SIRT6 信号通路探究补肾健脾方对肾虚证、脾虚证衰老大鼠延缓免疫衰老机制[D].长沙:湖南中医药大学,2023

张孟娟,王洪双,许畅,等.益气活血通络方调控 Drp1 抑制血管新生减轻单侧输尿管梗阻大鼠肾纤维化[J].中药新药与临床药理,2023, 34(10):1354

张明亮,赵旭,李伟霞,等.补骨脂"大燥伤肝"的客观性及生物学机制研究[J].药学学报,2023, 58(4):1014

张伟梁，刘瑞琦，周丽娟，等.丹参酮Ⅱ$_A$对尿酸诱导的肾小管上皮细胞纤维化模型线粒体损伤和相关炎症因子的影响[J].中药材，2023，46(1)：207

张晓慧，陈聪敏，丁新耘，等.丹参酮Ⅱ$_A$通过调控中性粒细胞胞外诱捕网保护脓毒症小鼠急性肺损伤[J].陆军军医大学学报，2023，45(1)：38

张一凡，杜敏，王佳柔，等.丹参酮Ⅱ$_A$促进胆固醇逆向转运改善动脉粥样硬化[J].中国药理学通报，2023，39(10)：1835

张裕惠.健脾通脉方改善CUMS诱导的脾气虚小鼠抑郁样行为研究[D].杭州：浙江中医药大学，2023

赵哲，陈光顺，白敏，等.基于NLRP3/ASC/Caspase-1通路探讨真武汤改善脾肾阳虚型糖尿病肾病炎症损伤的机制[J].中国实验动物学报，2023，31(7)：853

赵罗娜，杨元凤，黎豫川，等.附子-肉桂调控结肠VIP/cAMP/PKA/AQP通路改善大鼠阳虚型慢传输型便秘[J].中国实验方剂学杂志，2023，29(21)：103

赵梦溪，罗斌，吕建瑞，等.隐丹参酮调节AMPK/Nrf2信号通路治疗小鼠非酒精性脂肪性肝病作用机制[J].陕西中医，2023，44(8)：1027

赵梦溪，罗斌，吕建瑞，等.隐丹参酮治疗小鼠非酒精性脂肪性肝病效果及机制研究[J].陕西医学杂志，2023，52(9)：1135

郑忻，曲妮妮，王丽娜，等.加味二陈汤对慢性阻塞性肺疾病大鼠肺功能及ASMCs作用的相关机制[J].中国老年学杂志，2023，43(15)：3774

周璐，陈珊，赵雪，等.人参皂苷Rb1改善局灶性CIRI小鼠模型神经损伤的调控机制研究[J].安徽医科大学学报，2023，58(2)：252

周露，李冰艳，顾霞飞，等.丹参酮Ⅱ$_A$通过PKC/Cx43通路减轻大鼠心肌缺血再灌注致心律失常[J].药物评价研究，2023，46(12)：2617

周子也，马惠苗，陈兰英，等.泽漆水提物对香烟烟雾诱导小鼠慢性阻塞性肺病及肺组织癌前病变相关蛋白的影响[J].中国实验方剂学杂志，2023，29(7)：84

朱景茹，黄婉仪，洪银洁，等.基于EGFR/JAK1/STAT1信号通路探讨柴芍六君汤治疗慢性萎缩性胃炎肝郁脾虚证大鼠的机制[J].中华中医药杂志，2023，38(7)：3334

朱张求，朱洁，童佳兵，等.基于JAK1/STAT3信号通路研究芪白平肺胶囊对COPD继发PAH大鼠的影响[J].中华中医药杂志，2023，38(1)：324

庄贤锐，王智威，刘旺，等.基于网络药理学探讨丹参酮Ⅱ$_A$治疗重症肺炎的分子机制[J].广东医科大学学报，2023，41(4)：388

左琦，朱静静，翟亮，等.丹参酮Ⅱ$_A$对缺氧大鼠前庭内侧核BKCa、NO和MAP-2的影响[J].中华中医药杂志，2023，38(6)：2591

（七）方剂研究

【概述】

2023年方剂研究依然呈现蓬勃发展的趋势，在研究类别上大体分为实验研究、临床研究和文献理论研究等。

1. 实验研究

（1）药理研究　方剂药理研究多集中在慢性病如代谢性疾病和心脑血管疾病等治疗上。如钟文露等报道，中药复方糖肾宝（黄芪、川芎、三七、葛根、大火草）可改善糖尿病肾病大鼠肾损害，可能与抑制肾组织E26转录因子-1表达及TGF-β_1/Smads信号传导有关。邢远等报道，扶阳祛邪方（党参、炙附片、白术、苍术、丹参、山楂等）通过上调脑缺血再灌注大鼠脑皮质Bcl-2细胞数及下调Bax、Caspase-3细胞数和TLR4蛋白表达而调控神经细胞凋亡，对保护缺血区域脑神经、减少脑梗死体积等发挥积极效应。研究热点集中在如细胞死亡方式凋亡、铁死亡、自噬、免疫调节、炎症抑制和糖酵解等。如吴德坤等报道，安胃汤（黄连、制半夏、干姜、白芍药、百合、乌药等）含药血清可将鹅去氧胆酸诱导的胃黏膜肠上皮化生细胞周期阻滞在S期，并抑制其增殖，诱导其凋亡，可能与其调控内质网应激途径，诱导细胞自噬相关。周相宇等报道，参苓白术散能够有效减少酒精性肝病大鼠肝损伤，调节脂肪变性与脂肪沉积，并在肝脏内发挥抗氧化与抗炎作用。通路研究中，PI3K/Akt、TLR4/NF-κB/NLRP3等通路研究较多。如许洋等报道，补阳还五汤通过抑制PI3K/Akt信号促进骨髓间质干细胞迁移进而恢复脊髓功能。李玉婷等报道，补阳还五汤可改善巨噬细胞炎症反应，可能与降低巨噬细胞ROS水平，抑制RAW264.7巨噬细胞极化，下调TLR4/NF-κB/NLRP3通路蛋白表达水平有关。方剂学结合组学研究手段，可以大大提高研究效率。如韩雨晴等基于非靶向代谢组学探讨了射干麻黄汤治疗哮喘的作用机制，提示该方主要通过调节L-酪氨酸、5-L-谷氨酰-牛磺酸等代谢产物，影响酪氨酸代谢、牛磺酸和亚牛磺酸代谢，发挥治疗哮喘的作用。李乡南等基于转录组学探讨四君子汤增强顺铂抗胃癌作用的机制，结果显示四君子汤可以增强顺铂抗胃癌作用，其机制可能与PI3K/Akt、ErbB等信号通路有关。艾梓黎等基于脂质组学和转录组学探讨四物汤减重降脂的作用机制，提示四物汤减重降脂的作用可能与抑制MAPK及CEBP信号通路活化、减少脂质生成有关。李缘缘等观察二陈汤对代谢综合征痰证大鼠血清代谢组学的影响，结果显示甘氨酸、L-丝氨酸、D-丝氨酸、L-苏氨酸、L-天冬氨酸、L-别苏氨酸、肌酸可能是代谢综合征痰证的特征标志物，二甲基甘氨酸、肌酸和琥珀半醛等代谢产物则与二陈汤化痰作用紧密相关，其所在代谢通路可能是治疗痰证潜在切入点。丁欣等整合化学物质组学与网络药理学探讨四逆汤抗脓毒症“成分-靶点”相关性研究，揭示四逆汤治疗脓毒症存在多成分-多靶点-多通路特征，筛选得到的宋果灵等活性成分可能通过调节AKT1、TNF等蛋白的表达及其内在生物功能，作用于癌症信号通路、PI3K-Akt等信号通路而发挥治疗脓毒症的作用。姜月等研究葛根芩连汤降血糖的效应机制，结果表明，葛根芩连汤的入血主要药效成分与内质网应激（ERS）相关靶点GRP78、IRE1、PERK、ATF4有较好的结合活性，可缓解肝过度ERS，减轻胰岛素抵抗，改善体内外肝糖代谢。张咏佳等报道，西黄丸可有效控制大鼠乳腺癌癌前病变的发生，其机制可能为减少雌激素和孕激素分泌，抑制新生血管生成及趋化因子受体表达。陈娜等报道，运脾泻肺化痰汤（胆南星、全瓜蒌、浙贝母、法半夏、杏仁、黄芩等）可以改善幼龄哮喘大鼠气道黏液高分泌，减轻气道炎症，从而减少黏蛋白 5AC，缓解气道黏液高分泌状态，可能与其调节 NF-κB 信号通路有关。荆晓朔等报道，益气活血自拟方（黄芪、丹参、太子参、水蛭、红花、当归等）可以明显改善大鼠一般状态，调节血液流变学指标，抑制心肌组织病理损伤，提高心功能，从而有效治疗冠心病气虚血瘀证。

(2) 活性成分研究　曾珂琪等等采用 UPLC-Q-TOF-MS 法测定补阳还五汤给药后入血、入脑成分，结果检测出黄芪甲苷、毛蕊异黄酮苷等 44 个入血成分，毛蕊异黄酮、洋川芎内酯 A 等 24 个入脑成分，以及黄芪甲苷、藁本内酯、毛蕊异黄酮、芍药新苷、二氢猕猴桃内酯、洋川芎内酯Ⅰ等 16 种同时入血入脑成分，这些成分可能是补阳还五汤抗脑缺血损伤、发挥神经保护效应的潜在药效物质基础。谭小青等采用 HPLC-MS/MS 法同时测定白头翁汤（白头翁、黄连、黄柏、秦皮）中 13 种成分及其配伍前后含量变化，结果提示白头翁汤中生物碱可能与皂苷结合而形成其他化合物，导致两者含量降低。董人华等以抑制肝星状细胞增殖为指标，对芪丹方（丹参、黄芪、甘草、虎杖）主成分丹酚酸 B、丹参酮 $Ⅱ_A$、白藜芦醇、黄芪甲苷和甘草次酸进行配伍研究。结果显示，上述成分单独给药均可抑制肝星状细胞 HSC 的增殖，丹参酮 $Ⅱ_A$、丹酚酸 B 和黄芪甲苷的联用可明显增强对 HSC 增殖的抑制作用，最佳配伍比例为丹参酮 $Ⅱ_A$：丹酚酸 B：黄芪甲苷＝5.57：5.96：5.55（摩尔比）。沈怡等对四君子汤非多糖组分的主要活性成分进行体外人源肠、肝微粒体中的代谢过程研究，阐明了这些成分在人体肠道及肝脏中的代谢轮廓及代谢差异，为中药复方的功效组分研究提供了思路。黄祖顺等基于网络药理学和指纹图谱的安宫牛黄丸质量标志物预测与分析，揭示安宫牛黄丸潜在的 Q-Marker 分别为小檗碱、黄芩苷、黄芩素、汉黄芩素。

2. 临床研究

张丽萍等观察金匮肾气丸对肾阳虚型 2 型糖尿病合并亚临床甲状腺功能减退患者胰岛素抵抗的影响。对照组 59 例给予糖尿病基础治疗加盐酸二甲双胍和左甲状腺素钠片，治疗组 58 例在此基础上给予金匮肾气丸口服，疗程均为 12 周。结果：总有效率为治疗组 94.8%(55/58)，对照组 83.1%(49/59)，$P<0.05$；治疗后治疗组空腹血糖、糖化血红蛋白、空腹胰岛素、空腹 C 肽、稳态模型胰岛素抵抗指数及神疲乏力、腰膝酸软、畏寒怕冷等中医症状评分均明显低于治疗前及对照组($P<0.05$)；治疗后胰岛 β 细胞功能指数、游离三碘甲状腺原氨酸、游离甲状腺素、促甲状腺激素均较治疗前显著改善($P<0.05$)，但 2 组间比较无统计学差异。提示金匮肾气丸能有效改善 2 型糖尿病伴亚临床甲减患者的胰岛素抵抗情况和临床症状。张炜娟观察升阳益胃汤（黄芪、茯苓、白芍药、炒白术、党参、清半夏等）治疗脾胃虚弱型肠易激综合征(IBS)的临床效果。结果：予升阳益胃汤加减的治疗组 IBS 症状严重程度量表(IBS-SSS)评分总有效率、中医证候积分总有效率分别为 88.2%(30/34)和 94.1%(32/34)，对照组分别为 61.8%(21/34)和 70.6%(24/34)，均 $P<0.05$；生活质量(IBS-QOL 量表)积分明显升高，显著优于予匹维溴铵片治疗的对照组($P<0.05$)。提示升阳益胃汤治疗脾胃虚弱型 IBS 临床效果显著，能明显改善临床症状，提高生活质量。刘沁东等采集变应性鼻炎(AR)患者的鼻腔灌洗液进行代谢组学研究，以探讨小青龙汤治疗 AR 的分子机制。结果：通过患者服用小青龙汤前后对比得到 20 个差异代谢物，其中相对正常组具有回调趋势的核心代谢物为三甲基己二酸，代谢物涉及 β-丙氨酸代谢、谷胱甘肽代谢、苯丙氨酸、酪氨酸和色氨酸生物合成等多个通路。提示小青龙汤可能通过对多种代谢物的调控，从抗氧化、纠正 Th1/Th2 失衡等方面改善 AR 症状。原梦飞等探讨速效救心丸干预稳定型心绞痛气滞血瘀证患者的相关作用机制。结果显示，试验组（稳定型心绞

痛气滞血瘀证患者）与健康对照组的差异代谢物有18种，试验组治疗前后有21种差异代谢物。提示稳定型心绞痛气滞血瘀证患者与健康人体内代谢物存在明显差异，速效救心丸能够双向调节体内血清代谢物，从而发挥调节肠道菌群、维持肠道屏障、改善血脂水平、增加血管内皮功能的稳定、减轻组织细胞炎症反应、抗氧化等作用。

医案是临床有效方剂作用于具体疾病的诊疗过程总结，属于回顾性分析，尽管在病例数量上不大，但具有病例典型、疗效突出的特点，在临床运用上具有参考价值。周宇荣等根据五苓散证口渴、呕吐、小便不利、汗证的四大指征，将其广泛应用于治疗津液输布、代谢失常所致的水液代谢障碍疾病，并列举呕吐、泄泻、喑哑案例以示其用，为临床应用五苓散提供参考。史宝睿等介绍赵绍琴先生在临床过程中常将“火郁发之”代表方剂升降散应用于郁热类疾病的治疗，通过疏肝、行气、逐瘀、消积等方法祛除无形的邪气和有形病理产物，调畅气机，使气分通达无碍，祛除致郁之由，致使郁开气达而火泄，在治疗气滞、瘀血、食滞、表邪导致的郁热时，取得肯定疗效。

3. 文献理论研究

2023年文献研究多以数据挖掘的形式发表，研究对象多集中在经典方剂。如李心蕾等通过系统梳理古籍文献及现代文献，并结合古代经典名方关键信息考证原则，对经典名方当归补血汤的历史源流、组成、剂量、炮制、制法与煎服法、功效与应用进行考证分析；鹿岩等利用文献考证和计量学方法对古代和近代医籍中参苓白术散的组成、剂量、炮制、用法等关键信息进行系统的归纳整理，并对现代文献的发文量、关键词等内容进行分析。于静等采用文献计量学方法探讨血府逐瘀汤治疗心力衰竭的研究现状与特征。结果：96.9%的临床研究对象为慢性心力衰竭患者，心功能受损程度为轻中度；原发病多为冠心病（占研究总数的68.8%）；87.5%的临床研究将血府逐瘀汤作为西药的辅助治疗；60.2%的临床研究联合使用了真武汤；加减方面，生地黄、赤芍药减去频率最高，黄芪加入频率最高；该方治疗心力衰竭具有一定的优势。李杨等基于数据挖掘方法探讨含黄芪中成药的配伍规律。结果：含有黄芪的中成药多配伍益气补血、补虚养阴类药物，出现频率最高的为当归；主治疾病有155种，主要为虚劳、眩晕等，常见证候为气血两虚、肾阳虚及气阴两虚证，其中气血两虚证出现频次最高。迟东波等采用可视化软件Cite Space分析五苓散相关文献的研究现状和发展趋势。结果显示，五苓散的研究热点为名医医案和临床应用等，相关疾病如慢性心力衰竭、肾性水肿、糖尿病肾病等。赵辉等基于古今文献对经典名方大秦艽汤的临床应用进行分析。结果：原著中的大秦艽汤为治“内风”之方，可养血荣筋，发散郁结；后世医家因未脱离“外风”思想，认为大秦艽汤中秦艽、羌活、独活等辛散药品是祛风散邪药，多将大秦艽汤列入“外风”方剂，但在临证应用中将大秦艽汤扩展用于筋燥、瘛疭、痉证、痹证等病证；现代医家主要认为该方用于风邪初中经络之证；临床上大秦艽汤多用于神经系统疾病中的脑血管疾病和周围性面神经麻痹，亦可用于骨科系统、皮肤性疾病。郭晓辉等报道，肺系疾病的发生与机体气机升降失常密切相关，而半夏厚朴汤具有疏畅气机，通调津液的作用，通过组方中药味升降变化来调节肺的气机升降失常。

4. 其他

其他类型研究包括Meta分析、中药管理、膏方研究、成药调研、循证研究等。如沙湖等报道，补肾泻浊抗痛风膏方（熟地黄、枸杞子、女贞子、鸡内金、炒山药、泽泻等）能降低痛风性关节炎的炎症反应、尿酸水平，且改善患者关节红肿、疼痛的症状，提高患者的生活能力。郑丹平等报道，古代经典名方制剂上市后综合评价对于促进临床合理用药和保障古代经典名方科学、有序、高质量发展具有重要意义。郭丹丹等对北京部分医疗机构开展中药临方加工调研及分析，包含了北京地区63家医疗机构，可大致反映北京部分医疗机构中药临方加工（临方制剂）的现状，临方加工（临方制剂）的开展需要统一的管理规定、技术及质量标准，使此项目高速发展，为患者提供个体化的中药服务。

（撰稿：都广礼　审阅：瞿融）

【“汤液经法图”的配伍理论与应用研究】

“汤液经法图”据称是商·伊尹所著《汤液经法》的关键原理图，因传为敦煌遗书的《辅行诀五脏用药法要》转引而传承下来。

1. 深入挖掘中药药性理论，为方剂配伍提供理论指导

金锐等开展“汤液经法图”系列研究，归纳中药配伍理论如下：其一，“汤液经法图”打破了一对一的五味五脏配属关系，以补味、泻味和化味为框架，表达了多个药味以不同角色入五脏的关联关系；其二，“汤液经法图”描述了一种全新的五味配伍转化关系，包括辛酸化甘、咸苦化酸、甘辛化苦、酸咸化辛和苦甘化咸，这种转化关系是理解复杂药味配伍成方的关键，也得到了数学角度的初步证明；其三，“汤液经法图”还原了中药的五行属性认知体系，以五行互含定药性，对挖掘中药自然属性与功效属性的本质关联具有重要启发；其四，“汤液经法图”理论实践体系昭示了五味理论在中药药性理论中的首要地位，病成于五味之偏，治亦在五味之偏。李丹丹等基于“汤液经法图”开展巴戟天药味和五行属性的探讨，巴戟天功效为“补肾阳、强筋骨、祛风湿”，对其药性定位为“甘、辛，微温，归肾、肝经”。从《辅行诀》所载的“汤液经法图”理论体系看，肾德在坚，其主骨，以苦补之；肝德在散，其主筋，以辛补之，故巴戟天的五行属性应为“水中木”，药味以苦辛为主。研究分析历代本草文献中性味归经及药象的记载，结合巴戟天与25味药精五行属性含“水”中药的功效对比，并采用“汤液经法图”对含巴戟天代表性方剂调肝汤、巴戟天丸进行解析，尝试确定在“汤液经法图”体系下巴戟天的苦、辛药味，为其组方配伍提供依据。

2. 丰富方剂配伍理论并指导临证遣药组方

金锐等总结“汤液经法图”描述了一个完整的、逻辑严谨的、以五脏虚实辨证理论和五味补泻治疗理论为基础的辨证论治方法学体系，能够用于识方、解方和组方，被称为揭开经方配伍之谜的钥匙；系统梳理“汤液经法图”的传承源流，展示五脏虚实病证的代表性证候和补泻治疗原则，讲解其中蕴含的组方配伍原理和规律，并运用“汤液经法图”对逍遥散、小建中汤、麻杏石甘汤、理中丸、安宫牛黄丸治疗新型冠状病毒感染的化湿败毒方和《古今医案按》气冲病治疗方的组方配伍原理进行解析，阐明其配伍结构特点和药证相符的本质。金氏等研究发现，中药的五味对其脏腑补泻功效的决定性作用，五味与脏腑的相关性不是一对一的关系，而是分别作为3个不同脏腑的补味、泻味和化味，即同一药味可以作用于3个不同脏腑，2个及以上的药味组合就具有作用于全部五脏（3×2＝6＞5）的功效可能性。据此，5个药味可形成31种配伍形式，不同的脏腑表现出145种功效可能性，并在古代经方验方中寻找到满足这些组合145种功效可能性的真实临床方剂196个，并论述了这些方剂的来源、药味组成和功效特点。

金氏等还对单方开展配伍分析：乌梅丸组方以酸味药（乌梅、苦酒）与辛味药（附子、桂枝、蜀椒、当归、干姜、细辛）为主，以苦味药（黄连、黄柏）与甘味药（人参、蜂蜜）为辅。从“汤液经法图”角度看，肝德在散，虚则四肢厥逆，实则胁满腹痛，以辛补之、以酸泻之、以甘缓之；脾德在缓，虚则倦怠乏力，实则腹满吐利，以甘补之、以辛泻之、以苦燥之。故乌梅丸作用定位于肝脾，用于肝木脾土之虚实夹杂证，同时兼顾心肺。袁惠民等基于《辅行诀五脏用药法要》与《伤寒杂病论》二者同源于《汤液经法》所载内容，以《黄帝内经》“开阖枢”理论分析六经之功能，并结合《伤寒杂病论》原文可证“阴枢”实为厥阴，乌梅丸为厥阴病之主方，有顺接阴阳之功，故其可治疗厥

阴枢机不利，寒热错杂之证，主要作用于肝、脾、心三脏，依《黄帝内经》五脏藏神理论，故以乌梅丸论治厥阴枢机不利、寒热错杂所致之情志病则有据可循。

张李香等基于开阖枢理论探析《辅行诀》"大泻五脏方"组方机理，五方用药仅一味之差，共同药物为枳实（酸）、黄芩（苦）、甘草（甘）、生姜（辛）、大黄（咸），在此基础上，大泻肺汤加了葶苈子，大泻肝汤加了芍药，大泻心（包）汤加了黄连，大泻脾汤加了附子，大泻肾汤加了茯苓，大泻五脏方中相同的药物，包含酸、苦、甘、辛、咸五味；单加药物以所不胜之味泻己之实，以制约本脏之气太过，充分发挥了中药五味对人体气机的调节作用。

杨寿圆等对采用中药复方汤剂治疗的消渴病1例患者进行药学监护，在发现疗效不显著且新出现气短症状后，运用"汤液经法图"理论体系，判定该患者为肺虚合并肝实为主的虚实夹杂证，而"肺德在收，以酸补之、咸泻之；肝德在散，以辛补之、酸泻之"，故治疗上以既能补肺同时又能泻肝的酸味药为主，按上述气味配伍理论调整药味比例后患者临床症状明显改善，无不良反应表现。

3. 对专病方剂配伍解析

刘奕呈等从"汤液经法图"角度探讨《医学心悟》卷三"心痛"九方的组方配伍规律，做成"心痛九方组方配伍分析表"得出：治疗心痛基本是以"辛-苦-甘"为原则进行组方配伍，心虚治以咸补，或苦甘化咸；心实则治以苦泻，或甘辛化苦，多使用"甘辛化苦"这个五味配伍转化关系，促使作用于脾的辛味药和甘味药入心泻心；多是心肝脾肾同调，注重母子关系及五行相生相克规律的应用，如果疾病进展涉及子母脏，则遵循"子能令母实、母能令子虚"的配伍规律组方。

董叶等以"汤液经法图"五脏虚实辨证理论和五味补泻用药理论为主，结合团队从肝分期治疗心理性阳痿的临证经验，认为心理性阳痿早期典型临床表现符合"肝实证"的病证特点，"肝德在散"故应采用以"以辛补之，以酸泻之"为主的组方治疗，临床用药上可采用柴胡、蒺藜、芍药等一系列辛酸之品；心理性阳痿中期典型临床表现符合"肝实脾虚证"的病证特点，就其虚实夹杂的病机特点，联合"脾德在缓"的特性，治疗上当在肝实证治法的基础上合以"以甘缓之，以甘补之"，用药方面除了使用辛味药、酸味药，还可加入人参、炙甘草等；心理性阳痿后期典型临床表现符合"肝虚及肾证"的病证特点，又因"肾德在坚"的特性，故采用"以辛酸补之，以甘苦润之"为主的组方思路，得坚闭肾阴，辛酸化阳，酸甘化阴，阴阳并补之效，辨证处方上可主用生地黄、芍药、干姜之品。

郭红叶等分析《辅行诀五脏用药法药》中记载的五脏病证下大小补泻诸方，具有非常严谨的组方规则，而其中辨心脏病下所列的8首方则不完全符合其中组方规律。另书中留存的"汤液经法图"为汉以前已失传《汤液经法》的关键组方原理图，其独特之处在于将中医五行理论、五脏虚实辨证体系与中药五味补泻化合配伍规则完美地融合到一起。运用"汤液经法图"解构《辅行诀》中辨心脏病文下诸方法式，从五味补泻配伍和病因病机角度分析心病的证治原理，通过研究心病治疗五味化合组方的原义和深义，研究发现大小补心汤虽形式与一般大小补泻汤存在差异，但其原理仍符合五味化合理论，可能为后人对"汤液经法图"的发挥与应用，属一脉相承。郭氏等运用该理论解析心病经典方两首，为该理论进一步学习和应用经典方剂提供了重要的思路。并基于此，解析心病治疗的仲景经方、历代时方、现代中成药和各家医案，确定"汤液经法图"体系下的心病辨证思路和治疗原则，同时对大小补泻心包汤、瓜蒌薤白白酒汤、黄连阿胶汤、安神定志丸、稳心颗粒和治疗怔忡的医案方进行解析，明确其配伍结构和药证相符的本质，探讨"汤液经法图"对不同类型方剂进行方解的适用性，展现这些方剂五味补泻组方的原义和深义，为该理论的临床应用奠定基础。

（撰稿：朱靓贤　陈德兴　审阅：都广礼）

【天麻钩藤饮及其加减的临床与实验研究】

1. 临床研究

(1) 高血压　刘丽梅等观察天麻钩藤饮加减联合硝苯地平缓释片治疗高血压肝阳化风证，两组均用硝苯地平缓释片，观察组加用天麻钩藤饮加减治疗，治疗8周。结果：总有效率观察组为97.4%(38/39)，对照组82.1%(32/39)，$P<0.05$；观察组主症积分、次症积分、舒张压和收缩压各时间点均低于对照组。曹细萍等分析天麻钩藤饮联合硝苯地平治疗妊娠期高血压，对照组给予硝苯地平治疗，观察组给予天麻钩藤饮联合硝苯地平治疗，持续用药2周。结果：总有效率为观察组92.0%(46/50)，对照组78.8%(39/50)，$P<0.05$；观察组患者血压、血浆肾素活性、血管紧张素Ⅱ低于对照组，前列腺素E2高于对照组(均$P<0.05$)；氧化应激指标总抗氧化能力及超氧化物歧化酶高于对照组，丙二醛及脂质过氧化物低于对照组；脐动脉血流指标搏动指数、阻力指数及收缩期最大血流速度与舒张末期血流速度比值均小于对照组；母婴结局的不良反应发生率低于对照组。

(2) 眩晕　陈俐志等观察天麻钩藤饮加减联合倍他司汀治疗颈性眩晕症，对照组给予盐酸倍他司汀，观察组加用天麻钩藤饮加减，治疗2周。结果：总有效率观察组为95.1%(58/61)，对照组83.6%(51/61)，$P<0.05$；观察组颈性眩晕症状评分及颈痛量表评分更低，脑动脉血流速度提高，凝血功能改善，不良反应发生率低于对照组。金婧等观察天麻钩藤饮加减治疗肝阳上亢型后半规管耳石症复位后残余眩晕，对照组给予银杏叶提取物片，治疗组给予天麻钩藤饮加减，治疗2周。结果：总有效率观察组为93.3%(28/30)，对照组76.7%(23/30)，$P<0.05$；治疗组DHI评分、VAS评分、HADS评分均低于对照组。

(3) 头痛　范丽华等评估分析天麻钩藤饮治疗肝阳上亢型偏头痛，对照组用盐酸氟桂利嗪治疗，观察组联合天麻钩藤饮治疗，连续用药2周。结果：总有效率观察组为97.5%(39/40)，对照组80.0%(32/40)，$P<0.05$；观察组的头痛症状评分低于对照组($P<0.05$)；两组的不良反应发生率无统计学差异。

(4) 脑梗死　沈金亮等探讨天麻钩藤饮加减治疗风阳上扰型急性脑梗死，对照组采用西医基础治疗，观察组加服天麻钩藤饮加减，总疗程14 d。结果：总有效率观察组为89.1%(49/55)，对照组75.0%(42/56)，$P<0.05$；观察组的NIHSS评分、mRS评分及中医证候积分更低，BI评分更高。

(5) 其他疾病　何娟娟等观察天麻钩藤饮联合齐拉西酮治疗精神分裂症；对照组给予齐拉西酮，观察组联用天麻钩藤饮，连续治疗2个月。结果：总有效率观察组为95.0%(38/40)，对照组77.5%(31/40)，$P<0.05$；天麻钩藤饮联合齐拉西酮治疗可有效改善患者认知功能、记忆功能，减轻炎症反应。

2. 实验研究

(1) 降压作用　周巍等研究显示，用天麻钩藤饮干预高血压前期自发性高血压(SHR)大鼠后，给药组SHR大鼠血压升高幅度较模型组小，内皮功能障碍相关指标TNF-α和VEGF降低，RAAS系统的血管紧张素Ⅰ受体、AngⅡ的表达下降，与高血压发生发展相关的miRNA122-5p和miRNA155-5p在天麻钩藤饮干预后表达降低，提示对高血压前期进行干预可能能够减轻高血压相关的内皮损害，减缓高血压的进程。欧阳斌观察天麻钩藤饮对高血压肝阳上亢证大鼠血压、肾功能指标及肾脏组织病理变化的影响。结果显示：天麻钩藤饮能明显降低高血压肝阳上亢证大鼠血清中的尿酸、尿素、肌酐含量，从而改善高血压病所致的肾损害；还可以在一定程度上改善肾功能，预防高血压肾损害。秦钦等用天麻钩藤饮干预SHR大鼠。结果显示：天麻钩藤饮干预组大鼠血压和易怒程度下降，旋转耐受时间延长，改善高血压所致的血管形态学变化，逆转血管重构，防止老化；进一步研究提示天麻钩藤饮降低血压延缓血管老化的机制可能通过 p38 MAPK/HSP27 通路调节细胞自噬实现的。

（2）神经保护作用　程申等探究天麻钩藤饮对抽动障碍（TD）大鼠行为改善作用及其神经保护机制。结果：天麻钩藤饮治疗后模型大鼠刻板行为、运动行为和旷场运动能力均得到改善，脑组织病变减轻；纹状体和血清中多巴胺、TNF-α、IL-1β 含量降低；纹状体内神经元凋亡数量下降，p-PI3K/PI3K、p-AKT/AKT 和 p-GSK-3β/GSK-3β 的蛋白相对表达量显著上升。结果提示，天麻钩藤饮可以改善 TD 大鼠行为，其神经保护作用可能与促进 PI3K/AKT/GSK-3β 磷酸化，下调多巴胺和炎症细胞因子，减少神经元细胞凋亡有关。Zheng LJ 等采用永久性大脑中动脉闭塞大鼠评价天麻钩藤饮对缺血性脑卒中的作用。结果：天麻钩藤饮可减少模型大鼠脑梗死面积，减轻神经行为缺陷，减轻对海马组织的破坏和微出血；还可以下调晚期糖基化终产物受体和 p-JAK2，抑制晚期糖基化终产物、铁蛋白、丙二醛和活性氧的浓度。结果提示，天麻钩藤饮可能通过抑制 AGE/RAGE 通路减轻缺血性脑卒中诱导的脑损伤。

天麻钩藤饮单用或联合常规西药被广泛用于心脑血管及神经系统疾病，通过抑制炎症反应、改善氧化应激、抑制细胞凋亡、调节细胞自噬等途径，起到降血压、促进血管内皮修复、保护神经的作用。但对于该中药复方的探索仍然需要不断深入完善，进一步明确天麻钩藤饮深层次的作用机制研究。

（撰稿：陈子珺　审阅：都广礼）

【小柴胡汤及其加减的临床与实验研究】

1. 临床研究

（1）消化系统　吴佩珊观察治疗肝郁脾虚型代谢相关脂肪性肝病（MAFLD），对照组口服多烯磷脂酰胆碱胶囊，试验组口服加味小柴胡汤煎剂。结果：中医证候疗效总有效率实验组为 70.0%（21/30），对照组 90.3%（28/31），$P<0.05$；加味小柴胡汤可有效改善肝功能、降低血脂水平和肝脏彩超脂肪肝程度。徐捷观察治疗脾动脉栓塞术后综合征患者，对照组予物理降温联合双氯芬酸钠栓治疗，试验组予小柴胡汤联合双氯芬酸钠栓治疗。结果显示，小柴胡汤能有效预防部分脾动脉栓塞术后发热、腹痛、恶心呕吐等综合征的发生，且能够改善患者肝功能的损害。魏鹏辉等观察治疗肝郁脾虚型餐后不适综合征（PDS），对照组口服多潘立酮片，治疗组口服小柴胡汤合香砂六君子汤，治疗 4 周。结果：总有效率治疗组为 92.9%（26/28），对照组 71.4%（20/28），$P<0.05$；可能通过调节胃动素、胃泌素表达而起作用。刘艳莉等研究显示，加味小柴胡汤辨证治疗老年急性重症胰腺炎有助于缓解炎症反应，改善肠道黏膜屏障功能。

（2）神经系统　黄荣深观察治疗肝郁气滞型持续性姿势知觉性头晕（PPPD）对照组予盐酸帕罗西汀，治疗组予小柴胡加味联合盐酸帕罗西汀，治疗 8 周。结果：临床总有效率治疗组为 93.3%（28/30），对照组 83.3%（25/30），$P<0.05$；小柴胡汤加味联合帕罗西汀治疗肝郁气滞型 PPPD 患者可提高临床疗效，缓解患者头晕症状、焦虑抑郁情绪，改善患者睡眠质量，降低中医症候积分，优于单用盐酸帕罗西汀。何嘉策探讨加味小柴胡汤治疗气滞血瘀证带状疱疹后神经痛的临床疗效。结果显示，加味小柴胡汤联合刺络拔罐治疗比加巴喷丁胶囊联合刺络拔罐治疗效果显著。

（3）呼吸系统　李菁等研究显示，加味小柴胡汤联合鼻喷糠酸莫米松对变应性鼻炎患者的治疗效果显著，显著改善患者中医症状，降低炎症介质水平，提高患者机体免疫力。黄杰等研究显示，小柴胡汤合苓甘五味姜辛汤加减治疗慢性阻塞性肺疾病急性加重期外寒内饮证的临床疗效确切，可缓解中医临床症状，降低炎症反应，免疫功能得到显著提高。

（4）免疫系统　张黎雯等观察小柴胡汤加减方治疗传染性单核细胞增多症（IM）患儿。结果显示，中药组完全热退时间、乏力、咽痛消失时间、肝脾肿大恢复正常时间、异常淋巴细胞恢复正常时间均短于西药组($P<0.05$)。张雪等观察小柴胡汤合桂枝茯苓丸治疗少阳挟瘀型慢性光化性皮炎(CAD)患者临床疗效。结果显示,小柴胡汤合桂枝茯苓丸治疗CAD患者效果显著,改善CAD患者失衡的Th2/Th1水平。

(5) 其他　詹春霞等探讨加味小柴胡汤对甲状腺癌术后气郁痰阻证患者的临床效果。结果显示,治疗后实验组CD_4^+/CD_8^+、CD_4^+、CD_3^+较高,CD_8^+较低,加味小柴胡汤对甲状腺癌术后气郁痰阻证患者疗效显著,可改善患者术后临床症状,缓解不良情绪,增强甲状腺功能及免疫功能,促进病情恢复。刘松观察“小柴胡汤化裁”对于股骨粗隆间骨折术后的临床疗效。结果显示,“小柴胡汤化裁”可通过抑制破骨细胞分化、促进破骨细胞凋亡、促进成骨细胞生成,改善患者股骨粗隆间骨折,有效预防老年骨质疏松性骨折。

2. 实验研究

(1) 抗炎作用　马肖等研究小柴胡汤对胆汁反流性胃炎模型大鼠相关胃肠激素及炎症因子的影响。结果显示,小柴胡汤可通过调节胃黏膜瘦素(LEP)、胃泌素(GAS)等相关胃肠激素和TNF-α、IL-1β的含量治疗胃黏膜损伤并增强胃动力。张秀云等建立大鼠慢性化脓性颌骨骨髓炎模型,研究显示,小柴胡汤能降低IL-6、IL-1β炎性因子并增加人骨形态发生蛋白-2的表达而达到抗炎、促进成骨的作用。夏浩楠研究显示,小柴胡汤通过抑制AKT/NF-κB信号通路降低IL-1β与IL-6表达,抑制细胞因子风暴,促进A549细胞表型Ⅱ型向Ⅰ型的转化并抑制ACE2蛋白,防治新冠病毒感染恢复期肺部炎症发生。

(2) 抗病毒作用　Cheng M等研究显示,小柴胡汤合麻杏石甘汤用于治疗流感病毒感染的模型小鼠,可以下调促炎细胞因子、Toll和Nod样受体、促凋亡分子和肺损伤相关蛋白表达,上调表面活性剂蛋白和黏蛋白表达,下调Nod样受体通路、Toll样受体通路和NF-κB通路,抑制流感病毒的复制、抑制过度的免疫反应,从而发挥抗流感病毒的作用。霍雨佳等研究显示,小柴胡汤含药血清在体外可抑制pdm09、H3N2、BV、BY 4种亚型株感染狗肾细胞(MDCK),发挥抗流感病毒A(H1N1)作用。Xu LJ等研究显示,小柴胡汤通过TLR信号通路、RIG-I样受体信号通路、细胞质DNA感应通路和IL-6/STAT3促炎信号通路,从而发挥抗人冠状病毒作用。

(3) 调节肠道菌群　Wang CY等研究显示,伊立替康引起的迟发性腹泻小鼠同时给药小柴胡汤,可以降低促炎细胞因子水平,增加抗炎细胞因子,增加肠道微生物群中的有益菌厚壁菌门和拟杆菌门丰度。

(4) 其他　孟景研究显示,小柴胡汤化裁可以通过上调COL-1、BMP2、Runx-2、TGF-β及成骨基因等表达,促进Mg-Zn-Ca非晶合金修复骨缺损。Cai J等研究显示,小柴胡汤通过改善叙利亚仓鼠模型中ALKBH1/mtDNA 6mA介导的线粒体功能障碍,抑制胰腺癌肿瘤的发生发展。

(撰稿:邓雪阳　审阅:都广礼)

【大柴胡汤及其加减的临床与实验研究】

2023年大柴胡汤的临床应用以胆结石、胆囊炎、胰腺炎、2型糖尿病等为主,药理研究主要聚焦在改善糖、脂代谢、改善胰岛素抵抗、降低血清、肝脏脂质水平等方面。

1. 对胆结石、胆囊炎的作用研究

林良兜等观察大柴胡汤加减联合经内镜逆行胰胆管造影术(ERCP)治疗胆总管结石所致梗阻性黄疸患者。结果:加用大柴胡汤加减治疗后,患者在腹痛缓解、黄疸消退、腹胀消退时间等临床症状改善方面具有优势,且能降低炎症水平,改善肝功能,缩短患者住院时间(均$P<0.05$)。刘华等则是观察了大柴胡汤加味预防胆总管结石患者行ERCP取石术后结石复方的效果及对胆汁成分的影响。结果显示,

采用大柴胡汤加味（增配排石的三金汤与益气健脾的黄芪、白术）内服，可进一步减少肝胆湿热证患者胆石复发率（$P<0.05$），有助于胆汁成分的改善（$P<0.01$）。罗如絮等观察大柴胡汤联合熊去氧胆酸对胆总管结石患者行胆总管切开探查取石术（LCBDE）术后胆汁代谢的影响。结果显示，大柴胡汤能加速LCBDE术后患者胆红素的代谢。刘思楠观察大柴胡汤加减治疗慢性胆囊炎急性发作的临床疗效。结果显示，大柴胡汤在减轻患者疼痛症状方面有较好的临床疗效，能减轻炎症。屈焱严格把控大柴胡汤的质量关，从药材产地、饮片炮制及煎煮等各环节，观察运用大柴胡汤治疗急性胆囊炎的临床疗效。结果显示，在精准经方指导下使用大柴胡汤治疗急性胆囊炎，能提升治疗效果，促进临床症状的消失。

马亦湘等实验研究表明，大柴胡汤可明显减轻结石性胆囊炎豚鼠的炎症反应，增加胆汁量，促进胆囊运动，其机制可能与下调血清TNF-α、IL-1β水平发挥抗炎作用，上调血清CCK水平并下调血清Cav-3水平发挥利胆作用相关。王素英等、闵莉等采用“外湿＋内湿＋高胆固醇致石饲料”建立胆囊胆固醇结石湿热证小鼠模型，探讨加减大柴胡汤对模型小鼠的干预作用及可能作用机制。结果：大柴胡加减方能通过抑制SRBI、ABCG5/G8的表达，调节胆固醇代谢，减少胆固醇过饱和胆汁的分泌，改善肝脏脂肪变性，发挥清热祛湿、利胆消石的作用；亦可通过改善肠道菌群紊乱及回肠组织病理损失而调节脂质代谢，从而达到利胆消石功效；亦能通过调节FXR/FGF15/FGFR4通路相关因子的表达，调控胆固醇-胆汁酸代谢水平，发挥清热利湿、利胆消石之效。

2. 对胰腺炎的作用研究

王婕等观察大柴胡汤合大承气汤联合生长抑素治疗轻症急性胰腺炎腑实热结证的临床效果发现，可有效降低患者的首次排便时间并缩短腹痛缓解时间、腹胀缓解时间，降低血WBC计数、血AMS和血LPS水平，提高临床疗效。孟莹等采用Meta分析方法评价大柴胡汤加减联合十二指肠内镜治疗肝胆湿热型急性胆源性胰腺炎的有效性，分析符合标准的总病例数463例。结果发现，大柴胡汤加减联合十二指肠内镜方法治疗肝胆湿热型急性胆源性胰腺炎在提高总有效率、迅速缓解症状、缩短各项指标恢复时间方面有一定疗效。

3. 对2型糖尿病的作用研究

曾庆伟等、丁洪洁等学者均报道临床应用大柴胡汤联合西药治疗2型糖尿病（T2DM）肝胃郁热证型，疗效显著；能够控制血糖与血脂水平，缓解症状，有效改善肥胖患者体重，并降低低血糖发生率。孙昊等利用网络药理、生物信息技术预测大柴胡汤治疗T2DM的可能分子生物学机制。结果显示，本方可通过脂多糖的应答、细胞外刺激、氧化应激反应、活性氧代谢通路、脂肪酸代谢进程等多条生物学进程与信号通路发挥治疗T2DM的作用。

4. 对痤疮的作用研究

王一乐等运用网络药理学技术探讨大柴胡汤治疗痤疮的分子机制。结果：大柴胡汤治疗痤疮可能是通过调控IL-17、HIF-1、NF-κB等信号通路实现的。运用分子对接技术进一步分析了大柴胡汤的活性成分与相关靶点之间的结合活性。结果显示，槲皮素和木犀草素与IL-17信号通路的相关靶点具有较强的结合能力，揭示了大柴胡汤临床治疗痤疮的潜在作用机制。

5. 其他

闫焕等运用网络药理技术探讨大柴胡汤治疗高脂血症的潜在作用靶点和机制，预测大柴胡汤可能通过调节关键基因的表达如MMP9和MAPK2，以及调控PI3K-AKT和TNF等信号通路治疗高脂血症。王留芳等报道，蒋士卿以“健脾调气”立论治疗胃癌，临床善用大柴胡汤既可和解少阳枢机，又可健脾养胃，于和解之时给邪以出路，屡获良效。马占英认为胃病多由肝郁克脾、气机瘀滞而成，善用大柴胡汤加减以疏肝解郁、健脾和胃,往往收佳效。余创等认为肥胖型多囊卵巢综合征(PCOS)患者病程中多存在"肝郁"之诱因,湿热贯穿其中,相互作用是导致此病发生发展的重要病因病机。故临床以"疏肝解郁,清利湿热"为基本治则的大柴胡汤为主方加减治疗肥胖型PCOS,取得了显著效果。

综上表明,本方研究主要集中在临床药效与药理研究两方面,在质量控制方面则显薄弱。也有报道,如李娇等运用HPLC-FT-ICR-MS对大柴胡汤中的化学成分进行快速鉴定,李晶芳等则建立UPLC-Q-TOF/MS分析大柴胡汤的体内外成分,对于该方的质量控制及药效物质基础、作用机制研究均具有重要意义。

(撰稿:陈少丽 陈德兴 审阅:都广礼)

【血府逐瘀汤的研究】

1. 临床应用研究

(1) 心血管疾病 霍燕等探讨经皮冠状动脉介入治疗(PCI)术后心绞痛患者用血府逐瘀汤治疗前后心功能和血脂水平变化。结果显示,PCI术后心绞痛患者经血府逐瘀汤治疗后中医证候得到明显改善,血脂水平得以降低,心绞痛症状及心功能得到明显缓解,生活质量及疗效得以提高。韩学真等探讨强心汤合血府逐瘀汤对慢性心力衰竭的临床疗效及血清胱抑素C(Cys C),同型半胱氨酸(Hcy)和亲环素(Cyp A)的影响。结果显示,强心汤合血府逐瘀汤治疗后,患者血清N末端前脑钠肽、可溶性生长刺激表达基因2蛋白、核转录因子-κB水平显著降低($P<0.05$),表明强心汤合血府逐瘀汤用于治疗慢性心力衰竭患者能够改善临床症状,同时可以改善心功能。李光智等研究血府逐瘀汤对冠心病患者的疗效及血脂、单核细胞趋化蛋白-1(MCP-1)的变化。结果显示,血府逐瘀汤可改善冠心病患者血脂水平,降低MCP-1、TXB2、hs-CRP的表达,提高治疗效果,减少硝酸甘油用量。张儒佳等观察血府逐瘀汤辅治非ST段抬高型心肌梗死(NSTEMI)。结果显示,治疗后观察组血清降钙素原(PCT)和超敏C反应蛋白(hs-CRP)及血浆D-二聚体(DD)、纤维蛋白原(FIB)和N末端B型利钠肽原(NT-proBNP)水平均显著低于对照组($P<0.05$)。朱佳等探究血府逐瘀汤联合宁心宝胶囊治疗非瓣膜性心房颤(NVAF)血栓患者,结果显示,血府逐瘀汤联合宁心宝胶囊可改善患者血管内皮功能,促进患者心功能及血栓情况好转,且对凝血功能影响较小。赖娟等探讨在痰瘀痹阻型冠心病稳定型心绞痛患者治疗中,联合血府逐瘀汤加减治疗,有助于促进Th1/Th2平衡,减轻炎症反应,调节血液流变学,改善心绞痛发作情况,提高临床疗效。

(2) 肿瘤相关疾病 赵悦欣等观察血府逐瘀汤对鼻咽癌患者急性放射性口腔黏膜炎(RTOM)的防治疗效。结果显示,与对照组比较,观察组Ⅲ度以上口腔黏膜炎发生率、血流变指标、凝血功能指标FIB、D-D水平、中医症状积分均明显降低(均$P<0.05$)。张宏生等探讨血府逐瘀汤加减联合盐酸吗啡缓释片治疗肝癌疼痛瘀血内阻证。结果显示,观察组治疗肝癌疼痛瘀血内阻证患者可降低镇痛因子水平,提升镇痛效果。

(3) 其他 周武云等观察血府逐瘀汤联合西医常规治疗急性轻中度颅脑损伤,能够促进患者日常生活能力的恢复,还可提高患者功能综合能力,改善机体蛋白质代谢和神经内分泌调节。弓雪峰等以血府逐瘀汤作为主方治疗胸闷变异性哮喘,理气活血,和调枢机,降逆平喘。

2. 实验研究

朱平等观察血府逐瘀汤对蛛网膜下腔出血(SAH)大鼠缓解脑血管痉挛(CVS)及其对NQO-1、GSH、Nrf2蛋白表达的影响,结果显示,与模型组比较,血府逐瘀汤组基底动脉直径显著增大,NQO-1、GSH、Nrf2蛋白表达均显著升高(均$P<0.05$),大鼠Bederson评分明显改善($P<0.01$);表明血府逐瘀汤可以缓解SAH大鼠CVS,改善神经功能,其机制可能是激活Nrf2-ARE信号通路下游靶向蛋白

NQO-1、Nrf2、GSH。蔡利等探究血府逐瘀汤改善大鼠脑出血损伤的效应及机制。结果显示,血府逐瘀汤可下调 Caveolin-1,激活 PI3K/Akt/mTOR 通路抑制自噬,保护神经元而改善大鼠 ICH 损伤。李江等研究血府逐瘀胶囊对内皮细胞氧化应激损伤的作用和机制,探究其改善下肢动脉硬化闭塞症患者症状的作用机制。结果显示,其可能通过调控 miR-532-5p/Arp2 通路抑制 ox-LDL 诱导的内皮细胞氧化应激损伤,以改善下肢动脉硬化闭塞症患者的症状。

3. 文献研究

陈均莉等通过 Meta 分析评价血府逐瘀汤加减结合西医治疗带状疱疹后遗神经痛(PHN)的临床疗效。结果显示,与单用西医治疗比较,血府逐瘀汤联合西医治疗 PHN 的疼痛减轻时间更快,VAS 评分更低,能更有效地减轻患者疼痛。李吉旭等运用 Meta 分析评价血府逐瘀汤联合常规西药治疗 PCI 术后再发心绞痛的临床疗效。结果显示,与单用西药治疗比较,血府逐瘀汤联合常规西药不仅可显著降低患者血浆和全血黏度,降低红细胞压积水平,使红细胞电泳加速,从而起到扩张冠脉和改善微循环的作用,同时还可降低患者纤维蛋白原水平,抑制血小板聚集,保护血管内皮细胞。李氏等系统评价血府逐瘀汤治疗卒中后抑郁的临床疗效。结果显示,与单纯采用常规西药相比,加用血府逐瘀汤治疗卒中后抑郁疗效满意,能更好地改善患者的临床症状、提高日常生活能力,且安全性良好。

侯嘉辉等利用可视化知识图谱模式,分析近 20 年血府逐瘀汤的研究概况、热点及趋势。结果显示,血府逐瘀汤的研究趋势重点为临床应用,主要集中在急性脑梗死、高血压心脏病、高脂血症、子宫肌瘤、冠心病等方面,现阶段血府逐瘀汤联合其他中西药治疗临床疾病仍是研究热点。康焱红等通过 CiteSpace 了解血府逐瘀汤研究发展状况及研究热点。结果显示,血府逐瘀汤研究发文量整体呈上升趋势,治疗冠心病方面关注度较高,研究热点是血管新生、氧化应激等机制研究。

综上所述,2023 年血府逐瘀汤的研究报道较多,涉及临床疗效分析、实验研究分析、meta 分析及 citespace 可视化分析等方面,对冠心病、慢性心力衰竭蛛网膜下腔出血、脑损伤、下肢动脉硬化闭塞等疾病作用机理研究较以往有所深入。但对于血府逐瘀汤的配伍规律研究较少,值得今后进一步探讨。

(撰稿:张卫华　审阅:都广礼)

[附]　参考文献

A

艾梓黎,张娴,王海燕,等.基于脂质组学和转录组学探讨四物汤减重降脂的作用机制[J].中华中医药杂志,2023,38(5):2257

C

Cai J, Shen WY, Zhang GX, et al. Xiao Chai Hu Tang alleviates the pancreatic tumorigenesis via improving the mtDNA N6-Methyladenine modification mediated mitochondrial dysfunction in Syrian hamster model[J]. Phytomedicine, 2023, 116:154840

Cheng M, Zhang YN, Yan J, et al. Inhibiting virus replication and excessive inflammatory response: Mechanism of combined prescription of Ma-Xing-Shi-Gan decoction and Xiao-Chai-Hu decoction against influenza virus[J]. Journal of Ethnopharmacology, 2023, 313:116481

蔡利,兰蕾,徐胜波,等.血府逐瘀汤下调 Caveolin-1 抑制自噬改善大鼠脑出血损伤的效应及机制研究[J].中医药导报,2023, 29(2):19

曹细萍,田园.天麻钩藤饮联合硝苯地平治疗妊娠期高血压的临床效果[J].临床医学研究与实践,2023, 8(13):90

陈娜，刘志伟，阳和平，等.运脾泻肺化痰汤抑制 NF-κB 信号通路和改善幼龄哮喘大鼠气道黏液高分泌的作用[J].时珍国医国药，2023，34(5)：1076

陈均莉，张仁怡，李艳红，等.血府逐瘀汤加减结合西医治疗带状疱疹后遗神经痛临床疗效的 Meta 分析[J].湖南中医杂志，2023，39(5)：116

陈俐志，杜彪，邱雪琴，等.天麻钩藤饮加减联合倍他司汀对颈性眩晕症患者的临床疗效观察[J].现代中药研究与实践，2023，37(4)：89

程申，郎旭东，方芳，等.天麻钩藤饮对抽动障碍模型大鼠行为改善及神经保护作用[J].中国现代应用药学，2023，40(11)：1475

迟东波，郭智超，颜美玲，等.基于 CiteSpace 的五苓散研究文献可视化分析[J].中国医药导报，2023，20(9)：114

D

丁欣，张雅，白敏，等.整合化学物质组学与网络药理学的四逆汤抗脓毒症“成分-靶点”相关性研究[J].沈阳药科大学学报，2023，40(4)：453

董叶，叶艳，林家棋，等.基于汤液经法图从肝分期论治心理性阳痿浅述[J].中国性科学，2023，32(4)：127

董人华，徐焕焕，王秀丽，等.芪丹方主成分抑制肝星状细胞增殖及最佳配伍剂量[J].中国现代中药，2023，25(4)：859

F

范丽华，叶剑鹏，胡岸.天麻钩藤饮治疗偏头痛肝阳上亢型的应用效果评估分析[J].中外医疗，2023，42(25)：187

G

弓雪峰，崔红生，陈秋仪，等.血府逐瘀汤治疗胸闷变异性哮喘的临床运用探析[J].中国中医基础医学杂志，2023，29(4)：660

郭丹丹，李茜，路瑶.北京部分医疗机构开展中药临方加工调研及分析[J].中华医学，2023，15(21)：44

郭红叶，金锐.“汤液经法图”系列研究之六：《辅行诀》辨心脏病证文并方的组方分析[J].世界科学技术(中医药现代化)，2023，25(1)：74

郭红叶，田佳鑫，张爽，等.基于《辅行诀》所载“汤液经法图”解析心病治疗的经方时方与医案[J].医药导报，2023，42(4)：472

郭晓辉，杨智豪.基于“气机升降”理论辨析半夏厚朴汤治疗肺系疾病[J].中国民族民间医药，2023，32(9)：9

H

韩学真，刘超，李娜.强心汤合血府逐瘀汤对慢性心力衰竭的临床疗效及血清 Cys C，Hcy 和 Cyp A 的影响[J].时珍国医国药，2023，34(4)：909

韩雨晴，李星星，郭文军，等.基于非靶向代谢组学探讨射干麻黄汤治疗哮喘的作用机制[J].中国老年学杂志，2023，43(15)：3723

何嘉策.加味小柴胡汤治疗气滞血瘀证带状疱疹后神经痛的临床疗效观察[D].昆明：云南中医药大学，2023

何娟娟，李默，劳成明.天麻钩藤饮联合齐拉西酮治疗精神分裂症临床研究[J].新中医，2023，55(7)：53

侯嘉辉，李亮平，马秀霞，等.基于 CiteSpace 的血府逐瘀汤相关领域研究的可视化分析[J].中医学报，2023，38(2)：445

黄杰，唐艳芬，苏成程，等.小柴胡汤合苓甘五味姜辛汤加减治疗慢性阻塞性肺疾病急性加重期外寒内饮证的临床疗效及对炎症因子和免疫功能的影响[J].河北中医，2023，45(11)：1806

黄荣深.小柴胡汤加味联合盐酸帕罗西汀治疗肝郁气滞型 PPPD 临床疗效观察[D].南宁：广西中医药大学，2023

黄祖顺，郭磊，张爱荣，等.基于网络药理学和指纹图谱的安宫牛黄丸质量标志物预测与分析[J].药物评价研究，2023，46(10)：2083

霍燕，魏晓鹏，史会娟，等.PCI 术后心绞痛患者血府逐瘀汤治疗前后心功能和血脂水平变化研究[J].吉林中医药，2023，43(8)：918

霍雨佳，陈佳亮，邹文玮，等.小柴胡汤含药血清体外抗流感病毒的实验研究[J].中成药，2023，45(9)：3077

J

金婧，张琦，冷辉.天麻钩藤饮加减治疗肝阳上亢型后半规管耳石症复位后残余眩晕的疗效评价[J].实用中医内科杂志，2023，37(8)：102

金锐，李凡.《辅行诀》所载“汤液经法图”蕴含的中药药性理论新内容探析[J].医药导报，2023，42(4)：479

金锐，乔宇.从“汤液经法图”角度分析乌梅丸组方配伍

原理及功效特点[J].国际中医中药杂志,2023, 45(7):793

金锐,王宇光."汤液经法图"系列研究之五:五味排列组合所成31种配伍类型的功效特点和代表性方剂分析[J].世界科学技术(中医药现代化),2023, 25(1):63

金锐.以"汤液经法图"视角重构中医组方配伍理论体系[J].中华中医药杂志,2023, 38(4):1445

荆晓朔,汪顺伟,欧颖,等.益气活血自拟方对冠心病气虚血瘀证大鼠心功能的影响[J].湖南中医药大学学报,2023, 43(2):211

K

康焱红,王金星,方芳,等.血府逐瘀汤研究文献可视化分析[J].中国中医药信息杂志,2023, 30(7):56

L

赖娟,王勉,邓霖,等.血府逐瘀汤加减对痰瘀痹阻型冠心病稳定型心绞痛患者SOD、ET-1、sICAM-1及Th1/Th2平衡的影响[J].广州中医药大学学报,2023, 40(4):820

李江,赵建廷,吕昌光,等.血府逐瘀胶囊调控miR-532-5p/Arp2抑制ox-LDL诱导的人冠状动脉内皮细胞氧化应激损伤[J].中医学报,2023, 38(6):1131

李骄,刘蒙蒙,王志,等.基于HPLC-FT-ICR-MS技术分析中药复方大柴胡汤中的化学成分[J].沈阳药科大学学报,2023, 40(11):1417

李菁,李浩,刘欢兴.小柴胡汤加味对变应性鼻炎中医症状、免疫功能影响[J].世界中医药,2023, 18(24):3547

李杨,马伟.基于数据挖掘的含有黄芪的中成药配伍规律研究[J].中国医药导报,2023, 20(14):146

李丹丹,郭红叶,戎立保,等.基于《辅行诀》所载"汤液经法图"理论的巴戟天"苦辛"药味探讨[J].医药导报,2023, 42(4):484

李光智,林称心,廖梅,等.血府逐瘀汤对冠心病的疗效及血脂、MCP-1变化研究[J].中华中医药学刊,2023, 41(1):194

李吉旭,孟宪亮,郭延林,等.血府逐瘀汤联合西药治疗经皮冠状动脉介入术术后再发心绞痛Meta分析[J].陕西中医,2023, 44(3):387

李吉旭,张林,李伟,等.血府逐瘀汤治疗卒中后抑郁临床疗效的Meta分析[J].上海中医药杂志,2023, 57(3):15

李晶芳,赵丽娟,张家祺,等.UPLC-Q-TOF/MS法分析大柴胡汤体内外成分[J].中成药,2023, 45(7):2124

李乡南,苗兰英,孙宏伟,等.基于转录组学探讨四君子汤增强顺铂抗胃癌作用的机制[J].中华中医药杂志,2023, 38(6):2856

李心蕾,张雪艳,赵涵,等.经典名方当归补血汤的古代文献分析与考证[J].中国实验方剂学杂志,2023, 29(12):38

李玉婷,雷志强,游宇,等.基于TLR4/NF-κB/NLRP3通路探讨补阳还五汤调控巨噬细胞极化的作用机制[J].中国实验方剂学杂志,2023, 29(19):18

李缘缘,魏佳,黄慧英,等.二陈汤对代谢综合征痰证大鼠血清代谢组学的影响[J].中国中医药杂志,2023, 38(5):1996

林良兜,陈香梅,杨荣,等.大柴胡汤加减联合ERCP治疗胆总管结石所致梗阻性黄疸[J].河南中医,2023, 43(8):1151

刘华,余方珍.大柴胡汤加味预防内镜逆行胰胆管造影取石术后胆总管结石复发的效果观察[J].浙江中医杂志,2023, 58(3):185

刘松.基于网络药理学的小柴胡汤化裁治疗股骨粗隆间骨折的疗效研究[D].济南:山东中医药大学,2023

刘丽梅,徐可可,钟立新.天麻钩藤饮加减联合硝苯地平缓释片治疗高血压肝阳化风证临床观察[J].实用中医药杂志,2023, 39(12):2449

刘沁东,周敏,张嘉骏,等.小青龙汤治疗变应性鼻炎患者的鼻腔灌洗液代谢组学研究[J].中国中药杂志,2023, 48(22):6164

刘思鸿,贾思琦,佟琳,等.经典名方当归四逆汤的历史沿革与关键信息考证[J].中国实验方剂学杂志,2024, 30(1):53

刘思楠.大柴胡汤治疗慢性胆囊炎急性发作临床观察[J].中国中医药现代远程教育,2023, 21(14):79

刘艳莉,杨媛媛,吴楚珍.加味小柴胡汤对老年急性重症胰腺炎炎性因子及肠道黏膜屏障功能的影响[J].贵州师范大学学报,2023, 41(1):105

刘奕呈,丁砚秋,张宏伟,等.从"汤液经法图"角度探讨《医学心悟》治疗心痛的组方配伍规律[J].中国实验方剂学杂志,2023, 29(20):181

罗若絮,袁通立.大柴胡汤联合熊去氧胆酸对LCBDE术后胆汁代谢的影响[J].中国医药导刊,2023, 25(8):852

M

马肖，刘蓉，潘燕龙，等.小柴胡汤对胆汁反流性胃炎模型大鼠相关胃肠激素及炎症因子的影响[J].甘肃中医药大学学报，2023，10(5)：1

马亦湘，周春宇，杨成城，等.大柴胡汤对结石性胆囊炎豚鼠胆囊动力的影响及其机制[J].现代中西医结合杂志，2023，32(15)：2082

马占英.大柴胡汤治胃病[J].中华中医药杂志，2023，38(7)：3203

孟景.小柴胡汤化裁促进 Mg-Zn-Ca 非晶合金材料修复骨缺损的研究[D].济南：山东中医药大学，2023

闵莉，王素英，林雪娟，等.加减大柴胡汤对胆囊胆固醇结石湿热证模型小鼠回肠组织病理及肠道菌群的影响[J].中医杂志，2023，64(13)：1375

闵莉，王素英，章小燕，等.加减大柴胡汤对胆固醇结石湿热证小鼠的作用机制[J].中国中西医结合杂志，2023，43(8)：975

O

欧阳斌.中医经典名方“天麻钩藤饮”治疗高血压的理论探讨与实验研究[D].南昌：江西中医药大学，2023

Q

秦钦，时拥月，姚佳梅，等.天麻钩藤饮对自发性高血压大鼠 p38 MAPK/HSP27 通路影响的研究[J].北京中医药大学学报，2023，46(12)：1694

屈焱.精准经方指导下的大柴胡汤对急性胆囊炎的治疗效果[J].内蒙古中医药，2023，42(6)：76

S

沙湖，余文景，王翠平，等.补肾泻浊抗痛风膏方的临床应用价值分析[J].辽宁中医杂志，2023，50(8)：111

沈怡，马萍，董邦健，等.四君子汤非多糖功效组分的体外人源肠、肝微粒体代谢研究[J].中草药，2023，54(15)：4905

沈金亮，崔文旺，陈伟.天麻钩藤饮加减治疗风阳上扰型急性脑梗死[J].吉林中医药，2023，43(3)：292

史宝睿，苏金峰，李富震，等.基于赵绍琴升降散医案谈“火郁发之”[J].国际中医中药杂志，2023，45(4)：501

孙昊，马平，崔楠，等.基于网络药理学和生物信息学的大柴胡汤治疗 2 型糖尿病作用机制探讨[J].青岛大学学报(医学版)，2023，59(4)：535

T

谭小青，丘海芯，高红伟，等.HPLC-MS/MS 法同时测定白头翁汤中 13 种成分及其配伍前后含量变化[J].中成药，2023，45(9)：2832

W

Wang CY，Teng XJ，Wang C，et al. Insight into the mechanism of Xiao-Chai-Hu-Tang alleviates irinotecan-induced diarrhea based on regulating the gut microbiota and inhibiting Gut β-GUS [J]. Phytomedicine，2023，120：155040

王留芳，唐玉君，蒋士卿，等.蒋士卿运用大柴胡汤从脾虚论治胃癌[J].中医学报，2023，38(3)：578

王素英，章小燕，闵莉.大柴胡汤加减方对湿热证胆囊胆固醇结石小鼠胆固醇代谢基因 SRBI、ABCG5/G8 表达的影响[J].福建中医药，2023，54(9)：12

王一乐，林子钧.基于网络药理学探索大柴胡汤治疗痤疮的分子机制[J].浙江中西医结合杂志，2023，33(9)：860

魏鹏辉，陈宇，魏国龙，等.小柴胡汤合香砂六君子汤治疗肝郁脾虚型 PDS 疗效及对 MTL、Gas 的影响[J].广西中医药大学学报，2023，26(5)：7

吴德坤，唐友明，郑景辉，等.安胃汤含药血清对胃黏膜肠上皮化生细胞内质网应激-自噬通路的影响[J].中药新药与临床药理，2023，34(10)：1377

吴佩珊.加味小柴胡汤对肝郁脾虚型代谢相关脂肪性肝病临床疗效及肠道菌群影响的研究[D].广州：广州中医药大学，2023

X

Xu LJ，Cai CP，Fang JS，et al. Systems pharmacology dissection of pharmacological mechanisms of Xiaochaihu decoction against human coronavirus [J]. BMC Complementary Medicine and Therapies，2023，23(1)：252

夏浩楠.小柴胡汤加减方抑制新冠病毒感染恢复期肺部炎症的机制研究[D].大连：大连医科大学，2023

邢远，莫雪妮，黎军宏，等.扶阳祛邪方对脑缺血再灌注

损伤大鼠脑神经保护及作用机制探讨[J].中华中医药学刊,2023, 41(1):25

徐捷.小柴胡汤联合双氯芬酸钠栓治疗部分脾动脉栓塞术后综合征的临床研究[D].南昌:江西中医药大学,2023

许洋,吴成林,郭德华,等.基于 PI3K/Akt 信号通路探究补阳还五汤联合骨髓间质干细胞移植治疗脊髓损伤的作用机制[J].中国实验方剂学杂志,2023, 29(4):9

Y

闫焕,王健,付浩,等.基于网络药理学探讨大柴胡汤治疗高脂血症的潜在作用靶点和机制[J].中国药学(英文版),2023, 32(6):446

杨寿圆,龚宗玉,王华阳,等.运用《辅行诀》所载"汤液经法图"理论开展中药汤剂治疗消渴病的药学监护 1 例[J].医药导报,2023, 42(4):496

于静,陈丽云.血府逐瘀汤治疗心力衰竭的文献计量分析[J].医学信息,2023, 36(9):16

于洪洁,王泉蓉.大柴胡汤加减联合利拉鲁肽注射液治疗 2 型糖尿病肥胖肝胃郁热证临床观察[J].实用中医药杂志,2023, 39(7):1349

余创,夏亲华.以大柴胡汤论治肥胖型多囊卵巢综合征临证经验[J].亚太传统医药,2023, 19(3):115

袁惠民,朱美霖,赵丹,等.基于《辅行诀五脏用药法要》探讨乌梅丸论治情志病[J].中国实验方剂学杂志,2023, 29(7):230

原梦飞,沈晓旭,翁洁琼,等.基于代谢组学探讨速效救心丸治疗稳定型心绞痛气滞血瘀证的作用机制[J].北京中医药大学学报,2023, 46(11):1561

Z

Zheng LJ, Weng L, Shou DW. Tianma Gouteng yin attenuates ischemic stroke-induced brain injury by inhibiting the AGE/RAGE pathway[J].Biocell, 2023, 47(6):1345

曾珂琪,周欣,聂聪,等.补阳还五汤抗脑缺血损伤药效物质基础的血清药物化学研究[J].中药新药与临床药理,2023, 34(9):1227

曾庆伟,徐波,戚筱姝,等.大柴胡汤辅助治疗肝胃郁热型 2 型糖尿病的临床研究[J].辽宁中医杂志,2023, 50(5):168

詹春霞,张海东.加味小柴胡汤对甲状腺癌术后气郁痰阻证患者的临床效果观察[J].牡丹江医学院学报,2023, 44(6):42

张雪,张颖,江雪,等.小柴胡汤合桂枝茯苓丸对慢性光化性皮炎患者 Th2/Th1 漂移的影响[J].中国中西医结合皮肤性病学杂志,2023, 22(4):332

张宏生,林月洁,陆凤娟.血府逐瘀汤加减联合盐酸吗啡缓释片治疗肝癌疼痛瘀血内阻证疗效研究[J].陕西中医,2023, 44(7):897

张黎雯,任明星,薛国昌,等.小柴胡汤加减方治疗传染性单核细胞增多症患儿的临床观察[J].河北中医,2023, 45(11):1819

张李香,梁永林,张禄璐,等.基于开阖枢理论探析"大泻五脏方"组方机理[J].河南中医,2023, 43(4):509

张丽萍,王芬,王锐,等.金匮肾气丸对 2 型糖尿病合并亚临床甲状腺功能减退患者胰岛素抵抗的影响[J].现代中西医结合杂志,2023, 32(7):974

张儒佳.血府逐瘀汤辅治非 ST 段抬高型心肌梗死临床研究[J].实用中医药杂志,2023, 39(1):103

张炜娟.升阳益胃汤治疗脾胃虚弱型肠易激综合征临床观察[J].山西中医,2023, 39(9):18

张秀云,杨坤,李佩甲,等.小柴胡汤治疗大鼠慢性化脓性颌骨骨髓炎模型疗效的实验研究[J].中国比较医学杂志,2023, 33(7):108

张咏佳,黄潘雯,张永太,等.西黄丸干预大鼠乳腺癌癌前病变的效果及机制研究[J].中国中药杂志,2023, 48(13):3546

赵悦欣,鹿红,刘婕,等.血府逐瘀汤防治鼻咽癌患者急性放射性口腔黏膜炎的临床疗效观察[J].中医药信息,2023, 40(2):70

郑丹平,佟琳,张磊,等.古代经典名方制剂上市后综合评价指标体系初探[J].中国实验方剂学杂志,2023, 29(18):175

钟文露,谢涛,胡维,等.糖肾宝对糖尿病肾病大鼠肾脏保护作用的机制研究[J].国际中医中药杂志,2023, 45(2):174

周巍,赵英强,李甜,等.天麻钩藤饮对高血压前期大鼠血管内皮功能及 miRNA 表达影响的研究[J].山西中医,2023, 39(8):57

周武云,徐怀忠,朱坤,等.血府逐瘀汤对急性轻中度颅脑损伤患者机体蛋白质代谢和神经内分泌调节的影响[J].

河南中医,2023, 43(1):72

周相宇,周素芳,李玉茹,等.基于 Nrf2 信号通路探究参苓白术散调节铁死亡对酒精性肝损伤大鼠的影响[J].中国实验方剂学杂志,2023, 29(5):104

周宇荣,高立珍,王丹丹.五苓散验案举隅[J].国医论坛,2023, 38(12):12

朱佳,杨宁,靳明晨,等.血府逐瘀汤联合宁心宝胶囊治疗非瓣膜性房颤血栓栓塞的疗效观察[J].辽宁中医杂志,2023, 50(9):94

朱平,魏绪旺,钱晓岚.血府逐瘀汤干预 Nrf2-ARE 通路对缓解蛛网膜下腔出血大鼠脑血管痉挛及神经保护作用的实验研究[J].中华中医药学刊,2023, 41(5):223

四、养生与康复

【概述】

2023年，在养生与康复领域，呈现出一些新的研究趋势：其一，在康复管理方面，学者们在探索康复管理理念和模式，反映了康复管理正逐渐受到学者们的重视；其二，在养生康复手段方面，功法养生康复的研究逐渐深入，由重应用到探索机制；其三，在具体疾病方面，学者们加强了对新冠后遗症和精神类疾病的康复研究，反映了时代的现实需求。

1. 康复管理研究

(1) 康复管理理念方面　吕红芳探讨了和合中医文化理念下的中医康复管理实践。以50例脑科患者为研究对象，对照组给予常规康复管理方法，观察组使用和合中医文化中医康复管理方法，比较两组患者的管理效果。结果：观察组患者的神经功能、生活自理能力、肢体功能恢复项目评分及康复总依从性和康复服务质量各项评分，显著高于对照组(均 $P<0.05$)。研究表明，和合文化下的中医康复管理具有明显的应用效果。侯玮等分析了中医养生保健理念在骨科管理中的应用效果。以80例骨科患者为研究对象，对照组给予常规康复管理，观察组患者在此基础上联合中医特色康复管理，对两组患者的康复预后效果与健康教育效果进行评价。结果：管理后，观察组患肢功能恢复、生活活动能力、并发症管理、生活质量、心理学指标评分，患者的依从性、自我管理能力，行为训练的内容与方法、辅助器材的使用方法和使用时间、合理用药、生活起居的知识掌握评分，以及健康教育效果评价，显著高于对照组(均 $P<0.05$)。研究表明，中医养生保健理念的合理应用有助于提升骨科患者的康复预后质量，提高患者的健康教育效果。

(2) 康复管理模式方面　何贵平等分析了中医慢病管理模式下患者的中医康复策略。以126例肾内科慢病患者为研究对象，对照组采取常规慢病康复管理模式进行管理，观察组采取中医慢病康复管理模式进行管理，比较两组患者的管理效果。结果：管理后，发现在四时序贯调节、临床症状改善、情感认知态度及社会关系维持方面的慢病管理质量评价指标评分比较中，观察组各项慢病管理质量评分，显著高于对照组(均 $P<0.05$)；组间生活质量(QOL-BREF评分)、焦虑心理(SAS评分)、抑郁心理(SDS评分)比较，观察组QOL-BREF(97.38±7.22)、SAS(49.11±2.07)、SDS(51.33±3.37)评分，对照组(92.31±6.36)、SAS(52.02±2.24)、SDS(54.12±3.50)，均 $P<0.05$；管理90 d、180 d后，观察组慢病康复优良率，显著高于对照组($P<0.05$)。研究表明，中医慢病管理模式在中医康复管理中良好的应用价值。郑研研分析了全病程管理模式在中医康复管理中的应用效果。以140例神经内科患者为观察对象，对照组以常规康复管理模式对神经内科患者进行管理，观察组以全病程管理模式的中医康复管理对神经内科患者进行管理。结果：发现在出院时及出院90 d后，在生活自理能力和运动功能恢复比较中，观察组Barthel(76.11±4.09)、Fugl Meyer(75.78±4.33)评分，显著高于对照组Barthel(72.36±4.12)、Fugl Meyer(70.58±4.29)评分，均 $P<0.05$；观察组自我管理能力评分，显著高于对照组($P<0.05$)；观察组SCL-90评分，低于对照组($P<0.05$)。研究表明，全病程管理模式在中医康复管理中具有良好应用价值。

2. 功法养生康复研究

（1）功法养生康复应用方面　孟思璠等观察了八段锦养生功法联合常规护理对慢性复杂性肺疾病患者康复的干预效果。将61例慢性复杂性肺疾病患者为研究对象，对照组30例给予常规护理干预，观察组31例在此基础上给予八段锦养生功法锻炼指导。结果：干预第14 d及出院后第28 d，2组咳嗽、咳痰评分及胸闷、喘憋评分均较干预前降低($P<0.05$)，且观察组评分低于对照组（均$P<0.05$）。研究表明，八段锦养生功法联合常规护理能促进慢性复杂性肺疾病患者的肺康复。萧丽婷将90例老年糖尿病患者随机分为两组，对照组采用常规康复治疗，观察组在此基础上联合太极养生放松功法干预，疗程为8周。治疗后，观察组SAS(44.31±2.32)、SDS(39.24±2.22)评分，低于对照组SAS(50.34±2.31)、SDS(50.53±2.46)评分，均$P<0.05$；组间空腹静脉血糖和餐后2 h静脉血糖比较，观察组显著优于对照组（均$P<0.05$）；观察组的康复满意度为97.8%(44/45)，对照组为75.6%(34/45)，$P<0.05$。研究表明，太极养生放松功法能缓解糖尿病患者焦虑、抑郁等情绪，有助于血糖控制。

（2）功法养生康复机制方面　周怡丹等基于形气神三位一体生命观对五禽戏的健身机理进行了探析，认为五禽戏的各节功法都蕴含着形与神、形与气、气与神的融合互通，且形、气、神是相互影响、相互融合、不可分割的整体，五禽戏的健身实质就是调控人体的形、气、神并使之三位一体，使生命得到自我组织、自我优化。曾云涛等基于形气神三位一体生命观对三心并站桩的健身机制进行了探析，认为三心并站桩既是习练气功的筑基功法，也适合于病人锻炼，其动静结合、形意并重，有机地将人体形、气、神结合起来，外可强健形体，内可充养元气、安定心神。龙专等探析马王堆导引术的健身机制，认为马王堆导引术能改善血脂代谢和自由基代谢，有效提高心脏指数、谷胱甘肽过氧化物酶水平，有效降低心率、收缩压、舒张压水平，从而改善人的生理水平。还能够改善心理抗压能力，促进心理健康，消除压力，通过神经-内分泌-免疫网络使中枢神经系统兴奋性下降，改善身体机能，提高免疫平衡能力。

3. 新冠后遗症康复研究

（1）新冠康复期具体后遗病症方面　许文杰等探讨了脑安宁对COVID-19感染康复期肝肾阴虚型不寐病病人睡眠质量的影响。将60例COVID-19康复期肝肾阴虚不寐病患者为研究对象，对照组给予阿普唑仑0.4 mg睡前1 h口服治疗，治疗组给予院内制剂脑安宁（钩藤、白菊花、炒白术、珍珠母、当归、赤芍药等）治疗，疗程为12周。结果：治疗组中医证候临床疗效为80.0%(24/30)，对照组为63.3%(19/30)，$P<0.05$；治疗组PSQI(6.74±1.97)、ISI(6.64±2.27)、SAS(43.52±8.07)评分，低于对照组PSQI(9.54±1.24)、ISI(12.54±2.31)、SAS(56.78±5.87)评分，均$P<0.05$。研究表明，脑安宁院内制剂治疗COVID-19康复期病人肝肾阴虚型不寐病疗效确切，可改善临床症状、睡眠质量。

（2）其他方面　杨璧华等探析了敦煌医学中养生思想对新型冠状病毒感染患者康复的应用价值，认为敦煌医学养生思想中的哲学养生、食疗养生、卫生养生及修身养生对中国传统养生学说体系的形成和发展作出了重要贡献，有较高的学术价值。将敦煌医学的养生思想推广应用于新型冠状病毒感染康复期患者，有利于其身体全面康复，为促进患者病后康复打下坚实基础。王婉霖等分析了新型冠状病毒感染中医药干预后恢复期症状及生存质量研究，以新型冠状病毒感染轻型的240例患者为研究对象，发现新型冠状病毒感染使用中医康复不同方案后恢复期后遗症状较未使用中医康复方案后遗症状显著降低，且在呼吸系统、循环系统、消化系统、泌尿系统和皮肤影响方面，寒湿疫方组优于连花清瘟颗粒组，在神经系统和精神心理障碍影响方面，连花清瘟颗粒组优于寒湿疫方组，表明新型冠状病毒感染期间中医药干预治疗的患者，其恢复期后遗症状及生存质量的改善方面，具有一定的优势及疗效。

4. 精神类疾病的康复研究

(1) 精神分裂症康复方面　柳冰等探讨了脑心同治针刺法联合认知康复训练对精神分裂症患者的治疗效果。将308例精神分裂症患者随机分为两组，两组均给予认知康复训练，对照组在此基础上给予利培酮片进行治疗，试验组在此基础上给予脑心同治针刺法进行治疗，疗程为6周。结果：试验组总有效率为96.8%(149/154)，对照组为87.0%(134/154)，$P<0.05$；组间阳性症状、阴性症状、一般精神病理评分、阳性及阴性症状量表(PANSS)总分及自身攻击、言语攻击、体力攻击、财产攻击评分、外显攻击行为量表(MOAS)总分比较，试验组低于对照组(均 $P<0.05$)；组间视空间与执行能力、命名、注意力与计算力、语言、抽象能力、延迟回忆、定向力评分及蒙特利尔认知评估量表(MOCA)总分比较，试验组高于对照组(均 $P<0.05$)。研究表明，脑心同治针刺法联合认知康复训练可有效减轻精神分裂症患者精神症状严重程度，改善攻击行为及认知功能。连安贝等探析了中医传统功法在精神分裂症残留症状康复中的应用，认为中医传统功法通过积极主动的锻炼来调节身心健康，在锻炼过程中强化对意念神思的主导，进而有助于提高患者的自控能力，引导其心境意识向积极的方向发展，和精神分裂症的认知行为疗法理念相符。

(2) 小儿精神疾病康复方面　闫江涛等观察了聪脑益智针法联合精神运动康复改善脑瘫患儿认知功能障碍的临床疗效。将100例脑瘫患儿伴有认知功能障碍者随机分为两组，康复组给予综合康复治疗，治疗组在此基础上进行聪脑益智针刺联合精神运动康复训练治疗，疗程为3个月。结果：治疗组脑瘫患儿认知功能障碍在提高智力方面，显著高于康复组($P<0.05$)。研究表明，聪脑益智针法联合精神运动康复可有效改善脑瘫患儿认知障碍。黄瑜婷等观察了头针联合康复训练在小儿精神发育迟缓中的临床疗效，以精神发育迟缓患儿为研究对象，对照组予以康复训练治疗，观察组予以头针联合康复训练治疗。结果：治疗后，组间言语智商(VIQ)、操作智商(PIQ)、全量表智商(FIQ)评分，个人社交、语言、精细运动、适应性、大运动评分，以及独立生活、运动、作业、交往、参加集体活动及自我管理评分，观察组显著高于对照组(均 $P<0.05$)。研究表明，精神发育迟缓患儿实施头针联合康复训练治疗，可提高智商，促进身心发育，改善社会生活能力。

(撰稿：章文春　审阅：董秋梅)

【形神共养研究】

随着社会的快速发展，社会压力日益加大，人们的心理问题日渐增多。“形为神之宅，神为形之主”，《素问・上古天真论》有言：“故能形与神俱，而尽终其天年，度百岁乃去。”通过形神共修可使身体处于相对和合的状态，自身寿命得到延长。故而清代姚止庵在《素问经节注解》说：“形者神所依，神者形所根，神形相离，行尸而已。故惟知道者，为能形与神俱。”形与神不可分离，“形”体“神”用，二者共养，方为摄生。

1. 形神养生思想研究

周登威等将清华简《五纪》、郭店楚简《性自命出》、马王堆医书、张家山医书、天回医简等先秦两汉简帛文献中的形神思想与《黄帝内经》中的形神理论进行对比分析研究，认为战国中晚期的清华简《五纪》中的“神”是传说中的天神，是目前中医形神思想的模型；西汉早期《胎产书》中的胎儿逐月发育过程蕴含了秦汉医家对形神形成的认识；张家山《脉书》中的“实四肢而虚五脏”的养形理念为西汉早期医者对形神健康的独到见解；而天回医简《逆顺》中直接题有“精神”，其中记载的“石神”论述与《灵枢》中“凡刺之法，先必本于神”的说法颇为神似；通过与《黄帝内经》形神思想对比研究，有利于发掘形神思想的新认知，促进身心疾病的防治。

赵嗣程等认为慢性疲劳综合征、肥胖、糖尿病、阿尔茨海默病等形质损伤疾病给社会带来了沉重负担，睡眠问题在中医学属“神”的范畴，诸多研究表明二者可相互影响，睡眠的再生修复作用对形质病的防治具有重要意义。从安神养元充形、安神调气维形、安神化浊复形三个方面对安神法治疗形质病的具体内涵进行了阐释。

2. 形神一体观调治疾病研究

杨天舒等认为肺结节合并肺外多部位结节为形质疾病，其本质是人体情志以及机体内环境失调在局部的表现，为形神共病导致湿、痰、瘀等病理产物的聚集靶点。在中医形神一体观的指导下，对肺结节合并肺外多部位结节的辨证论治须形神同调，既要精神疏导、适度锻炼，调畅情志安五脏之神，还要补益五脏之虚，调畅气机、活血化瘀、解毒散结。

许琦等对“脑-肢协同调控技术”进行了研究，认为在“神为形之主，形为神之宅”的中医脑主神明、形神合一理论指导下，内养神明、外练形体与“脑-肢协同调控技术”有共通之处，将中西医康复技术结合、借鉴及贯通应用，有助于加快实施具有中国特色的中西医结合康复技术。

3. 调神治形针灸学研究

王舢泽等从《黄帝内经》的认识角度出发，“凡刺之法，先必本于神”，认为“治神”在针灸治疗中有着不可忽视的地位。比较了中医形神理论与现代心身医学的异同，发现形神一体观可从三个方面对针灸的临床进行指导，一是审症求因，析形神病机；二是察神揣穴，度形神之变；三是权衡治法，施得宜之术；厘清了“形”与“神”在疾病、诊断、治法不同层面的指代对象，为今后针灸临床实践的理论认识提供了参考。

高晖等认为慢性荨麻疹表现为大小不等的风团或血管性水肿伴瘙痒，反复发作超过 6 周，是典型的心身疾病，心身医学部分理论与中医“形神一体观”具有高度一致性。充分运用两者的理论，归纳出两个层面的治疗策略；一个是调神为先，形神同调，气随神行，神治则形全。二是治形为要，身心同治，气血调和，形调则神安；强调将“治神”贯穿辨治全程，重视医生与患者的双向互动，医者养心、患者养身，共奏气血冲和、心身安宁之效。

（撰稿：李奕祺　审阅：章文春）

【药食同源干预研究】

“药食同源”指一些食物即药物，“药食同源”最早见于《淮南子》“神农尝百草，一日而遇七十毒”以及《周礼·天官》中“食医”的职业分工。而后也有大量关于药食同源的记载，随着人们研究的深入以及养生意识的提高，通过饮食调理疾病的相关研究被广泛开展，药食同源中草药的功能开发也受到重视，越来越多药食同源中药被用于保健、预防及治疗疾病。古人云“药补不如食补”，通过药食同源干预进而达到“治未病”的效果。近年来，研究者主要从药食同源干预疾病治疗和养生保健两方面进行了探究。

1. 药食同源干预疾病治疗

（1）地域性药食同源干预　刘培垚等基于对药食同源理论的认识，浅析了如何利用药食同源理论并综合四川地区丰富的药材资源对四川地区老年人的心脑血管疾病防治工作作出贡献，从而改善老年人整体健康状况中患病比例逐渐增高、“带病生存”时间逐年增长、患病时间逐年变早的情况。利用食物的药性对机体产生正向作用，达到治未病、延迟患病的时间、避免终身服药的效果，实现健康老龄化。

（2）民族性药食同源干预　熊国芬等探究了药食同源的傣药在咳嗽病治疗中的应用，认为可以通过对咳嗽病患者辨证施治，通过药膳食疗防治咳嗽等疾病，为咳嗽的预防、治疗累积丰富的实践经验，形成独具特色的咳嗽防治方法。同时，指出傣药独特多样的食用方法，不仅保留了药物的药用功能，而且还重视食用口感，使药食用二者合一。根据地理环境特点的不同，发病倾向各有特点，如湿热地区食用清火解毒、祛风除湿的药食同源植物，能一定程度上防止疾病的发生。傣医以“四塔五蕴”“雅解”等理论为基础和秉持“未病先解，先解后治”重在调理和防治的原则，将医药知识融入日常饮食中，善于运用“药食同源”傣药防治咳嗽。

2. 药食同源干预养生保健

俞一冰等对药食同源的枇杷叶进行了四个方面的总结：在活性成分方面，含有丰富的三萜酸类、挥发油类、多糖类、黄酮类、多酚类等活性成分；在药理作用方面，具有化痰止咳、抗炎免疫、抑菌防腐、抗氧化、抗肿瘤、抗衰老等作用；在药用研究方面，单用可止咳、驱虫，方剂中使用可治疗咳嗽、痤疮、脂溢性皮炎；在食用研究方面，食用方式多样，可代茶饮可制备饮料。

王淼等通过追溯古籍中的茯苓，对比茯苓、茯苓皮和茯神，研究发现：茯苓的主要活性成分为多糖和三萜，茯苓多糖具有良好的抗炎、延缓衰老、抗肿瘤及增强免疫等功效，并可能作为益生元用于预防和治疗代谢性疾病。茯苓三萜类有效成分主要包括茯苓酸、松苓酸等，具有抗肿瘤、抗炎、美容养颜、调节免疫的功能，同时也具备增强胰岛素活性的作用，从而达到降血糖的功效。

陆韫青等从应用历史与药性理论角度系统梳理考证了药食同源的枸杞子-菊花的配伍历史渊源，并通过搜集枸杞子与菊花同方配伍方剂以及含有该药对中成药，总结了该药食同源的药对应用主治、配伍比例、用量用法、剂型应用等使用特征，认为枸杞子-菊花的组成药味均为药食两用药材，历代应用经验均支持其适合长期服用以发挥补益作用。

衣晓峰等指出黄酒为药食同源的代表，其风味醇厚，营养丰富。黄酒性温，味甘苦辛，气味芳香，可入心、肝、肺、胃经，有活血通络、散寒祛风的作用，可以有效抵御寒冷刺激，预防风寒感冒。适量常饮，可补血养颜，延年益寿。药酒也是传统中药剂型之一，由适宜的中药材，以酒为溶媒，浸出中药里的有效成分而制成。如在酿酒过程中，加入适宜的补益调养药制成的药酒，有助于滋补强壮、延年益寿，尤其适宜体虚者饮用。

（撰稿：李奕祺　审阅：章文春）

【中医音乐疗法】

中医音乐疗法，主要指五音疗法。五音疗法即是在中医五行理论的指导下，通过五音即角、徵、宫、商、羽五种音调的不同作用，调和人体的气血、脏腑，使“阴平阳秘”，达到治疗疾病、愉悦身心目的的中医疗法。2023 年，对中医音乐疗法的研究集中在五音疗法的中医理论探讨及临床应用，临床主要应用于情志改善、疾病治疗与体质调辨方面。

1. 五音疗法理论探讨

黄梦文等认为五音治疗的中医理论基础包含阴阳五行学说、脏腑经络学说、气机学说、补泻理论。五音治疗的干预形式包含被动式、主动式。并将五音疗法针对优势病种的临床应用按疾病分类分为精神类和神经类，按症状分类分为疼痛干预、睡眠障碍和新型冠状病毒感染，对比了创新五音乐方和传统五音疗法异同，为五音疗法的科学实践提供了理论基础。

2. 五音疗法临床研究

(1) 情志改善　李毅俊等认为五音疗法充分发挥了音乐在产生共鸣、发泄情绪、转移注意力等方面的特点。并将其应用于调节肿瘤患者负性情绪与医学应对方式，通过临床研究发现，中医指导下的音乐疗法与传统的辅助治疗方法相比更加有效，实现了身心合一的功效。杨筝等将 96 例肾虚肝郁型多囊卵巢综合征患者作为研究对象，随机均分成两组，对照组遵循常规中医辨证施方，观察组在对照组的基础上配合五音疗法干预 12 周，利用 Zung 焦虑、抑郁自评量表比较两组患者干预前后负性情绪评分。研究发现，五音疗法联合中药辨证治疗能够正向调节肾虚肝郁型多囊卵巢综合征患者的焦虑、抑郁状态，改善其生活质量，减轻其临床症状，帮助患者建立更加正面、积极的心态对待疾病与治疗。

(2) 疾病治疗　柏丁兮等从施乐角度，将五音与五色相结合，符合五音疗疾理论，将五音配五色音乐疗法用于改善老年肝肾阴虚型失眠，证实该疗法能改善睡眠质量及减轻日间疲劳，以失眠症这一隶属中医情志病范畴的疾病为研究载体，从实证角度证实了五音配五色音乐疗法的效果，进一步规范了五行音乐疗法操作规程，延伸、丰富了五音疗疾内涵。项栋良等研究发现单纯中医五音疗法和单纯感觉统合训练均能改善全面性发育迟缓儿童的神经发育状况，但中医五音疗法结合感觉统合训练的综合效果更佳。

(3) 体质调辨　张昭然等从偏颇体质和情志特征出发，将传统五音疗法与体质相结合，探讨五音疗法在调体养生中的应用，提出了基于中医体质的五音调体体系，丰富了体质调理手段。潘艳等参考王琦院士提出的九种体质分类对失眠患者的体质进行分类，根据不同体质进行个体化干预，其中气郁质、血瘀质、气虚质、阳虚质 4 种体质与失眠发生呈正相关，对这四种体质的失眠患者进行五行音乐疗法，发现五音疗法结合中医体质个体化干预治疗脑卒中睡眠障碍疗效确切，能够有效缓解患者负性情绪，改善患者睡眠质量及生活质量。

（撰稿：李奕祺　审阅：章文春）

【中医功法在康复领域的应用】

中医功法作为中医康复的特色干预手段，是一种强度适中、节奏和缓的心身运动，主要包括太极拳、八段锦、六字诀、五禽戏、易筋经等。近年来，中医功法在继承传统的基础上，与时俱进，创新发展，尤其在心、脑、脾胃系疾病以及乳腺癌术后的康复领域，发挥了其“形神共养”“身心同调”的中医特色及优势，为疾病的康复作出了贡献。

1. 心系病的康复

潘琳等将慢性心力衰竭(CHF)患者随机分为两组，对照组在常规药物治疗、健康宣教基础上，给予穴位敷贴(心俞、膈俞、肺俞、膻中穴)干预，研究组在此基础上联合太极拳干预，30 min/次，1 次/d，3 d/周，干预 8 周。结果：研究组心排血量为(6.20±1.61)L/min，每搏输出量为(78.39±9.26)mL，左室射血分数为(47.03±7.22)，高于干预前，差异有统计学意义(均 $P<0.05$)；日常生活能力量表得分(82.58±5.17)，高于对照组(71.54±4.62)，$P<0.05$；匹兹堡睡眠质量指数评分(7.65±1.19)，低于对照组(10.38±1.75)，$P<0.05$；明尼苏达心力衰竭生活质量调查评分(36.59±2.18)，低于对照组(41.09±2.71)，$P<0.05$。研究表明，穴位敷贴联合太极拳能改善 CHF 患者心功能，提高日常生活能力，改善睡眠质量及生活质量。

史海阳等将 58 例急性心梗 PCI 术后患者随机分为对照组 27 例和试验组 31 例，对照组接受常规药物(阿司匹林、阿托伐他汀钙片)治疗与健康宣教，试验组接受太极拳训练联合针刺(内关、足三里、郄门、心俞、肺俞、膈俞等)治疗，太极拳训练时间为 30 min/次，1 次/d，3 d/周，疗程为 12 周。结果：对照组 6MWD(392.48±46.70)，实验组 6MWD(497.74±119.86)，$P<0.05$；实验组生活质量(SF36)评分，心率变异性指标 RR 期间标准差(SDNN)、相邻 RR 间期差值的均方根(RMSSD)等显著优于对照组，均 $P<0.05$。研究表明，太极拳联合针灸是一种安全有效的康复措施，可改善急性心肌梗死 PCI 术后病人的心率变异性、心功能、6MWD 及生活质量。

2. 脑系病的康复

花芃等将 80 例康复期精神分裂症患者随机分为两组，对照组给予常规药物治疗、康复护理、参加普通工娱疗活动，研究组另予以太极拳训练，10 min/次，3 次/d，5 d/周，疗程为 8 周。结果：研究组总有效率为 82.5%(33/40)，对照组为 62.5%(25/40)，$P<0.05$；研究组阳性和阴性精神症状评定量表(PANSS)阴性症状、一般精神病理评分及总评分，均低于对照组 $P<0.05$；组间汉密尔顿焦虑量表(HAMA)、汉密尔顿抑郁量表(HAMD)得分比较，研究组 HAMA(8.43±0.89)、HAMD(8.97±0.92)得分，低于对照组 HAMA(10.12±1.15)、HAMD(11.33±1.34)得分，均 $P<0.05$；组间匹兹堡睡眠质量指数(PSQI)、精神分裂症患者生活质量量表(SQLS)得分比较，研究组 PSQI(8.67±0.96)、SQLS(54.36±5.57)得分，低于对照组 PSQI(10.55±1.14)、SQLS(64.23±6.53)得分，均 $P<0.001$。研究表明，太极拳训练可明显减轻康复期精神分裂患者的焦虑抑郁情绪，改善临床症状，调节神经递质和炎症因子水平，提高睡眠质量与生活质量。

艾婉珠通过对比实验，研究音乐疗法联合八段锦锻炼对精神分裂症患者社会功能的影响。研究结果表明，八段锦锻炼过程中可通过各动作紧密配合，将气息调理、肢体运动相结合，对人体的身体和心理进行系统、全面的整理和调控，激发机体自我调节能力，有助于缓解患者精神状态，促进康复。

3. 脾胃系病的康复

商珊等研究八段锦对早期胃癌内镜黏膜下剥离术(ESD)术后患者康复的作用。将 120 例 ESD 术后患者随机分为两组，对照组给予常规药物护理治疗，研究组在此基础上联合八段锦训练干预，20 min/次，2 次/d，7 d/周，疗程为 8 周。结果：研究组总有效率为 98.3%(59/60)，对照组为91.7%(55/60)，$P<0.05$。研究表明，将八段锦循序渐进应用于早期胃癌 ESD 术后患者康复，有较好的疗效。

4. 肿瘤术后康复

杨艳艳等将 88 例乳腺癌术后患者随机分为两组，对照组给予常规护理，观察组在此基础上联合中医康复理疗与八段锦训练，30 min/次，1 次/d，7 d/周，疗程为 3 个月。结果：观察组总依从率为 97.7%(43/44)，高于对照组的 84.1%(37/44)，$P<0.05$；两组 Constant-murley 肩关节、FACT-B、KPS、POMS 评分均较干预前改善，且观察组改善优于对照组($P<0.05$)；观察组的护理满意度为 95.5%(42/44)，对照组为 88.6%(39/44)，$P<0.05$；观察组的不良反应发生率为 6.8%(3/44)，低于对照组的 22.7%(10/44)，$P<0.05$。研究表明，中医康复理疗联合八段锦干预可提高乳腺癌患者术后依从性，改善心境状态，进而促进肢体功能恢复。

（撰稿：李奕祺　审阅：章文春）

【“治未病”理论的内科疾病治则治法研究】

“治未病”是中医学核心理念之一，包括未病先防、既病防变、瘥后防复等，将治未病思想运用于中医临床诊疗，对于疾病的早期防治具有重要价值。

黄雅慧等秉持治未病理念分期论治溃疡性结肠炎，认为“未病先防”在患者未出现症状时，从饮食、起居、情志调护，防治疾病发生；“既病防变”对应疾病的发作期，采取辨证施治，初发期治以清热利湿，活动期治以标本兼治，佐清热利湿解毒，缓解期治以健脾温阳，补肾化湿为主；“瘥后防复”阶段则从“补虚”着手，采用温阳、益阴、疏肝、健脾、补肾等方法，佐以活血化瘀。黄铭涵等从治未病“既病防变”理论探讨慢性萎缩性胃炎的辨治。认为重在把握疾病萌芽、发展、恢复 3 个阶段。萌芽阶段，应见微知著、早期诊治，注重中西结合，“三观”辨治，并利用证素辨证思想，细察疾病本质；发展阶段，应扶正祛邪，防止传变，总以健脾理气、化痰散瘀为治疗大法；恢复阶段则重视防止复发，固本御邪，应以健脾益气，温阳益阴为固本之法，畅达诸郁为御邪之术。

符竣杰等探讨了治未病思想在慢性便秘防治实践中的应用。提出应从“未生先防，未盛防变，已衰防复”3 个方面入手，在便秘发生之前应预治先防，根据不同体质类型通过饮食运动调节以顺应四时，积极避免危险因素，合理膳食运动，减少便秘的发生；在便秘出现后应尽早治疗，可辅助非药物手段以避免肛肠类疾病、心理疾病的出现，并预防诱发急性心脑血管事件；在便秘改善或治愈后仍应坚持健康饮食、运动习惯避免便秘复发。李傅尧等在治未病理念指导下，提出“从肾论治”的中医阿尔茨海默病(AD)治未病防治策略。包括：无症无虚者，护肾保健；无症肾虚者，未病先防；有症未痴者，欲病救萌。按照记忆力下降及肾虚证表现的轻重程度，分别采取对应的健康管理方法。对于已经出现记忆症状、但尚未满足 AD 诊断的人群，应尽早启动中医治疗，以补肾法为核心，益肾强智，调和五脏气血阴阳平衡，抓住疾病初萌的最佳时机，可选七福饮、还少丹、清宫寿桃丸等方药及其他非药物疗法；辅以基础疾病管理、认知功能训练、日常生活调摄等。

卓泽伟等通过对治未病的未病先防、已病防变、瘥后防复的理论梳理，结合气、血、痰、瘀及阴阳等方面论述肿瘤的发生、发展与中医病机动态演变的相关性。认为肿瘤的防治思路为未病阶段以扶正祛邪为主，兼理气解郁、化痰祛瘀等治法；已病阶段则顾护胃气，同时把握病势以安未受邪之地；瘥后阶段强调化痰祛瘀之法以消复发之患，并从整体出发，以阴阳平衡为尺，以生理-心理-社会相协调为度，从而提高中医药防治肿瘤的临床疗效。文晓晨等研究了基于治未病思想辨治早期糖尿病肾病的临床疗效。将92例早期糖尿病肾病(DKD)气阴两虚兼湿瘀证患者分为对照组40例和观察组52例，对照组给予基础治疗＋厄贝沙坦片治疗，观察组给予基础治疗＋益气养阴化湿活血方治疗，疗程为12周。结果：治疗前后对比，两组 FPG、HbA1c、HDL-C、LDL-C、BUN、CysC、UACR、24 h 尿蛋白定量水平均控制较好($P<0.05$)；观察组 TC 水平、Ca^{2+} 水平控制较好($P<0.05$)，中医证候积分明显降低($P<0.01$)。治疗后，观察组较对照组 FPG、HbA1c、TC、LDL-C、HDL-C、BUN、UA 水平均控制更好($P<0.05$)，证候积分更低、证候疗效更好($P<0.01$)；两组临床疗效相当($P>0.05$)。研究表明，益气养阴化湿活血方治疗早期糖尿病肾病具有较好疗效，能通过干预影响 DKD 进展的独立危险因素，如湿证、湿热证、FPG、HbA1c、TC、HDL-C、LDL-C、Ca^{2+}、BUN、CysC，延缓 DKD 进展。

(撰稿：刘珍珠　审阅：章文春)

[附]　参考文献

A

艾婉珠.音乐疗法联合八段锦锻炼对精神分裂症患者社会功能的影响分析[J].现代诊断与治疗，2023，34(11)：1726

B

柏丁兮，高静，江小林，等.五音配五色音乐疗法改善老年肝肾阴虚型失眠患者睡眠质量及日间疲劳的效果[J].中华中医药杂志，2023，38(4)：1853

F

符竣杰，栗文婕，程国良，等.“治未病”思想在慢性便秘防治实践中的应用[J].世界中医药，2023，18(2)：286

G

高晖，段行武.基于“心身医学”探讨针灸“调神治形”治疗慢性荨麻疹[J].中国针灸，2023，43(4)：409

郭心怡，黄雅慧，刘长兴，等.黄雅慧教授从“治未病”思想防治溃疡性结肠炎临床经验[J].陕西中医药大学学报，2023，46(3)：14

H

何贵平，李云飞.中医慢病管理模式下患者的中医康复策略[J].中医药管理杂志，2023，31(12)：96

侯玮，姚有榕，刘霞，等.中医养生保健理念在骨科管理

中的应用效果[J].中医药管理杂志，2023，31(7)：146

花芃，代丽，刘明道.太极拳对康复期精神分裂症患者焦虑抑郁情绪的影响[J].中国医学创新，2023，20(19)：155

黄梦文，吕品，曾静，等.音乐疗法防治疾病机理及优势病种应用探析[J].辽宁中医药大学学报，2023，25(6)：101

黄铭涵，何友成，陈琴等.基于“既病防变”探讨慢性萎缩性胃炎的辨治[J/OL].实用中医内科杂志，2003[2023-11-21]. https://link.cnki.net/urlid/21.1187.R.20231120.1502.004

黄瑜婷，梁华春.头针联合康复训练在小儿精神发育迟缓中的疗效观察[J].中医外治杂志，2023，32(3)：1

L

李傅尧，时晶，田金洲.阿尔茨海默病治未病之从肾论治[J].中华中医药杂志，2023，38(5)：2174

李毅俊，杨环文，杨敦雅，等.中医指导下的音乐疗法对肿瘤患者负性情绪及医学应对方式的影响研究[J].中国医学创新，2023，20(2)：41

连安贝，范青，张洁，等.中医传统功法在精神分裂症残留症状康复中的应用探析[J].上海中医药杂志，2023，57(9)：91

刘培垚，陈崇利.浅谈药食同源理论对预防四川地区老年人心脑血管疾病的作用[J].光明中医，2023，38(13)：2472

柳冰，赵安全，贾翠娜.脑心同治针刺法联合认知康复训练治疗精神分裂症患者的前瞻性随机对照研究[J].四川中医，2023，41(3)：185

龙专，刘文海.马王堆导引术养生功能研究[J].当代体育科技，2023，13(3)：155

陆韫青，朱悦，郑嘉妮，等.枸杞子-菊花配伍源流考证及特征分析[J].中草药，2022，53(6)：1891

吕红芳.和合中医文化下的中医康复管理实践[J].中医药管理杂志，2023，31(22)：220

M

孟思璠，张萃，杨金亮，等.八段锦养生功法联合常规护理对慢性复杂性肺疾病患者康复的干预效果观察[J].北京中医药，2023，42(5)：561

P

潘琳，刘英华，邓露双.穴位敷贴联合太极拳对慢性心力衰竭病人心功能及日常生活能力的影响[J].护理研究，2023，37(22)：4123

潘艳，徐艳.五行音乐疗法结合中医体质个体化干预治疗脑卒中睡眠障碍临床研究[J].新中医，2023，55(11)：206

S

商姗，王双珠，夏亮.八段锦促进早期胃癌内镜黏膜下剥离术后康复疗效观察[J].浙江中医杂志，2023，58(7)：510

史海阳，郭新斌，李圣耀.太极拳结合针灸对急性心肌梗死PCI术后病人心率变异性、心功能及生活质量的影响[J].护理研究，2023，37(7)：1309

W

王淼，杨莹，董彩虹.药食同源之茯苓[J].生命世界，2023(7)：66

王舢泽，杨超，田鸿芳，等.从形神一体观到心身医学：针灸临床的理论与实践[J].中国针灸，2023，43(4)：390

王婉霖，潘韦韦，苏婧，等.新型冠状病毒感染中医药干预后恢复期症状及生存质量研究[J].吉林中医药，2023，43(11)：1293

文晓晨，马晓燕，宫成军.基于治未病思想辨治早期糖尿病肾病的临床疗效观察[J].辽宁中医杂志，2023，50(7)：160

X

项栋良，王艳，赵明月，等.中医五音疗法结合感觉统合训练在全面性发育迟缓儿童中的临床研究[J].中华中医药杂志，2023，38(8)：3940

萧丽婷.太极养生放松功法对老年糖尿病的康复效果[J].中国中医药现代远程教育，2023，21(14)：156

熊国芬，黄丹，汪曦，等.药食两用傣药在咳嗽中的应用[J].亚太传统医药，2023，19(11)：80

许琦，吴心虹，燕铁斌.基于“形神合一”解读“脑-肢体协同调控”神经康复新模式[J].中华中医药杂志，2023，38(12)：6103

许文杰，王枫，蒋瑞冲，等.脑安宁治疗COVID-19康复期肝肾阴虚型不寐病的临床疗效观察[J].中西医结合心脑血管病杂志，2023，21(23)：4433

Y

闫江涛，成秋，李利，等.聪脑益智针法联合精神运动康复改善脑瘫认知障碍临床研究[J].现代中医药，2023，43(3)：51

杨筝，张春仁，李娟.五音疗法联合中药辨证治疗对肾虚肝郁型多囊卵巢综合征患者负性情绪及生活质量的影响[J].湖南中医药大学学报，2023，43(8)：1450

杨璧华，梁建庆.敦煌医学中养生思想对新型冠状病毒感染患者康复的应用价值探讨[J].中国民间疗法，2023，31(24)：18

杨天舒，张永生，柴欣楼，等.基于"形神一体观"探讨肺结节并发肺外结节病机及治疗[J].北京中医药大学学报，2023，46(10)：1345

杨艳艳，吴凡.中医康复理疗联合八段锦锻炼在乳腺癌术后患者中的应用效果[J].广西中医药大学学报，2023，26(1)：13

衣晓峰，李敬孝.药食同源话黄酒[J].中医健康养生，2023，9(7)：36

俞一冰，祝一凡，杨晓雨，等.药食同源枇杷叶的功效活性及应用研究[J].食品工业，2023，44(8)：335

Z

曾云涛，章文春.基于形气神三位一体生命观探析三心并站桩机理[J].江西中医药，2023，54(4)：9

张昭然，李英帅.从偏颇体质的情志特征谈五音疗法的调体应用[J].中华中医药杂志，2023，38(10)：4657

赵嗣程，张光霁.安神治形探微[J].中华中医药杂志，2023，38(8)：3904

郑研研.全病程管理模式在中医康复管理中的应用效果[J].中医药管理杂志，2023，31(14)：112

周登威，郑凡，顾漫.基于先秦两汉涉医简帛文献的早期形神思想研究[J].医学与哲学，2023，44(7)：71

周怡丹，章文春，刘争强，等.基于形气神三位一体生命观的五禽戏健身机理探析[J].江西中医药，2023，54(6)：7

卓泽伟，张斐，李灿东，等.基于中医"治未病"思想探讨肿瘤的防治思路[J].福建中医药，2023，54(6)：40

五、医史文献

（一）古籍文献

【概述】

近年来，随着一系列国家重要中医药古籍重大项目诸如《中华医藏》、中医药古籍文献传承专项、中医药古籍保护条件提升项目等的实施，中医药古籍文献研究受到高度重视，机构不断健全，人才队伍不断壮大，涉及传统中医药古籍文献的学术成果不断涌现，出土医学文献的研究日渐深入，运用现代信息化技术对中医药古籍文献进行挖掘和利用渐成热点，本草文献和经典名方研究成果丰硕。

《中华医藏》首批图书“养生卷”出版，共遴选收录了《遵生八笺》《养生月览》等为代表的74部养生典籍，在版本选择上力求精善，兼顾学术价值性与艺术代表性。老官山汉墓医简整理研究成果《天回医简》出版，上部介绍了老官山汉墓医简的发掘及整理过程，并附整理说明和凡例，收录了全部图版，包括红外线扫描影像及彩色图像两种形式；下部收录释文注释，采用传世文献与出土文献互证的方法。中国中医科学院发布了全国中医古籍文献资源普查工作成果《新编中国中医古籍总目》，全书共收录全国379个藏书机构收藏的1912年以前写印的中医古籍8 650种。山东中医药大学主办的《中医典籍与文化》集刊以“医学文献与医史书写”为主题出版第六期，本辑以医学文献为中心，探讨了医学文献及涉医的文学文本，并涉及社会史、生命史、政治史以及军事史等的研究，关注了中医转型的反思。长春中医药大学主办的《中医药历史与文化》第三辑出版，本辑聚焦《黄帝内经》阐释、道家文化等，探讨了自先秦至明清的中医药文化与古典文学之间的融通关系。

在中医古籍书目研究方面，详见专条。

在中医古籍版本研究方面，张鸿鸣对赵开美本《伤寒论》所附牒文进行考证，梳理牒文形成过程，对牒文后所载衔名进行分类讨论，并对照同时期所刻医书，分析赵刻《伤寒论》卷端所载牒文、衔名现状的成因，认为牒文、衔名本身没有问题，而牒文的位置，应该是从全书最后移动到卷首的。其他学者如杨金萍、李乃奇、张海亮、张丽君、白曜玮、李晓寅、徐丽丽等对《经验济世良方》《推拿三字经》《魏氏家藏方》《疡科选粹》《医学源流》《芷园医种》《御药院方》等医籍版本流传和文献价值进行探讨。

在中医古籍与临床方面，不少学者从对某一种医籍辨治某种疾病的学术特色出发进行探讨，如王珍珍等探析了《扁鹊心书》论治虚劳的特色，洪颖慧等探讨了《活幼心书》治疗惊风的思路及用药规律，张乐等对《类证治裁》外感病证治特色进行探析，何帆等分析了《瑞竹堂经验方》脾胃病用药特色，张谨枫等归纳了《慎五堂治验录》脑病证治精粹。对中医古籍进行数据挖掘越来越受到重视，有学者对中医药古籍记载的治疗某一疾病的用药规律进行研究，如徐巧茜、张庆、宋港、张娜、张益生等对《太平圣惠方》《普济方》《幼科杂病心法要诀》等医籍中记载的关于心悸、喘证、痿证、小儿疳证、痤疮等的用药规律进行归纳总结，研究方法涉及聚类分析、关联规则和隐结构模型等。

从传统文献方面对药物及经典名方进行研究亦

是热点，主要涉及三个方面：一是本草文献考证，如李婷等对半夏历代临床用量沿革及原因进行分析，任梓林等对东汉至今大黄临床用法用量进行梳理，孙灵芝对动物药紫草茸的药用历史进行考察，薛亚等对天冬基源、道地产地、功效主治进行考证，陈佳慧等分析了升麻历代临床用量沿革及量效关系。二是对经典名方中某一药物基原进行考证，如有学者对安息香、白扁豆、地榆、独活与羌活、杜仲、防己、高良姜、瓜蒌与天花粉、海风藤、首乌与首乌藤、黄芩等在经典名方中的应用进行考证。三是对经典名方的组成、药物基原、历史沿革、剂量、炮制、临床应用等关键问题进行研究，如张薇、徐英、蔡金阳、欧阳聪、蒲飞燕分别对人参败毒散、乌药汤、越鞠丸、消乳丸、苦参汤进行研究。

王振国等对中医古籍整理出版40年(1982—2022)的历史进行回顾，将中医古籍整理出版的历程划分为三个时期，还原了40年来在党和政府领导下中医古籍文献整理与出版的历史进程。

(撰稿：张丰聪　审阅：王振国)

【涉医出土文献研究】

刘思亮认为，马王堆帛书《五十二病方》第56/56行“狂犬啮人：取恒石两，以相靡(磨)殹”中“恒石”即“常石”，指普通石头。这里使用的是巫术中的“相似律”原理，两石相磨是模仿猘犬磨牙的生理特点，所磨石粉不再是简单的石粉，而是具有巫术魔力的牙粉；第84/84行“毋敢上下尋”是恐吓或者命令蝎、蚖之毒不要到处蔓延，是被叮咬以后的祝由之术；第206/193行“酸漿(浆)”是古人饮品溲浆；第109/109行“蕑槨”为随手翦取的道旁荏属植物。

赵诗琪等指出马王堆医书所载一种特殊药物“女子布”，是女性穿着的一种亵衣，专用于女子月事时吸收来潮时的经血。“女子布”转化成“药”，需经过燔烧或浸泡等制作过程，以去其污秽。在古人看来，沾染了女性不同时期经血的女子布，不仅具有治疗疾病的医学功能，还被赋予特殊的文化涵义。这种将“女子布”入药的行为，与当时医者看待鬼祟的疾病观念以及将经血视为补阴扶阳之物的文化观念相契合，成为解释女子布何以为“药”的重要原因。

姚海燕、方勇、赵丹等对马王堆帛书《五十二病方》《房内记》和张家山汉简《脉书》《引书》中部分字词提出新的考释意见。

李丽认为，清华简《病方》简2“茾”或当读为“苴”，为中药大麻子。

罗琼等认为，胡家草场简957“石涅”指矾石，简958“大兰”指瞿麦，简885“蘘草本”指蘘荷。

顾漫等指出，胡家草场简814“苦烝(蒸)”意为“武火蒸”(指火力大而急)，“苦”表示尽力、急剧，而不是反复；简877“以竹篇(籥)炊(吹)其隋二七”为吹脐疗法，根据《素问·长刺节论》全元起注，指出脐部中央凹陷，其四周高起的腹壁即称为“隋”，亦可代指整个脐部。

张逸雯等对胡家草场简843“治水肤胀面盈胻肿腹大嗜卧方”的主治病证、组方特点、制剂方法等进行研究，探讨了传世医书中水饮病症的演变，以及张仲景十枣汤主治和组方的源流衍变。

陈宁指出，“瘩”“癃”为古今字，“瘩”在简文中的含义至少能分为两类，即外观可见之疾与泌尿系统方面的隐疾。东汉中后期以后，“癃”“痳”二字在字形字义的演化上承接简文“瘩”字，三字常常混用，大致到汉末以后“癃”“痳”逐渐各行其义，“痳”又被“淋”取代。

李几昊认为，简帛医药文献中的“韦束一”是指把分散的植物，按韦(围)为单位，合为一束。“韦”读为“围”，是一种经验性测量单位。

曾玉洪推测，武威汉代医简中“骆苏”为古西域(乌孙、匈奴等国)的外来词，是一种马奶制作的酒类饮料，秦汉时期从中亚地区传入中国，简帛文献也称“湩酒”，《汉书》叫作“挏马”“马酒”“马酪”“酪浆”等，魏晋以后或称“酥”“酥酒”。

宋宇轩等对天回老官山汉简《治六十病和齐汤法》简81“治上气方”的主治病症、方药组成、剂量用法等进行分析，并与武威汉代医简“治久咳逆上气汤方”以及《伤寒论》小建中汤进行对比研究。

周祖亮等指出，少量简帛医方附记了方药的来源，表明了医方传承者、献方者或处方者信息，属于简帛医书名家经验方。简帛医书部分名家验方被后世医书传承，且后世医家对其进行了发展与创新，反映了秦汉早期中医方药学已具有较高水平，同时也表明简帛医书方药文献是某些中医方药的源头性文献。

于业礼指出，《旅顺博物馆藏新疆出土汉文文献》中有医学文献残片40余件，其中有5件分别为《甲乙经》、《难经》、《明堂经》、脉书、《百一方》的残片。除《甲乙经》残片外，其余4件残片的抄写形制和字体具有共同的特点，所抄诸书都在唐代医学教育中所使用的教材范围以内，且所属版本可能皆是曾经唐代官方组织校订后的版本，推测此4件残片可能是唐代使用的医学教材。

王亚丽将敦煌写本P.3596与《医心方》作对比，发现P.3596中有73个医方与《医心方》所载录的医方具有极高的相似度，在P.3596中被连续抄录的医方，在《医心方》中也多被连续征引，可见二者确实存在同源关系。

张李赢等在考察梵语—龟兹语双语文书PK AS 2B后，认为其所载录的3颂药方可与阿育吠陀医学典籍《百医方》相对应。其中，有1颂治风药方属于阿育吠陀医学经典药方，治风理念既包含阿育吠陀医学思想，又包含佛教医学理念。

海霞从方剂编写体例和内容等方面考察了回鹘文本《医理精华》与梵文本的异同，发现两者完全相同的医论或方剂共计22首，不完全相同的医论或方剂共有46处，指出回鹘文本在翻译时从药物、制备、用法与疗法、病因判断、病状描述、医学实践认知等方面进行了“再创造”。

（撰稿：丁媛　审阅：王振国）

【古医籍书目研究】

随着近年来全国古籍普查登记工作的开展，中医古籍书目的调查和研究也在逐步推进。

在书目编纂方面，李鸿涛等通过对60余年来中医图书联合目录编纂工作的回顾与经验总结，提出中医古籍“联合编目思想”，从建立组织、拟定计划、收集整理、汇总校对四个工作步骤出发，通过调研方式与范围、编目规则与方法、工作机制三个方面的分析，结合具体实践与应用实例，阐述联合编目思想具有彰显学术学科布局、揭示文献发展规律、反映书籍版本传承的学术功用与促进古籍事业发展、指引古籍购置收藏、指导古籍发掘利用的作用。

丁侃等对中国中医科学院中国医史文献研究所馆藏医学古籍进行整理编目，并开展相关的分类、统计、鉴别工作，发现馆藏清早期及之前的珍本46部，孤本7种，未著录的医学文献83种，其中中医文献36种，并具有本草和临床文献复本率较高的特点。

孟子蛟等对浙江省中医药研究院图书馆所藏的曹炳章原藏抄本进行了整体性研究，明确馆藏抄本共342种、449册，其中曹炳章自撰抄本143种、206册，以本草类为主，原藏他人抄本199种、243册，以临证各科为主，并与国内其他单位收藏曹炳章原藏抄本情况进行了对比。

李远等通过查考文献资料与对照原书，对《中国中医古籍总目》记载的民国时期温病类著作进行了补正，补充漏载书籍6部，纠正有年份、书名、作者、分类讹误的书籍32部。

陈恒新对法国国家图书馆馆藏医学汉籍共120种开展调研并分类著录，发现明刻本19种、清刻本96种、清抄本2种，其中刊刻时间最早的是明正统八年刻本《铜人腧穴针灸图经》三卷，并择20种善本予以简介。

古医籍书目研究方面，孙碧莹等统计《中国中医古籍总目》《明代版刻综录》《全明分省分县刻书考》《中国善本书提要》等重要目录书中登载的明代地方官刻医籍共计34种，并按类别进行整理分析，认为此类医籍分科精细，种类齐全，以实用方书和大型本草为重，其年代集中于万历嘉靖两朝，有随手工业的发展而逐渐兴盛的现象，可为探究明代各地医学的发展状况提供独特视角。

张娅君等对《宋史·艺文志》医籍目录文献进行研究，通过对比《宋志》与《崇文总目》《文献通考》《玉海》《通志》《直斋书录解题》《郡斋读书志》等宋代目录学专著，从目录概况、目录内容、目录考证3个方面对《宋志》医籍目录进行文献探究，认为《宋志》载录医书一定程度上反映了宋代医书收藏情况、医学分科信息和医疗发展水平，对了解宋及之前医籍在宋代之流传和变迁有重要意义。

林名垚等通过文献调查和实地考察，对闽北书商编刊医书资料进行鉴别整理，将其大致分为编纂自著、类编成书和纂书合刊3种类型，总结出编刊医书具有尊经尚典、编排新颖、图文并茂等特点，并达成编刊得利和留作传世的双重目的，其推动了当时医药卫生事业的进步与对外传播。

谢洲等从地域视角出发，从地方志等文献资料中整理出云南地区民国前中医古籍共10类86种，认为具有门类较为齐全、内容丰富多样，且著者籍贯集中于滇中地区等特点，与中医药文化在云南的传播、地方疾病的发展史以及本地刻书业的兴盛等多种因素相关，反映出云南本土医药文化的特色。

孙现鹏以历史时代为线索，通过分析《四库全书总目》所载相关仲景医籍的内容与学术特点，深入剖析了仲景文化的传承发展脉络。

邓邵予等探讨了近代中医学家李茂如所著《医籍叙录集》的文献价值，认为该书反映出李茂如中医文献目录学的要旨，非常适合作为专门学习研究中医四大经典的目录书。

对于古医籍书目研究的发展方向，杨东方等吸纳书籍史研究的理念，提出当代中医学界应重视中医书籍创作、制作与生产、流通、阅读与接受、收藏与流传等"生命周期"全过程，关照其中各个环节，以联系的目光看待医籍背后折射的政治、经济、文化、思想等多重内涵，从而拓展医籍研究的深度与广度，形成以医籍为中心，历时性与共时性皆具、海内外各场域兼及的多维交互网络。

（撰稿：张苇航　审阅：王振国）

【中医翻译研究】

1. 典籍翻译

苏琳等以5部《黄帝内经》英译本及5部国内外中医术语英译标准为语料，对《黄帝内经》中29条隐喻类疾病名英译现状进行分析，发现存在翻译策略不一致、一词多译、信息还原度不足等现象。提出隐喻类疾病名英译应在准确理解疾病内涵的基础上，以"信息传递完整"为翻译原则。

胡文雯泉等全面梳理了《黄帝内经》的西班牙语译本的8个版本。从译者的学术背景、出版社信息和术语翻译特点等方面对不同版本的西班牙语译本进行概述。

黄礼勤等提出，由于翻译的年代不同、译者学术背景不同，倪毛信、李照国和文树德关于《黄帝内经》"缓急"的英译各具特点，译文比较有一定意义。并认为"缓急"释义概括有五，即脉象、脏腑、症状、药物特性、治则治法。

朱文晓等分析罗希文、许鸿源、魏迺杰的《伤寒论》英译本，发现中医译文多采用异化翻译策略，并对原文进行深度翻译，中医术语采用音译加注释的翻译方法，行文注重目标语读者的阅读习惯不仅有助于正确传播中医文化，同时可以有效地发挥话语权的作用机制，助力中医话语体系的构建，提升中医国际话语权。

王晓璐等分析魏迺杰、罗希文、李照国《伤寒论》英译本中"啬啬""淅淅""翕翕""缘缘""絷絷""不了了"，提出魏迺杰译本和李照国译本善于采用直译法和增译法使译文在形式和内容上与原文传达的审美信息保持基本一致，罗希文译本善于采用意译法使译文更符合目的语读者语言习惯的审美要求。对于具有相似逻辑关系的重言词，魏迺杰译本采用合译法使译文实现缩其"形"、表其"意"的简洁效果。

丁演龄等从莱斯的文本类型学理论出发，分析了罗希文翻译《金匮要略》英文版的翻译策略与方法，证明运用文本类型理论进行中医典籍翻译的可行性，从而促进中医英译质量的提高以助力中医药文化的传播。

杨光奕等提出，《千金要方》三部英文节译本编译合理、译法多样、注释详明。翻译策略上兼顾"归化"与"异化"，具体译法包括音译、直译、意译等；注释的方法主要包括夹注、脚注和篇末注。虽偶有误译和其他值得商榷的问题，仍不失其重要学术价值。

蒋继彪分析罗希文和魏迺杰的《伤寒论》英译本。发现罗希文译本倾向于使用意译法，用词更为丰富多样，句式表达更为灵活，注重译文的易读性和可接受性；而魏迺杰译本则倾向于使用直译法，句式结构较为复杂，注重译文与原文语言结构的一致性和准确性。两译本在翻译风格上的差异可能与译者的翻译目的、翻译策略和知识背景有关。

王萌研究《本草纲目选》罗希文译本。发现在实现重言词审美再现的过程中，准确理解重言词的含义是再现原文内涵美的前提；在转换和加工中择优选词是再现原文审美信息的关键；再现时要注意译入语表达的得体性；通过押头韵或尾韵和修辞等手段的运用，在一定程度上可以达到再现原文音美、形美和修辞美的目的。

成悦等认为，《四部医典》英译肇始于 1835 年乔玛发表的论文，其英文节译本出版于 1973 年。目前公开出版的英译本 11 部，均为节译本。出版形式有三类：①发表于学术期刊；②作为部分章节内容收录于专著或学位论文；③以单行本出版。

叶柳倩等分析《洗冤集录》翟理斯英译本中的"显性"和"隐性"副文本，认为译本中"显性"副文本显露翟理斯个人翻译动机以及社会文化背景等因素对其译者行为的影响；"隐性"副文本表现出翟理斯顺应社会文化历史环境的翻译行为特征。

温馨儿等指出，《脉经》杨守忠英译本 *The Pulse Classic: A Translation of the Mai Jing* 是迄今为止首部全译本，其包括丰富的副文本内容。深度翻译中医药典籍这种兼具学术与文化信息的文本，译者应为读者补充理解文本相关的历史文化信息，提高译本的接受程度，从而传递中医药和中国古典文化广博深厚的文化内涵。

2. 中医名词术语翻译

袁凯文等认为，《内经》中关于"筋"的描述可分为单字和多字两种情况，其含义深厚、内涵广博，可根据上下文语境译为"sinew""tendon""Jin""vein"等，通过探讨"筋"的英译策略，总结在翻译中医术语时可采取音译、音译加括号夹注两种形式较为完整地实现医学信息的传递。

李童等指出，《黄帝内经》"天癸"应译为"tiangui"，"术数"译为"Shushu(the ways to cultivate health)"，"夜卧早起"译为"Go to rest late at night and rise early"，"容平"译为"peace and ripening"，"导引"译为"daoyin"。

倪润丰等首先按病因病机将《黄帝内经》所载 30 个肾系疾病病名分为肾主藏精功能异常、肾主水功能异常和其他功能异常三类。基于"变译理论"，分析个案病名在倪毛信、吴氏父子和李照国三个《黄帝内经》英译本中的翻译异同，发现病名译文存在翻译不一、不符原义、过简过繁、缺乏解释四个主要问题。

范杨阳等对中医汗出症状术语(黄汗、战汗、半身汗、手足心汗、热汗、自汗等)的英译进行比较，指出中医症状术语主要涉及两方面：①汗出的身体部位和特点；②汗出的状态和汗出产物的异常。

李嫣然等认为，由于翻译方法选择的不同及译者理解水平的差异，使得《金匮要略》"心水"仍未确立一个统一、规范的英译名称。提出应根据疾病术语内涵变迁的实际情况，划分语境范畴，在同一语境中制定统一的译名标准，确立规范的疾病术语翻译准则。

李若馨等对世界中医药学会联合会(世中联)术语标准、世界卫生组织(WHO)术语标准、全国科学技术名词审定委员会(名词委)中医术语中英对译文本、李照国译本、罗希文译本中《伤寒杂病论》的 17 个"家"字相关术语进行比较，研究发现"家"字术语的英译还不够系统。"家"字术语在世中联术语标准、WHO 术语标准、名词委中医术语中英对译文本中收录不全，现存“家”字相关术语英译存在不统一、不简洁、不准确等问题。

吴椋冰等认为，“壮医药线点灸”英译的差别主要在于是否使用了 moxibustion 一词。研究认为壮医药线点灸本身属于灸法的一种，可以用 moxibustion 前面用药线 medicated thread 解释具体灸法，后加壮医 Zhuang medicine 即可达到最佳关联。同时文中还具体分析了相关术语“持线”“点火”“收线”“施灸”等术语的英译。

崔昶旭等认为，ISO 确定中医译名为 TCM 后，国内外其他术语标准应当作为“中医(学)”的规范英译名，鉴于 CM 使用的广泛性和多义性，虽然不适合作为规范英译名，但可作为许用英译名并存。

3. 翻译理论、原则及方法

曹惜惜等以《金匮要略》为例，提出“三合”的翻译原则，即“义合”“体合”和“气合”。“义合”要求译文和原文在内容意义上契合。中医典籍属于科技型文本，因此注重信息的传递，是翻译的第一标准；“体合”要求原文和译本在形式上的契合；而“气合”要求文章气势和脉络上的契合。

胡双全等提出，在翻译模糊语时应明辨术语的语言和文化信息，采用多样化的翻译手段，准确传递模糊语的语言含义及文化含义，努力减少模糊语在目的语中的模糊性和歧义性，对于负载中医文化特色的模糊语应力求保留其文化形象，实现“文化”和“语言”等维度的信息转换。

陈彦君等通过建立主题数据模型，以“Chinese medicine”“traditional Chinese medicine”“TCM”和“Chinese herbal medicine”为关键词抓取了 PubMed 网站上与中医药相关学术论文的摘要部分，构建了包含 34 902 435 个形符、885 824 个类符的中医药术语英译大型语料库，探索了中医药术语翻译“约定俗成”原则的实现方法。

陈彦君等以切斯特曼翻译模因论中提出的翻译策略体系为基础，以两部权威中医药术语国际标准中的 7 725 条词条为研究对象，总结了两部标准中分属 17 个主题且翻译相同的 944 条词条所采取的翻译策略，并结合术语汉语内涵分析其原因，以及语义/语法策略、语义策略和语用策略在使用时的相互影响。

周锋等对 150 份中成药药品说明书中关于药物性状、功能主治/适应证、用法用量、不良反应、禁忌、注意事项、药物相互作用、储藏八个项目进行考察。提出建议：“性状”英译为“Description”，“功能主治”英译为“Functions and Indications”，“用法用量”为“Dosage and Administration”，“不良反应”为“Adverse Reactions”，“禁忌”为“Contraindications”，“注意事项”为“Warning and Precautions”，“药物相互作用”为“Drug Interactions”，“贮藏”为“Storage”，最后建议名称应实词首字母大写或全部字母大写的形式。

周佳玥等选取《中医药常用名词术语英译》中舌诊相关的 65 个术语，结合目前具有较高权威性的三部英汉互译的中医药学名词术语标准，建立了小型语料库并进行对比研究。将三个标准中的舌诊术语英译分为完全一致、基本一致、部分一致、完全不一致 4 类。认为这些术语翻译差别较大，有一词多译、多词一译等特点。

李振等认为，话语杂合现象赋予翻译原则、手段及进程崭新的意义与功能，使中医典籍译文彰显出文化自信与兼容并包的典型特点，进而与西医为主导的现代医学共同构建出多元共存的国际医学文化格局。

颜静等分析 21 个中医妇科产后病病名术语，发现对于名实俱同和名异实同类病名术语，应主要采用借用法；对于名实俱异和无对应的病名术语，主要采用字对字直译法。

4. 政策、法规及标准的翻译研究

熊英俏等认为，英文版《中国的中医药》白皮书综合运用归化和异化的翻译策略，在语言表达层面采用归化翻译，实现信息的有效传递；在文后层面，采用异化翻译策略，保留了汉语语言特色和中医药

文化特征。

张喆等将世界中医药学会联合会《中医基本名词术语中英对照标准》与世界卫生组织《西太地区传统医学名词术语国际标准》中脏腑术语分别进行删选，建立小型中医英语语料库。

蒋继彪提出，中医药术语翻译规范化的实践路径有：①制定中医药术语英译国际统一标准，②建设中医药术语英译国际标准在线查询系统，③建立中医药翻译的制度规范。

（撰稿：王尔亮　审阅：王振国）

［附］ 参考文献

B

白曜玮，陈丽云.《医学源流》古籍版本考[J].中医文献杂志，2023，41(2)：8

C

蔡金阳，岳天祥，张月林，等.经典名方越鞠丸的历史沿革与处方考证[J].中草药，2023，54(19)：6511

曹惜惜，李晓莉."译文三合"视角下中医典籍英译研究[J].中国中西医结合杂志，2023，43(5)：623

陈宁.秦汉文献所见瘻病含义再探[J].中华文史论丛，2023，(2)：25

陈恒新.法国国家图书馆馆藏医学汉籍略考[J].中医文献杂志，2023，41(1)：1

陈佳慧，任梓林，陈丹，等.升麻历代临床用量沿革及量效关系分析[J].中华中医药杂志，2023，38(9)：4441

陈彦君，徐茂玲，王世龙，等.基于大型语料库的中医药术语翻译"约定俗成"原则研究[J].中国中医基础医学杂志，2023，29(10)：1732

陈彦君，袁东超，倪菲，等.基于翻译模因论的不同主题中医药术语英译策略研究[J].中国中医基础医学杂志，2023，29(6)：1008

成悦，甄艳，扎西拉毛.藏医学典籍《四部医典》英译本(1835—2022)评析[J].中国中西医结合杂志，2023，43(10)：1261

崔昶旭，洪梅.从多义性角度探讨"中医"及其英译规范[J].中国中西医结合杂志，2023，43(9)：1134

D

邓邵予，周晓菲.李茂如《医籍叙录集》文献价值探析[J].中医文献杂志，2023，41(3)：11

丁侃，马钦，赵可琢，等.中国中医科学院中国医史文献研究所馆藏医学古籍概览[J].中华中医药杂志，2023，38(7)：3454

丁演龄，叶年华，罗欢.文本类型视角下的中医典籍英译个案探析——以《金匮要略》为例[J].江西中医药大学学报，2023，35(1)：108

杜肖，王亚鹏，钱锦秀，等.经典名方中独活与羌活的本草考证[J].中国实验方剂学杂志，2023，29(5)：68

F

范杨阳，王天芳，董俭.常用中医汗出症状术语英译研究[J].中华中医药杂志，2023，38(7)：3399

方勇，张文君.张家山汉简医学文献琐记[A].武汉大学简帛研究中心.简帛(第二十六辑)[C].上海：上海古籍出版社，2023：261

方勇.谈马王堆汉墓帛书中的"再食浯(浆)"[J].丝绸之路，2023，(3)：61

G

高红梅，李卉，宋鹏，等.海洋中药昆布古今应用研究[J].山东中医药大学学报，2023，47(5)：533

顾漫，周琦，李志芳.胡家草场医方简考释三则[J].江汉考古，2023，(2)：106

H

海霞.回鹘文本《医理精华》探究[J].敦煌学辑刊，2023，(2)：148

何帆，王艳萍，胡旭贞，等.《瑞竹堂经验方》脾胃病用药特色初探[J].中国中医药现代远程教育，2023，21(8)：55

洪颖慧，石艳红，黄慧思，等.《活幼心书》治疗惊风的思路及用药规律探讨[J].广州中医药大学学报，2023，40(5)：1281

胡双全，刘成，孟晞，等.翻译适应选择论视角下《黄帝内经》模糊语英译研究[J].翻译与传播，2023，(1)：21

胡文雯，王银泉.《黄帝内经》在西班牙语世界的译介和传播研究[J].中医药导报，2023，29(7)：1

黄礼勤，张瀚麟，林郁桐，等.《黄帝内经・素问》中"缓急"的英译研究[J].中国中西医结合杂志，2023，43(6)：746

J

菅瑞至，刘洋洋，冯剑，等.经典名方中何首乌与首乌藤的本草考证[J].中国实验方剂学杂志，2023，29(11)：12

蒋继彪.基于语料库的《伤寒论》英译本翻译风格比较研究[J].中国中医基础医学杂志，2023，29(9)：1531

蒋继彪.中医药术语翻译规范化再思考[J].中国中医基础医学杂志，2023，29(6)：1004.

L

李丽.清华简《病方》"菩（煮）之以酉（酒）"条简文试解[A].武汉大学简帛研究中心.简帛（第二十六辑）[C].上海：上海古籍出版社，2023：54

李婷，程发峰，陈佳慧，等.半夏历代临床用量沿革及原因分析[J].辽宁中医药大学学报，2023，25(1)：122

李童，丁佳乐，郑侠，等.《黄帝内经》养生术语的英语翻译考[J].中国中医药现代远程教育，2023，21(4)：68

李远，杨东方.《中国中医古籍总目》民国时期温病类著作补正[J].中医文献杂志，2023，41(3)：1

李振，张宗明.试论中医典籍英译中话语杂合与文化自信的建构路径[J].中国中医基础医学杂志，2023，29(3)：470

李鸿涛，佟琳，张伟娜，等.中医古籍联合编目思想的实践与应用[J].中医杂志，2023，64(3)：225

李儿昊.出土医简"韦束一"新解[A].浙江大学汉语史研究中心.汉语史学报（第二十八辑）[C].上海：上海教育出版社，2023：250

李乃奇，冯靖菀，赵毅.《推拿三字经》版本考辨[J].中医药文化，2023，18(2)：192

李若馨，王萌，李曼，等.浅析《伤寒杂病论》"家"字相关术语英译[J].中医药导报，2023，29(4)：232

李晓寅，江凌圳.《芷园医种》初刻版本考略[J].浙江中医药大学学报，2023，47(9)：1039

李嫣然，陈丽云.中医疾病类术语英译规范化研究探析——以中医"心水"为例[J].中国中医基础医学杂志，2023，29(5)：816

林名垚，杨东方.闽北书商与医书编刊[J].浙江中医药大学学报，2023，47(5)：559.

刘思亮.马王堆汉墓帛书《五十二病方》校读拾遗[J].自然科学史研究，2023，42(1)：23

罗琼，翁晓芳，顾漫.湖北荆州胡家草场西汉医简药物考证四则[J].中医药文化，2023，18(1)：40

M

孟静，王乐，庄怡雪，等.经典名方中海风藤的本草考证[J].中国实验方剂学杂志，2023，29(8)：93

孟子蛟，庄爱文.浙江省中医药研究院图书馆馆藏曹炳章原藏抄本初探[J].浙江中医杂志，2023，58(8)：621

N

倪润丰，贺娜娜.变译理论视角下《黄帝内经》肾系病名英译研究[J].中国中医基础医学杂志，2023，29(5)：819

倪天宇，张水利，俞冰，等.经典名方中地榆的本草考证[J].中国实验方剂学杂志，2023，29(5)：58

O

欧阳聪，李玉丽，康婷，等.儿科经典名方消乳丸的古代文献考证[J].中国实验方剂学杂志，2023，29(15)：31

P

蒲飞燕，杜鸿志，郭瑜婕，等.苦参汤的处方考证及历史沿革[J].时珍国医国药，2023，34(5)：1093

Q

钱锦秀，孟武威，赵佳琛，等.经典名方中黄芩的本草考证[J].中国实验方剂学杂志，2023，29(5)：84

R

任梓林，陈丹，陈佳慧，等.东汉至今大黄临床用法用量文献研究[J].中医杂志，2023，64(2)：182

S

石开玉.槐树各部位的应用考证[J].山西中医药大学学报,2023, 24(4):370

宋港,李纯根,邝涛,等.基于数据挖掘《古今名医临证金鉴・痿证卷》治疗痿证用药规律[J].亚太传统医药,2023, 19(4):149

宋宇轩,闫丽,马雪纯,等.《治六十病和齐汤法》"治上气方"探析[J].山西中医药大学学报,2023, 24(5):478

苏琳,周恩.《黄帝内经》隐喻类疾病名英译的现状与对策[J].中国中医基础医学杂志,2023, 29(9):1535

孙碧莹,王育林.明代地方官刻医籍考略[J].长春中医药大学学报,2023, 39(6):610

孙灵芝.动物药紫草茸的药用历史考[J].中医药文化,2023, 18(4):325

孙现鹏.基于《四库全书总目》探讨仲景文化的传承发展[J].中医研究,2023, 36(2):93

孙园园,冯剑,魏建和,等.经典名方中高良姜的本草考证[J].中国实验方剂学杂志,2023, 29(5):94

孙园园,冯剑,吴明松,等.经典名方中安息香的本草考证[J].中国实验方剂学杂志,2023, 29(6):14

W

王萌,刘成,李涛安.翻译美学视阈下《本草纲目选》重言词英译审美再现探析[J].医学语言与文化研究,2023,(1):232

王青青,周海燕,周旭,等.经典名方中杜仲的本草考证[J].中国实验方剂学杂志,2023, 29(19):88

王晓璐,丁杨,孔祥国.翻译美学视角下《伤寒论》重言词英译方法对比探究[J].中医药导报,2023, 29(6):232

王亚丽.敦煌写本杂抄医方考源——以 P.3596 为例[J].中医药文化 2023, 18(3):282

王珍珍,丁瑞丛,杨淼,等.《扁鹊心书》论治虚劳特色探析[J].中医临床研究,2023, 15(22):18

王振国,鞠芳凝.扬帆乘风　笃行致远-中医古籍整理出版 40 年(1982—2022)回顾[A]//王振国.中医典籍与文化(第 6 期)[C].北京:社会科学文献出版社,2023:003

温馨儿,赵霞,王茜亚,等.深度翻译视角下杨守忠《脉经》英译本的副文本研究[J].环球中医药,2023, 16(10):2096

吴椋冰,叶志琼,岑思园,等.关联理论视角下壮医药线点灸术语英译研究[J].中国中西医结合杂志,2023, 43(9):1139

X

谢洲,汪剑,徐梅.云南中医古籍述要与成书背景探析[J].中国民族民间医药,2023, 32(11):1

熊英俏,周恩.《中国的中医药》白皮书中医术语英译策略及方法[J].亚太传统医药,2023, 19(2):199

徐英,王小文,李娜,等.经典名方乌药汤的历史沿革与现代临床应用分析[J].中国实验方剂学杂志,2023, 29(10):31

徐丽丽,覃晋,高思嘉,等.元刻本《御药院方》版本流传及文献价值[J].北京中医药,2023, 42(6):676

徐巧茜,陈楚寒,刘乘光,等.基于关联规则和聚类分析挖掘《太平圣惠方》治疗心悸用药规律[J].广西中医药大学学报,2023, 26(3):87

薛亚,张立超,王嫣斐,等.基于中医典籍的天冬基源、道地产地、功效主治考证[J].上海中医药杂志,2023, 57(9):49

薛紫鲸,常鑫鑫,张丹,等.经典名方中防己的本草考证[J].中国实验方剂学杂志,2023, 29(8):103

薛紫鲸,陈光,张丹,等.经典名方中瓜蒌与天花粉的本草考证[J].中国实验方剂学杂志,2023, 29(17):62

Y

颜静,储晓娟,都立澜.中医产后病病名术语英译探讨[J].中国中医基础医学杂志,2023, 29(7):1170

杨东方,陈一凡.中医书籍史研究刍议[J].中医药文化,2023, 18(5):393

杨光奕,王珊珊,张思洁,等.《千金要方》英文节译本评述[J].中国医药导,2023, 20(9):139

杨金萍,孟玺,范磊,等.《经验济世良方》国内外版本传藏考[J].医学与哲学,2023, 44(8):72

杨美权,左应梅,杨天梅,等.经典名方中白扁豆的本草考证[J].中国实验方剂学杂志,2023, 29(8):116

姚海燕.读马王堆帛书医方札记四则[J].中医药文化,2023, 18(1):48

叶柳倩,曹雨薇,赵霞.副文本视角下《洗冤集录》翟理斯译本译者行为研究[J].中国中医基础医学杂志,2023, 29

(2):311

于业礼.旅顺博物馆藏新疆出土医学著作残片研究[J].中央民族大学学报(哲学社会科学版),2023, 50(1):69

袁恺文,陈博,林勋.《黄帝内经》所载术语“筋”的英译探究[J].中国中医基础医学杂志,2023, 29(2):301

Z

曾玉洪.《武威汉代医简》“骆苏”为古西域外来词说[J].民族学刊,2023, 14(5):112

张乐,徐方易,苏颖,等.《类证治裁》外感病证治特色探析[J].中国中医基础医学杂志,2023, 29(10):1614

张娜,王燕超,周海燕,等.基于数据挖掘《幼科杂病心法要诀》治疗小儿疳证用药规律[J].中国中西医结合儿科学,2023, 15(1):61

张庆,姬文帅,孔欣欣,等.基于关联规则和隐结构模型的《普济方》中治疗喘证方剂的用药规律分析[J].中草药,2023, 54(5):1517

张薇,熊珮宇,刘俊宇,等.经典名方人参败毒散的历史沿革与现代临床应用[J].中国实验方剂学杂志,2023, 29(19):60

张喆,徐丽,闵玲,等.基于语料库中医脏腑术语英译标准比较[J].中国中西医结合杂志,2023, 43(1):117

张海亮,王佳.《魏氏家藏方》版本流传考述[J].中医文献杂志,2023, 41(2):4

张鸿鸣.赵开美本《伤寒论》所附牒文考证——兼谈北宋国子监所刻3种医书所附牒文、衔名的位置问题[J].中华医史杂志,2023, 53(3):136

张谨枫,江雪纯,徐丹,等.《慎五堂治验录》脑病证治精粹[J].中华中医药杂志,2023, 38(7):3427

张李赢,王兴伊.梵语-龟兹语文书 PKAS2B 治风方考[J].中医药文化,2023, 18(3):346

张丽君,杨欣欣,赵可琢,等.《疡科选粹》成书及版本述略[J].中华医史杂志,2023, 53(4):240

张娅君,孟永亮.《宋史·艺文志》医籍目录文献探究[J].中医文献杂志,2023, 41(2):1

张益生,张君冬,李雪,等.基于数据挖掘的《普济方》痤疮外治方用药特色研究[J].国际中医中药杂志,2023, 45(2):208

张逸雯,顾漫.荆州胡家草场西汉墓医方“治水肤胀面盈肪肿腹大嗜卧方”流变考[J].中国中医基础医学杂志,2023, 29(6):950

赵丹,许峰.读张家山汉简《引书》札记十九则[J].中医药文化,2023, 18(6):588

赵诗琪,陈芳.马王堆汉墓简帛文献所见“女子布”入药现象研究[J].民俗研究,2023,(5):93

周锋,朱琼.中成药英文说明书标注情况调查分析及英译探讨[J].中国中西医结合杂志,2023, 43(7):873

周佳玥,崔宇胜,陈红波.基于小型语料库的中医舌诊术语英译辨析[J].中国中医基础医学杂志,2023, 29(2):306

周祖亮,方懿林.简帛医药文献名家经验方探略[J].南京中医药大学学报(社会科学版),2023, 24(6):377

朱文晓,耿晶.助力中医话语权构建的《伤寒论》英译策略研究[J].中国中医基础医学杂志,2023, 29(7):1165

（二）医家学派

【概述】

2023年在国家各方面支持政策推动下，在国家中医药管理局中医学术流派传承工作室建设项目、全国名老中医药专家传承工作室建设项目以及各省市地方相关传承项目等支持下，医家学派相关论文近500篇，发表数量与质量均较2022年有所提高。本年度医家学术思想研究热点是张锡纯、傅青主、黄元御、张仲景、孙思邈、张景岳及金元医家等。新安医学、盱江医派、孟河医派学术特色依旧受关注，此外齐鲁医派、海派中医、浙派中医、龙砂医派、川派中医等亦有研究成果发表。

总结名医传世著作或学术流派临证经验以及历代名家治疗疾病的思路，是学者研究医家学派的重要方式。仲景学说一直是学者关注的焦点，目前的研究方式更加系统宏观，如刘德《从权衡疗效与风险探讨仲景的临证决策》、李轲《张仲景汗法应用探析》、张李香《〈伤寒论〉生姜泻心汤方后注并张仲景理中法探赜》、刘旎《基于张仲景著作中小便利与不利的比较研究》、周志佳《因势利导，邪有出路——张仲景治疗黄疸的思路》、翟惠奇《张仲景“以阳为先”辨治心系疾病学术思想探究》、陆春艳《张仲景辨治妊娠病及产后病特色探析》、柴银英《张仲景产后病论治中“和法”思路运用探析》、王建康《张仲景从风论治梅核气方法述要》、沈云博《张仲景甘温扶阳调治虚劳及其在后世的发展》等。

在疫情背景下，温病学说得到重新讨论。学术发展史方面，有袁长津《中医疫病学发展的历史沿革——温疫学派的形成》、郑春素《瘟疫学派治疫方法钩玄》、刘凤爽《“疫后诸证”的历史源流考证及理论初探》。

温病名家著作的学术思想的研究趋于系统化，如钱琳琳《〈温疫论〉扶正祛疫思想探析》、马希骏《〈温疫论〉疫病论治中补法运用探析》、杨德福《吴又可〈温疫论〉理法方药新探》、吴文军《吴又可杂气理论发生学探析》、艾军《〈温疫论〉郁热病机论治探析》、焦媛《柳宝诒辨治伏气温病经验浅析》、周荣易《〈广瘟疫论〉“下不厌早，汗不厌迟”思想探析》、祁钰涵《戴天章〈广瘟疫论〉温病辨治特色》、张航《雷丰〈时病论〉辨治泄泻经验探析》等。还有学者研究了既往鲜有关注的温病著作，如常佳怡《〈温疹述要〉及其作者生平考探》。

其中，叶天士相关研究论文有40余篇，有探析叶氏证治经验者，如郭耀晨《〈临证指南医案〉汗证辨治探析》、何雨轩《〈临证指南医案〉辨治胃痛特点探微》、毛天成《〈临证指南医案〉腹痛诊治探述》、鄢钰《〈临证指南医案〉痢疾用药特点分析》、钱玺《〈临证指南医案〉脾胃络病用药规律研究》等；有研究叶氏药物使用特色者，如文生《论叶天士对乌梅药性的辨别及运用》、张一凡《浅析〈临证指南医案〉中叶天士对炒枸杞子的应用》、李梦笔《从叶天士“内风”理论认识黄芪治疗蛋白尿机制》、杨一点《〈临证指南医案〉中石斛的运用特色》等；有使用现代信息技术分析叶氏用药规律者，如顾灵《基于数据挖掘探讨〈临证指南医案〉月经后期用药规律》、王丽平《基于数据挖掘探讨〈临证指南医案·中风〉的用药规律》、卜菲菲《基于性味理论的〈临证指南医案〉脾胃病用药特色及数据挖掘研究》等；还有比较分析叶氏与其他医家学术差异者，如周方成《叶天士与唐容川辨治吐血异同探析》、梁沛崧《叶天士与柳宝诒伏温思想的异同比较》、姜廷桢《叶天士师承王子接〈绛雪园古方选注〉探析》、赵云帆《叶天士对薛己朝夕补法的继承与发展》等。

吴瑭《温病条辨》为温病学说经典之作，李远以此书为例，论述"诠释"在《温病条辨》经典化的形成过程中发挥的重要作用。有学者深入探讨了吴氏三焦理论，如何雨轩《〈温病条辨〉三焦俱病辨治探析》、姜家旺《吴鞠通三焦辨证论治寒湿疫探析》。从原文中分析吴氏用药规律与特色亦有成果发表，如沈云博《〈吴鞠通医案〉辨治温疫用药规律分析》、邹晓岚《基于关联规则和隐结构模型的〈温病条辨〉用药思想浅析》、孙帅玲《〈温病条辨〉中寒湿病的辨治及方剂性味配伍规律探析》、陈伟业《吴鞠通对仲景承气汤的运用》、朱梦欣《吴鞠通加减正气散治疗新冠肺炎述要》等。

金元四大家方面，陈震萍《从东垣学说探讨内外伤的统一》、孔令源《基于暑伤胃气论探究燕赵医家李东垣治疗中暑用药思想》、刘娜《刘完素"火热致中"理论与证治》、姜婧《张元素对〈黄帝内经〉运气学说的继承与发展》、安宏《王好古火热辨治理论与应用探析》、金悦彦《金代医家张子和医学地位变迁与攻邪论学术史研究》等。其中对朱丹溪学术思想的研究尤为深入，如闫景贤《从丹溪"倒仓法"浅析无形之痰的治疗思路》、余秋慧《丹溪滋阴思想及其对后世的影响》、赵哲《从朱丹溪"六郁"学说探讨中风病因病机》、贺平一《致衰不过精血俱耗，治衰不离补精养形——朱丹溪论治精血虚衰思想初探》、周茂琳《朱丹溪〈格致余论〉中的医易思想探析》、张逸雯《朱丹溪从"痰夹瘀血"辨治疾病思路探析》、李笑男《朱丹溪治痹方药特色研究》、杨九天《基于丹溪"相火"理论辨治男性不育症刍议》等。

在比较中加深认识是学派研究的主要方法之一，有学者比较分析了金元不同中医学术流派对同一病证的不同学术思想或诊疗方法，如陈嘉杰《金元时期中医不同学术流派痹证诊疗学术思想探析》、武子健《金元四大家治疗头痛处方用药规律分析》、刘玲《金元四大家论治乳腺癌理论浅探》、谢雨珂《金元四家学术理论在现代抑郁症辨治中的应用浅析》、徐诚博《基于〈黄帝内经〉探析金元医家对发热的认识及治法》、刘午阳《理学之风视角下的刘完素与朱震亨火热论异同之探微》、李佳盼《朱丹溪与张景岳治疗痰证用药特点探析》等。

医家学术思想研究热点依次是张锡纯《医学衷中参西录》、傅青主《傅青主女科》、黄元御《四圣心源》、张仲景、孙思邈、张景岳、陈士铎及金元医家等。研究思路主要是从医家著作中深入挖掘学术思想、证治特色、用药规律等，代表性研究成果如王靖雯《基于张锡纯大气理论探讨糖尿病认知功能障碍》、张馨予《张锡纯论治"血枯病"发微》、刘建《张锡纯中西汇通流派妇科病对药运用探析》、谭胜男《浅析医家唐宗海与张锡纯中西思想之异同》、李得榕《基于〈傅青主女科〉五行生克思路辨治不孕症》、伏瑛瑛《〈傅青主女科〉利腰脐治不孕理论探析》、张金泽《黄元御〈四圣心源〉诊疗体系及内涵探析》、王琦《黄元御弟子考论》、张亚楠《基于数据挖掘的〈本草纲目〉中鲜药应用的规律及特点分析》、赵景广《张景岳治疗湿证理论及临床经验探析》、张中慧《陈修园少阴标本从化及少阴主枢理论探析》、张振坤《陈士铎〈辨证录〉从脏腑五行生克辨治痨瘵》、廖伟伟《喻嘉言〈寓意草〉中小儿惊风案治法探析》、邓海祥《基于王旭高治肝三十法浅析皮肤病从肝论治》、马骏《清代医家张璐脉诊经验探析》、周岐鸣《张山雷〈疡科纲要〉治痈疡学术思想再认识》、胡欣《民国名医张简斋应用旋覆花—蛤壳对药治疗内科疾病撷萃》、余秋慧《恽铁樵诊法学术特色探析》等。

地域学术流派的学术特色依旧是学者的关注热点。有学者探索了盱江医派、岭南医派、龙砂医派、浙派中医、海派中医、川派中医的整体学术特色，如刘晓庄《良相与良医：跨越时空的文化传承——以王安石与龚廷贤为例》、郑吉利《岭南禅医学流派及其学术特色概述》、朱宇滢《基于中医传承辅助系统的浙派中医妇科流派治疗崩漏组方用药规律研究》、张磊《近20年海派中医流派研究的文献计量学可视化分析》、彭健《龙砂医派经方运用特色概要》、江玉《川南玄府学术流派学术思想及临证用药特色》等。大部分学者仍以某一学术流派的某位医家治验特色、用药经验或学派的代表性著作为研究对象，进行深入探讨，如徐小港《盱江医家危亦林产前保健用药规律》、朱俊《盱江方书〈济世碎金方〉儿科疾病用药特色探析》、金丽华《浙派女科〈竹林寺女科秘传〉"种子五方"探析》、张国梁《海派中医流派石氏伤科辨证论治颅脑损伤120例临床研究》等。新安医派、孟河医派、齐鲁医派方面研究详见专条。

（撰稿：范磊　审阅：王振国）

【齐鲁医派研究】

齐鲁医学流派是产生于齐鲁大地、根植于齐鲁文化而形成的具有鲜明地域性特色的医学流派。齐鲁医派的产生和发展，对中医学的影响深远、广泛而深刻。开展齐鲁医派研究，有助于整个中医学发展历史的重新审视。本年度，齐鲁医学流派的研究，主要从以下方面展开。

王振国等对如何认识齐鲁医派进行重新审视，认为以齐鲁文化为主干的儒家文化对中医药学术发展发挥了重要推动作用。以秦越人（扁鹊）和淳于意（仓公）为核心人物的汉以前齐鲁医家已经形成独特的医学理论和诊疗技术，有"古先道遗传"下来的医书以及完整传承谱系，具备了中医学术流派成立的核心要素。在此基础上，总结出齐鲁医派崇尚脉学、注重经典、弘扬"儒医"、创新立宗、世家众多等五个主要特点。王氏等认为，齐鲁医派概念的沿革，最早源于1925年谢观提出的"扁鹊学派"，并经范行准、任应秋、李伯聪等学者的进一步讨论；其次是陈邦贤在1937年提出的"齐派医学"，并经当代医史学家俞慎初、何爱华详加论证，由王新陆教授于2012年正式提出并组织论证，自此，齐鲁医派研究进入新的阶段。近年来，齐鲁医派研究重点围绕齐鲁医派历史文化资源的挖掘整理、现代齐鲁医学流派的活态传承与保护等内容，开展了一系列的研究工作，取得了显著成效。孙慧明等从历史地理学角度分析了齐鲁中医学术流派的形成与其所处的时代和地域背景的关系，强调齐鲁医派的产生和发展，是在齐鲁大地特有的地域、历史、政治、经济、文化环境中，结合临床实践不断发展起来的医学流派，认为齐鲁医派结合齐鲁大地的地理气候、历史文化、生活习性、体质等具有地域特点的多方面内容不断创新发展，形成了独具地域特色的治疗疾病的新思路和方法。

齐鲁医派医家众多，以扁鹊、王叔和、黄元御、臧应詹为代表的齐鲁医家，形成了中国医学流派传承的基本范式。袁淋熳等在传统文献认知基础上，对其"扁鹊"名称的产生源流及传承进行考证，系统梳理了"扁鹊"生平，认为"扁鹊"作为中医学的代名词，为上古时期由鸟图腾崇拜而来的良医代称，春秋战国时期扁鹊学派活跃，其代表人物秦越人被尊称为"扁鹊"，至南宋初年扁鹊学派销声匿迹。赵秀等通过对臧应詹、黄元御的伤寒学术思想进行比较研究发现，黄元御对《伤寒论》的阐述着重理论发挥，臧应詹强调临床应用；黄元御沿袭"三纲鼎立说"，注释则偏重气化学说，以六气解六经，臧应詹则取众家之长，强调临床的实用性，注释上偏重辨证论治，并不认同风寒营卫的分别。冯诗瑶等对黄元御著作中体现的甲木下降与脏腑气机升降关系探析，认为黄元御在脏腑气机升降理论的基础上，指出胆之"甲木下降"与全身脏腑气机升降的密切关系。胆生理与病理与胆之甲木下降、相火潜藏密切相关，降甲木、潜相火是针对气机逆乱而从胆论治的治疗大法。

（撰稿：张丰聪　审阅：王振国）

【孟河医派研究】

1. 临证经验

李颖等指出马培之治疗肿瘤的特点是，重视病理，详解病机，用药和缓，顾护正气，治法多样，内外兼施。欧志斌等提出，马培之认为痈疽病因为外感邪气、内伤七情；病机以正气亏虚为本，气滞血瘀为标；辨证以阴阳为纲，脉理为要，旁参岁气；治疗以培补气血为本，注重内外治法合用，精于刀针排脓引流；遣方用药平正和缓，讲究药力，顾护胃气，加减化裁前人名方,改良新用。

闫川慧总结丁甘仁治疗中风有5大治则:①助阳祛风、化痰通络;②息风潜阳、涤痰开窍;③益气养血、化痰通络;④清泄风阳、和胃化痰;⑤回阳救逆。丁氏沿袭孟河医派用方经验,活用地黄饮子。龚文珠分析《丁甘仁医案》中癃闭、溲血、淋浊病案,三案异病同治,滋肾为主,善用滋肾通关之意;同病异治,兼顾肝脾肺三脏;标本兼治,重视祛邪扶正。吕佳蔚等指出,《喉痧症治概要》体现了丁甘仁诊治喉痧特点:注重病机,注意鉴别,留意时机,灵活选方,慎于调护。王敬海等认为,丁甘仁视痰热瘀互结于肺脏,血败肉腐为肺痈关键病机,治疗中清热化痰祛瘀贯穿始终,再结合寒热虚实表里临证化裁。

常俊杰等对孟河费氏治疗痹证的组方用药进行关联规则Apriori算法分析,发现其以扶正为主,尤以补益营血为首,顾护脾胃中气,注重气血相合,善调肝脾肾,同时兼顾祛邪,以治湿为要,注重给湿邪出路,用药轻灵,以求"轻可去实",并且提倡药食同源。

郑慧娥等考察孟河医家论治湿疹重视清热消风、清营利湿、养血祛风、健脾化湿。临证选药宗和缓醇正,用药以轻灵著称,善用鲜品,重视虫药,病证结合,对症施药。王梦琪等认为,孟河医家治疗便秘,在继承前人学术思想的基础上,从燥、火、气、虚辨治,以清润并施、养阴生津、宣畅气机、扶正培本为治则,用药和缓,以食代药。潘赟琰等通过临床观察发现,孟河医派安胎核心方(川断肉、桑寄生、苎麻根、党参、炙黄芪、阿胶)联合地屈孕酮治疗先兆流产合并绒毛膜下血肿,可提高治疗效率,减轻相关临床伴随症状,且无明显不良反应。

陈列红等认为,秦伯未开启了现代临床膏方治疗学的先河,治疗特色具有和缓醇正、养生却病、中西汇通等;膏方经验为辨证论治,主方为导,全面兼顾;合理架构,重视药性,兼顾口感。高俊等介绍孟河医学骨伤流派的核心正骨十二法,其中四肢正骨八法为牵、旋、端、折基本手法和度、挤、捋、合辅助手法;治脊正骨四法则为乌龙摆尾、盘龙绞柱、困龙伸身、腾龙踏云,能够调整气血、筋骨,使督脉通、阳气聚,恢复或改善脊柱力学平衡。形成了以循其原道、分步复位和筋骨同治、脊肢分治为核心的治伤思想。李慧等归纳孟河医家治疗慢性萎缩性胃炎经验,分析其和法缓治、轻可去实的治疗风格,并重视疏导中焦、濡润气阴,同时列举徐景藩、朱良春、张泽生及单兆伟诊治经验。应焕强等指出,孟河医家沙石安主张使用寒凉之剂治疗外疡痈疽,并改进针具和刀具等医械,减低外科手术病痛和加快创伤愈合。邹燕勤等认为,邹氏肾科秉承孟河医派核心学术思想和缓学说,主张内因肾气不足、他病及肾、风毒伤肾、药毒伤肾为肾脏病新病因;开创以调营为法,温肾通络、活血化瘀治疗慢性肾脏病先河;顾护正气重视脾胃,以脾肾气阴双调立论治疗慢性肾炎。

2. 炮制工艺

张晓鸣等对《孟河四家医籍》中动物药炮制方法进行挖掘,建立炮制品种数据库,梳理用药部位、功效主治和药性等,并结合炮制方法发展和传承轨迹,总结出遵循古义,如法炮制、相互借鉴,求同存异、务求实据,临机应变的特点。居羚等基于网络药理学探讨孟河医派"青黛拌衣天冬"作用机制,并初步预测以青黛拌衣天冬可在癌症、心血管、神经及炎症等多方面发挥疗效;从临床验案、方法学、炮制原意等方面探讨孟河医派天冬特色炮制工艺,主要有"去心""炒""青黛拌衣""酒润""酒蒸"等,其中"青黛拌衣""酒润"和"酒蒸"等较具特色。

张晓鸣等从病证结合,炮制意图明确;化裁变通,达纠偏存性之效和工艺标准结合的特色质量控制等三个方面揭示孟河医派虫类中药注重实效、临机应变的炮制特色。

申海进等推断姜汁炒党参、藿香炒党参、木香炒党参等孟河医派特色炮制品所用党参品种为党参 *C.pilosula*(*Franch.*)*Nannf*;推断"藿香炒党参"所用藿香品种为藿香 *Agastache rugosos*(*Fsich. et Mey.*)*O.Ktze*。

刘楠等对孟河医派特色炮制辅料猪心血和猪血

的蛋白质组学分析，比较二者对丹参(DS)抗小胶质细胞炎症损伤的影响。发现二者均能促进DS抑制神经炎症作用，且猪心血促进DS抑制作用更显著，这可能是由于二者存在参与能量代谢相关差异蛋白所致。

（撰稿：胡蓉　审阅：王振国）

【新安医学研究】

1. 学术思想与临床经验

卜菲菲等认为，明代王琠《意庵医案》所录医案中小部分系为原籍安徽祁门宗亲诊治，大部分则是在京师为官宦及其家属治病，其用下法不仅依据痞满燥实，更以热为凭，守刘河间治火热之法参以黄连解毒之辈，尤擅用硝黄。罗世旷等发现，王琠深受张仲景《伤寒论》的影响，同时也兼纳了刘河间、张从正等医家的治疗思想，临床善用汗吐下治法。其辨证精准，果敢攻邪；灵活变通，多法合用；胆大心细，注重善后。王氏不仅扩大了经方的病证适用范围，且在辨证思路和治疗方法上均有所创新。《意庵医案》84则医案涉及伤寒或用经方案超过1/3，集中体现了王氏的学术思想。

罗世旷等提出，明代汪机“营卫论”“参芪论”“针药并举”等均深受朱丹溪影响，汪氏《医学原理》所述各科75门疾病中72门载有“丹溪治某某病活套”。

刘佳等认为，孙文胤《丹台玉案》辨治中风，继承外风“内虚邪中”说，兼收内风“痰邪为患”论，提出先辨中风与类中风之异，后辨脏腑与经脉之殊，病情危重有中风六绝、一中即死之象，急则攻痰祛风，缓则兼顾标本。

刘政新等认为，《程原仲医案》善用理气补气药治疗郁证、痰证，治气多从肺肾两脏入手，善用甘草斡旋中焦，注重气药禁忌及相关配伍。

孟之舟等通过分析明代江瓘《名医类案》误诊病案，认为定势思维带来的稳定诊疗模式于临床具有相对普适性，大部分问题可由这种稳定模式得以解决。但是长期如此操作，将带来思维的固化，也会使医者形成临床思维舒适区并对其产生依赖，如同在肺虚嗽喘案中将竹叶汤、牛黄膏作退热退涎之通用药，为医者实需留意。定势思维作为普遍存在于人类活动中的思维方式，并没有绝对的错误可言，真正的错误在于过于追求稳定而对其产生依赖，并把与自我认知范围内完全不匹配的事物强行代入到已有认知框架结构中。而“博集医源”“实证求真”方法可使定势思维消极影响最小化。

张思源等分析《孙文垣医案》《赤水玄珠》中外感病误治所生坏病病案与相关论述，认为不辨因机、偏执守套而滥用苦寒或过用辛热是根源所在，误补而益火助热、误下致表里同病、误汗后耗气伤津为关键病机，孙氏诊察坏病首重病因，再查疏方之误，后参以刻下脉症，综合其“不可全恃攻克，以致虚虚之祸”“病坏之后，以补药收工者多”等主张，归纳出清消并举、清解补兼施、清补为宜的救误三法，其经验药对为陈皮-黄连、柴胡-黄芩、石斛-甘草。董思含等认为，孙文垣治时疫，注重辨分时疫与外感、详主症与兼症等以明因机症候，创补散降三法以兼顾扶正祛邪，遵循《素问》气味组方原则，顺六气变化加减用药，依时令节气寒热化裁。何蕾等认为，孙一奎“命门动气说”提升了命门在治痢中的地位，命门为痢之本，外感六淫为痢之引，三焦失畅为痢之重要病因，温补肾阳以令肾间动气回归本位，通补三焦以宣畅气机，扶正攘内合祛邪外出，为痢疾内外分治提供了理论支撑。

邢晓东等发现，清代余国珮《医理》《婺源余先生医案》治痢独重于燥，燥邪伤肺治以辛润清燥救肺，肺胃津亏治以辛凉养阴护胃，燥湿兼夹治以苦辛甘润、开阖兼用，产后痢酌宜寒凉急解燥邪，以顾护阴液为本。

刘胜锋等指出，吴澄《不居集·痰证扼要》所言主要为虚损之痰，在朱丹溪重视脾、张景岳培补脾肾基础上，“论其治不出理脾、保肺、滋阴三法”，分别选用六君子汤、金水六君煎，麦门冬、浙贝母等养阴化痰之品及六味地黄丸之类。

王玲等指出，清代程樑《引经证医》引《内经》之言验以医案，溯本穷源论证医理，统计载案 170 则，初诊处方 8 味以内者 118 例，以病分类，常用内疾外治法。

李帅等认为，清代新安医家郑重光治伤寒崇张仲景之论，宗方有执错简之说，并发挥新意。其对阳明病阐发较多，认为阳明分经、腑病，各有提纲；阳明病有风寒表里之分；阳明与三阴互为表里；重视阳明胃气的保护。郑重光将合病、并病条文加以汇集，以相互参证；提出阴阳之间乃至三阴之间也有合并病。其临床善辨伤寒阴证，治疗力倡温阳、温补之法，用药善用附子、干姜、人参、肉桂；精通脉诊，重视据脉辨证。

谈露等提出，基于新安固本培元思想分期论治运动神经元病，针对早期肺脾气虚、中期脾肾阳虚、晚期肝肾阴虚，分别予补肺健脾、温补脾肾、补益肝肾之治，应用壮元汤等代表方配合针灸、食养等综合调理。

苏娇等认为脾肾亏虚、元气虚损是癌因性疲乏的核心病机，提出从调补脾肾以固先后天之本的治疗方法。

叶冠成等认为，体虚之人是疫病好发人群。新安固本培元应用于疫病康复，包括肺脾同治、共复升降，脾胃并重、培土御邪，滋养营卫、培元护本，滋补肾水、培护先天，养阴清润、护阴保津。

王德银等总结，绩溪胡氏内科第 3 代胡国俊运用春夏养阳理论辨治哮病，以治痰为要，以寒痰伏肺为宿根，但当今也可见痰热、湿热、瘀热之机，故单用辛温散寒不足以化湿热，又当分缓急、别寒热，温阳散寒宣肺卫，清化痰热肃太阴，或清宣并用，即使敷贴外治也有寒热之分。

2. 方药研究

胡正强等发现，明代陈嘉谟《本草蒙筌》“适中”“通变”等核心炮制思想贯穿原文始终。刘佳等发现，《本草蒙筌》中辅料炮制液体明显多于固体，单辅料喜以蜜炙甘缓，酒助肝肾，甘草、姜、醋杀毒缓和药性，多辅料最常见液-液组合，有蜜-醋、蜜-酒、黄精汁-酒、乌豆汤-酒、甘草汤-黄精汁等，喜用酒搭配，固-液组合亦多，如白术用人乳汁-陈壁土共制，自成一派。

张苇航等指出，清代《本草备要》在药物分类上虽未脱《本草纲目》框架，但《本经》三品分类信息不再单独出现，打破了以“水”“火”开篇，具有哲学意味的分类惯例，以“草”“木”等临床常用药物居首，将药、证、因、机等联系起来，执简驭繁，切合实用，其后的综合本草亦多以此为据，刊刻次数则超越了《本草纲目》，成为历史上印行和传抄数量最多的本草著作。

任燕群等收集明代《名医类案》以咳嗽、咳痰、气喘、发热、鼻塞为主症的医案 156 则，纳入处方 145 首，涉及中药 142 味，人参、白术、炙甘草、陈皮、茯苓频数最高，补虚药对关联度最高，公因子 14 项第一类补中益气汤加减，第二类清热生津泻肺火药，第三类金匮肾气丸加减，第四类理气清热化痰药，第五类麻黄汤加减，说明其治疗咳嗽培补脾肺肾为本，务滋化源，兼行气养血、寒温并用、培土生金，与固本培元思想相符。

张炜婕等收集整理明代孙一奎《赤水玄珠》《孙文垣医案》中辨治痞满处方 31 首、涉及中药 69 味，高频药物为枳实、半夏、甘草、陈皮、黄连、白术、黄芩、人参等，性味以温居多、辛苦为主，理气药、补气药、清热燥湿药、温化寒痰药居多，核心组合 20 种 7 组，其用药辛开、苦降、甘补并用，多以甘草、人参为主的补气药与以干姜、半夏为主的温化寒痰药相配伍，攻补兼施、标本兼治，实则理气化痰，虚则温中补气。

葛淑凡等收集纳入 8 部新安医籍不寐病论治，得处方 166 首、涉及中药 222 味，居前三分别是酸枣仁、远志、茯神，两项关联组合 46 项，三项组合 29 项，其治疗上多以养心安神、平肝潜阳、益气养血为基本法则，随症搭配。

席虎等收集整理 20 多部新安医著中固本培元治案 1 331 则，获辨治阿尔茨海默病 338 案、74 方，涉及中药 158 味，频数≥50 次主要为人参、远志、黄芪、茯苓、当归、石菖蒲等，最高两味、三味药对分别为人参-黄芪、当归-人参-黄芪，固本培元用药累计贡献率 59%，说明以脾肾亏虚为本，痰瘀互结为标，虚、痰、瘀发病日久导致“本虚-痰瘀致呆”，用药以甘温培补兼豁痰化瘀通络为要，以通为补、以通为用。

李笑男等检索出《新安医家痹病文献数据库》中含桑枝处方35首，涉及中药184味，频数前五分别为桑枝、当归、桂枝、秦艽、姜黄，性味以温寒、苦辛为主，归经以肝脾经为主，功效前三为祛风湿药、补虚药和发散风寒药，运用桑枝配伍治疗痹证核心处方为桑枝、防己、杏仁、独活、陈皮、杜仲等。

3. 其他研究

刘梺炜等认为，明代新安医家家刻医籍特点为：①时间跨度主要在明成化到崇祯近200年间；②刊刻自己编撰的医籍为主；③私家刻坊只有少数延续到清代初；④所刻医籍至今在国内外多有收藏。

张若亭等发现，明代程仑《寸补》丛书(含《疏草》《辽画》《渝吟》《医按》)将医理与兵理交融互通，形成独具特色的“医兵互论”思想，其中《医案》主要体现“以兵论医”，包括以兵论用药、论治则和以考察地形比喻辨病审证；《疏草》主要体现“以医论兵”，包括以病喻时弊、以心喻帅权、以医道比治国，用医理比喻和指导行军、治国之策，医理可比的并非单纯作战之法，而是更高层面的治理功夫“道”，扩展了“用药如用兵”的理论内涵。

王一珂认为，汪启贤大致为明末清初歙县人，其《广嗣秘诀验方》至迟1665年业已成书，组方具五脏同补等特点，如制茯苓、山药等是内丹术“竹破竹补”影响下的产物。

郭锦晨等通过调研新安医学27项非遗项目，发现存在传承人老龄化、传承方式单一、特色技艺萎缩等问题，从提升特色诊疗技术、多法并举构建传承和教学梯队、加强推广运用和文化宣传、打造标志品牌、提炼知识产权产品等方面，提出了活态传承建设思路。

(撰稿：黄辉　王又闻　审阅：王振国)

[附]　参考文献

A

艾军，曾彩玲，陈斌成，等.《温疫论》郁热病机论治探析[J].安徽中医药大学学报，2023，42(4)：1

安宏，徐世杰，高雅.王好古火热辨治理论与应用探析[J].中国中医基础医学杂志，2023，29(1)：36

B

卜菲菲，王鹏.《意庵医案》的版本流传及证治特色述要[J].湖北民族大学学报(医学版)，2023，40(4)：63

卜菲菲，王鹏.基于性味理论的《临证指南医案》脾胃病用药特色及数据挖掘研究[J].甘肃中医药大学学报，2023，40(3)：71

C

柴银英，宋子瑜，诸青苗，等.张仲景产后病论治中“和法”思路运用探析[J].浙江中医药大学学报，2023，47(5)：495

常佳怡，王玉杰，陈星燃，等.《温疹述要》及其作者生平考探[J].浙江中医药大学学报，2023，47(8)：908

常俊杰，刘亦冰，戴文昊，等.孟河医派费氏治疗痹证用药规律研究[J].中药药理与临床，2023，39(4)：102

陈嘉杰，李玉颖，王一凡，等.金元时期中医不同学术流派痹证诊疗学术思想探析[J].西部中医药，2023，36(1)：42

陈列红，陈四清.孟河医派膏方学术传承与发展述要[J].基层中医药，2023，2(3)：1

陈伟业，姚军，谢雪姣.吴鞠通对仲景承气汤的运用[J].中国中医急症，2023，32(9)：1635

陈震萍，吕萍，牟重临.从东垣学说探讨内外伤的统一[J].浙江中医杂志，2023，58(6)：405

D

邓海祥，侯凌森，黄灿，等.基于王旭高治肝三十法浅析皮肤病从肝论治[J].四川中医，2023，41(8)：26

董思含，苏颖.试析新安医家孙一奎时疫辨治特色[J].中华中医药杂志，2023，38(10)：4562

F

冯诗瑶，张丰聪.甲木下降与脏腑气机升降关系探析[J].南京中医药大学学报，2023，39(4)：306

伏瑛瑛，窦真，王宝娟，等.《傅青主女科》利腰脐治不孕理论探析[J].中国中医基础医学杂志，2023，29(6)：895

G

高俊，颜晓静，张曦.孟河医学骨伤流派的正骨手法和治伤思想[J].中医正骨，2023，35(5)：61

葛淑凡，郭锦晨，卢飞宏，等.基于数据挖掘探讨新安医家治疗不寐的处方用药规律[J].中国民族民间医药，2023，32(23)：100

龚文珠.丁甘仁辨治泌尿系疾病经验浅析[J].内蒙古中医药，2023，42(5)：81

顾灵，杨荣仙，许小凤.基于数据挖掘探讨《临证指南医案》月经后期用药规律[J].国医论坛，2023，38(5)：25

郭锦晨，黄莉，黄辉，等.非遗视域下新安医学活态传承现状与建设思路[J].中医药临床杂志，2023，35(7)：1249

郭耀晨.《临证指南医案》汗证辨治探析[J].新中医，2023，55(15)：205

H

何蕾，施卫兵，郭锦晨，等.从"命门动气"理论探讨痫疾的治疗[J].中国民族民间医药，2023，32(20)：1

何雨轩，马晓北.《临证指南医案》辨治胃痛特点探微[J].环球中医药，2023，16(6)：1166

何雨轩，马晓北.《温病条辨》三焦俱病辨治探析[J].江苏中医药，2023，55(3)：60

贺平一，闫黎，申定珠.致衰不过精血俱耗，治衰不离补精养形——朱丹溪论治精血虚衰思想初探[J].辽宁中医杂志，2023，50(3)：62

胡欣，郑艳辉，孔薇，等.民国名医张简斋应用旋覆花-蛤壳对药治疗内科疾病撷萃[J].环球中医药，2023，16(5)：953

胡正强，朋汤义.基于《本草蒙筌》探析新安医家陈嘉谟徽派中药炮制特色[J].中国民族民间医药，2023，32(5)：28

J

姜婧，刘刚，张钰欣，等.张元素对《黄帝内经》运气学说的继承与发展[J].中医杂志，2023，64(8)：761

姜家旺，张玮，周佳林，等.吴鞠通三焦辨证论治寒湿疫探析[J].中国民族民间医药，2023，32(6)：72

姜廷桢，姜琳，朱振刚.叶天士师承王子接《绛雪园古方选注》探析[J].中华中医药杂志，2023，38(6)：2947

焦媛，万小娟，张若诗，等.柳宝诒辨治伏气温病经验浅析[J].中国中医基础医学杂志，2023，29(1)：39

金悦彦，刘鹏.金代医家张子和医学地位变迁与攻邪论学术史研究[J].医学与哲学，2023，44(7)：76

居羚，周瑜淅，史伦，等.孟河医派天冬特色炮制工艺研究[J].亚太传统医药，2023，19(12)：215

居羚，周瑜淅，史伦，等.基于网络药理学探讨孟河医派"青黛拌天冬"作用机制[J].中国当代医药，2023，30(33)：9

K

孔令源，李修阳，王炳棣，等.基于暑伤胃气论探究燕赵医家李东垣治疗中暑用药思想[J].河北中医药学报，2023，38(4)：55

L

李慧，肖君.浅谈孟河医家治疗慢性萎缩性胃炎经验[J].中国民间疗法，2023，31(12)：7

李轲，李林运，高惠然，等.张仲景汗法应用探析[J].国医论坛，2023，38(5)：7

李帅，储全根，刘家楷，等.新安医家郑重光伤寒学术思想与临证特色[J].安徽中医药大学学报，2023，42(1)：18

李颖，姜英辉，王丽燕.马培之治疗肿瘤经验探析[J].中医学，2023，12(8)：2296

李远，李世虎，王莹.论诠释在中医经典化形成中的意义——以《温病条辨》为中心[J].医学与哲学，2023，44(4)：67

李得榕，胡荣魁.基于《傅青主女科》五行生克思路辨治不孕症[J].中国民族民间医药，2023，32(19)：77

李佳盼，李林俸，姚海霞，等.朱丹溪与张景岳治疗痰证用药特点探析[J].亚太传统医药，2023，19(9)：188

李梦笔，周静威，陈振杰.从叶天士"内风"理论认识黄芪治疗蛋白尿机制[J].吉林中医药，2023，43(2)：138

李笑男，许霞，孙广瀚，等.新安医家治疗痹证的含桑枝处方用药规律分析[J].广西中医药大学学报，2023，26(3)：81

李笑男，许霞，孙朗，等.朱丹溪治痹方药特色研究[J].山东中医药大学学报，2023，47(2)：227

梁沛崧，黄辉.叶天士与柳宝诒伏温思想的异同比较[J].中医药导报，2023，29(3)：198

廖伟伟，单海军.喻嘉言《寓意草》中小儿惊风案治法探析[J].中医儿科杂志，2023，19(3)：11

刘德，蒲婷婷，孙晨阳，等.从权衡疗效与风险探讨仲景的临证决策[J].北京中医药大学学报，2023，46(7)：949

刘佳，郭锦晨，朋汤义.陈嘉谟《本草蒙筌》辅料运用特色[J].河南中医，2023，43(4)：518

刘佳，胡建鹏.新安医家孙文胤《丹台玉案》辨治中风特色[J].长春中医药大学学报，2023，39(2)：139

刘建，刘泊宁，杨宗宇.张锡纯中西汇通流派妇科病对药运用探析[J].河北中医药学报，2023，38(3)：53

刘玲，曾永蕾，杨静，等.金元四大家论治乳腺癌理论浅探[J].按摩与康复医学，2023，14(1)：57

刘娜，崔友祥.刘完素"火热致中"理论与证治[J].河南中医，2023，43(5)：675

刘楠，廉源沛，尹春燕，等.孟河医派特色炮制辅料猪心血和猪血的蛋白质组学分析及其对丹参抗小胶质细胞炎症损伤的影响[J].中国实验方剂学杂志，2023，29(18)：137

刘旎，戴明，傅延龄.基于张仲景著作中小便利与不利的比较研究[J].中国中医基础医学杂志，2023，29(2)：193

刘凤爽，崔淑华，李娜，等."疫后诸证"的历史源流考证及理论初探[J].中医杂志，2023，64(11)：1081

刘胜锋，黄辉.基于《不居集》浅析新安医家吴澄治痰三法特色[J].江西中医药，2023，54(10)：13

刘午阳，张帆，刘华，等.理学之风视角下的刘完素与朱震亨火热论异同之探微[J].天津中医药，2023，40(2)：188

刘政新，刘欣超，余雪健，等.新安医家程原仲运用气药思想初探[J].中医药临床杂志，2023，35(1)：29

刘桤炜，陆翔.明代新安医家家刻医籍史述略[J].安徽中医药大学学报，2023，42(3)：5

陆春艳，杨静.张仲景辨治妊娠病及产后病特色探析[J].湖南中医杂志，2023，39(10)：116

罗世旷，储全根，李帅，等.新安医家汪机之学受朱丹溪的影响[J].中医药导报，2023，29(10)：216

罗世旷，储全根，项秀芳，等.新安籍御医王琠应用伤寒法治疗急重症经验[J].中医药导报，2023，29(6)：213

吕佳蔚，王振国.丁甘仁喉痧诊治思想探析[J].中华中医药杂志，2023，38(12)：5662

M

马骏，罗强，李应存，等.清代医家张璐脉诊经验探析[J].中国中医基础医学杂志，2023，29(4)：536

马希骏，杜沁圆，张义敏，等.《温疫论》疫病论治中补法运用探析[J].北京中医药大学学报，2023，46(3)：331

毛天成，王邦才，王培劼，等.《临证指南医案》腹痛诊治探述[J].中医文献杂志，2023，41(1)：20

孟之舟，刘果.从《名医类案》误诊病案谈中医定势思维对临床的影响[J].中华中医药杂志，2023，38(10)：4607

O

欧志斌，黄丽晖，夏中玉，等.孟河医派马培之辨治痈疽特色研究[J].江苏中医药，2023，55(4)：64

P

潘赟琰，符圆圆，李淑萍.孟河医派安胎核心方治疗先兆流产合并绒毛膜下血肿患者临床疗效观察[J].中医药临床杂志，2023，35(11)：2232

Q

祁钰涵，马晓北.戴天章《广瘟疫论》温病辨治特色[J].陕西中医，2023，44(5)：622

钱玺，蒋文杰，陈江.《临证指南医案》脾胃络病用药规律研究 [J].中医文献杂志，2023，41(3)：17

钱琳琳，马晓北.《温疫论》扶正祛疫思想探析[J].中国中医基础医学杂志，2023，29(2)：216

R

任燕群，吴迪，王小乐，等.挖掘分析《名医类案》治疗咳嗽病组方规律与固本培元思想的联系[J].中医药导报，2023，29(1)：135

S

申海进，凡杭，房海灵，等.孟河医派党参特色炮制品中党参用药品种考证[J].中国民族民间医药，2023，32(1)：24

申海进，凡杭，房海灵，等.孟河医派特色炮制品“藿香炒党参”中藿香用药品种辨析[J].亚太传统医药，2023，19(1)：212

沈云博，郝征.张仲景甘温扶阳调治虚劳及其在后世的发展 [J].中医文献杂志，2023，41(3)：54

沈云博，严博煜，刘枫，等.《吴鞠通医案》辨治温疫用药规律分析[J].中医药导报，2023，29(9)：111

苏娇，胡建鹏.固本培元法治疗癌因性疲乏[J].中医学报.2023，38(12)：2524

孙慧明，李成华，王振国，等.历史地理学视阈下的齐鲁医派研究[J].中华中医药杂志，2023，38(6)：2499

孙帅玲，马晓北.《温病条辨》中寒湿病的辨治及方剂性味配伍规律探析[J].中国中医基础医学杂志，2023，29(4)：533

T

谈露，方向.基于新安医学固本培元思想分期论治运动神经元病的理论探讨[J].云南中医中药杂志. 2023，44(11)：14

谭胜男，高蕾，关忠影，等.浅析医家唐宗海与张锡纯中西思想之异同[J].长春中医药大学学报，2023，39(9)：950

W

王玲，王鹏.《引经证医》学术思想初探[J].山东中医药大学学报，2023，47(1)：85

王琦，张效霞.黄元御弟子考论[J].中华医史杂志，2023，53(2)：74

王德银，朱慧志，胡国俊.新安医家胡国俊运用春夏养阳理论辨治哮病经验探析[J].山西中医药大学学报.2023，24(8)：889

王建康，徐程，范琳琳，等.张仲景从风论治梅核气方法述要[J].浙江中医杂志，2023，58(4)：291

王敬海，曹爱玲，周贤梅.丁甘仁论治肺痈经验浅析[J].内蒙古中医药，2023，42(10)：45

王靖雯，李晋宏.基于张锡纯大气理论探讨糖尿病认知功能障碍[J].湖南中医杂志，2023，39(8)：101

王丽平，王雅惠，邹忆怀.基于数据挖掘探讨《临证指南医案・中风》的用药规律[J].中西医结合心脑血管病杂志，2023，21(4)：624

王利娟，赵杨，吴天晨，等.基于 Apriori 算法及无监督分类方法探析孟河医派治疗头痛用药规律[J].山西中医，2023，39(9)：54

王梦琪，刘亚军，沈洪，等.孟河医家从燥、火、气、虚辨治便秘学术思想与临证经验探析[J].江苏中医药，2023，55(2)：56

王一珂.新安医家汪启贤《广嗣秘诀验方》研究[D].北京：中国中医科学院，2023

王振国，宋咏梅，张效霞，等.齐鲁医派研究进展[N].中国中医药报，2023-11-20(3)

王振国，张效霞，宋咏梅，等.从扁鹊到儒医　认识齐鲁医派[N].中国中医药报，2023-10-20(3)

文生，王宝家，杨宇.论叶天士对乌梅药性的辨别及运用[J].中国中医基础医学杂志，2023，29(6)：996

武子健.金元四大家治疗头痛处方用药规律分析[J].湖南中医杂志，2023，39(5)：32

X

席虎，杨文明，杨悦，等.基于 R 语言数据挖掘新安医学固本培元法治疗阿尔茨海默病的组方用药特色及规律[J].中西医结合心脑血管病杂志，2023，21(21)：3892

谢雨珂，付姝菲，杨茗橘，等.金元四家学术理论在现代抑郁症辨治中的应用浅析[J].江西中医药，2023，54(10)：23

邢晓东，胡建鹏，周雪梅.新安医家余国珮从燥论治痢疾经验及特色[J].环球中医药，2023，16(3)：482

徐诚博，张思源，黄琳，等.基于《黄帝内经》探析金元医家对发热的认识及治法[J].中国中医药现代远程教育，2023，21(13)：60

Y

鄢钰，蓝舒雯，郭明章.《临证指南医案》痢疾用药特点分析[J].中医药通报，2023，22(2)：59

闫川慧，姚鹏宇，张俊龙，等.从地黄饮子运用管窥丁甘仁中风治法[J].山西中医药大学学报，2023，24(3)：257

闫景贤，季宏昌，于磊，等.从丹溪“倒仓法”浅析无形之痰的治疗思路[J].时珍国医国药，2023，34(6)：1537

杨德福.吴又可《温疫论》理法方药新探[J].新中医，2023，55(14)：208

杨九天，马东岳，赵子维，等.基于丹溪“相火”理论辨治男性不育症刍议[J].北京中医药，2023，42(6)：660

杨一点，赵玉清，张立平.《临证指南医案》中石斛的运

用特色[J].吉林中医药，2023，43(6)：720

叶冠成，赵歆，陈佳祺，等.新安医家固本培元理论在疫病康复中的应用探析[J].现代中医临床，2024，31(1)：99

应焕强，徐贻珏，丁洁韵.清代孟河医派沙石安外科技艺研究[J].中华中医药杂志，2023，38(12)：6073

余秋慧，宫鸣，迟浩然，等.恽铁樵诊法学术特色探析[J].中国中医基础医学杂志，2023，29(6)：898

余秋慧，于峥，郑齐，等.丹溪滋阴思想及其对后世的影响[J].中国中医基础医学杂志，2023，29(2)：202

袁长津.中医疫病学发展的历史沿革(二)——温疫学派的形成[J].湖南中医杂志，2023，39(4)：1

袁淋熳，梁世伟. 扁鹊称号来源与传承考[J].浙江中医药大学学报，2023，47(2)：222

Z

翟惠奇，李婉盈，康亮，等.张仲景"以阳为先"辨治心系疾病学术思想探究[J].中西医结合心脑血管病杂志，2023，21(14)：2688

张航，冯嘉玮.雷丰《时病论》辨治泄泻经验探析[J].浙江中医杂志，2023，58(4)：294

张金泽，仪凡，张广中.黄元御《四圣心源》诊疗体系及内涵探析[J].中医杂志，2023，64(20)：2153

张李香，史光伟，张禄璐，等.《伤寒论》生姜泻心汤方后注并张仲景理中法探赜[J].河南中医，2023，43(5)：656

张若亭，罗梦曦.新安军医程仑之"医兵互论"思想研究[J].中国医学人文，2023，9(10)：46

张思源，徐诚博，黄琳，等.孙一奎救治外感病误治思路探微[J].中国中医基础医学杂志，2023，29(2)：218

张苇航，韩悦.清代综合本草编纂体例概说——"后《本草纲目》时代"的沿袭与突破[J].中医药文化，2023，18(5)：453

张炜婕，王天城，刘新悦，等.新安医家孙一奎辨治痞满用药规律及特色探析[J].山西中医药大学学报，2023，24(4)：364

张晓鸣，蒋婷.孟河医派虫类中药临方炮制特色[J].今日药学，2023，33(3)：172

张晓鸣，刘产明，朱月琴，等.基于《孟河四家医籍》探讨孟河医家使用的动物类中药临方炮制[J].环球中医药，2023，16(10)：2020

张馨予，李萌菲，王桂青，等.张锡纯论治"血枯病"发微[J].北京中医药大学学报，2023，46(2)：176

张亚楠，惠香香，秦格，等.基于数据挖掘的《本草纲目》中鲜药应用的规律及特点分析[J].中药药理与临床，2023，39(4)：97

张一凡，屈会化，赵琰.浅析《临证指南医案》中叶天士对炒枸杞子的应用[J].环球中医药，2023，16(8)：1555

张逸雯，胡镜清，许伟明.朱丹溪从"痰夹瘀血"辨治疾病思路探析[J].中国中医基础医学杂志，2023，29(2)：207

张振坤，王鹏.陈士铎《辨证录》从脏腑五行生克辨治痨瘵[J].江苏中医药，2023，55(9)：24

张中慧，梁文华.陈修园少阴标本从化及少阴主枢理论探析[J].国医论坛，2023，38(1)：23

赵秀，宋咏梅，吴世彩."南臧北黄"的伤寒学术比较[J].山东中医药大学学报，2023，47(6)：790

赵哲，丁玉洁，陈哲，等.从朱丹溪"六郁"学说探讨中风病因病机[J].山东中医药大学学报，2023，47(3)：270

赵景广，江凌圳，李湛，等.张景岳治疗湿证理论及临床经验探析[J].中医文献杂志，2023，41(1)：11

赵云帆，连雅君，沈晓倩，等.叶天士对薛己朝夕补法的继承与发展[J].现代中医临床，2023，30(5)：64

郑春素.瘟疫学派治疫方法钩玄[J].福建中医药，2023，54(4)：29

郑慧娥，王云，吴淑辉，等.孟河医家和缓醇正思想在湿疹论治中的用药及制方体现[J].湖南中医药大学学报，2023，43(9)：1720

周方成，方铁根，李成年.叶天士与唐容川辨治吐血异同探析[J].环球中医药，2023，16(4)：724

周茂琳，安世英，安世军等.朱丹溪《格致余论》中的医易思想探析[J].中医文献杂志，2023，41(3)：37

周荣易，马丙祥，谢新月，等.《广瘟疫论》"下不厌早，汗不厌迟"思想探析[J].长春中医药大学学报，2023，39(2)：130

周志佳，陈兴屹，董春燕，等.因势利导，邪有出路——张仲景治疗黄疸的思路[J].中西医结合肝病杂志，2023，33(10)：943

朱梦欣，段沐含.吴鞠通加减正气散治疗新冠肺炎述要[J].新疆中医药，2023，41(5)：52

邹晓岚，高芷铭，胡桂芳，等.基于关联规则和隐结构模型的《温病条辨》用药思想浅析[J].中国中医基础医学杂志，2023，29(9)：1442

邹燕勤，王钢，朱俊，等.邹氏肾科对孟河医派核心学术思想"和缓学说"的传承与发展[J].江苏中医药，2023，55(6)：1

（三）医史文化

【概述】

从CNKI数据库筛选出2023年医史文化相关论文近2 000篇。该领域的学术论文主要刊发在《中华医史杂志》《中医药文化》《南京中医药大学学报(社会科学版)》《中医文献杂志》《中医药管理杂志》《中国医学人文》等刊物，也有不少发表在《中医杂志》《中华中医药杂志》《中国中医基础医学杂志》《世界科学技术(中医药现代化)》《时珍国医国药》《中华中医药学刊》《医学与哲学》等核心期刊，形成了各自专栏特点乃至期刊特色。医史文化的相关研究，还受到《学术研究》《人民论坛》《自然辩证法研究》《自然辩证法通讯》《史学月刊》《中国科技史杂志》《湖北社会科学》《中国文化研究》《湖南社会科学》等不同学科CSSCI期刊的青睐。

近八年来，涉医的学术集刊不断涌现，除了老牌的《中国医学人文评论》(北京大学医学人文研究院主办)外，《医疗社会史研究》(上海大学文学院主办)、《中医典籍与文化》(山东中医药大学中医文献与文化研究院、山东省中医药文化协同创新中心主办)、《中医药历史与文化》(长春中医药大学主办)、《医学与文明》(陕西师范大学医学与文明研究院主办)，正在形成各自风格。如《医疗社会史研究》第十五辑(即2023年第1期)，以"医疗卫生与国家构建"为主题，包含了郝平等《亦中亦西:民国前期北方瘟疫防治的二元面相》、李玉尚《马尔萨斯中国人口理论的终结:江南的传染病与流行病学转型(1912—1953)》、刘士永《太平洋战争前后国民党军队营养状况与军事营养学的发展》、雷平等《疫病防治的公共卫生路径:民国初期萍矿钩虫病的防治》、丁泽丽《现代性与在地化:民国时期中国红十字会妇幼卫生工作的路径嬗变》、陈默《缺医少药与配置失当:全面抗战时期国民党军队的卫生工作》等12篇专题论文。再如《中医典籍与文化》第6期(即2023年第1辑)，以"医学文献与医史书写"为主题，包含了皮国立《近代史家撰写专门史的路径——以吕思勉的医学史著作及其思想脉络为主的考察》、刘辉《明清时期永州地方志所见疾病与应对研究——兼论地方志史料中的疾病书写》、李彬《太平天国战争初期清军对伤病医疗的应变》、姬凌辉《流动医疗与地方防疫——全面抗战时期卫生署医疗防疫队与浙江细菌战防治情形初探》、戚瑜清等《晚明杭州儒士张卿子的医隐形象建构与医名流传》等14篇专题论文。又如创刊于2022年9月的《中医药历史与文化》，在2023年6月、12月，出版了第三辑与第四辑，分别以"中医药文化与古典文学""中医药传统知识保护研究"为主题，包含了臧守虎《〈黄帝内经〉的道家文化解读——以〈素问·上古天真论〉为例》、田恩铭《唐代医疗文学研究的文化阐释空间》、李远达《明清小说痘疹知识的民间认知模式与通俗叙事路径》、马治国等《中医药传统知识积极性保护法律制度研究》、宋晓亭等《论传统医药知识的利益及其表现形式》、周方《新时代我国文化遗产整体性保护法律对策研究——以中医药传统知识为例》等专题论文。上述学术集刊，定期出版，整合了中医药、文史哲的人才优势，着力于医史文化的相关研究，推动着方兴未艾的医疗社会文化史研究。

在《医学教育管理》等期刊的筹划下，近年对于口腔医学史及其教育的研究，成为学术亮点。2023年，有王松灵《口腔医学史:自然与人文联袂呈现的人类医学发展精致剪影》、单艳华等《中国近现代口腔医学史研究分析与展望》、张净秋等《20世纪以来中国古代口腔医学史的研究成果与学术启示》、朱梦迪等《世界口腔医学史课程教学历史回顾及对中国口腔医学史教学的启示》、赵铱民等《传承口腔历史，弘扬口腔文化——我国口腔医学博物馆建设回顾与展望》、张震康《重视口腔医学史教育在现代医学中的作用与价值》等，对于世界口腔医学史与中国口腔医学史的深入探讨，为当代口腔医学的教学研究提供了启示。

同时，医学史教学中思政元素的整理与挖掘，也成了业内共识。如杨威等《"医学史"课程思政教育的探索》、张文平等《中国医学史课程思政教学方法研究》《中医药自信教育背景下中国医学史课程思政的建设》、申亚雪《医学人文视域下医学史的学科价值和发展路径探析》、梁利文《近代医学史思政课程资源开发利用困境与对策研究》、邢烨等《学科协作与课程思政视域下的"医学史"教学》、胡洁等《时珍精神对中医药院校课程思政建设的启示》，等。此间，李丹等《基于启发式教学的思维导图在中国医学史教学中的应用》、姜姗等《医学史不同范式医学内容教学方法初探》、庞境怡等《浅谈医药图像在中国医学史教学中的价值》、王续琨等《中国医史学科元研究：隶属学科关系辨说》等，则分别从思维导图、学术范式、医药图像、学科元研究等不同角度，深化了医学史的教学与研究。

后疫情时代，具有独特价值的中医药文化，它的对外传播问题，引发了众多学者的关注。如赵海滨《中医药文化：独特价值与国际传播》、肖珺等《走出偏见：刮痧的新媒体跨文化传播启示——兼谈中医药文化对外传播的发展路径》、李德俊等《"文化间性"视域下中医药文化国际传播外语人才培养策略探析》、湛嘉欣等《后疫情时代中医药文化国际传播体系构建研究》、阙红玲等《中医药典籍的对外翻译与国际传播研究》，郑洪《从"海外丹溪学"嬗变看中医文化对外传播》，等。此间，中医药文化遗产保护与传承，也进入了国际化视野。如林鹏妹等《中医药非物质文化遗产保护现状及问题分析》、杨翼龙等《符号与象征视角下中医药文化传播途径的探讨》、陆兆嘉等《国际视野下的中医药文化遗产保护与传承》，等。

近30年中医文化研究热点的回顾，如魏俊彦等《中医文化研究的热点、趋势与展望——基于CiteSpace的文献计量学研究(1992—2021)》，分析发展趋势，预测研究前沿，这类大数据分析对于中医药文化研究无疑具有较高的学术价值。管中窥豹，上述论文呈现出全球化的研究视角、学科融合的发展趋势，也体现了这一年来医史文化的学术研究正在不断深化。

（撰稿：杨奕望　审阅：王振国）

【疫病史研究】

1. 古代疫病史研究

姚明超等指出公元3—6世纪河洛地区的疫灾具有以下特征：①历史时期疫灾集中暴发。公元3世纪有13个年份出现疫情，是疫灾高发阶段；公元4世纪有8个年份出现疫情，是疫灾多发阶段；公元5—6世纪有5个年份出现疫情，是疫灾低发阶段。②冬春季节疫灾集中高发。③疫灾与水灾、旱灾、蝗灾、地震、畜疫等伴生，战争也是疫灾发生和传播的重要原因。

龚胜生等分析了6—8世纪中国疫灾的时空分布特征及鼠疫流行情况，发现：①6—8世纪中国处于魏晋南北朝疫灾高峰期的后期和唐代疫灾低谷期的前期，总体上属于疫灾偏少时期；该时期瘟疫总体上主要在春夏季节流行，大瘟疫则多发生于夏、秋、冬季；十年尺度上的疫灾频度总体趋于下降，十年疫灾频度指数和十年疫灾等级指数均存在280a、100a、50a的波动周期。②公元前3世纪以前中国就有鼠疫记载，中医古籍中"恶核""流肿""喝病""苦头痛"等称谓是对腺鼠疫某个方面症状的描述。③世界范围内鼠疫的发生具有多源性，中亚地区是古老的鼠疫自然疫源地，第一次鼠疫大流行期间，中国的鼠疫主要由中亚地区的游牧民族通过战争输入，中国西北是6—8世纪鼠疫流行最频繁的地区。

王思璀梳理了唐代对社会产生较大影响的49次疫情，发现：①疫情好发于春夏两季，且与时局呈现出一定相关性；多伴有水、旱、蝗、兵等其他灾情，与旱灾的关系尤为密切。②疫情在全国大部分地区皆有发生，但区域间表现出不均衡性，基本与地区经济社会发展及人口密度呈正相关，并一定程度受公共医疗资源配置影响。③政府对疫情问题并未给予特殊关注，其抗疫手段以遣医送药和物质、精神抚恤为主，缺乏更多的针对性措施。④民众缺少足够的医药知识与资源，故以祭祀祈祷、求助僧道、迁徙避居等方式因应疫情。

于成君等通过梳理古籍文献总结唐代疫病防治的4项措施，即建立相对完备的医疗体系、避湿与城市布局修正、隔离与病坊救助、重视环境保护与公共卫生。

曾毅等指出7世纪末中国医学在日本上层社会广泛传播，使日本统治者形成了基于医学的疫病观。8世纪初统治者锐意改革，模仿唐朝建设律令制国家，立法以中国医药救疫，多次在疫情中采取医药措施。然而随着天平年间天花等大疫的传入与流行，日本落后的医学水平与贫弱的医疗资源无力应对疫情，统治者转而将疫病视作灾异。8世纪后半叶至10世纪末，日本统治者持灾异疫病观，以佛教、神道、儒家措施应对疫情，医药对策在国家救疫层面逐渐荒废。但是，日本统治者在个人层面重视以中国医药防疫、治疫，在9世纪中后期用法律的形式确立宫廷医药防疫措施。

沈劼梳理了明清时期南京地区的疫病流行情况，发现共有82个年份发生疫病，集中在明崇祯年间、嘉靖年间、万历年间和清光绪年间、乾隆年间、道光年间；明代好发于夏季，清代好发于夏、秋两季，以单一季节为主；疫病多集中在上江两县，明嘉靖三年(1524年)和清光绪十九年(1893年)疫病流行区域最广。清末南京地区发生最多的疫病是霍乱，其次为疟疾和痢疾。影响明清南京地区疫情发生和流行的主要因素是气候异常、旱灾、饥荒、水灾、地震及战争等。

过祯等发现明清疫灾整体呈波动上升趋势，时有高峰，辛巳年、戊子年是发生疫灾地域较广的年份，岁运为火运太过之年发生疫灾范围较广，阳明燥金司天之年发生疫灾范围相对较小，但差异均无统计学意义($P>0.05$)；天符年发生疫灾范围较非天符年发生疫灾范围广，差异有统计学意义($P<0.05$)。

商双等指出清代社会的中医理论与诊疗方法日趋完善，然而官方医疗体系却未能有效构建。伴随民众健康意识的日益提升，中医药知识在民间迅速普及，尤其在人口稠密的江南地区，交通网络发达，经济发展迅速，中医知识下沉而趋通俗化，医疗渐渐向市场化发展。中医药的普及使得从医人员数量增加、医家群体的构成发生变化、行医目的产生分歧。从医者面临道德和利益的自我选择，患者择医、待医态度有所转变，从而凸显了医患矛盾。医患双方在博弈过程中不断地进行自我调适，积极改变的医患关系也使得医疗过程更为合理、有效。

李丽亭从混合现实媒介视角出发，基于晚清王堉《醉花窗医案》“寒疟”案的医学叙事，遵循“具身交互”“空间交互”和“情感与意识的交互”三法则，探讨实现中医核心文化沉浸式体验的传播策略，提出：①可遵照“具身交互”法则，赋予文化受众者在“太阴司天”情境中对运气理论的意境化感触；②可建构虚实融合空间，跨时空还原王堉基于“治未病”中医价值理念而进行“常山酒防疟”的临场情境；③可基于“情感与意识的交互”，以互动剧的形式实现文化受众者对“医者仁心”的沉浸式体悟。

向亚军发现，在疫病流行的背景下，“痧症”与疫病界限模糊，医家总结效验“痧药”用于疫病救疗，包括防疫功效药品在内的“痧药”被广泛用于慈善施药。随着市场机制的完善以及劳动分工和专业化程度的提高，医药市场中包揽药材炮制和成药修合的药铺大量出现，“痧药”供应模式呈现从慈善施送向商品化的转变，促使“痧药”进入日常医疗消费。

2. 近代疫病史研究

姬芳序指出，近代以降由于列强势力深入中国各地，围绕瘟疫防治而产生的华洋互动日趋频繁，外侨主导的防疫事业引发了中国社会各阶层收回防疫主权的外交诉求，列强以防疫之名行侵略之实的行为使得华洋之间围绕国权展开了艰难博弈。在此过程中，近代中国政府通过完善其行政能力，更有力地介入到防疫领域的管理中，推动了防疫事业的制度化发展，并以外交的方式维护公共卫生领域的国权，从而在应对公共卫生事件中逐步走向成熟。

刘苗指出，晚清时期天津海港检疫机构在抵制外来传染病入侵的过程中逐渐成熟，建立起以船舶检验为基础，以预防注射、鼠蚤研究和疾病诊疗为核心的业务体系。其施检的重大传染病包括霍乱、鼠疫、天花、斑疹伤寒和黄热病，其中霍乱是近代天津地区爆发最频繁、影响力最大的传染病，鼠疫、天花次之，未发现斑疹伤寒和黄热病大规模流行的记载。

吴文清认为，《吉长日报》上记录的东北三省大流感发生于1918—1921年，先后发生过四次大面积流行，伤亡重，与当时侵略东北的日俄两国，尤其是日本的疫情当有一定关系。

刘培达等指出，民国时期中医师积极投身东北地区的疫情防控之中，坚持运用中医思维辨证论治传染病，将西医的细菌、卫生等概念与中医的传统理论相结合，运用中医经典方剂、收集创制各种经验效方治疗传染病。

孙文铎等通过梳理民国时期北京种痘单位、地点、接种人群、接种方法、接种模式等内容，发现广泛的宣传、合理的接种模式以及中西医相结合的办法，使得北京市民能够广泛接种痘苗。连续数年的种痘运动使天花得到有效控制，维护了市民的身体健康，促进了市民公共卫生意识的形成，并在一定程度上维护了城市的经济发展。

孙文铎等还梳理了民国后期北京霍乱疫苗注射运动的接种单位、地点、模式及方法等，发现北京市政府及卫生局联合各医疗机构于其所在地点及车站、城门、学校等公共场所，和个人住所等处实施霍乱疫苗注射，并严格明确了接种人群及接种方法，采取了自愿注射与强制注射相结合的接种模式，有效地控制了霍乱疫情的发展。

许春燕等研究表明，民国时期苏北如皋的麻风诊所在1924—1937年两次对外运营，前后治疗约1 000名麻风患者。诊所的创办、发展与腾飞，乃至于1930年代中期成为中国最大、最先进的麻风诊所之一，得益于中外慈善机构、政府和如皋乡绅的支持，更得益于海深德等中外医护人员的不懈努力。诊所的创建，一定程度减缓了当地麻风的蔓延，为苏北、江南（尤其是上海）的公共卫生作出了一定的历史贡献。

（撰稿：黄颖　审阅：王振国）

【外科病诊疗史研究】

1. 学术史

李文豪等探讨明清中医外科三大流派（正宗派、全生派和心得派）对于脱疽的认识异同：①病因方面，正宗派认为与多种内外因素有关，包括寒湿、情志不调、饮食失节、房劳过度、外伤、药邪以及误治等；全生派则侧重于气血亏虚和寒凝阻络；心得派提出了“外疡实从内出论”，关注饮食、房劳及消渴等因素影响。②证候方面，三大流派均指出脱疽发于手足且疼痛剧烈，当局部肿胀蔓延及溃烂伴秽臭时预后不佳。③内治方面，正宗派强调“治疮全赖脾土”，以脾土为治疗基础，并坚持整体观念，运用消、托、补等多种手段综合治疗；全生派遵循阴阳辨证原则，注重因人制宜，提倡阳和通腠，以消为贵；心得派重视调理体质，扶正与祛邪兼顾。④外治方面，正宗派运用膏药、油膏、箍围等丰富的外治手段；全生派反对滥用针刀，酌情使用切割法；而心得派推崇灸法，谨慎使用切割疗法。

鲁晏武等认为，甬派中医外科起源于新石器时期，这个时期也是整个浙派中医外科发展的开端。唐五代出现大量外科内服、外用药，促进了甬派中医外科方药的蓬勃发展。宋金元时期战乱频繁，劳役甚重，痈疽、疡疮等外科疾病常有发生，这个时期开始出现包含外科方药的方书专著，实用外治技术亦得到提高。明代宁波官员身居要位，一定程度推动了甬派外科学的发展。清代挑刺法和刀圭手术成为当时甬派中医外科最具特色的治疗方法。甬派中医外科的传承由世医家传、业师授受、私淑遥承等交织融合。

2. 病名考证

姬寒蕊等认为，痰核作为病名首见于明代李梴《医学入门》，其后《证治准绳》《明医杂著》等书中亦有相关记载。现代医家对痰核病位多有完善与扩充，提出"脉生痰核""胃生痰核"等新理论，将其范围由外科、五官科逐渐扩展至内科疾病中，理论治法同步完善。治疗痰核当治病求本，审证求因，详察病机的兼杂，确立化痰散结法为核心治法。化痰散结法的运用大致可归纳为健脾化痰散结、理气化痰散结、清热(火)化痰散结、温阳化痰散结、逐瘀化痰散结等5种。

姜德友等人对褥疮进行了源流考证，并详细论述了古籍中关于褥疮名称及其治疗方法。指出"褥疮"一词最早见于唐代许仁则《子母秘录》中，同时提到"席疮"是清代对褥疮的别称，在顾世澄《疡医大全》、邹岳《外科真诠》以及赵濂《医门补要》等多部医籍中有相关记载。病因病机方面，认为褥疮主要是因长期卧床，局部皮肤长时间受压摩擦导致气血运行不畅而引发气滞血瘀，进而发展为皮肉坏死溃烂。褥疮发病过程可分为初期、溃腐期、收口期3个阶段，分别对应气滞血瘀、瘀久肉腐、气血两虚的不同病机状态。治疗上根据各个分期的具体病机采取不同治疗方法：初期褥疮以气滞血瘀为主，使用桃红四物汤加减以理气活血、疏经通络；溃腐期褥疮表现为皮肉溃烂、脓水较多且伴气阴两伤，采用透脓散合生脉散益气养阴、托毒排脓；收口期褥疮则需补气养血、托毒生肌，此时可运用八珍汤配合托里消毒散进行调治；另外强调了褥疮外治法的重要性，主要包括艾灸法、草药、膏药、垫法掺药等。

刘立伟等通过查阅古代文献，对湿疹的源流、病因病机及辨证论治进行梳理。发现"浸淫疮"首载于汉代《金匮要略》，其后隋代《诸病源候论》、唐代《千金要方》、宋代《小儿卫生总微论方》《证类本草》等医籍均有记载，且症状描述较为统一。宋代及其以后有关湿疹治疗的方药众多。由于其发病部位、病因病机不同，在辨证的基础上须缓急同治，急则驱邪止痒，缓则内调五脏、标本兼顾，疏风除湿法贯穿治疗始终。根据发病部位及病因病机不同，内治法可总结为清热解毒祛风化湿、燥湿健脾清热利湿、疏风除湿清热养血、疏风解表清热止痒等。外治法分为外敷法和擦洗法，外敷多用轻粉、硫黄、白矾、滑石等矿物药配以苦燥渗湿类中药，洗方则以杀虫止痒、疏风清热药物为主。治疗时还应注意有表证者先疏风解表止痒，切勿直接清热攻下，否则易导致表邪内陷。饮食上忌鱼腥、辛辣等。

毕超等介绍了古医籍中外吹乳痈外治的方法：①针灸按摩选穴位多在足阳明胃经、足厥阴肝经，手法以泻法为主法，另外在清热解毒治疗的基础上稍加灸法以加强行气活血、消肿散结的功效。②药物外用主要采用清热解毒、活血通络止痛药物进行外敷。③其他方法，如手法通乳、切开排脓等。

张铎等认为，"痈疽"一词首见于《黄帝内经》，病因不外内外，内有热毒之蕴，房劳、酒食、情志之伤，外有风寒之邪伺机外乘；病机为气血凝滞，热盛肉腐；其辨证方法有脏腑辨证、经络辨证及六经辨证；其治疗大法为疏通气血，调整阴阳；其治疗手段既有内服药物，又有外用药膏及敷贴，也有针灸、砭石等非药物疗法。痈疽常见并发症有烦渴、咳嗽、惊悸、下利、大小便不通等，后期护理应避风寒、固护脾胃。痈疽预后主要从痈疽的发生部位、脉象、外在形态等方面进行判断。

3. 名词术语

李家晗等认为，元末明初赵宜真《秘传外科方》应是现存最早记载护场的著作。对于"护场"的内涵，许多学者认为"护场"一词属于偏正短语，将其理解为防御性屏障，即"外科疾病中的局部作肿范围"。赵氏则认为"护场"最初当为动宾短语，意为正气监视围困发病区域。为避免歧义，护场的主要表现(四周红肿)，可命名为"护场屏障"。

奚钦哲等认为，"瘾疹"一词最早出现在《素问·四时刺逆从论》中，在后世医籍中有多种别称，且"瘾疹"两字在流传过程中有多种写法。瘾疹字面本意为凸起于皮肤之上的小颗粒，自觉瘙痒，发病过程中可伴有发热、恶寒等外感表证，可出现于癞病、漆疮、癣病、温病等多种内外科疾病发病过程中。古代文献中瘾疹对应荨麻疹症状的论述不足，而古籍中记载的"赤白游风"有风性游走不定的特点，发无定处，或赤或白，伴有局限性水肿反应，更符合荨麻疹的发病特点。

4. 临床证治

谢雨卿等基于《中华医典》的研究表明，小儿湿疹方中药物使用频次最多的是轻粉，其次是白矾、黄连、黄柏、铅粉、雄黄等。药物整体功效主要有化腐生肌、攻毒杀虫、清热除湿等。内服处方用药使用频次最多的是甘草，其次是茯苓、柴胡、金银花、薄荷、防风等。药物总体功效以疏风清热、燥湿止痒为主。四气方面，外用、内服处方中使用频次最高的均为寒性药物，其次为温性药物和平性药物。五味方面，外用处方中辛味药物最多，其次为苦味、甘味药物；内服药物同样以苦、甘、辛味为主，辛味占比相比外用药物较低。归经方面，外用药方归经最多的是肝经和脾经；内服药方归经最多的是肺经、脾经和心经。毒性方面，外用处方毒性药物占 32.49%。在关联规则中，外用关联性较强的是"白矾-蛇床子""黄连-黄柏"，内服关联性较强的是"荆芥-防风""枳壳-桔梗"。

(撰稿：李丛　审阅：王振国)

[附]　参考文献

B

毕超，左禧萌，赖瑞，等.外吹乳痈在古籍中的外治证治概要[J].陕西中医，2023，44(5)：619

C

陈默.缺医少药与配置失当：全面抗战时期国民党军队的卫生工作[A]//张勇安.医疗社会史研究(第十五辑)[C].北京：社会科学文献出版社，2023：198

D

丁泽丽.现代性与在地化：民国时期中国红十字会妇幼卫生工作的路径嬗变[A]//张勇安.医疗社会史研究(第十五辑)[C].北京：社会科学文献出版社，2023：152

G

龚胜生，肖永芝，李孜沫，等.6—8 世纪中国疫灾的时空特征及鼠疫流行[J].华中师范大学学报(自然科学版)，2023，57(5)：627

过祯，陶国水，陆曙，等.明清疫灾与五运六气相关分析[J].中医药导报，2023，29(08)：171

H

郝平，董虹廷.亦中亦西：民国前期北方瘟疫防治的二元面相[A]//张勇安.医疗社会史研究(第十五辑)[C].北京：社会科学文献出版社，2023：3

胡洁，刘雨茜.时珍精神对中医药院校课程思政建设的启示[J].时珍国医国药，2023，34(7)：1743

J

姬芳序.疫病与外交:清末民初华洋互动视域下的瘟疫防治[J].医学与哲学,2023, 44(9):69

姬寒蕊,李贺,吴圣贤.中医痰核理论源流探析[J].中华中医药杂志,2023, 38(2):552

姬凌辉.流动医疗与地方防疫——全面抗战时期卫生署医疗防疫队与浙江细菌战防治情形初探[A]//王振国.中医典籍与文化(第 6 期)[C].北京:社会科学文献出版社,2023:140

姜姗,金悦盈,刘欢.医学史不同范式医学内容教学方法初探[J].中国现代医生,2023, 61(26):129

姜德友,蒋钱福,李文昊,等.褥疮源流考[J].辽宁中医杂志,2023, 50(3):46

L

雷平,周荣.疫病防治的公共卫生路径:民国初期萍矿钩虫病的防治[A]//张勇安.医疗社会史研究(第十五辑)[C].北京:社会科学文献出版社,2023:100

李彬.太平天国战争初期清军对伤病医疗的应变[A]//王振国.中医典籍与文化(第 6 期)[C].北京:社会科学文献出版社,2023:119

李丹,郭宏伟,张浩,等.基于启发式教学的思维导图在中国医学史教学中的应用[J].中国医药导报,2023, 20(01):72

李德俊,毛和荣,刘娅."文化间性"视域下中医药文化国际传播外语人才培养策略探析[J].时珍国医国药,2023, 34(7):1752

李家晗,肖永芝.中医外科"护场"的出处与内涵探源[J].中华医史杂志,2023, 53(1):56

李丽亭.混合现实媒介视角下的医学叙事研究——基于《醉花窗医案》"寒疟"案[J].中医药文化,2023, 18(4):377

李文豪,陈奕,李少娟.浅析中医外科明清三大流派辨治脱疽之异同[J].中国中医药现代远程教育,2023, 21(19):46

李玉尚.马尔萨斯中国人口理论的终结:江南的传染病与流行病学转型(1912—1953)[A]//张勇安.医疗社会史研究(第十五辑)[C].北京:社会科学文献出版社,2023:27

李远达.明清小说痘疹知识的民间认知模式与通俗叙事路径[A]//陈玉梅,江凤艳.中医药历史与文化(第三辑)[C].北京:中国社会科学出版社,2023:316

梁利文.近代医学史思政课程资源开发利用困境与对策研究[J].卫生职业教育,2023, 41(16):18

林鹏妹,赵艳.中医药非物质文化遗产保护现状及问题分析[J].中医杂志,2023, 64(17):1740

刘辉.明清时期永州地方志所见疾病与应对研究——兼论地方志史料中的疾病书写[A]//王振国.中医典籍与文化(第 6 期)[C].北京:社会科学文献出版社,2023:97

刘苗.近代中国海港检疫机构对重大传染病的预防、检测与应对措施探析:以近代天津海港检疫为例[J].中华医史杂志,2023, 53(6):344

刘立伟,李玉坤,李强,等.湿疹源流、病因病机和辨证论治的古代文献研究[J].安徽中医药大学学报,2023, 42(2):1

刘培达,李磊.民国时期东北地区中医治疫研究——基于《医林》杂志的分析[J].长春中医药大学学报,2023, 39(4):367

刘士永.太平洋战争前后国民党军队营养状况与军事营养学的发展[A]//张勇安.医疗社会史研究(第十五辑)[C].北京:社会科学文献出版社,2023:74

鲁晏武,崔云,孟庆海,等.甬派中医外科发展概述[J].浙江中医杂志,2023, 58(1):55

陆兆嘉,陈丽云.国际视野下的中医药文化遗产保护与传承[J].时珍国医国药,2023, 34(7):1702

M

马治国,张楠.中医药传统知识积极性保护法律制度研究[A]//陈玉梅,江凤艳.中医药历史与文化(第四辑)[C].北京:中国社会科学出版社,2023:18

P

庞境怡,张宗明.浅谈医药图像在中国医学史教学中的价值[J].成都中医药大学学报(教育科学版),2023, 25(3):7

皮国立.近代史家撰写专门史的路径——以吕思勉的医学史著作及其思想脉络为主的考察[A]//王振国.中医典籍与文化(第 6 期)[C].北京:社会科学文献出版社,2023:61

Q

戚瑜清,郑洪.晚明杭州儒士张卿子的医隐形象建构与医名流传[A]//王振国.中医典籍与文化(第 6 期)[C].北京:社会科学文献出版社,2023:161

阙红玲,胡洁.中医药典籍的对外翻译与国际传播研究

[J].湖北社会科学，2023，(4)：162

S

单艳华，周永胜，周建，等.中国近现代口腔医学史研究分析与展望[J].医学教育管理，2023，9(3)：269

商双，李赣，杨奕望.清代江南社会中医知识普及下的医患行为考察[J].中医药文化，2023，18(3)：230

申亚雪.医学人文视域下医学史的学科价值和发展路径探析[J].中国医学人文，2023，9(2)：11

沈劼.明清南京地区疫病流行及相关因素研究[J].南京中医药大学学报(社会科学版)，2023，24(2)：71

宋晓亭，宋健.论传统医药知识的利益及其表现形式[A]//陈玉梅，江风艳.中医药历史与文化(第四辑)[C].北京：中国社会科学出版社，2023：38

孙文铎，段晓华，熊益亮.基于北京档案的民国后期霍乱疫苗注射运动研究[J].中华医史杂志，2023，53(6)：338

孙文铎，熊益亮，段晓华.基于档案史料的北京民国时期种痘运动研究[J].中医药文化，2023，18(3)：239

T

田恩铭.唐代医疗文学研究的文化阐释空间[A]//陈玉梅，江风艳.中医药历史与文化(第三辑)[C].北京：中国社会科学出版社，2023：228

W

王思璀.疫情下的唐朝与唐人：唐代疫病流行特征及官民因应[J].中华医史杂志，2023，53(4)：222

王松灵.口腔医学史：自然与人文联袂呈现的人类医学发展精致剪影[J].医学教育管理，2023，9(3)：262

王续琨，郜贺，白长川.中国医史学科元研究：隶属学科关系辨说[J].中医药文化，2023，18(6)：505

魏俊彦，刘毅，张森.中医文化研究的热点、趋势与展望——基于 CiteSpace 的文献计量学研究(1992—2021)[J].世界科学技术(中医药现代化)，2023，25(3)：911

吴文清.《吉长日报》记载的东北三省 1918 年大流感疫情[J].中国科技史杂志，2023，44(4)：567

X

奚钦哲，袁久林.瘾疹病名考证及与西医病名关系探究[J].中国中医基础医学杂志，2023，29(9)：1479

向亚军.知识、疫病与商业：清代“痧药”运用及商业化[J].中医药文化，2023，18(2)：153

肖珺，张琪云.走出偏见：刮痧的新媒体跨文化传播启示——兼谈中医药文化对外传播的发展路径[J].未来传播，2023，30(4)：109

谢雨卿，夏立红.基于《中华医典》中医药治疗小儿湿疹用药规律探析[J].中国中西医结合儿科学，2023，15(3)：262

邢烨，夏媛媛.学科协作与课程思政视域下的“医学史”教学[J].教育教学论坛，2023，(19)：61

许春燕，彭伟.苏北如皋麻风诊所兴衰始末[J].中华医史杂志，2023，53(3)：176

Y

杨威，纪焱，金东英，等.“医学史”课程思政教育的探索[J].教育教学论坛，2023，(11)：89

杨翼龙，张其成.符号与象征视角下中医药文化传播途径的探讨[J].中医杂志，2023，64(2)：109

姚明超，刘继刚.公元 3—6 世纪河洛地区疫灾及其伴生特征概述[J].中医学报，2023，38(4)：698

于成君，王文姮，周小兰.唐代疫病防治研究[J].中医药导报，2023，29(10)：224

Z

臧守虎.《黄帝内经》的道家文化解读——以《素问·上古天真论》为例[A]//陈玉梅，江风艳.中医药历史与文化(第三辑)[C].北京：中国社会科学出版社，2023：43

曾毅，肖永芝.8—10 世纪日本统治者的疫病观与医药救疫[J].中华医史杂志，2023，53(5)：268

湛嘉欣，罗瑞琪，柯玉莲，等.后疫情时代中医药文化国际传播体系构建研究[J].时珍国医国药，2023，34(7)：1692

张铎，邵旭鹏，谢娜，等.痈疽源流考[J].中国中医急症，2023，32(9)：1629

张净秋，王伽伯，王松灵，等.20 世纪以来中国古代口腔医学史的研究成果与学术启示[J].医学教育管理，2023，9(3)：276

张文平，冯丽梅，梁飞.中国医学史课程思政教学方法研究[J].中国中医药现代远程教育，2023，21(6)：7

张文平，冯丽梅，梁飞.中医药自信教育背景下中国医学史课程思政的建设[J].中国中医药现代远程教育，2023，21(1)：155

张震康.重视口腔医学史教育在现代医学中的作用与价值[J].医学教育管理,2023，9(3):264

赵海滨.中医药文化:独特价值与国际传播[J].人民论坛,2023,(17):100

赵铱民,郁菁.传承口腔历史,弘扬口腔文化——我国口腔医学博物馆建设回顾与展望[J].医学教育管理,2023,9(3):294

郑洪.从“海外丹溪学”嬗变看中医文化对外传播[J].中华文化论坛,2023,(5):104

周方.新时代我国文化遗产整体性保护法律对策研究——以中医药传统知识为例[A]//陈玉梅,江凤艳.中医药历史与文化(第四辑)[C].北京:中国社会科学出版社,2023:210

朱梦迪,张净秋,王松灵,等.世界口腔医学史课程教学历史回顾及对中国口腔医学史教学的启示[J].医学教育管理,2023，9(3):282

六、民族医药

【藏医药研究】

1. 理论探讨

武慧超等认为适地采集、适时采集、干燥拣选、分清陈旧、炮制去毒、调伏增效、适当配制是藏药采集加工的“七精要”。从藏医药的形成背景分析，“调伏增效”有特殊的文化背景，配伍调伏、持病调伏、对治调伏为具体的调伏方法；“适当配制”不仅指根据藏药药味配伍、药性配伍、化味配伍、药效配伍等配伍理论进行组方配制，还要根据病情配制不同的剂型。昂文索南等通过对《四部医典》《素问》《妙闻集》《阇罗迦集》等著作中关于五脏“比象”的内容进行对比研究，分析藏医、中医和印度阿育吠陀医学三种传统医学关于脏腑的认识是否存在异同。研究认为从“比象”中可以窥见各传统医学对脏腑器官位置、形状、功能及内在联系的认识与理解各具特色，“比象”理论对于研究各民族医学之间相互影响交融的历史具有重要参考价值。才让吉等采用文献法、比较法围绕藏医尿诊的诊断方式、研究现状与科研价值进行探讨，并与其他医学体系(蒙医学、维吾尔医学等)尿诊比较，归纳总结藏医尿诊的诊断特征。认为藏医尿诊作为藏医重要诊断方法，主要运用三时九诊法诊断疾病，藏医尿诊具有系统性、完整性、传统性、地域性、高度文献化以及广泛传播的鲜明特性。

2. 文献研究

格拉措等认为藏药“亚吉玛”正名出自《四部医典》，尚有“加保达司”“冈吉拉茂”“查塔尔亚干”等异名，其基源有五种植物，分别为肉叶金腰子、肾叶金腰子、山溪金腰子、裸茎金腰子、锈毛金腰子。5 种基源植物主要以肉质金腰、裸茎金腰、锈毛金腰等为上品，古代以叶入药，现代则以全草入药。赵家雯等对藏药丛菔文献系统整理与实地调查分析，整理藏药丛菔名称、味性、功效主治、成方制剂及主流基原，明确其基原来自十字花科丛菔属 8 个种，其中宽果丛菔、线叶丛菔、倒毛丛菔是临床常用种，多以根及根茎入药，为标准提升、成方制剂开发等奠定基础。葛珈铭等考证独一味始载于 8 世纪中叶《月王药诊》，性味记载以性平、温，味甘、苦、涩为主，除《青藏高原甘南藏药植物志》，其他典籍均记载为无毒，主流基原为独一味 *Lamiophlomis rotata* 地上部分，尚有圆叶筋骨草 *Ajuga ovalifolia*、美花圆叶筋骨草 *A ovalifolia var. calantha*、藏玄参 *Oreosolen wattii* 的全草入药。才绒草等对多基原藏药贝嘎的名称、品种和功效考证研究，认为最早以苟固嘎布记载于《月王药诊》，后逐渐以正名贝嘎记载于《四部医典》及各类以四部医典注释为主的藏医药学著作中，14 世纪起被分为两类记载，即状如马牙的贝嘎达苏玛和贝木(局玛、赛玛)，上品贝嘎达苏玛为娑罗树树脂，次品贝木为卡氏乳香，目前临床常以琥珀或卡氏乳香作为贝嘎原药材入药。

3. 临床研究

赛如草报道藏药五味甘露散治疗类风湿关节炎临床效果。将 75 例类风湿关节炎患者随机分为常规组 37 例和研究组 38 例，常规组给予西药双氯芬酸钠缓释片治疗，研究组给予藏药五味甘露散(刺柏、杜鹃、白野蒿、藏麻黄、水柏枝)药浴治疗，疗程为 2 周。结果：研究组总有效率为 97.4%(37/38)，常规组为 83.8%(31/37)，$P<0.05$；组间炎性指标比较，研究组 CRP(15.32±4.87)、IL-6(85.69±12.32)评分，低于常规组 CRP(19.24±5.21)、IL-6(96.14±15.16)评分，均 $P<0.05$。研究表明藏药五

味甘露散药浴有助于改善关节肿痛、晨僵、关节障碍及寒战，对炎性水平控制有积极意义，可作为治疗优选方案。

益西仲格等报道藏药二十五味余甘子丸联合四味木香汤散对高血压患者血压水平控制效果。将109例高血压患者随机分为对照组54例和研究组55例，对照组给予规范饮食和运动治疗，研究组在此基础上联合藏医二十五味余甘子丸(余甘子、巴夏嘎、甘青青兰、芫荽、兔耳草、渣驯膏等)＋四味木香汤散(土木香、苦参、珍珠杆、山柰)治疗，疗程为12周。结果：研究组总有效率为94.5%(52/55)，常规组为74.1%(40/54)，$P<0.05$；组间血压水平比较，研究组舒张压(77.02±10.22)、收缩压(120.13±30.19)mmHg，低于常规组舒张压(87.22±10.06)、收缩压(132.22±30.17)mmHg，均$P<0.05$。研究表明，藏药二十五味余甘子丸联合四味木香汤散可有效降低血压，改善血清炎性因子水平和血液流变学，疗效显著，且安全性高。

代吉草报道胆囊炎采用藏药八味蒂达丸辅助治疗的临床效果。将90例胆囊炎患者随机分为两组，参考组给予对症抗炎治疗，研究者在此基础上联合藏药八味蒂达丸(蒂达、禾叶风毛菊、毛诃子、黄连)治疗，疗程为2周。结果：研究组总有效率为93.3%(42/45)，参考组为77.8%(35/45)，$P<0.05$；组间炎症因子水平比较，研究者IL-6(30.43±6.14)、TNF-α(44.38±6.04)评分，低于参考组IL-6(36.18±9.77)、TNF-α(49.27±8.55)评分，均$P<0.05$。研究表明，胆囊炎采用藏药八味蒂达丸辅助治疗，可改善症状，减轻炎症应激反应，提高临床治疗效果。

关英杰等以白脉软膏为例探讨民族药外用制剂临床应用专家共识的制订。首先系统科学地收集古籍文献、临床研究证据、专家应用经验三维信息，对这些信息进行整理和分析后形成综合证据；其次经过正式的专家共识法，对部分推荐意见达成共识；最后针对未达成一致的问题，采用深度访谈的方式探寻产生差异的原因并解决分歧，最终得出一致的推荐意见。民族药外用制剂临床应用专家共识，可为其他民族药专家共识制订提供方法学参考。

4. 药学研究

(1) 用药规律　玖西等探讨藏医《四部医典》含格昂藏药方剂治疗热病的用药规律。通过筛选认为格昂常、藏红花、天竺黄、檀香、船盔乌头等凉性药材配伍使用，符合藏医治疗清热解毒、热疫、肝热症等标本兼治的治病原则，还与温性药材白豆蔻、肉豆蔻等配伍，体现藏药凉温平衡的用药规律。项措卓玛等探讨藏医治疗“年壬”病(瘟疫)的用药规律及组方配伍规律，认为藏医防治“年壬”病(瘟疫)时遵循以清热解毒和治赤巴病的治疗原则，体现藏医治疗疾病时既考虑病因，也注重病症的思路。万玛措等分析国医大师尼玛治疗肺热病的用药组方规律，使用频次较多的方剂为二十五味竺黄散、十五味龙胆丸、仁青芒交，而药材依次为诃子、红花、木香。研究认为尼玛治疗肺热病以清热类藏药为主，调隆类藏药为辅，同时配伍止咳化痰、润肺类藏药的“主辅配伍”规律，验证了赤巴、隆紊乱是其病因的观点，可为藏医临床用药和藏药新药开发提供重要依据。冈根等通过藏医临床医案分析，总结“屑瓦”病诊疗特点及组方用药规律。研究认为“屑瓦”病使用频次较多的方剂为十味乳香丸、二十味沉香丸、二十五味大汤散、十八味党参丸、千里光膏、桑琼丸等，单药频次为诃子、川木香、余甘子、渣驯、毛诃子、琥珀等最多，药物功效以清热解毒、祛寒除湿、镇痛活血、消除黄水、调和三因等为主。格知加等探讨藏医药治疗真布病组方用药规律，发现二十五味旺查丸、五味宽筋藤等18首高频方剂，及诃子、白豆蔻、红花等32味单味药，发现甘味和苦味最常用，苦化味最常见。多吉卓玛等研究含黑冰片藏药方剂配伍规律，发现黑冰片多与清热解毒、凉血降热、疏肝利胆药物联合使用，主治疾病为胆囊疾病、热症、年乃、胆瘤等藏医病种。

(2) 药性理论　玖西等阐明藏医药食两用“羌”六味与化学成分之间的关系，发现甘味由酸类、糖类、蛋白质、脂肪类、黄酮类、醇类、微量元素等成分组成；酸味由酸类、蛋白质、脂肪、醇类等成分组成；咸味由无机盐组成；苦味由酸类、糖类、苷类、生物碱等成分组成；辛味由苷类、萜类、黄酮类、醇类、挥发油类等成分组成；涩味由酸类、糖类、苷类、鞣质类、酚类、黄酮类等成分组成。仁青姐等探讨藏药拉美丸组方形成及其药用功效。研究认为拉美丸最早来源于蒂玛丹增彭措的《甘露白玻璃》，由沉香、肉豆蔻、广枣、石灰华、木香、诃子等 24 味藏药材组成。药性分析显示，六味以甘、苦为主，三化味以苦化味为主，十七效以凉、钝、重、稀等为主，对萨滞布病及白脉病疗效良好。

5. 实验研究

（1）生产工艺　王洁雪等以银椴苷含量为指标考察 5 种大孔树脂对绿萝花中银椴苷的静态吸附与解吸能力，研究表明 AB-8 型大孔树脂适合富集纯化绿萝花中的银椴苷。杨小兰等建立十六味杜鹃花浓缩丸水提液中间体中总黄酮及羟基红花黄色素 A 含量测定方法。方法：采用 UItimate XB-C_{18} 色谱柱，以甲醇-0.7％磷酸（27∶73）为流动相，流速为 1.0 ml/min，进样量为 10 μl，检测波长 403 nm，柱温 25 ℃。结果：羟基红花黄色素 A 在 23.4411～195.3424 μg/ml 范围内呈线性（$r=0.9996$）；平均回收率（$n=6$）为 99.9％，RSD 为 1.4％。研究表明，该方法灵敏度高，重复性好，测定结果准确，适用于十六味杜鹃花浓缩丸水提液中间体质量控制。黎运芬等研究藏药长梗金腰中 chrysosplenoside A（CA）和 chrysosplenoside I（CI）提取富集工艺。方法：采用高效液相色谱法测定 CA、CI 的含量，采用正交实验，以 CA 和 CI 的总转移率为评价指标，乙醇体积分数、浸提温度、浸提次数及料液比为考察因素，优化长梗金腰中 CA、CI 的提取工艺，并进行验证。结果：长梗金腰中 CA、CI 的最优提取工艺为：将长梗金腰药材粉末以 8 倍量的 50％乙醇在室温下一次性超声提取 45 min；验证结果显示，长梗金腰中 CA 和 CI 的平均总转移率为 95.4％，RSD 为 1.0％（$n=3$）。研究表明，该方法可为 CA 和 CI 药物开发利用提供参考。

（2）质量控制　蔺鹏超等发现经去离子水回流提取法处理的藏药雪莲花提取率始终大于乙醇溶液回流提取法，最佳提取条件为回流温度 60 ℃、回流时间 3 h、料液质量比 1∶30，发现较高含量的东莨菪素、芹菜素、绿原酸、咖啡酸、水杨酸、甜菜碱、柠檬酸、葫芦巴碱、芦荟苦素等在洗发水中具潜在应用价值。高贝贝等采集 30 个来自不同产地、品级虫草样品，利用多种光谱预处理方法，结合化学计量法，对冬虫夏草进行红外光谱分析，实现对样品快速测定，表明那曲和林芝虫草品质相近。索郎拉宗等对比西藏 9 种藏药“邦见”基原植物的花部表型和花粉微形态特征，认为“邦见嘎布”（白花龙胆）、“邦见额布”（蓝花龙胆）、“邦见那布”（黑花龙胆）主要鉴别特征存在明显差异，不同基原藏药“邦见”花粉粒微形态也存在显著差异，为藏药“邦见”资源评价和优良品种选择和培育提供微形态学依据。赵云雁等从质量传递与溯源、成分特有性、成分有效性、复方配伍环境及成分可测性等 5 方面对三果汤 Q-marker 预测分析，推测没食子酸、柯里拉京、鞣花酸、诃黎勒酸、诃子酸、槲皮素、山柰酚、桑色素、1，3，6-三没食子酰葡萄糖和 1，2，3，4，6-O-五没食子酰葡萄糖 10 种化合物可作为其 Q-marker，为建立和完善三果汤质量标准提供参考。热增才旦等采用 ICP-AES 法分析藏药佐太与七十味珍珠丸中砷的形态和分布，认为连续化学提取法用于珍宝类藏药中砷研究时，能全面提供砷的不同存在形态，为研究含砷珍宝类藏药中砷作用机制、量效关系及合理制定质量标准提供参考。

（3）化学成分与药理　完地高等通过网络药理学和 H2O2 诱导的体外胃黏膜损伤模型，研究日官孜玛总提取物及其 4 个单体化合物 Al ocryptopine、Bicuculine、Cheilanthifoline、Protopine 对 H_2O_2 诱导的人胃黏膜上皮细胞（GES-1）炎症的保护作用，揭示其抗炎作用的物质基础和主要作用机制。孙杰等研究藏药绿萝花提取物对 2 型糖尿病肝损伤大鼠的影响及机制，发现降低 2 型糖尿病肝损伤大鼠血糖水平并改善肝损伤，机制可能与调控AMPK/PPAR-γ/NF-κB信号通路有关。熊波等基于UPLC-ESI-Q-TOF-MS/MS技术分析藏药粗壮秦艽化学成分，共鉴定39个化合物，包括环烯醚萜类21个、三萜类9个、黄酮类3个和其他类成分6个，为粗壮秦艽化学成分提取、分离及药效物质基础研究提供依据。

（撰稿：徐士奎　罗艳秋　审阅：陈仁寿）

【蒙医药研究】

1. 蒙医研究

纳贡毕力格等从心身统一整体观、理论的融合性、治疗过程的互动性、治疗模式的叙事性、疗效的综合性、人格教育特征六个方面阐述"蒙医心身互动疗法"的主要特征，认为蒙医心身互动疗法与心理学、养生学等多学科领域知识之间有内在联系，具有团体心理治疗、团体叙事治疗的特点，以及"心身兼治""多病同治"的治病机理。孟根花等将90例广泛性焦虑障碍（GAD）患者随机分为三组，西药组给予常规治疗，蒙医心身互动疗法组给予蒙医心身互动疗法治疗，联合组在西药组基础上给予蒙医心身互动疗法，疗程为3周。结果：西药组HAMD评分（7.53±4.31），蒙医心身互动疗法组HAMD评分（5.90±2.55），联合组HAMD评分（6.77±2.81），$P<0.05$；组间SDSS评分比较，西药组SDSS评分（0.63±0.81），蒙医心身互动疗法组SDSS评分（0.33±0.76），联合组SDSS评分（1.47±2.01），$P<0.05$。研究表明，蒙医心身互动疗法有效改善GAD患者的焦虑情绪，提高社会功能，且临床疗效优于药物治疗。

赖艳飞将130例心绞痛患者随机分为两组，对照组给予常规治疗，观察组给予蒙医针刺（顶会穴、心穴、赫依穴、命脉穴、黑白际穴）联合蒙药十六味肉豆蔻散、三味檀香汤、八味红花清心散、六味止痛散、骚血普清散、八贵散等治疗，疗程为3个月。结果：观察组总有效率为98.5%（64/65），对照组为87.7%（57/65），$P<0.05$。研究表明，蒙医药治疗稳定型心绞痛疗效显著，疗程短，不良反应少，值得推广。张美华等将110例心绞痛型冠心病患者分为两组，对照组采用复方丹参片、丹参滴丸、硝酸甘油片常规治疗，观察组给予蒙药加味阿敏额尔敦治疗，疗程为8周。结果：治疗后，观察组总有效率为98.2%（54/55），对照组为94.5%（52/55），$P<0.05$；组间肝功能比较，观察组IL-2（33.36±19.89）、TGF-β（67.35±11.23）、IL-2/TGF-β（90.01±15.69）评分，低于对照组IL-2（46.39±20.23）、TGF-β（45.56±16.78）、IL-2/TGF-β（69.98±21.18）评分，均$P<0.05$。研究表明，蒙药加味阿敏额尔敦治疗心绞痛型冠心病能显著提高疗效，调节炎症因子水平，缓解炎症反应。

孙金钢将88例胆囊炎患者随机分为两组，对照组给予消炎利胆片治疗，观察组采用蒙药治疗，德都古日古木7味丸、通拉嘎5味丸、苏斯7味散、阿拉塔5味散、嘎日迪5味丸、阿木日6味散治疗，疗程为28 d。结果：观察组总有效率为93.2%（41/44），对照组为77.3%（34/44），$P<0.05$；组间蒙医证候评分比较，观察组蒙医证候评分均低于对照组，差异均有统计学意义（均$P<0.05$）。研究表明，蒙医药治疗慢性胆囊炎临床疗效显著，能够明显改善患者各种临床症状，值得广泛应用。

2. 蒙药研究

双叶等通过野外考察、线路调查，对内蒙古特金罕山国家级自然保护区野外调查采集到的毛茛科蒙药植物标本进行研究鉴定，并分析保护区毛茛科野生蒙药植物的多样性、分布特征、药用价值及其他相关因素。结果：保护区内毛茛科野生蒙药植物共13属28种，应该采取科学的方法来保护这种珍贵的蒙药植物，以免其数量减少。丹妮斯玛等梳理了清肺十三味散在不同蒙医文献中的差异。清肺十三味散是蒙医临床常用药，早在《兰塔布》中记载，本方性凉，为治肺病和相搏热的主方，有清肺解表的功效，主治肺热咳嗽、伤风感冒、久咳胸痛、咽喉肿痛、头痛等。通过查阅蒙医药书籍资料，对清肺十三味散的处方药物、工艺、用法用量、功能主治等进行文献综述整理，为该方剂的进一步研究和开发提供参考。

韩九林等为根据蒙医药本草古籍文献记载及现代文献规范标准，并结合临床实际用药特点，对蒙药清感九味丸的方名、基源、方解、方源进行本草考证。研究认为该方因解热、清感的功效而得名，始载于17世纪问世的《医学诀窍秘籍》，多部蒙医典籍对其有记载，属传统蒙药经典方剂，对瘟疫热症、粘热、咽喉肿痛、流行性感冒、肺热等症疗效确切。包欣欣等对六味安消散(阿木日-6)方解、方源、临床应用进行了考证。研究认为该方出自《医法之海》，属于蒙古族与藏族的传统验方，别名为六味阿毛尔散，由藏木香、大黄、山柰、北寒水石(煅)、诃子、碱花等蒙药按照比例配伍组成，具有和胃健脾、消积导滞、活血止痛等功效，蒙医中用于治疗脾胃不和、积滞内停所致的胃痛胀满、消化不良、便秘、痛经、高脂血症等。

阿茹娜等将93例偏头痛(血热型头痛)患者随机分为3组，观察组给予蒙药脑日冲-9味丸治疗，对照组1给予蒙药胡日查-6味丸治疗，对照组2给予盐酸氟桂利嗪胶囊治疗，疗程为21 d。结果：观察组总有效率为93.1%(27/29)，对照组1为82.1%(23/28)，对照组2为81.5%(22/27)，$P<0.05$；组间头痛评分、蒙医证候评分比较，观察组的疗效性指标改善情况明显优于对照组1和对照组2，差异具有统计学意义(均$P<0.05$)。研究表明，蒙药脑日冲-9味丸治疗偏头痛(血热型头痛)起效速度快，近期疗效显著，且无肝肾功能损害，安全性良好。陈特力根等将170例冠心病无症状性心肌缺血(SMI)患者随机分为对照组(84例)和观察组(86例)，对照组采用常规西药治疗，观察组在此基础上给予蒙药额尔敦乌日乐、嘎古拉-4味汤、匝迪-5、依赫汤、乌兰温都素-7、阿敏额尔顿等治疗，疗程为2周。结果：观察组总有效率为98.8%(85/86)，对照组为83.3%(70/84)，$P<0.05$。研究表明蒙药联合西药治疗SMI，疗程短、效果快、复发率低，值得推广。

朱小玲等通过查阅文献，寻找蒙医治疗粘疫病、中医治疗疫病的常用药材，并借助TCMSP、Batman等数据库检索所选药材的化学成分，选取OB≥30%，DL≥0.18的化学成分，再与血管紧张素转化酶Ⅱ(ACE2)进行分子对接计算，选择出结合能小于洛匹那韦的化学成分。通过Swiss Target Prediction检索出所选化学成分的作用靶点，通过TTD、Drugbank、DisGeNET筛选出新型冠状病毒感染不同感染阶段的疾病靶点。使用Cytoscape 3.7.2软件构建"成分-靶点"网络和蛋白质-蛋白质相互作用网络，通过GO富集分析和KEGG通路分析，探究有效成分治疗新型冠状病毒感染的作用机制。结果认为黄连、甘草等14味药材可能对治疗新型冠状病毒感染有效，四氢小檗碱、半甘草异黄酮等成分与ACE2有较好的结合能力，并可通过多靶点、多通路发挥抗新冠病毒作用。

(撰稿：范振宇　审阅：陈仁寿)

【彝医药研究】

1. 文献研究

罗艳秋等采用文献研究法，对入选《中华医藏》少数民族医药卷的6种病症用药类彝医药古籍所载"病症、药物、方剂、外治法"系统整理。其中记载病症共有487种，以"风邪染疾"类病症最具有代表性；记载药物2 232味，具有生品鲜用、炮制方法丰富、习用寄生类药物的特点；记载方剂1 516首，具有用法多样、单方较多、醇酒入方、方无定方、量无定量、内外兼用的特点；记载外治法382种，包括根本法、治邪气法、归位法和其他外治法。高红丽等通过对弥勒、鹤庆部分地区彝药资源进行民族植物学实地调查，并结合文献及在线数据库，对彝药相关传统知识进行整理编目，对彝药资源的基源、药物入药方法、用药部位、药效和其他用途进行整理研究，为彝药资源整合及相关传统医药知识的利用提供参考。结果：①共获得彝药资源952种，其中植物药842种，隶属于139科496属；动物药103种、矿物药2种、菌类药5种。②文献整理发现有112种药用植物科属已发生改变,60多种动物药已不再适合作为药物使用。③彝族地区具有非常丰富的彝药资源及相关的传统知识,随着野生动物禁止入药和对珍稀植物的保护,彝药相关知识应该注明;随着人们生活方式的改变和有用药经验的老人去世,彝族医药传统知识面临着濒危的风险,因此,亟待对彝族地区药物资源及其传统知识进行抢救性保护和收集。

万亭君等应用文献计量学方法对CNKI数据库中1979—2022年藏、羌、彝医药相关研究文献进行筛选、数据提取、统计分析和可视化呈现。结果表明:①国家政策对民族医药领域研究热度和成果量有着显著影响和促进作用。②藏医院和高校仍是主要研究阵地,区域内合作为主要合作模式,可增加校企联合、院企联合、跨省合作等模式,避免科研资源的浪费有助于提高成果转化和突破效率。③核心研究团队突出,合作紧密、广泛,但各中小型团队间合作较少,仍缺乏多学科交叉的创新性合作团队,可利用数字化技术,以民族或专科领域为核心建立全国化或全球化资源共享平台。④期刊以民族医药类和中医类期刊为主,核心期刊载文量不高;对于稿源丰富的期刊可以建立专业作者群,对优质成果进行跟踪刊载,以吸引更优质的稿源和作者群的关注。⑤总体来看,藏医药、彝医药关键词共现、突现分析显示,究热点在于药理、临床疗效和发展;缺点是现有研究方法在整个医学研究领域中较为落后,若没有新的、符合民族医药特色的研究方法干预,可能使研究停滞,创新动力不足。⑥国家自然科学基金与社会科学基金是政策支持的国家级基金,是支持民族医药研究、提升研究水平的主要平台。地方政府、基层医疗机构可以加强顶层设计,统筹推进本土特色资源建设,强化资源调配。

2. 理论研究

文嘉玲等依据彝医药发展史料和彝医药病症用药类古籍,对彝医药适宜技术历史发展、变化进程、临床应用、基本特点进行归纳整理与分析总结。研究认为彝医药适宜技术由彝医诊疗技术发展而来,其形成发展分为4个时期:原始时期、奴隶制时期、封建社会时期和近现代时期;适宜技术具有悠久的历史,鲜明的彝族特色,技术种类丰富多样,疗效确切显著,广泛应用临床各科。随着彝医学者们对适宜技术认识的不断发展与积累,适宜技术概念逐渐明确,筛选方式趋于统一,推广模式逐渐趋于规范。

摩瑟磁火分析《此木都其》历史及其医学思想史意义。认为该书是凉山地区发现的唯一一部初具雏形的彝文医药经籍,书中内容继承和发展了凉山彝族源远流长的医药传统,比较系统地总结了彝族民间医药知识,并在此基础上吸收了周边汉人的医药知识。它的产生标志着凉山彝族的医疗思想发生了重大转变,疾病认知和应对策略有了重大进步。《此木都其》在形成途径、文体形式、涵盖内容、思维特点等方面都与传统的彝文经籍有所不同,是凉山彝文经籍在内容和形式上的一种创新和发展。

3. 临床研究

叶永琼等将60例腰痛病患者随机分为2组,对照组给予西药、康复功能训练和针灸(承山、昆仑、委中、阳陵泉、夹脊穴、环跳穴等)治疗,观察组在此基础上联合彝药(彝医方草乌伤痛丸:制草乌、泽兰、茜草、牛膝、地鳖虫、杜仲等)、中药(独活汤、加味六君丸、五苓散、右归丸、左归丸、济生肾气丸等)治疗,疗程为2周。结果:观察组总有效率为96.7%(29/30),对照组为76.7%(23/30),$P<0.05$。研究表明,对腰痛病患者使用中彝药联合湿热治疗可减轻患者疼痛减少复发率。

王丹等将80例痛风性关节炎(湿热蕴结型)患者随机分为2组,对照组采用口服非布司他、控制饮食等常规治疗,治疗组在此基础上联合院内制剂紫苓痛风散(黄柏、牛膝、薏苡仁、三棱、金银花、车前子等)治疗,疗程为4周。结果:治疗组总有效率为92.5%(37/40),对照组为75.0%(30/40),$P<0.05$;组间中医证候评分比较,治疗组中医证候评分(3.33±0.14),低于对照组为(4.37±0.18),$P<$

0.05。研究表明，紫苓痛风散治疗湿热蕴结型痛风性关节炎临床疗效显著。

4. 药学研究

吴伟等报道彝医药古籍《聂苏诺期》记载有防疫药方，主要由青蒿和侧柏叶组成，采用该方熏蒸法防治流行性传染病，至今仍经常使用。现采用梯度浓度的青蒿素或槲皮素处理 Vero E6 细胞，进行细胞活力测定；采用新冠病毒（SARS-CoV-2）的 S 基因质粒转染 Vero E6 细胞，而后采用青蒿素或槲皮素单独或联合处理，以检测 S 蛋白的基因转录和蛋白质翻译水平。结果：青蒿素或槲皮素处理可以显著降低 SARS-CoV-2S 基因质粒转染后 VeroE6 细胞内 S 蛋白的 mRNA 和蛋白表达水平，差异具有统计学意义（$P<0.05$）；并且 20 μmol/L 或 200 μmol/L 的青蒿素与 50 μg/ml 的槲皮素联合用药比单独用药能够更为显著地降低 S 蛋白的蛋白表达水平，$P<0.05$。研究表明，单独和联合使用青蒿素和槲皮素均能有效地抑制 SARS-CoV-2S 蛋白的基因转录和蛋白翻译。林春燕等报道野拔子为唇形科香薷属植物野拔子的干燥地上部分，2 000 多年前该药已经作为彝药在使用。《齐苏书》中记载野拔子可治疗消化不良、胃痛、膈食、治跌打损伤、瘀血内停。《医病好药书》中收载了多个野拔子的单方或复方。现采用柱色谱法进行分离和纯化，通过波谱分析鉴定结构，结果从乙醇提取物中分离得到了 6 个化合物，结构分别鉴定为：豆甾醇（Ⅰ）、perilloxin（Ⅱ）、熊果酸（Ⅲ）、乌苏酸内酯（Ⅳ）、2α，3α，19α-三羟基熊果酸（Ⅴ）、白桦脂酸（Ⅵ）。其中化合物Ⅱ和Ⅳ为首次从该属植物中分离得到，化合物Ⅴ为首次从该植物中分离得到。

王相等报道彝药小红参具有活血养血、祛瘀生新的功效，常用于治疗闭经痛经、产后恶露不尽等。现结合网络药理学和分子对接技术初步分析小红参治疗痛经的多途径、多靶点、多成分微观机制。结果：共分析出小红参中含有 51 个化合物，其中包括 25 个醌类、12 个三萜类、3 个有机酸类、3 个苯丙素类、7 个环肽类和 1 个酯类化合物；富集分析得到与痛经相关作用的 133 个潜在作用靶点，交集作用靶点得到 KEGG 通路 165 条（$P<0.05$）。“化合物-靶点-通路”网络共涉及 20 条 KEGG 通路，分子对接验证筛选出 10 个核心化合物与 6 个关键靶点的结合力。

（撰稿：罗艳秋　张鹏　审阅：陈仁寿）

【苗医药研究】

苗医学是具有民族特点的民族医学，研究苗医学特色治法等研究，有助于提升苗医临床服务能力及临床治疗效果。

1. 理论研究

罗宁宁等以六月雪为例探讨其在苗医“三界学说”指导下，在月经病血证以及肾系疾病方面的临床应用，认为苗医“树界”“土界”“水界”三界说，与传统中医基础理论的上、中、下三焦学说，有相互对应的功能基础，苗医药在外用药方及外治法方面具有鲜明的民族医药特点。黎喜平等人通过设计苗医刮治疗法的床边教学，让学生在教学中掌握苗医刮痧疗法操作，对于苗医特色技能传承及培育苗医特色临床复合型人才均具有一定现实意义。刘如霞等基于“四大筋脉”理论，探讨苗医治疗骨科疾病的组方规律及单味苗药的基本性质，寻找骨科苗药的用药规律，以期为骨科苗药临床应用提供理论支撑。熊天容等从苗医的“毒”学理论出发，通过自拟苗药组方（土茯苓、虎杖、山慈菇、萆薢、六月雪、葎草）加减治疗痛风类疾病，为治疗痛风提供新思路、新方法。刘亚林等基于苗医毒乱致病论探讨缺血性中风的病因病机及“以通散为要，以治毒为法”的治法，进一步完善苗医药治疗缺血性中风的理论体系，为苗医药治疗缺血性中风奠定理论基础。

2. 临床研究

石丽香等将 60 例急性痛风性关节炎（AGA）患

者随机分为对照组 27 例和观察组 33 例，对照组给予常规（火针联合苗药药酒涂擦）干预，观察组在此基础上行中医体质干预，干预 3 个月。结果：观察组 UA 评分(337.03±43.10)，对照组 UA 评分(377.47±43.10)，P<0.05；组间 MCGILL 疼痛评分比较，观察组 PRI(5.21±1.65)、VAS(13.64±8.03)、PPI(1.12±0.60)评分，对照组 PRI(8.22±1.34)、VAS(32.41±12.81)、PPI(1.44±0.51)评分，均 P<0.05。研究表明，根据中医体质学进行辨证分型并制订有针对性的中医特色干预措施，可改善 AGA 患者肢体活动度，减轻疼痛。

袁仁镒等报道将 62 例慢性直肠炎患者随机分成两组，对照组采用口服美沙拉秦肠溶片联合生理盐水灌肠治疗，观察组采用口服美沙拉秦肠溶片联合苗药豆比吼哈羌汤直肠滴入治疗，疗程为 20 d。结果：观察组总有效率为 93.5%(29/31)，对照组为 77.4%(24/31)，P<0.05；观察组痊愈率为 48.4%(15/31)，对照组为 9.7%(3/31)，P<0.05；两组临床症状评分比较，观察组腹痛(0.52±0.06)、腹泻(0.46±0.05)、黏液血便(0.19±0.03)、肛门坠胀(0.22±0.04)评分，低于对照组腹痛(1.12±0.07)、腹泻(1.09±0.12)、黏液/血便(0.73±0.07)、肛门坠胀(0.78±0.08)评分，均 P<0.05。研究表明，苗药豆比吼哈羌汤直肠滴入联合口服美沙拉嗪肠溶片治疗慢性直肠炎，能改善患者腹痛、腹泻、黏液(血)便、肛门坠胀等主要临床症状，减轻炎性反应，降低疾病的复发率。

徐芳芳报道将 62 例急性脑卒中(ACI)患者随机分为 2 组，对照组采用静脉溶栓治疗，观察组在此基础上联合苗药小血藤治疗，疗程为 1 周。结果：观察组总有效率为 96.8%(30/31)，对照组为 77.4%(24/31)，P<0.05；组间中医证候评分比较，观察组痴癫狂躁(1.72±0.17)、肢体麻木(1.82±0.20)、舌质紫暗(1.61±0.15)评分，低于对照组痴癫狂躁(2.12±0.19)、肢体麻木(2.24±0.23)、舌质紫暗(1.92±0.19)评分，均 P<0.05。研究表明，ACI 患者采用苗药小血藤联合静脉溶栓治疗，能改善中医症状和凝血功能，抑制氧化应激反应，具有较高的治疗有效率。

3. 实验研究

杜洪志等以萬比苷为材料，采用紫外-可见分光光度法，通过单因素试验及 L9(33)正交试验相结合，研究提取时间、提取次数、料液比对萬比苷(商陆)中总多糖含量的影响。结果：萬比苷最佳提取工艺为：以蒸馏水为溶剂，超声提取 60 min，料液比为 1∶40(0.5 g∶20 ml)，提取 1 次。研究表明，通过正交试验优选的提取工艺方法可行、重复性好、总多糖提取率高，对萬比苷(商陆)质量评价及筛选关键有效部位提供参考依据。李欣茹通过对不同产地的见血飞药材进行生药学研究，确定了可用于鉴定见血飞药材的性状鉴别特征、显微鉴别特征，为该药材的质量控制提供了参考依据。杨庆万等研究发现白龙须可能通过抑制 STAT-3/IL-17 炎症通路的活化发挥抗炎作用，抑制类风湿关节炎患者滑膜成纤维细胞持续性增殖，揭示了白龙须对类风湿关节炎滑膜炎症的调控机制。

（撰稿：李永亮　审阅：陈仁寿）

［附］　参考文献

A

阿茹娜，特木其乐，乌吉斯古冷.蒙药脑日冲-9 味丸治疗偏头痛(血热型头痛)的临床疗效观察[J].中国民族医药杂志，2023，29(11)：14

昂文索南，尕玛多丁，塔巴江才，等.中印两大传统医学中五脏的“比象”对比研究：基于藏医人体“比象”理论[J].亚太传统医药，2023，19(2)：1

B

包欣欣,吴国华,包明兰,等.蒙药传统验方阿木日-6味散的本草考证[J].中国民族民间医药,2023,32(17):41

C

才让吉,切尼项毛,昂文索南等.基于文化传承视角的藏医尿诊特色探析[J].中华中医药杂志,2023,38(11):5557

才绒草,索郎拉宗,色珍等.多基原藏药贝嘎的名称、品种和功效考证研究[J].世界科学技术(中医药现代化),2023,25(4):1333

陈特力根,李娜日苏,都格尔.蒙西药结合治疗无症状型心肌缺血的临床观察[J].中国民族医药杂志,2023,29(11):16

D

代吉草.藏药八味蒂达丸辅助治疗胆囊炎的临床疗效分析[J].中国民族医药杂志,2023,29(6):1

丹妮斯玛,青云,辛颖.蒙医不同文献中记载清肺十三味散的差异[J].亚太传统医药,2023,19(9):88

杜洪志,王先菊,王小波,等.苗药莴比苷(商陆)中总多糖提取工艺的优选[J].中国民族民间医药,2023,32(8):34

多吉卓玛,拉措吉.基于Apriori算法的含黑冰片藏药方剂组方配伍及用药规律研究[J].亚太传统医药,2023,19(5):203

G

冈根,尼玛次仁,奔苏·晋美.基于临床医案分析藏医"屑瓦"病的临床用药规律[J].亚太传统医药,2023,19(6):95

高贝贝,鲁同所,谭方萍,等.藏药冬虫夏草的近红外光谱分析及品质鉴定[J].光谱学与光谱分析,2023,43(S1):33

高红丽,李晓敏,陈潘燕,等.彝药的资源调查、整理及保护研究[J/OL].云南民族大学学报(自然科学版),2023[2023-12-08].https://link.cnki.net/urlid/53.1192.N.20231011.1407.006

格拉措,才让南加.经典名方中藏药"亚吉玛"本草考证[J].亚太传统医药,2023,19(11):91

格知加,扎西卓玛,李秀优,等.基于数据挖掘的藏医药治疗真布病用药规律研究[J].中药药理与临床,2023,39(8):97

葛珈铭,索南昂旦,康生福,等.藏族药独一味本草考证[J].中国实验方剂学杂志,2023,29(14):164

关英杰,任小巧,詹红生,等.以白脉软膏为例探讨民族药外用制剂临床应用专家共识的制订[J].中国中药杂志,2023,48(3):847

H

韩九林,王美丽,拉喜那木吉拉.蒙药清感九味丸方源、方解考证[J].中国药业,2023,32(12):125

J

玖西,才绒草,中格才让,等.藏药药食两用"羌"六味与化学成分之间的关系探析[J].亚太传统医药,2023,19(6):82

玖西,中格才让,占堆,等.基于数据挖掘《四部医典》含格昂藏药方剂治疗热病的用药规律研究[J].亚太传统医药,2023,19(8):157

L

赖艳飞.蒙医药治疗稳定型心绞痛疗效观察[J].中国民族医药杂志,2023,29(5):5

黎喜平,肖淦辰,杨华,等.苗医刮治疗法床边教学的一体化设计[J].中国中医药现代远程教育,2023,21(11):57

黎运芬,陈思,尼珍,等.藏药长梗金腰中2个活性成分的提取富集工艺研究[J].中国药房,2023,34(5):544

李欣茹,贾锶铭,李姝臻,等.苗药见血飞的生药学鉴别研究[J].中国民族民间医药,2023,32(9):36

林春燕,董媛,张赟华,等.彝药野拔子的化学成分研究[J].食品与药品,2023,25(4):338

蔺鹏超,金越波,李赢,等.藏药雪莲花活性成分的提取与分析[J].化工时刊,2023,37(6):16

刘如霞,郑燕,杨应勇,等.基于"四大筋脉"理论浅析贵州苗医骨科用药及组方规律[J].贵州中医药大学学报,2023,45(4):45

刘亚林,吴远华,杨松,等.基于苗医"毒乱致病论"探讨缺血性中风的病因病机及治法[J].中国民族民间医药,2023,32(16):1

罗宁宁,李春燕,刘鑫,等.基于苗医"三界学说"探讨六月雪的临床应用[J].中医临床研究,2023,15(24):125

M

孟根花，纳贡毕力格，乌云斯日古楞，等.蒙医心身互动疗法治疗广泛性焦虑障碍的临床对照研究[J].中国民族医药杂志，2023，29(11)：27

摩瑟磁火.从神解到药解：彝文医药经籍《此木都其》的文本历史与凉山彝族医疗思想的变革[J].民族学刊，2022，13(10)：73

N

纳贡毕力格，包文峰，吴红云，等.蒙医心身互动疗法的主要特征[J].医学与哲学，2023，44(18)：52

R

热增才旦，张士杰，利毛才让.ICP-AES 法分析藏药佐太与七十味珍珠丸中砷的形态和分布[J].中国医院药学杂志，2023，43(9)：990

仁青姐，南兴加，环格措，等.基于藏药"味性化味"理论探讨拉美丸组方及功效[J].亚太传统医药，2023，19(4)：47

S

赛如草.藏药五味甘露散治疗类风湿关节炎的临床有效性研究[J].中国民族医药杂志，2023，29(4)：14

石丽香，武少锋，王芳，等.中医体质学在苗医治疗急性痛风性关节炎中的应用研究[J].中国民族医药杂志，223，29(4)：21

双叶，辛颖，白萨那拉图，等.特金罕山国家级自然保护区毛茛科野生蒙药植物资源多样性研究[J].智慧农业导刊，2023，3(17)：49

孙杰，徐文雅，刘方圆，等.藏药绿萝花提取物对 2 型糖尿病肝损伤大鼠的影响及机制[J].中药新药与临床药理，2023，34(8)：1041

孙金钢.蒙医药辨证治疗慢性胆囊炎的临床疗效观察[J].世界最新医学信息文摘，2023，92(20)：320

索郎拉宗，格知加.西藏地区 9 种不同品系藏药"邦见"的鉴别研究[J].西南民族大学学报(自然科学版)，2023，49(3)：275

W

完地高，张思德，安拉太，等.藏药日官孜玛提取物对 H_2O_2 诱导 GES-1 细胞损伤的保护作用及潜在机制研究[J].青海科技，2023，30(4)：78

万玛措，斗周才让，周则加，等.国医大师尼玛治疗肺热病的用药组方规律研究[J].中成药，2023，45(5)：1735

万亭君.基于文献计量分析的中国当代藏、羌、彝医药研究[J].中央民族大学学报(自然科学版)，2023，32(2)：69

王丹，苏义书，章丽萍，等.紫苓痛风散治疗湿热蕴结型痛风性关节炎疗效观察[J].中文科技期刊数据库(全文版)医药卫生，2023，25(5)：113

王相，任海波，孙帅，等.UPLC-MS/MS 结合网络药理学及分子对接技术研究彝族药小红参治疗痛经的质量标志物[J].中药材，2023，46(7)：1701

王洁雪，周页，姚莎，等.藏药绿萝花中银椴苷的提取工艺研究[J].工业微生物，2023，53(6)：13

文嘉玲，罗艳秋，徐士奎，等.彝医药适宜技术发展历史与基本特点研究[J].云南中医药大学学报，2023，46(2)：24

吴伟，吴俊汐，纪旭旭，等.彝医药防疫古方的核心成分青蒿素和槲皮素抑制新冠病毒刺突蛋白的转录和翻译[J].中国抗生素杂志，2023，48(11)：1314

武慧超，任小巧，马腾飞，等.基于藏药学理论的"调伏增效，适当配制"诠释[J].中华中医药杂志，2023，38(7)：3410

X

项措卓玛，才让南加，扎西次仁.基于数据挖掘分析藏医治疗"年壬"病的用药规律[J].中医药导报，2023，29(8)：145

熊波，桑吉东知，倪梁红，等.基于 UPLC-ESI-Q-TOF-MS/MS 技术分析藏药粗壮秦艽的化学成分[J].西北药学杂志，2023，38(4)：1

熊天容，龙明豪，李瑞雪，等.夏景富运用苗医药论治痛风验案举隅[J]贵州中医药大学学报，2023，45(4)：52

徐芳芳.苗药小血藤联合静脉溶栓治疗急性脑卒中的临床疗效[J].中国民族医药杂志，223，29(1)：6

Y

杨庆万，蓝天座，安阳，等.苗药白龙须对 RA 滑膜细胞 STAT-3/IL-17 炎症通路的影响[J].中国民族民间医药，2023，32(13)：17

杨小兰，谢和兵，尼玛次仁，等.HPLC 法测定藏药十六味杜鹃花丸中羟基红花黄色素 A 的含量[J].食品与药品，

2023，25(5):432

叶永琼，邓晓芹，李永珍，等.中彝医联合湿热敷治疗腰痛病临床疗效分析[J].中文科技期刊数据库(全文版)医药卫生，2023(11):178

益西仲格，豆改杰，尕航卓玛，等.藏药二十五味余甘子丸联合四味木香汤散对高血压患者血压水平的控制效果[J].时珍国医国药，2023，34(4):926

袁仁镒，肖兴勇，胡元华，等.苗药豆比吼哈羌汤直肠滴入联合口服美沙拉秦治疗慢性直肠炎31例临床观察[J].中国民族民间医药，2023，32(3):98

Z

张美华，杨宝喜，张全，等.蒙药加味阿敏额尔敦结合西药治疗心绞痛型冠心病的疗效评价[J].医药卫生杂志，2023，44(15):51

赵家雯，杨昌琴，官仕玉，等.藏药丛菔的本草考证[J].中药与临床，2023，14(5):78

赵云雁，卢洋，陶诚天，等.藏药三果汤的质量控制研究进展及质量标志物预测分析[J].中药与临床，2023，14(3):88

郑贤茜，罗艳秋，徐士奎.《中华医藏》所收录病症用药类彝医药古籍的基本情况和特点[J].云南中医药大学报，2023，46(3):30

朱小玲，孙国园，李斌鑫，等.基于分子对接和网络药理学探寻中、蒙药抗新型冠状病毒感染的有效成分[J].内蒙古大学学报(自然科学版)，2023，54(2):179

七、国外中医药

【国外针灸治疗研究】

针灸疗法作为我国传统中医药的重要组成部分，2023年国外开展了针灸疗效的广泛研究，主要涉及神经系统疾病、内分泌代谢疾病、循环系统疾病、呼吸系统疾病等方面。

东京有明医疗大学针灸学科的Takakura N等为评估针刺、皮肤接触治疗和无接触安慰针治疗原发性颈肩僵硬患者的有效性，进行了一项双盲随机临床试验。将398名原发性颈肩僵硬患者随机分为4组，针刺治疗组100例、皮肤接触组99例、无接触治疗组99例和对照组100例，针刺治疗组给予针刺治疗、进针深度为5毫米，皮肤接触组给予安慰剂针刺治疗，即针尖端压紧皮肤但不能刺破皮肤，无接触治疗组给予无接触安慰针刺治疗，即针尖不接触皮肤，对照组不给予任何针刺治疗。除对照组外，其余患者由6名专业针灸师进行治疗，治疗选穴均为天柱、肩井、肩外俞、魂门穴，留针10 min/次，1次/d，疗程为2周。同时记录了患者颈、肩僵硬部位及其持续时间，使用视觉模拟量表(VAS)对颈、肩僵硬的强度进行评分。结果：针刺治疗组颈部僵硬缓解总有效率为69.0%(69/100)和肩部僵硬缓解总有效率为74.0%(74/100)，皮肤接触组颈部僵硬总有效率为73.7%(73/99)和肩部僵硬总有效率为67.7%(67/99)，无接触治疗组颈部僵硬缓解总有效率为61.6%(61/99)和肩部僵硬缓解总有效率为59.6%(59/99)，各组疗效比较具有差异(均$P<0.05$)；对照组颈/肩僵硬缓解总有效率为24.0%(24/100)，24小时后颈、肩僵硬缓解总有效率为22.0%(22/100)，明显低于各治疗组($P<0.05$)。研究表明，针刺治疗组、皮肤接触治疗组和无接触治疗组患者颈、肩僵硬症状改善情况明显优于对照组，且针刺治疗组疗效最佳，值得推广。

韩国首尔庆熙大学医学中心的Seo HS等为了验证针灸和中药对韩国儿童和青少年肥胖/超重的影响。将就诊于庆熙大学韩国医学院、庆熙大学江东韩国医学医院和韩国东方医学研究所的644例儿童减肥患者，根据纳入标准进行审查后，将209例平均年龄11.45岁的患者(183例肥胖患者和26例超重患者)给予针刺(躯干及四肢毫针44例、耳穴38例、电针35例)联合中药治疗。结果：117例接受针刺疗法的患者BMI百分位数从治疗前的平均(97.93±3.13)显著下降到治疗后的平均(96.4±6.04)，差异具有统计学意义($P<0.001$)。研究表明，针刺治疗可作用一种替代手段用于儿童肥胖患者的治疗。

巴西圣保罗大学医学院de Oliveira Rodrigues DM等研究耳针(AA)治疗抑郁症的疗效。将74例抑郁症患者随机分为两组，干预组给予特异性耳针(SA)治疗，所选耳穴为神门、皮质下、心耳、肺、肝、肾穴，对照组给予非特异性耳针(NSA)治疗，所选穴位是外耳、脸颊和面部区域，以及与心理健康症状无关的螺旋区4个非特异性穴位；两组治疗时间一致，15 min/次，1次/d，2 d/周，疗程为2周。两组研究遵循了报告试验综合标准(CONSORT)报告指南和针灸临床试验干预报告标准(STRICTA)用于研究的设计和报告，随访3个月。36.5%(27/74)的患者失访，剩余47名患者(SA组24例、NSA组23例)，纳入统计。受试者在接受耳针治疗后4周、6周和3个月回答了PHQ-9问卷。结果：随访3个月，SA组58.3%(14/24)的患者PHQ-9评分降低，NSA组为43.5%(10/23)，同时SA组患者症状得到有效缓解。研究表明，耳针疗法对抑郁症的治疗存在一定的疗效。

苏黎世大学医院 Yu QY 等评估针刺预防化疗引起的恶心呕吐(CINV)的有效性和安全性。方法：通过检索 MEDLINE、EMBASE、Cochrane CENTRAL、CINAHL、中国生物医学文献数据库、维普中文科技期刊数据库、中国期刊全文数据库和万方数据库，以确定针刺与假针刺或常规护理(UC)进行随机对照试验的比较。排除各种因素最后将 2 503 例患者纳入分析，使用了随机效应模型和 Knapp-Hartung 调整，采用 Cochran'SQ 检验评估了统计异质性，并用 Higgin's 和 Thompson's I2 统计测量了其程度。结果：38 项随机对照试验共纳入 2 503 例患者，与单纯 UC 相比，针刺加 UC 可增加急性呕吐的完全控制(RR，1.13；95%CI，1.02—1.25；10 项研究)和延迟呕吐(RR，1.47；95%CI，1.07—2.00；10 项研究)，均 $P<0.05$；CINV 共使用 24 个不同穴位，其中 ST36、PC6 和 CV12 使用频率最高，能改善患者胃肠动力增强免疫，均 $P<0.05$。研究表明，在常规护理基础上加用针刺可提高 CINV 的完全控制。

巴西布卢梅瑙地方大学的 Coelho IA 等评价针刺和激光针刺对小鼠伤害感受和炎症的影响，并与吗啡和地塞米松进行比较研究。观察三种小鼠实验：①采用热板实验诱导热伤害感受，将 60 只雄性小鼠随机分为 6 组(每组 10 只)：对照组注射等渗生理盐水，吗啡 1 组注射吗啡 1 mg/kg，吗啡 2 组注射吗啡 5 mg/kg，针灸 1 组针刺足三里、曲池、阳陵泉、昆仑，针灸 2 组针刺昆仑，激光组激光针刺足三里、曲池、阳陵泉、昆仑。采用热板法诱导伤害性行为，各组热板试验前均予激光治疗 30 min，治疗后，将动物放在加热的表面和出现摇晃、咬或舔热板上的后爪之间的时间被记录下来，最长时间为 60 s，并被认为是潜伏期指数。②评估足跖水肿，将 40 只雄性小鼠随机分为 4 组(每组 10 只)：对照组右爪足底注射 0.1 ml 的卡拉胶，地塞米松组注射 0.5 mg/kg 的地塞米松，针灸组针刺足三里、曲池、阳陵泉、昆仑，激光组激光针刺足三里、曲池、阳陵泉、昆仑。各组治疗后在右爪足底均注射 0.1 ml 的卡拉胶，并用 799A 系列电子数显卡尺(Starrett®)测量足跖水肿，测量时间间隔为卡拉胶注射后 30、60、120 和 240 分钟。③评估福尔马林伤害感受试验，将 40 只小鼠随机分为 4 组(每组 10 只)：对照组注射等渗生理盐水，吗啡组注射 1 mg/kg 吗啡，针灸组针刺足三里、曲池、阳陵泉、昆仑，激光组激光针刺足三里、曲池、阳陵泉、昆仑。在每只小鼠右后爪腹侧足底注射 20 μl 福尔马林后，将动物逐一置于玻璃漏斗中，靠近镜子观察。结果：①针刺、激光针刺足三里、曲池、阳陵泉、昆仑穴位及单独针刺昆仑穴位对热板痛觉过敏引起的痛觉抑制作用相当于吗啡 1 mg/kg ($P<0.05$)；②在卡拉胶致足跖水肿期，针刺和激光针刺足三里、曲池、阳陵泉、昆仑穴位的抗炎作用，可使足部水肿减少约 25.0%(10/40)，相当于地塞米松 0.5 mg/kg($P<0.05$)；③针刺足三里、曲池、阳陵泉、昆仑穴位对福尔马林诱导的伤害感受、神经源性和炎症期的抗伤害感受作用神经原性期减少 35.0%(14/40)，炎症期减少 40.0%(16/40)，相当于吗啡 1 mg/kg(均 $P<0.05$)；④热像仪分析显示，针刺和激光穿刺足三里、曲池、阳陵泉、昆仑穴位的抗炎作用相当于吗啡 1 mg/kg，可降低小鼠脚掌足底表面温度(均 $P<0.05$)。研究表明，针灸和激光穿刺被证明是治疗炎症和疼痛过程的有效疗法。

波兰卡托维兹体育学院物理医学研究所的 Chmielewska D 等通过局部针刺或者干针疗法研究其对治疗瘢痕的有效性。以“疤痕”“瘢痕疙瘩”“干刺”“针刺”“针灸”“治疗”“物理治疗”为关键词，根据 PRISMA 指南，对 MEDLINE(PubMed、EBSCOHost 和 Ovid)、EMBASE(Elsevier)和 Web of Science 数据库从成立到 2023 年 10 月之间搜索其相关出版物。经过全面检索，11 篇相关文章被纳入系统综述，其中 8 篇为病例报告，2 篇为随机试验，1 篇研究涉及病例分析。结果：研究普遍认为干针和针刺可以减轻疤痕引起的不适，同时 Abd-Elsayed 等人的报告称，针刺已用于与慢性瘢痕相关疼痛的各种临床条件下的疼痛控制。但是由于许多研究将针刺与其他治疗方式相结合，包括超声、按摩和药物治疗等，因此单独针刺治疗有效性的证据并不充分，需要加大样本量及时间长度来考量。

巴西圣保罗大学医学院的 Torres SF 等进行了一项评估电针治疗老年人慢性腰痛的对照、随机、三盲临床试验。将 125 例慢性非特异性腰痛患者随机分为高频电针组、低频电针组、交变频率电针组、对照组和安慰剂组 5 组，每组 25 例，高频电针、低频电针、交变频率电针三组选取神俞、大肠俞、委中、三阴交和太溪穴进行治疗，对照组给予手法针刺治疗，安慰剂组仅给予针刺治疗（电极连接到针头上，但没有施加电流），30 min/次，1 次/d，2 d/周，疗程为 5 周。通过数字疼痛评定量表（NPRS）评估的疼痛强度，疼痛的定性方，使用 Roland Morris 残疾问卷（RMDQ）和五次坐立测试（FTSST）评估功能残疾，情绪功能使用 Beck 抑郁量表（BDI）和全球焦虑视觉模拟量表（VAS）进行评估，以及使用 StarT 背部筛查工具（SBST）分析心理社会因素。在治疗结束时，还使用整体感知效果（GPE）量表评估患者对治疗改善的感知。结果：所有组的疼痛强度均显著降低，三组电针组对腰痛缓解没有差异，在两组之间的比较中，仅在对照组和安慰剂组之间观察到治疗前的统计学显著差异（$P<0.01$），而在电针组和安慰剂对照组之间观察后治疗的统计学显著差别（$P<0.01$）。研究表明，电针治疗对老人腰痛能起到缓解作用，但是没有一种电针频率对治疗老年人慢性腰痛最有效，并且电针并不优于手法针刺或安慰针刺治疗。

（撰稿：林炜　审阅：高维娟）

【海外中医药发展及现状研究】

考察海外中医的发展现状以及国外最新的中药研究和中医理论研究，对于国内中药的研发、中医海外传播策略的制定，具有重要的启发意义。

1. 中医发展现状

中医在海外的被接受度增强，进入更深层次的发展。

Avery McNair 等通过访谈 3 名中医和 1 名西医，对该国不列颠哥伦比亚省土著社区的中医护理进行了定性研究，指出土著人主导的医疗服务遵循非殖民化原则，包括“文化治疗（culture-as-cure）”，即完全以当地土著文化、精神、治疗知识和实践为中心，并总结了三个中心主题：一是跨文化主义（transculturalism），强调中医与当地土著信仰的契合，并在此基础上建立信任，将中医作为一种非本地的土著治疗方法；二是“文化谦逊”（cultural humility），即非土著医生对当地的尊重；三是“多维疗愈”（multidimensional healing），探讨了治疗中的身体、心理和情感疗愈。

Eigenschink M 等联合考察了中医在奥地利的流行、使用和公众感知的科学支持情况，发现中医的科学支持与对中医执业医师的信任呈正相关，与接种疫苗的倾向呈负相关。公众普遍认为中医药是科学的，但是这种认知与循证研究的结果之间存在分歧。

Monika Rybicka 等指出中医在波兰被纳入广泛的补充和替代医学（CAM），将传统西方医学与循证补充和替代医学相结合的综合医学可能会为长期资金紧张的波兰医疗保健系统提供可持续的解决方案，特别是在当前的老龄化社会，而将生物医学和中医相结合的医护模式可能是波兰患者和医疗系统的更好选择。

2. 中药研究

中药在海外的研究更加广泛、深入。

（1）中药综合疗效　João Moreira 等进行了神经退行性疾病和神经精神疾病尚无长期安全、有效治疗方法的调查研究，显示中草药具有抗氧化特性，可与酶和受体相互作用，并激活基因和信号通路，可以预防各种神经、心血管和致癌疾病，并可能提高记忆、学习和认知技能。认为未来应着力研究中草药的化学成分、确切的作用机制、有效和潜在毒性剂量、生物利用度和代谢等。Jorge Magalhães Rodrigues 等进行了系统的文献检索，以分析中医药对心理健康有效性的现有证据，为其在西方医疗环境中的潜在应用提供信息。研究表明，将中医药引入医疗保健系统可能会对某些精神疾病的治疗产生积极影响，提高其他疾病患者的生活质量，并且中医药也可能对无法获得或接受传统西医疗法的人群有用。

Jorge Magalhães Rodrigues 等依据中草药对皮肤病有效性的现有证据，检索了中草药治疗皮肤病的随机临床试验。证据表明，中草药可有效治疗皮肤病，主要是由于其成分具有抗真菌、抗细菌、抗病毒和抗炎作用以及免疫调节作用。Hart K 等针对当前阿片类药物危机的大背景下，为寻找新的术后疼痛控制解决方案，开展了一项前瞻性、双盲、安慰剂对照的随机试验。结果表明，多模式协同中药补充剂安全、耐受性好，与单独使用传统止痛药相比，可以更快、更好地减轻术后急性疼痛，且中药疗效与手术类型或术前疼痛程度无关。Divya Muralidas 等对中药补充剂作为替代疗法进行了全面的文献检索。分析发现，尽管一些中药补充剂具有预防和治疗新型冠状病毒感染变异的潜力，但其有效性尚不明确，并且一些补充剂可能与某些药物发生相互作用。研究认为，这些补充剂不应取代标准的预防措施，如疫苗接种和遵守公共卫生指南。

(2) 中药单药疗效　Kehar Singh 等分析中药蒲葵可治疗癌症，实验证明其果实和种子提取物具有抗增殖和抗血管生成的作用。研究显示，蒲葵含有广泛的生理活性化学物质，如类黄酮和萜类化合物，其植物提取物具有实质性的药理作用，包括抗肿瘤、抗炎、抗氧化、抗黑色素生成等特性，可制成药物和补充剂，用于预防和治疗癌症、溃疡、糖尿病等疾病。Dilip Kumar Chanchal 等对中药黄芩的植物化学成分和药理特性进行了综述，发现黄芩含有多种植物化学成分，包括黄酮类、生物碱类和萜类化合物，其中黄芩苷和黄芩苷元是最显著的生物活性化合物。并认为这些化合物具有广泛的药理活性，包括抗炎、抗氧化、抗癌、神经保护和护肝作用，可治疗多种疾病，如癌症、心血管疾病和神经退行性疾病等。

(3) 现代药理、毒理　Ren Q 等采用报告基因法检测了来自中药颗粒的羟基蒽醌和甲醇提取物激活 Nrf2-EpRE 介导的基因表达的能力。结果表明，嘌呤、芦荟大黄素、2-羟基-3-甲基蒽醌和大黄酸以高诱导因子(IFs＞10)诱导 Nrf2 介导的基因表达，而橙黄决明素、美决明子素、甲基异茜草素 1-甲基醚和大黄素的效力较低(IFs＜5)。芦荟、何首乌、茜草和大黄的所有提取物均激活了 Nrf2-EpRE 通路。不同的羟基蒽醌具有不同的 Nrf2 活化能力，羟基蒽醌的存在可以部分解释中药提取物对 Nrf2 的激活能力。Damilola S. Bodun 等关注人类 Eg5 蛋白的功能障碍与癌症的发展有关，为鉴定该蛋白的新抑制剂，通过虚拟筛选和结构筛选相结合的方法筛选了 2 000 多种中药化合物，发现了与人类 Eg5 的结合亲和力较高的前五种化合物，并分别通过 ADMET 性质和 QSAR 模型预测了这些化合物的潜在吸收和生物活性。研究认为这五种化合物可能成为抑制人类 Eg5 的靶点，需要对其治疗癌症的潜力进行实验验证。

Muhammad Harith Zulkifli 等对中药毒性研究的三种计算机方法进行了分析，包括机器学习、网络毒理学和分子对接。分析发现，虽然这些方法可进行在体外和/或体内验证的数据驱动的毒性预测，但仍局限于单一化合物分析，且仅限于几种类型的毒性，其中主要是肝毒性。研究认为，为增大毒性的覆盖范围，除了结构信息外，还应考虑其他方法，如文本挖掘。Noelia G Romero 等利用斑马鱼胚胎发育毒性试验(ZEDTA)结合两种行为试验(触摸诱发反应和光/暗转换试验)评估了三种常用草药的神经/发育毒性：天麻、雷公藤和茶叶。结果：天麻对斑马鱼胚胎没有神经发育毒性潜力，而雷公藤及其主要化合物雷公藤甲素和雷公藤红素诱导了显著的行为改变，绿茶中的主要儿茶素 EGCG 也会使斑马鱼胚胎发生显著的行为变化。研究显示，使用斑马鱼胚胎发育毒性试验与光/暗转换分析，可作为中草药发育神经毒性评估的替代方法。

3. 中医理论研究

Fabio Zampieri 等讨论了几种古代医学中的“心

脏中心主义”，并指出在所有古代文明中，心脏都是人的身体和精神中心。并详细介绍了中医关于心的理论，例如心脏的位置、功能、病理，提到“心主血脉”“心为君主之官”“心主神志”以及心与其他脏器的关系等，并指出中医常用丹参来治疗冠心病。

Amir Mohammad Jaladat 等比较了 kaiy（中世纪烧灼术，波斯传统医学中一种古老的热疗方法）与中医针灸（主要是艾灸）的异同，指出 kaiy 与针灸的操作方法、所用工具有所不同，并且 kaiy 点的数量少于针灸穴位，针灸常取多个穴位，而 kaiy 仅用少数几个点，位置也没有中医穴位那么明确。但是 kaiy 与中医的艾灸和火针也有显著的相似之处，比如都可以治疗多种疾病，具有类似的适应证，并且 kaiy 点位映射与针灸穴位之间有着惊人的相似。

Francesco Bottaccioli 等通过病理生理学和临床实例，研究了中国古代医学和哲学对现代科学研究和综合护理的启发。认为中国古代哲学的一些基本范畴（如阴阳理论）及养生等疗愈模式，有助于了解免疫系统是如何工作的，以及健康的根基在哪里。分析了免疫学中阴阳辨证法的一些例子，来说明阴中有阳、阳中有阴，并举了一个细胞因子阴阳的例子。认为中国古代时间生物学与现代昼夜节律科学的惊人一致性，以及器官之间的未知联系，如肺和大肠之间的联系。最后，着重介绍了中医独特的防治方法“养生法”，它与精神神经内分泌免疫学提出的模式有很强的一致性。

（撰稿：张淑娜　审阅：高维娟）

【国外中医药市场监管研究】

中医药市场综合监督管理包括制定有关规定、政策、标准，监督产品生产质量安全，管理市场秩序、市场交易、网络商品交易、广告营销等活动。

1. 大洋洲

英国诺丁汉特伦特大学的 Graham DT 总结了澳大利亚市场对中成药的监管，包括注册产品分级，制造标准，上市评估以及上市后检测等一系列举措。在澳大利亚，包括药品和医疗器械在内的治疗用品皆由治疗用品管理局（TGA）根据 1989 年《治疗用品法》的规定进行监管。其目的为保护公众健康、安全和福祉。此法规定大多数专业治疗产品在合法进口、出口之前，必须纳入由产品赞助商（通常是澳大利亚的供应商）组织的澳大利亚治疗用品登记册（ARTG），才可以供应用于澳大利亚市场。自 1990 年以来，澳大利亚一直将中药作为治疗品进行监管。中药进入 ARTG 分为高、低风险两个主要级别，中成药一般所属于低风险非处方药和大多数补充药的所在类别，但如果产品含有不在所列药物允许成分列表中的成分，或者其他具有某些风险因素，或者赞助商希望推广该产品用于治疗更严重的疾病，需将产品升级到更高级别。同时因为它是 ARTG 上的注册产品，需要 TGA 进行上市前评估。上市后，TGA 要求赞助商为所列药物提供相关文件，以检查产品标签、产品规格和分析证书等方面，来监督产品赞助商遵守其监管义务的情况。同时为确保对社会负责，不会误导或欺骗消费者，TGA 可于市场上收集样品并进行分析，对产品的广告也会严加看管。澳大利亚目的在于为消费者提供获得中药的机会，同时管理与其相关的任何风险。

2. 亚洲

中医药近年来在菲律宾城市中产阶级健康消费者中越来越受欢迎，尤其是针灸。学者 Islam MN 基于定性研究方法，对马尼拉大学、中芯国际中医药研究所、奎松市圣卢克医疗中心和全球圣卢克医学中心的受训人员和从业者兼培训师进行了面对面访谈和问卷调查。研究发现，医学专业人员控制着菲律宾正在专业化的中医药行业，并使该行业成为一种多元文化和城市中产阶级现象，这受到一系列因素的驱动，包括但不限于：市场经济的需求与激励、生物医学的局限性、中医药的优势、家庭传统思想以及对中医药思想文化的着迷。

印度普纳大学的 Patwardhan B 与 Mutalik G 阐述了全球以及印度的医疗市场，总结了当前印度医疗保健系统的优势和局限性。提出医疗多元化是一种日益增长的趋势，人们正在探索各种选择，包括现代医学、传统医学、补充医学和替代医学。在这种情况下，来自印度的阿育吠陀医学和来自中国的中医学及针灸学的知识将会发挥重要作用。强调需要从以疾病药物为中心的治疗方法转变为以个人健康为中心的预防和促进方法。可以通过整合现代和传统医疗系统来发展一种合适的模式，以获得负担得起的医疗保健。为了国际社会的更大利益，印度和中国的系统应该分享知识和经验，共同丰富知识，共同发展一种新型的综合医学模式。

暨南大学国际关系学院的 Khun Eng Kuah 探讨了中医药作为一种重要的文化力量——一种软实力的变体，连接着中国大陆和全球华人社区，并能够形成有助于贸易发展的区域社会和经济网络，从而形成中国中医药机构与东南亚国家之间的协作文化盆地。

美国桑福德大学的 Hughes Peter J 等面向国际呼吁在中医药市场监管中，倡导更严格的中药生产标准化程序。其通过文献检索等方法，指出韩国使用的中药存在一定的重金属污染问题，特别是铅污染问题。对于中医药市场管理而言，制定关于中药产品加工、制造和营销的国际标准化指南存在一定的必要性。同时，卫生保健提供者和患者应接受有关中医药进出口管理的教育。

3. 欧洲

德国联邦药物与医疗器械所的 Knoess W 等综述了欧洲联盟（欧盟）成员国执行了一项关于医药产品的统一立法，其中具体界定了中药产品和传统药物产品，目的在于创造一个考虑到中药产品特殊特性的监管环境。标准的统一旨在统一评估，促进不同成员国进入市场。中药产品委员会（HMPC）的欧盟中药专著所定义的标准和《欧洲药典》中规定的质量要求代表了中药和传统药物监管环境的跨国协调的优秀典范。此立法起码部分适用于中草药和传统药物，以进入欧盟市场。此外，HMPC 还提供了关于中草药安全性和有效性的专著的具体指导文件和试点项目。在《欧洲药典》中，以中药为来源的中药质量专著的数量不断增加。这些事态发展表明，传统药物的全球化是一个持续的过程。监管机构、科学界和利益相关者之间的沟通与合作将为各种监管环境的融合奠定基础。这将有助于在适当标准的基础上在全球范围内提供传统药物。

西班牙阿尔卡拉大学的 Tejedor-García N 等搜索了西班牙的中草药零售网站，并对其中罗列的产品信息质量和潜在的健康风险进行了分析。结果：发现在所发现的 30 个销售中药的西班牙零售网站中，只有三分之一的网站遵守了法律；仅有 5 个网站提供了一些安全信息；仅有 2 个网站标明了可能有毒的中药；掺杂了西布曲明、西芬那非或其类似物的中草药在被西班牙药品和卫生产品管理局（AEMPS）收回的产品总数中占有相当大的比例。

4. 非洲

夸祖鲁纳塔尔大学的 Ndhlala AR 等考查并综述了夸祖鲁-纳塔尔州彼得马里茨堡常见的商业中药混合物和制剂的流行情况。讨论了不同类型中药混合物的名称、伦理和法律含义。还强调了制备方法和营销策略，以确保南非传统医学这一方面的经济影响、安全性和有效性的新前进道路。

（撰稿：李以淅　审阅：高维娟）

［附］　参考文献

B

Bhushan P, Gururaj M. Search of novel model for integrative medicine[J]. Chinese journal of Integrative Medicine, 2014, 20(3):170

Bodun DS, Omoboyowa DA, Omotuyi OI, et al. QSAR-based virtual screening of traditional Chinese medicine for the identification of mitotic kinesin Eg5 inhibitors[J]. Computational Biology and Chemistry, 2023, 104:107865

Bottaccioli F, Bottaccioli AG. The suggestions of ancient Chinese philosophy and medicine for contemporary scientific research, and integrative care[J]. Brain Behavior and Immunity Integrative, 2023, 18(5):100024

C

Chanchal DK, Singh K, Bhushan B, et al. An updated review of Chinese skullcap(Scutellaria baicalensis): Emphasis on phytochemical constituents and pharmacological attributes [J]. Pharmacological Research-Modern Chinese Medicine, 2023, 9:100326

Chmielewska D, Malá J, Opala-Berdzik A, et al. Acupuncture and dry needling for physical therapy of scar: a systematic review[J]. BMC Complementary Medicine and Therapies, 2023, 24(1):14

Coelho IA, Cerutti ML, Arruda G, et al. Acupuncture and laserpuncture as a therapeutic approach for nociception and inflammation: An experimental study in mice[J]. Anais Da Academia Brasileira de Ciencias, 2023, 95(1):104

D

de Oliveira Rodrigues DM, Menezes PR, Machado Ribeiro Silotto AE, et al. Efficacy and Safety of Auricular Acupuncture for Depression: A Randomized Clinical Trial[J]. JAMA Netw Open, 2023, 6(11):45138

E

Eigenschink M, Bellach L, Leonard S, et al. Cross-sectional survey and Bayesian network model analysis of traditional Chinese medicine in Austria: investigating public awareness, usage determinants and perception of scientific support[J]. BMJ Open. 2023, 13(3):644

G

Graham TD. Regulation of proprietary traditional Chinese medicines in Australia[J]. Chinese Journal of Natural Medicines, 2017, 15(1):12

H

Hart K, Huynh D, Oh C, et al. New Traditional Chinese Medicine Supplement Reduces Pain Faster than Conventional Pain Pills Alone: A Phase I/II Prospective, Double-Blinded Placebo-Controlled Randomized Trial [J]. The American Surgeon, 2023, 10:89

Hyunah K, JPH, MEH. Adverse events associated with metal contamination of traditional chinese medicines in Korea: a clinical review[J]. Yonsei Medical Journal, 2014, 55(5):1177

J

Jaladat AM, Vaghasloo MA, Atarzadeh F, et al. Similarities and differences between kaiy in Persian medicine and moxibustion in Chinese medicine[J]. Journal of Integrative Medicine, 2023, 21(4):354

K

Khun Eng Kuah. Traditional Chinese herbal medicine as cultural power along the Southeast Asian belt and road corridor[J]. Asian Journal of Social Science, 2021, 49(4):225

Knoess W, Wiesner J. The Globalization of Traditional Medicines: Perspectives Related to the European Union Regulatory Environment[J]. Engineering, 2019, 5(1):22

M

McNair A, Ijaz N. "The Old Ways Are the Old Ways": A Qualitative Study of Chinese Medicine Care in Indigenous Communities in Canada[J]. Journal Of Alternative And Complementary Medicine, 2023, 29(6):380

Md. Nazrul Islam. Biomedical doctor as acupuncturist: The business of Chinese medicine in the Philippines[J]. Asian Journal of Social Science, 2023, 51(1):1

Moreira J, Machado M, Dias-Teixeira M, et al. The neuroprotective effect of traditional Chinese medicinal plants-A critical review[J]. Acta Pharmaceutica Sinica B, 2023, 13(8):3208

Muralidas D, Yaamika H, Elumalai K, et al. Traditional Chinese medicine(TCM) and nutraceuticals for the prophylaxis and treatment of COVID-19 variants: A review [J]. Pharmacological Research-Modern Chinese Medicine, 2023, 9:330

N

Ndhlala A, Stafford G, Finnie J, et al. Commercial herbal preparations in Kwa Zulu-Natal, South Africa: The urban face of traditional medicine[J]. South African Journal of Botany, 2023, 77(4):830

Nobuari Takakura, Miho Takayama, Akiko Kawase, et al. Acupuncture for Japanese Katakori (Chronic Neck Pain): A Randomized Placebo-Controlled Double-Blind Study[J]. Medicina(Kaunas), 2023, 59(12):2141

Noelia Tejedor-García, Coral García-Pastor, Selma Benito-Martínezy Francisco Javier de Lucio-Cazāna. Information quality and health risks in Spanish-language retail websites for Chinese herbal medicine[J]. Gaceta Sanitaria, 2023, 32(1):54

R

Ren Q, Bakker W, de Haan L, et al. Induction of Nrf2-EpRE-mediated gene expression by hydroxyanthraquinones present in extracts from traditional Chinese medicine and herbs[J]. Food And Chemical Toxicology, 2023, 176:113802

Rodrigues JM, Santos C, Ribeiro V, et al. Chinese Phytopharmacology in dermatology-A Systematic Review [J]. Pharmacological Research-Modern Chinese Medicine, 2023, 7:100255

Rodrigues JM, Santos C, Ribeiro V, et al. Mental health benefits of traditional Chinese medicine-An umbrella review of meta-analyses[J]. Brain Behavior and Immunity Integrative, 2023, 2:100013

Romero NG, Gutierrez G, Teixidó E, et al. Developmental neurotoxicity evaluation of three Chinese herbal medicines in zebrafish larvae by means of two behavioral assays: Touch-evoked response and light/dark transition[J]. Reproductive Toxicology, 2023, 121:108469

Rybicka M, Zhao J, Piotrowicz K, et al. Promoting whole person health: Exploring the role of traditional Chinese medicine in Polish healthcare[J]. Journal Of Integrative Medicine, 2023, 21(6):509

S

Seo HS, Lee SH, Yim MH, et al. Integrative Korean Medicine Treatment for Obesity and Overweight in Children and Adolescents: A Multicenter Retrospective Chart Review Study[J]. Diabetes Metab Syndr Obes, 2023, 16:2821

Singh K, Murti Y, Sanduja M, et al. Botanical, phytochemical and pharmacological aspects of Livistona chinensis: A traditional Chinese plant[J]. Pharmacological Research-Modern Chinese Medicine, 2023, 9:100301

T

Torres SF, de Macedo ACB, Sakai RY, et al. Effect of Different Frequencies of Electroacupuncture on Chronic Low Back Pain in Older Adults: A Triple-blind, Placebo-controlled, Randomized Clinical Trial[J]. Pain Physician, 2023, 26(2):161

Y

Yan Y, López-Alcalde J, Zhang L, et al. Acupuncture for the prevention of chemotherapy-induced nausea and vomiting in cancer patients: A systematic review and meta-analysis[J]. Cancer Medicine, 2023, 12(11):12504

Z

Zampieri F, Thiene G, Zanatta A. Cardiocentrism in ancient medicines[J]. IJC Heart and Vasculature, 2023, 48:101261

Zulkifli MH, Abdullah ZL, Mohamed Yusof NIS, et al. In silico toxicity studies of traditional Chinese herbal medicine: A mini review[J]. Current Opinion In Structural Biology, 2023, 80:102588

八、教学与科研

（一）教育教学

【翻转课堂在中医教育教学中的应用】

翻转课堂是一种重新调整课堂内外时间，课前学生通过教师提供的材料自学，课堂时间用于师生互动、答疑解惑与合作探究，以充分发挥学生自主性的新型教学模式。近年来在中医教育中得到广泛提倡和推广。

李建香等指出，在作为中医入门必修课的中医基础理论课程中，采用以兴趣为导向的翻转课堂，可以充分调动学生的学习兴趣和主动性，强调在教学实施过程中引入中医典故、传统文化、名医验案、医学影视、时事热点等兴趣点，把中医基础理论形象化、生动化、丰富化，有效提升教学效果。刘娟等从在线课程、翻转课堂、现场实践教学 3 个方面介绍了中医文化概要课程的教学改革。其中在线课程以 BOPPPS 教学法为主，结合课程思政，加入短小精悍的微课；翻转课堂以《华夏文化五千年》视频和中医文化系列微课为载体，确定自主学习任务，课上回答问题，并通过角色扮演完成中药剧的演绎；现场实践教学以中医文化之旅为主，让学生身临其境，从而激发对中医文化的热爱。

在实践性较强的临床类课程教学中，翻转课堂得到了更为广泛的应用，并且多与案例教学法、问题驱动教学法、基于团队学习教学法等各种新型教学方法结合运用。研究者往往通过设置实验组和对照组，从理论与实际操作的考核成绩以及学生满意度等方面，比较以翻转课堂为主的新型教学法与传统课堂教学法的效果。如在中医内科学教学中，宋欠红等证实了翻转课堂教学法对学生综合运用能力、学习效率、学习兴趣、临床综合能力、创新能力、自主学习能力等方面均有显著提升；张朝宁等设计了基于翻转课堂的问题式教学方法（PBL），以学生为中心，利用优秀网络教学资源，通过“线上自主学习＋线下答疑解惑”的教学途径，培养学生解决问题的技能和自主学习的能力；刘明林等以中医内科学中“肥胖”课程的教学为例，设计了翻转课堂的具体实施方案，分析了翻转课堂模式与传统教学形式相比的优势。金连顺等在岭南内科杂病诊治课程教学中采用案例教学法结合翻转课堂教学模式，认为该模式有助于开拓中医临床思维，培养学生自主思辨能力，提升中医本科教育阶段的人文素养。在中医外科学教学中，王启飞等介绍了翻转课堂在课前、课中、课后的具体实施过程与实践反思；黄梅等采用“雨课堂”与“翻转课堂”线上线下结合的混合教学模式，重新设计教学方案。在中医妇科学教学中，贾静等探讨了翻转课堂结合 CBL＋TBL 的教学模式在留学生中医妇科学网络教学中的应用效果；万莉等从教师、学生及考核方式三方面探讨了翻转课堂在中医妇科学示教课中的应用。在针灸专业教学中，方丽娜等探讨了翻转课堂模式在针刀临床示教中的应用效果；罗亚非等研究了金课背景下以学习通为载体的翻转课堂结合 PBL 教学法在腧穴解剖学教学中的教学效果；殷岳杉等以留学生针灸教学中的部分内容作为应用案例，从设计思路、设计内容、学习方式、评价手段等方面构建了小规模限制性在线课程（SPOC）线上翻转课堂的混合教学模式。此外，彭桂原等在中医耳鼻喉科学的教学中，采用融入思政元素的翻转课堂教学法，将专业课程与思政教育、医德教育有效结合，提升了教学的整体质量。

翻转课堂教学模式还可有效运用于中医专业学生对西医课程的学习以及西医院校的中医教学中。如杨建波等探讨了翻转课堂教学模式在中医类学生内科学教学中的效果，并从“诗教”的“兴、观、群、怨”四个方面讨论了翻转课堂的优势。尹荣江等将翻转课堂结合案例式教学模式应用在中医专业的胸外科实习教学中。王煜等基于西医院校中医学教学的现状与问题，设计了基于翻转课堂的混合式教学模式及评价机制，旨在优化西医院校中医课程的教学质量，培养新型复合型医学人才。

翻转课堂亦被应用于规范化培训临床教学中。秦沐婷等在中西医结合风湿科规范化培训中研究了小规模限制性在线课程(SPOC)联合改良客观结构化临床考试(OSCE)翻转课堂教学模式的应用效果。马晓蓉等分析了翻转课堂模式在中医妇科研究生规范化培训中的应用，均发现翻转课堂教学模式能有效提高学生的理论水平、实践操作能力及学习满意度。史梅莹等通过在中医妇科学住院医师规范化培训过程中采用翻转课堂、PBL 教学法结合技能实训的教学模式，总结出重视前期准备、统筹安排以提高效率、因材施教而突出重点、重视实操以提高技能以及形成评价、综合考核等经验。

（撰稿：张苇航　审阅：崔蒙）

【中西医结合人才培养研究】

中西医结合集两种医学体系优势，有助于提高实际疗效。中西医结合人才培养一直处于实践探索中。

在中西医结合教育与人才培养的整体研究方面：胡鑫悦等以文献计量学为研究方法，选取中西医结合教育领域的 733 篇文献，通过分析热点和研究趋势，提出中西医结合教育应加强整合研究群体，强化基础研究、做好顶层设计，后续研究应与时代发展同频共振等建议。周珊等深入剖析了中西医结合医学的发展现状，提出人才培养存在“思维难以互通、知识难以兼容、技能难以协同、能力难以提升”的难点，明确“以中西医临床能力为主体，融通中西医思维兼具中西医技能为两翼”的核心教育理念，围绕“教师队伍、课程教材、临床实践”等要素，建立思维与能力相融合、基础与临床相贯通、中医与现代医学技术相结合的培养体系，进一步推动中西医结合教育改革与高质量发展。叶同乐等采用问卷调查法，以各医疗服务机构人事管理部门负责人、科室主任等为调查对象，了解当前中西医结合人才的社会需求及就业政策，发现中西医结合人才社会需求较高，复合型人才需求最为迫切，但因政策不完善、人才使用效果不佳等原因，用人单位对中西医结合人才满意度较低，提出未来可从人才政策制定方、人才培养供给方、用人单位需求方多方面进行改善，以培养符合社会需求的高质量中西医结合人才。

在中西医结合人才培养体系与学科建设方面：张宏如等剖析了当前中西医结合教育体系中存在的教学体系不完善、中西医课程结而不合，中医经典教学内容旧质化、脱离临床，学生科研创新缺乏主动意识等问题，以南京中医药大学中西医临床医学(“5+4”本博贯通培养)为例，从“守正创新”的时代理念出发，探索中西医结合拔尖人才的培养模式，包括整合优化、构建“四化一体”的复合知识课程体系，加强中医经典文化建设、培养中医临床思维，以创新为导向、构建“创新导师引导，学生自主科研”模式，强化中西医结合导师的培养、锻造强有力的师资后盾等。宋岚等在新时期“健康中国”和“创新性中西医结合诊疗服务模式”背景下，从整体思路、建设方案、实施过程、实施效果等方面总结了以临床前期医学专业本科生为研究对象，以“岗位胜任力”为导向的中西医整合课程混合式教学模式的构建和实施过程。贾连群等以辽宁中医药大学中西医结合学科—中西医临床医学专业一体化发展为例，探索构建中西医结合学科—专业一体化在思政育人、课程建设、团队建设、平台建设、机制保障方面的“五个一体化”实施路径，并以实践检验其对高校内涵式建设的支撑作用和提升人才培养质量的实际成效，为学科—专业一体化协同育人模式推广提供有益借鉴。宋丽娟等聚焦中西医结合专业硕士研究生的高质量发展，提出明确培养拔尖创新人才为主体，突出政治引领和创新能力两翼，紧扣知识、能力和素质三个维度的培养目标，严格管控培养方案、学位课程、开题报告、中期考核四个环节，着力提升教学、科研、临床、交流与终身学习五种能力，力争在学位论文、科研项目、期刊论文、会议交流、知识产权、学科竞赛等六个方面产出成果。杨硕等提出在"互联网＋"背景下，以培养实用型中西医结合临床医学专业人才为目标，通过组建混合式教学人才队伍、设计混合式教学课程方案、整合多种教学方法、建立一站式教学资源数据库、开创临床情景教学新模式等手段，积极构建并大力发展中西医结合妇产科学多元化混合式教学模式，以突破传统教学模式的单一局限，从而全面提升中西医结合临床医学专业教育质量。此外，作为新兴学科的健康服务与管理专业，很多学者尤为重视中西医协同理念指导下的人才培养。张冀东等系统阐述了中西医协同理念在健康服务与管理学科构建中的重要作用，包括治未病思想对学科构建具有重要指导意义，中西医协同理念为学科的内涵建设奠定了坚实基础，为学科的应用传播打开广阔的视野，并可跨界融合催生学科发展的新动力，希望通过完整的学科体系带动专业人才的培养。胡宗仁等针对目前健康服务与管理专业尚无具有中西医协同理念规划教材的现状，分析目前该专业的发展状况与课程建设情况，探索大健康背景下该专业新型教材建设坚持中西医协同理念的依据以及实践方法，助力培养具有中西医结合能力的健康服务与管理专业人才。

在具体教学实践方面：谭超等围绕北京中医药大学中西医临床医学专业开设的"医学发展与展望"通识教育课，梳理课程内容设计及教学实践，进行教学效果评估，探讨了中西医临床医学课程实施的经验。谢欣颖等尝试将中西医结合思维运用于中医内科学案例教学中，并以消渴病为例阐述其较传统中医案例教学的优势，指出在中西结合医学的大趋势下，中医内科学案例教学应强调在坚持中医思维的前提下，适当借鉴西医理论、西医思维来避免传统教学模式的局限性，有利于加强教学效果，培养适应时代需求的优秀中医。

此外，各种新型教学法当前被广泛应用于中西医结合专业临床各科的理论教学与实习过程中。如李中寅等探讨了问题式教学法(PBL)结合情景模拟法在中西医结合妇产科学教学中的应用效果；吉燕等探讨了 PBL 教学模式在中西医结合皮肤性病学课程临床教学中的应用效果；柳普照等分析了规范混合式教学中的线下教学法在中西医结合耳鼻咽喉科学教学中的应用效果；尹荣江等探讨了 PBL 联合标准化病人(SP)以及 PBL 联合病例为引导的教学模式(CBS)在胸外科中西医结合专业实习中的应用效果；秦沐婷等分析了以小规模限制性在线课程(SPOC)联合改良客观结构化临床考试(OSCE)翻转课堂教学模式在中西医结合风湿科规范化培训中的应用效果。这些研究均通过对照证实，以学生为中心的新型教学法能有效提高教学质量，培养学生中西医结合的临床思维能力，值得进一步推广应用。

（撰稿：张苇航　审阅：崔蒙）

［附］ 参考文献

F

方丽娜，古丽娜孜・穆哈提，周伟，等.翻转课堂教学模式在针刀临床示教的应用[J].中国中医药现代远程教育，2023，21(8)：1

H

胡鑫悦，翟双庆，袁娜，等.中西医结合教育研究现状、

热点及发展趋势分析[J].中医教育,2023, 42(1):10

胡宗仁,沈承玲,骆敏,等.中西医协同理念助力建设健康服务与管理专业规划教材[J].中医教育,2023, 42(1):24

黄梅,陆慧敏.翻转课堂的混合教学模式在中医外科学教学中的应用探讨[J].中国继续医学教育,2023, 15(17):80

J

吉燕,张成会,周光,等.PBL教学模式在中西医结合皮肤性病学教学中的应用评价[J].新疆中医药,2023, 41(1):44

贾静,王国华,赵秀萍,等.翻转课堂结合CBL+TBL教学模式在留学生中医妇科学网络教学中的应用探索[J].中医教育,2023, 42(3):99

贾连群,杨关林,刘慧慧,等.学科-专业"五个一体化"提升中西医结合人才培养质量的实践探索——以辽宁中医药大学为例[J].中医教育,2023, 42(1):1

金连顺,陈祎琦,曾宪凯,等.CBL结合翻转课堂教学模式在岭南内科杂病诊治课程中的应用[J].中国中医药现代远程教育,2023, 21(3):42

L

李建香,史俊,吴颢昕.兴趣导向翻转课堂在中医基础理论教学中的应用[J].科教导刊,2023,(33):111

李中寅,喻多多,马玲,等.PBL结合情景模拟法在中西医结合妇产科学教学中的应用[J].光明中医,2023, 38(6):1183

刘娟,尚冰.中医文化课在线课程、翻转课堂与现场实践结合的实验教学模式探索[J].辽宁中医药大学学报,2023, 25(8):174

刘明林,杜娟,姚茹冰,等.翻转课堂在中医内科学肥胖课程的应用[J].中国中医药现代远程教育,2023, 21(12):167

柳普照,丁玲,申琪,等.规范混合式教学中线下教学法在中西医结合耳鼻咽喉科学的应用[J].中国中医药现代远程教育,2023, 21(15):12

罗亚非,朱世杰,唐中生,等.金课背景下的学习通平台+翻转课堂+PBL在腧穴解剖学教学中的应用[J].贵州中医药大学学报,2023, 45(4):95

M

马晓蓉,万莉,韩璐.翻转课堂模式在中医妇科研究生规范化培训中的应用[J].新疆中医药,2023, 41(3):56

P

彭桂原,彭庆源,李松键,等.融入思政元素的翻转课堂教学法在《中医耳鼻喉科学》教学中应用[J].中医眼耳鼻喉杂志,2023, 13(1):54

Q

秦沐婷,王晓非.SPOC联合改良OSCE翻转课堂教学模式在中西医结合风湿科规范化培训的应用[J].中国中医药现代远程教育,2023, 21(7):30

S

史梅莹,陈海燕,陆义芹,等.翻转课堂、PBL教学法结合技能实训在中医妇科学住院医师规范化培训中的应用[J].中国中医药现代远程教育,2023, 21(5):1

宋岚,逯晶,朱伟,等.基于OBE理念的临床前期中西医整合课程混合式教学模式构建[J].中医教育,2023, 42(4):104

宋丽娟,王青,黄建军,等.中西医结合硕士教育拔尖创新人才培养探讨[J].高教学刊,2023, 9(32):155

宋欠红,柳尧,杨彦斌,等.翻转课堂在中医内科学心系病的应用[J].中国中医药现代远程教育,2023, 21(14):26

T

谭超,侯秀娟,刘文娜,等.中西医临床医学专业医学发展与展望课程的设计与实践[J].中医教育,2023, 42(4):113

W

万莉,马晓蓉,韩璐.翻转课堂在中医妇科学示教课中的应用[J].新疆中医药,2023, 41(2):28

王煜,唐涛,戴幸平,等.基于翻转课堂的西医院校中医学课程混合式教学的探索[J].中国中医药现代远程教育,2023, 21(11):10

王启飞,龚冠闻.翻转课堂教学模式在中医外科学教学的应用[J].中国中医药现代远程教育,2023, 21(16):43

X

谢欣颖,杨小红.论中西医结合思维在中医内科学案例教学的应用[J].中国中医药现代远程教育,2023, 21(9):3

Y

杨硕，王茜.互联网＋背景下中西医结合妇产科学多元化混合式教学策略研究[J].中国中医药现代远程教育，2023，21(11)：37

杨建波，赵梦婷.翻转课堂在中医类学生内科学教学中的应用效果[J].新疆中医药，2023，41(1)：41

叶同乐，焦楠，胡鑫悦，等.中西医结合人才社会需求现状调查[J].中医教育，2023，42(1)：5

殷岳杉，贾晓蕾，刘春燕，等.后疫情时代SPOC线上翻转课堂教学模式在留学生针灸教学的应用[J].中国中医药现代远程教育，2023，21(9)：11

尹荣江，范琳琳，顾华，等.PBL教学法联合SP在胸外科中西医结合专业实习的应用[J].中国中医药现代远程教育，2023，21(10)：16

尹荣江，汤滢秀，顾华，等.PBL联合CBS教学法在胸外科中西医结合专业实习的应用[J].中国中医药现代远程教育，2023，21(12)：10

尹荣江，张凯，顾华，等.翻转课堂结合案例式教学模式在胸外科中医专业实习的应用[J].中国中医药现代远程教育，2023，21(14)：6

Z

张朝宁，余臣祖.基于翻转课堂的PBL教学法在中医内科学的应用[J].中国中医药现代远程教育，2023，21(19)：5

张宏如，徐森磊，顾任钧."守正创新"视域下中西医结合拔尖人才培养模式探索——以南京中医药大学中西医临床医学("5＋4"本博贯通培养)为例[J].中国中西医结合杂志，2023，43(7)：868

张冀东，张曾宇，何清湖，等.基于中西医协同理念的健康服务与管理学科建设的思考[J].中医教育，2023，42(5)：56

周珊，陈帝昂，夏婷，等.基于一体两翼衷中融西理念剖析中西医人才培育难点与优化路径[J].光明中医，2023，38(17)：3447

（二）科研方法

【数据挖掘在中医药研究中的运用】

数据挖掘就是从大量的、不完全的、有噪声的、模糊的、随机的数据中发现隐藏和提取有价值信息与知识的过程。随着计算机科技的飞速发展，数据挖掘技术应用范围越来越广泛，在中医药学研究中也拥有广阔前景。李洪峥等研究发现中医数据挖掘技术被广泛应用于中医证候、证候要素标准化研究及名老中医经验挖掘研究等方面，形成了从临床信息采集、经验挖掘总结、临床应用验证、机理机制研究到理论指导临床的研究模式。倪敬年等认为数字化传承在可及性、抗佚失性、准确性、创新能力、有效性方面具有一定优势，是传统中医学习方式的重要补充。

目前数据挖掘在古今名家经验传承和发现临床疾病治疗规律方面应用较多。研究路径遵循“数据准备—数据挖掘—解释评价”的步骤。数据准备是数据挖掘工作的一个难点。挖掘古代名家经验，一般以医家的著作或收录医家著作的大型丛书作为检索源采集数据。杜志慧等探讨杨栗山治疗温病的学术思想，收集《伤寒瘟疫条辨》涉及的处方，建立数据库。朱嘉敏等依据《中医古代脓毒症医案筛选标准专家共识》提供的标准，筛选《中华医典》收录的温病四大家治疗脓毒症医案。杜美皎等研究张子和辨治咳嗽用药的规律，以其所著《儒门事亲》中治疗咳嗽的方剂和医案为研究对象，建立数据库。马向梅筛选《景岳全书·眩晕》方剂中的药物探讨张介宾治疗眩晕的学术思想。韩文哲等收集叶天士《叶氏女科证治》调经、安胎、保产及求嗣相关内容，作为研究对象。黄紫薇等收集《傅青主女科》中“血崩”篇和“调经”篇正文部分所包含的中药方剂，探讨傅山治疗月经病的辨证思维和用药特点。刘涵笑等筛选《妇人大全良方》相关方药总结陈自明论治胎漏、胎动不安的诊疗特色。

挖掘现代名家经验，多选用名家的临床病例。谭耀晋等收集 2017 年 9 月—2021 年 9 月就诊于浙江中医药大学附属第三医院林咸明教授门诊失眠患者的中药处方，分析其用药规律。古福平等对 2020 年 1 月 1 日—2022 年 6 月 30 日吴万垠教授门诊就诊的乳腺癌患者进行数据采集，并进行用药规律总结。李曼等以武权生教授 2020 年 10 月 1 日—2021 年 10 月 1 日门诊治疗子宫内膜异位症痛经病例处方为研究对象，总结其遣方用药规律。

在发掘疾病的治疗规律方面，可选用的数据源较为广泛，最常用的论文数据库包括中国知识资源总库（CNKI）、中文科技期刊数据库（VIP）、中国学术期刊数据库（万方数据）、中国生物医学文献数据库（CBM）、中国生物医学文献服务系统（SinoMed）、中文科技期刊数据库（维普网）、PubMed 等，既可单独使用，也可多库联合使用，进行数据筛选。如黄旭铭等挖掘中医药治疗慢加急性肝衰竭的用药规律；朱小玲等探讨支气管扩张症痰热壅肺证的中医用药规律；牛越等分析中医药治疗病毒性心肌炎的用药规律；宋秋燕等挖掘现代中医药处方治疗中风后失眠的组方用药规律；董慧静等挖掘内服中药复方改善肿瘤治疗相关口腔黏膜炎的用药规律；康桂兰等探析国内中医药治疗特发性膜性肾病的证治规律；罗超琴等分析中医药治疗偏头痛的方药配伍规律；陈雪靓等研究中医药治疗慢性心力衰竭的用药规律；沈洁等探讨中医药治疗眼肌型重症肌无力的用药规律；黄缘恩等分析中药治疗结节性痒疹的用药规律；曾添成等研究中医药治疗天疱疮的组方用药规律；王桂云等探讨卵巢早衰的中医组方用药特点；吴晓敏等探究中药治疗围绝经期高血压的组方用药规律；吴进进等分析针灸治疗多囊卵巢综合征不孕症的取穴规律；缑兆鑫等探讨针灸治疗盆腔器官脱垂的临床选穴规律；吴琼等探讨中药熏洗促进肛瘘术后创面愈合的用药规律；王腾飞等探讨中医药治疗外伤性视神经病变的用药规律；南博宇等分析中医药治疗膝骨关节炎伴滑膜炎的用药规律；王义飞等分析中药熏蒸治疗肩周炎的用药规律。

此外，亦可选用丛书典籍进行研究。如孔令源等筛选《医方考》治疗痘证的方剂；周恩慧等收集《中医方剂大辞典》中治疗疮口不敛的外用方。又可检索各类数据平台或数据库。如丁泽惠等以《中华医典》、瀚堂典藏、国学大师等数据库为文献来源，整理古代名医论治痴呆的方药；熊隆家等检索国家知识产权局中国专利公布公告网站治疗慢性肺源性心脏病的中药复方专利；王清等在中国专利公布公告网站搜索治疗支气管扩张的中药专利复方数据；姜威等收集中医药知识服务平台中治疗便秘的中成药；王潞潞等挖掘中国中医科学院广安门医院名中医经验数据库中治疗胆囊息肉的病例；韩富华等从中国中医科学院西苑医院的医院信息管理系统中挖掘脑病科急性脑梗死合并睡眠障碍患者的病历数据等。

挖掘数据时，一般以 EXECL 建立数据库，依据 IBMSPSS Statistics 和 IBMSPSS Modeler 软件对纳入的方药进行频次、因子、关联、聚类分析，探究组方规律。古今医案云平台和中医传承辅助平台是进行数据挖掘常用的技术工具。其他如杜美皎等使用 R4.0.0 软件通过自编程序对数据库数据进行频次统计、关联规则及聚类分析。刘涵笑等应用 Gephi 软件构建复杂网络，绘制用药概况图，统计高频用药、药物种类、药物性味归经等。

总体来看，数据挖掘的目的多为总结中医名家经验，为中医学术经验传承提供更有效的途径，或总结疾病的组方规律，为研制新方提供参考。目前研究结果的利用与转化还比较单一，尚有较大的发展空间。

（撰稿：徐贻珏　审阅：崔蒙）

【自然语言处理中的中医术语识别算法研究】

自然语言处理(NLP)是人工智能领域中的一个重要研究方向，主要研究实现人与计算机之间用自然语言进行有效通信的各种理论和方法。近年来，随着互联网文本的爆炸性增长以及深度学习技术的快速发展，自然语言处理技术的应用已扩展到语音识别、手写识别、智能问答、机器翻译及文本处理等多个领域，展现出卓越的应用效果。

尽管目前有关 NLP 技术在中医领域应用的研究文献经常涉及术语的标注、识别与提取，但使用 NLP 技术系统性地开展中医术语识别的研究仍相对较少。通过分析和研究 NLP 文献中关于中医术语标注、识别与提取的人工智能算法，探讨在人工智能背景下，基于 NLP 的中医术语识别算法的发展趋势，可以为新时期的中医术语标准化工作提供新的研究思路与方法，以期推动中医术语的系统化和标准化研究，进一步促进中医学的信息化和智能化进程。

通过对 2023 年发表的期刊文献进行分析，发现基于 NLP 识别或标注中医术语常用的算法主要有 BERT、LSTM、CRF 、NaiveBayes、word2vec、SVM、MutualInformation、BiGRU、jieba、HanLP 等。其中，基于 BERT 开展中医命名实体研究是该领域的热门趋势。如刘彬等开展的“融合汉字部首的 BERT-BiLSTM-CRF 中医医案命名实体识别模型”研究，将人工标注的 400 份医案采用 BERT 模型进行训练，识别中医医案中的“身体部位”“药物”“症状”“疾病”4 种类别的术语。吴佳泽等开展的“基于预训练模型及条件随机场的中医医案命名实体识别”研究，采用人工标注所选中医医案的 10 类命名实体作为训练集和验证集，并构建基于 BERT、Ro-

BERTa、ALBERT 及 CRF 的神经网络，实验结果显示：基于 RoBERTa-CRF 构建的神经网络能有效实现中医医案命名实体识别，解决其效率一般的问题，并且通过设置恰当的分层学习率，CRF 能有效处理命名实体标签间的依赖关系。整体而言，以 BERT 为基础的命名实体识别技术在中医术语的识别和标注中表现突出，其高效的预训练和微调机制显著提高了专业术语的识别准确率和泛化能力，此类技术可以为中医术语标准化、中医文献数字化以及中医诊疗智能化等领域的发展提供强有力的技术支持。但是，现有文献研究表明，目前自然语言处理中的中医术语识别算法研究整体上缺乏全面性、系统性，基于 NLP 等人工智能相关算法在中医术语标准化研究方向上仍然是一个有待深入探索的领域。

（撰稿：李明　审阅：崔蒙）

［附］　参考文献

C

陈雪靓，唐燕萍，李少东，等.基于数据挖掘研究中医药治疗慢性心力衰竭用药规律[J].山西中医，2023，39(7)：54

D

丁泽惠，符馨，张雅妮，等.基于数据挖掘探讨痴呆古代名医用药规律[J].山西中医，2023，39(2)：57

董慧静，薛崇祥，郑玉敏，等.基于数据挖掘探究肿瘤治疗相关口腔黏膜炎中医用药规律[J].中国中医药信息杂志，2023，30(6)：42

杜美皎，邢叶一祎，薛丽娟，等.基于数据挖掘的《儒门事亲》咳嗽用药规律研究[J].中国中医药图书情报杂志，2023，47(3)：71

杜曾贞，解丹，田双桂，等.基于中医临床数据的症状信息自动抽取技术研究[J].时珍国医国药，2023，34(9)：2291

杜志慧，余江维，谭世雨，等.基于数据挖掘的《伤寒瘟疫条辨》用药规律研究[J].中国中医药图书情报杂志，2023，47(4)：84

G

缑兆鑫，彭获凯，龙翔宇，等.基于数据挖掘技术探讨针灸治疗盆腔器官脱垂的选穴规律研究[J].中国中医药图书情报杂志，2023，47(5)：60

古福平，吴万垠.基于数据挖掘分析吴万垠治疗乳腺癌用药规律[J].中国中医药图书情报杂志，2023，47(3)：45

H

韩富华，陈文洁，陈芷妍，等.基于真实世界数据挖掘探讨急性脑梗死合并睡眠障碍中医辨治规律[J].中国中医药信息杂志，2023，30(1)：39

韩文哲，许莉琴，刘琼辉.基于数据挖掘的《叶氏女科证治》辨证用药规律研究[J].中国中医药图书情报杂志，2023，47(4)：72

胡为，刘伟，盛威等.TcmYiAnBERT：基于无监督学习的中医医案预训练模型[J].医学信息学杂志，2023，44(7)：63

黄旭铭，唐陈琴，陈斌.基于数据挖掘的中医药治疗慢加急性肝衰竭用药规律分析[J].中国中医药图书情报杂志，2023，47(3)：64

黄缘恩，何冠瑾，雍双双，等.基于数据挖掘的中药治疗结节性痒疹用药规律研究[J].中国中医药图书情报杂志，2023，47(4)：48

黄紫薇，张伶俐.基于数据挖掘技术分析傅山治疗月经病辨证思维和用药特点[J].山西中医，2023，39(4)：45

J

姜威，李敬华，于琦，等.基于数据挖掘的中成药治疗便秘用药规律研究[J].中国中医药图书情报杂志，2023，47(5)：91

K

康桂兰，李建省，王英明，等.基于数据挖掘探析中医药

治疗特发性膜性肾病证治规律[J].中国中医药信息杂志，2023，30(4):12

孔令源，吴越，李昕泽，等.基于数据挖掘的《医方考》治疗痉证用药规律研究[J].中国中医药图书情报杂志，2023，47(4):60

L

李曼，武权生，毛海燕，等.基于数据挖掘的武权生治疗子宫内膜异位症痛经用药规律研究[J].中国中医药图书情报杂志，2023，47(4):55

李洪峥，姜文睿，赵鑫.数据挖掘技术在中医名家学术经验传承中的应用[J].北京中医药，2023，42(2):228

刘彬，肖晓霞，邹北骥，等.融合汉字部首的BERT-BiLSTM-CRF中医医案命名实体识别模型[J].医学信息学杂志，2023，44(6):48

刘涵笑，李淑萍.基于数据挖掘探析《妇人大全良方》安胎用药规律和诊疗特色[J].山西中医，2023，39(10):48

罗超琴，吴艺帆，刘雪梅，等.中医药治疗偏头痛用药规律多层次数据挖掘研究[J].中国中医药信息杂志，2023，30(5):25

M

马向梅.基于数据挖掘分析《景岳全书·眩晕》治疗眩晕的用药规律[J].中国中医药科技，2023，30(3):626

N

南博宇，张黎明，胡磊，等.基于数据挖掘分析中药内服治疗膝骨关节炎伴滑膜炎用药规律[J].中国中医药图书情报杂志，2023，47(2):49

倪敬年，曹天雨，陈雅静，等.名老中医经验数字化传承的思考[J].中医杂志，2023，64(17):1754

牛越，温志浩.基于数据挖掘探讨中医药治疗病毒性心肌炎用药规律[J].中国中医药图书情报杂志，2023，47(3):58

S

沈洁，陈园园，董云，等.基于数据挖掘探讨中医药治疗眼肌型重症肌无力的用药规律[J].中国中医药科技，2023，30(5):1034

沈蓉蓉，夏帅帅，晏峻峰.命名实体识别在中医药领域研究进展[J].医学信息学杂志，2023，44(1):47

帅亚琦，李燕，陈月月，等.基于BERT-BILSTM-CRF的慢性支气管炎中医医案实体识别[J].现代信息科技，2023，7(5):145

宋秋燕，徐厚平.基于数据挖掘探讨中医药治疗中风后失眠用药规律[J].中国中医药图书情报杂志，2023，47(3):77

T

谭耀晋，史欣怡，贾兆星，等.基于数据挖掘分析林咸明教授治疗失眠的用药规律[J].中国中医药科技，2023，30(3):478

W

王清，马浩然，喻强强，等.基于数据挖掘中药专利复方治疗支气管扩张的用药规律[J].中国中医药科技，2023，30(4):684

王桂云，刘慧萍，吴小兰，等.基于数据挖掘的卵巢早衰中医用药规律研究[J].中国中医药信息杂志，2023，30(9):40

王潞潞，张润顺，白宇宁.基于数据挖掘探索名中医辨治胆囊息肉证治特点[J].中国中医药信息杂志，2023，30(2):31

王腾飞，郭欣璐，孔静静，等.基于数据挖掘分析中医药治疗外伤性视神经病变用药规律[J].中国中医药图书情报杂志，2023，47(2):33

王义飞，张磊，黄桂晨，等.基于数据挖掘分析中药熏蒸治疗肩周炎用药规律[J].中国中医药图书情报杂志，2023，47(2):44

吴琼，高记华，戚文月，等.基于数据挖掘探讨中药熏洗促进肛瘘术后创面愈合用药规律[J].中国中医药信息杂志，2023，30(2):20

吴佳泽，李坤宁，陈明.基于预训练模型及条件随机场的中医医案命名实体识别[J].中医药信息，2023，40(9):38

吴进进，崔韶阳，王曙辉.基于数据挖掘的针灸治疗多囊卵巢综合征不孕症取穴规律研究[J].中国中医药图书情报杂志，2023，47(4):65

吴晓敏，覃龄仪，王勇.基于数据挖掘的中药治疗围绝经期高血压用药规律研究[J].中国中医药图书情报杂志，2023，47(4):77

X

熊隆家，刘俊，柏正平.基于数据挖掘的国家专利中药复方治疗慢性肺源性心脏病用药规律分析[J].中国中医药图书情报杂志，2023，47(3)：51

徐丽娜，李燕，钟昕妤，等.基于 Bert 的中医方剂文本命名实体识别[J].医学信息，2023，36(4)：32

Z

曾添成，孔连委，马林.基于数据挖掘探讨中医药治疗天疱疮的组方用药规律[J].中国中医药科技，2023，30(1)：45

周恩慧，许二平，张楠，等.基于数据挖掘探讨中药外治疮口不敛用药规律[J].中国中医药图书情报杂志，2023，47(2)：39

朱嘉敏，梁群，董凌一.基于数据挖掘探讨温病四大家治疗脓毒症用药规律[J].中国中医药信息杂志，2023，30(8)：18

朱小玲，张智琳，孔祥照.基于数据挖掘的中医药治疗支气管扩张症痰热壅肺证用药规律研究[J].中国中医药图书情报杂志，2023，47(4)：90

记事

一、学术会议

▲全国中医标准化技术委员会年会召开 2月8日，由全国中医标准化技术委员会、中华中医药学会主办的本次会议在北京召开。中华中医药学会副会长兼秘书长王国辰、副秘书长陈俊峰，中国工程院院士、全国中医标准化技术委员会主任委员张伯礼，国际标准化组织中医药技术委员会主席沈远东，中国中医科学院特聘首席研究员朱建平，广东省中医药副院长卢传坚，天津中医药大学副校长郭义等出席会议。张伯礼指出，中医药标准化是引领新时代中医药高质量发展的重要工作，是推动中医药扩大学术影响、引领健康发展的重要路径。标准作为国际通用语言，也是加快中医药走向国际的重要通道。会上，全国中医标准化技术委员会联合5家中医药领域国家级标准化技术委员会和7家省级中医药标准化技术委员会共同发布了《团结协作，共同推动中医药标准化发展倡议书》。

▲"三师共管"糖尿病诊疗模式专家研讨会召开 2月25日，由中华中医药学会基层糖尿病防治专家指导委员会、糖尿病分会组织的本次会议在北京召开。会议邀请了北京大学中国卫生发展中心、北京中医药大学、南方医科大学、安徽中医药大学、中日友好医院等单位的中医药学、方法学、卫生经济学等多领域的专家参加讨论。专家们对内分泌专科医师、中医师和健康管理师"三师共管"糖尿病诊疗模式给予了肯定，认为中医药及相关专业人员合作，共同参与糖尿病的全程管理，有利于探索中医药特色的糖尿病防治模式。与会专家同时对进一步推广和科学客观评价"三师共管"，及其内涵建设、中西医合作机制、试点医院选择、疗效评价方法等提出了意见建议。

▲中华中医药学会心血管病分会学术年会召开 3月17—19日，由中华中医药学会主办，中华中医药学会心血管病分会、天津中医药大学第一附属医院、河南中医药大学第一附属医院等承办的本次会议在河南南阳召开。中国工程院院士张伯礼、中华中医药学会副会长兼秘书长王国辰等出席开幕式。年会以"传承、创新、协作、发展"为主题，共设7个论坛，邀请100多位院士、国医大师、岐黄学者等行业内知名专家共同探讨中医药防治心血管疾病的新理论、新技术、新方法和新策略。在主旨论坛环节，张伯礼作题为《新时代中医药高质量发展的思考》的主旨报告，他从国家政策及时代发展需要等多角度，就中医药如何高质量发展进行了详细解读。王阶、吴宗贵、喻佳洁、毛静远、李春梅、苏祥飞等分别就中医心血管领域的证候研究、"双心疾病"管理、循证研究、指南制定、学术论文撰写及标准化研究等分享了专题报告。

▲中西医结合护理学术传播体系融合发展会议召开 3月18日，由北京市中医护理能力提升工程办公室和《中西医结合护理》杂志编辑委员会主办的本次会议在北京召开。来自全国各省市的护理部主任、护士长、护理同仁近300人参会。北京市中医管理局局长屠志涛表示，中西医结合护理实现现代化的关键是中西结合学术体系的建立和国际化传播。据悉，《中西医结合护理》杂志自2021年创刊以来论文数据全部上线中图"易阅通"，在中国内地和全球范围内进行信息传播和学术交流。

▲第三届中国中西融合儿童健康大会召开 3月24—26日，由中国中药协会、中国医药教育协会、中国中西医融合儿童健康大会组织委员会主办的本次会议在广东广州召开，会议以"中西医携手，共创

儿童健康新未来”为主题。中国工程院院士张伯礼、肖伟，中国中药协会儿童健康与药物研究专委会主任委员马融等出席开幕式并致辞。张伯礼表示，为中国儿童提供高质量、全方位、全周期的中医药健康服务，促进儿童健康成长，是中医人责无旁贷的使命。中国中药协会汇聚千余名中西儿科专家，组建儿童健康与药物研究专业委员会，搭建起中西医组织融合的儿童健康发展平台，开展了卓有成效的工作。希望平台将青年医生培养工作作为重点，培养出一批学贯中西的中国儿科医生。同时，希望集中西儿科专家智慧，聚焦中医儿科优势病种、优势环节，制定一批高质量、应用性强的中西医结合诊疗方案。发挥出第三方专业平台优势，遴选一批优质儿童中成药，开展高质量临床研究、积累高质量循证医学证据，指导支持产业界研发优质中药儿童新药。肖伟表示，希望中西融合儿童健康平台在探索评价研究的同时，遴选一批在临床上用之有效，长期使用且已经有循证证据的药物进行二次开发，进行儿科剂型的改造，强化儿童安全用药。

▲中华中医药学会名医学术研究分会学术年会召开 3月25日，由中华中医药学会主办，中华中医药学会名医学术研究分会、厦门市中医院联合承办的本次会议在福建厦门召开。国医大师张大宁、杨春波，全国名中医李灿东、毛德西出席会议并作主旨报告；中华中医药学会副秘书长陈俊峰，全国名中医、中华中医药学会名医学术研究分会主任委员崔应麟，厦门市卫生健康委员会副主任王萍，厦门市中医院党委书记尹震宇出席开幕式并致辞；福建省中医药管理局局长钱新春线上致辞；厦门市中医院院长裴晓华主持开幕式。张大宁作题为《中医药治疗慢性肾病的临床体会》的报告。他从古籍记载到自身治疗体会，总结了中医药治疗慢性肾病蛋白尿、血尿的临证经验，以补气、活血、软坚、升阳及特殊用药等互相配伍，考究用量，客观阐释了中医药治疗慢性肾脏疾病的功效。杨春波分享了题为《谈中医学术与临证经验》的报告。他以脾胃为纲，以脾胃湿热证为主要证候分析，详细论述了以健脾、清化、理瘀为主要治法的诸病证论治，病变不仅拘于脾胃疾病，而是涉及肝炎等诸多疾患。毛德西以《三三九气汤临床心悟》为题，分享了三种汤饮，藿香三味、芳香三花、开胃三芽，量少质轻，却兼有芳香化湿、疏肝理气，健脾和胃，甚则可有开窍醒之功。李灿东分享了《中医临床诊断思维的体会》，以丰富的临床经验阐述了对学术思想传承、整体观念、四诊合参、象思维、三因制宜等的看法，提出了辨症、辨证、辨病、辨人、辨机的五辨观点。

▲中华中医药学会中医馆共同体年会举办 3月27—28日，由中华中医药学会主办，固生堂中医连锁管理集团支持的本次会议在北京举办。国家中医药管理局原局长王国强，国医大师孙光荣、王庆国，固生堂中医连锁管理集团董事长涂志亮等出席会议并致辞。《中国中医药报》社有限公司总编辑王淑军、中华中医药学会副秘书长刘平、湖北中医药大学党委书记唐骏、河南中医药大学原校长许二平、中医馆共同体原主席张怀明等出席会议。王国强对中医馆发展提出三点建议：一是要完整准确、全面深刻地学习领会党中央、国务院关于中医药工作和中医馆、名医堂建设的政策措施和任务要求，抓住机遇，趁势而上。要深刻领会和贯彻落实习近平总书记关于要做好中医药守正创新，传承发展的工作、建立符合中医药特点的服务体系和服务模式的指示精神。勇于探索，发挥优势。二是要认真思考和把握中医馆和名医堂在建立符合中医药特点的服务体系中的地位和作用，做实做强做好基层中医药服务工作，满足人民群众对中医药的基本需求。三是要在积极探索和实践中医馆、名医堂建立符合中医药特点的服务模式上下功夫、见成效，努力把中医馆、名医堂建设成为传承精华，守正创新，体现中医精髓，中医药特色鲜明、优势疗效突出，深受人民群众和广大患者欢迎的服务阵地。

▲2023 腾冲科学家论坛·中医药产业高质量

发展论坛举办　3月30日，由中华中医药学会、保山市人民政府共同主办，云南中医药大学、云南省中医药学会协办，腾冲市人民政府承办的本次论坛在云南腾冲举行。腾冲市委书记马子兴，保山市委副书记、市长陈锐，中华中医药学会副秘书长刘平出席开幕式并致辞。中国工程院院士张伯礼线上作题为《新时代中医药高质量发展的思考》的主题报告。他提出，目前中药工业高速发展，大健康市场规模逐步发展壮大，中医药全产业链基本成型。希望通过中医药产业高质量发展论坛，共同研究中医药高质量发展的具体内容和实施策略。中国科学院院士、中华中医药学会副会长仝小林现场作题为《腾药助力腾冲腾飞——守中医之正　创医学之新》的主题报告。他指出，面对未来疾病谱，中医可发挥传统优势，把握历史发展机遇，要发展中医药，注重用现代科学解读中医药学原理，走中西医结合的道路。国医大师李佃贵线上作题为《净化人体内环境——浊毒理论的健康观》的主题报告。他认为，浊毒理论是新时代的产物，“净化人体内环境”健康理念更契合当代人类健康的需求，化浊毒的养生保健适宜技术在今后将会越来越为广大养生爱好者所青睐。

▲中国针灸学会召开第七次全国会员代表大会　4月1—2日，本次会议在广东深圳召开。中国科学技术协会党组成员、书记处书记张桂华，国家中医药管理局副局长、党组成员闫树江出席会议。闫树江指出，针灸学会要深入贯彻落实习近平总书记关于中医药工作的重要论述，促进针灸学科的学术进步和技术发展，并将其融入中医药事业发展大局；要加强针灸人才队伍建设，积蓄科技人才成长发展资源；要继续普及推广针灸知识，助力健康中国建设，加大中医药知识在全社会的传播速度和覆盖广度；要强化服务支撑功能，充分发挥科技思想库作用，当好参谋助手。

▲第三届中国中医医院院长大会暨中西医并重助力医院高质量发展论坛举行　4月7—8日，由《中医杂志》社、江苏省中医院联合主办的本次活动在江苏南京举行。与会专家围绕“传承、创新、融合”主题就中医医院高质量发展方向、路径进行深入探讨。中国中医科学院副院长唐旭东、陕西省中医医院院长许建秦、浙江省杭州市中医医院党委书记李艳娟、黑龙江中医药大学附属第二医院院长朱路文等进行了学术交流。大会同期举行“国药天江杯”《中医杂志》优秀论文颁奖仪式。

▲中华中医药学会疼痛学分会第十三次中医药防治疼痛学术年会召开　4月7—9日，由中华中医药学会主办，中华中医药学会疼痛学分会、贵州省遵义市中医院、遵义市中医药学会承办的本次会议在贵州遵义召开。开幕式上，中华中医药学会副秘书长陈俊峰、遵义市人民政府副市长明岩、遵义市卫健局局长刘勇、遵义市中医药学会会长朱晓鸿等分别致辞。疼痛学分会第四届委员会秘书长王锡友主持开幕式。陈俊峰指出，党的二十大对推进健康中国建设，促进中医药传承创新发展，做出一系列重大决策部署，为新时代中医药发展指明了前进方向，提供了根本遵循，也为中医药全面参与中国式现代化建设带来了广泛机遇。我们要认真学习和贯彻党的二十大精神，坚定中医药文化自信，着力推进中医药高质量发展，切实将中医药继承好、发展好、利用好。

▲中国中西医结合学会第二届康复医学专业委员会2023年学术年会举行　4月7—9日，由中国中西医结合学会主办、浙江中医药大学附属第三医院承办的本次会议在浙江杭州举行。会议以“中西康复，融合创新”为主题，旨在进一步推动中医康复技术与现代康复技术的融合创新，探索形成“有机制、有团队、有举措、有成效”的中西医结合康复医学模式，促使充分发挥中西医结合康复的独特优势，推进我国康复医学事业高质量发展。会上举行了长三角中西医结合康复联盟授牌仪式。国际欧亚科学院院士、中国康复医学会会长陈立典，中国中医科学院广安门医院副院长吕文良，浙江中医药大学校长陈忠，

山东大学齐鲁医院康复中心主任岳寿伟，黑龙江中医药大学附属第二医院教授唐强等专家分别以《身心协同康复的临床与基础》《缺血性脑损伤的发病机制和中西医治疗研究》《交叉融合，助推科学发展》《整合康复医学》等为题作主旨演讲。

▲《藏医疾病分类与代码》全国专家论证会召开 4月7—10日，本次会议在西藏拉萨召开。西藏、青海、四川、云南及甘肃等五省区的34名相关专家围绕藏医疾病分类与代码的编码规则、分类方法等相关问题展开讨论。2018年，西藏、青海两省区先后开展《藏医疾病分类与代码》标准化项目，经过藏医病名的采集、整理、分类、编码、翻译、审定、测试等7个阶段的工作，于2020年初步完成西藏版和青海版《藏医疾病分类与代码》。目前完成的整合版《藏医疾病分类与代码》，经过重复剔除、科学分类、编码规范、专家审定后，总纳入病种为3 036个病名，分为15大类，对藏医医疗服务、科学研究、医案管理、信息化建设等有重要价值。

▲中国中医药临床案例成果库建设与发展研讨会举办 4月8日，由中华中医药学会主办的本次会议在北京举办。会议以“中国中医药临床案例成果库的建设与发展”为主题，围绕案例撰写规范与评审标准、案例与人才评价应用、案例与教育教学结合、扩大案例库推广宣传等进行了重点研讨。与会专家认为，临床案例是中医药诊疗活动形成的重要资料，中医药临床案例库的建设可以很好地将中医药智慧的精华留存，高质量的临床案例对提升中医的临床疗效水平具有重大意义。

▲《新古典针灸学大纲》新书座谈会举办 4月8日，本次会议在北京举办。与会专家学者围绕针灸古典理论内涵与现代针灸学特点进行深入探讨，共论针灸传承创新之道。该书由中国中医科学院首席研究员黄龙祥著、人民卫生出版社出版，内容包括“古典针灸学概要——来路”“提问与解题——路基”“规律与原理——导航”“作用与应用——路界”“循理以解惑——试驾”“承接与连通——超越”五部分，通过深入挖掘古典针灸学隐而不彰的诊疗规律，揭示了人体结构与功能的底层逻辑，深刻论述了“针灸作用机制如何说明白讲清楚”“针药结合的新思路”“针灸学与现代医学如何互启互补”等行业热点问题并提出解决思路。与会专家学者交流了读书体会，聚焦针灸学自古至今的发展路径以及其与现代医学的融合发展之道，为针灸学传承创新发展建言献策。

▲长三角中医药高质量发展高层次专家研讨会暨中医药理论现代化研究论坛举办 4月8日，由中华中医药学会主办，浙江中医药大学承办，上海中医药大学、南京中医药大学和安徽中医药大学协办的本次会议在浙江杭州举办。会议以“共谋长三角一体化高质量发展蓝图，共话中医药理论现代化传承创新”为主题，在持续推动中医药理论现代化、强化高质量人才培养、提升中医中药产业能级等方面展开研讨。国家中医药管理局科技司司长李昱指出，沪苏浙皖三省一市应发挥中医药在维护和促进长三角人民健康中的独特作用和显著优势，进一步深入推动长三角中医药高质量发展，积极构建中医药区域创新共同体。中华中医药学会副会长兼秘书长王国辰表示，长三角地区在国家现代化建设大局和全方位开放格局中具有举足轻重的战略地位。中华中医药学会将持续发挥学术引领与桥梁纽带作用，不断促进各地交流合作，助推区域一体化高质量发展。浙江省卫生健康委员会党委书记、主任王仁元表示，浙江省把中医药改革发展放在共同富裕示范区建设和“两个先行”的大场景中深度谋划，不断强化中医药理论创新、技术创新、制度创新、管理创新、模式创新，推进中医药高质量发展。会上，中国工程院院士陈香美、肖伟分别以《新时代中西医结合内涵与实践创新》《基于功效成分群的中药创新药研发策略与实践》为题作主旨报告，交流研究思路，分享实践经验。

▲“运用现代科技促进中医药传承创新发展”专题研讨会召开 4月15日，由人民政协报社文化传媒有限责任公司主办的本次会议在北京召开。部分全国人大代表、全国政协委员、专家学者围绕中医药产业科技创新、完善中医药标准体系、助推中医药产业高质量发展等议题建言献策。全国政协委员、中华慈善总会党委书记、副会长孙达表示，加快促进中医药传承创新发展，需要建设优质高效中医服务体系，促进优质中医医疗资源均衡布局，建设高素质中医药特色人才队伍，完善中医药科技创新体系建设，推动中药产业高质量发展，推动中医药文化繁荣发展，加快中医药开放发展。

▲2023中医特色疗法博鳌峰会举办 4月17日，由中国民间中医医药研究开发协会主办、好医生集团等承办的本次会议在海南博鳌举办，旨在为广大基层医生搭建学术交流平台，促进中医特色技术临床医学研究与成果转化落地，提高基层医生中医诊疗技术，助力“健康中国”建设。与会专家学者结合自身研究领域，开展了高水平、内容丰富的专题学术报告。中国民间中医医药研究开发协会会长陈珞珈分享了对中医药未来发展的思考及看法。好医生集团董事长耿福能从中医药传承及现代化研究角度，发表了对传统医药学、现代中医药和未来医药的认知，以及互联网时代诊所的发展之路。基层医生代表作了大会分享，他们结合自身多年的基层临床实践经验，总结了适用于基层百姓的中医特色诊疗方法。会议期间还进行了中国民间中医医药研究开发协会中医诊所分会换届选举，耿福能连任当选分会会长。

▲第二十六届全国介入心脏病学论坛举办 4月21日，由中国胸痛中心联盟、津药达仁堂共同主办的本次论坛在陕西西安举办。与会专家认为，中医药在心血管疾病防治领域具有独特的优势，能够在胸痛救治中发挥积极作用，期待中医药领域专家学者能够深入研究，持续探索中医药在心血管疾病防治方面的实践应用。

▲中华中医药学会肺系病分会第二十五届学术交流会暨换届选举会举行 4月21—23日，由中华中医药学会主办、中华中医药学会肺系病分会承办、北京晁恩祥中医药传承发展基金会协办的本次会议在北京举行。北京中医药大学第三附属医院院长王成祥当选为肺系病分会新一届主任委员，中日友好医院保健医疗部、中医部主任张洪春当选为名誉主任委员，国医大师晁恩祥等当选为分会顾问。王成祥表示，分会将秉持“团结求实，继承创新，普及提高”方针，强化对中医经典的学习、提高名老中医经验整理与师带徒工作质量，做好学术专著出版规划，持续加强科普宣传等，并着力搭建好学术交流互动平台，凝聚多学科力量，促进中医肺病学产学研用一体化发展。会议设立主会场、肺心同治论坛分会场、青年论坛分会场。在学术交流环节，晁恩祥、张洪春、王成祥等专家分别作了题为《中医肺系病的传承与创新》《发挥中医药优势防治呼吸道病毒传染病的思考》《老年重症肺炎的中医救治策略》等报告。

▲第二届中国(黄山)新安医学发展大会举行 4月22日，由中共黄山市委、黄山市人民政府联合安徽省卫生健康委、省药品监督管理局、省中医药管理局以及安徽中医药大学共同举办的本次会议在安徽黄山举行。会议以“传承创新新安医学，推进中医药振兴发展”为主题，聚焦文、医、药、产等研讨交流，为传承创新新安医学、推进中医药振兴发展积聚力量。黄山市委书记凌云表示，新安医学是中医药学最为璀璨的地域流派，融合了历代自然科学和人文科学的精华，是中华民族繁衍发展中形成的最为独特的医学科学体系。黄山市将传统医学与现代科技有机融合，加快推进新安医学传承创新中心、新安医学研究院、王琦书院黄山分院等高端平台建设，让更多“新安名方”走出典籍、焕发新生。中国工程院院士、国医大师王琦在主旨报告中提出，医康旅养要加强与医疗康养、天然资源、历史文化、文化名人、现代话

语体系、国际化、大健康多学科多产业七方面的融合，在黄山打造中医药参与的生态型国际化世界级康养基地。中国工程院院士蒋建东表示，要助力中医药产业链转化，将人才和技术相结合，推动健康中国建设。中国工程院院士徐兵河表示，要深入挖掘新安医学独特价值，在学术交流、人才培养、项目建设、产业发展等领域深入探索，携手再创新安医学辉煌篇章。

▲中华中医药学会中药炮制分会第八届雷公论坛举办　4月28日，由中华中医药学会主办，中华中医药学会中药炮制分会、辽宁中医药大学、海南藺氏盛泰药业有限公司承办，海南省中医药学会中药专业委员会、海南医学院等协办的本次会议在海南海口举办。国家药典委员会中药处处长何轶、中华中医药学会中药炮制分会主任委员贾天柱、海南省药监局副局长黎运达、海南省中医药管理局副局长陶旭、三亚市中医院院长刘建浩、海南藺氏盛泰药业有限公司总经理藺旭辉出席论坛开幕式并致辞。开幕式由中药炮制分会秘书长、辽宁中医药大学教授高慧主持。何轶作题为《中药饮片标准基本情况及思考》的报告，重点介绍了中药饮片标准基本情况、中药饮片国家药品标准制修订工作、有关中药饮片国家药品标准的思考、《中国药典》(2025版)工作进展等，并详细解读了国家颁布的各项与中药饮片标准相关的政策与法规。贾天柱作题为《中药生制饮片专属性、差异性标准制订》的报告，提出了“从测其变到让其变，从知其用到解其用”的观点，详细介绍了中药炮制研究的关键步骤。海南藺氏盛泰药业有限公司经理李强作题为《淡豆豉传统发酵工艺提升的研究》的报告，重点阐述了淡豆豉生产工艺的制定依据及控制要点、淡豆豉原料黑豆的来源的确定、工业化淡豆豉生产设备改进及发酵情况等。南京中医药大学教授张丽作题为《中药饮片质量标准现状与思考》的报告，介绍中药饮片质量标准的现状、存在的问题及思考，并以蒲黄炭为例介绍了如何进行中药炮制品的质量标准研究。辽宁中医药大学教授史辑作题为《中药国际标准的现状分析》报告，以人参、黄芪、柴胡等为例详细介绍了其在《美国药典》《欧洲药典》《英国药典》《日本药局方》《韩国药典》等中标准的异同，为中药饮片国际标准的研究与申报提供了思路。

▲中华中医药学会针刀医学分会2023年学术年会暨换届改选会议举行　5月13日，由中华中医药学会主办，中华中医药学会针刀医学分会、中日友好医院承办的本次会议在北京举行。中日友好医院针灸科主任李石良当选为针刀医学分会新一届主任委员。李石良表示，分会将继续做好针刀医学学术思想的传承与创新工作，通过举办学术会议，开展科学研究，加强人才培养，加强针刀医学与康复医学、疼痛医学、超声医学、脊柱医学、内科学、骨伤科学等多学科的交叉渗透，深入研究针刀医学精华。学术交流环节邀请了海内外知名针刀医学专家以及康复、针灸、推拿、疼痛、脊柱微创、超声及中医等领域专家学者交流针刀医学的最新进展，营造出积极、活跃、创新的研究氛围，以推动针刀事业的进一步发展。来自全国400余名专家学者参加会议。

▲第二届“西湖经方”大会召开　5月13—14日，由浙江省中医药管理局指导，浙江中医药大学附属第三医院、浙江名中医馆主办的本次会议在浙江杭州召开。浙江中医药大学校长陈忠表示，中医药发展最重要的是传承与创新，举办第二届“西湖经方”大会，有助于加强经方的临床应用与研究，持续打响“浙派中医”“西湖经方”品牌。大会聚焦“传承经典，弘扬经方”，全国名中医、浙江省中医药学会会长范永升，全国名中医、南京中医药大学国际经方学院院长黄煌，广东省名中医、广州中医药大学李赛美等12位专家学者分别以《经方在当今临床上的应用及其要领》《石膏类方的临床应用》《经方成功救治小肠低位肠梗阻案例思路分享》等为题作学术分享。

▲中华中医药学会医院管理分会学术论坛举办

5月13日，由中华中医药学会主办，中华中医药学会医院管理分会、北京中医药大学深圳医院（龙岗）承办的本次论坛在广东深圳举办。中华中医药学会医院管理分会主任委员张允岭表示，医院管理分会要不断提升中医药服务能力，以建设国家中医医学中心等工作为龙头，构建融预防保健、疾病治疗和康复于一体的中医药服务体系。同时，要加强中医医院人才培养和中医药传承创新能力，努力推进中医事业的传承、创新与发展。中华中医药学会副会长兼秘书长王国辰表示，新时代对中医药事业的发展提出新的要求，医院管理者也面临新的挑战，建立符合中医药特点的服务模式、管理模式、人才培养模式十分重要。随后，他从做好党建引领、聚焦高质量发展、发挥分支机构学会平台作用三个方面对医院管理分会提出建议。

▲中医药学会肝胆病分会第二十四次全国中医肝胆病学术会议举行　5月19—21日，由中华中医药学会和中国肝炎防治基金会共同主办、肝胆病分会承办、陕西中医药大学附属医院和首都医科大学附属北京佑安医院协办的本次会议在陕西西安举行。会议以“传承创新　融合发展”为主题。开幕式上，中华中医药学会副秘书长陈俊峰，中国肝炎防治基金会常务副理事长杨希忠，陕西省中医药学会副会长兼秘书长张德兴，中华中医药学会肝胆病分会主任委员徐春军，陕西中医药大学副校长、附属医院党委书记杨晓航分别致辞。陕西中医药大学附属医院副院长、肝胆病分会副主任委员李京涛主持开幕式。学术会议阶段，国医大师杨震作题为《“气一元论”的源流与探讨》的报告，重点阐述了黄元御“中气学说”。国医大师徐经世作题为《“论治热病是中医发展的抓手”》的报告，详细介绍了内伤热病和外感热病的中医辨证用药准则和代表方药。中国科学院院士王福生作题为《重大传染病细胞治疗进展》的报告，重点介绍了肝病相关细胞治疗的研究进展，尤其是针对病毒性肝炎相关晚期肝硬化、肝衰竭、肝癌等采用细胞治疗取得的进展。

▲中华中医药学会脾胃病分会第三十五次全国脾胃病学术会议举行　5月24—28日，由中华中医药学会主办，中华中医药学会脾胃病分会、广西中医药大学第一附属医院、中国中医科学院西苑医院等共同承办的本次会议在广西南宁举行。开幕式上，国家中医药管理局副局长、中国中医科学院院长、中国工程院院士黄璐琦，中华中医药学会副秘书长陈俊峰，脾胃病分会主任委员唐旭东，广西中医药大学校长姚春，广西壮族自治区中医药管理局局长黎甲文分别致辞。广西中医药大学第一附属医院院长谢胜主持开幕式。随后举行了《新型冠状病毒感染胃肠功能紊乱中医诊疗专家共识》《35项常见脾胃病中医诊疗专家共识》及《实用中医消化病学》发布仪式。大会主题论坛设有特邀前沿报告、炎症性肠病学术进展报告、慢性萎缩性胃炎学术进展报告、肠易激综合征学术进展报告、功能性消化不良学术进展报告、胃食管反流病专病学术进展报告、幽门螺杆菌感染专病学术进展报告、传承精华论坛、守正创新论坛等多个板块。特邀前沿报告板块上，中山大学附属第一医院教授陈旻湖、中国中医科学院教授唐旭东、新加坡国立大学教授魏国安、中山大学附属第一医院教授肖英莲分别作题为《难治性炎症性肠病的处理策略》《萎缩性胃炎：“炎癌转化”的焦点问题》“Asia-Pacific guidelines for managing functional dyspepsia overlapping with other gastrointestinal symptoms”《功能性消化不良诊治进展》的学术报告。

▲中华中医药学会科普分会2023年学术年会举行　5月26—27日，由中华中医药学会主办，中华中医药学会科普分会、浙江省中医药学会、中华中医药学会名医名家（海霞）科普工作室承办，绍兴市上虞区中医医院、绍兴市上虞区中医药学会等协办的本次会议在浙江绍兴举行。会议以“构建中医药科普新生态，开创中医药科普新局面”为主题。中华中医药学会学术顾问、科普分会名誉主委温长路在题为《中医药文化传播与知识普及中的不适当加减法》

的报告中指出，当前有部分缺乏中医文化底色和科学价值的内容在网络上传播，削弱了中医药内涵并带来不良影响。中医药文化传播与知识普及要坚持中医学术本质，讲好学术故事。中华中医药学会科普分会主任委员海霞在题为《齐心协力构建中医药科普新生态》的报告中指出，中医药科普要突出科学精神引领、文化价值引领和舆论导向引领，并要加强科普规范、人才培养、产业化研究等。

▲中医药与文学对话主题交流会暨《中医之道》研讨会召开 5月28日，由中华中医药学会、中国报告文学学会、湖南省作家协会主办，中华中医药学会中医药文化分会承办的本次研讨会在北京召开。全国政协文史委副主任、中国作家协会副主席阎晶明，中华中医药学会副会长兼秘书长王国辰，湖南医药学院院长何清湖等出席。与会专家学者指出，在近代百年背景下，中医药是中华文化命运跌宕起伏的典型缩影，沉淀了中华民族的深厚哲学智慧，结合了实用性和群众情感，是十分值得书写的文学题材。《中医之道》一书为报告文学作家康海燕历时3年完成，她走访北京、河南、西藏等全国16省市自治区，采访调研中医药、少数民族医药等医疗、教育、科研机构，记录百万余字，阅读文献200余本，最终成书30余万字，全面展现中医药文化历史，并对中医传承及现代化等问题和现状进行了思考。

▲国际标准化组织/中医药技术委员会(ISO/TC 249)第十三次全体成员大会开幕式暨上海市中医药国际标准化研究院揭牌仪式举行 6月5日，由国家标准化管理委员会主办，中国中医科学院中医临床基础医学研究所和上海中医药大学承办的本次活动在上海中医药大学举行。上海市政协副主席金兴明表示，上海多年来一直高度重视国际标准化工作，中医药国际标准化工作已经列入上海市标准化体系建设发展规划。上海将进一步支持中医药国际标准化平台工作，推进中医药国际标准化高地建设，实施中医药传承创新工程，促进中医药及中国传统文化走向世界。ISO/TC 249第十三次全体成员大会为期4天，与会专家围绕涵盖中药材、中医医疗器械、中医药术语等领域的16项新项目提案和已立项及复审项目展开讨论。截至2023年6月，ISO/TC 249已正式发布95项中医药国际标准，正在制定的国际标准31项。

▲2023年全国推拿学术会议召开 6月9—11日，由中华中医药学会、中国民族医药学会、长春中医药大学主办，中华中医药学会推拿分会、中国民族医药学会推拿分会、长春中医药大学附属医院等单位承办的本次会议在吉林长春召开。大会以“传承创新凝共识　汇聚力量促发展”为主题，设有“为制约学科发展的问题把脉开方”主论坛，以及临床与实践、民族与流派、科研与创新、青年论坛4个分论坛，演讲议题覆盖了中医推拿的临床、教学、科研、管理等领域，集中展示了近年来推拿学科的发展成就和前沿成果。国医大师南征、中国科学院院士仝小林、中华中医药学会监事长曹正逵等专家学者出席开幕式并致辞。仝小林在视频致辞中指出，推拿学科作为中医药优势科目，要紧抓机遇、乘势而上，发挥好推拿在服务百姓健康方面的特色优势，为新时代中医推拿高质量发展铺就坚实基础。

▲中华中医药学会检验医学分会2023年学术会议召开 6月9—11日，由中华中医药学会主办，中华中医药学会检验分会、中国中医科学院望京医院承办，安徽省中医药学会检验医学专业委员会协办的本次会议在安徽合肥召开。中华中医药学会监事会副监事长高金波、中国中医科学院望京医院副院长曹炜、中华中医药学会检验医学分会主任委员陈永德出席开幕式并致辞，开幕式由中华中医药学会检验医学分会副主任委员黄开泉主持。学术交流环节，曹炜作题为《检验指标在中医诊断中的应用》的学术报告，介绍了中医诊断中检验指标的实际应用，为检验医学如何在中医诊疗中发挥作用提供了思路。北京中医药大学附属东方医院检验科主任寿

好长作题为《中医医院检验科高质量发展绩效考评指标建立与应用》的学术报告，讲解了中医医院检验科高质量发展的时代背景，检验科高质量发展考评指标及限值，检验科高质量考评指标的应用等内容。

▲第四届国际健康智库论坛暨中医药产业发展论坛举办　6月10日，由中华中医药学会、中国战略与管理研究会共同主办的本次论坛在甘肃武威举行。国家中医药管理局原局长王国强，中国科学院院士詹文龙，中国工程院院士庞国芳，国家中医药管理局政策法规与监督司原司长余海洋，中华中医药学会特聘副会长朱立国、张洪春等出席大会并作分享。中国工程院院士张伯礼、中华中医药学会副秘书长陈俊峰、甘肃省卫生健康委员会主任张浩、甘肃省武威市委书记王国斌、甘肃药业投资集团监事会主席李继红、意大利中华医药学会名誉会长何嘉琅等致辞。中国工程院外籍院士曹义海线上分享报告。中华中医药学会特聘副会长孙晓波、甘肃省中医药学会会长甘培尚等主持上午大会环节。主旨论坛环节，王国强作题为《充分发挥中医药在健康中国建设中的特色优势》的主旨报告，提出要充分发挥中医药在创新健康理念和转变医学模式、普及健康生活方式和健康科学知识、优化健康服务体系和服务模式、完善健康保障和健康管理、建设健康环境和生态绿色医疗以及发展健康产业和健康产品等方面的特色优势，落实好《“健康中国2030”规划纲要》提出的目标任务。

▲第二届长三角(江阴)现代中药大健康产业创新大会暨中华中医药学会专科专病合作发展平台年会召开　6月10日，由江阴市人民政府、中华中医药学会主办，中华中医药学会专科专病合作发展平台、江阴高新区管委会共同承办的本次会议在江苏江阴召开。中华中医药学会副会长兼秘书长王国辰，江苏省卫生健康委副主任、省中医药管理局局长朱岷，国家药典委员会业务综合处副处长宋宗华，中国中药控股有限公司总裁程学仁，中国工程院院士刘良，国医大师禤国维、唐祖宣、丁樱，全国名中医陈宝贵，龙砂医学流派代表性传承人顾植山等专家学者和行业代表参加。王国辰在致辞中向专科专病研究工作者提出两点希望：首先，探索专科专病建设发展之路，不仅要对内求传承，也要向外寻发展，须广泛征求各方的意见和建议，不断改进和优化，推动工作取得实实在在的成效。其次，彰显中医药特色，整合行业医教研产资源，畅通渠道，协同发力，促进面向基层的中医药临床研究与成果转化有机结合、医疗机构间专科专病领域的交流与合作进一步深化、服务地方及区域经济的中医药产业发展潜能持续释放，为中医药事业、产业高质量发展注入澎湃动力。刘良、禤国维、唐祖宣、丁樱、宋宗华等专家分别作了主题学术报告。

▲中华中医药学会外治分会2023年学术年会暨换届选举会议召开　6月16—18日，由中华中医药学会主办，中华中医药学会外治分会、北京中医药大学东直门医院、中脊康(北京)国际医学研究院承办的本次会议在北京召开。中国工程院院士付小兵、国医大师王庆国、北京中医药大学校长徐安龙等参会。中国中医科学院望京医院骨伤科手术学教研室主任温建民当选外治分会名誉主任委员，北京中医药大学东直门医院副院长张耀圣当选主任委员，中国中医科学院望京医院主任医师程程为秘书长。年会以“外治新征程　奋进新时代”为主题。与会专家学者围绕中医外治法进展、开拓外治新篇章展开交流，内容涵盖理论、实验、临床、外治新技术、新方法，多层面多角度体现了国内中医外治法领域研究现状和进展。

▲2023“科创中国”中医药文化产学融合会议举办　6月19日—20日，由中国科协科学技术创新部主办，中华中医药学会、天水市人民政府承办，天水市科协、市卫生健康委协办的本次会议在甘肃天水召开。中华中医药学会副秘书长陈俊峰、甘肃省科学技术协会副主席冯永成、天水市委副书记杨晓锋

出席会议并致辞。陈俊峰表示，希望通过会议，为天水市中医药行业提供交流借鉴中医药科研最新进展与经验的平台，进一步促进科研成果转化和推广应用，加强中医药产学融合，让中医药科技更好服务天水经济社会发展。国医大师杨震在主旨报告中围绕中气的概念、源流及“中气学说”介绍了自己的思想感悟与临床经验。岐黄学者、上海中医药大学附属龙华医院急诊科主任方邦江分享了《中医药防治病毒传染性公共卫生事件的启示》。全国名中医、甘肃省中医院院长张志明结合自己参与新冠疫情防治工作的经历，详细介绍了“甘肃方剂”。全国名中医、甘肃中医药大学院党委书记李应东总结临床经验，分享了快速性心律失常的中医药治疗策略。上海中医药国际服务贸易促进中心主任尚力、兰州大学第一医院中医科主任牛军强分别以《文化传播与中医健康产业发展的实践与思考》《“针药一体”论的临床应用》等为题作专题报告。

▲2023 中华中医药学会青年委员会学术年会召开 6 月 26—28 日，由中华中医药学会主办，山西中医药大学和中华中医药学会青年委员会承办的本次会议在山西晋中召开。中华中医药学会副会长兼秘书长王国辰，中国工程院院士肖伟，国医大师王晞星，国家中医药管理局医政司司长贾忠武、人事教育司师承继教处副处长曾兴水、科技司中医科技处干部李雨欣，山西省晋中市副市长张王杰，山西中医药大学党委书记郝慧琴，山西省卫生健康委员会副主任廉月胜，中华中医药学会青年委员会全体委员，及山西省内中医药高校、科研院所、医疗机构专家代表等 200 余人出席会议。会议以“传承中医药精华，共创中医药未来”为主题，旨在加强中医药青年学者间学术交流，活跃学术思想，拓宽学术视野，共同推进中医药传承创新发展。会议的召开不仅是对前一阶段工作的总结，更是后续高质量开展工作的基础。对促进委员间交流与合作，强化青委会与地方政府、高校的联动及推动中医药高质量发展具有重要意义。

▲中华中医药学会肛肠分会 2023 年学术年会暨换届选举会议暨第三届青年医师论坛举办 6 月 30 日—7 月 2 日，由中华中医药学会主办，中华中医药学会肛肠分会，辽宁中医药大学附属第二、第三医院承办的本次论坛在辽宁沈阳举办。会议选举辽宁中医药大学附属第二医院党委书记于永铎为肛肠分会新一届主任委员，辽宁中医药大学附属第三医院党委书记张虹玺为副主任委员兼秘书长，同时选举产生顾问 15 人、名誉主任委员 1 人、名誉副主任委员 2 人、副主任委员 12 人、副秘书长 4 人。大会以“奋进新征程　建功新时代　推动中医肛肠学科创新发展”为主题，共设立 4 个会场。全国名中医、中华中医药学会肛肠分会名誉主任委员田振国，首都国医名师、北京马应龙长青肛肠医院院长韩宝等 5 位专家作主旨报告，60 余名国内知名专家作专题报告，分享肛肠学科国内外最新研究进展，交流中医药防治肛肠疾病的诊疗经验和难点问题。

▲中华中医药学会内经学分会第二十三次内经学术研讨会召开 7 月 14—16 日，由中华中医药学会主办，中华中医药学会内经学分会、北京中医药大学承办的本次会议在北京召开。中国科学院院士仝小林，国医大师王庆国，中华中医药学会副秘书长陈俊峰，北京市中医药管理局局长屠志涛，北京中医药大学校长徐安龙，北京中医药大学中医学院院长李峰，内经学分会顾问张登本、名誉主任委员翟双庆、主任委员贺娟出席开幕式。陈俊峰对内经学分会既往的工作给予充分肯定。建议分会全面继承和挖掘《内经》理论；充分利用专家资源，服务社会发展；重视文化普及，更好满足人民健康服务需求。特邀报告环节，仝小林作题为《中医经典的传承与发展》的报告，指出充分继承和发扬中医药学传统优势，关键在于重构现代中医诊疗体系与现代中医本草体系，提高中医临床辨治的精准性，搭建“病证结合”与“宏观微观结合”的中西医融合汇通之桥梁。王庆国作题为《从柴胡桂枝汤看仲景对〈内经〉理论的继承与发展》的报告，对如何在临床中灵活且广泛地运用柴

胡桂枝汤进行了详细介绍，同时指出仲景学说是对《内经》的继承与发展。中国中医科学院研究员张维波作题为《〈黄帝内经〉任督二脉循行解》的报告，解读了《内经》中关于任督循行的记述，对做好临床及养生具有积极意义。

▲中华中医药学会中药分析分会第十三次学术年会召开　7月20—22日，由中华中医药学会主办，中华中医药学会中药分析分会、汉中市人民政府、陕西中医药大学共同承办的本次会议在陕西汉中召开。中华中医药学会监事长曹正逵、陕西省中医药管理局副局长赵文、陕西中医药大学党委书记刘双耀、汉中市委常委邱仕伟在开幕式上致辞，中国工程院院士石学敏通过视频致辞。开幕式由中药分析分会主任委员唐志书教授主持。学术会议中，中国中医科学院首席研究员刘保延作题为《数字化转型是中医药现代化的必由之路》的报告，从数字化转型的角度阐述了如何用数字化技术和数字化理念分析中医药的物质、能量和信息，用以阐明中医药对生命活动的干预机理，对于中医药的现代化和国际化发展具有借鉴意义。南京医科大学教授励建安作题为《中医与康复的融合发展趋势》的报告，通过对比分析中医和西医思维的特点，阐述了中医药在治疗慢病、功能改善以及现代康复医学中的重要作用。北京中医药大学教授乔延江作题为《中药分析学科建设实践》的报告，从学科发展的基本要素，中药学一级、二级学科设立，中药分析学科的建设历程，全方位梳理了中药分析学科的内涵和外延。

▲第五届海峡两岸青年中医药传承创新论坛暨妇产生殖中医药治疗论坛举办　7月22日，由中华中医药学会、台湾中华海峡两岸中医药合作发展交流协会共同主办，福建中医药大学、泉州台商投资区管理委员会、泉州颐和医院承办的本次会议在福建泉州举办。国医大师、中央文史馆馆员张大宁，中国科协港澳台办公室一级巡视员王庆林，国家中医药管理局港澳台办公室副主任魏春宇，中华中医药学会副会长、福建中医药大学校长李灿东，中华中医药学会副秘书长陈俊峰，台湾中华海峡两岸中医药合作发展交流协会会长梁克玮，泉州台商投资区党工委委员、一级调研员赖丽水等领导及嘉宾出席论坛。论坛围绕中医药高质量发展、妇产生殖领域服务能力提升、道地药材资源与产业发展等主题展开交流研讨。张大宁作题为《中医药治疗糖尿病肾病的临床体会》的报告，介绍了糖尿病肾病的基本定义、临床分期、现代医学治疗手段。李灿东作题为《守正创新与海峡两岸中医药学术交流》的报告，介绍了福建中医药大学在人才培养方面取得的成果与经验。台湾中华药用植物学会秘书长赵嵘介绍了有关中药材的实地调查研究情况以及产业化现状。台湾中医妇科医学会常务理事李耿诚介绍了双侧输卵管阻塞的中医治疗。台湾宜蕴中医诊所台北分院院长、台湾中华中医妇科医学会秘书长陈玉娟以《台湾中西医结合生殖中心现况研究》为题进行分享。

▲中华中医药学会中药化学分会第十八届学术年会召开　7月22—24日，由中华中医药学会主办，中华中医药学会中药化学分会、北京中医药大学中药学院、重庆中医药学院承办的本次会议在重庆召开。中华中医药学会副秘书长陈俊峰，重庆市卫生健康委副主任赵勇，重庆市科技局副局长许志鹏，重庆中医药学院党委书记周建军，中华中医药学会中药化学分会第五届委员会名誉主任委员雷海民、主任委员刘永刚等出席开幕式并致辞。陈俊峰肯定了中药化学分会在党建工作、人才培养、科学研究、学术交流、社会服务等方面的工作成绩，并就扎实开展主题教育，强化思想政治引领；坚持学术立会，提高学术引领能力；统筹兼顾，促进高质量发展提出了建议。主旨报告环节，北京中医药大学教授雷海民作题为《分子中药精准施治》的报告，介绍了中药精准施治的背景、优势与特色、关键技术及前景展望，为中药化学未来发展方向提供了新思路。南京中医药大学教授胡立宏作题为《中药功效物质发现及创新

药物研发》的报告，以雷公藤、木香为例，详细介绍了中药功效物质发现及创新药物研发的全过程。福建中医药大学教授李华作题为《基于结构药理学的中药成分靶点和作用机制研究》的报告，系统分享了基于靶点的抗感染、抗肿瘤、抗炎免疫创新药物研究以及基于中药成分 PROTAC 探针和靶向降解组学技术以药找靶的研究进展。

▲中华中医药学会第三十一次仲景学说学术年会召开 7月28—30日，由中华中医药学会主办，中华中医药学会仲景学说分会、北京中医药大学承办，青海大学医学部协办的本次会议在青海西宁召开。国医大师、仲景学说分会名誉主任委员王庆国，青海省中藏医药管理局副局长余静，青海大学党委常委、副校长任延明，仲景学说分会名誉主任委员李宇航、陈明，顾问陈国权，主任委员王雪茜等出席开幕式。开幕式由副主任委员兼秘书长郑丰杰主持。王庆国、陈明、黄家诏分别作题为《从柴胡桂枝汤看仲景对〈内经〉学术思想的继承与发展》《伤寒论素疗法则运用》《男科不育症的中医辨证论治体会》的主旨报告。王庆国从《内经》相关内容出发，分析了柴胡桂枝汤的组方原理和主治病证，并结合多年临床经验举例说明了其在临床上的拓展应用情况。陈明分析了顺应自然等素疗法在《伤寒论》中的体现及在临床中的运用。黄家诏介绍了男性不育症的中医病因病机、常见证候类型，重点分享了诊治不育症的临证经验。

▲首届中医药期刊国际影响力提升论坛举行 7月29日，由中华中医药学会主办，《中华中医药杂志》社、上海中医药大学《中医药文化》编辑部承办的本次论坛在上海举行。中国工程院院士黄璐琦，中国科学院院士陈凯先，国医大师严世芸，中国科学院院士林国强，中华中医药学会副会长兼秘书长王国辰，上海市人大教科文卫委员会主任委员徐建光，上海市卫生健康委副主任、市保健局局长胡鸿毅，上海中医药大学党委书记曹锡康出席论坛。开幕式由中华中医药学会副秘书长陆静主持。会议正式启动“首届中医药英文期刊国际影响力提升平台”，举行平台名誉主席、轮值主席、副主席、秘书长聘任仪式。会议宣读了首届平台合作发展倡议书，首届平台轮值主席徐建光代表主席团向大会汇报了中医药英文期刊国际影响力平台工作规划。主旨报告环节，陈凯先作题为《中医药创新发展和国际化》的报告，提出在全球卫生仍面临巨大挑战的背景下，中医药的独特优势与国际化发展前景。中国科学院文献情报中心研究馆员刘筱敏作题为《我国中医药期刊国际化传播的思考》的报告，对中医药英文期刊的竞争环境及国际化传播进行了分析。中国人民大学新闻学院教授殷强作题为《中医药期刊在媒介融合时代国际传播的相关思考》的报告，就新媒体出现以后中医药期刊如何从传统媒体努力探索发展方向，更好地实现国际传播进行了探讨。中国高校科技期刊编辑学会理事长张铁明作题为《中国科技期刊开放获取转型的路径与思路》的报告，介绍了中国科技期刊在国内外开放获取的现状、主要问题以及我国开放获取的政策支持体系，并对开放获取转型提出相关建议。

▲2023针灸临床应用及高质量发展研讨会举行 7月29—31日，由中国针灸学会主办，中国针灸学会针灸临床分会、新疆维吾尔自治区中医医院、南京中医药大学针灸推拿学院·养生康复学院联合承办的本次会议在新疆乌鲁木齐举行。研讨会上，世界针灸学会联合会主席刘保延以《遵循规律，传承创新，构建体现针灸特点的临床研究体系》为题分享观点。北京中医药大学附属东直门医院针灸科主任医师赵吉平针对有关医疗服务项目制定中针灸相关项目的设置进行讨论。其余专家还围绕“针灸病谱与优势病种研究”“综合性医院针灸科发展思路探讨与实践”“非针灸科针灸使用情况调查”“针灸适宜技术临床应用概况”“新疆维吾尔自治区中医医院针灸科高质量发展历程及思考”等主题作学术报告。

▲中华中医药学会中药调剂与合理用药分会2023年学术年会召开 8月11—13日，由中华中医药学会主办，中药调剂与合理用药分会、北京中医药大学承办的本次会议在北京召开。中国工程院院士田金洲、教育部科学技术司副司长娄晶、科技部中国生物技术发展中心副主任肖诗鹰、中华中医药学会监事长曹正逵、北京中医药大学副校长陶晓华、中华中医药学会中药调剂与合理用药分会主任委员刘铜华出席开幕式并致辞。开幕式由中药调剂与合理用药分会副主任委员苗明三主持。田金洲作题为《发展诊疗新范式，提高临床服务能力》的报告，详细介绍了阿尔茨海默病精准诊疗范式，将国际诊断标准和治疗策略与中国的语言文化、诊疗模式和治疗技术相结合，具有诊断标准化、辨证规范化、治疗个体化、应用智能化等基本特征的多维度诊疗范式。中国医学科学院研究员孙晓波作题为《基于整合药理学中成药合理应用的思考与研究》的报告，从背景、目标、案例以及靶点这四个方面阐述中成药上市再评价的困境，指出质量、证据和定位是制约中药产业发展的瓶颈，基础研究、临床定位、市场价值和生产质量是中成药大品种临床价值的精准评估核心内容。北京中医药大学教授刘铜华讲解了团队自制新冠预防颗粒冲剂的组方原则、作用机制、使用方法，以及新型冠状病毒感染诊疗方案与药物分析，并总结提出双调自稳规律。河南中医药大学教授苗明三介绍了中药吸嗅法及未来应用前景。中国中医科学院研究员叶祖光介绍了药食同源原料在保健品中的应用。

▲中华中医药学会中医基础理论分会第十六次学术年会召开 8月12日，由中华中医药学会主办，中华中医药学会中医基础理论分会、浙江中医药大学、中国中医科学院中医基础理论研究所承办的本次会议在北京召开。中华中医药学会副秘书长陈俊峰表示，中医基础理论是指导中医养生保健、防病治病的理论基础和实践指南，是中医药学的根和魂。中国中医科学院中医基础理论研究所所长杨金生表示，要积极推动中医基础理论的丰富与发展，开展现代疾病因机证治规律的研究，把中医的流派特色变成优势，守疗效之正，创共识之新。中国工程院院士、国医大师王琦介绍，中医理论现代化是在体现原创思维，保持主体和特色优势的前提下，明确学科前沿，建立概念体系和现代话语体系，形成多学科兼容的开放体系，开展证伪研究，形成自我更新系统，转型升级，促进创造性转化、创新性发展，形成符合科学范式、具有现代品质的理论体系。国医大师王庆国从柴胡桂枝汤临床应用的引申、原则和优势病种方面讲述《伤寒论》对《内经》学术理论的继承与发展。国医大师翁维良提出，中医药振兴发展给名老中医传承创新提出了新要求，要以体现名老中医诊疗经验的优势病例为切入点，开展以难治病为主的医案研究。

▲中国中西医结合学会第八届中药专委会学术年会召开 8月18日，由中国中西医结合学会主办，中国中西医结合学会中药专业委员会、世界中联中药分析专业委员会、吉林省白山市人民政府、中药标准化技术国家工程研究中心及长春中医药大学共同承办的本次会议在吉林白山召开。会议以“整合创新，推动中药高质量发展”为主题，围绕中药药效物质与创新药物、中药学科建设与人才建设、中药分析与质量标准、中药临床药学与合理用药、中药研究新技术与新方法等行业焦点话题展开深度研讨，共同推动中医药事业高质量发展。中国工程院院士、中国中西医结合学会会长陈香美在致辞中表示，要深入学习贯彻习近平总书记关于中医药工作的重要论述，传承精华、守正创新，发展中西医结合事业，促进中西医合璧，高度重视中青年人才培养，支撑健康中国建设。希望广大院士专家学者携手共谋中西医结合事业发展，推动大数据时代多学科的交叉融合，构建基础研究、药学研究、药理研究、独立研究、临床研究相贯通的中西医结合新范式。

▲中医药数字化转型发展学术交流会议召开 8月18—20日，由国家中医药管理局监测统计中心、

浙江省中医药管理局、杭州市卫生健康委主办，浙江省中医院、杭州市中医院承办的本次会议在浙江杭州举办。会议指出，数字化转型是大势所趋，推动中医药高质量发展必须借助数字技术提升中医药服务能力，要紧紧围绕“十四五”重点任务目标，以信息化支撑中医药服务体系为主线，以数字资源为关键要素，以业务应用为核心，以重大工程项目重点示范项目为抓手，支持数字化、网络化、智能化促进行业转型升级，积极推进大数据、区块链、人工智能等技术在中医药传承创新发展的应用，探索数字化环境下中医药传承创新发展的新模式。

▲中国科协“一带一路”中医药高质量发展高层次专家研讨会召开 9月6日，由中国科学技术协会主办、中华中医药学会承办的本次会议在北京举行。与会专家围绕加强科技创新、深化产业合作、助推“一带一路”中医药高质量发展等主题深入研讨。中国工程院院士吴以岭介绍了在络病理论指导下研发的一系列经循证研究疗效确切的中药新药，在理论创新、原创处方、科研证据等方面积累了丰富经验。中国工程院院士、国医大师王琦提出，中医药参与共建“一带一路”要提升辨识度、参与度、贡献度，从跨地区、跨国度、跨文化的角度，提高解释能力、对话能力以及解决实际问题的能力。世界针灸学会联合会主席刘保延分享了针灸以活态语言、科学语言、标准化语言逐步进入海外主流医疗体系的经验。四川大学生命科学学院教授丁显平结合中医药融入共建“一带一路”国家发展的现状，从政府、企业、个体三个层面提出了发展战略分析与建议。澳门中药研发中心主任王一涛表示要依托粤港澳和各省份优势资源，探索产学协同创新体制与机制，推动中医药创新和海外拓展。中华中医药学会特聘副会长孙晓波提出了以证据支撑疗效、建立以疗效为基础的标准体系的观点。香港医学专科学院院士梁挺雄提出“中医药政产学研合作，发展中医药”的构想，促进中医药的现代化发展和国际化合作。

▲第一届苗药发展大会召开 9月9日，由中国民族医药协会、贵州省中医药管理局指导，贵州中医药大学提供学术支持，贵州百灵企业集团制药股份有限公司主办的本次会议在贵州安顺召开。中国民族医药协会会长李文亮表示，目前已经有一些苗药被用于临床实践，并在某些领域病种取得了疗效，凸显了苗药的希望和潜力。未来，中国民族医药协会将加强与各级政府、科研机构、医疗机构、医药企业的合作，为苗药产业蓬勃发展而奋斗。国医大师张大宁表示，苗医药的高质量发展离不开两个关键，一是丰富成熟的理论体系，二是药物确有疗效。此外，还要坚持中医药文化自信，发挥中医药在治病中应有的价值。大会发布了《中国苗药高质量发展宣言》，举行了苗药高质量发展学术论坛、贵州生态环境考察、苗医药产业调研等多项活动。

▲中医药高等教育高质量发展研讨会暨第三届燕赵医学讲坛举办 9月12日，由中华中医药学会、全国中医药教育发展中心和教育部高等学校中医学类专业教学指导委员会等共同主办，河北中医药大学承办的本次论坛在河北中医药大学举行。中国工程院院士、国医大师张伯礼，中国工程院院士、河北中医药大学终身名誉校长吴以岭，中国工程院院士、河北医科大学第三医院名誉院长张英泽等中医药学界专家学者参与研讨，共商中医药高等教育高质量发展大计。张伯礼、吴以岭、张英泽分别以《新时代中医药传承与创新发展》《燕赵医学与络病研究》《挖掘与创新的辩证关系》为题作主旨报告。

▲2023年全国中医标准化技术委员会中医药标准化学术会暨中医药标准化师资交流会召开 9月16—17日，由中华中医药学会、全国中医标准化技术委员会主办，天津市中医药标准化技术委员会、天津中医药大学中医药标准化研究所承办的本次会议在天津召开。全国中医标准化技术委员会主任委员、中国工程院院士、天津中医药大学名誉校长张伯礼，天津中医药大学党委书记刘革生，国家中医药管

理局政策法规与监督司处长张庆谦，国家市场监管总局标准技术司食品消费品处处长陈恩成，国家标准技术审评中心审评二部副主任于亚笛，中华中医药学会副秘书长陈俊峰，天津市卫生健康委员会中医处处长于春泉，天津市市场监督管理委员会标准化处副处长张永来，全国中医标准化技术委员会副主任委员杨明会等专家出席。张伯礼指出，标准是经济活动和社会发展的技术支撑，是国家基础性制度的组成部分，在促进科技进步和治理能力现代化方面发挥着基础性、引领性的作用，标准化是推动中医药科技创新的必然需求，也是推动中医药走向世界的重要通道。在主旨报告环节，与会专家围绕如何进一步推进中医药科学化国际化标准化，进行了深入交流。

▲2023年《黄帝内经》学术研讨会举行 9月17日，由中华中医药学会主办，浙江省中医药学会、缙云县人民政府承办的本次会议在浙江缙云举行。中华中医药学会副会长兼秘书长王国辰在致辞中表示，黄帝文化是中华文化之源，《黄帝内经》作为中医学理论奠基之作，蕴含着天人合一思想、整体观念，充分体现了黄帝文化的内核。应站在中华民族伟大复兴的高度来挖掘、传承、弘扬《黄帝内经》中的智慧。研讨会上，全国名中医、浙江中医药大学教授连建伟以《〈黄帝内经〉的养生之道》为题，逐一梳理讲解《黄帝内经》中有关养生防病思想的段落，揭示了中医养生学基本理论的源头。上海市名中医、上海中医药大学终身教授王庆其以《〈内经〉临证发微——补气健脾托疮法治疗消化道溃疡病》为题，探讨《黄帝内经》对临床的指导意义。浙江省中医药学会内经学分会主任委员张俊杰等专家分别就《黄帝内经》的理论阐释与临床应用，黄帝文化与健康养生、健康产业等内容进行了深入交流研讨。

▲世界中医药学会联合会脉象研究专业委员会第十届学术年会暨换届大会召开 9月22—24日，由世界中联脉象研究专业委员会主办、广元市剑阁太素堂承办的本次会议在四川广元召开，旨在打造高水平的脉象研究学术交流平台，构架脉象研究者和学习者的桥梁，继承、整理与发掘中医脉象精髓，促进海内外中医脉诊水平共同提高。新一届世界中联脉象研究专业委员会由刘炽京继任会长。世界中联副秘书长徐春波指出，脉象专业委员会是中医药脉象研究精髓及国内各家脉法传统得以继承的平台，未来将进一步加强脉象专业人才培训、脉法流派交流研究，建立领先国际化脉象学术引领体系。世界中联脉象研究专业委员会副会长、四川省非物质文化遗产太素脉法传承人陈云鹤指出，中医发展壮大重在传承和培养青年一代人才，希望借此机会让更多中医人才及海内外大众领略中医脉象的博大精深。

▲中华中医药学会2023年全国中医肿瘤学术年会召开 10月12—14日，由中华中医药学会主办，中华中医药学会肿瘤分会、中国中医科学院广安门医院、河南省肿瘤医院共同承办的本次会议在河南郑州召开。大会以“科学引领，中西并重；交叉融合，传承创新”为主题。开幕式上，中华中医药学会副会长兼秘书长王国辰视频致辞，河南省中医药学会与中西医结合学会秘书长、河南省第二人民医院党委书记王端权，河南省卫生健康委中医处处长姬淅伟，河南省肿瘤医院副院长罗素霞、肿瘤分会主任委员侯炜出席并致辞。开幕式由肿瘤分会秘书长郑红刚主持。王国辰表示，要学习贯彻习近平总书记关于中医药工作重要论述，在加快推动中医药传承创新发展中发挥肿瘤分会的独特作用；要坚持党建引领，以党建促学术促发展；要坚持问题导向与创新导向，深入总结挖掘，力争在中医肿瘤学科发展中实现大的突破。全国名中医郑玉玲、中国中医科学院广安门医院教授李杰、南京中医药大学教授程海波分别作题为《食管癌古中医特色治疗研究及意义》《中医药治疗肿瘤原创理论构建与临床实践》《以毒攻毒法治疗恶性肿瘤》的学术报告。

▲中华中医药学会第二十七次风湿病学术会议召开 10月13—14日，由中华中医药学会主办，中华中医药学会风湿病分会承办的本次会议在陕西西安召开。国医大师雷忠义，中华中医药学会副秘书长陈俊峰，陕西省中医药管理局副局长赵文，陕西省中医药学会会长周永学，中华中医药学会风湿病分会顾问阎小萍、吉海旺、娄玉钤，中华中医药学会风湿病分会主任委员姜泉，中国中西医结合学会风湿类疾病专业委员会主任委员刘维，陕西省中西医结合医院暨西安市第五医院党委副书记、院长郭华等出席。主旨报告环节，姜泉解读了分会牵头制定的《强直性脊柱炎病证结合诊疗指南》(草案)，全国名中医范永升、阎小萍分别讲解了《中医外感热病体系的形成及临床启迪》《焦树德"尪痹"学术经验的传承与思考》，刘维讲解了《痛风中医诊断与治疗》，空军军医大学西京医院教授朱平介绍了《炎性关节炎研究及诊治的新关注点》，北京中医药大学中医疫病研究院教授谷晓红阐述了《名医道术全人传承新范式及其成果》，清华大学长聘教授李梢介绍了《病证结合的生物网络基础》。

▲中药及天然药物学科与产业高质量发展学术研讨会举办 10月20—22日，由中华中医药学会和暨南大学联合主办，暨南大学中药及天然药物研究所、中华中医药学会青年委员会、暨南大学科学技术协会承办的本次会议在广东广州举办。中国工程院院士姚新生，中国科学院院士郝小江，中国科学院院士裴钢，中国工程院院士李松，中国科学院院士岳建民，中华中医药学会副秘书长马骏，暨南大学党委书记林如鹏、校长宋献中，沈阳药科大学党委书记高明宇，中国生物技术发展中心副主任郑玉果，国家自然科学基金委员会医学科学部十处副处长毕明刚，广东省人力资源和社会保障厅副厅长周成等领导和专家参加会议。主旨报告环节，姚新生、郝小江、岳建民分别作题为《中药复方传承与创新的研究思路》《粉花绣线菊复合群的化学与生物学研究》《几类重要活性天然产物的发现与研究》的学术报告。

▲中华中医药学会儿科分会第四十次学术大会召开 10月20—22日，由中华中医药学会主办，中华中医药学会儿科分会、云南省中医药学会儿科专业委员会、云南中医药大学承办的本次会议在云南昆明召开。云南中医药大学校长丁中涛致欢迎辞，云南省中医药管理局局长周洪梅介绍了云南省促进中医儿科发展的政策措施、优势及特色，中华中医药学会原副秘书长刘平受委托代表中华中医药学会对儿科分会成立四十年来的工作给予充分肯定，对今后分会的发展提出了建议。中华中医药学会儿科分会顾问、世界中联儿科专业委员会会长汪受传，中华中医药学会儿科分会顾问、国医大师丁樱分别发来祝贺视频，回顾了分会成立以来的发展历程和成绩，并对今后的工作提出了展望。张士卿、俞景茂、贾六金、朱锦善、董幼祺、虞坚尔、王素梅、闫慧敏等40余位专家围绕经典与临床、儿科名家学术经验、中医儿科诊疗优势特色、学科专科专病建设、儿童新药研发及评价等进行分享与交流。张士卿、贾六金、朱锦善、俞景茂、董幼祺、马融、虞坚尔等7位专家还通过"名医面对面"，就中医儿科的传承发展提出了意见建议。

▲中华中医药学会药膳分会2023年学术年会举行 10月20—22日，由中华中医药学会主办，中华中医药学会药膳分会、山东第一医科大学第一附属医(山东省千佛山医院)、新疆维吾尔自治区阿克苏地区柯坪县人民政府共同承办的本次会议新疆维吾尔自治区乌鲁木齐召开。中华中医药学会药膳分会主任委员宋鲁成，柯坪县委副书记、县长艾则孜·买买提，新疆维吾尔自治区人民医院党委书记、副院长冯东，市场监督管理局技术总监彭继东，新疆维吾尔自治区人民医院教授范旻等参加开幕式。宋鲁成在题为《科学药膳探索——如何烹饪有效药膳》的报告中提出，药膳设计制作要古为今用，洋为中用，与时俱进，充分利用现代科技不断提升药膳的保健效果。范旻在题为《营养药膳在危重症患者救治的应用》的报告中，分享了心脏停搏复苏后患者的营养治

疗案例以及该病例的营养药膳治疗过程，展示了合理的药膳在危重症患者的康复过程中的作用，为危重症患者的康复治疗提供了新的思路。

▲2023中华中医药学会眩晕防治协同创新论坛举办 10月21—22日，由中华中医药学会指导，北京经方医学研究院等单位主办的本次会议在北京举办。开幕式上，中华中医药学会副会长兼秘书长王国辰、北京中西医结合医院副院长牛光良、北京中西医结合医院脑病科主任冯学功致辞。王国辰表示，眩晕是中医优势病种之一，要把眩晕专科做优做强，带动特色发展。中华中医药学会作为我国成立最早、影响力广泛的中医药学术团体，将始终以为人民群众谋健康，为中医药事业谋发展为宗旨，持续提供有温度、有力度的服务。学术交流环节，北京中西医结合医院脑病科主任冯学功、首都医科大学宣武医院神经内科中西医结合专业主任曲淼、北京中医医院平谷医院党委书记见国繁、航天中心医院神经内科主任医师杨旭、浙江省中医院神经内科主任郑国庆、吉林省中医药科学院第一临床医院老年病科主任医师孙莉、济南市中医医院脑病科主任医师李春红、银川市中医医院针灸康复中心主任医师李国徽、湖北省中医院主任医师刘玲等专家分别作主题演讲，从中医、西医、康复、针灸、针刀等多方位、多角度、多层次对眩晕防治进行了深入探讨。

▲中华中医药学会膏方分会2023年学术年会召开 10月21—22日，由中华中医药学会主办，中华中医药学会膏方分会、江苏省中医药学会膏方分会、常州市中医医院共同承办的本次会议在江苏常州召开。开幕式上，中国工程院院士王永炎、国医大师邹燕勤通过视频向大会致以祝贺。中国工程院院士、国医大师张伯礼作题为《新时代中医药文化传承创新发展和文化自信》的演讲，指出中医药传承创新发展的优势及其所面临的问题，强调要重视中医思维培养，中医人才培养要重视"读经典、做临床、跟名师、育悟性"，以解决临床问题为目标，提高治病的本领。张伯礼强调，中医药发展必须坚持传承精华、守正创新，走出以科技为引领的高质量创新发展道路。国医大师施杞、全国名中医陈意分别作题为《膏方在慢性筋骨病防治中的应用和探讨》《国医临床证治撷萃》的学术报告。上海中医药大学附属曙光医院教授朱抗美等20余位专家学者围绕膏方与孟河医派协同发展，以及膏方在心系、肺系、脾胃、肿瘤、妇科等疾病中的临证应用，苏派膏方、海派膏方等学术流派特色，膏方制作标准、制备工艺等内容，共同探讨中医膏方的传承与发展。

▲2023中医药重大科学问题和工程技术难题学术研讨会召开 10月28日，本次会议在江西南昌召开。国家中医药管理局科技司原司长、农工党中央科技委主任苏钢强，国家中医药管理局科技司中医处处长邱岳，中华中医药学会副秘书长马骏，中国中医科学院副院长杨洪军，江西省中医药管理局科教处处长江蓉，华润江中制药集团有限责任公司副总经理刘文君，江西中医药大学副校长刘潜，欧亚科学院院士陈士林等出席会议。马骏表示，自2019年起，学会在中国科协的指导下，开展了"中医药重大科学问题、工程技术难题和产业技术问题"遴选和发布工作。五年来，共遴选出36项重大科学问题并推荐至中国科协，有2项问题分别入选中国科协2019年工程技术难题和2020年前沿科学问题。会议期间，专门组织杰青、优青、长江学者、青年岐黄等优秀青年学者代表召开"中医药发展关键问题及科技布局战略研究研讨会"。

▲中华中医药学会皮肤科分会第二十次学术年会召开 10月28日—11月5日，由中华中医药学会主办，中华中医药学会皮肤科分会、湖北省中医药学会、武汉市中西医结合医院（武汉市第一医院）承办的本次会议在湖北武汉召开。中华中医药学会原副秘书长刘平，湖北省卫生健康委员会中医药医政管理处处长席仁刚，湖北省中医药学会会长王华，武汉市卫生健康委员会党委副书记彭厚鹏，武汉市中

西医结合医院党委书记魏力，武汉市中西医结合医院院长王岚，中华中医药学会皮肤科分会名誉主任委员段逸群、杨志波等出席开幕式。与会专家立足皮肤科的发展现状及前沿动态，围绕热点、重点、难点问题进行了充分交流，内容涵盖流派、经验、理论、治法、方剂、药物、外治、医案、护理等，也涉及病理、影像、循证、指南、诊断、疾病、光电等，以及诸如新型媒体、真实世界、管理理念、学科发展、论文撰写等信息学和方法学方面的内容。

▲第六届中医药文化大会暨首届银发产业高质量发展大会举行　11月2—4日，由中华中医药学会、中国中医药信息学会、中国民族医药学会、中国民间中医医药研究开发协会、世界针灸学会联合会、中国药膳研究会、中国药文化研究会等行业学会、协会联合渭南市人民政府共同主办的本次会议在陕西渭南举行。大会围绕"中医药与银发产业融合发展"主题，通过多边对话、主旨报告、平行会议、文化传承与人才培养、产业投资对接、中医药大健康博览会、名医诊疗等系列活动，挖掘整合优质资源，对接项目落地，助力中医药大健康产业科学发展。大会签约中医药大健康类、银发产业类、医药医工类、文旅康养类、乡村振兴类等项目20个，总投资108.17亿元。

▲中国中医药信息学会儿科分会学术年会暨全国名老中医学术经验传承与儿科信息发展论坛举办　11月3—5日，本次会议在山东泰安举办。中国中医药信息学会会长吴刚为新一届儿科分会会长王俊宏颁发聘书。在全国名老中医学术经验传承论坛上，国医大师丁樱、全国名中医汪受传和来自上海、北京、云南等专家分别围绕以《小儿哮喘分三期从风痰论治》《中西医结合治疗小儿克罗恩病体会》《中医药治疗小儿"两动一闭"策略》《咳嗽证治杂谈》《循经敷贴治疗抽动障碍的相关研究》为题作经验分享。

▲《中国中医药年鉴(学术卷)》创办四十周年学术研讨会举行　11月10日，由国家中医药管理局主办，上海中医药大学、《中国中医药年鉴(学术卷)》编辑部承办的本次会议在上海中医药大学举行。国家中医药管理局科技司原司长、《中国中医药年鉴(学术卷)》副主编李昱，致公党河南省委会主委司富春，上海市卫生健康委员会副主任、市中医药学会会长胡鸿毅，上海中医药大学党委书记、《中国中医药年鉴(学术卷)》副主任委员曹锡康，国医大师施杞，全国名中医熊大经等出席会议，开幕式由上海中医药大学副校长杨永清主持。曹锡康表示，《年鉴》自1983年创刊以来，虽几经更名，但初心未变，始终承担着存史鉴今、资政育人，促进中医药传承创新的重要使命。下阶段，将进一步发挥《年鉴》在加强中医药学术交流、促进中医药科技创新、提高中医药技术水平等方面的重要作用，紧扣中医药发展的时代脉搏，抓好《年鉴》内涵建设，努力打造一部全面记载中医药发展动态、展示最新临床研究成果的高水平学术书籍。

▲中华中医药学会医院管理分会学术年会召开　11月11日，由中华中医药学会主办，中华中医药学会医院管理分会、深圳市中医院承办的本次会议在广东深圳召开。中华中医药学会医院管理分会主任委员张允岭表示，分会始终坚持党建引领，坚持"学术性、权威性、包容性、有效性"的指导思想，要持续聚焦中医院服务体系建设、公立医院绩效考核、中医药产业健康发展、中医药人才培养及评价模式改革等热点问题，不断推动中医院高质量发展，助力健康中国建设。中华中医药学会副秘书长马骏表示，近年来医院管理分会开展了一系列卓有成效的工作，对中医药事业的传承与发展做出了富有意义的探索。她建议分会要聚焦党建强会、开展课题研究、注重人才培养三个方面开展工作。会议期间，来自广东省中医药学会、中国中医科学院与深圳市中医院等单位专家，分别围绕《中医文化推动中医医院高质量发展》《中医药数据驱动研究模式的建立与应用》《国家区域医疗中心建设经验分享》等主题作报告。

▲首届中国(成都)现代中医药慢病防治及守正创新学术交流会举办 11月14日,由中国中医药信息学会、国源智库国际战略发展研究院主办,中国中医药信息学会中医药文化产业分会、国源智库(北京)城市规划设计研究院承办的本次会议在四川成都举办。第十二届全国政协副主席齐续春、十三届全国人大教育科学文化卫生委员会副主任委员杨志今参会,中国中医药信息学会会长吴刚致欢迎辞。国医大师唐祖宣等专家探讨现代中医药在慢病防治方面的创新举措、优势与挑战。与会专家围绕心脑血管病、糖尿病、肿瘤等常见慢性病,提出了一系列中医药治疗新方法、新技术、新理念,并就"如何运用现代科技手段提高中医药治疗慢性病的临床疗效""如何优化中医药治疗慢性病的诊疗流程"等问题进行研讨。

▲中华中医药学会亚健康分会学术年会召开 11月16—19日,由中华中医药学会主办,中华中医药学会亚健康分会、深圳市中医院、深圳市中医药学会承办的本次会议在广东深圳召开。会议以"促进学术创新,服务百姓健康"为主题。中国工程院院士刘良,中华中医药学会学术部主任庄乾竹,中华中药学会亚健康分会主任委员何丽云,深圳市卫生健康委副主任林汉城等参加会议。开幕式由中国中医科学院研究员马晓北主持。庄乾竹在致辞中指出分会要以"4+X"党建工程为抓手,进一步加强分支机构党建工作,要发挥好分会的平台作用,进一步提升分会的学术引领力,要重视青年人才的培养,筑牢中医药事业发展的根基,要重视科学普及,让人人都成为自己健康的第一责任人。

▲中国医学气功学会第七届会员代表大会暨第二十一届学术年会举行 11月17—19日,本次会议在北京举行,武医养生专委会成立大会同期召开。会议审议并通过中国医学气功学会秘书长张海波作第六届理事会工作报告和会费标准,同时选举产生第七届中国医学气功学会会长、副会长、秘书长、常务理事等,会长由高思华连任。武医养生专业委员会主委由北京师范大学武术与民族传统体育文化推广研究中心主任吕韶钧担任。年会分为主论坛和四个分论坛,来自全国16个中医药院校、12个科研院所以及各大医疗机构共计40位报告者围绕各论坛主题进行汇报。

▲中华中医药学会介入心脏病学分会第九次中西医介入心脏病学论坛召开 11月25—26日,由中华中医药学会主办,中华中医药学会介入心脏病学分会、中日友好医院、北京中医药大学东直门医院承办的本次会议在北京召开。中华中医药学会副会长兼秘书长王国辰出席开幕式并致辞,全国名中医、中日友好医院中西医结合心内科首席专家史载祥,中国医师协会中西医结合分会副会长吴宗贵,中国医学科学院阜外医院原副院长杨跃进,北京中医药大学东直门医院院长王显,首都医科大学附属北京安贞医院常务副院长周玉杰,中国医学科学院阜外医院冠心病中心主任吴永健,上海中医药大学附属岳阳中西医结合医院院长周嘉,江西中医药大学附属医院原党委书记刘中勇,北京市第一中西医结合医院原党委书记李瑞杰等出席开幕式,中国工程院院士吴以岭,中国科学院仝小林、葛均波通过线上视频致辞,中日友好医院中西医结合心内科主任李宪伦主持开幕式。在主旨报告论坛,吴以岭作题为《中医脉络学说构建及其指导血管病变防治研究》的主旨报告,从中医络病学说的构建以及络病学说指导急性心肌梗死、心力衰竭、心动过缓、心房颤动等心血管疾病的研究进展及临床应用展开交流。仝小林作题为《态靶辨治——中医药战略机遇与传承创新》的主旨报告,从中医药抗疫取得瞩目成效、传统辨证论治与现代态靶辨治体系、态靶辨治的临床应用等方面展开讲解,并总结了中医药发展新格局。

▲中华中医药学会医院药学分会学术年会召开 11月26日,由中华中医药学会主办,中华中医药学

会医院药学分会、北京中医药大学东直门医院、中国医学科学院肿瘤医院、北京中医药大学东直门医院洛阳医院、北京中医药大学东方医院、国家中医管理局中药炮制技术传承基地共同承办的本次会议在北京召开。中华中医药学会副会长兼秘书长王国辰、学术部主任庄乾竹，东直门医院洛阳医院执行院长曹俊岭以及来自全国各地代表出席了本次会议。开幕式上，王国辰发表致辞对会议的顺利召开和新当选的医院药学分会第七届委员会的委员们表示祝贺。他对医院药学分会的工作给予了充分肯定，并对分会发展提出具体建议。

▲第六届岐黄论坛举行　12月2日，由中华中医药学会主办的本次论坛在北京举行。全国政协副主席、农工党中央常务副主席杨震，国家卫生健康委党组成员、国家中医药管理局党组书记、局长余艳红，中华中医药学会会长于文明等出席开幕式并讲话。国家中医药管理局副局长、中华中医药学会副会长闫树江主持开幕式，副局长、党组成员黄璐琦作主旨报告。杨震指出，推动实现中医药事业高质量发展，要深入贯彻落实党的二十大精神和习近平总书记关于中医药工作的重要论述，加快发展覆盖全生命周期的中医药健康服务，促进中医药优质资源提质扩容和区域均衡布局，加强中医药科技创新，推进高素质人才队伍建设，壮大中医药产业，完善符合中医药特点的体制机制和政策措施，为全面建设社会主义现代化国家贡献中医药力量。余艳红指出，促进中医药传承创新发展，要大力推进中医药服务、科技、产业、文化、机制创新，中华中医药学会要充分发挥社会组织优势作用，进一步团结凝聚专家学者，助力中医药事业高质量发展。

▲2023年出土医学文献与文物(第二届)学术会议召开　12月23—24日，由成都中医药大学和世界中医药学会联合会共同主办的本次会议四川成都召开。国家中医药管理局副局长、党组成员王志勇出席会议并讲话。王志勇表示，古典医籍是中医药传承创新的根本和源泉，加强出土医学文献研究，是中医药工作和考古工作的重要组成部分，《天回医简》等医学文献的出土问世、挖掘出版，是中医药学术研究的重大成果，也将出土医学文献与文物研究推到一个新高度。他强调，要深入学习贯彻习近平总书记关于中医药工作的重要论述，坚定文化自信，加强古典医籍精华的梳理和挖掘，充分发挥出土医学文献与文物研究在探究中医药理论基础、繁荣中医药学术研究、促进中医药传承发展等方面的重要作用。要不断深化中医药学发展源流脉络研究，加强学科建设和人才培养，搭建中医药文化传播与学术交流平台，凝聚国内外专家学者的智慧和力量，扩大国际影响力。

二、中外交流

▲上海合作组织成员国传统医学专家大会召开 2月3日，由印度传统医学部、印度卫生和家庭福利部、中国国家中医药管理局主办的本次会议以视频会议形式举行。中国国家中医药管理局副局长、中国工程院院士黄璐琦，印度传统医学部秘书瓦迪亚·拉杰什·科特查出席开幕式并致辞。黄璐琦表示，中医药作为传统医学重要组成部分，是中国古代科学的瑰宝。他倡议，上合组织成员国坚持传承精华、守正创新，推动各国传统医学学术发展和防治能力提升。坚持交流合作、互学互鉴，充分发挥各国传统医学独特优势和作用。坚持深度合作、同舟共济，为构建人类卫生健康共同体作出贡献。瓦迪亚·拉杰什·科特查表示，印度政府设立传统医学部，专门管理传统医学服务和应用。印度2017年成为上合组织正式成员国，通过上合组织平台，与成员国开展了诸多传统医学领域合作。上合组织成员国和相关国家代表参加会议，围绕"上合组织成员国传统医学在卫生保健服务体系中的现状与实践""上合组织成员国传统医学的管理、教育、科研、产业和实践方面面临的挑战"进行深入交流。

▲第十九届国际络病学大会在北京召开 2月25日，由中华中医药学会、世界中医药学会联合会、中国老年医学学会和中国农村卫生协会共同主办的本次会议在北京举行。国家中医药管理局局长于文明，中国工程院三局局长高战军，张伯礼、刘德培、刘耀、张运、郝希山、陈志南、丁健、吴以岭、丛斌、于金明、贾伟平等近20位两院院士，以及来自海内外10万余名医学专家学者通过线上线下的方式参加大会。会上，专家学者共享中医络病理论创新转化成果、共谋中医药高质量发展、共同探讨中医药现代化发展的重要意义。于文明在线上致辞中指出，国际络病学大会作为中华中医药学会参与主办的国际大会，促进了海内外中医药学术交流与合作，充分展示了络病理论研究取得的重大成果，对推动中医药传承创新发展发挥了积极作用。在高峰论坛环节，中国工程院院士吴以岭、于金明、张运、贾伟平分别作题为《络病理论体系构建及创新转化——气络学说精气神理论指导八子补肾胶囊抗衰老研究》《精准肿瘤学新实践》《CAPITAL中医药抗动脉粥样硬化的新证据》《血糖波动异常与津力达干预研究》的学术报告，针对络病理论创新成果转化和络病理论在多个疾病领域防病治病价值展开深入交流。

▲世界中医药学会联合会首个海外师承培训班开班 2月26日，世界中医药学会联合会人力资源发展部举办了顾植山教授五运六气临床应用海外师承培训班。开班仪式上，世界中医药学会联合会副秘书长徐春波表示，结合海外培训需求和特点，既要突出师承培养模式的特点和优势，也要考虑到面授师承培养成本高、时间长、范围小的实际困难，充分利用现代科技将线上远程授课、临床带教与线下跟师相结合，不断改进和完善人才培养模式，推动中医药国际传播与发展。世界中医药学会联合会五运六气专委会会长顾植山认为，流派的传承需要创新，创新才能发展，创新的前提是要做好传承，守住中华文化的根，守正中医药文化的魂，才能更好地创新。

▲于文明会见白俄罗斯卫生部部长皮涅维奇 2月28日，国家中医药管理局局长于文明会见白俄罗斯卫生部部长皮涅维奇，双方就中白中医药合作交换意见。于文明表示，中白建交30年来，随着两国关系不断提质升级，中医药领域合作也扎实推进。去年，两国元首签署《中华人民共和国和白俄罗斯共

和国关于建立全天候全面战略伙伴关系的联合声明》,推动中医药在白高质量发展。中方愿同白方加强中医药深度合作,使中白中医药成果不断惠及两国民众,为构建人类卫生健康共同体作出更大的贡献。皮涅维奇表示,中白两国有很深的合作友谊和经验,白俄罗斯通过调整中医药使用相关法律法规,认可中医师资质和中医药相关学历,中医药企业入驻中白工业园,中医药在白俄罗斯发展取得新进展。下一步,白俄罗斯希望中方继续指导支持,深化中医药合作,争取实现中药本地化生产。

▲黄璐琦会见澳大利亚西悉尼大学校长葛班尼 3月20日,国家中医药管理局副局长、党组成员黄璐琦会见澳大利亚西悉尼大学校长葛班尼一行,就中澳中医药合作进行了会谈。黄璐琦表示,近年来中医药发展进入新阶段,特别是经过三年疫情防控,我国形成了中西医结合、中西药并用的中国方案,中医药在其中发挥了重要的作用,世界卫生组织中医药救治新冠专家评估会报告肯定了中医药治疗新冠病毒的安全性和有效性。中澳中医药合作也取得新进展,两校的合作就是最好的体现,国家中医药管理局将一如既往地支持北京中医药大学等中医药机构和西悉尼大学等国际知名院校开展高质量合作。葛班尼介绍,在与北京中医药大学合作基础上,西悉尼大学建立了较完善的中医药临床试验、教学、科研和医疗服务平台。西悉尼大学希望中国国家中医药管理局继续指导支持其与北京中医药大学的合作,推动中医药国际合作。

▲世界传统药产业和科技标准联盟成立 3月20日,世界传统药产业和科技标准联盟成立大会暨国际中试车间签约仪式在广东深圳举行。该联盟由中国内地、香港,以及俄罗斯、日本、巴基斯坦、加拿大、蒙古、泰国,塞尔维亚等国家和地区传统药协会和企业共同发起成立,旨在推进国际传统药关于人才、资本、知识、技术等要素跨境流动和区域融通。联盟内以传统药产业合作为基础,推动产、学、研、用、商相互协同,并制定细分领域标准,实现联盟内标准相互认证认可。同时,联盟致力于推动世界传统药的标准融通,学习交流世界各地关于传统药的保护办法,促进传统药的开发及可持续利用,加快推动中医药走向世界。

▲第四届国际中西医汇通学术研讨会召开 4月6日,由中华中医药学会主办,天津中医药大学附属武清中医院、中西汇通医社承办的本次会议在天津举行。国医大师张伯礼院士、张大宁,中华中医药学会副秘书长刘平出席开幕式并致辞,国医大师吴咸中院士线上参会。来自11个国家和地区的240余名中医从业者参会。张伯礼表示,中西医学的优势可以互补,作用无法相互替代,要做好中西医结合工作,促进中医药现代化发展,为构建中国式现代化中"中西医结合,中西药并用"的医药卫生健康模式作出贡献。刘平表示,与会同仁应积极学习各位专家学术思路和临床经验,努力探索中西医汇通学术流派高质量发展的有效途径,让中西医汇通学术成果更好地造福百姓健康,助力健康中国建设。

▲博鳌亚洲论坛·健康产业国际论坛举行 4月20—21日,本次论坛在北京举行。此次论坛是博鳌亚洲论坛全球健康论坛框架下的专题论坛,由博鳌亚洲论坛、北京市人民政府共同主办。论坛以"全球健康:产业发展与共享"为主题,设有包括传统医学创新发展分论坛在内的8场分论坛。博鳌亚洲论坛全球健康论坛大会主席陈冯富珍在传统医学创新发展分论坛致辞中表示,传统医学是不同国家和民族在历史发展长河中沉淀下来的医学瑰宝,为实现联合国2030年可持续发展议程的健康目标贡献出宝贵的力量。关于如何推动传统医学的创新发展,陈冯富珍认为有5个重要抓手:一是重视传统医学理论体系的全面梳理,进一步挖掘特色优势;二是以临床疗效为切入点,坚持现代化、标准化与国际化;三是重视人才培养和传承,为传统医学赓续血脉;四是完善传统医学产业发展流程,提升产业服务能力;

五是广泛开展国际合作，保障发展的公平性、可及性及可持续性。

▲于文明会见世卫组织整合医疗服务司司长鲁迪·埃格斯 4月28日，国家中医药管理局局长于文明会见世界卫生组织整合医疗服务司司长鲁迪·埃格斯一行。国家中医药管理局副局长、党组成员黄璐琦陪同会见，并主持召开工作会谈。双方就中国与世界卫生组织传统医学合作等事宜进行深入交流。于文明指出，中医药是中国独特的医药卫生资源，发挥中医药独特优势，中医药与西医药相互补充、协调发展，已经成为中国特色卫生与健康事业的重要特征和显著优势。国家中医药管理局非常重视和世界卫生组织的合作，希望未来在人员交流、项目合作等方面取得务实成效，为推动全球传统医学发展作出更大贡献。鲁迪·埃格斯对国家中医药管理局长期以来支持世界卫生组织工作、共同推动全球传统医学发展所作出的贡献表示感谢。他表示，希望双方可以继续加强合作，为全球传统医学发展创造新的机遇。

▲国际传统医学临床试验注册平台建设推进会召开 4月28日，由中国中医科学院、中国中医药循证医学中心举办的本次会议在北京召开。国际传统医学临床试验注册平台（International Traditional Medicine Clinical Trial Registry，ITMCTR）于2023年2月正式被世界卫生组织临床试验注册平台接受为一级注册机构，是首个跨国家和地区的以临床试验主题范围来划分的注册机构。国家中医药管理局局长于文明，国家中医药管理局副局长、党组成员黄璐琦，世界卫生组织整合医疗服务司司长鲁迪·埃格斯等出席本次活动。于文明表示，中医药临床研究是医学科技创新的重要领域，也是临床实践决策转化的循证来源。建设好国际传统医学临床试验注册平台，对于推动传统医学交流与合作具有重要意义。希望国际传统医学临床试验注册平台加强与国内外各有关机构及学术团体交流与合作，联合世界医学同仁，建立包括中医药在内的全球传统医学临床研究注册规范体系，助力传统医学循证证据的高质量产出。黄璐琦表示，国际传统医学临床试验注册平台成为世卫组织的一级注册机构，将为提升全球传统医学临床证据质量，引领全球传统医学临床研究规范发展做出重要贡献。鲁迪·埃格斯表示，国际传统医学临床试验注册平台正式被世界卫生组织临床试验注册平台接受为国际一级注册机构，有助于增进传统医学临床试验透明度，促进传统医学更好服务于全球医疗卫生。

▲中国援柬埔寨中医抗疫医疗队凯旋欢迎仪式举行 5月17日，欢迎仪式在中国中医科学院西苑医院举行。国家中医药管理局副局长、党组成员黄璐琦出席并讲话。黄璐琦指出，为贯彻落实中柬两国领导人会晤成果，去年国家中医药管理局与柬埔寨卫生部签署《关于派遣中医抗疫医疗队赴柬埔寨工作的协议》，通过先遣组、专家组、医疗队三步走的方式，突破性地整建制向柬埔寨派出了中医抗疫医疗队。首支援柬中医抗疫医疗队的工作圆满实现预期目标，得到了柬方的高度认可。他表示，中柬中医药合作已纳入中柬两国政府联合公报以及两国关于构建新时代中柬命运共同体的联合声明，新一批援柬中医医疗队也即将派出，中医药将继续为推动构建新时代中柬命运共同体作出积极贡献，并结合援外工作积极探索中医药海外发展新模式。

▲推动建设中医药中心纳入中国—中亚峰会成果清单 5月18—19日，中国—中亚峰会在陕西西安举办。峰会期间，中国同中亚五国达成系列合作共识，其中包含推动建设中医药中心。成果清单包含54项主要合作共识和倡议，其中提出：推动建设中医药中心，开展草药种植及加工合作，打造“健康丝绸之路”；中方邀请中亚五国参与实施“文化丝路”计划等。同时，中方倡议成立中国—中亚健康产业联盟。

▲白俄罗斯总统签署法令促进中医药生产和使用 6月1日,白俄罗斯总统卢卡申科签署总统令,要求修改相关国家注册程序,促进在中国注册生产的生物活性食品添加剂在白使用,以便在白普及和使用中药制剂。据白俄罗斯总统网站发布的消息,总统令的签署旨在推动在中白工业园内发展和创新传统医学,实施相关制药和医疗器械设备制造项目。此外,总统令还简化了在中白工业园区域内使用中国和其他一些国家注册的药品、医疗器械和治疗方法的条件。中白工业园区域内提供的相关医疗服务将纳入白俄罗斯自愿医疗保险范围。

▲第三届中医药国际化发展论坛举办 6月15日,由中华中医药学会主办,安国市人民政府承办的本次会议在河北安国举办。国家中医药管理局副局长、中国中医科学院院长、中国工程院院士黄璐琦发表视频致辞。黄璐琦表示,中医药已传播到196个国家和地区,越来越受到海外的认可和欢迎。他强调,在中医药国际化发展过程中,各部门、各单位要遵循中医药自身规律,传承精华、守正创新,提升学术引领水平。要充分利用"互联网+"优势,推动中医药海外传播。要进一步加强传统医学领域的交流合作,促进各国传统医学共同发展,增进世界人民健康福祉,促进文明互鉴和民心相通贡献力量。

▲世界中医药大会第七届夏季峰会举行 6月25日,由世界中医药学会联合会等联合举办的本次会议在贵州贵阳开幕。第十二届全国政协副主席刘晓峰,国家中医药管理局副局长、党组成员黄璐琦发表视频致辞,贵州省委常委、贵阳市委书记胡忠雄出席大会开幕式并致辞,世界卫生组织、国际标准化组织有关负责同志出席开幕式并讲话,世界中联主席马建中出席会议并致开幕辞。黄璐琦高度肯定了世界中联在中医药文化传承与发展、中医药国际交流合作等方面取得的成绩。他表示,希望世界中联及各分支机构继续深入学习贯彻习近平主席重要讲话精神,进一步发挥平台引领作用和专家资源优势,推动中医药现代化、产业化、国际化,在理论创新、科学研究、实践应用、企业融合等方面取得更大突破,推动中医药更好地融入各国医疗卫生体系,助力人类卫生健康共同体建设。部分院士、国医大师及全球20多个国家和地区的中医药专家学者、企业代表等出席会议。

▲浙江中医药代表团访问白俄罗斯 6月28—30日,浙江省卫生健康委副主任、省中医药管理局副局长曹启峰率团访问白俄罗斯。其间出席了在白俄罗斯中白工业园举办的第二届中国商品和服务(白俄罗斯)展览会,并访问了白俄罗斯明斯克州卫生总局和明斯克州地区医院。浙江中医药代表团与明斯克卫生总局、白俄罗斯医学教育研究生院、明斯克地区医院相关负责人进行圆桌会议。曹启峰表示,浙江省与明斯克州作为友好省州,医疗卫生领域合作前景广阔,特别是中医药领域合作进展良好。由国家中医药管理局立项支持、浙江中医药大学附属第三医院承建的中国—白俄罗斯中医药中心,与白方一直保持密切沟通,在针灸、推拿、康复等领域开展深度学术交流,为推动传统医药领域合作,守护当地民众健康发挥了作用。今后要以建设高质量中医药中心为目标,进一步拓宽双方合作领域,深化交流层次,以实际行动不断丰富中白全天候全面战略伙伴关系的内涵。明斯克州卫生总局局长伊戈尔·沙马尔指出,中国—白俄罗斯中医药中心设立于明斯克州地区医院,针刺、艾灸等中医疗法已在临床普遍应用,中医药为白俄医疗拓宽了服务领域,丰富了疾病治疗手段,对提升当地民众健康发挥了重要作用,相信双方未来将开展富有成效的交流合作。双方还讨论了中国医生在白俄罗斯行医资质、工作签证、中医康复技术、药用植物种植、中药材注册和使用等事宜。

▲第三届中国—非洲经贸博览会中非中医药合作论坛举行 6月30日,由湖南省人民政府和国家中医药管理局共同主办的本次论坛在湖南长沙举

行。国家中医药管理局副局长、党组成员黄璐琦出席论坛并致辞。黄璐琦表示，中国政府高度重视中非合作。国家中医药管理局通过与非洲国家签署合作协议、与外方相关机构合作建立中医药海外中心，服务当地民众健康福祉，为中非合作作出了积极贡献。本次论坛是中国—非洲经贸博览会下首次设立的高端论坛之一，也是中非中医药合作的重要平台。他倡议：中非双方要深入交流合作，提高中非中医药合作质量；要互学互鉴，发挥中非传统医药优势；要合作共赢，助力构建人类卫生健康共同体。来自非洲国家在内的100多名中外政府官员、专家和学者出席了会议，就中非中医药合作进行了深入交流。

▲中白签署中医药领域谅解备忘录 7月4日，国家中医药管理局局长于文明与白俄罗斯卫生部长皮涅维奇一行举行会谈，并签署《中华人民共和国国家中医药管理局与白俄罗斯共和国卫生部中医药领域合作谅解备忘录》。于文明表示，此次双方签署谅解备忘录，是贯彻落实中白两国元首签署《中华人民共和国和白俄罗斯共和国关于新时代进一步发展两国全天候全面战略伙伴关系的联合声明》的具体举措。国家中医药管理局将以此为契机，推动中医药合作迈上新台阶，全面深化中医药在人才培养、友好医院建立、中白工业园建设等方面的合作，更好服务两国民众健康。皮涅维奇表示，在国家中医药管理局的支持下，白方正大力推动中医药在白发展并取得积极成效，现已为中方中医师在白行医、促进中医药在白生产和使用等实施一系列政策措施。希望中方继续给予指导，深化交流与合作，使中白中医药成果不断惠及两国民众。

▲中国援柬埔寨中医医疗队出征仪式举行 7月4日，出征仪式在中国中医科学院广安门医院举行。国家中医药管理局副局长、党组成员黄璐琦出席并讲话。黄璐琦表示，2023年是"一带一路"倡议提出10周年、中国援外医疗队派遣60周年、中柬建交65周年，更是全面贯彻落实党的二十大精神的开局之年。继去年成功派出首支援柬中医抗疫医疗队后，国家中医药管理局继续选派中医医疗队赴柬执行援外任务。希望援柬中医医疗队的队员们大力弘扬不畏艰苦、甘于奉献、救死扶伤、大爱无疆的中国医疗队精神，充分发挥中医药临床诊疗独特优势，推动中医药在柬取得更大发展，以实际行动展现国家中医医疗队良好风貌，服务当地民众健康，为助力构建人类卫生健康共同体作出积极贡献。

▲中医药亮相"新加坡·重庆周" 7月17日，由重庆市卫生健康委、市中医管理局、市中新示范项目管理局和新加坡中医研究院共同主办的"新加坡·重庆周：重庆中医药新加坡行"活动在新加坡举行，活动包括重庆中医药推介、中医药展览展示、中医药文化体验等内容。在重庆中医药推介会上，重庆中医药学院、重庆市中医院及5家重庆药企进行了推介，重庆和新加坡的中医专家围绕针灸特色技术、西医协作临床研究等进行学术交流。

▲世界中医药学会联合会针刀专业委员会2023学术年会暨中国针刀医学家谱开谱仪式举行 8月20日，由世界中医药学会联合会主办，世界中医药学会联合会针刀专委会、中国针刀学术家谱委员会等单位承办的本次活动在北京举行。参会专家聚焦针刀医学事业发展，围绕针刀医学的临床应用、学术研究前沿进展、优势病种治疗现状等方向展开探讨。开幕式上，世界中医药学会联合会创会副主席李振吉表示，针刀是中西医结合研究成果的代表、是中医药传承创新发展的典范。针刀医学下一步发展应以科研为切入点，提高针刀从业者的科研素养、科研水平。北京中医药大学针灸推拿学院院长刘存志表示，在现代医学领域，针刀作为一项创新疗法，其技术和方法在不少疾病的治疗中显示出显著效果。世界中医药学会联合会针刀专业委员会副会长兼秘书长朱秀峰表示，下一步专委会将集中力量在"真实世界优势病种"方面开展临床研究。

▲世界中医药教育高质量发展论坛举办 8月27—28日，由世界中医药学会联合会教育指导委员会和加拿大安大略中医学院联合主办本次论坛在加拿大多伦多以线下线上结合的方式举行。加拿大总理特鲁多及加联邦、省、市三级政府代表，安大略省中医师及针灸师管理局等向会议书面致贺。大会以"守正传承，提高质量，创新发展，造福人类"为主题，旨在汇聚全球智慧，助力世界中医药教育高质量发展。中国工程院院士、世界中医药学会联合会教育指导委员会会长张伯礼在论坛上表示，中医药是中华优秀传统文化的代表，中西医结合是未来医学的一种重要模式。中医药教育要坚持理论与实践相结合，在保证中医药基础知识和技能教育的前提下，根据各国国情及医疗卫生制度特点，不断创新教育模式，培养适合各国需要的中医药人才。深入开展各国在中医药教育领域的交流合作，增强中医药的国际认可度，提升中医药的影响力。中国驻多伦多代总领事程洪波致辞时表示，中国政府积极推动中医药国际抗疫合作，为全球抗疫提供了中国方案，得到国际社会高度评价和认可。传承中医药精华，加快推进中医药创新发展，推动中医药开放发展，将进一步扩大中医药的全球应用范围，并将极大增进世界各国人民的健康福祉。论坛上，中国工程院院士吴以岭在线作题为《络病理论体系构建及其应用》的主题演讲，张伯礼、美国神经针灸研究院院长郝吉顺、美国亚特兰大东方中医院院长范东明、甘肃中医药大学校长赵继荣、吉林省针灸学会会长王富春等专家学者作报告。

▲中国—中亚传统医学论坛举办 8月30—31日，由新疆维吾尔自治区人民政府、国家中医药管理局共同主办的本次论坛在新疆乌鲁木齐举办。国家卫生健康委党组成员，国家中医药管理局党组书记、局长余艳红，新疆维吾尔自治区人民政府主席艾尔肯·吐尼亚孜，哈萨克斯坦国际信息研究院院士弗拉基米尔·斯捷尔马赫出席开幕式并致辞，国家中医药管理局副局长、党组成员，中国工程院院士黄璐琦作主旨报告。余艳红表示，此次论坛是贯彻落实中国—中亚峰会成果的实际行动，是推动中医药高质量融入"一带一路"建设的重要举措。余艳红倡议，要坚持以高质量落实峰会清单成果为首要任务，以高水平服务人民健康为根本宗旨，以高水准发展传统医学领域服务贸易为有力抓手，以高层次对话和政策沟通交流为重要保障，充分发挥传统医学防病治病的独特优势，打造经贸关系新平台，拓宽传统医学领域合作的深度和广度。本次论坛以"互学互鉴，共享发展"为主题，来自中国、哈萨克斯坦、塔吉克斯坦、吉尔吉斯斯坦、乌兹别克斯坦、土库曼斯坦等国家的200余名中外政府官员、专家和学者参加会议。

▲中医药展区亮相2023年服贸会 9月2日，由北京市中医管理局主办，北京民族医药文化研究促进会承办的2023年服贸会健康卫生服务专题展中医药主题展在北京举行。本次展览以"推动实现中医现代化，促进人类共同健康"为主题，旨在从榜样力、创新力、成果力、传播力、消费力提升中医药领域综合服务能力，进而弘扬中医药文化，筑牢中医药文化根基。展区设置中医药高质量发展新成果、中医药数字服贸新突破、中医药传承创新新跨越、中医药品牌矩阵新篇章、中医药"一带一路"新动能、中医药民族融合新风采、中医药直播新引擎七个板块，重点呈现中医药健康服务、中医药传承创新和现代化、中药质量提升及产业促进中医药开放发展等成果。

▲2023年中国服贸会·中医药健康产业国际智库论坛举办 9月3日，由国家中医药管理局指导，北京市中医管理局、北京市科学技术协会、北京市朝阳区人民政府共同主办的本次会议在北京举办。第十三届全国人大常委会副委员长、中国科学院院士陈竺向论坛致贺信。论坛以"科技助力中医药产业高质量发展，创新中医药服务贸易业态及中西医结合服务模式"为主题，专家学者共论中医药健康产业创新发展新格局。陈竺在贺信中表示，创新

服务业态和服务模式对新时代中医药高质量发展具有重要意义，应加快提升中西医结合健康服务能力，加快推动中医药与产业、教育、人才、文化以及科技的融合发展。希望通过本次论坛，中医药高质量发展成果能够得到充分展示，中医药服务贸易业态创新探索出新路径，中西医结合服务模式和中西医结合健康服务体系更加丰富，能够持续加强中医药应用场景建设和全球服务网络建设，培养更多国际化中医药传承创新特色人才，推动更多中医药文化交流与产业合作。国家中医药管理局国际合作司副司长朱海东、北京市中医管理局局长屠志涛、北京市科学技术协会副主席孟凡兴、经济合作与发展组织(OECD)驻华代表海博、马来西亚传统医药局局长吴清顺、中巴友协主席恩里克·诺布雷加等出席论坛。

▲第六届“一带一路”中医药发展论坛举办 9月6日，作为2023年中国国际服务贸易交易会高峰论坛，由国家中医药管理局、中国人民对外友好协会、北京市人民政府共同主办的本次论坛在北京国家会议中心举办。会上，国家中医药管理局党组书记、局长余艳红表示，十年来，“一带一路”建设从理念转化为行动，从愿景转变为现实，构建人类命运共同体的理念深入人心，不仅为世界各国发展提供了新机遇，也为中国开放发展开辟了新天地。搭载共建“一带一路”的列车，中医药在推进健康丝绸之路建设，推动构建人类卫生健康共同体中发挥了十分重要的作用。余艳红指出，这十年是中医药高质量融入共建“一带一路”的十年，国家中医药管理局注重顶层谋划、共建共享、守望相助、完善治理，促进中医药引领世界传统医药快速发展，推动中医药造福世界各国人民。余艳红提出建议：一是强化政策引领，深化传统医药治理合作；二是增进健康福祉，强化传统医药服务供给；三是加强科技创新，提升传统医药核心竞争力；四是着眼民心互通，促进传统医药文化互鉴。据介绍，中国在共建“一带一路”国家和地区建立了30个中医药海外中心，布局了31个国家中医药服务出口基地，大力实施复方青蒿素快速清除及项目，中医药成为卫生健康领域合作的新的增长极。

▲第七届中国—东盟药品合作发展高峰论坛举办 9月14日，由国家药品监督管理局和广西壮族自治区人民政府共同主办的本次活动在广西防城港举行，论坛以“向世界传递中医药声音，共创传统药物新未来”为主题，促进中国—东盟传统药物国际合作。论坛指出，国家药监局将不断深化与东盟国家监管机构在包括中药传统药物监管等各领域的交流合作，探索建立药品安全信息互通机制，共同参与国际事务与国际规则制定，推进更高水平开放和更高质量国际合作，为构建人类卫生健康共同体贡献药监力量。论坛设中药(传统药物)监管政策、中国—东盟传统药物标准协调、传统药物质量标准研讨等5个议题，来自中国与东盟10国卫生和药品监管部门等代表共300余人参加论坛。

▲中华人民共和国政府和柬埔寨王国政府联合公报发表 9月16日，《中华人民共和国政府和柬埔寨王国政府联合公报》发表。公报指出，中方愿一如既往支持柬埔寨经济发展和民生改善，推动全球发展倡议在柬埔寨落地见效，实施好柬埔寨乡村道路、桥梁、供水、学校、医疗等项目。柬方感谢中方提供的大力支持。深化中医药及传统医学等卫生领域交流合作，加快推进中柬中医药中心建设，中方将长期向柬派遣中国医疗队。

▲黄璐琦出席第六届中国—阿拉伯国家博览会大健康产业论坛 9月22日，由国家卫生健康委员会、国家中医药管理局、宁夏回族自治区人民政府主办的本次论坛在宁夏银川举行，此次论坛以“面向新时代，共谋新发展”为主题。国家中医药管理局副局长、党组成员，中国工程院院士黄璐琦出席开幕式并致辞。黄璐琦表示，国家中医药管理局积极落实大卫生、大健康理念和预防为主方针，推动中医药全面

融入健康中国行动，着力提升人民群众健康水平。中国中医药机构与阿方合作建立了中医药海外中心，服务当地民众健康福祉。中阿双方要深入挖掘，推动传统医药加速融入大健康产业；互学互鉴，发挥中阿传统医药优势；合作共赢，助力构建人类卫生健康共同体。

▲欧亚经济论坛中医药交流合作分会举行 9月22—23日，由西安市卫生健康委、西安市人民政府外事办公室主办，西安市中医医院、西安中医脑病医院、西安市第五医院等单位承办的本次会议在陕西西安举行。主题为“弘扬丝路精神，推进中医药交流”。会议包括开幕式、交流研讨会、中医学术论坛、中医药文化传播交流论坛等环节。乌兹别克斯坦、捷克、格鲁吉亚等多个国家的卫生官员、专家学者和国医大师雷忠义、杨震，全国名中医米烈汉等多位中医药专家出席会议。与会各方在中医药领域达成了多方面的交流合作意向，形成了友好交流合作备忘录。在交流研讨会上，西安市中医医院、西安中医脑病医院、西安市第五医院又分别与捷克、格鲁吉亚代表签订了合作意向书，双方将在中医医疗技术、科研教学、人才培养等方面开展交流合作。

▲第三届国际中西医结合免疫学龙城学术论坛举办 9月24日，由山西中医药大学主办的本次论坛在山西太原举办。山西省政协副主席李青山、山西省中医药管理局局长魏来出席开幕式。来自中国、美国、英国、泰国和尼泊尔等国家的14所高校及科研机构的19位知名专家作专题报告。李青山在致辞中表示，希望专家学者对中医药高等教育发展、高层次人才培养给予更多关心指导。尼泊尔特里布文大学副校长巴斯克达在致辞中表示，国际合作和团结一致是应对公共卫生威胁的关键所在，建立一个全面的信息交流与合作的平台，让不同国家在传统医学方面加强合作，有利于促进人民的福祉和人类的可持续发展。会上，与会专家分别从中西医结合免疫的物质基础与临床研究、中医药在认知和神经损伤修复中的作用、仲景思想及方药在免疫系统疾病中的应用等方面分享科研历程，并在关键科学问题与多学科交叉融合等方面进行交流。

▲中华人民共和国和尼泊尔联合声明发布 支持中尼中医药中心在尼泊尔开展医疗服务 9月26日，《中华人民共和国和尼泊尔联合声明》发表。声明指出，双方欢迎按照《中华人民共和国国家中医药管理局和尼泊尔卫生与人口部关于传统医学合作的谅解备忘录》，成立中尼传统医药合作委员会，将继续支持中尼中医药中心在尼泊尔开展义诊、培训、医疗服务等，支持中国援尼医疗队在加德满都新设医疗点。同时，双方签署《中华人民共和国海关总署与尼泊尔农业畜牧业发展部关于尼泊尔植物源性中药材输华植物检疫要求议定书》。

▲中国—老挝中医药中心挂牌 9月26日，由云南中医药大学承建的中国—老挝中医药中心在老挝首都万象正式挂牌。云南中医药大学党委书记邱勇在挂牌仪式上指出，中国与老挝山水相连、世代友好，两国传统医药文化交流历史悠久、成果显著。近年来，云南中医药大学与老挝国家传统医药研究院的合作深入且富有成效，期待与老挝相关机构，以中国—老挝中医药中心为平台，推动中医药与老挝传统医药互学互鉴、共同发展，进一步加强双方在传统医药人才培养、医疗技术、南药研究等领域的深层次合作。中国—老挝中医药中心于2021年11月获批建设，2022年4月，云南中医药大学与老挝国家传统医药研究院通过视频方式签署中国—老挝中医药中心项目合作谅解备忘录。双方在中医药国际教育、医疗、科学研究、传统医药文化交流领域开展了形式多样的合作交流，并取得了丰硕成果。中心克服新冠疫情影响，先后完成3期中医药临床适宜技术培训班，新招收36名中医药专业老挝籍留学生，开展澜湄区域药用植物资源考察，完成多部双语课程及教材的出版推广工作。云南中医药大学将进一步依托中心建设，持续推动与老挝卫生部、高校及相关科

研院所务实合作，促进两国传统医药文化广泛深入交流，让更多老挝民众了解、认可、接受、使用和推广中医药，让中医药为两国民众健康谋福祉，为高质量共建"一带一路"贡献更多力量。

▲第三届尼山世界中医药论坛举办 9月27日，由山东省卫生健康委员会（山东省中医药管理局）、山东中医药大学、济宁市人民政府联合承办的本次论坛在山东曲阜举办。第三届尼山世界中医药论坛是第九届尼山世界文明论坛的分论坛之一。尼山世界文明论坛是文明交融互鉴的重要平台，中医药体验馆在论坛举办期间化身"中医使者"，向不同地域、不同语言、不同信仰的朋友展示了中医药文化独特的风采，让他们领略到中医药文化的无穷魅力，为弘扬、繁荣中医药文化作出积极贡献。山东省人民政府副省长陈平，国家中医药管理局综合司二级巡视员陈梦生，山东省卫生健康委员会党组书记、主任，省中医药管理局局长马立新，山东省保健办副主任兼省保健局局长、山东省卫生健康委一级巡视员万书臻，济宁市副市长白平和，校党委书记张立祥、校长李可建、副校长王琳等出席论坛开幕式。马立新主持开幕式。会前，与会领导嘉宾以及希腊、塔吉克斯坦、津巴布韦、冈比亚、埃塞俄比亚等国家的驻华使节参观了中医药文化体验馆。本次论坛在尼山讲堂一楼开设了中医药文化体验馆，吸引了众多嘉宾、媒体记者、志愿者前来参观体验。

▲2023年针灸国际标准研制与实施学术研讨会召开 10月8—10日，由世界针灸学会联合会、中国针灸学会主办的本次会议在吉林长春举行。开幕式上，世界针联2023年度21项针灸国际标准正式发布，为针灸安全使用、技术操作规范、临床实践等提供了新的高质量标准。世界针灸学会联合会秘书长杨金生表示，世界针联长期致力于中医针灸的国际发展，要进一步重视针灸国际标准的人才队伍建设、提升针灸国际标准的研制质量、加大针灸国际标准的宣贯力度。同时宣读了《世界针联2023年度针灸国际标准发布公告》，并宣布《针刺安全使用风险控制通则》《针灸技术操作规范编写通则》《针灸临床实践指南制定及其评估规范》等21项针灸国际标准发布。在主旨报告环节中，世界针灸学会联合会主席刘保延、国际标准化组织中医药技术委员会（ISO/TC249）秘书长桑珍等专家分别以《针灸标准化建设进展及其对针灸学科发展的推进》《中医药国际标准化概述》等为题作主题报告，介绍了标准化工作的形势、任务和要求，对标准研制同仁详细讲解标准研制的具体方法。

▲中国—柬埔寨中医药中心揭牌仪式举行 10月12日，本次活动在柬埔寨首都金边考斯玛中柬友谊医院举行。柬埔寨卫生大臣秦拉、中国国家中医药管理局局长余艳红、中国驻柬埔寨大使王文天出席并分别致辞。王文天指出，2023年是中柬建交65周年，也是"中柬友好年"，中柬中医药中心的揭牌既是中华文化和高棉文化的又一次美丽邂逅，也是中柬传统医药领域合作新的里程碑，中心的成立不但能为柬埔寨当地民众提供一份健康保障，还将为柬培训高质量、高水平的中医药专业人才，打造一支"带不走的医疗队"。希望中柬中医药中心持续发展，成为中柬人文交流合作的"旗舰项目"，为推动构建中柬命运共同体贡献中医药力量。余艳红表示，中柬中医药中心的成立，有助于探索中医药海外中心建设新模式、新路径，更有助于加深中柬友谊、构建新时代中柬命运共同体，中国国家中医药管理局将继续长期向柬派遣中医医疗队，支持中柬中医药中心高质量建设，期待在中柬双方共同努力下，将中柬中医药中心建设成辐射面更广、影响力更大的高质量中医药海外中心，为增进人类福祉、促进全球人民健康作出新的更大贡献。秦拉就中柬中医药中心揭牌向中国政府及中国人民致以诚挚感谢。他表示，中柬中医药中心是柬中双方在构建柬中命运共同体、柬中全面战略合作伙伴关系、柬中钢铁情谊基础上发生的珍贵连接，是柬中两国人民友谊的结晶。中柬中医药中心的揭牌将进一步促进柬中两国在传

统医药领域的合作与交流，期待柬中两国医疗卫生人员共同努力，为两国人民的健康福祉作出更多贡献。

▲黄璐琦出席第八届国际非遗节传统医药非物质文化遗产保护发展论坛 10月13日，第八届国际非物质文化遗产节传统医药非物质文化遗产保护发展论坛在四川成都举办。国家中医药管理局副局长、党组成员，中国工程院院士黄璐琦出席论坛开幕式致辞，并以中医药传承精华的思考为题作主旨报告。黄璐琦指出，要持续加强对习近平文化思想的学习和贯彻落实，把加强中医药非物质文化遗产保护上升到弘扬中华优秀传统文化、增强文化自信自强的高度，继续加大对已列入联合国教科文组织非物质文化遗产代表作名录和世界记忆名录项目的保护力度，积极推动中医药"走出去"，促进各国非物质文化遗产保护工作交流互鉴、共同进步，为维护世界文化多样性和人类可持续发展，构建人类卫生健康共同体发挥更积极的作用。

▲余艳红出席世界针联"一带一路"中医药针灸风采行柬埔寨站活动 10月14日，由世界针灸学会联合会主办，柬埔寨民间社会组织联盟论坛承办的本次活动在柬埔寨暹粒举行，中国国家中医药管理局局长余艳红出席并致辞。余艳红表示，2023年是中柬建交65周年和"中柬友好年"。中柬传统医学领域的合作持续深化，成为其中的一个亮点。要以举办此次活动为契机，广泛展示中医针灸文化及吴哥医药文化的魅力，探索两国传统医药合作新模式，为深化两国传统医学交流合作增添动力。期待中柬与会各方携手，为构建高质量、高水平、高标准的新时代中柬命运共同体作出更大贡献。其间，余艳红还见证了双方有关机构签署合作协议、向柬方捐赠物资等仪式，并为中柬中医针灸非遗文化及吴哥医药文化展开幕剪彩。

▲黄璐琦出席2023中国—东盟传统医药健康旅游国际论坛 10月15日，由文化和旅游部、国家中医药管理局、广西壮族自治区人民政府主办的本次论坛在广西巴马举行。国家中医药管理局副局长、党组成员，中国工程院院士黄璐琦出席论坛开幕式并致辞。黄璐琦指出，今年是习近平主席提出建设更为紧密的中国—东盟命运共同体和共建"一带一路"倡议10周年。中国和东盟长期以来携手前行，特别是在传统医药领域，开展一系列务实合作取得丰硕成果。期待与各国政府和有关机构携手努力，秉持共商共建共享理念，加快推进传统医药与健康旅游融合发展，提高各国民众幸福感和获得感，以实际行动践行人类卫生健康共同体理念，为构建更为紧密的中国—东盟命运共同体注入新的动力。

▲第十三次中新中医药合作委员会会议召开 10月16日，本次会议在新加坡召开。中国国家中医药管理局局长余艳红率团出席会议，并与新加坡卫生部高级政务部长普杰立签署了《中华人民共和国国家中医药管理局与新加坡共和国卫生部中医药合作计划书(2023—2027)》。余艳红表示，此次双方签署新一轮中新中医药合作计划书，是落实《中华人民共和国和新加坡共和国关于建立全方位高质量的前瞻性伙伴关系的联合声明》的具体举措。中方将以此为契机，推动中新中医药合作迈上新台阶，促进中新中医药合作成果惠及双方民众，为构建人类卫生健康共同体作出更大贡献。普杰立代表新加坡卫生部感谢中方长期以来的支持，表示将与中方一道继续实施好新一轮中医药合作计划书。双方一致同意在人才培养、循证研究、中西医结合等方面加强交流，共同支持中新中医药中心建设，商定将在中国举行第14次中新中医药合作委员会会议。

▲嵩山论坛第二届中医药文化论坛举办 10月16日，由世界中医药学会联合会、嵩山论坛组委会指导，河南省国际文化交流中心、河南中医药大学主办本次论坛在河南郑州举办。世界中联主席马建中表示，此次共同举办嵩山论坛中医药文化论坛，是

与海内外同仁合作开展中医药文化国际传播的新探索。期待各方凝聚力量、整合资源，聚焦中医药国际化发展，推动中医药在走向世界中合作共赢，为推动文明交流互鉴作出新的贡献。论坛中，与会专家学者从中医药文化的精华传承与科学发展、相关政策体系的解读与健全、中医药事业的国际交流等方面深入交流。

▲余艳红出席中国—新加坡中医药中心揭牌仪式 10月17日，中国—新加坡中医药中心揭牌仪式在新加坡同济医院暨同济医药研究院举行。国家中医药管理局局长余艳红出席仪式并致辞。余艳红表示，辽宁中医药大学与新加坡同济医院自启动中新中医药中心建设以来，双方在硕博士研究生联合培养、远程继续教育讲座、中医短期线上培训、中医药学术交流等方面均取得了积极成效。希望中新中医药中心继续立足大学人才教育培养和医院医疗服务的工作基础，进一步加强中新中医药机构间协作，切实推进中医药海外中心建设工作，为助力共建“一带一路”高质量发展作出积极贡献。

▲第三届“一带一路”国际合作高峰论坛召开 10月18日，本次论坛在北京召开。高峰论坛期间形成了458项成果，各方发起了一系列国际合作倡议、决定举办系列国际会议，主席国汇总形成了多边合作成果文件清单；各国政府、金融机构、地方政府、企业商定一系列务实合作项目、双边合作协议等，主席国就此汇总后形成了务实合作项目清单。第三届“一带一路”国际合作高峰论坛务实合作项目清单包含四项中医药领域合作项目，涉及双边合作文件类、民生及民心相通类、发布白皮书和研究报告类。具体为中国国家中医药管理局与新加坡卫生部签署中医药合作计划书(2023—2027)，在埃塞俄比亚等国举办“一带一路”中医药针灸风采行活动，在泰国、柬埔寨建设中医药中心，发布《共建“一带一路”中医药领域国际合作发展报告(2023)》。

▲阿拉木图中医中心国际中医远程会诊平台开通 10月24日，海南省三亚市中医院阿拉木图中医中心国际中医远程会诊平台开通，标志着哈萨克斯坦阿拉木图民众可以享受到更便捷、更优质、个性化的中医诊疗服务。国际中医远程会诊平台由中国科学院微电子研究所提供技术支持，可远程开展中医体质辨识、四诊合参、实时脉象传输。本次远程会诊由哈萨克斯坦国立医科大学、哈萨克斯坦三亚市中医院阿拉木图中医中心发起。

▲上海合作组织传统医药产业大会召开 10月24—25日，本次会议在天津举行。大会聚焦“加强传统医药产业国际合作，构建生命健康良性生态体系”主题。上合组织秘书处副秘书长詹内什·凯恩，天津市政协副主席、天津中医药大学校长高秀梅，中国工程院院士张伯礼以及外交部、商务部、国家中医药管理局相关负责人，来自俄罗斯、哈萨克斯坦、乌兹别克斯坦、吉尔吉斯斯坦、伊朗、阿富汗、尼泊尔、蒙古国等上合组织相关国家的代表出席大会主论坛。据了解，为落实2021年习近平主席在上合组织成员国元首理事会上的倡议，共谋传统医药国际合作新发展新路径，“上合组织传统医药产业联盟”于2022年9月成立。本次大会是该联盟成立后的首次以产业合作为主题的行业国际盛会。大会由上合组织传统医药产业联盟、中国医药保健品进出口商会、中国中药协会主办，世界针灸学会联合会联合主办。詹内什·凯恩表示，传统医药在传染病的预防、治疗和康复领域具有强大优势，为加强国际卫生体系建设作出了重大贡献，对世界文明的发展产生了积极影响。上合组织国家非常重视传统医学，将这一领域的知识和方法融入现代医学的过程正在进行。在大会主论坛，张伯礼、国家中医药管理局国际合作司司长吴振斗、世界针灸学会联合会主席刘保延分别发表主旨演讲。

▲第二十届世界中医药大会召开 11月14—15日，由中国国家中医药管理局、菲律宾卫生部传

统暨替代医学研究院指导，世界中医药学会联合会主办的本次会议在菲律宾马尼拉召开。大会以“人人享有健康，推动传统医学融入全球卫生健康治理”为主题，世界中医药学会联合会主席马建中、菲律宾中医暨针灸学会会长郑启明致欢迎辞，中国驻菲律宾大使黄溪连、世界卫生组织西太区办公室综合司传统医学官员杰拉丁·赫里、菲律宾卫生部部长贺博萨等出席会议并致辞，世界卫生组织传统、补充和整合医学处负责人金承哲，菲律宾众议院卫生委员会主席、众议员西里亚克·加托视频致辞。马建中表示，中医药作为重要的国际名片和健康使者，已成为构建人类卫生健康共同体的重要内容。希望通过本次会议，世界中联团体会员、分支机构及全球中医药从业者，踔厉奋发，勇毅前行，为推动中医药高质量国际传播与发展，促进人类健康，改善全球卫生治理作出更大贡献。黄溪连表示，近年来中菲持续深化医药卫生领域合作，两国传统医药交流与合作日益密切。贺博萨表示，菲律宾正努力将传统医学治疗手段纳入主流医疗保健体系，确保患者有广泛的治疗选择，包括正努力将传统医学和补充医学纳入家庭医学培训；建立以中医药为重点的循证研究；鼓励更多经认证的中医从业人员在菲律宾执业，并在卫生设施中纳入和增加中医模式。

▲世界中医药学会联合会内经专业委员会换届会议暨2023年《黄帝内经》学术会议召开　11月17—18日，由世界中医药学会联合会主办，世界中医药学会联合会内经专业委员会及北京中医药大学共同承办的本次会议在北京召开，会议选举北京中医药大学副校长翟双庆为会长。会议以“新形势下的《黄帝内经》传承与创新”为主题，秉承“传承精华，守正创新”的发展理念，深入推动“读经典、做临床、跟名师、悟妙道”的理解与运用，以便进一步加强国内外《内经》各个研究领域的交流，展开《内经》的翻译与推广，推动以《内经》为代表的中医药学术及文化的国际化影响。世界中联副主席兼秘书长李昱表示，内经专委会本着“传承经典、学术创新”的办会宗旨，加强了国内外《内经》领域的研究与交流。北京中医药大学党委书记王瑶琪表示，北京中医药大学将全力支持世界中联内经专委会的工作，与世界各国的中医药专家学者一道，共同推动《内经》的传承创新与合作发展。

▲第二届中医湿证国际论坛暨中西医交融国际学术会议召开　11月17—19日，由中华中医药学会和省部共建中医湿证国家重点实验室共同主办，广东省中医院承办，瑞典卡罗林斯卡学院协办的本次会议在广东广州召开。本次论坛以“共建传承创新之路，同促中医药国际发展”为主题。与会专家围绕中医湿证与自身免疫性疾病、心脑血管病、恶性肿瘤等重大慢病的国际前沿问题展开深入研讨。在圆桌会议环节，中外与会专家聚焦“中西医交融”展开讨论，为中西医结合的研究和实践提供更多的思路和方法。诺贝尔生理学或医学奖评选委员会前主席、卡罗林斯卡医学院分子医学中心主任拉斯·克拉瑞斯卡，省部共建中医湿证国家实验室主任陈达灿等25名海内外专家和国内外350余名代表参会。

▲黄璐琦出席2023国际针灸学术研讨会　11月18日，由世界针灸学会联合会、中国中医科学院主办的本次会议在泰国曼谷举行，国家中医药管理局副局长、党组成员黄璐琦出席开幕式并致辞。黄璐琦表示，中医针灸作为世界卫生组织列出的主要学科和应用最广泛的传统医药治疗手段，为加强传统医学与现代医学交流互鉴、助力构建人类卫生健康共同体注入了强劲动力。他强调，今年是中泰建交48周年，也是中泰建立全面战略合作伙伴关系第二个十年的开局之年，国家中医药管理局将继续以国际合作专项为抓手，以中泰中医药海外中心为载体，携手谱写中医药对外交流合作新篇章，推动中医药服务新时代的中泰命运共同体。他建议，要着眼于中医针灸高质量发展，将传统医学宝库继承好、发展好、利用好，坚持开放发展、创新发展、融合发展，与现代医学实现优势互补与协同进步，为维护民众

健康作出新的贡献。

▲余艳红会见新加坡卫生部长王乙康 11月21日，国家卫生健康委党组成员，国家中医药管理局党组书记、局长余艳红会见新加坡卫生部长王乙康一行。双方就进一步加强中新中医药合作进行深入交流。国家中医药管理局副局长、党组成员黄璐琦参加会见。余艳红高度赞赏中新中医药合作取得的成果。她表示，国家中医药管理局将与新方共同努力落实好第13次中新中医药合作委员会会议共识和新一轮中医药合作计划书，希望双方继续互相支持人才培养，共同推动中医药循证研究和中西医结合，为高质量共建"一带一路"合作贡献力量。王乙康表示，新加坡卫生部在学历教育、科学研究、监管政策和临床应用等方面将采取系列举措，积极推动中医药融入其主流医学体系，希望与中方进一步加强交流合作。

▲世界中医药学会联合会痧疗罐疗专业委员会第五届学术年会暨换届会议召开 11月25日，由山东省德州市中医院承办的本次会议在山东德州召开。本次学术年会主题为"痧疗罐疗系统规范，无创医疗创新安全"。300余名专家学者共谋痧疗罐疗专业发展。世界中联痧疗罐疗专委会成立于2016年，旨在促进世界各国(地区)中医在痧疗罐疗学术领域的交流与合作，加快痧疗罐疗现代化及走向世界的进程。专委会新一届会长胡广芹表示，将从四个方面促进痧疗罐疗发展：促进痧疗罐疗技术和学科的内涵建设，产出一批具有原创性的产品、技术和服务成果；开展痧疗罐疗技术标准研究，成立标准审定委员会，构建协同创新学科组；加强痧疗罐疗临床与健康服务人才培养，增进临床医案交流，资源互通，互利共赢；弘扬"大医精诚"价值观，传承先辈的价值理念、道德规范、哲学思维。

▲中华中医药学会中医体质分会第二十一次学术年会暨世界中医药学会联合会过敏性疾病专业委员会第三届学术年会召开 11月25—26日，由中华中医药学会、世界中医药学会联合会主办，中华中医药学会中医体质分会、世界中医药学会联合会过敏性疾病专业委员会、《北京中医药大学学报》承办，山东中医药大学、青岛琛蓝健康产业集团协办的本次会议在山东青岛召开。大会共有49名海内外专家、学者作主题报告，设立了"体质与慢性病防控"主题论坛和"过敏性疾病论坛""体质与肥胖论坛""体质与睡眠论坛""体质与慢病营养干预论坛""青年论坛"五个分论坛。共有125篇论文收入《中华中医药学会第二十一次中医体质年会论文集》，27篇论文收入《世界中医药学会联合会过敏性疾病专业委员会第三届学术年会论文集》，反映了近年来中医体质学和过敏性疾病领域最新研究进展。

▲余艳红出席2023上海合作组织传统医学论坛 11月30日，由上海合作组织睦邻友好合作委员会、国家中医药管理局、江西省人民政府共同主办的本次会议在江西南昌举办。江西省委书记尹弘，国家卫生健康委党组成员，国家中医药管理局党组书记、局长余艳红，上合组织睦委会副主席崔丽，上合组织副秘书长索海尔·汗等出席开幕式并致辞。江西省省长叶建春主持开幕式。国家中医药管理局副局长、党组成员，中国工程院院士黄璐琦作中医药"走出去"主旨报告。余艳红指出，国家中医药管理局贯彻落实习近平总书记关于传统医学的重要指示精神，与上合组织国家务实合作、守望相助，推动传统医药造福各国人民。她强调，上合组织传统医学合作站在了新的历史起点，中方愿与上合组织国家进一步发扬"上海精神"，强化交流对话、坚持科技赋能、优化多元供给、深化互利合作，促进传统医药产业高质量发展，推动传统医学为构建人类卫生健康共同体作出更大的贡献。

▲秦怀金出席第十一次世界中西医结合大会 12月2日，本次会议在浙江杭州召开。国家中医药管理局副局长、党组成员秦怀金出席开幕式并致辞。

秦怀金表示，中西医并重是新时代卫生健康工作的方针之一，国家中医药局认真贯彻落实习近平总书记关于中医药工作的重要论述，深入推进中医药和中西医结合工作，取得明显成效。他指出，当前人类健康仍面临心脑血管疾病、肿瘤、退行性疾病、代谢性疾病等重大慢病、新发突发传染病等严峻挑战，迫切需要推进中西医药相互补充、协调发展，加强重大疾病中西医结合临床与科研工作，开辟解决人类健康问题的新赛道。他强调，要坚持开放包容，推动中医和西医相互尊重、相互欣赏、相互借鉴，进一步提升中西医结合临床疗效，强化中西医结合人才培养，加强中西医协同攻关，深化国际交流合作，释放两种医学的叠加效应，为增进人类健康福祉作出更大贡献。希望中国中西医结合学会以世界中西医结合大会为契机，充分发挥学术组织优势，深入交流研讨，共同推进中西医结合医学创新发展，为世界医学进步作出更大贡献。

▲2023 中医药国际传承传播大会召开 12 月 3 日，由世界针灸学会联合会、中新社国际传播集团、中国新闻图片网、中国民族医药学会、中国针灸学会主办的本次会议广东深圳举行。大会以“聚焦中医药传承传播 共促文明交流互鉴”为主题，力求促进中医药的传承与创新发展，提升中医药国际传播能力，为健康中国建设注入源源不断的文化动力。大会设置了专家主题演讲、圆桌对话、中医药图片和非遗艺术展、非遗健康论坛、中医药国际影像传播联盟启动等活动。中国工程院院士、国医大师石学敏在视频致辞中表示，中医针灸作为世界卫生组织列出的一门学科和应用最为广泛的传统医药治疗手段，为加强传统医学与现代医学交流互鉴、助力构建人类卫生健康共同体发挥了重要作用。今年是共建“一带一路”倡议提出十周年，以此次大会为契机，持续推动中医针灸的传承创新，提供优质的中医针灸服务，为讲好中国故事贡献中国智慧。

▲世界中医药学会联合会扶阳专业委员会第三届学术年会暨第七届国际扶阳医学大会召开 12 月 3—4 日，由世界中医药学会联合会、中华中医药学会联合主办的本次会议在湖南长沙召开。本次大会涵盖了扶阳中医药临床经验、扶阳高质量发展、大数据时代扶阳发展和扶阳视角下的中医药治病防病等多个专题。世界中联扶阳专业委员会会长孙永章总结回顾扶阳医学近二十年发展，规划和展望了未来的工作。他表示，在当下的信息时代，包括扶阳医学在内的中医药学，将借助信息技术、量子技术、人工智能技术等实现创新与超越。世界中联副秘书长徐春波鼓励扶阳专家和学者发挥当前网络信息系统优势，建设中医流派诊疗数据平台与质控系统，保证流派诊疗质量；以提高疗效、服务临床为核心，以培养人才、弘扬特色为目标，推动中医流派传承创新高质量发展。中华中医药学会副秘书长马骏表示，扶阳医学是中医药优秀文化的杰出代表，既有历史延续又有理论创新，在走向世界服务各国民众过程中，也体现着中医药的和平性，作为一种中医流派，扶阳和其他学说和谐共生，兼收并蓄，突出体现了中医药的包容性。中国中医药信息学会会长吴刚鼓励大家以数字化、网络化、智能化促进行业转型升级，形成中医药发展新动能、新优势。充分发挥扶阳学派在传承、发展中医药工作中的优势，继续提升扶阳医学学术、文化、产业的影响力，为推动扶阳医学高质量发展作出贡献。

▲法国国民议会法中友好小组代表团访问中国中医科学院 12 月 14 日，法国国民议会法中友好小组主席埃里克·阿洛泽一行访问中国中医科学院。其间，埃里克·阿洛泽与十三届全国人大常委会副委员长、中国红十字会会长陈竺，国家卫生健康委党组成员，国家中医药管理局党组书记、局长余艳红就中法中医药合作进行会谈，国家中医药管理局副局长、党组成员，中国中医科学院院长黄璐琦主持会议。陈竺指出，中法两国历史文化相互吸引、交相辉映，两国要持续推进卫生健康合作，打造中医药文化交流品牌，以医学合作带动人文交流、以人文交流促

进政治互信，在互鉴互通中共同发展、共同进步，为中法关系乃至中欧关系的发展注入新动能。余艳红强调，在习近平主席殷切关怀下，中医药传承创新发展取得历史性成就。希望以中法建交60周年为契机，同法方深化中医药交流合作，分享更多成功经验，助力构建人类卫生健康共同体。埃里克·阿洛泽感谢中方的热情接待，希望深化双方中医针灸合作，加强交流互鉴，促进实现全面健康事业发展。埃里克·阿洛泽一行还在中国中医科学院针灸医院观摩了针灸诊疗技术。

▲2023中医药文化国际传播交流会举办 12月20日，由国家中医药管理局、中国外文局指导，中华中医药学会、中国外文局国际传播发展中心主办，中国外文局文化传播中心、中外文国际传播发展(北京)有限公司承办的本次活动在北京举办。国家中医药管理局原局长、中华中医药学会会长于文明，中国外文局副局长陆彩荣出席活动并致辞。中国工程院院士、国医大师、中国医学科学院学部委员王琦，中国工程院院士、中国医学科学院学部委员陈士林作主题演讲。国家中医药管理局国际合作司司长吴振斗，中华中医药学会副会长兼秘书长王国辰，中国外文局副总编辑、国际传播发展中心主任陈实，新加坡驻华使馆新闻参赞李伟正以及地方省市、高校智库、医疗机构和企业代表、媒体记者、留学生代表等150余人现场参加活动。

三、动态消息

▲《关于在新型冠状病毒感染医疗救治中进一步发挥中医药特色优势的通知》印发 1月2日，为贯彻落实党中央、国务院决策部署，平稳有序实施新型冠状病毒感染“乙类乙管”，在新型冠状病毒感染医疗救治中始终坚持“中西医并重、中西医结合、中西药并用”，充分发挥中医药独特优势和作用，指导各地做好新型冠状病毒感染中医药救治工作，国务院联防联控机制综合组制定并印发《关于在新型冠状病毒感染医疗救治中进一步发挥中医药特色优势的通知》。

▲2022年全国中医药机构微信总榜单发布 1月5日，《中国中医药报》社舆情监测研究中心联合全国中医药新媒体联盟共同发布2022年度全国中医药机构微信总榜单。中医药政务排行榜中，“广东中医药”“云南中医”和“四川中医药”领跑前三甲；中医医院排行榜中，“广东省中医院”“佛山市中医院”“江苏省中医院”等连续六年荣登百强；中医药院校排行榜中，“广州中医药大学”跻身首位。该榜单由《中国中医药报》社舆情监测研究中心运用清博指数平台，在周榜单数据基础上，根据各微信公众号2022年12个月的月均微信传播指数(WCI值)排名得出。

▲《中医药治疗新型冠状病毒感染核酸/抗原转阴后常见症专家共识》发布 1月17日，由中国工程院院士张伯礼、国医大师晁恩祥牵头制定的《中医药治疗新型冠状病毒感染核酸/抗原转阴后常见症专家共识》发布及解读会在北京召开。中国工程院院士、天津中医药大学名誉校长张伯礼，中华中医药学会副会长兼秘书长王国辰，副秘书长刘平、陈俊峰，中华中医药学会标准化办公室负责人苏祥飞等参加会议。刘平宣读中华中医药学会《中医药治疗新型冠状病毒感染核酸/抗原转阴后常见症专家共识》。张伯礼对《中医药治疗新型冠状病毒感染核酸/抗原转阴后常见症专家共识》的制定背景和总体情况进行了介绍。

▲“智慧之光——中医药文化展”开幕 1月18日，由国家中医药管理局指导，中国国家博物馆、国家中医药博物馆联合主办的“智慧之光——中医药文化展”在中国国家博物馆隆重开幕。文化和旅游部党组书记、部长胡和平出席开幕式并宣布展览开幕，国家卫生健康委党组成员、国家中医药管理局党组书记余艳红，中国国家博物馆馆长王春法出席并致辞，国家中医药管理局副局长、党组成员秦怀金主持开幕式，中国国家博物馆党委书记杨帆出席。“智慧之光——中医药文化展”认真贯彻落实党的二十大精神和习近平总书记给国博老专家回信精神，深入展现中医药的悠久历史和博大精深。作为在中国国家博物馆举办的首个大型中医药展览，共遴选500余件文物藏品，类型涵盖玉石、陶瓷、骨器、金银器、古籍、书画、革命文物等，辅以200余件(套)药材实物，按照“文明之钥”“摄生之道”“灵兰秘典”“器药撷英”“传承创新”五个单元，从发展历程、防治观念、医学典籍、药材器具、未来展望、走向世界等不同角度出发，运用多种技术手段、多个互动体验项目，深刻反映中医药的发展、演进和对世界的杰出贡献。

▲部局共建道地药材国家重点实验室年会召开 1月28日，科技部与国家中医药管理局联合共建道地药材国家重点实验室2023年学术年会召开。国家中医药管理局副局长、中国中医科学院院长、中国工程院院士黄璐琦，中国工程院院士王永炎、肖培根、张伯礼、朱兆云，中国科学院院士洪德元、蒋有

绪，国医大师金世元，国家中医药管理局、国家统计局、工业和信息化部等相关负责同志出席会议。会议由中国中医科学院主办。会上回顾了实验室相关工作开展情况，与会专家围绕品质评价、体系建立、濒危药材保护、遗传多样性、核心种群保护等13个与实验室发展息息相关的问题展开讨论并提出针对性建议。会议指出，道地药材国家重点实验室始建于2013年，2016年正式通过国家中医药管理局组织的验收工作。会议强调，实验室经历了十年的创新发展，已经成为引领我国中药资源发展的科学中心和高水平创新高地，未来要继续以满足国家和行业需求为己任，充分发挥在中医药领域的优势特色，在中药资源保护开发、政府服务、国际合作、人才培养等方面持续保持创新性、先进性和引领性，在服务国家长远战略中发挥更加重要的作用，为新时代中药资源高质量发展贡献更多力量。

▲《关于在综合医院、专科医院进一步加强新型冠状病毒感染中西医协同救治工作的通知》印发 新冠疫情防控进入新阶段以来，综合医院、专科医院认真贯彻习近平总书记“中西医并重、中西医结合、中西药并用”的部署和要求，积极发挥中医药在“保健康、防重症”中的独特优势和作用，取得了一定成效。但部分综合医院、专科医院由于中西医协同制度还不健全、中医药专业技术人员配备不足、中药注射剂和中药饮片配备供应不够等因素，中医药新冠病毒感染救治参与度较低，中医药在重症、危重症患者中的救治作用还未充分发挥。为贯彻落实党中央、国务院决策部署，进一步加强综合医院、专科医院新冠病毒感染中西医协同救治工作，国务院联防联控机制医疗救治组于1月29日制定并印发《关于在综合医院、专科医院进一步加强新型冠状病毒感染中西医协同救治工作的通知》。

▲全国中药注册管理和上市后监管工作会议召开 1月30日，2023年全国中药注册管理和上市后监管工作会议在北京召开。国家药监局党组成员、副局长赵军宁出席会议并讲话。会议提出，2023年重点做好五方面工作：充分发挥中药作用，全力服务新阶段疫情防控工作大局；全链条加强中药质量管理，守牢安全底线；全过程审评审批加速，不断积聚发展新动能；全方位推进监管能力建设，提升监管效能；全球化监管合作协调，构建中药发展新格局。要加强党风廉政和作风建设，推动中药监管战线政治生态更加风清气正、健康向上，营造担当作为、干事创业的浓厚氛围，为中药监管事业高质量发展提供坚强保障。

▲《质量强国建设纲要》印发 2月6日，中共中央、国务院印发《质量强国建设纲要》，对医疗服务、食品药品安全等方面提出具体要求。《质量强国建设纲要》提出，优化中药审评机制，加速推进化学原料药、中药技术研发和质量标准升级。提高农产品食品药品质量安全水平。加强药品和疫苗全生命周期管理，推动临床急需和罕见病治疗药品、医疗器械审评审批提速，提高药品检验检测和生物制品（疫苗）批签发能力，优化中药审评机制，加速推进化学原料药、中药技术研发和质量标准升级，提升仿制药与原研药、专利药的质量和疗效一致性。制定农产品质量监测追溯互联互通标准，加大监测力度，依法依规严厉打击违法违规使用禁限用药物行为，严格管控直接上市农产品农兽药残留超标问题。

▲《中医药振兴发展重大工程实施方案》印发 2月10日，国务院办公厅印发《中医药振兴发展重大工程实施方案》，部署了8项重点工程以及26个建设项目，进一步加大“十四五”期间对中医药发展的支持和促进力度，着力推动中医药振兴发展。明确到2025年，优质高效中医药服务体系加快建设，中医药防病治病水平明显提升，中西医结合服务能力显著增强，中医药科技创新能力显著提高，高素质中医药人才队伍逐步壮大，中药质量不断提升，中医药文化大力弘扬，中医药国际影响力进一步提升，符合中医药特点的体制机制和政策体系不断完善，中医

药振兴发展取得明显进展，中医药成为全面推进健康中国建设的重要支撑。

▲《2022年度中医医院学科（专科）学术影响力评价研究报告》发布 2月19日，中华中医药学会、中国中医科学院在北京共同召开《2022年度中医医院学科（专科）学术影响力评价研究报告》发布会暨学科（专科）建设经验交流会。国家中医药管理局医政司司长贾忠武、中华中医药学会副会长兼秘书长王国辰、中国中医科学院副院长唐旭东、人民日报社《健康时报》副总编辑王君平、中国中医科学院中医药信息研究所所长李海燕等出席会议。上榜单位代表中国中医科学院西苑医院党委书记张允岭、中国中医科学院广安门医院风湿科主任姜泉、广东省中医院大科主任陈前军、上海中医药大学附属曙光医院肝病科主任孙学华等受邀进行学科（专科）建设经验交流。会议由中华中医药学会副秘书长陈俊峰主持，同步进行线上直播。会上强调，专科建设是弘扬中医药特色优势的重要抓手，是构建新时代中医药服务体系的重要内容，今后将在提高临床疗效、加强科研研究、强化人才培养等方面加大工作力度。

▲"传承精华守正创新——加快推进新时代中医药高质量发展"专家创新大讲堂举行 2月19—20日，由人力资源社会保障部、国家中医药管理局主办的本次活动在北京举行。这是专家创新大讲堂开办以来首次聚焦中医药主题。人力资源社会保障部党组成员、副部长汤涛，国家卫生健康委党组成员、国家中医药管理局党组书记余艳红出席开幕式并致辞。国家中医药管理局党组成员、副局长秦怀金主持开幕式。余艳红表示，党的二十大擘画了以中国式现代化全面推进中华民族伟大复兴的宏伟目标，部署了促进中医药传承创新发展的重点任务。推进中国式现代化，要求我们必须加快推进中医药现代化。希望各位专家学者坚持开放包容，紧扣中医药高质量发展这个主题，充分展示中医药领域的最新研究成果，激发创新智慧，汇聚创新力量，促进学科交叉，着力营造百花齐放百家争鸣的良好学术氛围，凝聚起共同推动中医药振兴发展的磅礴力量。

▲《国家三级公立中医医院绩效考核操作手册（2023版）》印发 2月20日，为贯彻落实《国务院办公厅关于加强三级公立医院绩效考核工作的意见》（国办发〔2019〕4号），持续提高三级公立中医医院绩效考核工作精细化水平，国家中医药管理局综合司根据实际工作需要和最新政策文件要求，对《国家三级公立中医医院绩效考核操作手册（2022版）》进行修订，形成了《国家三级公立中医医院绩效考核操作手册（2023版）》。

▲中国医药行业质量匠星企业名单发布 2月19—21日，在国家药品监督管理局南方医药经济研究所主办、医药经济报承办的第34届全国医药经济信息发布会上，中国医药质量管理协会、医药经济报联合发布了"2022年度中国医药行业质量匠星企业"系列榜单。其中，扬子江药业集团有限公司等10家企业荣登"2022年度中国医药行业质量匠星企业名单"；扬子江药业集团广州海瑞药业有限公司杨姗姗、扬子江药业集团四川海蓉药业有限公司张填等20人荣登"2022年度中国医药行业质量匠星人物名单"，成为奖项设立后的首批获奖企业和个人。此次评选活动从企业聚焦质量、推动发展、严谨求实、结果可靠、社会公认5个维度进行综合评选而产生，旨在宣传在推动中国制药强国进程中做出重要贡献的企业和人物的先进典型事迹，树立行业质量标杆，发挥模范带头作用，促进我国医药行业高质量发展。

▲2023年全国中医药局长会议召开 2月25日，2023年全国中医药局长会议在北京召开。会议以习近平新时代中国特色社会主义思想为指导，深入学习贯彻党的二十大和中央经济工作会议精神，贯彻落实党中央、国务院决策部署，总结党的十九大以来及2022年中医药工作，部署2023年重点任务。受国家卫生健康委党组书记、主任马晓伟委托，国家

卫生健康委党组成员、国家中医药管理局党组书记余艳红宣读马晓伟讲话，余艳红在会上发表讲话，国家中医药管理局局长于文明作工作报告。国家中医药管理局副局长、党组成员王志勇、闫树江、秦怀金、黄璐琦出席会议。

▲全国中医药监督执法培训举办 3月9—10日，全国中医药监督执法培训在四川成都举办。培训内容包括中医药法律法规、中医药基础理论、行政执法原则、突发公共事件舆情应对与舆论引导等。会议邀请中国政法大学、中国传媒大学、成都中医药大学等单位相关领域专家进行授课。国家中医药管理局医政司、中西医结合与少数民族医药司相关负责同志就中医医疗机构日常监管要点和中医养生保健服务规范做专题讲解。天津、辽宁、江苏、山东、广东、四川等6个省份的一线执法办案人员就中医药监督执法工作经验和典型案例进行了交流。

▲《中医诊所基本标准(2023年版)》印发 3月10日，根据国务院《关于深化"证照分离"改革进一步激发市场主体发展活力的通知》要求，为保障中医类诊所备案工作顺利实施，国家中医药管理局在广泛征求社会各界意见的基础上，对现行中医诊所基本标准进行了修订，形成了《中医诊所基本标准(2023年版)》，明确中医诊所的诊疗科目限于中医科、民族医学科，中医药治疗率应为100%。

▲余艳红会见香港特别行政区政府医务卫生局局长卢宠茂 3月16日，国家卫生健康委党组成员、国家中医药管理局党组书记余艳红会见香港特别行政区政府医务卫生局局长卢宠茂一行。双方就进一步加强香港中医人才培养、推动香港中医药高质量发展进行深入交流。余艳红表示，香港在中医药领域拥有传统优势，基础丰厚。国家中医药管理局支持香港立足资源禀赋，发挥区位优势，务实推进中医药传承创新发展。希望双方共同努力，为香港中医药发展持续注入活力，为粤港澳大湾区中医药高地建设增添新动能，助力香港融入国家发展大局。卢宠茂表示，中医药是香港医疗系统的重要组成部分，在抗击新冠疫情期间充分展示了优势作用。特区政府将制定中医药发展蓝图，进一步推动香港中医药全方位发展，巩固中医药在香港医疗系统地位。

▲国家中医药管理局召开"十四五"规划纲要中医药重大工程推进工作会议 3月17日，国家中医药管理局召开本次会议，副局长、党组成员王志勇出席并作总结讲话。会议以视频形式召开，各省(自治区、直辖市)中医药主管部门、新疆生产建设兵团卫生健康委负责同志、中医药重大工程各项目单位主要负责同志，以及国家中医药管理局有关部门主要负责同志参加会议。会议肯定了"十四五"以来中医药重大工程实施取得的积极进展，强调中医药重大工程纳入"十四五"规划102项重大工程，充分体现了以习近平同志为核心的党中央对中医药工作的高度重视和亲切关怀。会议要求，2023年是贯彻党的二十大精神的开局之年，是实施"十四五"规划承前启后的关键一年，也是"十四五"规划中期评估之年。要进一步健全纵横联动的组织推进机制，认真做好中期评估工作，强化精准施策、分类指导，持续推动各类要素资源向重大工程倾斜配置，以尽快形成实物工作量为目标，加快推进中医药重大工程实施。

▲首届本草考古学术研讨会暨国家重点研发计划项目启动会召开 3月18日，由中国中医科学院中药资源中心主办的本次会议在北京召开。国家中医药管理局副局长、中国工程院院士、中国中医科学院院长黄璐琦，国家文物局科技教育司司长罗静等出席会议。黄璐琦作题为《中医药文物研究科研基地：历程与规划》的专题报告，介绍了中医药文物研究科研基地的建设方案。基地将围绕本草考古研究、医药器具研究、出土医药文献研究三大研究方向，以摸清我国中医药文物家底、揭示中国古代医药文明、促进中医药学与考古学的交叉融合为目标，为国家中医药博物馆的建设提供坚实支撑。

▲中国中医药高质量发展大会开幕 3月22日，由国家中医药管理局、广东省人民政府指导，《中国中医药报》社、深圳市人民政府、广东省中医药局主办，深圳市卫生健康委、深圳市光明区人民政府承办的本次会议在广东深圳开幕。十三届全国人大常委会副委员长、中国红十字会会长陈竺向大会致贺信。国家卫生健康委党组成员、国家中医药管理局党组书记余艳红，广东省委常委、副省长王曦出席开幕式并致辞。国家中医药管理局副局长、党组成员秦怀金出席开幕式并作主旨报告。陈竺在贺信中指出，中医药有独特思维优势与简便验廉的实践经验，其与西医药协同互补，在三年抗疫中为护佑人民健康发挥了重要作用；整体观念、辨证施治等中医理念与我国卫生健康事业从以疾病为中心向以人民健康为中心转型的趋势高度契合；作为文化名片，中医药可连接中外，能有效促进文明互鉴、增进民心相通。在中华民族伟大复兴战略全局和世界百年未有之大变局的时代背景下，全面推进中医药高质量发展是人心所向、大势所趋。余艳红指出，高质量发展是全面建设社会主义现代化国家的首要任务。

▲《中医药行业发展蓝皮书》发布 3月22日，在广东深圳举办的中国中医药高质量发展大会开幕式上，《中医药行业发展蓝皮书（2022年）》发布。《中医药行业发展蓝皮书（2022年）》由中国中医药出版社组织行业专家、学者编撰出版，包括总报告、政策环境篇、中医医疗篇、中医药人力资源与教育篇、中医药科技创新篇、中药产业篇、中医药健康产业篇、中医药文化传承与传播篇、中医药促进乡村振兴篇、中医药信息化篇、中医药国际交流篇、附录共12大板块40篇报告。《中医药行业发展蓝皮书（2022年）》总结了国家对新时代中医药事业传承创新发展的决策、部署、安排，展示了中医药行业发展新态势，展望了中医药事业重点推进的工作，观点鲜明，数据真实，来源可溯，为政府部门及中医药医疗、教育、科研、企业等机构提供了重要参考。

▲《老年人中医体质治未病干预指南》等20项中医治未病干预指南发布 3月23日，受国家中医药管理局中西医结合与少数民族医药司委托，中华中医药学会发布《老年人中医体质治未病干预指南》等20项中医治未病干预指南（其中《冬病夏治穴位贴敷疗法治未病干预指南》联合中国针灸学会共同制定）。

▲中国中医药信息学会双心医学研究分会成立 3月25日，中国中医药信息学会双心医学研究分会成立大会暨首届双心医学高峰论坛在北京召开。双心医学是研究心脏疾病与心理疾患相关性的学科，重点研究人的情绪与心血管系统之间的深层联系，以及控制这些心理疾患对心血管疾病转归的影响。中国中医药信息学会双心医学研究分会是我国中医学界首个有关双心医学的二级学术研究组织。会上，北京中医药大学东方医院副院长赵海滨当选为首任会长。

▲全国工商联医药业商会年度峰会召开 3月26日，由全国工商联医药业商会、青岛高新技术产业开发区管理委员会、青岛市工商联共同主办的本次会议在山东青岛召开，旨在促进医药行业高质量发展、推动青岛医药振兴。全国工商联医药业商会名誉会长修涞贵在致辞中指出，为全面贯彻中药高质量发展战略，全国工商联医药业商会将实施“全产业链中药标准化工程”列为全年重点工作计划之一。商会已先后成立中药高质量发展委员会和委员会领导小组，并组织召开了相关项目启动会和专家对接会议。全国工商联医药业商会会长徐浩宇表示，医药制造业高投入、高风险、高回报、研发周期长的发展特点，促使行业发展必须认清医药行业竞争格局的演变趋势。中药企业要紧紧围绕中医药理论创新应用，满足市场需求，商会将努力为企业的科技创新之路搭建共享平台，促进全行业高质量发展。会上，同期举行了2022年度星级会员、优秀专家、2021—2022年度中国医药行业最具影响力榜单、2021—

2022年度中华民族医药优秀品牌企业、第三批中成药优质产品等颁奖仪式。

▲中国《中医敷疗技术大全》项目启动 3月26日，由中国中医药研究促进会、中医绿色疗法专业委员会、北京中科盛元中医研究院联合主办的本次活动在北京举行。《中医敷疗技术大全》项目由中国中医药研究促进会指导，中医绿色疗法专业委员会和北京中科盛元中医研究院联合发起，国医大师以及国内著名中医药专家一起参与主编，中医绿色疗法专业委员会全体委员共同参与编纂，旨在通过全面梳理中医敷疗技术的历史与发展，精选优秀的中医敷疗临证案例，进一步推广中医敷疗技术。会上，《中医敷疗技术大全》著作编撰项目及"中医敷疗技术在全国基层医疗机构的应用调研"课题同期启动。国医大师张大宁、金世元、唐祖宣、李佃贵等出席。

▲国家中医药局与中国联通在京签署战略合作协议 3月30日，国家中医药局与中国联通在北京签署战略合作协议，深入贯彻落实党中央、国务院关于加快数字化发展的决策部署，以"数字中医药"建设赋能中医药高质量发展。国家卫生健康委党组成员、国家中医药局党组书记余艳红，国家中医药局局长于文明，中国联通党组书记、董事长刘烈宏，中国联通总经理陈忠岳出席签约仪式。余艳红强调，将进一步贯彻落实数字中国建设规划部署，推进数字化与中医药融合，深化数字惠民便民服务，创新数据资源治理与应用，确保中医药数据安全。于文明表示，加快中医药数字化发展，是推动中医药高质量发展、增进民生福祉的重要举措，要夯实数字化基础，推动中医药数字化创新。刘烈宏提出，中国联通将与国家中医药局共同推动数字技术与中医药深度融合，加快数字中医药创新应用，助力实现中医药振兴和高质量发展。

▲中医书院发展论坛举办 4月2日，由北京市中医管理局、北京市怀柔区人民政府、北京中医药大学、首都医科大学中医学院联合主办的本次论坛在北京举办。北京市中医管理局局长屠志涛、中国科学院院士陈可冀、北京中医药大学校长徐安龙等出席论坛并讲话，中国工程院院士王琦作视频讲话。论坛以"守正传承，推动中医药振兴发展"为主题，旨在促进新时代优秀中医师成长，助推中医书院健康发展并走向深入。参会代表肯定了中医书院的当代意义：一是中医书院重师承、重临床、重疗效、重医德，是中医药教育中的一种特色鲜明、效果显著的力量与模式；二是中医书院教育与普通高中等中医教育互为补充，相得益彰，共同构建了当代中医教育的大格局与大规模，为中医医疗输送了大批优秀的中医临床人才；三是中医书院是中医人才成长的又一片园地，对于促进高校毕业生成长为优秀中医医生，促进中青年中医师临床能力的提高和学术精进具有重要意义。论坛同期发布了《中国中医书院蓝皮书2023》、"中医大学生第二课堂"项目、"中医书院基层医生中医课堂、基层中医健康文化课堂"项目以及"中医书院基层医师推荐阅读中医书目100种"。

▲国家中医药管理局党组召开会议　传达学习贯彻习近平新时代中国特色社会主义思想主题教育工作会议精神 4月4日，国家中医药管理局党组召开会议，传达学习习近平总书记在中共中央政治局第四次集体学习和在学习贯彻习近平新时代中国特色社会主义思想主题教育工作会议上的重要讲话精神，研究部署贯彻落实举措。

▲2023年全国卫生健康工作会议召开 4月7日，本次会议在北京召开。国家卫生健康委党组书记、主任马晓伟作会议讲话。会议强调，要在以习近平同志为核心的党中央坚强领导下，以习近平新时代中国特色社会主义思想为指导，全面贯彻落实党的二十大和二十届一中、二中全会精神，落实中央经济工作会议和全国两会精神，扎实推进中国式现代化，坚持稳中求进工作总基调，完整准确全面贯彻新发展理念，全面推进健康中国建设，持续深化医药

卫生体制改革，不断提高医疗卫生服务质量，促进中医药传承创新，健全公共卫生体系，更好统筹疫情防控和经济社会发展，进一步增强人民群众健康获得感，为全面建设社会主义现代化国家开好局起好步奠定坚实健康根基。国家卫生健康委党组成员、副主任李斌主持会议。

▲2023 首届沂山论健·中医药健康大会召开 4月7—9日，由山东中医药大学、中国健康传媒集团、潍坊市人民政府联合主办的本次会议在山东潍坊举行。大会围绕中医学术流派、"大健康时代"背景下现代中医药产业学院建设、医养结合发展、针药结合模式创新与应用、中医药文化传播、针灸外交与人类卫生健康共同体等热点话题举办多场交流研讨会。与会专家就振兴中医药事业、发展中医药产业、推进健康中国建设交流研讨，凝聚共识。会上，中国中医药科技发展中心与山东省卫生健康委签订《推动中医药高质量发展合作协议》。会上还发布了潍坊道地药材"潍九味"。国医大师李佃贵传承工作室、王新陆国医大师血浊研究工作室揭牌，山东省中医药文化传播学会 2023 年学术会等活动同期举行。

▲2022 年度"最美基层好医生"推荐展示活动总结会举办 4月9日，由人民网·人民健康主办，好医生集团、好医生清宫药业公益支持的本次活动在北京举办。活动候选人由医生自荐、医生所在单位推荐、媒体推荐，经报名征集、材料初筛、网络展示、专家评议等环节，共推荐展示 100 名基层医务工作者。在总结会活动现场揭晓了 2022 年度"最美基层好医生"推荐展示活动入围案例名单，并启动了 2023 年度"最美基层好医生"推荐展示活动。

▲2023 乌镇健康大会召开 4月10日，本次会议在浙江乌镇开幕。张伯礼、李兰娟等 20 余位院士，80 余位知名专家学者以及 200 余位企业家代表齐聚乌镇，围绕健康领域话题开展深度交流与探讨。其间，2023 西湖论坛、第二届中国 OTC 大会、第二届中医药高质量发展大会、第五届中国健康县域大会、2023 中国医药广阔市场大会等五场会议同期举行，汇聚"医＋药＋科技＋渠道"等产业生态核心主体力量，旨在打通院内与零售、城镇与县域、线上与线下等多个市场之间的联系，构建健康产业共商共建共享的生态平台。大会主办方中国非处方药物协会当值会长、复星医药董事长吴以芳回顾了我国药品分类管理制度和 OTC 行业 20 多年来的发展历程和成就。中国非处方药物协会轮值会长、乌镇健康大会主席阮鸿献在开幕式上致辞表示，在健康中国建设中，医药健康企业要以健康事业为核心，推动构建现代化健康产业体系，为人民群众提供高质量的健康产品和服务。开幕式上，国家药品监督管理局药品注册管理司副司长王海南、老百姓大药房连锁股份有限公司董事长谢子龙、华润三九医药股份有限公司董事长邱华伟等嘉宾分别作主题报告。

▲第二届粤港澳大湾区网络视听作品征评展播活动启动 4月11日，由广东省广播电视局、广东省中医药局、广州中医药大学、广东省广播电视网络股份有限公司联合主办的本次活动在广东佛山举行。活动面向全社会征集、推选、扶持和展示一批多角度展现中医药文化精粹、传承创新成果的网络视听优秀作品，助力中医药文化的传承创新发展。启动仪式上，广东省广播电视局党组书记、局长刘小毅表示，粤港澳大湾区有深厚的中医药文化积淀和丰富的创作源泉，希望各视听机构发挥优势，创作出更多中医药题材网络视听精品，期待通过活动吸引更多年轻人关注传统中医药文化，进一步推动网络视听赋能中医药文化的创造性转化和创新性发展。

▲《中医药传承创新蓝皮书：中国中医药传承创新发展报告(2022)》发布 4月11日，广东省中医药健康服务与产业发展研究中心 2023 学术年会暨《中医药传承创新蓝皮书：中国中医药传承创新发展报告(2022)》(下称《蓝皮书》)发布会在广州中医药大学举行。广州中医药大学党委书记、《蓝皮书》主编

张建华，中华慈善总会党委书记孙达，社会科学文献出版社社长王利民，广州中医药大学副校长潘华峰，广东省中医药局副局长金文杰分别作大会致辞。《蓝皮书》由广州中医药大学组织编写，从中医药服务人民健康的角度出发，沿用此前专家咨询形成的中医药事业"七位一体"评价指标体系，从医疗服务、产业、养生保健、教育、科研、文化与对外交流、政策七个维度进行评价，力图通过更多角度，记录中医药传承创新发展。

▲《全民阅读·中医科普进家庭丛书》发布 4月14日，由中国中医药出版社主办的《全民阅读·中医科普进家庭丛书》新书发布会在北京举行。中国中医药出版社副总编辑李占永表示，丛书将"全民阅读"与"健康中国"相结合，是适合全民阅读的大众科普读物的一次性集结出版物，对传播中医药文化、指导老百姓养生保健具有重要意义。湖南医药学院院长、丛书总主编何清湖介绍，丛书由中华中医药学会治未病分会组织行业内知名专家学者反复推敲与审校编撰而成，涵盖中医基础知识及疾病防治知识等内容，通过"中医说"向老百姓普及中医药文化及养生保健方法，将科普内容趣味化、生活化、方法化，使之通俗易懂、实用性强。

▲2023年度中华中医药学会系列期刊年度工作会召开 4月14日，本次会议在北京召开，中国科协科学技术创新部副部长杨书宣，国家中医药管理局综合司副司长邢超，中国科协科学技术创新部期刊处王素，国家中医药管理局综合司文化宣传处王鹏，中华中医药学会副会长兼秘书长王国辰、副秘书长陆静、信息部(期刊管理办公室)主任厍宇等出席会议，中华中医药学会系列期刊的95家期刊负责同志参加会议，开幕式由中华中医药学会副秘书长陆静主持。王国辰指出，中华中医药学会拥有系列期刊95种，占整个中医药领域期刊的一半以上，已形成了凝聚中医药领域中最优秀、最具代表性、最大的中医药期刊集群。持续推进中医药期刊集群化建设，已经被列入到学会"十四五"规划的重要工作内容，学会将围绕期刊集群建设，不断提升集群品牌的影响力，培育出一批特色突出，优势明显的世界一流中医药期刊。

▲中华中医药学会2023年度分支机构工作会召开 4月15日，本次会议在北京召开，中华中医药学会副会长兼秘书长王国辰、中华中医药学会第七届理事会党委副书记唐旭东，以及90个分支机构共170余位主委、秘书长及代表参加会议。开幕式由中华中医药学会副秘书长陈俊峰主持，交流环节由中华中医药学会学术部主任庄乾竹主持。王国辰指出，分支机构结合工作实际，强化思想政治引领，深入推进党建工作规范化建设；坚持创新导向，着力提升学术引领能力；加强对标对表，全面提高社会服务能力；注重统筹兼顾，不断增强可持续发展能力。

▲《中医药专业技术人员师承教育管理办法》印发 4月17日，为贯彻落实《中华人民共和国中医药法》《中共中央 国务院关于促进中医药传承创新发展的意见》《关于加快中医药特色发展的若干政策措施》，加强中医药专业技术人员师承教育管理，国家中医药管理局制定并印发《中医药专业技术人员师承教育管理办法》。

▲《关于全面加强县级中医医院建设 基本实现县办中医医疗机构全覆盖的通知》印发 4月21日，国家中医药管理局、国家发展改革委、国家卫生健康委联合印发《关于全面加强县级中医医院建设 基本实现县办中医医疗机构全覆盖的通知》，明确未设置中医医疗机构的县级行政区域应设置1所政府举办的县办中医医疗机构，优先设置县级中医医院。

▲第十四届全国中医药博士生论文大赛颁奖 4月22日，由北京岐黄中医药文化发展基金会主办，河南中医药大学承办的全国中医药博士生学术论坛

暨岐黄杯第十四届全国中医药博士生论文大赛颁奖典礼在河南中医药大学举办。活动旨在全面展示中医药博士生的学术水平和创新精神，搭建大范围、高水平、深层次的交流平台，调动博士生开展学术创新的积极性，加强博士生培养经验交流，促进全国中医药研究领域博士生人才的成长，培育新一代中医药研究领域领军人才。活动共收到论文 575 篇，历经专家初评、网络盲审、中期评审等阶段，共有 100 篇优秀论文入围本次大赛。经现场答辩、专家评审，大赛最终决出一等奖 16 名，二等奖 24 名，三等奖 60 名，风采奖 3 名，优秀组织奖 20 个。

▲于文明会见香港中医中药界联合总会会长李应生一行 4 月 23 日，国家中医药管理局局长于文明会见香港中医中药界联合总会会长李应生一行。于文明肯定了香港中医中药界在推动中医药传承创新发展、服务民众健康方面作出的积极贡献。他表示，国家中医药管理局将继续支持香港开展中医师培训、建设首家中医医院等工作，促进内地与香港发挥各自优势、共赢发展，为建设健康中国、实现中华民族伟大复兴贡献中医药力量。李应生对国家中医药管理局长期以来给予香港中医中药界的支持表示感谢。他表示，希望国家中医药管理局继续加强指导，促进香港中医药事业高质量发展，让香港中医药发展成果惠及更多大湾区居民。

▲中医药全民阅读大会举办 4 月 23 日，由国家中医药管理局综合司指导，中国中医药出版社有限公司、浙江省中医药学会、浙江中医药大学共同主办的本次会议在第二届全民阅读大会·书香中国展主会场——浙江展览馆开幕。大会由中国中医药出版社有限公司副总经理张峘宇主持。开幕式上，浙江中医药大学党委书记黄文秀代表主办单位致辞。中国工程院院士、国医大师王琦作视频贺词，他表示，中国中医药出版社等单位积极响应党和国家对中医药工作和新闻出版工作的指示与要求，发起的“悦读中医”活动经过八载耕耘，已成为知名的国家级中医药全民阅读品牌活动。希望中医药人、新闻出版及全民阅读工作者能携手合作，充分吸收现代文明科学技术和手段，多形式、多途径宣传普及中医药文化。

▲香港中医中药界访京团到访中华中医药学会 4 月 24 日，香港中医中药界访京团到访中华中医药学会，双方就开展战略合作进行深入交流并签署协议。香港中医中药界访京团一行 23 人，由港区全国人大代表、香港中医中药界联合总会会长李应生担任团长，香港中药业协会执行会长黄光辉、香港中医骨伤学会理事长杨卓明担任副团长。中华中医药学会副秘书长陆静、陈俊峰以及相关部门负责人接待了访京团一行。双方交流了两地中医药发展情况，就充分发挥各自优势，共同谋划推出一批重点项目，进一步促进中医药学术交流、人员培训和产业合作达成共识。

▲《中医养生保健服务规范(试行)》印发 4 月 26 日，国家中医药管理局制定并印发《中医养生保健服务规范(试行)》，以促进和规范中医养生保健服务发展。

▲第十届中药材基地共建共享交流大会举行 4 月 27 日，由国家中药材标准化与质量评估创新联盟、中国医学科学院药用植物研究所、天津中医药大学、湖北省卫生健康委等共同主办的本次会议在湖北武汉举行。与会专家围绕新版中药材 GAP、“三无一全”(无硫加工、无黄曲霉素污染、无公害，全过程可追溯)品牌建设、中药材质量保障、乡村振兴等问题交流讨论。会上，中国工程院院士、国家中药材标准化与质量评估创新联盟理事长张伯礼表示，中医药高质量发展的目标是真正提高群众的医疗保障水平，要从注重量向注重质转变，只有不断提升中药材质量，才能切实为人民健康提供有力保障。会上公布 2022 年“三无一全”评审结果并颁发证书，“十大楚药”论坛、中药农业可持续发展论坛、高品质中

药材与乡村振兴论坛等6场平行论坛同期举办。

▲《古代经典名方关键信息表（“异功散”等儿科7首方剂）》公布 5月5日，国家中医药管理局综合司、国家药品监督管理局综合司公布《古代经典名方关键信息表（“异功散”等儿科7首方剂）》，以加快推动古代经典名方中药复方制剂上市，更好发挥中医药特色优势，满足人民群众用药需求。

▲《古代医家论医德医风医道》读本印发 5月9日，国家中医药管理局综合司印发《古代医家论医德医风医道》读本。《古代医家论医德医风医道》基于中医药传统文化典籍，梳理并提炼古代医家关于医德医风医道之论的格言，进行历史背景、思想渊源的阐释，旨在切实推动弘扬廉洁文化，赓续优良传统，启迪中医药工作者形成更高层次的精神价值追求。

▲第六届中国艾产业发展大会举办 5月12—14日，本次会议在河南南阳举办。大会主题是“推进三产融合，共建世界艾乡”。开幕式上发布了《南阳艾种植技术规范》《南阳艾艾绒》等五项艾草产业地方标准。中国艾产业发展大会于2017年在南阳设立。本届艾产品博览会布展总面积1.3万平方米，有200多家艾草企业参展，参展企业涵盖了艾草种植、加工、艾条自动化生产线、艾灸养生保健服务等数十个领域，汇聚艾草一、二、三产业链上千个新产品，累计吸引6万余名群众参观。

▲中药监管新政与中药产业发展策略研讨会举办 5月13日，由中国中医药科技发展中心（国家中医药管理局人才交流中心）举办的本次会议在北京举办。研讨会聚焦新药研发和生产注册等方面的需求与痛点，对相关政策的实施精神及细则进行宣讲。中国中医药科技发展中心（国家中医药管理局人才交流中心）主任胡镜清表示，本次研讨会旨在汇聚行业资源，为各级产学研单位的发展提供更好的政策应用指导与服务，推动中药创新成果的持续转化。研讨会上，国家药品监督管理局注册司副司长王海南对《中药注册管理专门规定》进行解读；国家中医药管理局科技司二级巡视员马忠明、国家药品监督管理局药品评审中心药理毒理学部主审审评员张晓东、中国中医科学院副院长杨洪军等分别围绕“中药创新与发展的布局”“新形势下中药新药非临床有效性和安全性评价之考量”“中成药发展新模式及中药大品种的培育”作主题分享。

▲《中西医协同“旗舰”医院建设试点项目管理办法》印发 5月24日，为加强对中西医协同“旗舰”医院建设试点项目的管理，实现项目管理的规范化和制度化，提高项目实施效率和效果，国家中医药管理局、国家发展改革委、国家卫生健康委印发《中西医协同“旗舰”医院建设试点项目管理办法》。

▲闫树江出席2023中国孙思邈中医药文化节 5月26日，由国家中医药管理局、陕西省人民政府主办的本次活动在陕西铜川开幕，国家中医药管理局副局长闫树江、陕西省人民政府副省长钟洪江出席并致辞。闫树江指出，举办中医药文化节是深入贯彻落实党的二十大精神和习近平总书记关于中医药工作的重要论述的重要举措，是深刻领会“两个结合”、加快推进中医药传承创新发展的务实行动。他表示，希望以中国孙思邈中医药文化节为契机，携手各地各部门和社会各界，共同推进中医药文化创造性转化、创新性发展，深入挖掘中医药文化精髓，不断丰富中医药文化产品供给和服务供给，充分释放中医药多元价值，以文化繁荣助推事业发展和产业振兴。

▲全国中医药院校“大思政课”建设研讨会举办 5月27日，由安徽中医药大学、安徽省高等学校思想政治理论课教学指导委员会主办，安徽中医药大学马克思主义学院、安徽省高等学校思想政治理论课教学指导委员会办公室承办的本次会议在安徽中医

药大学举办。研讨会聚焦中医药院校“大思政课”建设，围绕中医药文化融入思政课教学、大中小学思政课一体化建设、思政课实践教学、思政课程与课程思政协同育人等方面，进一步探索思政育人路径和协同育人机制。

▲多名中医药科技工作者获全国创新争先奖状 5月30日，在第七个全国科技工作者日到来之际，人力资源和社会保障部、中国科协、科技部、国务院国资委公布了第三届全国创新争先奖表彰名单。其中，多名中医药科技工作者获得全国创新争先奖状。根据表彰名单，中国中医科学院广安门医院王阶、山东中医药大学毕宏生、中国中医科学院西苑医院刘建勋、中国医学科学院药用植物研究所孙晓波、中国中医科学院研究生院唐志书、北京中医药大学商洪才(满族)、成都中医药大学梁繁荣等获第三届全国创新争先奖状。全国创新争先奖于2017年设立，每三年评选表彰一次。目前，全国创新争先奖已成为国家科技奖励体系的重要组成部分和补充，是国家科技奖项与重大人才计划的有机衔接，是仅次于国家最高科技奖的科技人才大奖。

▲首届中国道地药材产业大会暨全国中药材乡村振兴会议举行 5月30—31日，由中国中药协会、中国乡村发展协会主办，中国中药协会中药材检测认证技术专业委员会、中健安检测认证中心有限公司等单位共同承办的本次会议在四川成都举行。大会以“发展道地药材，促进乡村振兴”为主题，倡导“科技兴农、绿色生态、数字赋能”，引领“保质、稳供”的中药材现代农业产业体系建设，旨在推进全国道地药材生产基地建设，助力产业兴旺和乡村振兴。中国工程院院士、云南农业大学名誉校长朱有勇，国医大师刘敏如等专家学者就道地药材产业和中药质量提升等主题作学术报告。大会还举办了道地药材生态发展会议、川产道地药材产业会议、道地药材临床应用会议、全国道地药材集采集供闭门会议、中药材数字产地仓现场会等主题会议。

▲52个中西医结合诊疗方案发布 5月31日，中国中西医结合学会、中华中医药学会、中华医学会联合发布《阿尔茨海默病中西医结合诊疗指南》等52个中西医结合诊疗方案。

▲第四届中西医综合防控儿童青少年近视“百望山”论坛举办 6月3日，由中华中医药学会、中国中医科学院共同主办的本次论坛在北京举办。论坛上，中华中医药学会相关负责人宣布《高度近视中西医结合诊疗指南》《复明片临床应用专家共识》正式发布，并明确它们是岐黄学者、全国中医药儿童青少年近视防治中心主任亢泽峰团队发布的第5项团体标准和第3项专家共识，形成并完善了中医药近视防控标准体系。与会专家在论坛上交流中医药近视防控新成果并表示，通过耳穴压丸、眼保健操及健康教育等多种途径，可改善青少年儿童长时间的视疲劳，促进青少年儿童视力健康整体水平提升。

▲《中药材生产质量管理规范》监督实施示范建设方案发布 6月12日，国家药监局综合司发布《〈中药材生产质量管理规范〉监督实施示范建设方案》，明确开展《中药材生产质量管理规范》(中药材GAP)监督实施示范建设工作，由安徽、广东、四川、甘肃省药品监管部门作为任务承担单位推进示范建设，其他省级药品监管部门根据工作需要开展。

▲第二十五届国际药材节暨2023中国安国药材医药保健品交流会开幕 6月15日，由中国中药协会主办，安国市人民政府承办的本次活动在河北安国开幕。活动吸引了上千家中药企业参展。此次药交会参会客商2万多名，参展产品涉及中成药、中药材、中药饮片、中草药、民族药、保健品、中药保健酒类、中药材加工机械、饮片加工设备、制药装备、包装设备，展出总面积达3万平方米。天士力、东阿阿胶股份有限公司、以岭药业等30余家著名中药制药企业参加了此次药交会。

▲《全国中小学中医药文化知识读本》繁体版发布 6月15日,《全国中小学中医药文化知识读本》繁体版在第29届北京国际图书博览会澳门馆开幕式上发布。《全国中小学中医药文化知识读本》(小学版上下册)繁体版由中国中医药出版社授权澳门文化公所出版发行。

▲国家中医药局召开学习贯彻习近平新时代中国特色社会主义思想主题教育领导小组会议 6月27日,国家中医药管理局召开学习贯彻习近平新时代中国特色社会主义思想主题教育领导小组会议,传达学习习近平总书记关于主题教育重要指示批示精神,贯彻落实中央学习贯彻习近平新时代中国特色社会主义思想主题教育领导小组有关会议精神,对前一阶段工作进行全面认真梳理分析,研究部署推进下一步工作。国家中医药管理局党组书记、主题教育领导小组组长余艳红主持,国家中医药管理局局长于文明,副局长、主题教育领导小组副组长闫树江、秦怀金、黄璐琦出席。

▲于文明会见香港东华三院董事局访问团 6月30日,国家中医药管理局局长于文明会见香港东华三院董事局访问团。双方就进一步加强香港中医人才培养、推动香港中医药高质量发展进行深入交流。于文明表示,香港东华三院为深化内地与香港中医药交流合作作出了重要贡献。国家中医药管理局历来重视香港中医药发展,支持香港立足资源禀赋,发挥区位优势,务实推进中医药传承创新发展。希望双方共同努力,为香港中医药发展注入新活力,为粤港澳大湾区中医药高地建设提供新动能,助力"一国两制"行稳致远。访问团团长韦浩文表示,香港东华三院积极开展与内地中医药机构合作,推动名老中医经验传承,促进香港中西医协同发展。下一步将继续加强与国家中医药管理局合作,深化两地中医药交流,推动香港中医药传承创新发展。

▲中华中医药学会代表团访问港澳 7月1—5日,中华中医药学会副会长兼秘书长王国辰率团赴香港、澳门访问,共同主办"京港中医骨伤科学术高峰论坛",拜访香港卫生署等政府部门,先后与香港中医中药界联合总会、香港中药业协会、香港注册中医学会、香港中医学会以及澳门中医药学会等港澳中医药团体会面,交流内地与香港、澳门中医药发展情况,就中医药传承创新、海外发展等进行商谈。还拜访了香港大学中医药学院、澳门中药研发中心等教育科研单位。中华中医药学会副秘书长陈俊峰等陪同访问。7月2日,中华中医药学会、香港中医骨伤学会、香港中文大学中医药学院在香港会议展览中心共同主办"京港中医骨伤科学术高峰论坛"。香港特区政府医务卫生局局长卢宠茂,中央政府驻港联络办协调部部长朱文,香港卫生署署长林文健,港区全国人大代表李应生,香港特区立法会议员林哲玄、陈永光以及香港中医药规管、医疗、教育、科研、产业、社会团体的代表人士等出席。访问过程中,中华中医药学会和香港中药业协会签署"推动内地中成药'走出去'专项"合作协议,为扩大内地中医药的国际影响,推动中医药加快走向世界服务。中华中医药学会与澳门中医药学会签署《战略合作框架协议》,将进一步落实《粤港澳大湾区中医药高地建设方案(2020—2025年)》,加强内地与澳门中医药领域交流合作。

▲《社区卫生服务中心 乡镇卫生院中医馆服务能力提升建设标准》《社区卫生服务站 村卫生室中医阁建设标准》印发 为贯彻落实国务院决策部署,深入实施基层中医药服务能力提升工程"十四五"行动计划,更好地指导并推动有条件的地方建设一批具有示范引领作用的基层医疗卫生机构中医馆、中医阁,国家中医药管理局综合司和国家卫生健康委办公厅于7月3日印发《社区卫生服务中心 乡镇卫生院中医馆服务能力提升建设标准》《社区卫生服务站 村卫生室中医阁建设标准》。

▲《中医药科普标准知识库》首批入库词条发布

会举办 7月4日，由中华中医药学会主办的本次活动在北京举办。中国科学院院士、中华中医药学会副会长仝小林，国家中医药管理局综合司副司长邢超，新华网股份有限公司党委书记储学军，中华中医药学会副秘书长陆静，中国中医科学院副院长唐旭东，北京中医医院院长刘清泉，北京中医药大学副校长翟双庆，开封中医院理事长庞国明等中医药科普标准知识库建设专家出席发布会。陆静表示，为构建权威、科学、规范的中医药科普知识内容，自2021年起，学会整合专家、媒体等相关资源，着手建设《中医药科普标准知识库》。经过两年多努力，目前已完成71个疾病词条的立项编写工作，内容含5 000个词条问答，其中第一批项目已经完成审核入库，内容涵盖25个疾病，约2 000个词条问答。2022年10月中医药科普标准知识库入选“中国科协2012—2022优秀工作案例”，是中医药领域唯一一项获此殊荣的案例。下一步，学会将快速扩增知识库词条内容，加强与权威媒体合作，丰富中医药科普产品，出版《中医药科普标准知识系列丛书》。

▲2023年全国中医医政工作会议召开 7月11—12日，本次会议在江苏无锡召开。会议总结过去三年中医医政工作成效，分析面临的问题和挑战，安排部署今后一个阶段重点工作。国家中医药管理局副局长、党组成员闫树江出席会议并讲话。闫树江强调，要坚持以习近平新时代中国特色社会主义思想为指导，全面贯彻党的二十大精神，坚持以人民为中心，做好“乙类乙管”常态化防控阶段中医药防治工作，全面开启优质高效中医医疗服务体系建设新局面，把握中医医疗机构高质量发展关键路径，着力筑牢基层中医药服务网底，强化中医医师管理政策，不断增强人民群众对中医医疗服务的获得感。各省(区、市)中医药主管部门负责同志围绕公立中医医院高质量发展、提升基层中医药服务能力等主题开展交流讨论。

▲《中华医藏》首批图书发布 7月13日，《中华医藏》首批图书在国家图书馆发布。文化和旅游部党组成员、副部长饶权，国家卫生健康委党组成员、国家中医药管理局党组书记余艳红出席并讲话，国家中医药管理局副局长、党组成员秦怀金主持发布活动。此次发布的《中华医藏·养生卷》由中国中医科学院主编、国家图书馆出版社出版，共遴选收录了《遵生八笺》《养生月览》等为代表的74部养生典籍，在版本选择上力求精善，兼顾学术价值性与艺术代表性，充分展示了中医药养生文化的博大精深。《中华医藏》是在“中华古籍保护计划”框架下实施的大型中医药古籍整理保护项目，由文化和旅游部牵头，国家中医药管理局组织推进，国家图书馆(国家古籍保护中心)、中国中医科学院中医药信息研究所(全国中医行业古籍保护中心)具体实施。2010年，在原文化部和国家中医药管理局的指导下，两个中心组织全国专家学者开展了大量调研工作，从1万3千种中医药古籍中遴选古籍元典2 289种拟作影印出版，其中少数民族医药古籍224种。2018年，财政部正式将《中华医藏》列入“中华古籍保护计划”立项资助，全国28家单位、34个课题组近千人参与，200余家古籍馆藏机构支持项目实施。做好《中华医藏》编纂出版工作，是贯彻落实习近平总书记关于社会主义文化建设和中医药工作重要论述的具体行动，也是落实《中共中央　国务院关于促进中医药传承创新发展意见》的重要举措，对保存中医药文献、传承中医药学术、弘扬中医药文化具有重要意义。

▲国家中医药综合改革示范区建设经验交流暨推进会召开 7月14日，本次会议在山东威海召开。国家卫生健康委党组成员、国家中医药局党组书记余艳红，山东省副省长陈平出席会议并讲话。国家中医药局副局长、党组成员秦怀金主持会议。余艳红指出，要牢牢把握制度创新这一核心，突出重要领域和关键环节，高质量推进示范区建设向纵深发展，在中医药管理体制机制、符合中医药特点的“三医联动”机制、中医药数字化改革、中药产业高质量发展等方面有新突破，为中医药高质量发展作出示范。

▲2023 国家中药科学监管大会召开 7 月 18 日，由中国健康传媒集团主办，上海市药品监督管理局、国家药品监督管理局药品审评检查长三角分中心联合主办的本次会议在上海召开。会议以“聚焦中药质量标准监管，强化中西医融合创新，以中药监管科学助推中国式现代化药品监管实践”为主题。上海市副市长解冬，国家药监局党组成员、副局长赵军宁出席会议并致辞。《中国中药监管政策法规与技术指引》和《2022 国家中药监管蓝皮书》在会上发布。

▲《中振话纲目》(繁体版)首发 7 月 22 日，时值第 33 届香港书展之际，《中振话纲目》(繁体版)首发式暨“中医药文化进校园”计划启动礼、第二十次本草读书会在香港举行。《中振话纲目——走出书斋探本草》(一套四册)是由香港浸会大学中医药学院荣休教授、北京中医药大学《本草纲目》研究所创所所长赵中振花费四十年心血打造的力作。该书总结了作者在国内三十余个省区的药材主产区的考察及海外七大洲的实地调查考察的心得与实践，从博物学及世界传统药物学的角度对《本草纲目》进行了一次系统解读。

▲全国公立中医医院党建工作座谈会召开 7 月 27—28 日，本次会议在江苏苏州召开，国家卫生健康委党组成员，国家中医药局党组书记、局长余艳红，副局长、党组成员黄璐琦出席会议。余艳红在讲话中强调，要深入学习贯彻习近平新时代中国特色社会主义思想，特别是习近平总书记关于中医药工作的重要论述，切实把学习成果转化为推动中医药事业高质量发展的成效。要认真贯彻落实加强公立医院党的建设工作要求，加强党对公立中医医院的全面领导，树牢为人民服务宗旨。要增强基层党组织的组织力、凝聚力，强化行风建设，推动党建和业务深度融合。

▲第九届中国中医药信息大会暨健康产业展览会举办 8 月 11—13 日，由中国中医药信息学会主办的本次活动在福建厦门举办。国家中医药管理局副局长、党组成员秦怀金，福建省政协副主席阮诗玮等出席大会并致辞。秦怀金充分肯定了近年来中医药信息化建设工作的进展和成效。他指出，要认真学习贯彻习近平总书记关于网络安全和信息化工作、中医药工作的重要论述，进一步夯实中医药信息化发展基础，深化智慧医疗服务，加强中医药数据资源创新应用。要推动中医药积极拥抱、深度融入信息化，推进信息技术与中医药教育教学相结合，加强中医药信息化人才队伍建设，强化中医药网络信息和数据安全管理，为推动中医药高质量发展提供重要支撑。大会围绕“数智赋能中医药传承创新”主题进行了研讨交流，并发布了 12 项团体标准。

▲全国中医药院校第十五届传统保健体育运动会开幕 8 月 14 日，“达仁堂杯”全国中医药院校第十五届传统保健体育运动会在天津中医药大学开幕。国家卫生健康委党组成员，国家中医药管理局党组书记、局长余艳红出席开幕式并宣布开幕。天津市委常委、市委教育工委书记王旭，“人民英雄”国家荣誉称号获得者、国医大师张伯礼院士，国家中医药管理局副局长、党组成员秦怀金等出席开幕式。全国中医药院校传统保健体育运动会以弘扬中医药文化、推广传统保健体育运动、增强中医药院校凝聚力为主要内容，全面展示中医药院校大学生朝气蓬勃的时代风采。

▲首届全国说医解药科普大赛总决赛颁奖暨第二届大赛启动仪式举行 8 月 16 日，本次活动在北京举行。国家中医药管理局副局长、党组成员秦怀金出席仪式并讲话。中国工程院院士、国医大师张伯礼，国医大师李佃贵等出席仪式。秦怀金表示，全国说医解药科普大赛精心筹备、广泛动员，精品不断涌现，对普及中医药知识、弘扬中医药文化发挥了积极作用。全国说医解药科普大赛由国家中医药管理局指导，中国中医药科技发展中心(国家中医药管理

局人才交流中心)主办,首届大赛共收到参赛作品2 600余件,累计播放量超千万次。

▲刘红宁当选2023年全国教书育人楷模 8月31日,教育部举行新闻发布会,介绍高素质教师队伍建设进展成效、国家支持教师队伍建设有关工作和第39个教师节系列宣传庆祝活动安排,并发布2023年全国教书育人楷模名单,其中包括江西中医药大学教授、上海中医药大学科技人文研究院院长刘红宁。

▲8个中医药团队入选全国高校黄大年式教学团队 9月2日,教育部发布《关于公布第三批“全国高校黄大年式教师团队”创建示范活动入围名单的通知》,来自长春中医药大学、黑龙江中医药大学、安徽中医药大学、江西中医药大学、河南中医药大学、湖南中医药大学、广州中医药大学、成都中医药大学等8所中医药院校的教师团队成功入选。

▲余艳红会见香港特别行政区政府卫生署署长林文健 9月4日,国家卫生健康委党组成员,国家中医药管理局党组书记、局长余艳红会见香港特别行政区政府卫生署署长林文健一行。双方就香港特区参与全国中药资源普查工作、中医执业资格考试以及中医药人才培养等问题进行深入交流。余艳红充分肯定香港特区卫生署在促进健康、预防疾病、提升医疗护理和康复服务、加强社区协作和国际合作等方面取得的成绩,希望双方共同努力,不断加强交流合作,推进粤港澳大湾区中医药高地建设,助力香港融入国家发展大局。林文健表示,香港特区卫生署高度重视中医药工作,将继续加强与国家中医药管理局的务实合作,深化两地中医药交流,推动香港中医药高质量发展。

▲全国西医学习中医优秀人才研修班开班 9月5日,由国家卫生健康委、国家中医药管理局共同举办,由中国中医科学院、北京中医药大学承办的本次研修班在北京开班。国家卫生健康委副主任、党组成员曾益新,国家卫生健康委党组成员,国家中医药管理局党组书记、局长余艳红出席开班式并讲话,国家中医药管理局副局长、党组成员秦怀金主持开班式。开班式上,国家卫生健康委和国家中医药管理局对做好新时代西医学习中医工作进行部署,强调各级卫生健康和中医药主管部门要统筹谋划实施本地西医学习中医工作,强化政策支持和保障,完善西学中人才培养使用激励机制,培养更多高层次中西医结合人才。

▲上海中医药博物馆长三角巡展开幕 9月6日,由上海市中医药管理局、上海中医药大学指导,上海中医药博物馆和人民日报数字传播(上海)有限公司共同发起的“中医药与美好生活”上海中医药博物馆长三角巡展开幕,本次活动旨在推动中医药文化的高质量发展,提升大众对中医药历史文化的认知,促进中医药文化的交流与发展。开幕式上,上海中医药大学党委书记曹锡康、人民日报社上海分社社长刘士安共同为“长三角中医药数字博物馆”揭幕。

▲余艳红出席第五届粤港澳大湾区中医药传承创新发展大会 9月14日,第五届粤港澳大湾区中医药传承创新发展大会在广东佛山召开。国家卫生健康委党组成员,国家中医药管理局党组书记、局长余艳红出席大会开幕式并致辞。来自粤港澳三地中医医疗、教育和产业界代表400余人围绕“新时代中医药高质量发展”开展深入研讨。余艳红指出,当前,粤港澳三地推进中医药传承创新发展的共识更加凝聚、合作更加广泛、互通更加深入、创新更加强劲,中医药在粤港澳大湾区建设中展现出蓬勃生机和光明前景。她强调,要进一步找准中医药在粤港澳大湾区建设中的定位,充分发挥粤港澳大湾区独特的区位优势和重要作用,增强推动粤港澳大湾区中医药高地建设的合力和驱动力,探索中医药区域协同创新的模式,高质量高标准推进粤港澳大湾区

中医药高地建设。

▲2023海峡两岸中医药发展与合作研讨会举行 9月16日，由国家中医药管理局、厦门市人民政府共同主办的本次会议在福建厦门召开。国家卫生健康委党组成员，国家中医药管理局党组书记、局长余艳红，福建省人民政府党组成员康涛等出席并致辞。国家中医药管理局副局长、党组成员，中国工程院院士黄璐琦作主旨报告。余艳红表示，国家中医药管理局深入学习贯彻习近平总书记关于对台工作和中医药工作的重要论述，深入开展两岸中医药交流合作，为促进两岸融合发展作出了积极贡献。她强调，要拓宽中医药交流机制，不断丰富两岸交流合作内容，大力弘扬中医药文化，促进两岸同胞心灵契合，强化中医药互学互鉴，深化中药产业合作，不断塑造两岸经济发展优势，持续增进两岸人民健康福祉。来自海峡两岸的400余名专家学者、企业家围绕“传承精华、守正创新，促进两岸中医药高质量发展”进行了探讨。

▲《中医药标准管理办法》出台 10月7日，国家中医药管理局印发《中医药标准管理办法》，加强中医药标准化工作，规范中医药标准管理，促进中医药标准高质量发展。《办法》包含六章共31条，从计划与立项、起草与征求意见、实施、监督与评估等方面明确了中医药标准管理相关要求，并强调制定中医药标准应当在科学技术研究成果和社会实践经验的基础上，深入调查论证，广泛征求意见，保证标准的科学性、规范性、时效性、协调性，提高中医药标准质量。

▲《2022年我国卫生健康事业发展统计公报》发布 10月12日，国家卫生健康委发布《2022年我国卫生健康事业发展统计公报》，2022年末，全国中医类医疗卫生机构总数80 319个，比上年增加2 983个，总诊疗人次12.3亿，比上年增加0.2亿人次。《公报》显示，全国中医类门诊部及诊所稳步增长。2022年，全国中医类医疗卫生机构总数80 319个，比上年增加2 983个。其中中医类医院5 862个，中医类门诊部、诊所74 417个，中医类研究机构40个。与上年比较，中医类医院增加147个，中医类门诊部及诊所增加2 834个。中医药服务可及性持续增强。2022年，提供中医服务的社区卫生服务中心占同类机构的99.5%，社区卫生服务站占93.4%，乡镇卫生院占99.4%，村卫生室占81.2%。在人员方面，全国中医药卫生人员总数达91.9万人，比上年增加3.4万人（增长3.9%）。其中中医类别执业（助理）医师76.4万人，中药师（士）13.9万人。两类人员较上年均有所增加。在床位方面，全国中医类医疗卫生机构床位158.7万张，其中中医类医院125.8万张（占79.3%）。与上年比较，中医类医疗卫生机构床位增加8.2万张，其中中医类医院床位增加6.1万张。此外，2022年，全国中医类医疗卫生机构总诊疗人次12.3亿，比上年增加0.2亿人次（增长1.9%）。其中中医类医院6.9亿人次（占56.5%），中医类门诊部及诊所2.1亿人次（占17.3%），非中医类医疗机构中医类临床科室3.2亿人次（占26.2%）。全国中医类医疗卫生机构出院人次3 861.3万，比上年增加60.7万人次（增长1.6%）。其中中医类医院3 178.9万人次（占82.3%），中医类门诊部0.4万人次，非中医类医疗卫生机构中医类临床科室681.9万人次（占17.7%）。

▲2023华佗杯全国高等院校针灸推拿临床技能大赛举行 10月14日，由中国针灸学会、全国中医药高等教育学会联合主办，山东中医药大学承办的本次大赛在山东中医药大学开赛，来自全国高等院校的42支代表队同台竞技。本次比赛分为学生组、境外学生组和临床教师组，竞赛内容包括刺法、温针灸、推拿手法、推拿操作、腧穴定位及经典背诵等内容。经过激烈角逐，山东中医药大学张颖超获得学生组个人全能一等奖，陕西中医药大学郝日璇等获得学生组个人单项一等奖；上海中医药大学林俊瑾获得境外学生组个人全能一等奖，成都中医药

大学房祐廷等获得境外学生组个人单项一等奖；山东中医药大学王萌萌获得临床教师组个人全能一等奖，云南中医药大学胡安丽等获得临床教师组个人单项一等奖；山东中医药大学、广州中医药大学、云南中医药大学、陕西中医药大学、天津中医药大学、湖南中医药大学、成都中医药大学、江汉大学获得大赛团体一等奖。

▲闫树江赴内蒙古自治区调研医改中医药和少数民族医药工作 10月16—19日，国家中医药管理局副局长、党组成员闫树江带队赴内蒙古自治区调研医改和少数民族医药工作，实地走访内蒙古民族大学附属医院、自治区中医医院、国际蒙医医院、通辽市蒙医医院、库伦旗蒙医医院等机构，详细了解医联体建设、基层中(蒙)医药服务能力、中(蒙)医人才培养等情况，听取有关意见建议。闫树江表示，内蒙古自治区不断完善医改中医药有关政策措施，有力地推动了中医药传承创新发展。希望内蒙古自治区进一步健全中医药服务体系，不断提升中医药服务能力，进一步强化"三医"联动，力争在重点领域、关键环节取得突破。他强调，少数民族医药是中医药的重要组成部分，要以铸牢中华民族共同体意识为主线，充分发挥少数民族医药在增进群众健康福祉中的特色优势，不断提升民族地区广大群众的中医药服务获得感。

▲中华中医药学会科普沙龙暨中医药文化科普进校园工作方案研讨会召开 10月20日，本次会议在北京召开。中华中医药学会副会长兼秘书长王国辰、办公室主任康宁，清华大学附属中学朝阳学校副校长王宏，人大附中朝阳学校副校长王旭东，芳草地国际学校世纪小学副主任刘煜菁，北京景山学校教学主任郝瑞宁，北京市广渠门中学主任肖欣，中国科协青少年科技中心科普活动处副处长侯春旭，中国科协青少年科技中心研究员李冬晖，首都医科大学附属北京妇产医院中医科副主任王景尚等同志参加本次会议。会上，与会专家围绕中医药文化科普进校园活动形式、内容及创新方法展开了深入的研讨。下一步学会将继续完善工作方案，并加强与中国科协青少年科技中心的合作，共同做好中医药文化进校园工作，助力弘扬中华优秀传统文化。

▲闫树江出席张锡纯学术思想传承创新发展大会 10月22日，第三届(中国·盐山)张锡纯学术思想传承创新发展大会在河北省沧州市盐山县举行。国家中医药管理局副局长、党组成员闫树江出席并致辞。闫树江指出，希望沧州市以此次大会为契机，进一步挖掘张锡纯故里这一重要文化资源，传承弘扬张锡纯的学术思想、创新精神、高尚情怀，厚植中医药事业发展的文化根基，把中医药这一祖先留给我们的宝贵财富继承好、发展好、利用好。进一步促进中西医协同发展，充分发挥中医药特色优势，大胆吸收现代科技，加强中西医结合人才队伍建设，打造中西医协作平台，推动中医药高质量发展，更好满足人民群众对美好生活向往的中医药需求。

▲2023"科创中国"中医药领域典型案例发布 10月31日，2023"科创中国"中医药领域典型案例发布仪式在浙江嘉善举办。中国工程院院士张伯礼、丛斌，中华中医药学会副会长兼秘书长王国辰参加发布仪式。发布仪式由中华中医药学会发展研究办公室主任张霄潇主持。王国辰宣布了入选项目名单，张伯礼院士、丛斌院士为入选项目颁发证书。

▲黄璐琦出席"一带一路"中医药发展联盟成立会议及校长论坛 11月2日，本次活动在香港中文大学举办。国家中医药管理局副局长、党组成员黄璐琦出席成立会议，并在校长论坛上以《中医药走出去》为题作主旨演讲。黄璐琦指出，今年是共建"一带一路"倡议提出十周年，十年来，国家中医药管理局以坚持共商共建共享为原则，推动传统医学与现代医学融合发展，为共建"一带一路"国家民众提供优质中医服务和中药产品，为世界传统医药发展打造了新平台，为助力构建人类卫生健康共同体注入

了新动能。黄璐琦表示，“一带一路”中医药发展联盟的成立，对于推动中医药现代化、产业化和走向世界具有积极意义，期待联盟成员单位凝心聚力，规范发展，携手推动中医药参与共建“一带一路”取得更大成就。来自香港特区政府相关机构代表，包括香港中文大学在内的联盟发起单位以及二十余所高等院校及科研机构负责同志出席活动。

▲余艳红会见香港特别行政区政府医务卫生局局长卢宠茂 11月7日，国家卫生健康委党组成员，国家中医药管理局党组书记、局长余艳红会见香港特别行政区政府医务卫生局局长卢宠茂一行。双方就加强内地与香港中医药合作、助力中医药开放发展等进行深入交流。国家中医药管理局副局长、党组成员黄璐琦参加了会见活动。余艳红充分肯定香港特区政府在推动中医药高质量发展方面采取的系列举措，希望双方继续加强交流合作，扎实推进粤港澳大湾区中医药高地建设，发挥香港区位优势，提升中医药海外影响力，助力构建人类卫生健康共同体。卢宠茂表示，中医药是香港医疗体系的重要组成部分，香港特区政府医务卫生局将继续密切与内地联系，发挥香港国际枢纽功能，加强中医药海外推广和国际传播，助力中医药传承创新发展。

▲全国传统医药非遗传承创新合作共同体成立 11月11日，全国传统医药非遗传承创新合作共同体成立大会在河南南阳举行。“全国传统医药非物质文化遗产传承创新合作共同体”是在中华中医药学会、中国中医药研究促进会、全国非遗职业教育集团指导下，由河南中医药大学、南阳医学高等专科学校、安徽中医药高等专科学校、德中康(北京)医疗技术服务有限责任公司、北京世针联微创针法研究院、张仲景国医研究院等相关机构联合发起，近百家单位联合成立的全国行业产教融合联合体。会上，举行了全国传统医药非物质文化遗产传承创新合作共同体揭牌、启动仪式。

▲《中西医学协同发展杭州共识》发布 11月17日，由浙江省中医药学会、浙江省医学会、浙江省医师协会等7家中西医学(协)会共同主办的浙江省中西医学协同发展大会开幕式上，《中西医学协同发展杭州共识》(以下简称《共识》)发布。《共识》主要起草人、浙江省中医药学会会长范永升表示，《共识》旨在统一认识，凝心聚力，更好促进中西医学优势互补，为人类卫生健康共同体贡献中国医学的智慧和力量。

▲“医济苍生——古今中医药学家巡礼展”开幕 11月20日，由中国科协和国家中医药管理局指导，中国科技馆和北京中医药大学主办的本次展览在中国科技馆正式开幕。中国科协党组成员、书记处书记殷皓，国家中医药管理局副局长、党组成员秦怀金出席开幕式。本次展览将持续到2024年2月底。开幕式上，中国科技馆和中华中医药学会签署了《关于加强青少年中医药文化教育工作合作意向书》。

▲中医药行业新增2位院士 11月22日，中国工程院2023年院士增选结果公布，选举产生74位中国工程院院士，其中医药卫生学部11人。成都中医药大学陈士林、中国中医科学院望京医院朱立国当选中国工程院院士。这是继2021年田金洲、朱兆云、肖伟当选中国工程院院士后，中医药行业再添2位院士。

▲第九届中医药发展与科学大会开幕 11月25日，由农工党中央和国家中医药管理局联合主办的本次大会在吉林通化开幕。大会主题是“中医药科学发展与中国式现代化”。全国人大常委会副委员长、农工党中央主席何维，中共吉林省委副书记、省长胡玉亭，国家卫生健康委员会党组成员，国家中医药管理局党组书记、局长余艳红出席开幕式并致辞。开幕式由全国人大教科文卫委副主任委员、农工党中央专职副主席杨关林主持。中共通化市委书记孙简、长春中医药大学校长冷向阳分别代表承办

单位和协办单位致辞。

▲中医药英文期刊分级目录终审通过 12月1日，第二届中国中医药科技期刊做精做强专家组第三次工作会议暨中医药英文期刊分级目录终审会召开。会议审定通过了中医药英文期刊分级目录，其中《中国结合医学杂志(英文版)》、《中医杂志(英文版)》、《结合医学学报(英文)》被列为T1类期刊(已经接近或具备本学科领域国际顶级水平的期刊)。《世界中医药杂志(英文)》等6刊物入选T2类期刊(接近本学科领域国际上知名和非常重要的较高水平权威期刊)。本次中医药英文期刊分级目录为首次对中医药英文期刊进行分级打分，旨在鼓励中医药英文期刊做精做强，促进中医药科研成果国际化传播。本次列入评选的共有23种中医药英文期刊，工作组对期刊评选制定了定性、定量和影响力指标等系统评价体系，最终提出T1、T2名单送审，经专家审定，全票通过分级目录结果。

▲中华中医药学会发布《新时代中医药标志性科技成果(2012—2022)》 12月2日，《新时代中医药标志性科技成果(2012—2022)》在第六届岐黄论坛上发布。为进一步彰显重大标志性科技成果的示范作用，引领中医药传承创新发展，中华中医药学会按照相关要求，在权威专家指导下，组织广大中医药科技工作者，经过公开征集、系统梳理、撰写报告、专家论证和公开征求意见等严格程序，遴选、整理、形成了《新时代中医药标志性科技成果(2012—2022)》。

▲全国县级中医医院建设推进会召开 12月7日，本次会议在湖南浏阳召开，国家卫生健康委党组成员，国家中医药管理局党组书记、局长余艳红，湖南省副省长秦国文出席会议并讲话，会议由国家中医药管理局副局长、党组成员闫树江主持。余艳红指出，党的十八大以来，全国县级中医医院建设取得重大进展，为中医药事业取得历史性成就提供了坚实支撑。她强调，要坚持把党的领导贯穿中医医院改革发展全过程各环节，树立大抓基层、夯实基层、建强基层的鲜明导向，聚焦基本实现县办中医医院全覆盖的总体要求，以专科建设为突破，以人才队伍建设为支撑，加快推进县级中医医院高质量发展，更好满足广大群众就近享受优质中医药服务的需求。

▲全国中医药高等教育学会学生工作研究会第27届年会举办 12月8日，由全国中医药高等教育学会学生工作研究会主办，上海中医药大学承办的本次会议在上海举行。全国26所高等中医药院校和3所特邀院校的师生代表300余人汇聚一堂，聚焦立德树人根本任务，围绕坚守马克思主义“魂脉”和中华优秀传统文化“根脉”、推动实施“时代新人铸魂工程”等主题开展深入交流研讨。

▲中国民族医药学会召开全国会员代表大会 12月9日，本次会议在北京召开。大会以“铸牢中华民族共同体意识　以学术进步助力健康中国建设”为主题，审议通过第三届理事会工作报告，审议通过《中国民族医药学会章程(修正草案)》，选举产生中国民族医药学会第四届理事会、常务理事会、理事会负责人，监事会及监事长等。苏钢强当选为会长。中国民族医药学会会长苏钢强表示，中国民族医药学会汇聚了少数民族医药和相关领域的科技及管理工作者，将以促进学术进步推动少数民族医药发展为重点，充分发挥专家和会员的主体作用，做好传承创新发展中医药的工作。

▲第五届中医药传承创新发展论坛暨民间中医药特色技法与经验成果展示交流会召开 12月9—10日，由中国民间中医医药研究开发协会、江西省德兴市人民政府共同主办的本次会议在中国中医科学院(德兴)试验培训基地召开。会议围绕传承创新振兴发展中医药及如何贡献民间力量等主题进行了探讨，并对适合在基层推广的中医药特色技术做了交流展示。中国民间中医医药研究开发协会会长陈

珞珈表示，会议为挖掘、整理、研究、开发有特殊疗效的中医药理论、诊疗技术、民间疗法、民间验方搭建了展示和交流的平台，为民间中医药技术成果加速转化注入了新动能。要开展多维度、深层次的相互学习，加快中医药适宜技术的推广和应用，更好地满足公众日益增长的中医预防保健和中医药健康服务需求。

▲2020—2023年度中医药行业新媒体影响力人物揭晓 12月16日，在第三届中国中医药新媒体传播峰会暨人工智能与中医药研讨会上，"2020—2023年度中医药行业新媒体影响力人物"揭晓，4位中医药人入选。国医大师、中国工程院院士、天津中医药大学名誉校长张伯礼，广州中医药大学副校长、广东省中医院院长张忠德，北京中医药大学国学院教授张其成，首都医科大学附属北京中医医院院长刘清泉获评"2020—2023年度中医药行业新媒体影响力人物"。

▲首届中医药生态大会暨中医药产业博览会举办 12月16日，以"全产业链联动，促高质量发展"为主题的本次会议在广东深圳开幕。首届中医药生态大会由一场大会、一个展览、八大平行峰会和多场主题专场构成，针对中医药产业发展的现状和痛点，立足寻找解决路径，通过政策解读、信息发布、展览展示、学术交流等多种深度交互形式打破"孤岛效应"，推动全产业链联动融合，助力中医药产业高质量发展。中国工程院院士、国家中药材标准化与质量评估创新联盟理事长张伯礼通过视频连线方式对大会召开作出寄语。大会揭晓"2023年中成药企业综合竞争力指数TOP50"，发布了"2023年中药饮片品牌发展指数TOP30""2023年中药材品牌示范基地"，为上榜"2023年度中药材'三无一全'品牌品种"的35家企业颁发证书。为配合国家乡村振兴战略，大会举行了中医药助力乡村振兴·优质药材产销对接签约活动。

▲《新编中国中医古籍总目》出版发行 12月19日，《新编中国中医古籍总目》发布会在中国中医科学院会议中心举行，该书由中医古籍出版社有限公司出版发行。该书编纂于2012年至2022年，中国中医科学院中医药信息研究所(中国中医科学院图书馆)为进一步扩大全国中医古籍资源普查的范围和深度，在全国34个行政省区开展调研，新增收集231家公藏图书机构的书目信息。经过考订信息、删汰冗余数据、完善缺漏款目，2023年，《新编中国中医古籍总目》在中国中医科学院科技创新工程资助下正式出版。据悉，该书共收录全国379个藏书机构收藏的1912年前写印的中医古籍8 650种、书目信息2.6万条，成为全国中医古籍资源普查与书目编纂工作的标志性成果。

▲中国民族卫生协会肛肠病安氏疗法专委会成立大会举行 12月23日，由中国民族卫生协会肛肠病安氏疗法专业委员会、中国中医科学院望京医院主办的本次会议在北京召开。会议选举中国中医科学院首席研究员安阿玥为安氏疗法专委会主任委员。中国民族卫生协会副会长颜晓文、中国民族卫生协会秘书长刘滨、中国中医科学院望京医院党委委员全洪松出席会议。

▲大型文化节目《中国中医药大会》首播 12月23日晚8时，中央广播电视总台央视综合频道大型文化节目《中国中医药大会》迎来首播。该节目由中央广播电视总台、国家中医药管理局联合摄制，中国中医科学院学术指导。《中国中医药大会》是总台首档向全世界传播中医药文化的特别节目，集结近百位权威中医药专家、国医大师、文化学者，集中展现中医传世技法、创新成果、医理智慧，科技化、时尚化、生活化表达中医药内涵，全景式呈现中医药蕴藏的中华优秀传统文化的智慧结晶和精华。

▲中华中医药学会获得全国科普日优秀组织单位，5项活动被评为全国科普日优秀活动 12月28

日，中国科协发布《中国科协办公厅关于对2023年全国科普日有关组织单位和活动予以表扬的通知》，对2023年全国科普日优秀组织单位和优秀活动予以表扬。中华中医药学会荣获“2023年全国科普日活动优秀组织单位”。由中华中医药学会推荐的西南医科大学附属中医医院也获此殊荣。由中华中医药学会推荐的“中医药文化走进中小学”等5项活动被评为“2023年全国科普日优秀活动”。

索引

主题词索引

A 阿癌矮安

B 八白百版半苯鼻辨病补

C 采苍柴产菖肠陈重出传磁刺促痤

D 大代带丹当党道地定督毒杜

E 阿儿耳二

F 翻方防肺分妇附复扶

G 干甘肝岗高葛功宫古骨归规桂国

H 海诃何黑红厚呼琥护化槐缓黄混活获藿

J 肌鸡蒺脊加甲肩减健江解金经荆颈灸橘

K 康抗考口溃醌

L 雷类理凉刘炉鹿

M 麻慢梅蒙孟泌密苗名明模

N 纳内凝

P 炮疲品蒲

Q 齐芪气前青清情丘祛

R 热人认肉乳润

S 三山蛇参肾升生湿石舒疏腧数酸

T 太汤糖特提体天调萜通痛土菟推吞托

W 王微温文问乌五物

X 细夏仙肖消小哮泻心新醒形雄虚血循训

Y 牙延阳腰药叶医胰彝益阴音银饮予雨玉郁育远运

Z 甾栽藏泽针诊镇正证知止栀脂制质治中肿中逐资滋子紫自

附 录

一、《中国中医药年鉴(学术卷)2024》文献来源前50种期刊

1. 中草药
2. 中华中医药杂志
3. 中药材
4. 中国中药杂志
5. 时珍国医国药
6. 中国实验方剂学杂志
7. 中成药
8. 中医杂志
9. 中国中医基础医学杂志
10. 辽宁中医杂志
11. 中华中医药学刊
12. 新中医
13. 中国现代中药
14. 广州中医药大学学报
15. 中国中医药现代化远程教育
16. 北京中医药大学学报
17. 中国针灸
18. 中医药导报
19. 中国中医急症
20. 环球中医药
21. 四川中医
22. 世界中医药
23. 中国中医药信息杂志
24. 中医学报
25. 河北中医
26. 实用中医药杂志
27. 亚太传统医药
28. 中国民族民间医药
29. 中国中西医结合杂志
30. 中国中医药科技
31. 中医临床研究
32. 内蒙古中医药
33. 中国中医药图书情报杂志
34. 吉林中医药
35. 陕西中医
36. 光明中医
37. 河南中医
38. 湖北中医药大学学报
39. 天津中医药
40. 湖南中医杂志
41. 长春中医药大学学报
42. 浙江中医杂志
43. 中药新药与临床药理
44. 中医儿科杂志
45. 中医药临床杂志
46. 北京中医药
47. 世界科学技术(中医药现代化)
48. 药学学报
49. 辽宁中医药大学学报
50. 中医文献杂志

二、《中国中医药年鉴(学术卷)2024》文献来源前50所大学(学院)

1. 北京中医药大学
2. 山东中医药大学
3. 甘肃中医药大学
4. 河南中医药大学
5. 安徽中医药大学
6. 中国中医科学院
7. 成都中医药大学
8. 湖南中医药大学
9. 南京中医药大学
10. 辽宁中医药大学
11. 江西中医药大学
12. 广州中医药大学
13. 贵州中医药大学
14. 上海中医药大学
15. 黑龙江中医药大学
16. 长春中医药大学
17. 福建中医药大学
18. 浙江中医药大学
19. 湖北中医药大学
20. 天津中医药大学
21. 广西中医药大学
22. 云南中医药大学
23. 陕西中医药大学
24. 中国医学科学院(北京协和医学院)
25. 河北中医学院
26. 山西中医药大学
27. 广西壮族自治区药用植物园
28. 广东药科大学
29. 西藏藏医药大学
30. 河北中医药大学
31. 贵州医科大学
32. 吉林农业大学
33. 内蒙古民族大学
34. 沈阳药科大学
35. 甘肃农业大学
36. 山西大学
37. 上海交通大学
38. 山西医科大学
39. 首都医科大学
40. 西南民族大学
41. 河南农业大学
42. 西南医科大学
43. 云南民族大学
44. 云南省农业科学院
45. 中国科学院
46. 贵州省农业科学院
47. 海军军医大学
48. 河南科技大学
49. 湖北民族大学
50. 暨南大学

三、《中国中医药年鉴(学术卷)2024》文献来源前30家医疗机构

1. 北京中医药大学附属东直门医院
2. 天津中医药大学附属第一医院
3. 中国中医科学院附属广安门医院
4. 上海中医药大学附属岳阳中西医结合医院
5. 河南中医药大学附属第一医院
6. 中国中医科学院附属西苑医院
7. 安徽中医药大学附属第一医院
8. 上海中医药大学附属龙华医院
9. 上海中医药大学附属曙光医院
10. 成都中医药大学附属医院
11. 广州中医药大学附属第一临床医学院
12. 南京中医药大学附属医院
13. 北京中医药大学附属第三医院
14. 首都医科大学附属北京中医医院
15. 北京中医药大学附属东方医院
16. 福建中医药大学附属人民医院
17. 湖南中医药大学附属第一医院
18. 江西中医药大学附属医院
19. 陕西中医药大学附属医院
20. 广州中医药大学附属第二医院
21. 广州中医药大学附属第一医院
22. 湖南中医药大学附属第二医院
23. 中国中医科学院附属眼科医院
24. 甘肃省中医院
25. 广西中医药大学附属第一医院
26. 海南省中医院
27. 黑龙江中医药大学附属第二医院
28. 新疆医科大学附属中医医院
29. 中国医学科学院附属北京协和医学院
30. 中国中医科学院附属望京医院

四、《中国中医药年鉴(学术卷)2024》撰稿人名单

姓　名(按姓氏笔画为序):

丁　媛　上海中医药大学科技人文研究院
于　峥　中国中医科学院中医基础理论研究所
马小淋* 上海中医药大学附属岳阳中西医结合医院
马丽娜* 上海中医药大学附属龙华医院
王又闻　上海中医药大学中药学院
王艺涵* 上海中医药大学图书馆
王尔亮　上海交通大学医学院附属瑞金医院
王　宇　上海中医药大学科技实验中心
王　明　河南省中医药研究院信息文献研究所
王春晓* 上海中医药大学附属岳阳中西医结合医院
王　晨* 上海市针灸经络研究所
王　静　上海中医药大学针灸推拿学院
方婷婷* 上海中医药大学中药研究所
邓宏勇　上海中医药大学图书馆
邓雪阳　中国药科大学中药学院
叶　子* 南京中医药大学中医药文献研究所
叶明花　北京中医药大学国学院
田劭丹　北京中医药大学附属东直门医院
代玉洁* 中国药科大学中药学院
丛　汇* 上海中医药大学附属龙华医院
包亮英* 中国药科大学中药学院
冯婧娴　上海中医药大学中药学院
冯颖思* 广州中医药大学第一附属医院
邢玉瑞　陕西中医药大学图书馆
吕嘉轩　北京中医药大学针灸推拿学院
朱靓贤　上海中医药大学中医学院
朱紫含* 中国药科大学中药学院
朱　慧　南京中医药大学药学院
伍诗卉* 湖南省中医药研究院附属医院
仲芫沅　上海中医药大学附属龙华医院
刘天资* 上海中医药大学中药研究所
刘立公　上海市针灸经络研究所
刘　芳　湖南省中医药研究院附属医院
刘学湘　南京中医药大学药学院
刘珍珠　北京中医药大学附属东方医院
刘　柳　上海中医药大学附属岳阳中西医结合医院
刘思敏* 上海中医药大学附属上海市中西医结合医院
刘堂义　上海中医药大学针灸推拿学院
刘紫嫣* 广州中医药大学第一附属医院
刘　瑜　南方医科大学附属佛山市妇幼保健院
刘　霖　河南省中医药研究院信息文献研究所
安广青　上海市徐汇区枫林街道社区卫生服务中心
安　伟* 中国药科大学中药学院
许　吉　上海中医药大学图书馆
许　军　上海中医药大学附属岳阳中西医结合医院
许红涛　上海市中医药国际标准化研究院
孙大卫* 上海中医药大学附属龙华医院
孙颖宣* 上海中医药大学图书馆
纪　军　上海市针灸经络研究所
李　明　上海中医药大学科技人文研究院
李以湉* 上海中医药大学科技人文研究院
李　丛　江西中医药大学中医学院
李永亮　广西中医药大学人事处
李亚莉* 上海中医药大学附属龙华医院
李伟东　南京中医药大学药学院
李诗翩* 上海中医药大学附属龙华医院
李祎辰* 上海市针灸经络研究所
李奕祺　福建中医药大学中医学院

李　莹　上海中医药大学附属龙华医院
李　祥　南京中医药大学药学院
李捷凯* 上海中医药大学附属岳阳中西医结合医院
李梦雨* 中国药科大学中药学院
李　潇　北京中医药大学附属东直门医院
杨奕望　上海中医药大学科技人文研究院
吴文婕* 上海中医药大学针灸推拿学院
吴　欢　上海中医药大学附属曙光医院
吴纪东* 南京中医药大学中医药文献研究所
吴　健　南京农业大学园艺学院
吴晶晶　上海中医药大学附属龙华医院
何立群　上海中医药大学附属曙光医院
何　雪* 广州中医药大学第一附属医院
何斌俊* 上海中医药大学附属龙华医院
余　嫣* 广州中医药大学第一附属医院
宋雨盈* 中国药科大学中药学院
宋雪杰　河南中医药大学中医学院
张力元* 中国药科大学中药学院
张卫华　南京中医药大学中医学院
张丰聪　山东中医药大学中医文献与文化研究院
张永太　上海中医药大学中药学院
张红梅　上海中医药大学中药学院
张苇航　上海中医药大学科技人文研究院
张园娇　南京中医药大学医学院与整合医学学院
张茹雯* 广州中医药大学第一附属医院
张　倩* 上海中医药大学中药研究所
张祯捷　上海中医药大学附属龙华医院
张梦杰* 上海中医药大学附属龙华医院
张淑娜　上海大学出版社
张　雁* 上海中医药大学附属龙华医院
张　淼* 上海中医药大学附属岳阳中西医结合医院
张媛媛　中国药科大学中药学院
张　鹏* 云南中医药大学图书馆
张馥晴　上海市针灸经络研究所
陈子珺　上海中医药大学中医学院
陈少丽　上海中医药大学中医学院
陈昕炜* 上海中医药大学中药学院
陈玥灿* 北京中医药大学附属东直门医院
陈艳焦　上海市针灸经络研究所
陈唯依　上海市气功研究所
陈婷婷* 上海市针灸经络研究所
陈德兴　上海中医药大学中医学院
范振宇　上海中医药大学研究生院
范　磊　山东中医药大学基础医学院
林　炜　福建中医药大学中西医结合研究院
林萍萍* 中国药科大学中药学院
罗　美　北京中医药大学附属东直门医院
罗艳秋　云南中医药大学图书馆
金　锴* 南京中医药大学中医药文献研究所
周　悦　上海中医药大学附属龙华医院
周　蜜　上海中医药大学附属岳阳中西医结合医院
孟　畑　上海中医药大学附属龙华医院
孟祥才　黑龙江中医药大学药学院
孟祥辉* 上海中医药大学中药学院
赵　玲　上海中医药大学针灸推拿学院
赵梦迪* 上海中医药大学附属上海市中西医结合医院
胡　丽　上海中医药大学附属曙光医院
胡　菲　上海市嘉定区菊园新区社区卫生服务中心
胡寅杰* 上海中医药大学附属岳阳中西医结合医院
胡　蓉　上海中医药大学科技人文研究院
柏　冬　中国中医科学院中医基础理论研究所
段志富　南京中医药大学教务处
侯渌茗* 上海中医药大学附属龙华医院
施　杞　上海中医药大学附属龙华医院
姜丽莉　上海市普陀区中医医院
娄峄航* 南京中医药大学中医药文献研究所
姚依劢　上海中医药大学附属岳阳中西医结合医院
姚　敏　上海中医药大学附属龙华医院
袁丹仪* 上海中医药大学附属龙华医院
夏振江　上海中医药大学中药学院
钱　帅　中国药科大学中药学院
倪梁红　上海中医药大学中药学院
徐士奎　云南省食品药品监督检验研究院

徐叶涵* 北京中医药大学附属东直门医院
徐光耀 上海中医药大学附属上海市中医医院
徐贻珏 江苏省常州市中医医院
徐　浩 上海中医药大学附属龙华医院
殷玉莲 上海中医药大学附属龙华医院
奚　骏 上海市浦东新区传染病医院
高修安 南方医科大学附属佛山市妇幼保健院
郭　郁 暨南大学中医学院
唐嘉辉* 中国药科大学中药学院
唐德志 上海中医药大学附属龙华医院
黄陈招 浙江省玉环市人民医院
黄　辉 安徽中医药大学中医学院
黄　颖 福建中医药大学基础医学院
曹　蕾 广州中医药大学第一附属医院
龚亚斌 上海中医药大学附属岳阳中西医结合医院
龚慧雨* 广州中医药大学第一附属医院
崔学军 上海中医药大学附属龙华医院
麻志恒 上海健康医学院附属崇明医院
梁倩倩 上海中医药大学附属龙华医院
屠思远* 上海中医药大学附属龙华医院
董　青 北京中医药大学附属东直门医院
韩翔宇* 中国药科大学中药学院
傅晨玲* 上海中医药大学中药学院
曾粤睿* 广州中医药大学第一附属医院
谢立科 中国中医科学院附属眼科医院
蔡昀希* 上海中医药大学附属岳阳中西医结合医院
谭天阳 中国中医科学院附属西苑医院
谭红胜 上海交通大学医学院
谭旻劼* 上海中医药大学附属龙华医院
谭　鹏 北京中医药大学中药学院
翟国华 上海市徐汇区枫林街道社区卫生服务中心
缪　妍* 中国药科大学中药学院
薛　昊 南京中医药大学中医药文献研究所
薛　明 上海中医药大学附属上海市中西医结合医院
薛婷婷* 上海中医药大学附属岳阳中西医结合医院
魏元锋 中国药科大学中药学院
魏　民 中国中医科学院中医药信息研究所
魏雅婷* 上海中医药大学中医学院

注:带*者为在读研究生

附 图

一、“中医基础理论”栏目参考文献关键词分布图

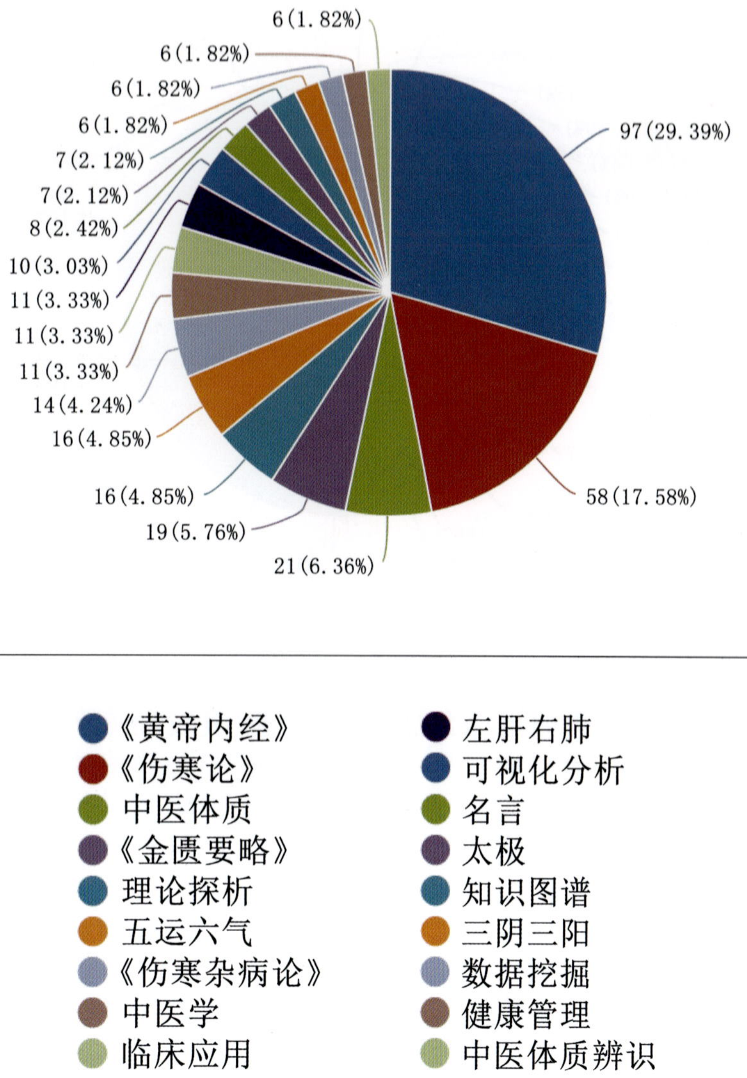

六、"学术进展"参考文献基金项目资助情况

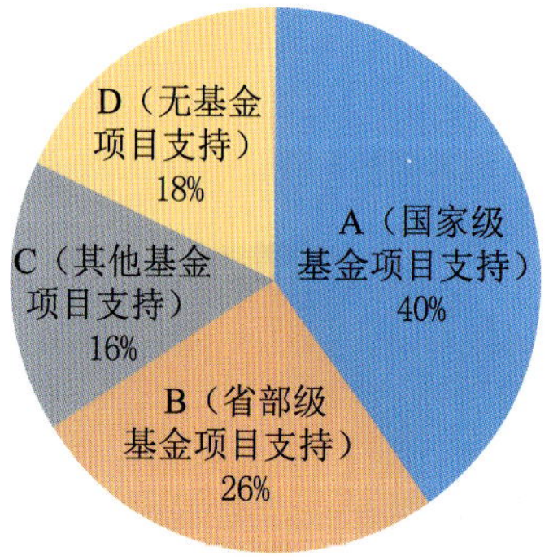

基金项目来源分析

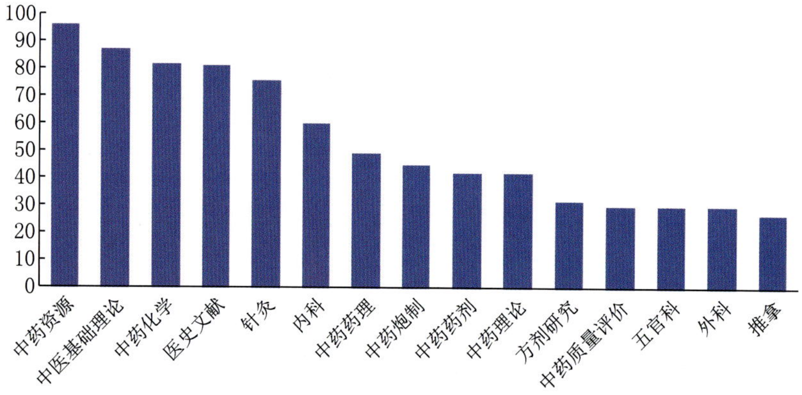

国家级基金项目分类情况(单位:篇)

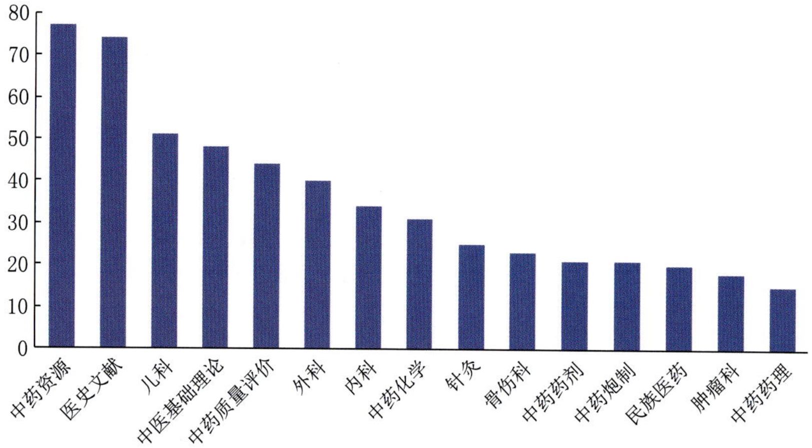

省部级基金项目分类情况(单位:篇)

融通古今，放眼世界

——走近《中醫藥文化》

& Chinese Medicine and Culture

《中医药文化》杂志（原《医古文知识》），1984 年创刊，双月刊，由上海市教育委员会主管，上海中医药大学、中华中医药学会联合主办，长期聚焦中医药学术热点，旨在以多元视角，融通古今，放眼世界，快速传递中医药人文领域最新研究成果，全面整合国际国内学术资源，打造权威交流平台，引领中医药文化学科发展。系人大复印报刊资料来源期刊转载来源收录期刊、中国学术期刊综合评价数据库统计源期刊，被《中国核心期刊（遴选）数据库》收录。2021 年、2023 年连续入选中国科协高质量科技期刊分级目录 T2 级；2023 年 12 月入选《科技期刊世界影响力指数（WJCI）报告（2023 版）》；2024 年正式被美国化学文摘社（Chemical Abstracts Service，CAS）数据库收录，获评《中国应用型期刊评价研究报告（2023 版）》（CACJ）应用型扩展期刊。

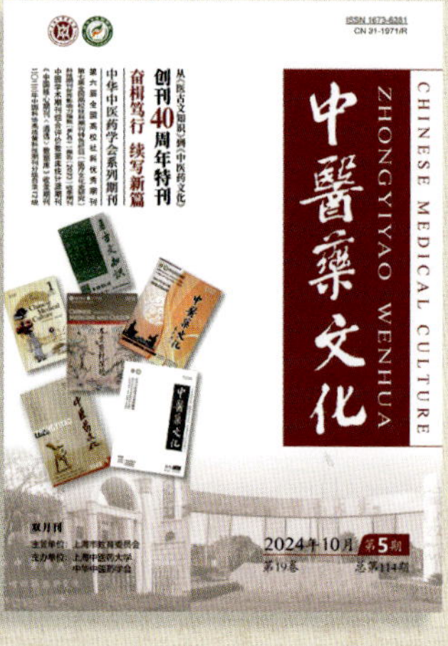

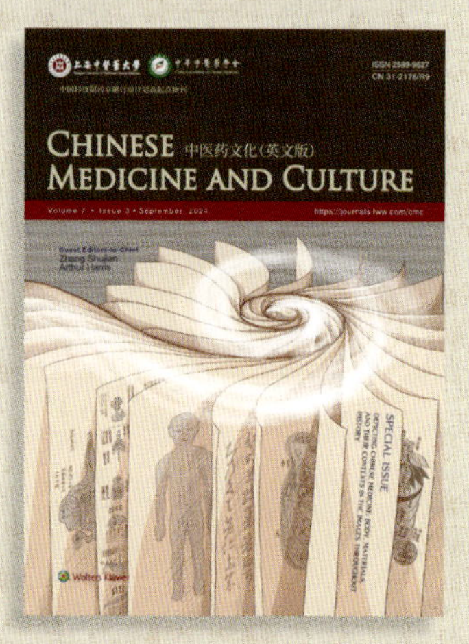

《中医药文化（英文版）》（*Chinese Medicine and Culture*）是上海市教育委员会主管，上海中医药大学、中华中医药学会联合主办的全英文中医药人文领域学术期刊。旨在推进中医药自然科学与人文科学领域研究者的交流与对话，为中医药跨学科研究搭建交流平台，全面反映中医药在医学、文化交流、历史传承等领域的高水平和最新研究成果。2019 年成功入选“中国科技期刊卓越行动计划高起点新刊”。2020 年实现国内正式创刊，为中医药学的国际学术交流搭建了新平台，逐渐成为引领中医药文化走向世界的一张国际名片。目前被 ESCI, Scopus, DOAJ, CAS, Ovid, Ulrichs, EBSCO Publishing's Electronic Databases, Ex Libris-Primo Central, Google Scholar, Hinari, Infotrieve, Netherlands ISSN Centre, ProQuest, TDNet, Baidu Scholar, CNKI (China National Knowledge Infrastructure), Wanfang Data, CSTJ 等国内外知名数据库收录。2022 年，入选“2021 年中国卓越科技期刊十大最美封面”。至 2023 年，已连续三年入选《科技期刊世界影响力指数（WJCI）》报告（2021—2023）。2024 年被 ESCI 数据库正式收录，期刊影响力显著提升。

《中医药文化》订阅：
CN：31-1971/R；ISSN：1673-6281　20 元 / 期，6 期 / 年
Chinese Medicine and Culture 订阅：
CN：31-2178/R9；ISSN：2589-9627　50 元 / 期，4 期 / 年

地址：上海市浦东新区蔡伦路 1200 号图书馆 1020 室（201203）
电话：021-51322295

《中医药文化》
网址：http://ygwz.cbpt.cnki.net
邮箱：zyywh@126.com
Chinese Medicine and Culture
网址：https://journals.lww.com/CMC/pages/default.aspx
邮箱：tcmoverseas@126.com